ENCYCLOPÉDIE

DES

SCIENCES MÉDICALES;

PAR MM. ALIBERT, BAYLE, BAUDELOQUE, BEUGNOT, BOUSQUET, BRACHET,
BRICHETEAU, CAPURON, CAVENTOU, CAYOL, CLARION, CLOQUET,
COTTEREAU, DOUBLE, FOSTER, GERDY, GIBERT, GUÉRARD, HUGUIER, LAENNEC,
LENOIR, LISFRANC, MALLE, MARJOLIN, MARTINET, PELLETAN,
RÉCAMIER, DE SALES, SÉGALAS, SERRES, AUG. THILLAYE, VELPEAU, VIREY.

M. BAYLE, RÉDACTEUR EN CHEF.

DEUXIÈME DIVISION.
MÉDECINE.

Soixante-unième Livraison.

HYGIÈNE;

Par E. TOURTELLE et J.-N. HALLE, professeurs d'Hygiène aux facultés
de Médecine de Strasbourg et de Paris,

Avec des *Additions et des Notes*, par M. BRICHETEAU, membre de l'Académie
de Médecine.

PARIS.

AU BUREAU DE L'ENCYCLOPÉDIE,
RUE SERVANDONI, 17.

OCTOBRE 1837.

ENCYCLOPÉDIE

DES

SCIENCES MÉDICALES.

PARIS.—IMP. DE BÉTHUNE ET PLON,
RUE DE VAUGIRARD, 36.

ENCYCLOPÉDIE

DES

SCIENCES MÉDICALES;

OU

TRAITÉ GÉNÉRAL, MÉTHODIQUE ET COMPLET DES DIVERSES BRANCHES DE L'ART DE GUÉRIR;

PAR MM. ALIBERT, BAYLE, BAUDELOCQUE, BEUGNOT, BOUSQUET, BRACHET, BRICHETEAU, CAPURON, CAVENTOU, CAYOL, CLARION, CLOQUET, COTTEREAU, DOUBLE, FOSTER, GERDY, GIBERT, GUÉRARD, HUGUIER, LAENNEC, LISFRANC, MALLE, MARTINET, PELLETAN, RÉCAMIER, DE SALES, SERRES, AUGUSTE THILLAYE, VELPEAU, VIREY.

M. BAYLE, RÉDACTEUR EN CHEF.

DEUXIÈME DIVISION.

MÉDECINE.

HYGIÈNE;

Par E. TOURTELLE et J.-N. HALLE, professeurs d'Hygiène aux Facultés de Médecine de Strasbourg et de Paris.

Avec des *Additions et des Notes*, par M. BRICHETEAU, membre de l'Académie de Médecine.

PARIS.

AU BUREAU DE L'ENCYCLOPÉDIE,

RUE SERVANDONI, 17.

—

1837.

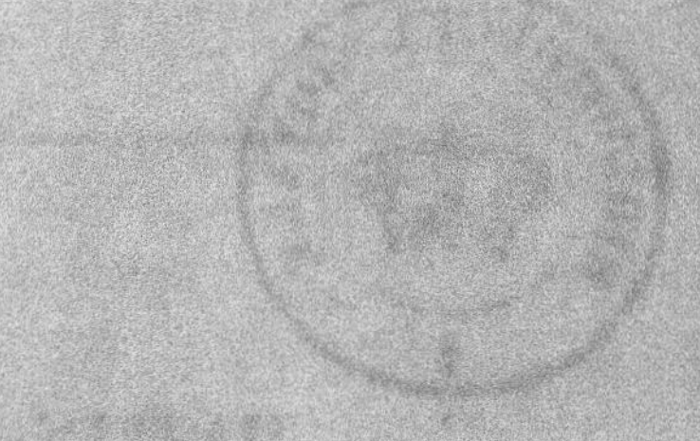

Quatre éditions attestent assez le mérite du Traité d'hygiène d'Étienne
Tourtelle, pour nous dispenser de tout éloge et pour justifier son insertion dans l'Encyclopédie des sciences médicales. Nous citerons cependant un fait qui pourra mieux que nos paroles donner une idée de l'utilité de cet ouvrage.

Lorsque la première édition de ce Traité eut vu le jour, le célèbre
professeur Hallé écrivit à l'auteur qu'après avoir lu son livre, il était
décidé à retarder indéfiniment la publication d'un ouvrage sur le même
sujet, auquel il travaillait depuis long-temps, estimant que ceux qui
se consacrent à la médecine trouveraient dans les nouveaux Éléments
d'hygiène une instruction suffisante.

Nous n'avons pas voulu cependant que plusieurs des beaux travaux partiels insérés par le professeur de Paris dans diverses collections scientifiques fussent perdus pour les lecteurs des *Éléments d'hygiène* de Tourtelle. C'est ce motif qui nous a engagé à faire entrer dans cette nouvelle édition de ce dernier ouvrage, et à leur place naturelle, divers articles de HALLÉ, et entre autres son *Histoire de l'hygiène* et son article *Air atmosphérique*, qu'il avait rédigé conjointement avec Nysten.

L'ouvrage de Tourtelle offrait quelques superfluités, et çà et là des négligences, des incorrections et un néologisme affecté. Quelques parties y étaient traitées avec trop de brièveté; défauts que la mort prématurée de l'auteur ne lui permit pas de faire disparaître.

M. le docteur BRICHETEAU, notre collaborateur, et dont tous nos lecteurs connaissent le mérite et les travaux hygiéniques, a bien voulu nous permettre de faire usage, dans cette cinquième édition des Éléments de Tourtelle, des notes, additions et corrections qu'il a faites à cet ouvrage, et qui, jointes au mérite du livre et aux travaux de Hallé qui l'accompagnent, en font encore le meilleur traité d'hygiène que nous possédions.

Les additions de M. Bricheteau, intercallées dans le texte, sont renfermées entre deux crochets [ ]. Ses notes sont signées (I. B.).

ÉLÉMENTS D'HYGIÈNE,

OU

DE L'INFLUENCE DES CHOSES PHYSIQUES ET MORALES SUR L'HOMME,

ET DES MOYENS DE CONSERVER LA SANTÉ.

PRÉFACE.

L'homme est environné de dangers; sa frêle existence est sans cesse menacée de mille fléaux destructeurs; son organisation est sujette à éprouver à chaque instant des altérations qui l'exposent à une multitude de maux. Ses premières vues durent donc se diriger naturellement vers les moyens de s'en préserver et d'y remédier: de là l'origine de la médecine, qui est peut-être aussi ancienne que le monde. Néanmoins les premiers hommes ne durent pas être sujets à un aussi grand nombre de maladies, et celles-ci durent être aussi bien moins graves que celles qui règnent de nos jours. La nature était alors dans toute sa vigueur, et par conséquent capable d'une plus grande énergie, et d'une plus forte réaction contre les agents morbifiques. Nos pères n'étaient pas soumis à l'influence d'autant de causes délétères qui se sont multipliées d'une manière effrayante avec les révolutions qu'a essuyées le globe et la dépravation qu'ont subie les mœurs.

Les phénomènes géologiques et l'histoire déposent en faveur de ces révolutions; ils indiquent qu'il régnait autrefois une température élevée dans les pays qui sont extrêmement froids aujourd'hui, car on y trouve une quantité prodigieuse de débris d'animaux et de végétaux qui ne peuvent vivre que dans des climats très-chauds. Un grand nombre de faits historiques prouvent encore que les régions situées au nord jouissaient, il y a quelques siècles, d'une douce température. La Tartarie était autrefois un pays tempéré, au rapport de Justin. L'Islande était couverte de forêts ; et, de nos jours, le froid y est si vif, qu'il n'y croit plus que quelques arbustes rabougris.

D'autres traditions rapportent que le soleil s'éloignait peu autrefois de l'équateur, et qu'il y avait un équinoxe perpétuel. Les Égyptiens et les Chaldéens étaient dans cette opinion, au rapport d'Hérodote et de Diodore de Sicile. Platon dit que chaque fois qu'une grande année se renouvelle, les astres se couchent à l'orient et se lèvent à l'occident ; c'est-à-dire que l'orient est devenu l'occident, et le couchant le levant : c'est une tradition qu'il tenait des Égyptiens. Empédocle, Diogène et Anaxagore croyaient, selon Plutarque (1), « que les pôles penchèrent, et » que celui du nord s'éleva, tandis que celui du midi s'abaissa. »

Enfin il est bien démontré que l'obliquité de l'écliptique diminue insensiblement, et que l'inclinaison de l'axe terrestre devient chaque siècle moindre qu'elle n'est.

Hypparque, deux cent cinquante ans avant l'ère chrétienne, observa cette déclinaison, et la trouva de vingt-trois degrés cinquante-une minutes et vingt secondes. Les observations astronomiques fixent aujourd'hui l'inclinaison à vingt-trois degrés ving-huit minutes : elle a donc diminué, depuis deux mille ans, d'environ vingt-trois minutes.

Les révolutions qu'a éprouvées ensuite le globe, surtout celles occasionnées par les éruptions volcaniques et les alluvions ; révolutions qu'attestent une multitude de monuments naturels et les traditions des différents peuples, ont changé la face de la terre, et ont créé en quel-

---

(1) Opinions des Philosophes, liv. ii, chap. viii.

que sorte, un monde nouveau sur l'ancien. Elles ont probablement amoncelé des matières d'un hémisphère dans un autre, et ont changé le centre de gravité du globe. Mais la cause principale de l'inclinaison de l'axe terrestre est, ainsi que l'a démontré Lalande, l'attraction qu'exercent sur le globe les différentes planètes. Quoi qu'il en soit, le soleil ne correspond plus perpendiculairement à l'équateur; et l'homme a cessé de jouir des avantages qui résultaient de ce rapport.

A la plus grande inégalité des saisons, produite par ces causes, a bientôt succédé leur irrégularité, et dès lors l'homme est devenu la proie d'une foule de maux inévitables qu'il ne connaissait pas auparavant, et qui ont acquis avec le temps de nouvelles forces. Certains météores, qui ont paru plus fréquemment, ont changé totalement la constitution des années, et les maladies chroniques ont étendu leur empire à mesure que le froid et l'humidité ont augmenté. On peut faire remonter au seizième siècle, par exemple, la constitution pituiteuse qui est le produit de ces causes, et qui domine aujourd'hui dans nos climats : c'est à cette époque qu'on a vu régner les maladies propres à cette constitution, et imprimer en quelque sorte son sceau sur celles qui en sont indépendantes, au point de les rendre méconnaissables. Cette constitution se renforce tous les jours, et fait constamment de nouveaux progrès. L'observation prouve que la somme des pluies tombées depuis 1702 jusqu'en 1711 donne pour terme moyen de chaque année dix-huit pouces, tandis que celles de 1751 jusqu'en 1787 donnent vingt pouces; et les vents du nord ont dominé sensiblement depuis 1740. Toaldo, qui a calculé avec la plus grande exactitude les degrés de froid et de chaleur dans la Lombardie, depuis 1745 jusqu'en 1776, assure que le froid total est toujours allé en augmentant, et que le poids de l'atmosphère est devenu plus considérable qu'auparavant.

« Depuis le tremblement de terre arrivé à la Jamaïque en 1792, dit ce » physicien (1), la nature est moins belle dans cette île, le ciel moins pur,

---

(1) Essai de Météorologie appliquée à l'agriculture, couronné à Montpellier en 1774.

» et le sol moins fertile. C'est peut-être au tremblement de terre de Lis-
» bonne, arrivé en 1755, que nous devons attribuer la fréquence des ora-
» ges, la stérilité de la terre, et le désordre des saisons dont toute l'Europe
» se plaint depuis cette funeste époque. »

Parmi les causes morales qui ont abrégé la vie de l'homme, il en est une
qui mérite de fixer l'attention du philosophe : c'est la civilisation, qui, en
polissant l'homme, et en lui ôtant sa première rudesse, lui a fait acheter
cet avantage par une foule de maux que ne connaissaient point les premiers
humains, et qui sont étrangers aux sauvages, qui ne cèdent qu'aux impulsions de la nature. L'homme, en s'associant à ses semblables, a, en quelque sorte, relâché les liens de son existence ; la société, en étendant le
cercle de ses besoins, en donnant plus d'énergie à ses passions, et en en
faisant naître qui sont inconnues à l'homme de la nature, est devenue pour
lui une source féconde et intarissable de calamités.

A la vérité, l'homme est né pour la société ; sa faiblesse individuelle et
ses besoins durent lui faire quitter de bonne heure la vie errante et vagabonde qu'il menait dans les bois et aux bords des fleuves, à la poursuite
des bêtes fauves et des poissons, et le déterminer à s'associer à d'autres
hommes pour protéger son existence, assurer ses plaisirs et étendre ses
facultés. D'ailleurs il vit partout en société, même dans les pays les plus
arides et les plus affreux. Mais des réunions de vingt à trente millions
d'individus, ainsi que l'a fort bien remarqué Raynal, des cités de quatre
à cinq cent mille hommes, sont des monstruosités dans l'ordre naturel ;
l'air en est infecté, les eaux corrompues, et la terre épuisée à de grandes
distances. La vie y est nécessairement plus courte, les douceurs de l'abondance moins senties, et les horreurs de la disette extrêmes. Elles sont souvent des foyers de maladies épidémiques et nerveuses. C'est l'asile du
crime et de l'immoralité ; car la dépravation est toujours en raison de ces
énormes et funestes entassements d'hommes ; les passions et les vices qui
en résultent, les dégradent tant au physique qu'au moral, et préjudicient
autant à la santé de chaque individu qu'au bonheur social.

Les premières sociétés d'hommes furent peu nombreuses, et ceux-ci coulaient des jours heureux dans l'innocence et la simplicité. Ne soyons donc pas étonnés s'ils étaient robustes, et s'ils parvenaient à un grand âge, exempts de la plupart des maladies qui nous affligent. Ils ne connaissaient que les besoins naturels, et ils les satisfaisaient sans crainte comme sans remords : des aliments, des vêtements, une cabane et une femme dans l'âge adulte, voilà à quoi ces besoins se réduisaient. Mais à mesure que les associations humaines se sont agrandies, elles ont fait naître une multitude de besoins factices qui tourmentent continuellement et rendent malheureux. Dès lors, au lieu de ces aliments simples qui prolongeaient l'existence, l'homme fit servir sur sa table les poisons de la cuisine d'Apicius, et les productions de tous les pays (1). Une épouse vertueuse et sensible ne put suffire à ses désirs; il lui fallut un sérail; et, bientôt dégoûté, il recourut à des jouissances criminelles. Enfin, blasé sur tout, il mourut avant l'âge, accablé d'infirmités, et dévoré de remords, en chargeant d'imprécations la nature innocente qu'il avait outragée.

> Lorsque sur la nature on règle ses besoins,
> Un corps robuste et sain en est la récompense.

Si à ces causes destructives on ajoute la mauvaise éducation des enfants, le libertinage des pères qui transmettent à leur postérité leurs vices et leur énervation, et l'épidémie du luxe qui déprave la machine humaine et prépare le germe d'une foule de maladies, on ne sera pas surpris de voir nos superbes cités peuplées d'êtres informes, à peine ébauchés, qui naissent débiles, vivent sous le joug de la douleur, et périssent avant le terme ordinaire.

> A nos tristes enfants nous léguons nos malheurs;
> Tourmentés de leur sort, fatigué de notre être,
> Nous pleurons auprès d'eux de les avoir fait naître.

---

(1) « Nous avons dans la société deux ordres de personnes, les médecins et les » cuisiniers, dont les uns travaillent sans cesse à conserver notre santé, et les » autres à la détruire, avec cette différence que les derniers sont plus sûrs de leur » fait que les premiers. » Encyclopédie, art. *Assaisonnement.* DIDEROT.

L'enfance, comme l'observe l'auteur de la *Philosophie de la nature*, est entourée de dangers auxquels la livrent nos erreurs et nos préjugés. Il est même surprenant que la destruction, qui est très-grande, ne le soit pas encore davantage.

A peine les enfants ont-ils vu le jour qu'on les purge, pour les débarrasser du méconium ; mais le seul remède alors est le premier lait de la mère. Il est bien singulier que le premier usage qu'on fait faire à l'enfant de son goût soit de l'essayer par un breuvage désagréable, et que ses premiers pas dans le monde le conduisent dans une pharmacie.

L'enfant demande le sein de sa mère peu de temps après sa naissance. Néanmoins certains docteurs le lui interdisent jusqu'au troisième jour : Ainsi le lait, par son trop long séjour dans les mamelles, s'altère, et devient nuisible à la mère et à l'enfant. L'abandon de ce dernier à des nourrices mercenaires n'est pas moins préjudiciable à tous les deux. Il en résulte le mépris des principaux liens de la société : l'amour paternel et la piété filiale ; et les suites funestes de ce mépris sont incalculables. Les philosophes ont déclamé dans tous les temps contre cette infraction de la loi naturelle, qui non-seulement brise, ou au moins relâche les liens des familles, mais encore opère la dépopulation. Bien plus, les maux physiques auxquels l'enfant privé du sein de sa mère est exposé retombent souvent sur la mère coupable, qui sacrifie le plaisir de quelques instants aux devoirs sacrés de la maternité ; elle se prépare une longue suite de tourments et de douleurs.

Dans beaucoup de contrées, malgré le cri de l'humanité, on garrotte encore les enfants dans leur berceau, et dans la suite on comprime leurs membres délicats avec des corps de baleine. Cet usage est la source d'une infinité de maux ; c'est pour cette raison que nous voyons tant d'hommes contrefaits, estropiés et infirmes, tandis qu'il y en a à peine parmi les sauvages.

Il n'est pas moins dangereux de tenir constamment les enfants dans des appartements très-chauds, de les charger de vêtements, et de les empêche de se livrer aux mouvements et aux exercices de leur âge, ainsi que le pratiquent beaucoup de parents : ces moyens ne peuvent que les rendre valétudinaires et pusillanimes pour le reste de leur vie. Il n'est pas moins contraire à leur santé de leur permettre un trop grand usage des nourritures animales et des boissons vineuses ; rien n'est plus préjudiciable à cet âge : ce genre de vie, opposé aux vues de la nature, enraie le développement des organes, et produit une multitude de maux. On doit leur faire observer un régime tout contraire : c'est dans l'aurore de la vie qu'il convient surtout d'user de la diète de Pythagore (1).

Maintenant, si l'on considère les funestes effets du libertinage, et le grand nombre de maladies auxquelles donne lieu l'énervation occasionnée par l'abus des plaisirs, on ne sera pas surpris de voir les premières se transmettre des pères aux enfants, et ceux-ci traîner constamment une vie languissante et misérable sous le poids accablant des maux. Des pères faibles ne peuvent engendrer que des enfants infirmes et valétudinaires ; et il serait aussi déraisonnable d'espérer une progéniture forte et robuste de parents épuisés par des excès ou des maladies, que d'attendre une riche moisson d'un terrain stérile.

> Vois ces spectres dorés s'avancer à pas lents,
> Traînant d'un corps usé les restes chancelants,
> Et sur un front jauni qu'a ridé la mollesse,
> Étaler à trente ans leur précoce vieillesse ;
> C'est la main du plaisir qui creusa leur tombeau,
> Et, bienfaiteur du monde, il devient leur bourreau.

Et, pour parler des maux qu'enfante le luxe, combien de maladies ne voit-on pas éclore de l'inaction dans laquelle il entretient le corps et l'âme ; de ces dangereuses habitudes que contracte le riche indolent, de ne respirer que l'air étouffé de ses appartements ; de n'en sortir qu'en

---

(1) Il ne s'agit ici que des enfants forts et bien constitués ; car ceux qui sont atteints d'une faiblesse radicale et de maladies chroniques d'un caractère analogue, se trouvent très-bien de l'usage du vin et des substances animales. (L. B.)

voiture ; de veiller la nuit et de dormir le jour ; de n'user que d'aliments succulents et des boissons spiritueuses les plus excitantes ; de se livrer sans ménagement à tous les genres de voluptés, même les plus criminelles ; de l'ennui auquel le condamnent ses richesses, et qui seul rend l'existence d'abord insipide et ensuite douloureuse et pénible ; enfin d'une foule de plaisirs factices qu'il substitue aux véritables jouissances ! Ajoutez à toutes ces causes le commerce, qui, en multipliant les premiers, nous a transmis les maladies des autres climats, telles que la peste, la petite-vérole, etc. ; et vous verrez que le genre humain dut autrefois jouir d'une vie plus heureuse et plus longue, surtout dans les beaux climats de l'Asie et de l'Europe.

Je ne finirais point si j'entreprenais de faire l'énumération de toutes les causes de maladies auxquelles l'homme se trouve exposé de nos jours, et dont la plupart sont restées inconnues à nos aïeux. Qu'il me soit permis seulement d'observer encore une fois que le plus grand nombre des maux et des infirmités qui nous assaillent de toutes parts ne dépendent point essentiellement de notre organisation, mais qu'ils sont notre ouvrage, parce que nous avons enfreint les saintes lois de la nature, qui ne crée point d'êtres malades. C'est nous-mêmes qui avons rendu notre existence malheureuse, et qui en avons abrégé la durée. *Non accepimus vitam brevem ; sed per luxum fecimus ; nec inopes ejus, sed prodigi sumus ; sicut amplæ opes, ubi ad malum dominum pervenerunt, momento dissipantur, at quamvis modicæ, si bono custodi traditæ sunt, usu crescunt.* (SENECA, *de Brevitate vitæ*, cap. 1.)

Il résulte de ce que je viens d'exposer, que la multitude de ces maux, dont quelques-uns sont inévitables, et d'autres l'ouvrage de l'homme, le rend l'objet d'une science destinée à l'éclairer sur la nature et le choix des moyens propres à conserver sa santé, et à le préserver des maladies : c'est cette science, ou plutôt cette partie de la médecine qui a été appelée par les Grecs *Hygiène.*

L'hygiène consiste donc dans la connaissance des choses utiles et nuisibles à l'homme ; elle a pour but la conservation de la santé. Les choses qu'on pourrait appeler *inévitables* ont été désignées par les anciens sous le nom très-impropre de *non-naturelles*, qui sont, selon eux, au nombre de six : l'air, les aliments et les boissons, le mouvement et le repos, le sommeil et la veille, les excrétions et les choses qui doivent être retenues, et enfin les passions.

[Sanctorius joignit aux six sections admises par les anciens, une septième sur les jouissances attachées aux approchements des deux sexes (*De Venere*).

| L'Anglais *Sinclair*, dans un ouvrage sur l'Hygiène, rapporte toute la matière de cette science à deux grandes sections.

1re. *Choses essentielles à l'homme.* Air, aliments, exercice, sommeil, passions, etc.

2e. *Choses moins essentielles.* Vêtements, habitations, voyages, coutumes, habitudes ; éducation, etc.

Feu M. le professeur Hallé, qui, le premier, a réuni dans ses cours l'Hygiène en un corps de doctrine, a donné le nom de *matière de l'hygiène* à ce que les anciens appelaient les six choses *non-naturelles*. Il l'a divisée également en six sections, qu'il a désignées sous les noms latins de *circumfusa, applicata, ingesta, excreta, gesta, percepta.* Quatre de ces dénominations lui ont été fournies par Boerhaave, qui les avait fait servir à une classification des causes des maladies.

Dans une première partie, il traitait de l'homme sujet de l'hygiène, et à la fin, des règles de l'hygiène et de l'hygiène publique.

Malgré les objections fondées qu'on peut faire à cet ordre de matières, nous avons cru devoir l'adopter dans cette édition, et par conséquent faire subir quelques modifications à celui qu'on avait suivi dans les éditions précédentes. Nous avons été déterminés à en agir ainsi par la haute réputation dont ont joui les excellentes leçons du professeur Hallé, et l'espèce d'autorité qu'elles font encore dans les écoles où les étudiants vont prendre leurs grades après avoir étudié les ouvrages élémentaires.

Cette nouvelle édition sera donc divisée en considérations préliminaires et en six classes.

Dans les considérations préliminaires, il s'agira de l'homme sujet de l'hygiène ; on y traitera des âges, des sexes, des constitutions, des tempéraments, de la durée de la vie et de l'histoire naturelle de l'homme.

Dans la 1re *classe*, on étudiera l'action que les corps environnants (*circumfusa*) excercent sur nous, comme l'atmosphère et ses dépendances, les localités, les eaux, les climats, etc.

La 2e *classe* aura pour objet les choses appliquées à la surface du corps (*applicata*), c'est-à-dire, les vêtements, les bains, les frictions, les cosmétiques, etc.

La *troisième* traitera des substances ingérées dans les voies digestives (*ingesta*), les aliments et les boissons.

La *quatrième* embrassera tout ce qui est relatif aux excrétions (*excreta*).

La *cinquième* sera consacrée aux exercices et aux autres actions volontaires (*gesta*).

Dans la *sixième* enfin, on examinera l'influence que les perceptions (*percepta*) exercent sur l'économie animale par l'intermédiaire de l'encéphale et du système nerveux.]

Tout l'ouvrage est précédé de l'histoire de l'Hygiène, par M. le professeur *Hallé*.

HYGIÈNE.

INTRODUCTION.

HISTOIRE DE L'HYGIÈNE,

PAR HALLÉ,

Professeur d'Hygiène à la Faculté de Médecine de Paris.

Définition, objet et division de l'hygiène.

L'hygiène est cette partie de la médecine dont la fin est la conservation de la santé. — La médecine peut être complètement divisée en deux grandes parties; l'une a pour objet tout ce qui concerne l'homme sain : c'est l'*hygiène*, dans le sens le plus étendu de ce mot; l'autre a pour objet tout ce qui concerne l'homme malade : c'est l'*iatrique*, ou si l'on veut, la *thérapeutique*, en prenant ce mot, comme celui d'*hygiène*, dans sa plus vaste acception. — Chacune de ces deux parties suppose, 1° la connaissance, tant anatomique que chimique, l'une de l'homme sain, l'autre de l'homme malade; 2° la connaissance physiologique de ses fonctions et de leurs phénomènes, l'une dans l'état de santé, l'autre dans l'état de maladie; 3° celle des influences auxquelles il est exposé dans l'un et l'autre état, soit nécessairement, soit par une suite de ses besoins et de sa nature; 4° enfin, l'usage qu'on peut faire de ces influences, soit pour la conservation de sa santé, soit pour la guérison de ses maladies. — Mais communément, quand on traite de l'hygiène, on suppose déjà acquises les connaissances anatomiques et chimiques, on suppose aussi la connaissance acquise des phénomènes de la santé et de la vie, sous le nom de physiologie. — Il reste à connaître les influences à l'action desquelles est exposé l'homme sain, et l'usage qu'on en peut faire pour sa conservation. C'est à cela que se réduisent ordinairement les traités les plus complets d'*hygiène*. — Mais dans ses bornes mêmes l'*hygiène* renferme des objets d'une grande étendue; car il faut connaître : 1° les différentes dispositions dans lesquelles peut se trouver l'homme sain, relativement aux influences auxquelles il est exposé : c'est l'étude des *tempéraments* et des *constitutions*; 2° les causes, la nature et les effets de ces influences : c'est ce qu'on a appelé très-improprement choses *non-naturelles*; 3° la manière de régler ou de modifier ces influences, en sorte quelles contribuent à la conservation de la santé : c'est ce qu'on a nommé proprement *régime* ou *diététique*.

Les trois livres attribués à Hippocrate et intitulés : *De Diæta*, présentent, imparfaitement à la vérité, un exemple de cette triple division; mais l'exécution en est bien incomplète, et de ces trois livres, le second est celui qui remplit le plus exactement son objet. — Je me contenterai de présenter dans cet article un tableau général de l'histoire de l'*hygiène*, soit publique, soit privée; je réserve pour le discours préliminaire sur cet objet l'exposition complète du plan suivant lequel je crois qu'on doit traiter cette partie de la médecine.

Histoire de l'hygiène.

Les premières observations des hommes ont nécessairement eu pour objet les effets du régime. Il est aussi très-probable qu'avant de chercher dans des substances médicamenteuses le remède de leurs maux, ils ont commencé par modérer l'usage des aliments, et que la diète, soit inspirée par la nature, soit dirigée d'après l'observation, est devenue leur premier moyen de traitement dans les maladies. Cependant il est remarquable qu'Hippocrate s'applaudit, comme d'une invention qui lui est propre, d'avoir déterminé la juste mesure du régime relative aux tempéraments, aux circonstances et aux différentes périodes des maladies. C'est que l'art des hommes, commençant par un petit nombre d'expériences, s'est étendu d'abord par l'analogie et a produit la routine. Des esprits impatients ont généralisé par le raisonnement quelques portions de l'expérience et ont formé des systèmes de règles, suivies religieusement par quelques disciples et négligées par le vulgaire; mais ce n'est qu'aux grands génies, qu'aux véritables observateurs qu'il a été réservé de réduire la routine en principes, de substituer un système d'observations et de lois conformes au vœu de la nature, à une expérience confuse et maintenue sur la foi de l'exemple et de la tradition de leurs pères. — Cette marche de l'esprit humain nous est évidemment tracée par l'histoire. — Hippocrate, dans son excellent traité des *Origines de la médecine*, nous présente l'idée des premiers essais d'hygiène ou de régime; c'est par eux qu'il nous dit que la médecine a commencé; c'est à eux qu'il nous rappelle pour démontrer la solidité des bases d'un art dont il prend la défense contre ses détracteurs. — Ainsi, comme il le dit, le choix, la préparation, le mélange des aliments ont commencé l'art et sont nés de l'observation. Cette même observation a montré que ces préparations, ce choix et ce mé-

lange devenaient plus nécessaires suivant la différence des tempéraments; que l'homme qui commençait à s'affaiblir par la maladie ne pouvait pas user des mêmes aliments que celui qui jouissait d'une parfaite santé; de là sont nés les règles et le régime, *et quel nom peut-on donner à une telle invention, qui lui convienne mieux que celui de médecine* (dit Hippocrate), *puisque son objet a été, en changeant un régime qui occasionnait et les souffrances et les maladies, d'assurer la nourriture, la santé et la conservation de l'homme?*

L'observation n'a pas tardé à faire joindre à la mesure des aliments la mesure et la proportion des exercices et du repos ainsi que du sommeil et de la veille, et le second pas de l'art a été la *gymnastique*, à laquelle il faut joindre l'usage des bains, qui, surtout dans les pays chauds, sont devenus pour l'homme autant un besoin journalier qu'un objet d'agrément et de luxe.

Histoire de l'hygiène publique, de la législation, des mœurs et de la police des peuples anciens, relativement à l'hygiène.

L'influence de ces premières observations sur le bonheur des hommes et sur leur conservation, leur perfection physique et morale, et l'avantage des sociétés politiques, a bientôt frappé les esprits supérieurs appelés à donner une grande impulsion à leur siècle. — Aussi voyons-nous que les premiers instituteurs des sociétés, les philosophes, les législateurs ont fait de ces importants sujets la base de leur institution physique et une partie essentielle de leur législation; et tandis que, pour rendre leurs lois plus imposantes, ils faisaient même intervenir la divinité, le sentiment de la vérité, du besoin, ainsi que la force de l'exemple introduisaient aussi ces coutumes utiles; en sorte que les hommes furent portés à se perfectionner et à se conserver eux-mêmes par les pouvoirs réunis de la raison, de l'autorité, de la superstition et de l'habitude. — C'est alors qu'a commencé la distinction entre *l'hygiène privée* et *l'hygiène publique*, distinction importante, et qui n'a fait partie de la législation et de la constitution des peuples que dans l'antiquité la plus reculée. Les législateurs modernes ont négligé cette portion de la législation ancienne, qui, par des institutions sages, préparait des générations saines et vigoureuses. Sans doute les anciens ont été plus persuadés que les modernes de la dépendance mutuelle des vertus physiques et morales, et de la nécessité de joindre les lois qui portent à la tempérance et à la sagesse à celles qui répriment les excès et qui punissent les crimes. Peut-être a-t-on cru que les grands empires étaient moins susceptibles de ces lois bienfaisantes que les petites républiques ; peut-être aussi les systèmes modernes de tactique militaire, rendant la force individuelle des hommes moins importante au succès des batailles, ont-ils été cause de cette indifférence malheureuse. — Les Chaldéens, et surtout les Egyptiens, dont l'usage était d'associer toutes les sciences utiles et toutes les institutions publiques aux mystères religieux, sont les premiers que nous connaissions qui aient lié les deux parties de la médecine à la législation ; à moins que nous ne donnions cette gloire aux peuples des Indes, auxquels quelques philosophes ont accordé l'antériorité sur les habitants de l'Egypte et de la Chaldée. — Toujours conviendra-t-on que c'est des Egyptiens que les Hébreux et les Grecs ont reçu la plupart de ces usages. Moïse les a imités plus particulièrement, en donnant aux lois du régime un caractère mystique et religieux. Ce caractère était le seul propre à contenir une multitude ignorante et superstitieuse : le simple raisonnement ne l'aurait jamais astreint à des observances régulières, dont leur santé et leur conservation étaient l'objet, mais dont l'oubli n'eût pas été suivi d'un effet assez prompt pour imprimer à leur esprit la crainte et la terreur.

Pythagore parlait à des disciples qui l'écoutaient avec enthousiasme; mais ses leçons ne s'étendirent pas au-delà de son école. — Lycurgue et Minos attachèrent leurs préceptes à l'amour de la patrie, et l'idée qu'ils laissèrent de leurs vertus, jointe à l'orgueil national, cimenta leurs dogmes, que leurs concitoyens reçurent comme des lois. — Les jeux publics et les prix proposés pour les différents exercices furent dans la Grèce une suite de ces institutions politiques destinées à former le corps, à lui donner plus de vigueur et de force. Les citoyens les plus distingués étaient ambitieux de la gloire qu'on y acquérait, et les gymnases étaient les premières écoles où la jeunesse se préparait à tous les genres de triomphes.

Chez les Romains, ces institutions perdirent beaucoup de leur utilité ; la gloire des jeux publics fut abandonnée aux gladiateurs et aux esclaves ; et à la place des luttes pacifiques et honorables qui faisaient les délices de la Grèce éclairée, Rome, altérée de sang, fit immoler à ses plaisirs des victimes humaines. Nous ne devons pas ici faire attention à quelques modes passagères qui, sous les empereurs, ramenèrent dans la lice publique des personnages importants ; ces caprices tenaient plus à la dissolution des mœurs et à l'oubli de toutes les décences, qu'à une institution nationale ; et la gloire d'avoir vaincu toute pudeur fut le seul triomphe que les deux sexes recueillirent de ces honteux excès. Ce n'était pas ainsi que les Lacédémoniennes s'offraient aux regards de leurs concitoyens, l'idée de leur vertu leur servait de vêtement et commandait le respect, et toute leur ambition était de se montrer dignes de donner des héros à la patrie.

Cependant les gymnases se conservèrent chez les Romains, et les descriptions qui nous restent des constructions qui leur étaient destinées prouvent qu'ils donnèrent à la gymnastique une grande importance, et qu'ils la faisaient entrer pour objet principal dans l'éducation de la jeunesse. — Les bains publics furent élevés à Rome avec la plus grande magnificence, mais leur usage ne pourrait être regardé que comme un objet de sensualité, ou de salubrité individuelle, s'il n'avait été lié avec la gymnastique; c'est en cela seul qu'ils peuvent être mis au rang des institutions nationales et publiques. — Il faut joindre à l'*hygiène* publique le soin que les édiles prenaient chez les Romains de la propreté des villes. Les dépenses consacrées à l'entretien des égouts, et à faire abonder l'eau dans une grande cité, nous sont attestées par des monuments que le temps a respectés, et dont jouit encore l'indolence des Romains modernes. En général, on peut chercher l'histoire de l'*hygiène* publique chez les anciens : 1° dans leur législation, 2° dans leurs usages et leurs mœurs, 3° dans les règlements de leur police publique.

1° *Législation physique, ou hygiène législative chez les peuples anciens.*

Législation physique, ou hygiène publique des Hébreux.

Un coup d'œil jeté sur ce que les législateurs anciens ont fait pour l'*hygiène* ne sera pas sans utilité ici ; et les circonstances où nous nous trouvons donnent à cette matière un intérêt nouveau. — Je ne crois pas que ce que nous a laissé Moïse à cet égard mérite un très-grand détail. Toute son hygiène se réduit à trois objets principaux. La prohibition de certains aliments, les lotions ordonnées pour les impuretés légales et la séquestration des maladies réputées contagieuses, spécialement la lèpre. — Quelques-uns donnent pour origine à la circoncision un motif de salubrité ; mais je ne vois point qu'il soit constaté en aucun endroit que les habitants de l'Arabie et de la Syrie aient été sujets à quelque incommodité qui ait eu son siége dans les parties retranchées par la circoncision. La pratique de cette opération dans l'île de Madagascar, parmi des nations qui ne paraissent d'ailleurs avoir aucune notion du judaïsme et du mahométisme, ne sert pas davantage à démontrer cette opinion. — A l'égard de la prohibition légale de quelques aliments, il est, je crois, fort difficile de démontrer pourquoi tant d'espèces d'animaux étaient interdits aux Hébreux. On conçoit cependant que, la lèpre étant une maladie très-commune chez eux, et le porc étant sujet à un genre d'altération du tissu graisseux, très-analogue à la dégénérescence lépreuse, on a pu croire que l'usage de la chair de cet animal était propre à communiquer une disposition à la lèpre. Quelque peu démontrée que soit cette idée, elle a pu avoir quelque empire sur les esprits, dans un temps où les connaissances dans la physique animale étaient réduites à de faibles analogies ; et c'est à ces analogies que l'on peut attribuer la proscription de tous les animaux qu'on regardait comme formant une même classe, parce que l'un de ces animaux a paru suspect par quelque raison pareille. Le porc paraissant, au premier coup d'œil, devoir être rangé parmi les animaux qui ont la corne du pied fendue, et étant cependant remarquable par le défaut de rumination, qui est une fonction commune à presque tous les animaux de cette classe, il en résulte que la réunion du caractère de la rumination avec celui de la corne du pied fendue, a paru un caractère essentiel des animaux dont la chair est salubre ; d'où l'on a conclu que deux classes d'animaux seraient exclues du régime : 1º celle des ruminants qui n'ont pas le pied fourchu, 2º celle des animaux à pied fourchu qui ne sont pas ruminants. De plus, les genres d'animaux aux pieds digités ont été mis dans la même classe que les animaux dont le pied n'est pas fourchu ; en sorte que ceux d'entre eux qui ruminent ont été exclus du nombre des aliments permis.

De ce précepte est résulté une plus grande uniformité dans le régime ; car les viandes non prohibées se trouvaient réduites à un petit nombre, puisque, parmi les oiseaux et les poissons, il y avait de pareilles prohibitions qui excluaient encore du rang des aliments de nombreuses familles de volatiles, de poissons et d'amphibies. — Cette uniformité dans le régime, rendue nécessaire par les prohibitions religieuses, jointe à l'interdiction absolue des alliances étrangères, et même d'une tribu à l'autre, a dû conserver entre les individus de la nation juive une analogie particulière dans les traits et les caractères physiques qui forment les ressemblances nationales. Aussi prétend-on que les races juives se distinguent d'une manière sensible dans les différents climats et au milieu des peuples si divers parmi lesquels cette nation est dispersée. Je ne sais cependant s'il serait facile d'analyser les traits de cette ressemblance ; pour ce qui est de moi, je n'ai jamais pu m'en rendre compte d'une manière précise.

Il est plus aisé de concevoir le but de l'institution des purifications légales dans les climats chauds, où la corruption facile des substances animales, la transpiration abondante et l'odeur de cette excrétion, principalement parmi les individus de couleur rousse, couleur assez répandue dans ces contrées, sont autant de causes d'insalubrité que les lotions détruisent. Les Arabes, qui descendent des patriarches, pères des Hébreux, et desquels sont venus les premiers musulmans, observent religieusement les mêmes pratiques. Mahomet les y a trouvées, et les a prescrites à ses sectateurs. On sait que, dans ces pays, si souvent ravagés actuellement par la peste, le meilleur préservatif de cette contagion est l'immersion dans l'eau de tous les corps susceptibles de la communiquer. Ces observations donnent le motif raisonnable des purifications prescrites dans la loi de Moïse. Ce législateur a fait de la propreté un précepte de religion, et a mieux aimé la porter jusqu'au scrupule le plus minutieux, que de risquer de la laisser négliger dans des circonstances importantes.

Il est bien singulier que ce peuple, qui a pu conserver tant de traces physiques des premiers caractères distinctifs de ses ancêtres, soit remarquable presque partout par une excessive malpropreté, toutes les fois que les individus se trouvent réunis dans une même enceinte, comme on le voit à Rome, dans quelques villes d'Allemagne et dans tous les lieux où il y a un quartier particulier affecté à cette nation. Si l'on peut supposer que ce caractère soit héréditaire, il rend encore mieux raison du soin que le législateur a pris de rendre la propreté obligatoire pour un peuple dont il connaissait le peu d'inclination à cette vertu domestique. — Pour ce qui regarde la séquestration des maladies réputées contagieuses, et particulièrement de la lèpre, la législation de Moïse présente les mêmes caractères, c'est-à-dire l'excès des précautions. Nous ignorons ce que c'est que la lèpre des murs et des bâtiments ; mais nous voyons partout le soin le plus recherché pour détruire jusqu'à l'ombre de la contagion. La lèpre des Hébreux paraît être notre éléphantiasis, et les différences que semble présenter au premier aspect la description qu'en donne le législateur hébreu, disparaissent, comme l'a observé le cit. Chamseru, en recourant au texte original, et en observant que les termes desquels les traducteurs ont conclu que la lèpre occasionnait des excavations ou des dépressions à la peau, au lieu de former des tubercules saillants, signifient seulement que cette altération de la peau pénétrait au-dessous de sa surface, et s'étendait dans son épaisseur ; en sorte que le mot d'excavation ou de dépression a été substitué à celui de profondeur ou de pénétration : on sait que les termes de la langue hébraïque donnent lieu à de pareilles méprises, par le nombre de significations d'un même mot. Cela posé, et la lèpre étant la même chose que l'éléphantiasis, on pourrait s'étonner que cette maladie, qui, dans nos climats, n'est nullement contagieuse, dont la contagion est même fort équivoque dans des climats chauds, ait paru mériter une séquestration si entière parmi les Hébreux ; si l'excès des précautions, dans tous les autres points qui regardent la salubrité, n'était pas un des caractères distinctifs des observances hébraïques. D'ailleurs, l'aspect hideux et rebutant des personnes attaquées de cette affreuse maladie a dû inspirer cet éloignement, et favoriser le préjugé de la contagion. C'est peut-être même à cet effroi seulement qu'est dû le crédit qu'a obtenu la même opinion dans nos colonies américaines, où les lépreux sont également séquestrés avec soin.

Hygiène législative de Lycurgue et des Grecs en général.

C'est à ces seuls objets que se borne ce qu'il y a d'applicable à l'hygiène dans la législation des Hébreux. Car nous ne voyons, à l'appui de leurs lois, aucune trace d'institution publique qui ait eu pour but la perfection physique de l'homme. Les premières lois qui, dans l'histoire de l'antiquité, nous en présentent des exemples, sont celles de Lycurgue. A la vérité, celles de Crète avaient déjà prescrit et les repas en commun et l'éducation publique. Mais tout ce que les Crétois avaient fait, les Spartiates l'ont exécuté mieux encore ; parce que Lycurgue s'occupa de fonder l'empire des lois sur les mœurs publiques, qu'il prépara et qu'il créa par des institutions plus puissantes que les lois mêmes. — Il est bon de remarquer ici que c'est une source de considérations qui ne sont nullement étrangères à la connaissance physique de l'homme, que l'art de lui créer des mœurs, art bien plus important peut-être que de lui donner des lois: *quid leges, sine moribus, vanæ proficiunt?* Les mœurs sont une espèce d'habitude qui entraîne l'homme, comme malgré lui et à son insu, et qui donne à toutes ses actions, à toutes ses idées, une direction uniforme, dont le but doit être toujours de le porter au bien, moins par les préceptes que par une impulsion irrésistible. C'est en parlant aux sens, par le moyen des objets extérieurs, par les institutions, les monuments, les fêtes, les solennités publiques, qu'on entraîne l'homme, toujours imitateur, toujours disposé à se mettre à l'unisson de tout ce qui l'entoure. Ce n'est donc pas une chose sans importance, quand on veut changer les mœurs d'une nation, de faire disparaître jusqu'aux moindres témoignages de ses anciennes habitudes, et de retracer partout l'image de celles qu'on veut lui donner. En général, les lois parlent à l'intelligence et les mœurs maîtrisent l'homme par les sens. Nul peuple n'a connu mieux que les Grecs la puissance des mœurs ; nul législateur n'en a plus profité que Lycurgue. Mais, quelque physiques que soient ces observations, nous devons nous en tenir ici à la partie de la législation de ce grand homme qui a pour objet la conservation de la santé ou la perfection de l'espèce. — En étudiant la législation des anciens peuples, on ne doit pas oublier que leur principal but était de donner à la patrie des citoyens robustes et des défenseurs vigoureux. Chaque citoyen était soldat, et toute considération privée était constamment sacrifiée à l'intérêt de la république. C'est ce qui a donné quelquefois naissance à des coutumes qui nous paraissent aujourd'hui barbares et inhumaines. — C'était à Sparte, comme chez les plus anciens peuples de la Grèce, ainsi que depuis chez les Romains, un usage reçu de prononcer sur le sort de l'enfant nouveau-né, et, d'après sa force et les apparences qu'il donnait d'une bonne constitution, de l'admettre au nombre des vivants, ou de l'en exclure, quand son état faisait présumer qu'il ne pouvait devenir, par la suite, qu'un être débile et peu propre à servir son pays. — Partout ailleurs les parents eux-mêmes étaient les arbitres de ce jugement; à Sparte, c'étaient les anciens de la tribu qui en décidaient solennellement au nom de la patrie. Sans doute, les Spartiates ont cru que la possibilité de fortifier une constitution faible était une chance trop peu avantageuse, et ne présumaient pas que des hommes si peu favorisés de la nature pussent dédommager la patrie de la faiblesse de leurs organes par l'éminence de leurs lumières ou de leurs vertus. — Les Thébains n'admirent pas cette barbare coutume, et peut-être la mémoire d'Œdipe fut-elle pour eux la cause de cette exception si conforme au cri de l'humanité. — Il ne faut pas cependant juger des pertes que devait faire Lacédémone au moyen d'une semblable proscription, par celles que la même loi occasionnerait parmi nous. Les désordres des parents, leur débauche, leur mollesse, leur faiblesse acquise par une détestable éducation, ont dû, chez les nations modernes, multiplier beaucoup ces êtres débiles que la mort semble réclamer dès le berceau, et qu'on ne lui arrache qu'à force de soins et de vigilance. Outre cela, Lycurgue avait eu l'attention de préparer des germes vigoureux, et de chercher dans l'éducation des femmes les éléments de cette force de corps qui, réunie à l'énergie de l'âme, devait constituer les héros qu'il voulait donner à sa patrie. — C'est pour cela que, jusqu'à l'époque du mariage, les femmes, formées aux mêmes exercices que les hommes, puisaient dans une éducation mâle et sévère la force qu'elles devaient transmettre à leurs enfants. — Une fois mariées, elles cessaient de fréquenter le gymnase et se livraient aux devoirs importants que leur imposait la dignité d'épouses et de mères. — C'est une opinion ou un préjugé bien ancien que celui d'une transmission quelconque à l'enfant des impressions extérieures dont sa mère est affectée pendant la grossesse. Durant ce temps, les yeux d'une Spartiate n'étaient frappés que des images qui rappelaient la beauté réunie à la force. Ainsi l'on avait soin que tout concourût à préparer une race de héros, et même, avant que de naître, le Spartiate n'était pas un homme ordinaire. — A peine était-il né que la patrie avait les yeux ouverts sur lui, et son éducation était une des affaires importantes de l'état. C'était une coutume chez les anciens Grecs, et dont l'histoire d'Achille nous offre un exemple, de plonger le nouveau-né dans l'eau froide au moment de sa naissance. D'autres nations faisaient passer leurs enfants par le feu. (*Hist. de la médecine*, t. 1, c. 14.) Après avoir extrait de Platon ce que ce philosophe dit contre Hérodicus et contre la médecine gymnastique, il cite l'exemple des Lacédémoniens, qui plongeaient leurs enfants dans le vin au moment de leur naissance; il ajoute que ces républicains s'embarrassaient peu des accidents qui en résultaient, persuadés que ceux qui y succombaient n'eussent jamais été des citoyens robustes. Il dit, sans citer son auteur, que souvent les enfants, ainsi traités, mouraient d'une attaque d'épilepsie. Leclerc et son auteur ont pris sans doute ici l'épilepsie pour le tétanos ou mal de mâchoire, que les intempéries froides et humides, et en général tous les genres d'irritations, occasionnent fréquemment chez les enfants nouveau-nés, surtout dans les pays chauds. — La première enfance du jeune Spartiate était seule confiée à ses parents; elle s'étendait jusqu'à l'âge de sept ans, et, dans ce temps précieux pour le développement des organes, toutes leurs facultés physiques et morales se déployaient dans une entière liberté. Leurs membres n'étaient point entravés par des liens étroits, leurs esprits n'étaient point asservis par la rigueur d'une sévérité prématurée. — A sept ans, ils devenaient les enfants de la patrie, et déjà ils commençaient à se faire à des fatigues proportionnées à leur âge : les jeux, toujours publics, ainsi que leurs exercices, étaient toujours dirigés vers un même but, celui d'endurcir par degrés leurs corps aux impressions extérieures, d'en fortifier les membres, d'en perfectionner les mouvements. C'est vers l'âge de douze ans qu'ils commençaient à quitter les habits longs de l'enfance et les cheveux flottants ; ils se dépouillaient même de la tunique, des bas et des souliers, et, vêtus d'un simple manteau, passant presque toute la journée dans le gymnase, ils se formaient, par la vie la plus dure, par les exercices les plus rudes, par la plus grande sobriété, à la vie militaire, qui, dans les institutions anciennes, était la plus essentielle des habitudes, puisque tout citoyen était soldat ; car l'esprit de conquête ou de domination tourmentait perpétuellement ces nations inquiètes, qui ont laissé à la fois à la postérité les plus beaux modèles de sagesse et d'humanité, et les exemples les plus déplorables de la fureur guerrière.

Les Spartiates faisaient moins d'usage des bains que les autres peuples de la Grèce. Il paraît que l'étuve sèche leur était familière, puisque chez les Romains, dans les bains publics, la portion de l'édifice destinée à cette sorte d'étuve portait le nom de *laconicum*. Mais le bain ou l'immersion dans l'eau courante des fleuves leur était familier. — Dans l'éducation des Spartiates, il est un usage qui mérite d'être distingué ici pour la différence de ses effets sur les mœurs des différents peuples de la Grèce. En effet, tel usage convient à une nation sage et sévère, et sert à exalter ses vertus, qui, au contraire, ne fait qu'accroître la dissolution et le désordre chez des peuples voluptueux et corrompus par le luxe et la mollesse. C'est ce qu'on doit dire de l'usage établi à Sparte, et que Lycurgue avait emprunté des Crétois, de former entre les jeunes gens des attachements tendres, au moyen desquels les amis, inséparablement unis, intéressés à la gloire et à l'honneur de leurs amis, devenaient réciproquement des instituteurs dont la surveillance était plus utile que toute la sévérité des maîtres. La publicité de leurs démarches était la sauve-garde de leurs vertus ; et d'ailleurs on pouvait bien croire à la pureté d'une pareille institution chez un peuple dont les femmes ont laissé parmi leurs contemporaines et dans la postérité une haute opinion de leurs vertus et de leur pudeur, quoiqu'elles dédaignassent, aux yeux même du public, les voiles qui n'en sont que les symboles sans en être les garants. — On sait, au contraire, dans quels désordres dégénérèrent ces associations intimes parmi les Athéniens, chez lesquels la vertu même de Socrate ne fut pas à l'abri du soupçon, et parut souillée par l'attachement que lui vouait le jeune Alcibiade. On sent que les institutions de Sparte ne pouvaient pas aisément se naturaliser à Athènes ; et, parmi les peuples livrés à ce genre de débauche, les générations détériorées et appauvries ont dû porter la peine de ces injures faites aux lois les plus sacrées de la nature. — Aux exercices qui fortifient la première jeunesse, succédaient de véritables combats entre les jeunes Spartiates qui avaient atteint l'âge de dix-huit ans. Partout on les exerçait à mépriser et à braver la douleur ; ils la trouvaient au milieu de leurs plaisirs plus terrible qu'aux champs de bataille. Au lieu de les abandonner à euxmêmes dans l'âge des passions tumultueuses, on présentait alors de nouveaux aiguillons à leur courage, et toutes leurs passions, dirigées ou absorbées par l'amour de la patrie, faisaient éprouver à leur âme de grandes jouissances et la livraient à une ivresse sans volupté.

Nulle part la sensualité n'était excitée, et la sauce noire de Sparte, qu'assaisonnait l'appétit excité par un violent exercice, était sans doute un mets que le Spartiate seul pouvait trouver supportable. Les arts, enfants de l'imagination et qui l'exercent si agréablement, ne leur étaient présentés qu'autant qu'ils portaient à des sentiments nobles et mâles ; l'art des orateurs leur était inconnu, leur éloquence consistait dans la force et la précision des idées, leur poésie était pleine de feu et d'enthousiasme, et leur musique n'admettait que les modes majestueux et puissants, faits pour exciter au courage et à l'audace. — Le temps détériore les plus belles institutions ; mais il est à remarquer que les vices qui d'abord altérèrent celles de Lycurgue furent précisément opposés à ceux qui communément corrompent et énervent les vertus primitives des peuples neufs. L'impulsion que les Spartiates reçurent de leurs premières institutions fut telle, qu'au lieu de laisser affaiblir les sentiments qu'elles leur inspiraient, ils en outrepassèrent le but ; la fermeté et le courage se changèrent en férocité et en barbarie, l'orgueil des vertus fières étouffa jusqu'aux sentiments de l'humanité, et, au lieu de se borner à endurcir et à fortifier leurs corps, ils les livrèrent avec une joie barbare aux supplices les plus inutiles. Leur persévérance dans la première direction que Lycurgue leur avait donnée fut sans doute l'effet du soin que ce législateur avait pris de les éloigner de tout mélange avec les autres nations; il préférait de les priver des arts, enfants du commerce et du luxe, pourvu qu'ils ignorassent la corruption qui les suit de près, et il valut mieux peut-être pour eux conserver toute l'aspérité d'une première empreinte, que d'en laisser user les traits originaux dans des unions qui n'amènent la politesse qu'avec les vices. — Au reste, le plus grand éloge qu'on puisse donner aux institutions physiques de Lacédémone, c'est qu'en aucun lieu de la Grèce les hommes n'avaient un sang plus beau et plus pur que celui des Spartiates. (*Voyez* le voyage du jeune Anacharsis.)

Législation physique de Pythagore et de Platon.

Ce n'est point sous la forme de lois que les autres peuples de la Grèce ont reçu ceux de leurs usages qui sont relatifs à l'*hygiène* publique; et ces objets regardent en général beaucoup moins la législation que les mœurs et les coutumes des nations.—Cependant il est deux hommes qu'on doit mettre au rang des législateurs, et dont les préceptes, sous le point de vue de l'hygiène publique, peuvent être rapprochés de la législation de Lycurgue. Ce sont *Pythagore* et *Platon*. L'un, n'ayant eu que l'intention de fonder une école de philosophes, devint presque législateur d'un peuple; l'autre, en formant un système de lois pour des peuples, est resté simple philosophe. — La sobriété et la tempérance étaient les bases primitives des lois diététiques de Pythagore, et l'abstinence de certaines substances, ainsi que le régime végétal, n'étaient que des conclusions d'un premier principe dont le but était de procurer avec la santé du corps la perfection des fonctions intellectuelles. Certaines interdictions ne sont même devenues des préceptes sévères et rigoureux que pour ses disciples, qui, comme tous les sectateurs des instituts religieux ou philosophiques, se sont toujours piqués d'enchérir sur la sévérité des pratiques, sou-

vent en perdant de vue le but qui les avait fait établir, c'est-à-dire la perfection physique et morale de l'homme. L'homme qui verse le sang du bœuf ou de la brebis s'accoutumera mieux qu'un autre à voir couler celui de son semblable; la barbarie s'empare de son âme, et les professions dont l'objet est d'immoler les animaux aux besoins des hommes communiquent à ceux qui les exercent une férocité que les rapports de la société n'émoussent qu'imparfaitement. Serait-il vrai que la soif du sang est une des dépravations auxquelles l'espèce humaine s'abandonne le plus facilement; et l'homme serait-il semblable à ces animaux carnassiers, chez lesquels la couleur ou l'odeur, ou la saveur du sang réveillent un instinct terrible, qui les porte à méconnaître jusqu'au maître qu'ils caressaient, et dont ils recevaient leur nourriture? — Il est une autre observation que je rapporte également à l'organisation physique de l'homme, et à laquelle donne lieu l'espèce d'institut religieux fondé par Pythagore. Elle a pour objet la puissance des symboles et des pratiques symboliques, pour graver dans l'esprit les maximes de la morale. Il avait pris cette méthode chez les prêtres égyptiens; mais il n'avait pas songé que l'homme, né superstitieux, s'attache bientôt au symbole en abandonnant l'idée qu'il exprime, se saisit de l'image pour la mettre à la place de la chose représentée, et devient par là plus religieux sans être meilleur. L'on ne peut guère douter que les idolâtries et les superstitions n'aient eu leur origine dans les langages symboliques et mystérieux, qui, couvrant de voiles la vérité, ne la présentaient que sous des emblèmes. Mais ceci a moins de rapport à l'*hygiène* publique qu'à la nature de l'homme.

On peut observer ici, comme une des choses qui contribuent le plus à la salubrité du corps, le soin que les Pythagoriciens avaient de modérer tous les mouvements de l'âme, non-seulement par l'étude de la philosophie et des sciences spéculatives, non-seulement par les préceptes et l'exercice de la morale la plus douce, mais encore par l'usage de la musique, par le spectacle paisible des solitudes agréables, en général par tous les moyens qui, portant le calme dans les sens extérieurs, font passer jusque dans l'âme les douces affections de nos yeux et de nos oreilles. — Je n'ai pas cru qu'il fût superflu de m'arrêter un instant à ces considérations, parce que l'institut de Pythagore ne se borna pas à son école, mais devint pendant quelque temps la loi d'une colonie grecque établie à Crotone, et qui ne fut détruite que par la jalousie de quelques personnes qui n'y purent être admises à cause de leurs vices. C'eût été sans doute un beau spectacle pour l'univers, et un grand sujet d'observations pour ceux qui se livrent à l'étude de l'homme physique et moral, qu'un peuple de philosophes, gouverné par les lois les plus douces, chez lequel les passions, toujours soumises à la raison, n'auraient jamais troublé la paix, l'union et l'égalité; édifice chimérique, mais qu'il est beau d'avoir élevé jusqu'à une certaine hauteur, malgré l'inévitable écueil que lui préparait la perversité des hommes. L'effet physique d'une pareille institution sur des générations successives, dans un des plus beaux climats de l'univers, n'est malheureusement qu'un problème irrésolu, livré à nos méditations, mais qui fournira peu de pages dans l'histoire de l'hygiène publique. — La belle chimère que Platon a conçue en organisant sa république nous présente peu de nouveaux traits propres à notre objet; et le partage de l'éducation de sa classe guerrière entre la gymnastique et la musique est pour nous la seule chose digne de remarque. Elle mérite attention, tant en ce que cette portion du plan de Platon est appuyée sur l'expérience des peuples de la Grèce qu'en ce que l'intention du législateur était de compenser les effets physiques de l'une de ces institutions par ceux de l'autre; en sorte que la musique ôtait à l'âme cette rudesse et ce penchant à la férocité que lui donnait la gymnastique, et celleci, en fortifiant le corps et l'accoutumant aux plus rudes travaux, ôtait au corps la mollesse et l'énervation qui résultent des effets de la musique. Il faut cependant remarquer ici que par musique Platon et les anciens entendaient aussi tout ce qui est du ressort des Muses, c'est-à-dire toutes les sciences spéculatives; néanmoins il est sûr que la musique proprement dite entrait pour beaucoup dans les institutions des Grecs. Ils la regardaient comme ayant une grande influence tant physique que morale sur les hommes, puisque les rois et les éphores portèrent un décret flétrissant contre un musicien ionien qui était venu apporter à Sparte des innovations qui, donnant à la musique des modes plus voluptueux, leur parurent propres à corrompre la jeunesse. Plusieurs lois des autres pays de la Grèce proscrivaient le nombre des cordes de la lyre, et en défendaient l'augmentation sous les peines les plus graves. Platon, lui-même, regarde les changements opérés dans la musique comme un signe de la dépravation des mœurs et comme un présage fâcheux pour l'état. Il prescrivait aux élèves de sa république les modes dorien et phrygien, dont l'un était mâle et l'autre majestueux, et proscrivait le lydien, fait pour la plainte langoureuse, et l'ionien, qui respirait la molle volupté. Quoi qu'il en soit, un seul mot de ce grand homme nous instruit de ce qu'il avait en vue dans l'organisation de son éducation publique. « En arrivant dans une ville, vous verrez, dit-il, que l'éducation y est négligée, si l'on y a besoin de médecins et de juges. » — Je n'examine pas ici en détail ce qu'a dit Aristote après Platon, et ce que plusieurs autres philosophes de l'antiquité ont pu écrire ou faire d'utile à la perfection de l'homme; il est peu de choses qui ne doivent se rapporter à ce qui vient d'être dit, et qui ne soient empruntées des exemples que je viens de citer.

Hygiène législative des Perses au temps de l'enfance du grand Cyrus.

C'est vers le temps de Pythagore, c'est-à-dire dans le sixième siècle avant l'ère chrétienne, que l'on doit placer l'époque où Xénophon nous représente Cyrus sorti de l'école sévère des Perses et donnant à la cour d'Astyage l'exemple d'une éducation virile, d'une sobriété, d'une sagesse et d'une tempérance qui paraissaient un phénomène incompréhensible aux courtisans voluptueux de l'empereur des Mèdes. — Ne dût-on regarder la Cyropédie que comme un roman ingénieux, ce roman du moins ne peut pas être regardé comme établi sur des bases entièrement imaginaires. Xénophon aurait-il présenté à ses compatriotes un si beau tableau d'une nation étrangère et rivale, si l'opinion des Grecs n'eût été fixée à cet égard, surtout au moment où, dégénérée de sa véritable splendeur et dépravée par le luxe et la mollesse, la nation des Perses n'offrait plus de traces de cette gloire inaltérable qui n'accompagne que la vertu. — Chez les Perses, dont Xénophon nous dépeint les mœurs avant l'époque où cette nation se confondit avec celle des Mèdes, l'éducation des enfants n'était point abandonnée aux parents. L'enfant appartenait à la nation, et dès l'âge de six à sept ans était sous la surveillance de magistrats pris parmi les anciens, et qui étaient spécialement choisis pour présider à l'éducation de la jeunesse; pendant dix ans on les exerçait de toutes les manières; ils se levaient à la pointe du jour, prenaient leurs repas en commun, non chez leurs parents, mais chez les maîtres auxquels ils étaient confiés; là on les habituait à souffrir la faim et la soif, et à se contenter d'un repas frugal. L'eau était leur boisson, le pain et le cardamon (que les interprètes traduisent par nasturtium ou cresson) étaient leur nourriture, et leur exercice était de tendre l'arc et de lancer le javelot.

Parvenus à la puberté, ils étaient destinés à des fatigues plus grandes, et jusqu'à l'âge de vingt-cinq ans ils faisaient, dans tous les genres, l'apprentissage de la guerre. Ils dormaient en plein air sans quitter leurs armes, ils accompagnaient à la chasse le chef de la nation, supportaient dans cet exercice, image des combats guerriers, le froid et toutes les intempéries de l'air, ne mangeaient alors qu'une fois le jour, et se nourrissaient de la proie des chasseurs; en tout autre temps ils se contentaient du simple cardamon uni au pain. Ceux qui ne partageaient point les fatigues de la chasse s'exerçaient entre eux, et se disputaient la gloire et le prix de l'adresse et de la force. — Ce n'était qu'à vingt-cinq ans qu'ils étaient associés aux hommes faits; on ne cherchait point à cueillir les fruits de la maturité dans l'âge des espérances, et l'on n'épuisait point avant le temps les ressources de la patrie. L'homme fait était soldat pendant vingt-cinq ans. A cinquante il entrait dans la classe des vieillards, et dès lors il n'était jamais engagé que dans les combats qui se livraient pour la défense même de ses foyers et du territoire national. Tel était l'ordre des lois relatif à l'éducation et à l'emploi des hommes, chez une nation guerrière et indomptée, qui ne succomba sous les efforts des Grecs que dans un temps où, mêlée aux Mèdes, amollie par le luxe et la richesse des nations conquises, elle s'était étendue beaucoup au-delà de ses limites, et dont les descendants ont soutenu, sans fléchir, tout le poids de l'orgueil et de la puissance de Rome. Il est encore à cet égard une remarque qui ne nous est point étrangère; les lois défendaient de se moucher et de cracher en public, ainsi que de s'éloigner de ses exercices pour satisfaire aux besoins de la nature. Cette défense si extraordinaire ne saurait être conçue, ainsi que l'observe Xénophon, qu'autant qu'on considère que l'extrême sobriété de ce peuple, en restreignant l'usage des aliments au plus strict nécessaire, rendait par cela seul moins urgentes et moins fréquentes des évacuations dont l'abondance est le plus souvent proportionnée à la superfluité des sucs et à l'imperfection des digestions.

2° Des mœurs et coutumes des anciens relativement à l'hygiène.

Il est une puissance plus impérieuse que celle des lois, c'est celle des mœurs. J'entends ici par mœurs tout ce qui s'établit universellement parmi les hommes, par l'effet presque irrésistible de l'habitude et de l'imitation. C'est le sens précis du mot latin *mos*, *mores*; on transgresse les lois, on ne transgresse point les mœurs, ou du moins cette transgression n'est point le fait du vulgaire, et le vulgaire forme la masse des nations. Les mœurs sont donc un des objets les plus importants à étudier tant au physique qu'au moral; les lois nous donnent la mesure du législateur, les mœurs nous donnent celle des peuples.

De la gymnastique.

Ce que les mœurs des peuples anciens nous présentent de plus important, sous le point de vue de l'hygiène, est la gymnastique. Elle fut d'abord l'exercice naturel des gens de guerre, et Homère nous peint, dans quelques endroits, le spectacle d'une véritable gymnastique militaire. Les prix proposés à l'adresse et à la force dans ces luttes innocentes et l'intérêt qu'elles excitaient, soit entre les concurrents, soit parmi les spectateurs, convertirent bientôt ces institutions guerrières en des spectacles agréables qui embellirent les loisirs même de la paix et se mêlèrent aux fêtes publiques. Hercule et Pélops instituèrent des jeux de cette espèce, et Iphitus, roi d'Élide, à leur exemple, les renouvela dans l'établissement des jeux olympiques. Bientôt les philosophes et les médecins s'aperçurent combien l'homme retirait de ces exercices de force et de santé, combien le jeune homme acquérait de perfection par leur usage, combien d'indispositions s'évanouissaient au milieu des mouvements multipliés qu'ils nécessitaient, et quelle énergie ces mouvements communiquaient aux fonctions conservatrices et dépuratrices. Ils virent même les convalescents, en proportionnant à leurs forces l'usage de ces exercices, se débarrasser plus promptement des longues et pénibles suites des maladies; ils avertirent leurs concitoyens de leurs observations, et l'usage de la gymnastique s'étendit de plus en plus, et des édifices publics furent érigés dans la vue d'en favoriser l'établissement et de la réunir aux autres institutions qui composaient l'éducation de la jeunesse, et l'on sentit combien la gymnastique importait à la perfection et à la conservation de l'homme. — C'est sous le point de vue de son usage, relativement à la conservation de la santé, qu'on a dit qu'*Herodicus* était l'inventeur de cet art, dont Iccus, avant lui, avait déjà donné des préceptes. On attribue à *Herodicus* de s'être conservé malgré sa constitution valétudinaire, et d'être ainsi parvenu à un grand âge par le moyen de la gymnastique, et c'est ce dont Platon croit lui devoir faire un reproche; parce qu'il croit (dans sa République, liv. 3.) qu'une infirme constitution éloigne l'homme de la vertu et le rend uniquement occupé de lui-même, et que prolonger de telles vies, c'est faire un tort égal à la république et aux malheureux qu'on fait exister long-temps au milieu des infirmités. Comment un homme comme Platon n'avait-il pas remarqué que beaucoup de gens infirmes ont joui d'une grande perspicacité d'entendement, et ont été, par leurs conseils et leur sagacité, infiniment utiles soit aux leurs, soit à la chose publique?

Mais revenons à l'institution de la gymnastique; nous avons vu que les anciens Perses en faisaient grand usage au temps de Cyrus. Les progrès de cet art rendent raison de la distinction que font Platon, Aristote et Galien, entre *gymnastique militaire*, la plus ancienne de toutes; *l'athlétique*, ou selon l'expression de Galien, *la gymnastique vicieuse*, et la *véritable gymnastique* ou la *gymnastique médicale*, c'est-à-dire celle dont le but est la perfection de l'homme et la conservation de la santé, et qui entrait comme partie essentielle dans l'éducation de la jeunesse. Varron (*De re rust. liv.* 2., *proœm.*) remarque que, tant que les Romains se sont livrés à l'agriculture, et ont trouvé dans des mœurs pures et dans les travaux de la campagne cette force et cette vigueur qui maintiennent la santé, la gymnastique leur a été inconnue; elle est devenue un besoin quand ils ont quitté leurs champs pour se livrer à la pénible oisiveté des villes et à leurs loisirs funestes. Les médecins, depuis Varron jusqu'à la décadence de l'empire, la prescrivaient avec soin, pour la guérison des maladies et la conservation de la santé; et Plutarque nous dit que, de son temps, tout le monde se livrait à ces utiles exercices. (*Voyez* Mercurial. *De arte gymnast.*, liv. 1, ch. 5.) Nous avons déjà observé dans quels excès on était tombé ensuite à cet égard, sous les empereurs. — La gymnastique médicinale ou la véritable gymnastique, celle dont les hommes de tous les âges usaient pour conserver leur santé, différait de l'athlétique, non précisément par la nature des exercices, mais par la mesure dans laquelle ils étaient pris. En effet, dans l'athlétique le but était de donner au corps non pas toute la stabilité d'une santé vigoureuse, mais toute la force que le corps était susceptible d'acquérir, d'où résultait une constitution excessive qu'on nommait *athlétique*, et dont quelques statues antiques nous donnent une idée; car nous ne voyons que fort rarement de tels hommes parmi nous. Tous les anciens blâment cet état excessif, et le regardent comme hors des termes de la nature, comme nuisible aux fonctions de l'esprit et même à la stabilité de la santé. C'est à l'athlétique ou au moins aux excès d'une gymnastique mal entendue et immodérée, qu'il faut sans doute appliquer cet aphorisme d'Hippocrate, que les exemplaires ordinaires nous présentent dans ces termes: *Dans les exercices gymnastiques, il est dangereux de parvenir au plus haut degré de vigueur, si cette vigueur est portée au dernier terme auquel elle puisse parvenir. En effet, cet état ne peut rester toujours au même point, ni se soutenir sans variations. Puis donc qu'il ne peut se soutenir ainsi, et que cependant il ne peut s'améliorer, il est nécessaire qu'il empire. C'est pour cela qu'il est utile de dissoudre sans différer cet excès de vigueur, afin que le corps se restaure de nouveau*, etc. Villebrune ne veut pas entendre cet aphorisme de la gymnastique athlétique, mais seulement de la gymnastique médicinale, et au lieu de *in gymnastica deditis*, il substitue *in iis qui ad bonum habitum exercentur*. Lorri entend ce passage autrement, et l'applique à ceux qui faisaient de la gymnastique leur principale occupation, comme les athlètes, et à ceux qui ambitionnaient de parvenir au degré de force qui les caractérisait. C'est aussi le sentiment de Bosquillon, et beaucoup de raisons, qu'il est inutile d'exposer ici, me font préférer leur opinion à celle de Villebrune. Quoi qu'il en soit, il est aisé de concevoir que ceux qui se livraient, soit par état, soit par goût, à l'usage continuel de la gymnastique, parvenant par degrés à un point qui est l'excès des forces et de la vigueur, ne pouvaient continuer leurs exercices ordinaires, sans s'exposer à des dangers, et qu'alors pour les reprendre sans inconvénients, il fallait qu'ils diminuassent ces forces ainsi acquises et poussées à l'excès, afin de rendre à l'action fortifiante de la gymnastique l'espace nécessaire pour produire son effet sans briser les ressorts du corps. Et dans ce sens, on comprend au moins aussi bien le mot restauration que celui repos, que lui substitue Villebrune. L'autorité de Galien, qui était lui-même témoin des effets de la gymnastique, autorité sur laquelle est appuyé le texte vulgaire, paraîtra à cet égard équivalente à celle des manuscrits cités dans l'ouvrage estimable de ce savant critique. D'ailleurs, le mot restauration semble beaucoup mieux correspondre que l'autre à l'expression remarquable *dissoudre promptement cette vigueur excessive*, ce qui signifie la faire disparaître par des moyens affaiblissants, qui lui substituent une faiblesse artificielle et utile. C'est ce qui est indiqué par le mot d'*affaissement*, *considentiæ*, dont Hippocrate se sert ensuite pour exprimer le changement qui doit s'opérer pour prévenir les effets de cette force excessive; changement dans lequel il prescrit également d'apporter une sage modération, et qu'il veut qu'on proportionne au tempérament du sujet; et bientôt après il se sert du mot d'évacuations, auquel il oppose de nouveau le mot restaurations, ou, selon Villebrune, repos, et partout il recommande la mesure et les proportions convenables à la personne qu'on conduit par ces changements à un état moyen de force et de vigueur. D'où il semble évident que, dans cet état de vigueur extrême qu'occasionnait l'usage immodéré de la gymnastique, on était obligé d'affaiblir et d'affaisser pour ainsi dire par des évacuations proportionnées l'homme parvenu à cet excès de force, et ensuite de le ramener par une

restauration bien ordonnée à un état moyen, seul compatible avec une santé durable. C'est en effet ce que dit exactement Hippocrate à la suite du passage qui vient d'être cité, et dans le même aphorisme : *Il ne faut pas porter trop loin l'affaissement, car cela serait dangereux; mais il le faut proportionner à la constitution de celui qui doit l'éprouver. Car ce qui a été dit convient également aux évacuations, qui, portées à l'extrême, sont dangereuses. Et ensuite la restauration qu'on pousserait de nouveau à un degré excessif serait aussi accompagnée de dangers.* Aussi Galien nous apprend-il que les athlètes étaient sujets à des accidents subits, comme à des coups de sang et à des hémorrhagies; et Mercurialis cite S. Jérôme, qui assure que les athlètes ne vivaient jamais fort long-temps, et qui atteste là-dessus l'autorité d'Hippocrate et de Galien. L'explication de cet aphorisme remarquable n'était certainement point indifférente à l'histoire médicinale de la gymnastique. Je n'entrerai point ici dans les détails pratiques de cet art si négligé de nos jours; sans doute un de mes confrères aura rempli à cet égard l'attente des lecteurs à l'article *Gymnastique*.

Des bains et des repas dans leur rapport avec la gymnastique.

L'usage des bains était lié de trop près au système général des exercices, pour que les mêmes établissements ne réunissent pas les lieux destinés aux uns et aux autres; une partie essentielle du gymnase était consacrée aux bains et aux étuves. C'est chez les Romains principalement, beaucoup plus que chez les Grecs, que les édifices construits pour l'usage des bains s'élevèrent avec recherche et magnificence, et même les bains publics ne s'établirent à Rome que fort tard. Le peuple y était reçu pour une très-modique somme; les heures en étaient réglées par des lois; des dispositions de police y maintenaient la décence, et ce ne fut que dans des temps de dépravation, et sous d'infâmes empereurs, qu'on y vit les sexes confondus; tant est puissante sur les mœurs des peuples, principalement pour les corrompre, l'influence de ceux qui les gouvernent! On les méprise, et on les imite. — Les bains d'eau chaude, ceux d'eau tiède, les étuves humides et les étuves sèches (*laconicum*), les bains d'eau froide, et surtout les bassins dans lesquels on pouvait prendre l'exercice de la natation, étaient les principales parties des bains publics ; en sorte qu'ils servaient ou pour la propreté, et dans cette intention les exercices eux-mêmes en rendaient l'usage indispensable, ou pour rendre aux corps la souplesse, aux fluides la liquidité, à la peau la perméabilité que de rudes exercices leur enlevaient ; ou pour fournir un nouveau genre d'exercice, aussi propre que tous les autres à fortifier le corps, sans l'épuiser, et à mettre en action tous les membres. Je ne parle pas de ce que la sensualité ajoutait de recherches à tous ces soins utiles ; la gymnastique ne supposait pas ces délicatesses plus propres à énerver l'homme qu'à le perfectionner. — L'alternative du chaud et du froid produite, soit par l'immersion successive dans des bains de différentes températures, soit par l'affusion de l'eau froide sur un corps qui sortait du bain d'eau chaude (*calida lavatio*), était une des pratiques le plus habituellement en usage. Hippocrate, en parlant du régime dans les maladies, et même dans les maladies aiguës, parle des précautions qu'exigeaient les affusions de l'eau froide au sortir du bain, selon les différents genres d'affections auxquels le corps avait été exposé, et Galien traite ce même sujet. (*Gal. Comm. 3, in lib. de victu in acutis, c. 44, ed. de Chartier.*) Il fut même un temps où la mode du bain froid fut généralement répandue, et ce fut, à ce qu'il paraît, Antonius Musa, médecin d'Auguste, qui l'introduisit. Auguste avait, dit-on, été guéri par ce moyen. Cette mode dura, et l'on fit vanité de la hardiesse avec laquelle on se plongeait dans l'eau la plus froide. Sénèque s'en vante, et dit de lui-même, ep. 83 : *Ille tantus psychrolutes qui kalendis januariis in Euripum saltabam.* Plutarque et Galien s'élèvent contre l'usage du bain froid, comme j'aurai occasion de l'observer dans la suite.

La natation même était spécialement regardée comme une partie essentielle de l'éducation de la jeunesse ; on y attachait la même importance qu'à la connaissance des lettres : *Neque litteras didicit nec natare.* Il ne sait ni lire ni nager, disait-on d'un homme qu'on voulait désigner comme parfaitement ignorant. — Les pratiques qui suivaient et accompagnaient l'usage des bains n'étaient pas recherchées avec moins de soins que les bains eux-mêmes. Les frictions, les maniements multipliés, les pressions sur les parties musculeuses et sur les articles, la forme et la matière des instruments destinés à enlever de dessus la peau les matières qui y restaient attachées après le bain (*strigiles*), les épilatoires, etc., étaient un objet de recherche que les médecins mêmes ne méprisaient pas ; et Galien, Oribase, Aëtius, etc., ne négligent pas de parler de la plupart de ces choses dans leurs ouvrages. Les onctions faites avec les huiles, ou simples ou parfumées, tenaient un rang distingué parmi ces pratiques ; et même, abstraction faite et des exercices et des bains, elles étaient habituellement mises en usage par beaucoup de personnes dans toutes les conditions. Tout le monde sait la réponse d'un soldat très-âgé, sur la demande que lui faisait Auguste des moyens qu'il avait pris pour se conserver en santé : *Extus oleo, intus mulso* ; l'huile au dehors, le vin doux ou le moût au dedans, dit-il, voulant indiquer qu'il attribuait sa longue et son excellente santé à l'usage des onctions pour se mettre à l'abri de l'influence des vicissitudes atmosphériques sur la transpiration, et à la liberté du ventre, entretenue par l'usage du suc des raisins. — La combinaison des exercices et des bains déterminèrent la proportion et l'heure des repas, en sorte que la seule gymnastique entraînait dans sa considération presque toute l'hygiène. C'est en effet à l'usage des bains généralement établi chez les Romains, et parmi presque toutes les classes des citoyens, qu'était due la coutume de faire du souper ou de la cène, c'est-à-dire du repas du soir, le repas principal, et celle d'être couché sur des lits pour prendre ce repas. Les autres ne pouvaient être que légers pour des hommes qui devaient se baigner le soir, et partager leur journée entre les affaires, les exercices et les bains. Sous le point de vue de la salubrité, l'heure de la cène était également remarquable ; elle répondait d'une part à l'issue des affaires, c'est-à-dire au moment où l'homme, fatigué des mouvements de la journée, s'était délassé dans le bain ; où toutes les pratiques qui y étaient usitées avaient facilité et complété les évacuations cutanées, et par conséquent achevé la dépuration journalière du corps ; enfin, à l'instant où la liberté du corps et de l'esprit était aussi entière qu'elle pouvait l'être. Alors l'oubli légitime de tous les soins du jour permettait à une gaîté sans mélange d'animer les jouissances et d'embellir la société de tous les charmes d'un abandon sans réserve. De l'autre part, la cène était suivie d'un long repos et du sommeil de la nuit; ainsi il semblait que dans cet ordre tout favorisât la digestion des aliments, et concourût à la parfaite réparation des pertes du corps. Les repas du jour ne semblaient destinés qu'à faire gagner plus facilement l'heure de la cène; ils n'interrompaient pas les affaires, et les hommes sobres ne s'arrêtaient et ne s'attablaient pas pour les faire. Auguste, suivant Suétone, dînait dans sa litière avec un morceau de pain et un peu de fruit : *En revenant du palais chez moi, dans ma voiture, écrivait-il lui-même, j'ai mangé une once de pain, avec quelques grains de raisins. (Dum lectica ex regia domum redeo, panis unciam cum paucis acinis uvæ duracinæ comedi.)* (Suet. Octav.) Et Sénèque parlant de son dîner (ep. 83), se sert de ces expressions : *Panis deinde siccus, et sine mensa prandium, post quod non sunt lavandæ manus* ; je prends ensuite du pain sec, je dîne sans me mettre à table; mon dîner ne m'oblige point de me laver les mains. Encore qu'on puisse croire que tout le monde n'était pas dans l'usage d'une pareille sobriété, il est néanmoins constant que le *prandium* n'était qu'un repas léger, et, comme on ne le faisait pas au sortir du bain, on ne se couchait pas pour cela.

L'ordre des mets dans les repas était aussi une affaire d'usage, comme chez nous, et cet usage n'est peut-être pas le plus conforme aux principes sur lesquels doit se fonder l'hygiène. Celse désapprouve la coutume de son temps, au moins quant à ce qui concerne les hommes dont l'estomac est délicat, et il y a beaucoup d'analogie dans la division des différentes parties du repas de ce temps, et celle des différents services en usage sur nos tables. Les anciens, ou du moins les Romains, distinguaient le repas en premières et secondes tables ou services *(primæ et secundæ mensæ)*. Le premier service était composé de viandes et d'aliments fort nourrissants ; et le second était rempli par des friandises et des fruits. C'est de cette partie du repas que Celse dit : *Secunda mensa bono stomacho nihil nocet, in imbecillo coacescit; si quis itaque hoc parum valet, palmulas, pomaque et similia melius primo cibo assumit. Le second service n'est point à charge aux bons estomacs, mais il est sujet à causer des aigreurs aux estomacs faibles. Si donc quelqu'un se trouve dans ce cas, il fera mieux de commencer par les dattes, les fruits et les autres aliments semblables.* Celse, un peu avant, dit aussi qu'il est plus à propos de commencer le repas par les aliments assaisonnés de sel et les herbes potagères : *Cibus a salsamentis, oleribus, similibusque rebus melius incipit.* Et dans un autre endroit c'est lui-même qui dit : *Imbecillima materia est omne olus*; les herbes potagères sont de peu de substance. Il blâme donc la coutume de terminer les repas par des aliments légers, et qui n'ont que l'avantage de provoquer l'appétit ou de plaire au palais. —Sans examiner ici jusqu'à quel point cette opinion est fondée, il est toujours remarquable qu'en effet c'est un art perfide que celui de présenter à des hommes rassasiés et déjà suffisamment nourris des mets qui réveillent l'appétit éteint, et qui font naître le désir et le plaisir quand le besoin n'existe plus. Cet art était cultivé chez les anciens, comme chez nous, il y était même cruellement perfectionné, et il paraît que leurs seconds services ressemblaient beaucoup à nos entremets et nos desserts. Quelque légers que soient de tels aliments, s'ils arrivent quand les forces digestives sont saturées, ils doivent éprouver dans l'estomac une altération très-différente de celle que la digestion leur aurait fait subir; c'est celle que Celse indique par le mot *coacescit*, à laquelle il faut joindre celle qu'Hippocrate exprimait par le mot ναυτώδες, que j'ai cru devoir entendre des aliments *sujets à causer des rapports brûlants* ou *le fer chaud*, ainsi que je pense l'avoir suffisamment prouvé au mot Aliment. (*Voyez* Aliment.) —Les considérations sur les habillements et les coiffures chez les anciens appartiennent également aux mœurs et aux coutumes, et n'intéressent pas moins la médecine sous le rapport de l'hygiène. Mais j'aurai occasion de présenter à cet égard quelques réflexions en parlant des mœurs et coutumes relatives à l'hygiène chez les modernes, et en faisant une comparaison des différents systèmes d'habillements en usage chez les différents peuples. — Je pourrais donner encore beaucoup d'étendue à cette partie de l'histoire physique et médicale des mœurs et des coutumes chez les anciens ; mais beaucoup de cho ses que je pourrais ajouter ici cesse-raient d'appartenir à l'hygiène publique, et pourront être traitées avec plus d'avantage et de convenance dans d'autres articles de ce Dictionnaire.

3° Des réglements relatifs à la police publique, chez les anciens.

La portion de la police publique, qui seule doit faire le sujet de nos réflexions, est celle qui est relative à la salubrité des habitations, et en général à la santé des hommes rassemblés dans les villes, les camps, les vaisseaux, etc.; — la position des villes, la direction de leurs bâtiments, la manière dont doivent être percées leurs rues, les dispositions favorables à leur nettoiement, sont les principaux objets qui ont dû fixer l'attention des hommes publics. — L'antiquité nous offre un exemple célèbre d'une ville dont la salubrité fut rétablie en changeant sa situation. C'est la ville de *Salapia*, aujourd'hui *Salpe*. Vitruve nous apprend que, placée d'abord au nord-ouest d'un marais appelé *salapina palus*, elle en recevait par les vents de sud-est des influences malsaines; on la transporta à quatre milles de là, au sud-est de ce marais, auquel, outre cela, M. Hostilius fit donner un écoulement vers la mer; alors toute l'insalubrité qui rendait funeste le séjour de cette ville, se dissipa entièrement. — Hippocrate a consacré une grande partie de son traité de *l'air, des lieux et des eaux*, à des observations propres à nous éclairer sur cette partie de l'*hygiène* publique. En déterminant quels doivent être les effets des différentes expositions relativement aux vents, et ceux des situations relativement au sol et aux eaux, il a nécessairement présenté des éléments *d'hygiène* publique, et posé les bases sur lesquelles doivent reposer les lois ou les mesures de police, relativement à la manière dont il serait à désirer que les habitations fussent disposées.

Vitruve, qui écrivait en Italie, et qui est un des artistes qui ait le plus profondément étudié l'art de construire, non-seulement sous le point de vue de la perfection des édifices, mais encore sous celui de leur salubrité, donne des préceptes sur l'exposition des villes. Il conseille de les construire sur des lieux élevés, loin des marais. Si elles sont voisines de la mer, il ne veut point qu'elles soient tournées vers le sud ni vers l'ouest, ni pla-

cées dans les expositions qui sont soumises à l'influence des vents chauds. Il recommande que les celliers et les greniers publics soient exposés au nord, et remarque que leur exposition au sud ne les rend pas favorables à la conservation des denrées. L'inspection des entrailles des animaux, monument de la plus absurde superstition, cesse d'être méprisable quand elle devient un indice de l'influence de l'air, des eaux et des lieux sur les êtres vivants. Vitruve nous apprend que les anciens consultaient le foie des animaux pour juger de la nature des eaux d'un pays et de la salubrité de ses productions alimenteuses. De là, ils tiraient des instructions pour le choix des emplacements les plus avantageux pour la construction des villes. Le volume et le mauvais état du foie sont en effet un indice bien certain de l'insalubrité des pâturages, et de la mauvaise qualité des eaux, qui, surtout quand elles sont stagnantes, produisent chez les vaches et surtout chez les brebis des maladies désastreuses, dont le foie sont souvent le siége; telle est par exemple la pourriture qui détruit fréquemment les troupeaux dans les pays marécageux; la rate est aussi un viscère bien susceptible de ces influences, et les obstructions de cette partie sont bien communes dans une portion de l'Italie, où Vitruve écrivait. Il parle de deux villes peu distantes, *Gnossus* et *Cortyne*, qui différaient d'une manière singulière, en ce que dans le territoire de *Cortyne* les animaux avaient la rate très-petite, et qu'elle paraissait au contraire très-volumineuse dans celui de *Gnossus*. Au reste, dans le cas où l'on ne pourrait éviter le voisinage d'un marais, Vitruve observe que si ce marais est près de la mer, ou s'il est situé au nord ou au nord-est de la ville, il est bien moins malfaisant, soit à cause de la salure des eaux de mer qui s'y mêlent et qui rendent la putréfaction des végétaux et des animaux moins rapide; soit à cause de la nature des vents qui se chargent de ses exhalaisons, et dont le souffle plus froid et plus sec en est le correctif. Il observe également que les marais voisins de la mer, mais plus élevés que son niveau, sont moins redoutables que les autres, parce qu'ils ont la ressource d'un écoulement qu'on peut aisément leur procurer. Or, il est remarquable que, pour ces raisons, Vitruve observe que le voisinage des marais n'a point rendu insalubre le séjour d'Aquilée, d'Altine et de Ravenne; et cependant dans ce siècle Lancisi nous dit qu'Aquilée, autrefois si florissante, si populeuse, si célèbre, a été entièrement détruite, sans que sa perte puisse être attribuée à d'autres ennemis qu'aux pernicieuses exhalaisons des marais qui l'ont dépeuplée : *Vix nostro ævo reliquias ædium et veteris fortunæ vestigia retinet, nullis aliis armis eversa quam corrupto ex aquis hærentibus acre* (*De nox. palud. effluviis, l. 1, p. 1, c. 3*). Ce n'est pas le seul exemple que l'Italie offre d'un changement physique dans son sol, et le même Lancisi observe que, dans ce siècle, les marais d'Italie sont singulièrement augmentés en comparaison de ce qu'ils étaient dans les siècles passés, au point que des villes autrefois célèbres se sont perdues dans les eaux : *Nos autem in eo agimus seculo, in quo enormiter auctæ sunt paludes et eo usque excreverunt, ut celeberrimæ quondam urbes primum innatantibus aquis obrutæ, dein longa oblivione sepuliæ, vix ac ne vix quidem nomen servaverint posteris memorandum.* (*Ib. de sylva Cisternæ et Serminetæ nonnisi per partes excidenda*, 23.)

Tout le monde sait quels soins les empereurs romains Jules-César et César-Auguste ont pris pour faire dessécher les marais Pontins, et combien le succès qu'ils ont eu a été de peu de durée, car il parait qu'ils ont au moins réussi pour le moment, ainsi que le prouve ce passage de l'Art poétique d'Horace :

> Sterilisque diu palus, aptaque remis,
> Vicinas urbes alit, et grave sentit aratrum.

Mais leurs travaux ont été détruits par l'abondance des eaux, ainsi qu'il est arrivé depuis aux travaux entrepris par les ordres de Sixte-Quint ; et j'ignore si ceux commandés de nos jours par Pie VI ont eu un succès plus complet. Quoi qu'il en soit, cet objet est assurément un des plus importants de l'hygiène publique, et c'est un de ceux dans lesquels l'industrie des modernes ne le cède en rien aux travaux des anciens. La considération dont jouissaient les édiles chez les Romains, la nature de leurs fonctions, l'abondance des eaux qui étaient conduites dans la ville par les aqueducs ; les restes encore subsistants des égoûts destinés à entretenir la propreté ; les lieux consacrés aux sépultures situés partout hors des villes ; le soin que César eut de créer des édiles particuliers, appelés *céréales*, chargés

de veiller à la conservation des grains et à l'entretien des greniers publics, sont des témoignages de l'attention que les anciens ont donnée à tout ce qui peut concourir au maintien de la salubrité. — La santé des hommes rassemblés dans les camps, dans les vaisseaux et des troupes dans leurs marches, excitait également l'attention publique. On sait que, parmi les provisions dont on chargeait les soldats, on comptait, outre une certaine quantité de riz, une bouteille remplie de vinaigre destiné à être mêlé à leur eau pour faire une boisson salubre et anti-putride, que les Romains désignaient sous le nom de *posca*. Certainement ce régime devait contribuer à entretenir la bonne santé des troupes ; mais on ne peut douter aussi, indépendamment de la discipline militaire dont l'observation rigoureuse contribue tant au succès des armées, qu'il n'y eût dans les camps principalement une police de salubrité scrupuleusement maintenue ; comment sans cela, dans un grand nombre d'expéditions lointaines, d'une longue durée, et dont quelques-unes ont été partagées par les alternatives de la bonne et de la mauvaise fortune, n'aurait-on pas compté plusieurs exemples remarquables d'épidémies dépopulatrices dans les armées romaines ?

Hygiène publique des modernes. Législation.

Ce que les modernes ont fait pour l'hygiène publique ne doit point être cherché dans leur législation ; si ce n'est parmi les orientaux, chez qui les ablutions légales, reste de la législation des Hébreux, réunies aux pratiques de la religion de Mahomet, sont d'accord avec les besoins qui résultent de la chaleur du climat, et sont véritablement importantes pour la conservation de la santé. Les prohibitions légales de certains aliments sont à peu près les mêmes que celles de Moïse ; et la proscription du vin, qui chez les Juifs n'était qu'une perfection qu'affectait seulement une secte, celle des Nazaréens, chez les sectateurs de Mahomet est véritablement une interdiction légale ; elle est d'ailleurs si mal conçue que la prévarication est presque universelle, et qu'elle a donné lieu à un autre abus, celui de l'opium, dont les dangers sont bien plus grands que ne peuvent être jamais ceux qui résultent de l'usage excessif des liqueurs fermentées. — Les lois de l'Eglise chrétienne ne doivent point être rappelées ici; leur but est seulement d'amener l'homme à une perfection morale par des objets sensibles, et de l'écarter des excès par l'abstinence et la tempérance. Les excès de la table surtout lui ont paru la source de presque tous les autres, et ce n'est pas sans raison. Beaucoup de ses institutions pratiques sont semblables à celles de Pythagore; mais il est arrivé aux unes et aux autres, que les hommes, souvent plus occupés de leur exécution sévère que du but vers lequel elles sont dirigées, dès lors moins religieux que superstitieux, les ont exposées à la risée des gens qui ne jugent que des surfaces, et au mépris de quelques philosophes. Il faut convenir aussi que beaucoup d'usages diététiques introduits dans la discipline de l'Église chrétienne, n'ont pas été assez mesurés sur la salubrité des aliments, et surtout n'ont point été calculés pour tous les climats. Nous nous occuperons encore moins des instituts monastiques, dont plusieurs ont eu pour objet plutôt des privations pénibles que des observances utiles. Les meilleurs sont assurément ceux qui ont écarté l'oisiveté et tempéré la méditation, par les exercices du corps, le travail des mains, et surtout la culture de la terre. Ce sont ceux au moins où la pureté des mœurs s'est le plus long-temps conservée. — Ce n'est donc point dans la législation des modernes qu'il faut chercher les traces d'une hygiène publique.

Mœurs et coutumes. Gymnastique, bains, et régime.

Quant aux institutions, aux usages et aux coutumes, nous ne trouvons rien chez les peuples modernes qui réponde aux écoles gymnastiques des anciens; notre gymnastique militaire n'a rien de comparable à la leur. Les hommes y sont calculés comme les différents points de la surface et de la solidité d'un corps considéré géométriquement; ils sont dressés à conserver dans ce corps leur ensemble et leur uniformité, à agir d'accord et comme par l'effet d'un ressort qui imprime à toutes les parties un mouvement isochrone; mais on ne s'occupe ni de leur conservation individuelle, ni de leur force, ni de leur perfection; au moins n'y a-t-il aucun usage reçu, aucune loi existante, qui ait cet objet pour fin; et les soins de quelques hommes de guerre

plus éclairés et plus vigilants que les autres, les écrits de quelques médecins, amis de l'humanité, sont les seuls monuments qui attestent qu'on se soit occupé avec quelque attention du sort de ces victimes humaines destinées à être immolées à l'orgueil et au caprice des grands. — Cependant il faut convenir qu'avant l'invention de la poudre et le nouveau système militaire qui est résulté de son usage, les tournois de la chevalerie formaient au milieu des extravagances féodales, un genre de gymnastique militaire, véritablement utile. Les chevaliers, animés par deux aiguillons bien puissants, la gloire et l'amour, s'exerçaient à des combats où la force et l'adresse, triomphant à la fois, les formaient aux courageuses entreprises, et préparaient à la patrie de valeureux guerriers et des défenseurs intrépides. Mais aujourd'hui qui croirait qu'en Europe, c'est seulement dans le sérail du Grand-Seigneur que l'on retrouve dans l'éducation des jeunes Icoglans, destinés à composer sa garde, les traces d'une institution physique passable! — On aurait tort néanmoins de ne pas mettre au nombre des pratiques gymnastiques les jeux usités dans nos colléges. Ceux de la balle, de la longue paume, du ballon, des barres et beaucoup d'autres, en aiguillonnant l'amour-propre par l'honneur d'une victoire due à la fois à la force, à l'agilité et à l'adresse, étaient parfaitement bien inventés pour développer dans tout le corps les puissances musculaires, perfectionner les sens, en augmenter la justesse et la précision, et développer dans l'enfant plus d'un genre utile d'industrie. La paume ressemblait, à beaucoup d'égards, au jeu dont Galien fait l'éloge sous le nom de *petite balle*.

L'établissement des bains publics et les usages à cet égard ne se sont pas transmis des anciens jusqu'à nous. Les Russes et les Turcs sont les seules nations européennes chez lesquelles il y ait des édifices publics destinés aux bains. Chez les uns et les autres les bains de vapeurs sont principalement usités; chez les premiers on y frappe le corps nu avec des rameaux d'arbre, et au sortir du bain on se jette souvent dans la neige ou dans l'eau froide et glacée. Parmi les Turcs on masse, on pétrit les membres pour leur donner de la souplesse. Ce que nous avons dit des immersions et des affusions d'eau froide au sortir des bains chauds ou de l'étuve *laconienne*, ressemblait assez à l'usage établi chez les Russes. Cette alternative doit, et endurcir et fortifier le corps, et surtout le mettre à l'abri des effets les plus dangereux des vicissitudes de l'air. — Cet usage en rappelle un établi chez quelques nations septentrionales, de plonger leurs enfants nouveaunés dans l'eau froide ou dans la neige. Les nations qui habitent un climat plus doux ont voulu imiter cet exemple : les plus forts y résistent et s'en trouvent bien peut-être, mais les plus faibles y succombent. D'ailleurs, il faut songer que l'utilité de cette pratique, pour des enfants qui doivent vivre dans un climat tempéré ou chaud, et au milieu de villes policées, ne peut pas être la même que pour ceux qui doivent vivre à la manière des sauvages, et presque aussi durement, dans un air glacial et environnés de frimats. Le plus sûr est de les amener par degrés à supporter les vicissitudes de l'air et le lavage à l'eau froide, mais de ne pas les y précipiter au moment de leur naissance, c'est-à-dire à l'instant où ils sortent d'un bain dont la température est de près de 30 degrés. On sait que même le danger des vicissitudes froides de l'atmosphère paraît d'autant plus grand qu'on se trouve dans des climats plus chauds ; puisque en Amérique l'impression que fait l'air humide et froid, et surtout l'air de mer, rafraîchi par les brises, est une des causes de la fréquence du tétanos ou du mal de mâchoire qui affecte si souvent les nouveau-nés dans les premières semaines qui suivent la naissance, et qu'on ne les en préserve qu'en les mettant à l'abri de ces vicissitudes. (*Voyez* Dazille, *Maladies des nègres, et traité sur le tétanos.*)

Le peu d'usage que les modernes ont fait des bains a mis dans leurs repas, dans les heures qui leur sont destinées, dans leur mesure respective et la manière de s'y comporter, une différence remarquable d'avec les usages anciens. Il serait difficile de dire ce que cette différence a d'avantages ou de désavantages. L'habitude devient une loi ; et ce que nous avons perdu en cela de plus réel, est la proportion des exercices et l'utilité des bains. — Je n'ai pas intention de parler ici du choix des aliments ni de l'art de les assaisonner. Les modernes se trouveraient avoir l'avantage sur les anciens en se rapprochant de la simplicité, si l'on comparait la cuisine française avec celle dont *Apicius* nous a laissé des échantillons qui ôtent l'envie d'en essayer. Au reste, l'habitude fait trouver des délices dans ce qui révolte d'abord un palais peu fait à certains assaisonnements. On trouverait mille exemples de cette vérité dans tous les pays et chez toutes les nations. Quel européen peut s'imaginer qu'il soutiendra le goût brûlant de la pimentade, à laquelle il s'habitue cependant quand il a vécu quelque temps dans nos colonies, ainsi que dans les Indes ? Qui croira que les Perses peuvent supporter habituellement l'*assa fœtida*, surtout quand il saura que ce suc, tel qu'il nous vient, n'approche pas, pour l'odeur et le goût, de ce qu'il est dans le pays où on le recueille. Ce qui mérite en apparence plus d'attention, c'est le changement qui, ce semble, aurait dû résulter ou de certains aliments universellement adoptés, ou d'autres substances dont l'usage a été introduit à différentes époques dans la vie commune ; telles sont les liqueurs fermentées, les liqueurs spiritueuses, le thé, le café, le chocolat, le sucre ; tel est l'usage du tabac si universellement établi depuis plus d'un siècle, et connu depuis près de deux. On sait assurément bien quels effets généraux ces substances produisent sur les individus ; mais il est bien impossible de dire quels changements en sont résultés pour l'espèce, et si la vie des hommes est accrue ou diminuée, si leur santé est plus ou moins constante depuis l'introduction de leur usage. Rien de remarquable n'a été observé à cet égard, si ce n'est que l'usage très-général du café a certainement diminué dans une nombreuse classe d'hommes l'abus des liqueurs fermentées. Quant à l'examen particulier des différentes sortes d'aliments ou d'assaisonnements, on en parlera assez au long dans leurs articles particuliers. (*Voyez Aliments.*) Il faut aussi chercher aux topographies les régimes des différents peuples, déterminés, soit par les localités, soit encore davantage par l'influence des climats, dont l'effet, faisant varier les besoins des habitants, contribue à rendre plus général l'usage de certaines substances moins universellement employées parmi d'autres nations. Les considérations nombreuses qui en résulteraient donneraient à cet article une beaucoup trop grande étendue.

Je n'ai pas parlé, parmi les coutumes anciennes, des habillements ; ce n'est en effet que dans les coutumes modernes qu'on rencontre à cet égard des usages très-éloignés de l'ordre de la nature, et dont l'effet intéresse éminemment la santé et la vie. La seule chose que nous ayons à remarquer chez les anciens relativement à la façon de se vêtir, est la différence entre les costumes des peuples occidentaux et septentrionaux, et celui des nations méridionales et orientales, de même qu'entre les habillements de guerre et ceux de paix. L'habillement long, lâche, et seulement retenu par une ceinture, était l'habillement de paix chez tous les peuples de l'Orient et du Midi, même en Europe. Il est encore de nos jours chez les Turcs, et les Russes mêmes en ont conservé l'usage. L'habillement de guerre était toujours et plus juste et plus court, pour se prêter à la célérité des mouvements et la promptitude de l'action. Cet habillement court a toujours, au contraire, été l'habillement de paix et de guerre, à quelques légères différences près, parmi les peuples septentrionaux, comme les Gaulois, les Germains et les Scythes, peuples guerriers, inquiets et actifs. Partout cependant les femmes portaient l'habit long, et l'on sait que chez les Scythes, dans une maladie dans laquelle les hommes perdaient l'énergie de la virilité (*fœmininus morbus*), ils quittaient les habillements de leur sexe, et prenant l'habit long, ils se rangeaient parmi les femmes, adoptant aussi leurs travaux et leurs ouvrages. — Il est cependant encore, relativement aux vêtements des femmes, une observation importante. Quoique l'habit long ait été généralement adopté comme l'habit distinctif du sexe, une différence remarquable distinguait encore l'habit septentrional de l'habit oriental et méridional. Celui-ci a toujours été fait de manière, qu'attaché et reposant sur les épaules, il tombait de là flottant sur tout le reste du corps, retenu seulement par des ceintures, soit au-dessous du sein, soit au-dessus des hanches. L'habit septentrional, au contraire, a toujours été divisé en deux parties, l'une couvrant la moitié inférieure du corps jusqu'aux pieds, et s'attachant au-dessus des hanches, formant ce que nous nommons la *jupe*; l'autre s'attachant au-dessus des épaules, s'appliquant plus ou moins *juste au corps* jusqu'à la ceinture, et retombant plus ou moins bas par-dessus la jupe. La jupe principalement est le caractère distinctif de l'habillement septentrional et occidental. Et voici en quoi cette observation est importante.

Les femmes attachant leur jupe au-dessus de leurs hanches, ont dû la tenir un peu serrée pour l'empêcher de s'échapper et de tomber. Le froid les a contraintes d'en mettre plusieurs, et les hanches ont paru grosses, tant par le nombre des jupes, que par l'épaisseur que leurs plis, rassemblés vers la ceinture, leur ont donnée nécessairement en cet endroit; le contraste de cette épaisseur avec l'effet du juste, s'appliquant au corps jusqu'à la ceinture, a donné l'idée des avantages et des prétendus agréments d'une taille fine et élancée. Ces avantages devenant plus remarquables par l'opposition des hanches extraordinairement renflées, les femmes ont cherché à outrer ces contrastes pour faire valoir leur taille; elles n'ont pas seulement ridiculement surchargé et enflé leurs hanches, elles ont contraint et serré, outre mesure, la partie du corps qui les joint; de là les corps de toutes les espèces, c'est-à-dire ces moules étroits dans lesquels on s'est efforcé de modeler la poitrine et le ventre en comprimant les os du thorax, et leur faisant prendre, au lieu de leur forme naturelle évasée par en bas, celle d'un cône renversé. De là la compression des viscères et mille maux dont on aura traité dans d'autres articles de cet ouvrage.

On a bientôt adapté ces extravagances dangereuses aux corps des enfants, parce qu'on a été curieux de faire croître leurs poitrines délicates dans des étuis qui leur imprimassent des formes que la nature n'a pas avouées. On s'est aussi persuadé que le corps des enfants avait besoin de ces soutiens superflus; et trompées par la faiblesse que ces funestes machines leur faisaient contracter, les mères ont accusé la nature, ont cru la rectifier, en ont affaibli les puissances, pour avoir le droit malheureux de les suppléer. Rien n'est cependant plus ferme et plus robuste que l'enfant qui s'est développé sans gêne et sans contrainte; tous ses muscles exercés à balancer son corps et à en maintenir l'équilibre, prennent de bonne heure le volume qui leur est nécessaire, et l'habitude d'une action qui les fortifie. Tandis que, chez l'enfant continuellement étayé et contenu dans une gaîne raide et inflexible, les mêmes muscles, dans une inaction contre nature, n'acquièrent ni la force ni le volume qu'ils doivent avoir, et l'enfant fléchit, sitôt qu'il cesse d'être soutenu. D'erreurs en erreurs, on a cru ne pouvoir prendre trop tôt ces funestes précautions, et les maillots dans lesquels on a garrotté les enfants nouveau-nés , en ont fait dès le berceau des espèces de momies immobiles , dont les cris perçants et douloureux réclament en vain contre ces outrages faits à la nature. En vain , quand on était obligé de les délivrer de ces entraves pour les débarrasser de leurs ordures, témoignaient-ils par leur joie et leur calme l'horreur que leur inspirait cette barbare coutume ; le préjugé, également insensible à l'expression de leur plaisir comme à celle de leur souffrance, se hâtait d'abréger leur bonheur en leur rendant au plus tôt ces pénibles liens. On étouffait leurs cris renouvelés par les secousses données à leur berceau, et le sommeil amené par l'uniformité du mouvement, ou le silence nécessité par l'inutilité de la plainte , en imposait enfin à la mère, sous les fausses apparences d'un calme trompeur. — Inutilement les médecins ont-ils réclamé contre ces abus ; il a fallu la voix imposante d'un homme qui pût prêter un nouveau langage à la froide raison, dont les reproches énergiques fissent rougir la sottise elle-même, et qui sût confondre l'homme en le mettant vis-à-vis de la nature. Moins curieux que les physiciens, de calculer, de démontrer et de convaincre , Rousseau sut commander et se fit obéir. Il sut aussi rappeler les femmes à ce devoir si touchant qu'elles confiaient presque toujours à des nourrices mercenaires , en leur montrant quelles véritables grâces parent une mère qui ouvre son sein à son enfant, et qui ne lui refuse point cet aliment que la nature prépare pour lui. Il rendit ainsi nos corps à la liberté et les mères à leur devoir. La philosophie triompha de la vanité. Cependant, disons-le à la gloire de son style, mais à la honte de l'humanité, l'enthousiasme eut plus de part à ce triomphe que la raison.

En effet, le Français, trop vif pour s'arrêter d'abord au but, trop impétueux pour connaître assez tôt les mesures de la sagesse, exagéra les préceptes du philosophe (hélas! que n'a-t-il pas exagéré!), et se méprenant sur la force de l'impulsion qu'il avait fallu lui donner pour l'arracher à ses habitudes, il s'abandonna sans frein aux excès contraires. Il crut qu'on pouvait traiter un jeune et tendre élève encore tiède et tout humide du sein maternel , comme un soldat qu'on endurcit aux frimats de l'hiver et aux rayons brûlants de l'été ; il méconnut à cet égard les leçons mêmes des animaux.

Il se méprit autant pour son esprit que pour son corps ; il prit la licence pour la liberté, il abandonna son élève au lieu de le diriger , et surtout il ne sut pas que l'enfant imitateur reçoit sa première éducation de l'exemple, et qu'il ne faut pas attendre de la sagesse et des vertus de celui qu'on environne du spectacle de toutes les erreurs et de tous les vices. Au moins résulta-t-il de cette célèbre révolution une vérité consolante : c'est que les racines des préjugés ne sont pas toujours aussi profondes qu'on le pense. — Les vêtements de tête présentent, à l'égard des hommes de l'Orient et ceux de l'Occident, des hommes du Nord et du Midi , des différences assez remarquables et conformes aux différences observées à cet égard entre les habillements. Les hommes du Midi et de l'Orient , de l'Europe et de l'Asie , ont eu en général, et ont encore habituellement la tête couverte. Ils vont même jusqu'à retrancher les cheveux que la nature leur a donnés , pour y substituer les turbans et bonnets. Ceux du Nord et de l'Orient ou ont la tête découverte, ou l'ont couverte seulement passagèrement. Nos chapeaux, que long-temps même nous n'avons portés que par contenance et sans nous en servir, ne nous servent que momentanément , et nous ne les gardons guère dans l'intérieur. Les Turcs et les Arabes , au contraire, conservent constamment leur coiffure. La tiare et la mitre des Mèdes chez les anciens étaient également une couverture habituelle , quoique ces peuples conservassent leurs cheveux. Le bonnet phrygien se conservait toujours , tandis que les Grecs allaient tête nue. Les Romains ne se couvraient la tête à la ville, dans les plus grandes ardeurs du soleil, que d'un pan de leur manteau, les gens de campagne seuls avaient la tête couverte ; et dans la ville, le bonnet qui chez nous est devenu le symbole de la liberté , était à Rome la marque distinctive des esclaves. Peut-être même l'usage de mettre un bonnet au haut d'une pique , pour signaler l'époque de la délivrance des peuples , usage assez ancien , ne représente-t-il véritablement que le trophée de l'affranchissement, et n'a-t-il été imaginé que pour signifier la destruction de l'esclavage, dont l'emblème est le bonnet, par le courage et par la puissance des armes désignés par la pique ? Il est naturel qu'en comparant les Grecs et les Romains fondateurs de la liberté européenne, à des peuples vivant sous le joug du despotisme, on ait affecté de caractériser la différence de leurs gouvernements par les différences les plus apparentes de leurs modes et de leurs usages. Mais, à part les idées politiques, il paraît qu'en général les hommes ont mieux senti la nécessité de se mettre la tête à l'abri des ardeurs d'un soleil brûlant, que de l'impression du froid et des frimats. On voit également cette différence dans l'opposition que présente Xénophon entre les usages des Mèdes à cet égard et des anciens Perses qui habitaient un pays montueux et sauvage. Quant aux effets que dut produire sur le corps, et sur la tête en particulier, la différence de ces coutumes, ce n'est peut-être pas ici le lieu de les apprécier complètement; on connaît la remarque d'Hérodote sur la différence observée entre les crânes des Égyptiens et des Perses tués dans une action. Les têtes des Égyptiens, habitués à supporter dès l'enfance l'ardeur du soleil, la tête nue et rasée, offraient des crânes plus durs et plus épais que les têtes des Perses, accoutumés à avoir cette partie couverte de coiffures épaisses.

L'usage de se raser la tête dans la plupart des pays où on la conserve couverte par un grand appareil de coiffures, tient peut-être plus à la propreté et à l'épargne des soins qu'à toute autre raison, parmi des nations qui soignent extrêmement leur barbe; tandis que, parmi les nations européennes, on a généralement sacrifié le soin de la barbe à ceux de la chevelure.—On pourrait ici ajouter un mot sur les restes d'une mode long-temps adoptée parmi les Européens, de faire, de leurs cheveux pétris avec le suif de mouton et l'amidon, un massif imperméable dont ils couvraient tout le cuir chevelu. Une pareille description ne paraît convenir qu'à des Hottentots; et c'est cependant ce que nous avons tous vu sur les têtes de nos pères et sur les nôtres. Nous croyons encore qu'il est utile de graisser notre chevelure avec du suif, de la saupoudrer avec de l'amidon, et la crasse épaisse qui s'amasse dans leurs interstices nous paraît un aliment utile à leur accroissement et à leur conservation. L'évaporation abondante qui s'exhale de la tête, dans toute l'étendue de la chevelure, nous paraît sans doute une évacuation inutile; et, comme l'habitude d'un usage en diminue les inconvénients (par un effet de notre organisation et des suppléments

que la nature prévoyante semble avoir préparés pour réparer nos erreurs), nous croyons que les besoins que nous nous sommes faits sont le vœu de la nature. Nous ne songeons pas que les anciens et les Orientaux n'ont rien fait de cela, et que, cependant, leurs femmes ont également eu soin de leurs cheveux comme d'un des ornements les plus avantageux de leur beauté. Leur recherche la plus industrieuse n'a été que jusqu'à les parfumer et à les assouplir avec des huiles légères, jamais jusqu'à les pétrir. Aujourd'hui cependant ces absurdes usages commencent un peu à vieillir, grâce à la mode; car, ne nous y trompons pas, c'est le plus souvent à la mode que la raison doit ses triomphes.

Police relative à la salubrité publique.

La vigilance des administrations sur différents objets de salubrité publique est peut-être un des points dans lesquels les modernes soutiennent le plus avantageusement le parallèle avec les anciens.

Lazarets, hôpitaux et mesures preservatives.

Un des articles les plus importants de la police publique est l'éloignement des maladies contagieuses. Les lazarets, établis dans les ports de la Méditerranée pour soumettre les bâtiments marchands aux épreuves de la quarantaine, ont garanti l'Europe d'un fléau qui ravage périodiquement les côtes orientales et méridionales de cette mer, et dont les atteintes contagieuses ont désolé en différents temps Marseille, Messine, Naples et Rome. Le quartier des Francs, à Constantinople, est préservé le plus souvent de cette désastreuse maladie par une séquestration exacte; tandis que le Turc, rassuré par le dogme de la prédestination, laisse moissonner ses frères, et meurt lui-même victime de son aveuglement. Ainsi, la séquestration est le seul préservatif que la police publique puisse employer pour écarter la contagion pestilentielle. L'administration du lazaret de Marseille a fait publier le détail des soins qu'elle emploie à cet effet. Dans le siècle dernier, le cardinal Gastaldi fit imprimer un ouvrage volumineux sur les moyens employés à Rome pour arrêter les progrès de la peste de 1656 qui, apportée de la Sardaigne en Italie, pénétra à Naples, à Civita-Vecchia et à Rome. Cet ouvrage curieux de police publique est intitulé :— *Hieronymi... cardinalis Gastaldi... Tractatus de avertenda et profligand x peste, politico-legalis, eo lucubratus tempore quo ipse læmocomiorum primo, mox sanitatis commissarius generalis fuit, peste urbem invadende anno MDCLVI. — LVII, ac nuperrime Goritiam depopulante, typis commissus. In-folio. Bononiæ, 1684, e Camerali typographia manolessiana.* Cet ouvrage est rare et mérite d'être consulté, d'autant que la peste dont il parle n'a pas été citée dans le recueil sur la peste de Marseille, publié par Chicoyneau, et qu'il contient aussi une liste plus complète que ce dernier des maladies contagieuses qui, dans différents siècles, ont ravagé la terre, et ont été désignées sous le nom de pestes. Le recueil de Chicoyneau est aussi un monument de police publique. La seconde partie en contient les principes exposés avec quelque étendue. Quand on considère le peu de ravages que la peste a faits dans l'Europe chrétienne, depuis 1720, comparés avec la fréquence de ses invasions avant cette époque, on ne peut douter de l'importance et des succès de cette partie de la police publique, et de l'utilité des lazarets construits pour en écarter la contagion.

Les établissements relatifs à la préservation de la peste, beaucoup trop modernes, si l'on considère le nombre de maladies contagieuses de ce genre qui ont désolé l'Europe et l'univers en général, rappellent un établissement plus ancien, et dont on ne trouve plus de traces, parce que le fléau contre lequel il était dirigé a presque entièrement disparu de l'Europe; c'est celui des maladreries. —Les croisades avaient introduit la lèpre en Europe, et le préjugé de la contagion lépreuse avait déterminé à opérer la séquestration des infortunés qui en étaient atteints, et à les réunir dans des hôpitaux construits à cet effet. La maladie a disparu, plutôt peut-être parce que le climat n'était pas propre à sa génération, que par l'effet des soins employés pour s'opposer à sa propagation; en effet, il est bien reconnu que, dans nos climats au moins, cette maladie n'est aucunement contagieuse. Quoi qu'il en soit, cet établissement des maladreries a donné, du moins en partie, naissance aux hôpitaux, sur l'utilité desquels on n'aurait pas élevé des doutes raisonnables, si l'on eût pensé de bonne heure que plus ces établissements sont vastes et plus ils sont détestables, et si l'ambition de présenter aux yeux des voyageurs superficiels une masse énorme, portant l'étiquette de la bienfaisance nationale, n'eût pas fait perdre de vue la vraie manière de les rendre utiles et d'en perfectionner l'administration. On le sent maintenant, et sans doute les mesures déjà proposées de toutes parts par les médecins instruits trouveront bientôt leur exécution. On divisera les grands hôpitaux, on formera des hospices, et on établira autant qu'on pourra des secours à domicile; on ne donnera aux premiers que l'étendue nécessaire pour recevoir d'une manière salubre les pauvres qui n'appartiennent à aucun arrondissement, ou qui sont affectés de maladies dont le traitement exige des secours que l'on ne peut administrer que dans de grands établissements; les seconds, réservés aux pauvres, dont le domicile est trop insalubre ou trop incommode, seront proportionnés à la population des arrondissements circonscrits auxquels ils seront destinés. Enfin, tous les pauvres qui pourront être secourus et soignés chez eux ne seront envoyés ni à l'hospice ni à l'hôpital. Alors on pourra organiser un système de secours vraiment salutaire, et le soumettre à une administration véritablement bienfaisante; quelque luxe apparent qu'il y ait dans la plupart des hôpitaux établis actuellement parmi nous, il n'en est presque aucun qui n'ait de très-grands vices, relativement à l'administration économique, à l'administration des secours et des remèdes, ou à la salubrité des dispositions locales. En Italie, en Espagne surtout, toutes les commodités y sont réunies et portées même, à ce qu'on dit, jusqu'à une superfluité déraisonnable: l'oisive indigence y trouve un asile qui favorise son inutilité. On fait un grand éloge de ceux de Vienne et surtout de ceux d'Angleterre. Un jour viendra sans doute où nous n'aurons rien à leur envier; déjà, pour ce qui est des hospices et des secours à domicile, d'estimables et d'utiles établissements avaient honoré l'humanité française. On sait de quels succès ont été couronnés les travaux de cette institution si respectable et si touchante, connue long-temps sous le titre de *charité maternelle*. Puisse-t-elle reparaître parmi nous, y resserrer encore les liens de la première des unions, et conserver des citoyens à la patrie, en consolant les mères et leur faisant bénir leur fécondité!

C'est à cette respectable association que l'on doit la conservation d'un grand nombre d'enfants que la dépravation des mœurs, l'infortune, ou la honte, accumulaient dans l'hospice des Enfants-Trouvés, et qui y trouvaient presque tous une mort inévitable. C'est dans le même temps que la vigilance des magistrats s'occupa d'une grande expérience, dont les résultats, quoique peu favorables, instruisirent du moins d'une vérité importante. C'est que l'éducation des enfants sans nourrice, ou l'allaitement artificiel, est impraticable dans un établissement en grand; qu'il y manque la condition la plus essentielle au succès de cette difficile opération, la communication immédiate de la mère et de l'enfant, et cette espèce d'incubation qui fournit une portion de la chaleur animale nécessaire au nouveau-né dans l'enfance des organes pulmonaires. Cette épreuve, vraiment patriotique, nous a instruits de la différence qu'il y a entre l'allaitement artificiel, pratiqué souvent avec succès dans les maisons particulières, entre les mains, sur les genoux, dans le sein même des parents, et le même allaitement, essayé infructueusement, quoique en apparence avec toutes les conditions nécessaires au succès, sur des enfants réunis, confiés à des femmes, dont tous les soins et toute la vigilance se bornaient nécessairement à veiller sur leurs berceaux et à leur distribuer avec exactitude et régularité la nourriture réputée la plus appropriée à leur âge. Combien cette triste vérité a-t-elle dû redoubler encore notre reconnaissance pour les fondateurs d'une société conservatrice des vertus des mères et de la vie des enfants? —C'est encore dans le même temps que se sont formés des établissements pour le traitement des enfants qu'on supposait infectés en naissant d'un vice qui ne devrait pas du moins flétrir l'innocence. C'était un objet bien digne de la curiosité des hommes qui se livrent à l'art de conserver et de guérir que l'épreuve faite en grand de la possibilité de faire passer à la fois, du sein d'une nourrice infectée, dans le corps de l'enfant malade, et l'aliment et le remède. Dans de pareilles entreprises, le défaut de succès n'autorise pas les reproches, et ne doit point ralentir le zèle; ce n'est que parmi ceux qui rêvent le bien de l'humanité que se rencontrent ses bienfaiteurs. — Mais notre siècle, en disputant aux siècles passés la gloire des découvertes utiles à la conservation des hommes, pourra présenter dans la liste des siennes cet art de préserver des générations entières d'un des fléaux les plus destructeurs de la population, de la petite-vérole. L'inoculation, dès long-temps pratiquée pour préserver la beauté chez une nation barbare, pour laquelle la beauté est un commerce, paraît bientôt digne de l'attention des philosophes et de l'étude des médecins. Une femme vraiment forte, et dont les grâces étaient encore au-dessous de l'esprit et du caractère, lady Wortley Montague, s'expose elle-même à l'épreuve; ses enfants la suivent; elle voit dans ce succès et le salut de son pays et l'avantage de l'Europe entière. Une heureuse expérience étonne tous les esprits, surmonte toutes les réclamations, étouffe tous les préjugés : *dux femina facti*. D'autres développeront suffisamment, et beaucoup mieux que moi, cette célèbre histoire; ils parleront de l'établissement, vers 1750, d'un hôpital pour l'inoculation des pauvres à Londres, de l'introduction de l'inoculation dans l'hôpital des Enfants-Trouvés de la même ville, des règlements établis dans l'École-Militaire de France pour l'inoculation des élèves; ils exposeront les règlements de la société d'inoculation de Chester; ils célèbreront cette opération pratiquée sur tant de milliers d'individus, dans des villages entiers de la Franche-Comté, par le courageux Girod, que les habitants de cette contrée, délivrés pendant long-temps du fléau de la petite-vérole, regrettent et révèrent encore comme leur père. Et en faisant des vœux pour que les peuples libres et éclairés se livrent volontairement à cette pratique salutaire, ils célèbreront aussi l'heureux emploi d'une puissance absolue sur des nations encore stupides et ignorantes, en parlant des moyens employés par Catherine II pour forcer ses peuples à recevoir ce bienfait. Le sceptre du despotisme, remis entre des mains bienfaitrices, cesse donc quelquefois d'être un fléau pour l'humanité!

Des prisons et des maisons de travail.

Les prisons, ainsi que les hôpitaux, en réunissant un grand nombre d'hommes, réunissent et développent les causes les plus actives de la mortalité. Mille fois on a répété l'histoire des *assises d'Oxfort et des cachots de Calcutta*; et, peu de temps avant l'époque de la révolution, nous avons été témoins des mêmes désastres, dans les prisons des contrebandiers, dans la ville de Lorient. Les soins nécessaires pour conserver la salubrité sont donc une dette de la société, non moins envers l'homme accusé ou coupable, qu'envers l'homme infirme et indigent. Les prisons et les hôpitaux ont excité l'active sollicitude d'un des plus célèbres amis de l'humanité, d'un des meilleurs citoyens du monde, de l'estimable et vénérable Howard. Un seul homme, peut-être, depuis que le monde existe, n'a voyagé ni pour se distraire, ni pour admirer les monuments des arts, ni pour jouir du spectacle varié de la nature, ni pour en examiner les productions et les richesses, ni pour observer le caractère et les mœurs des nations, ni pour étudier leurs gouvernements ou pour en épier les secrets, ni pour aucun avantage ou pour aucun intérêt personnel, mais seulement pour le bien de l'humanité, pour visiter les retraites de l'affliction et de la misère, et présenter aux hommes le tableau de ce qu'ils ont fait pour le malheur de leurs semblables, et de ce qu'ils auraient dû faire pour leur bonheur. Quelle grande leçon donnée par un homme à l'univers! Le système des prisons est encore plus éloigné de sa perfection que celui des hôpitaux; cependant, sur les uns et les autres, des compagnies savantes ont déjà, parmi nous, donné d'excellentes réflexions qui, sans le malheur des temps, auraient sans doute utilement éclairé la sollicitude des gouvernements.

Plus heureux que Howard et non moins ami de l'humanité, l'estimable Benj. Thomson, comte de Rumford, a vu, par ses soins et sous ses yeux, se former en Bavière des établissements de charité, où tout ce qui peut rendre l'homme sain, heureux et bon, est soumis au calcul le plus exact et à l'épreuve de l'expérience la plus démonstrative. Là, dans un des pays de l'Europe où la mendicité dégradait et détériorait le plus l'homme et dans ses dispositions morales et dans sa constitution physique, il a su rendre l'oisif au travail, l'homme dépravé à la vertu, l'indigent à l'aisance et au bonheur. Là, le mendiant, arraché à la paresse, à l'inutilité, à la malpropreté, aux infirmités, aux vices et au mépris, bénit son bienfaiteur, heureux de jouir de la vie, de la devoir à son travail, et de recevoir un

men t salubre sans humiliation et sans remords.

De la salubrité des villes, des camps et des vaisseaux; des colonies, des dessèchements.

Partout où les hommes se sont réunis, il a fallu surveiller la salubrité des enceintes qui les rassemblaient. Les lieux publics, les temples, les salles de spectacles, les camps, les vaisseaux, les villes, ont dû de tous temps exciter cette surveillance. Hales a donné le premier l'idée des *ventilateurs* propres à renouveler l'air en accélérant son mouvement. Ces instruments ont été employés dans différentes occasions et sur les vaisseaux, et on les a construits de beaucoup de manières. Mais la théorie du feu, mieux connue, a fourni des moyens encore plus efficaces de remplir le même but, et dans l'épuisement des immondices, soit dans les égouts publics, soit dans les habitations privées, la réunion de ces deux moyens a servi utilement à écarter et les dangers des émanations nuisibles et les désagréments d'une odeur infecte. Mais c'est principalement sur l'art de construire les bâtiments, d'y préparer à l'air et ses accès et ses issues, que se fonde la salubrité des édifices. C'est aussi à l'art de ménager les percées des rues, de disposer les places publiques et d'entretenir une libre circulation de l'air, que l'on doit en partie celle des grandes cités. N'hésitons pas à rendre justice à des hommes auxquels nous devons le bienfait précieux d'un air libre et pur; quoique, cédant à la force des circonstances, ils aient fui leur patrie agitée, n'oublions pas que c'est au baron de Breteuil, que nous devons la liberté des ponts et des quais sur une rivière qui porte la fécondité et l'abondance dans une des plus belles villes de l'Europe; que c'est sous son ministère, fécond en grandes et utiles entreprises, que le ministre de la police a changé au milieu de nous un cimetière impur, un charnier dégoûtant, hérissé de tous les attributs affligeants de la destruction, en une place vaste, ouverte à un commerce actif, à un air salubre, que, malgré les appréhensions de la timidité, et les réclamations des préjugés, l'exhumation de tant de milliers de cadavres s'est faite sans accident, sans tumulte, dans la plus grande décence; que les mouvements d'une grande population n'en ont point été interceptés, les yeux n'ont été frappés d'aucun spectacle affligeant, la santé publique menacée d'aucun désastre alarmant, et qu'au milieu de ce travail pénible, conduit avec tant de sagesse et de succès, l'œil curieux de l'observateur a pu encore, avec sécurité, pénétrer les mystères de la nature dans la destruction lente des êtres, et y puiser des connaissances précieuses sur des métamorphoses dont les produits seront quelque jour peut-être la source d'utiles découvertes.

La santé des soldats établis dans les camps, des gens de mer réunis dans les vaisseaux, a donné naissance à beaucoup d'ouvrages utiles, et les observations de Pringle à cet égard ont acquis une grande réputation. Lind, Poissonnier et Pringle avaient éclairé les navigateurs par leurs observations et leurs théories sur le régime des gens de mer, lorsque l'immortel Cook a prouvé par l'expérience combien ces préceptes, observés avec intelligence, pouvaient avoir de succès, et a donné un exemple nouveau dans ce genre à l'Europe, en ramenant d'un long et périlleux voyage tout l'équipage de trois vaisseaux, sans avoir perdu plus d'un homme, que la faiblesse de sa santé menaçait déjà en partant d'une mort prochaine.

Des ouvrages estimables ont éclairé les Européens sur la manière d'éviter les dangers qui les attendent dans leurs colonies, établies dans ces climats brûlants où la soif de l'or leur a fait supporter les influences d'un ciel qui n'était pas fait pour eux. La terreur qu'inspirent les maladies les plus désastreuses les en eût chassés dès leurs premières tentatives, si l'avarice savait craindre la mort. Mais surtout il fallait leur apprendre à conserver ces malheureux esclaves qu'ils arrachaient à l'Afrique, et qu'ils condamnaient à arroser de leurs sueurs une terre étrangère qui n'est féconde que pour leurs maîtres. Le C. Dazille est un de ceux qui ont rempli cette dernière tâche avec le plus de succès dans ses observations sur le tétanos et sur les maladies des nègres, et les colonies lui ont dû la conservation de beaucoup d'hommes. Mais tous ces travaux font plus d'honneur à l'esprit d'humanité et aux talents de quelques hommes estimables, qu'à la vigilance des gouvernements. Ce sont les travaux publics et les législations utiles qui seules peuvent honorer les administrations.

Presque partout on entend long-temps la voix des philosophes et des hommes instruits avant de voir la main bienfaisante des administrateurs répandre la consolation dans le sein des malheureux. Les ouvrages de Lancisi ont long-temps existé avant que l'on sentît dans le reste de l'Europe combien il était utile de faire disparaître aux environs des villes et des habitations nombreuses ces foyers de dangereuses émanations, qui donnent naissance à des maladies presque aussi dépopulatrices et peut-être plus insidieuses que la peste, aux fièvres *intermittentes malignes*. C'est cependant à la sollicitation des gouvernements d'Italie que ce célèbre médecin composa ses traités dont la collection est intitulée : *De noxiis paludum effluviis*, et la dissertation remarquable *de sylva Sermineta non nisi per partes excidenda*. Les travaux des marais Pontins ordonnés par Sixte-Quint, et l'ouvrage du cardinal Gastaldi, déjà cités, attestent aussi que c'est en Italie que le gouvernement s'est le plus tôt occupé de ce genre de travaux importants pour la santé des citoyens. Cependant ce n'est que de nos jours qu'on a exécuté, aux environs de Rochefort, les travaux nécessaires pour changer les influences de la température d'un pays depuis si long-temps insalubre et marécageux, et l'Europe, ainsi que la France, présentent encore de grandes surfaces couvertes de marais inutiles et malfaisants! En Piémont et dans le Milanais, on s'est occupé de faire des lois pour éloigner les rivières des grandes villes, dans la crainte que leurs émanations ne nuisissent aux habitants des cités; et, frappé du triste spectacle des maladies qui accablent les malheureux cultivateurs du riz, et qui abrègent de moitié la durée de leur vie, a-t-on songé à examiner s'il est des moyens de multiplier cet aliment précieux à de moindres frais, et sans dépenser, pour le perfectionner et le récolter, quarante ans de vie dans une nombreuse population? O habitants des villes, c'est pour vous qu'on fait de pareils sacrifices! et c'est autour de vous encore que se réunissent toutes les sollicitudes des gouvernements pour écarter toutes sortes d'influences nuisibles; c'est pour vous seuls qu'on s'est occupé du nettoiement des voies publiques; c'est pour vous qu'on prépare des promenades magnifiques et salubres, et qu'on éloigne de dessous vos yeux ces profonds réservoirs où vont se détruire vos restes inanimés! C'est encore pour vous que

l'on creuse des égouts artistement construits, plus habitables que la cabane du
pauvre, et que s'élèvent à grands frais
des canaux destinés à verser des eaux salubres, soit que vous en deviez la construction à la vigilance de vos magistrats
ou à l'active industrie de vos concitoyens.
C'est enfin autour de vous que *l'hygiène* publique est véritablement étu-
diée et mise en pratique, et cependant,
avec cette différence, dont il ne nous est
plus permis d'accuser les vices d'un régime détruit; avec cette différence, dis-je,
que les quartiers où gémit la misère, où
se réfugie l'industrie pénible et laborieuse, semblent oubliés ou délaissés,
tandis que les recherches les plus super-
flues se multiplient autour de l'opulence
et de la mollesse. En vain, avons-nous vu
les échanges les plus inattendus des vicissitudes de la fortune. Tout a changé
autour de nous, excepté l'insouciance
pour les malheureux. Que l'indigent use
donc de sa liberté, non pour se livrer
aveuglément aux excès tumultueux d'une
inutile fureur, non pour se venger de
l'oubli par la destruction, mais pour réclamer hautement et noblement les soins
qu'on lui doit, pour montrer, auprès des
somptueux édifices d'une ville opulente,
l'obscénité d'une rivière fangeuse (1), qui
circule au milieu de ses asiles, et dont
le cours aurait pu être utilement rectifié,
les eaux épurées, et les bienfaits n'être
point empoisonnés par des miasmes dangereux, et cela sans faire autre chose que
de consacrer à cet objet utile des trésors
prodigués tant de fois pour de coupables usages.

Histoire de l'hygiène privée.

De l'hygiène avant l'âge d'Hippocrate.

L'hygiène privée est celle qui détermine, par des règles déduites de l'observation, dans quelle mesure l'homme qui veut
conserver sa santé doit, selon son âge, sa
constitution et les circonstances dans lesquelles il se trouve, user des choses qui
l'environnent et de ses propres facultés, soit pour ses besoins, soit pour ses
plaisirs. Ces règles sont, ou générales et
déduites des lois universelles de l'écono-

mie animale et de ses rapports avec tout
ce qui nous environne, ou particulières
et relatives, soit aux différentes des individus, soit à la variété des choses qui
sont à leur usage.

Dans l'histoire de cette partie de *l'hygiène*, je ne me propose pas de donner
une liste plus ou moins complète des auteurs qui en ont traité; mon but est seulement de tracer une esquisse des progrès
que la science a faits successivement à
l'aide de l'expérience. L'histoire générale de la médecine, confiée à une plume
plus savante que la mienne, donnera, sur
la chronologie des auteurs un tableau
dont celui que je présenterais ici ne serait qu'un extrait.

C'est dans les ouvrages d'Hippocrate,
ou dans ceux qui lui sont attribués, et
qui ont été écrits par des auteurs ou
contemporains, ou qui lui sont de très-
peu antérieurs ou postérieurs, que nous
trouvons les premiers monuments de l'art
et ses premiers préceptes.

Mais avant que l'art existât, les progrès de l'expérience instruisaient les
hommes, et ces progrès nous sont attes-
tés par les auteurs anciens.

Moïse, dans son Histoire du monde,
nous trace les différentes extensions que
l'homme a successivement données à la
matière alimentaire; il nous le peint d'a-
bord fidèle à la raison, puis en excédant
les règles, obéissant à la loi du besoin,
mais cédant trop facilement à l'attrait du
plaisir, se nourrissant des fruits que les
arbres lui prodiguent dans un climat
heureux, puis des herbages et des graines qu'il obtient d'une terre plus avare
pour prix de son travail, du lait de ses
bestiaux, et enfin de leur chair même;
faisant encore fermenter les sucs végétaux, et en tirant des liqueurs qui ra-
niment ses forces épuisées, mais dont l'a-
bus l'enivre et lui enlève sa raison. Il
nous présente la longueur de sa vie diminuant à mesure qu'il s'est fait de nouveaux besoins, et la nécessité de chercher son soutien dans le mélange des aliments de l'un et de l'autre règne, et dans
un plus grand nombre de substances différentes, devenant plus urgentes en même
temps que sa vitalité diminue. Il nous
montre sa constitution, une fois détériorée par ses fautes, perpétuant dans sa race
un affaiblissement héréditaire, et les excès des pères portant le sceau de la destruction jusque sur leur postérité. En effet, la longévité de certains ermites,
qui, revenant à la vie végétale et à la

---

(1) La Bièvre, à Paris, dans les sections des Gobelins et du Jardin des Plantes. La société de médecine a fait sur cet
objet un travail qui doit être imprimé
dans la suite de ses mémoires pour 1789.

sobriété la plus exacte, ont excédé le terme ordinaire de la vie humaine, et l'exemple fameux de Cornaro, semblent nous démontrer que véritablement, en excédant les bornes du besoin réel et en cédant au plaisir, l'homme a contribué à abréger la durée de sa vie.

La nature a attaché le plaisir au besoin, mais l'un de ces guides mène presque toujours plus loin que l'autre ; la raison nous a été donnée pour les mettre d'accord, mais l'homme qui a une fois cédé au plaisir reconnaît difficilement les mesures exactes de la raison : il a quitté *l'arbre de vie*, et il ne lui est plus donné d'en recueillir les fruits.

Les emblèmes de l'Egypte, où Moïse avait été élevé et instruit, et les fables de la Grèce nous présentent les mêmes origines, et toujours le régime végétal le plus simple caractérisant les premiers âges du monde ; diverses préparations altérant ensuite la simplicité des premiers mets ; enfin l'homme attentant à la vie des animaux pour chercher dans leurs membres dévorés le soutien de la sienne.

L'ordre suivant lequel les aliments se sont succédé dans les premiers âges offre successivement, suivant le docteur Mackenzie (*History of Health*, ch. III), les fruits, les grains, les herbages, le pain, le lait, les poissons, la chair, le vin, la bière. Celle-ci, suivant Hérodote, a été inventée chez les Egyptiens, et elle semble désignée déjà par Moïse, puisque dans plusieurs passages du Lévitique (+, 9), et des nombres (VI, 3), ce législateur parle de liqueurs enivrantes autres que le vin, et qui sont exprimées dans le texte grec des Septante par le mot grec Σιϰεϱα, dont la racine est hébraïque et signifie *enivrer*. A ces aliments, il faut joindre le beurre, le miel, l'huile d'olive, les œufs et le fromage.

Ces premières inventions furent bientôt suivies par des préparations plus recherchées, selon que la sensualité s'éveillait, ou que le besoin obligeait de proportionner la résistance des aliments à l'activité diminuée d'organes devenus plus faibles. C'est ainsi qu'Hippocrate, d'une main savante et exacte, nous trace, dans son Traité des origines de la médecine, l'histoire des perfections successives apportées aux aliments, et nous montre l'homme instruit par la douleur autant que par le plaisir à choisir, à préparer, à métamorphoser les substances qui lui servent de nourriture, et trouvant ainsi dans son expérience les premiers éléments de l'*hygiène* et de la médecine. En effet, en admettant d'après Moïse l'affaiblissement héréditaire du corps des hommes par l'abus des jouissances, on conçoit qu'une nourriture d'abord salubre est devenue ensuite trop grossière pour des organes énervés ; alors le sentiment du mal a fait trouver la mesure et les modifications du régime, « car, dit Hippocrate, vous ne trouverez » aucune mesure, aucune balance, au- » cun calcul, auxquels vous puissiez » vous en rapporter plus sûrement qu'aux » sensations mêmes qu'éprouve le corps. » (L. C., édit. de Van-der-Linden, § XVI.)

Si ces sensations eussent suffi pour établir les règles du régime, il n'y eût point eu d'art : « car, dit Hippocrate, où per- » sonne n'est ignorant, et où tout le » monde est instruit, soit par l'usage, » soit par le besoin, on ne peut donner » le titre d'artiste à personne. » Cependant les besoins, les erreurs et les infirmités des hommes augmentant (ib, § IX), les observations se multipliant, et la tradition devenant insuffisante pour les transmettre, l'art s'est formé, et il est devenu nécessaire. Hippocrate, pour preuve de sa réalité, cite l'exemple des médecins gymnastiques « qui tous les jours, » dit-il, font des observations nouvelles » sur les aliments et les boissons qui pro- » curent au corps plus de force et de vi- » gueur. » (Ibid.)

On avait déjà même porté l'étude du régime jusqu'à une recherche excessive avant Hippocrate, puisque Hérodote observe des Egyptiens, « qu'ayant cru re- » marquer que la plupart des maladies » venaient de l'abus des aliments, ils » avaient soin tous les mois de consacrer » trois jours de suite à se faire vomir et à » se laver avec des clystères pour pour- » suivre et saisir la santé. » (Euterpe, § 77, édit. de Glasgou.) Cet usage des vomitifs, auquel on donnait le nom de *syrmaïsme*, était passé chez les Romains, plutôt comme un moyen de favoriser la gourmandise que de conserver la santé ; et, dans plusieurs passages d'Hippocrate, il paraît que de son temps les Grecs usaient de temps en temps de moyens doux d'exciter le vomissement et de décharger l'estomac. Mais Hérodote, en homme judicieux, après avoir observé que les Egyptiens étaient les hommes les plus sains de l'Afrique, attribue cet avantage moins à ces usages qu'à l'égalité de température de leur climat, dans lequel les saisons ne sont sujettes, dit il, à aucune vicissitude. Malgré tout cela, et quoique le régime de Pythagore et les institutions de Lycurgue eussent précédé d'un grand nombre d'années l'âge d'Hippocrate et de Platon, quoique Iccus, médecin de Tarente, eût, quelques années auparavant, recommandé l'union de la gymnastique avec le régime le plus sobre, pour la conservation de la santé, quoiqu'il eût acquis assez de réputation pour qu'on se servît de l'expression proverbiale de *repas d'Iccus*, pour signifier un repas très-sobre et très-simple (*Voyez* Et. de Byzance, cité par Mackenzie dans son *Histoire de la santé*), Platon n'en attribue pas moins l'invention de la gymnastique médicinale à Hérodicus; et Hippocrate s'attribue l'honneur d'avoir déterminé avec exactitude les proportions du régime, soit pour les malades, soit pour les gens en santé. C'est ce qu'on voit dans les livres 1er et 3me *du Régime des hommes sains*, et dans celui intitulé *du Régime dans les maladies aiguës*. Dans celui-ci, Hippocrate dit en propres termes « que les anciens n'ont rien écrit sur la » diète qui mérite qu'on en parle, et » qu'ils ont passé sous silence cet article » important. » Dans le premier livre de la diète, l'auteur de ce livre commence par exposer combien les travaux des anciens sur ce sujet ont laissé de choses à désirer; et il ajoute à la fin de ce préambule : « Je ferai connaître ce que nul » de ceux qui m'ont précédé n'a même » entrepris de démontrer. » Il s'attribue ensuite plus particulièrement d'avoir déterminé les temps et les signes qui précèdent les dérangements de la santé, et les moyens d'en prévenir les suites par la proportion respective des aliments et des exercices. (Ib., § IV, édit. de Vander-Linden.) Il se donne constamment comme l'auteur de ces inventions dans le troisième livre, où, parlant de la combinaison des exercices et des aliments, et de leur utilité pour prévenir les maladies dans les cas où la santé devient chancelante, il ajoute dans ces cas : « Il » ne faut pas chercher à conserver la » santé par le moyen des remèdes. A cet » égard, c'est moi qui ai trouvé ce qui » approche le plus du véritable but, » mais personne ne l'a exactement at- » teint. (L. III, *De Dieta*, § I.) Et dans la suite du même livre, en passant à la seconde partie de son sujet, il dit encore, en parlant de cette même découverte : « Quant à cette invention, honorable

» pour moi qui en suis l'auteur, utile » pour ceux qui s'en instruisent, et que » personne de ceux qui m'ont précédé » n'a essayé d'atteindre, je la regarde » comme la plus importante de toutes. » (Ib., § XII.)

Cet accord entre les trois livres *du Régime* et celui *du Régime dans les maladies aiguës*, dont personne ne doute qu'Hippocrate ne soit l'auteur, donne quelque force à l'opinion du docteur Mackenzie, qui pense que ce célèbre médecin est aussi l'auteur des trois autres livres, quoique Leclerc les attribue à Hérodicus. L'auteur de l'article *Gymnastique* donne, pour preuve que ces livres ne sont pas d'Hippocrate, le mépris que méritent, selon lui, les minuties de gymnastique qui y sont contenues. Cette raison me paraît bien faible, concernant une chose dont nous n'avons nul usage, qui était si familière aux Grecs et si importante à leur avis, et dont l'auteur de ces livres a pu parler avec quelque précision, sans paraître ridicule à ses contemporains. Si quelque chose cependant peut rendre plus probable l'opinion qui attribue ces livres à Hérodicus, c'est que le troisième livre paraît répondre beaucoup à la critique trop sévère que Platon fait d'Hérodicus, puisqu'en général, dans ce livre, l'auteur s'occupe des personnes qui éprouvent quelque altération dans la santé ou quelque affaiblissement dans les fonctions, et que c'est dans la vue d'en prévenir les suites qu'il donne les règles de régime convenables à ces dérangements. Et la critique de Platon n'est au fond elle-même qu'un éloge, puisque c'est précisément ses succès qu'il lui reproche, ne voulant pas qu'on prolonge une vie qu'il regarde comme pénible pour les individus et inutile pour la république.

Ainsi l'origine de la science, c'est-à-dire de l'*hygiène* réduite en principes d'après l'observation, ne remonte guère au-delà de l'âge d'Hippocrate et d'Hérodicus son maître; et si l'on désirait des détails sur les monuments antérieurs qui y sont relatifs, on ne pourrait rien lire de mieux fait à cet égard que l'histoire que trace de ces temps anciens le docteur James Mackenzie dans son ouvrage intitulé : l'Histoire de la santé et de l'art de la conserver, *History of the health and the art of preserving it*, etc. (2e édit. Edimb., 1759.) Je dois avertir que j'en emprunterai même plusieurs passages que j'aurai soin de citer à mesure que l'occasion se présentera de les transporter dans cet article.

L'histoire de l'hygiène ramenée à quatre époques principales.

C'est une chose fort différente de réduire en époques l'histoire d'un art, en prenant pour points de ralliement les temps où des hommes célèbres y ont acquis quelque réputation par leurs ouvrages, ou en se bornant aux seules époques où l'art a fait de véritables progrès. Ce dernier système, le seul vraiment intéressant, est peu fertile en époques remarquables. L'autre système est celui qu'ont suivi presque tous les historiens de la médecine. — Suivant le second système, il ne faut compter que quatre époques remarquables dans l'histoire de l'*hygiène* : la première est celle où l'art, réduit pour la première fois en préceptes d'après une observation régulière, a donné naissance à des ouvrages auxquels la postérité a conservé son estime. Cette époque est celle d'Hippocrate, auquel il faut associer Hérodicus son maître, et Polype son gendre et son disciple. Son commencement peut être fixé à la naissance d'Hippocrate, c'est-à-dire à l'année 460 avant l'ère chrétienne. Le grand nombre de siècles que l'on comptera entre cette première époque et la seconde ne doit pas étonner, si l'on considère que dans cette durée considérable, rien de véritablement nouveau n'a été ajouté aux bases établies par Hippocrate, et que seulement on a donné à ses principes plus ou moins de développements, selon que l'esprit d'observation a été plus ou moins répandu parmi les médecins. Car, pour ce qui est de l'étude de l'anatomie cultivée avec succès depuis lui par Hérophile et Érasistrate, elle a peu concouru alors aux progrès de l'*hygiène*, et je ne crois pas non plus qu'il faille mettre au nombre des époques de l'art ces temps où sa marche a été plutôt rétrograde que progressive, comme lorsqu'on y a introduit les subtilités des degrés de *chaud* et de *froid*, de *sec* et d'*humide*, qui ont infecté les derniers temps de l'école arabe, ou lorsque les extravagances des adeptes ont trop long-temps détourné les médecins de la véritable observation, pour diriger leur attention vers la recherche de ces secrets chimériques, dont les possesseurs, garantissant aux autres une sorte d'immortalité, ne savaient pas se la réserver à eux-mêmes.

2° Je place la seconde époque de l'art au temps où le célèbre Sanctorius découvrit les phénomènes de la transpiration insensible, et leur liaison avec toutes les fonctions de l'économie animale, et principalement avec les inégalités du régime et les variations de l'atmosphère. Sanctorius naquit en 1571. C'est donc vers la fin du seizième siècle qu'il faut placer l'époque dont on lui doit tout l'honneur.

3° Le renouvellement de la physique, avant le milieu du dix-septième, par les expériences de Toricelli et de Pascal, la connaissance de la pesanteur de l'air et de son action sur les corps en raison de cette pesanteur; la circulation du sang, déjà démontrée au commencement du siècle par Harvey; les travaux de Malpighi, de Halès et de tant d'autres célèbres physiciens qui se sont occupés de la physique animale, ont jeté un jour nouveau sur toutes les parties de la médecine. Ils en ont préparé le renouvellement entier dans l'école brillante de Boerhaave; et, quelque gloire qu'on ait ajouté à celle de cette époque célèbre, on peut dire que c'est à elle qu'on est redevable de toute la précision à laquelle on est parvenu depuis dans les sciences physiques. Il est remarquable que parmi les hommes qui se sont illustrés dans cette belle révolution, si l'on en excepte ceux qui se sont livrés presque exclusivement aux sciences mathématiques, un grand nombre étaient médecins. C'est cette révolution qui a fourni les bases de tout ce qui a été fait dans la plus grande moitié du dix-septième siècle et dans les trois quarts de celui-ci. C'est aussi à cette grande impulsion donnée aux sciences physiques, qu'on a dû les changements que Stahl, Boerhaave, et depuis eux, les Baron, les Rouelle, les Macquer, ont apporté dans la chimie, et les lumières que la médecine en a retirées. — J'ai cru devoir séparer l'époque de Sanctorius de celle-ci, quoiqu'elle en soit si voisine, parce que Sanctorius n'a eu presque aucun des secours dont ont joui ses successeurs; parce que dans un temps où les plus sages des médecins étaient ceux qui marchaient scrupuleusement sur les traces des anciens Grecs, qui se renfermaient dans leur étude et qui s'occupaient de confirmer leurs préceptes par de nouvelles observations, il est le seul qui ait osé se transporter hors de la sphère qu'ils semblaient avoir circonscrite, qui se soit ouvert une nouvelle route, et qui ait présenté à ceux qui l'ont suivi un moyen jusqu'alors inconnu de pénétrer les secrets de la nature.

4° Je n'hésite pas à placer la quatrième et dernière époque au moment où s'est ouverte la carrière brillante dans laquelle sont entrés avec tant de succès Priestley, Black, Lavoisier, ainsi que plusieurs de nos médecins, qui, soit par des inventions fécondes, soit par leur zèle pour propager les connaissances par l'enseignement, ont bien mérité et des sciences, et des arts, et de la médecine. Cette époque remarquable par la connaissance des gaz et de l'action chimique de l'air sur les corps, et par celle de la composition et de la décomposition de l'eau, a remis entre nos mains plusieurs des clés qui ouvrent le sanctuaire de la nature. Grâce aux succès qui déjà l'ont illustrée, et qui nous en promettent tant d'autres par la suite, les médecins pourront désormais se flatter de recevoir de la chimie des lumières plus certaines et des explications moins hypothétiques des principaux phénomènes de l'économie animale; et la chimie, cette belle science, absolument inconnue aux anciens, expiera amplement les erreurs dont son enfance a infecté notre art. Nous verrons encore un autre fruit de l'heureuse alliance contractée de nos jours entre les sciences de faits et les sciences mathématiques, c'est que la médecine, riche d'un plus grand nombre de données certaines, pourra s'approcher de plus en plus de cette marche exacte et démonstrative, dont on lui a tant de fois reproché de s'écarter, et sans laquelle on ne doit se flatter d'aucun succès réel, d'aucune gloire durable. — Je vais maintenant reprendre l'histoire de l'*hygiène*, et donner une idée de ce qu'elle a été jusqu'à présent, et de ce qu'on peut croire qu'elle deviendra par la suite.

Première époque. Celle d'Hippocrate.

(Différents temps de cette époque.)

On fixe la naissance d'Hippocrate vers l'an 460 avant l'ère chrétienne. Pythagore, dont j'ai dit tout ce qui convenait à cet article dans l'histoire de l'*hygiène* publique, était né vers l'an 600, avant la même ère. (*Voyage d'Anachar.*, tom. IV. *Table des époques de l'hist. grecque.*) Son époque est donc antérieure de cent quarante ans à celle d'Hippocrate. C'est à l'époque de Pytha-

gore que la médecine et la philosophie réunies furent, dit Leclerc, exercées par les mêmes hommes. — Hippocrate, dit-il encore, d'après Celse, fut le premier qui les sépara. Cette séparation ne fut pas un divorce, et les médecins ne cessèrent pas d'être versés dans la philosophie. Mais il résulta de cette séparation deux avantages. 1° L'exercice de ces deux professions devenant de jour en jour plus étendu, la médecine, pour être utilement exercée, eut besoin que le même homme lui consacrât tout son temps. 2° La philosophie s'était livrée à des explications systématiques sur tous les phénomènes de l'univers; car, après le besoin de voir, le premier besoin de l'homme est de comprendre, et son esprit impatient aperçoit à peine les effets, qu'il s'élance déjà vers les causes, sans songer à quelle distance elles sont de lui, et que cette distance ne se franchit que par l'observation. Cet esprit de système était surtout fait pour nuire à la médecine, et malheureusement elle ne s'y est que trop livrée depuis. Ainsi je compte la séparation de la philosophie systématique d'avec la médecine au nombre des premiers progrès de l'art. Ce n'est pas qu'Hippocrate n'expliquât beaucoup suivant la philosophie de son siècle, mais il ne voulait pas qu'on abusât de cette faculté d'expliquer, dans les choses où tout devait être confié à l'observation et à l'expérience. C'est ce qu'on voit dans le traité des Origines de la médecine. L'auteur de ce traité, que Boerhaave croit être d'Hippocrate, contre le sentiment de Galien et de quelques autres, combat avec une solidité remarquable, et d'après les faits, un système répandu de son temps. « Ceux-là, » dit-il en commençant son traité, se » sont bien trompés dans leurs nombreux raisonnements, qui voulant parler ou écrire sur la médecine, ont pris » pour base de leurs explications le » chaud, ou le froid, ou l'humide, ou » le sec, ou toute autre cause qu'il leur » plaît adopter, rétrécissant ainsi l'art, » et plaçant dans une ou deux causes » qui leur servent à tout expliquer la » cause principale des maladies et de la » mort. » Il regarde ce système comme une innovation faite de son temps, quand il dit : « Mais mon dessein est d'en reve- » nir à ceux qui ont établi une nouvelle » manière de cultiver notre art, en se » fondant sur des suppositions, etc. » (Ed. de Van-der-Linden, ib., § XXII);

et c'est ensuite qu'il parle des effets physiques et évidents des aliments sur notre corps, et qu'il en montre l'incompatibilité avec la doctrine qu'il combat. Les autres livres dans lesquels Hippocrate paraît fonder, et la théorie des causes internes, et celle du régime, ainsi que des traitements dans les maladies, sur les qualités qu'il vient de combattre, considérées comme principes des facultés de nos corps, sont reconnus pour n'être pas de lui. Ce n'est donc pas une raison pour nier qu'il soit l'auteur de celui-ci, qui d'ailleurs est parfaitement raisonné. Un des premiers progrès que les médecins aient fait après la naissance de la philosophie, a donc été de sentir qu'ils devaient tout donner à l'expérience, ne raisonner que d'après elle, et se prémunir contre la manie de tout comprendre, « car, dit Hippocrate dans ses précep- » tes, il ne faut point, pour exercer la » médecine, s'occuper d'abord de former » des raisonnements revêtus de quelque » probabilité, mais ne raisonner que » d'après l'expérience. » C'est-là ce qu'a fait Hippocrate en séparant la médecine de la philosophie.

Je devais commencer par donner cette explication sur la manière dont on doit entendre que la médecine fut séparée de la philosophie, et sur l'idée qu'on doit se faire de ce premier caractère donné par Leclerc à l'époque d'Hippocrate.—Cette époque doit être divisée en plusieurs temps, et l'on peut étendre le premier depuis Hippocrate jusqu'à Galien; le second renfermera Galien et les anciens Grecs qui l'ont suivi; le troisième contiendra l'école des Arabes, de laquelle on ne peut guère distinguer celle des Grecs modernes, parmi lesquels Actuarius est presque le seul qui mérite une attention particulière; dans le même temps se forma l'école de Salerne, plus fameuse que recommandable; et cependant, jusqu'au renouvellement des lettres après la prise de Constantinople, il parut en Europe plusieurs hommes singuliers et remarquables, indépendamment des chimistes qui infectèrent la médecine de leurs rêveries. Enfin, une quatrième division de cette époque répondra à l'espace qui s'est écoulé entre la renaissance des lettres et de la doctrine grecque, et l'époque de Sanctorius.

Premier temps de la première époque, depuis Hippocrate jusqu'à Galien.

Les livres d'Hippocrate, soit qu'ils aient rapport à *l'hygiène*, soit qu'ils concernent les autres parties de la médecine, ont cela de remarquable, que jusqu'au moment où la physique et la chimie ont répandu de nouvelles lumières sur la médecine, ils ont toujours été comme un texte commun, dont les meilleurs ouvrages n'ont été que des commentaires. — La brièveté et la concision de ce texte ont rendu les développements nécessaires; l'expérience multipliée des différentes influences auxquelles l'homme ou est naturellement sujet, ou se soumet volontairement, a donné une nouvelle force aux premiers aperçus; mais les idées mères se trouvent presque toutes dans ces premiers ouvrages. Soit donc qu'on attribue à Hippocrate l'invention de ces éléments de l'art, soit qu'il n'ait été que l'habile rédacteur de la doctrine établie avant lui dans les écoles de Cos, les traités qu'il nous a laissés sont toujours un des plus beaux monuments de l'antiquité. — Les livres concernant *l'hygiène* attribués à Hippocrate sont :

1° Le traité excellent *des airs, des eaux et des lieux*, il est unanimement regardé comme l'ouvrage d'Hippocrate. Il y traite des divers effets qui sont les indices sensibles des qualités différentes de l'air, des vents, des eaux, de la situation des villes, relativement à ces choses, de leur exposition aux différents points de l'horizon, et des caractères de salubrité et d'insalubrité qui en résultent, ainsi que de la constitution physique et morale des habitants qui sont exposés à ces influences. Il y parle aussi des diverses saisons de l'année et de leurs effets sur nos corps. Enfin il joint à ces observations générales des observations particulières, et qui caractérisent au moral et au physique les peuples de l'Asie et de l'Europe. Parmi les premiers, il distingue ceux d'Orient et ceux d'Occident, parmi lesquels il compte les peuples de l'Afrique connus de son temps, c'est-à-dire les habitants de l'Égypte et de la Libye. Parmi les peuples d'Europe, il s'étend fort au long sur les Scythes ou les Sauromates, et compare les peuples de l'Europe en général avec les peuples de l'Asie. L'influence des gouvernements sur les qualités morales et physiques des peuples lui paraît aussi digne d'une grande attention, et c'est en républicain qu'il trace les distinctions qui séparent les nations libres de celles qui sont soumises au joug d'un pouvoir arbitraire.

Elles lui paraissent tranchées d'une manière bien sensible, tant pour leurs mœurs que pour leurs constitutions physiques.

2° Le traité *de l'aliment* est comme le précédent, au jugement de presque tous les critiques, une vraie production d'Hippocrate. On y remarque moins d'ordre et de méthode; mais on y trouve des traces d'une méditation profonde et des vues véritablement philosophiques. Il y parle de la nature propre de la substance alimenteuse, de ses proportions avec les âges et les tempéraments, de ses variétés, du mécanisme de son application. La brièveté de l'expression donne souvent de l'obscurité au discours. J'ai donné une idée des principales parties de ce livre au commencement de l'article ALIMENT.

3° Le traité *de la salubrité du régime* est écrit principalement pour les hommes qui, vivant dans une condition privée et libre, peuvent s'occuper avec quelque détail du soin de leur santé. C'est ce que l'auteur appelle ἰδιῶται *privati homines*. Cet auteur, selon la plupart des critiques, est Polybe, gendre d'Hippocrate. Les propriétés de la *chaleur* et du *froid*, de l'*humidité* et de la *sécheresse*, sont les indications principales auxquelles il s'attache pour diriger le régime selon les saisons, les âges, les sexes et les tempéraments. Sur quoi il est bon d'observer que l'auteur du traité des Origines de la Médecine n'a pas rejeté ces considérations, mais a blâmé l'abus qu'on en faisait, pour expliquer par elles tous les phénomènes de la santé et des maladies, tous les effets des aliments et des médicaments. L'auteur de ce livre-ci donne encore des préceptes pour faciliter l'amaigrissement des gens trop gras, et pour procurer de l'embonpoint aux gens maigres. La base de son régime roule principalement sur le choix des aliments et des boissons, sur les exercices, les bains, les onctions et les moyens de procurer le vomissement selon les circonstances et les divers tempéraments. On donnera sans doute une idée plus complète de ce livre dans l'article du RÉGIME.

4° Les trois livres du RÉGIME, que Leclerc attribue à Hérodicus, comme je l'ai déjà dit, sont attribués aussi par différents critiques à d'autres médecins, dont quelques-uns étaient antérieurs à Hippocrate. Galien fait peu de cas du premier dans lequel un petit nombre de traits excellents sont mêlés à un fatras d'explications obscures sur la nature des choses, et la génération de l'homme. Il regarde au contraire, ainsi que Celse, le second et le troisième comme dignes du père de la médecine, surtout le second, où les propriétés et les variétés des aliments sont exposées fort au long. Il est cependant évident que le premier et le troisième au moins sont d'un même auteur, non-seulement parce que, dans l'un et dans l'autre, l'auteur s'attribue l'invention du régime, comme je l'ai dit; mais encore parce que, dans le premier, l'auteur annonce qu'il donnera la distinction des symptômes avant-coureurs des maladies, et à l'aide desquels on peut prescrire le régime propre à en écarter les suites, et qu'il exécute sa promesse dans le troisième livre; et c'est encore une des inventions dont il se glorifie. Il s'exprime dans le premier livre de la manière suivante : « J'ai encore trouvé la manière de connaître d'avance, et avant que l'homme en soit attaqué, les maladies que doit occasionner l'excès en l'un ou l'autre genre (dans les aliments et dans les exercices), car les maladies ne s'engendrent pas tout-à-coup; leurs éléments s'accumulent peu-à-peu, et elles se déclarent enfin lorsqu'ils sont réunis. J'ai donc déterminé les dérangements qu'éprouve l'homme avant que sa santé soit détruite par la maladie, et les moyens de le rétablir dans une santé stable. » (L. 1, de diæta, ed. Van-der-Linden, § III.) Dans le troisième livre, au commencement de la première partie de ce livre, il se sert des termes suivants : « Cependant j'ai trouvé les signes précurseurs des choses qui prédominent dans le corps, soit que les exercices l'emportent sur les aliments, soit que les aliments l'emportent sur les exercices; ainsi que la manière de remédier à chacun de ces excès, d'étudier et connaître à l'avance l'état de la santé, pour écarter les maladies, à moins que les excès commis ne soient trop grands et trop fréquents, car alors il faut recourir aux remèdes, etc. » (Ib., l. III, § 1.) Et en passant à la seconde partie, il s'exprime ainsi : « Or, mon invention consiste d'abord dans le discernement de ce qui est antérieur à la maladie, ensuite dans la connaissance de ce qu'éprouvent les corps, soit que les aliments excèdent les exercices, soit que les exercices excèdent les aliments,

» soit que les uns et les autres soient » mutuellement dans une juste propor- » tion. Car de l'excès des uns sur les au- » tres naissent les maladies, et de leur » accord mutuel résulte la santé. » (Ib. § XII.) On voit donc qu'un même système dirige l'auteur de ces deux livres, que ce sont les mêmes idées et les mêmes expressions, par conséquent la même plume. Le premier livre, qu'on a tort de séparer des deux autres, commence par établir le principe que l'équilibre de la santé dépend d'une juste proportion entre les aliments et les exercices. Il passe ensuite à l'exposition de la nature de l'homme qu'il établit sur la combinaison de deux principes, de l'eau et du feu, desquels dérivent les quatre qualités primitives. Ceci prouve bien que l'auteur de ce livre n'est pas le même que celui des Origines de la Médecine. Ce livre contient quelques traits curieux relatifs à la philosophie des anciens. Le second livre, beaucoup plus satisfaisant pour nous, et rempli de bonnes observations, contient d'abord des remarques sur les effets des régions de l'air et des vents; l'auteur donne ensuite un long détail sur les qualités et les variétés des aliments. J'ai donné de cette partie une connaissance assez étendue, (art. ALIMENT, p. 710 et suiv. de mon Encyclopédie Méthodique,) et je crois avoir contribué en quelque chose à faciliter l'intelligence des principales expressions du texte grec; enfin ce livre est terminé par des observations sur les différentes matières d'*hygiène*, et spécialement sur les bains, les vomissements diététiques, surtout sur les différents genres d'exercices gymnastiques. Le troisième livre a pour objet de déterminer les règles et la mesure de toutes les choses dont l'usage concourt à l'entretien de la vie et de la santé. Il est divisé en deux parties principales; l'une est destinée « à ceux qui » composent *la classe la plus ordinaire* » *des hommes*, qui vivent des aliments » que l'occasion leur offre, qui sont con- » traints à travailler, ou obligés de pas- » ser leur vie dans les voyages, ou qui » attendent leur existence du commerce » maritime. » Les aliments, les boissons, les genres principaux d'exercices, les bains, les vomissements diététiques, réglés méthodiquement, selon les circonstances et la température des saisons, sont l'objet des préceptes que donne l'auteur dans cette première partie du troisième livre.

Mais après avoir donné cette suite de préceptes généraux qu'il regarde comme convenables à la plupart des hommes, qui ne peuvent donner un soin particulier à la conservation de leur santé, il passe à l'exposition des détails qui conviennent à ceux qui, menant une vie plus oisive, ne connaissent *aucune véritable jouissance sans la santé*, et ont le temps de se livrer à toutes les recherches nécessaires pour sa conservation. C'est ici qu'il recherche scrupuleusement les signes distinctifs qui annoncent les variations de la santé, et la manière dont elle incline vers les différentes incommodités qu'il regarde comme les germes des maladies. L'estimation qu'il fait de chacune de ces altérations que le commun des hommes néglige lui donne la mesure des moyens diététiques qu'il leur oppose. Ici l'on conçoit que cette scrupuleuse étude de soi-même, qui devient l'affaire de tous les moments, a pu exciter la juste censure de Platon, et celle de tous les philosophes, persuadés que l'homme n'existe pas seulement pour lui-même. Néanmoins cette partie renferme, comme la première, beaucoup de choses intéressantes et d'observations curieuses.

5° Le livre *des songes* offre principalement des observations sur la liaison des songes avec les variations du régime, et sur les précautions qu'ils indiquent pour la conservation de la santé. Plusieurs critiques le regardent comme une suite du troisième livre de la diète. Ce n'est pas sans raison; en effet, il y a une liaison bien évidente entre les détails de ce livre et ceux de la seconde partie du troisième livre de la diète, où sont exposés tous les effets de la plénitude et des erreurs du régime. Ces erreurs sont aussi les causes de la plupart des agitations qui troublent le repos et le sommeil. Et il est aisé de s'apercevoir qu'une même main a tracé l'un et l'autre ouvrage.

6° Le traité *du régime dans les maladies aiguës* est divisé généralement en quatre livres; mais les trois premiers seuls ont trait au régime qui doit être prescrit aux malades; le dernier, qui est regardé comme étranger à Hippocrate, ne contient que la description de diverses maladies et leurs signes diagnostics et prognostics, ainsi que leur curation. Ces trois premiers livres, universellement attribués à Hippocrate, et regardés comme une de ses plus importantes productions, ont bien peu de trait à *l'hygiène*. Ils en rappellent cependant divers principes, par la comparaison des habitudes de l'état sain avec les besoins de l'état malade, et par celle des effets des aliments, des boissons, des bains, ainsi que des divers changements de régime sur l'homme considéré tant dans l'état de santé que dans celui de maladie. Le premier livre est intitulé spécialement dans quelques éditions de la *tisane*, c'est-à-dire de la décoction d'orge, et a en effet pour objet principal de traiter des effets de cet aliment, particulièrement consacré à nourrir les malades dans le cours des maladies aiguës.

7° Le livre *de l'usage des liquides* ne concerne pareillement que les affections morbifiques tant externes qu'internes, mais on y trouve encore quelques réflexions qui ne sont pas étrangères à la conservation de la santé, comme on en rencontre également d'éparses dans divers autres traités, tels que celui *des diverses régions de l'homme, des vents, des origines de la médecine*, etc. — Quant à Polybe, gendre d'Hippocrate, et qui lui succéda dans l'école qu'il avait fondée, on a dit tout ce qu'on en peut dire, en parlant du livre qui lui est attribué par Galien, celui du *régime salubre*.

Dioclès de Caryste.

Dioclès de Caryste, qu'on appela le second Hippocrate, ne nous est connu que par la lettre qu'il écrivit à Antigone, l'un des successeurs d'Alexandre, et qui nous est conservée dans les éditions de Paul d'Égine à la fin du premier livre, ch. 100, sous le titre d'*Épitre prophylactique de Dioclès*. Elle est dans le genre du troisième livre de la diète ; Dioclès y donne les signes précurseurs des maladies et les moyens préservatifs lorsque ces signes se manifestent. Il divise les maladies en maladies de la tête, de la poitrine, du bas-ventre et de la vessie. Il passe ensuite aux préservatifs qui conviennent aux changements que les saisons occasionnent dans nos corps, et ce dernier genre d'observations termine sa lettre. Ce morceau ne contient nécessairement que des choses fort vagues, et ne donne l'idée d'aucun progrès remarquable de la science. C'est à la distance de 72 ans de l'âge d'Hippocrate, que l'auteur de l'article ANCIENS MÉDECINS (*Dictionnaire Encyclopédique de Médecine*), place l'époque où Dioclès fleurissait.

Celse.

Celse (Aurelius – Cornelius Celsus), suivant le même auteur, écrivait l'an 30° de notre ère, et devait être né vers l'an 11° avant cette même ère. Plus souvent traducteur élégant et judicieux d'Hippocrate qu'écrivain original, il a mis plus d'ordre et de méthode que lui dans ses écrits ; son siècle lui dut sans doute beaucoup, mais il ne fit pas faire à l'art de grands progrès. Le premier livre de ses œuvres contient les préceptes relatifs à la santé. Il commence par le régime des gens forts, sains et robustes, et donne ensuite les règles convenables aux gens d'une faible constitution et aux infirmes ; et enfin celles que nécessitent les saisons ou qui sont utiles dans différentes circonstances de la vie. — Il présente dans le premier chapitre deux règles remarquables. Sa règle générale est que l'homme sain et bien constitué ne doit s'astreindre à aucune loi invariable ; précepte très-sage et d'où résulte une proposition digne de remarque, que quelques auteurs ont censurée mal à propos, faute de la considérer dans l'esprit de la proposition générale. C'est celle-ci : *modo plus justo, modo non amplius assumere* ; « tantôt excéder la stricte » mesure du besoin, tantôt se contenir » dans cette mesure. » C'est bien là le sens que détermine la vraie signification de *justo*. Sebizius n'y a pas fait attention, quand il a reproché à Celse de se faire l'apôtre des gourmands et des buveurs. Il est sûr que la loi stricte et précise du besoin n'est pas faite pour ceux qui jouissent d'une santé robuste, mais seulement pour ceux qui sont dans la nécessité de veiller avec une attention rigoureuse sur eux-mêmes, et Sanctorius n'a rien dit, que Celse n'ait dit lui-même dans le chapitre suivant, quand il fait cette réflexion, sect. III, aph. 42 : *Celsi sententia non omnibus tuta est.* De la même proposition, Celse tire encore une conséquence relative aux coutumes de son temps et à l'usage qu'on faisait de la gymnastique. Elle vient à l'appui de ce que j'ai dit dans la première partie de cet article touchant le vrai sens d'un aphorisme d'Hippocrate, sect. I, aph. 3. Voici le texte de Celse. *Sed ut hujus generis exercitationes cibique necessarii sunt, sic athletici supervacui. Nam et intermissus propter aliquas civiles necessitates ordo exercitationis corpus affligit ; et ea corpora, quæ more eo-*

rum repleta sunt, celerrime et senes-
cunt et ægrotant ; c'est-à-dire, « ce genre
» de vie, relativement aux exercices et
» aux aliments, est aussi nécessaire que
» serait superflu le régime athlétique.
» En effet (dans celui-ci), si les affaires
» nous obligent d'interrompre l'ordre
» accoutumé des exercices, le corps s'en
» trouve mal ; et d'ailleurs ceux qui ont
» acquis leur embonpoint par la méthode
» des athlètes vieillissent promptement
» et tombent facilement malades. »

Une seconde proposition, très-importante, très-remarquable, et qu'on doit
rapporter, ce me semble, à l'abus que
quelques personnes font des remèdes de
précautions, est celle-ci : *Cavendum ne*
in secunda valetudine adversæ præsidia
consumantur : « il faut prendre garde
» d'user dans la santé les ressources de
» la maladie. » — D'ailleurs, les préceptes de Celse portent principalement sur
le régime et le choix des aliments et des
boissons, sur l'usage des bains, les proportions et les relations mutuelles des
repas et des travaux, sur les vomissements diététiques ou le syrmaïsme, et
les exercices gymnastiques. La partie
qui regarde le régime des gens faibles et
d'une constitution délicate est pleine
d'observations judicieuses ; on les doit à
cet auteur, ou du moins il est le premier
que nous sachions qui les ait exposées
dans un ordre et avec une clarté que
nous ne retrouvons point chez Hippocrate. On y voit, ou qu'il a observé sur
lui-même, ou du moins qu'il a puisé ses
préceptes dans l'étude immédiate de la
nature. Il met au nombre des gens faibles la plupart des habitants des villes
et les gens de lettres (*quo in numero*
magna pars urbanorum, omnesque pene
cupidi litterarum sunt). Il passe après
cela aux différences qu'exigent dans le
régime les différentes constitutions, les
âges, les sexes et les saisons. Il expose
ensuite le régime qui convient aux personnes affectées de différentes infirmités,
et celui qui est le plus propre à éloigner
les effets des contagions pestilentielles.
C'est dans le second livre qu'il expose
les qualités et les propriétés des aliments
et des boissons, à commencer du ch.
XVIII. C'est là qu'on retrouve beaucoup
des observations d'Hippocrate mêlées
avec celles qui sont propres à notre auteur, et que malheureusement on rencontre des classifications peu d'accord
avec la bonne physique, des substances
d'une nature essentiellement différente

mises sur le même rang, et des contradictions qui semblent inexplicables. C'est
ainsi que le *cucumis* est mis au rang des
substances que Celse désigne sous le titre *quæ boni succi sunt,* qui forment de
bons sucs ; et se retrouve dans le chapitre
suivant au rang de celles (*quæ mali*
succi sunt), qui forment de mauvais
sucs ; cette division elle-même n'offre
rien de clair et d'intelligible ; et au rang
des choses rafraîchissantes on trouve le
coriandrum à côté du *cucumis*, etc.
Malgré cela, dans l'ère d'Hippocrate,
Celse est un des auteurs dont ceux qui
pensent tireront le plus de profit, et dans
les ouvrages duquel ils s'instruiront le
mieux de la médecine des anciens. —
Le docteur Mackenzie expose assez en
détail, dans son ouvrage, les préceptes
les plus remarquables de ce médecin,
ainsi que ceux des autres écrivains. Je
n'en ferai pas autant ici, parce que ce
détail donnerait trop d'étendue à cet article, et qu'il est plus naturel de le réserver pour l'article RÉGIME, auquel
j'espère donner tous mes soins.

Plutarque, Agathinus.

Plutarque, qui n'était pas médecin, a
donné un excellent traité intitulé : *pré-*
ceptes pour conserver la santé. Ce ne
sont point des idées neuves, mais des
idées exposées d'une manière nouvelle ;
et il est bon de remarquer, dans l'histoire
de notre art, les époques où le mélange
de la philosophie a donné à la médecine
et plus de valeur et plus d'empire sur
les esprits des hommes. L'appareil de la
science et les démonstrations exactes
touchent peu le vulgaire ; Plutarque,
avec des raisonnements moins rigoureux,
mais avec des comparaisons frappantes
et un style enchanteur, orna et fit aimer
les préceptes de l'art. Il donna lui-même
l'exemple, et une vie longue, une santé
vigoureuse, la conservation de toutes ses
facultés jusque dans un âge très-avancé,
confirmèrent la vérité de ce qu'il avait
écrit. Il faisait un grand cas, parmi tous
les autres exercices, de la lecture à
haute voix ; et nous voyons que cet usage
était, en général, regardé par les anciens
comme infiniment salutaire. Il estime
peu le syrmaïsme ou les vomissements
diététiques, si souvent pratiqués chez les
anciens. Il les regarde comme une invention favorable à la gourmandise,
mais contraire à la nature et nuisible à
la santé. Ce qui n'est pas moins remar-

quable, c'est le peu de cas que Plutarque fait des bains froids, si fort en usage de son temps même, et au sujet desquels il s'exprime de cette manière. « L'usage » de se jeter dans le bain froid après les » exercices est plutôt une bravade de » jeune homme qu'une coutume salu- » taire. » Il regarde comme nuisibles aux fonctions intérieures et préjudicia- bles à la transpiration, « cet endurcisse- » ment du corps et cette insensibilité » aux influences extérieures, » qui pa- raissent, dit-il, en résulter. Il ajoute cette considération, « que les personnes » qui usent ainsi des bains froids retom- » bent nécessairement dans cette préci- » sion et cette scrupuleuse régularité » de régime qu'il pense qu'on doit évi- » ter, étant toujours occupés de prendre » garde d'en transgresser les mesures, » parce que la moindre erreur est bien- » tôt punie par des suites fâcheuses. » Quant au bain chaud, » ajoute-t-il, « il vous pardonne bien plus de fautes. » En effet, ce qu'il ôte au corps de ton » et de vigueur est bien moins considé- » rable que ce qu'il lui procure d'avan- » tages, par ses propriétés favorables et » convenables à la digestion. » (Plut., l. c., éd. de Henri Etienne, 1572, in-8°. Græc., p. 227. Lat., p. 226.)

Ce n'est pas ici le lieu d'examiner ce qu'il y a de vrai ou de faux dans cette opinion de Plutarque. Il est seulement bon d'observer que les Romains avaient adopté l'usage des bains froids, surtout depuis Auguste, auquel Antonius Musa avait, dit-on, sauvé la vie par leur moyen ; qu'ils avaient même porté cet usage jusqu'à la manie, et peut-être jusqu'à l'excès ; que Sénèque se vante de sa vigueur à cet égard (*Tantus ego psychrolutes !*). Enfin, que Plutarque écrivait ceci à peu près dans le temps où Agathinus, médecin célèbre et qui exer- çait son art à Rome, donnait les plus grands éloges à l'usage habituel des bains froids, tant pour les hommes que pour les enfants. Mais Agathinus recomman- dait de n'entrer dans le bain qu'après un exercice modéré, au moment où l'on se sent le corps dispos, et avant le repas. Il voulait qu'on s'y plongeât en plusieurs temps et par reprises, en y entremêlant des frictions sèches, et en y joignant l'exercice de la natation. Il ne voulait pas que le froid de l'eau fût glacial ; et il ne croyait pas que dans les grandes chaleurs il fût fort à craindre, avec tou- tes ces précautions, de se baigner même

après le repas du soir. Il ne paraît pas qu'il conseillât le bain froid pour la pre- mière enfance ; mais il condamnait pour cet âge les bains chauds comme très-pré- judiciables à la santé. Il ne les regardait comme utiles qu'aux hommes qui étaient fatigués ou qui étaient resserrés et cons- tipés. (*Voyez Oribas. collec.*, t. x, ch. vii.) Galien cite Agathinus en plusieurs endroits, mais non pas relativement à ses opinions sur l'*hygiène*.

Ce qu'il y a de vrai, c'est que Plutar- que a certainement été trop loin en exa- gérant les assujettissements qu'exigent les bains froids ; et que leur utilité a tou- jours été bien reconnue des bons obser- vateurs, en évitant toutefois les impru- dences qui les rendraient dangereux, et en ne contractant pas à cet égard une habitude, dont tôt ou tard l'empire de- vient à charge. Je ne parle pas ici des deux discours de Plutarque sur l'usage de la viande, où il s'élève contre cette coutume, plus par des raisonnements philosophiques que par des motifs de sa- lubrité. Lui-même d'ailleurs en usait, comme l'observe Mackenzie, et il paraît avoir composé ces discours dans le des- sein plutôt de développer des idées in- génieuses, que d'opérer une réforme dans les usages de son temps. — Aux écrivains qui ont écrit sur l'*hygiène* dans l'espace du temps dont on vient de parler, on peut joindre ceux qui ont traité des aliments. Galien parle de Xé- nocrate, qui vivait sous le règne de Ti- bère, et qui a écrit un Traité des poissons renfermé dans la collection de Photius ; mais qui, comme le dit Mackenzie, ren- ferme peu de choses utiles. Dioscoride, qui vivait sous Néron, a inséré dans son ouvrage, au milieu des médicaments qui en font la matière principale, différents articles sur les aliments et les assaison- néments et sur leurs propriétés ; c'est surtout dans le liv. ii et le liv. v qu'en trouve ces articles, dont le mérite en gé- néral est médiocre. Ce n'est pas au nom- bre des auteurs d'*hygiène* qu'il faut ran- ger Cœlius Apicius, quoiqu'il ait fait un recueil des recettes de cuisine de son temps. Il vivait sous le règne de Trajan. Mais Pline le naturaliste, qui vivait sous Vespasien et Tite, offre sur l'Histoire naturelle des substances alimentaires, sur les propriétés qui leur étaient attri- buées, et sur les usages des Romains de son âge, tout ce que la curiosité peut désirer ; et les charmes du style, les ré- flexions philosophiques et profondes dont son ouvrage est rempli, dédommagent des erreurs et de la crédulité qu'on est trop souvent obligé de lui reprocher. — En parlant des philosophes qui, dans ce siècle, se sont occupés de la conservation des hommes et de leur perfection physique, on aurait tort de ne pas citer encore Aulus Gellius (Aulu-Gelle), et ses *nuits attiques*, dans lesquelles on trouve (liv. xii, c. 1) un passage digne de remarque sur l'allaitement maternel et sur les inconvénients des nourrices mercenaires, qui, à Rome, étaient choisies le plus communément parmi des esclaves étrangères. C'est Favorinus, philosophe célèbre de ce temps, né à Arles, qui est supposé parler à la mère d'une dame romaine.

« Quum mater puellæ parcendum ei
» esse diceret adhibendasque puero nu-
» trices, etc.... Oro te, inquit, mulier...
» Sine eam totam integram esse matrem
» filii sui.... Pleræque istæ *prodigiosæ*
» mulieres fontem illum sanctissimum
» corporis, generis humani educatorem,
» arefacere et extinguere, cum periculo
» quoque aversi corruptique lactis, la-
» borant; tanquam pulchritudinis sibi
» insignia devenustet.... Non idem san-
» guis est nunc in uberibus, qui in utero
» fuit? Nonne hac quoque in re solertia
» naturæ evidens est, quod postquam
» sanguis ille opifex in penetralibus suis
» omne corpus hominis finxit, adventante
» jam partus tempore, in supernas se
» partes profert, ad fovenda vitæ ac lucis
» rudimenta præsto est, et recens natis
» notum et familiarem victum offert?
» Quamobrem non frustra creditum est,
» si intus valeat ad fingendas corporis
» atque animi similitudines vis et natura
» seminis, non secus ad eamdem rem
» lactis quoque ingenia et proprietates
» valere. Neque in hominibus id solum,
» sed et in pecudibus animadversum;
» nam si ovium lacte hædi, aut caprarum
» agni alantur, constat ferme in his la-
» nam duriorem, in illis capillum gigni
» teneriorem..... Quæ, malum, igitur
» ratio est, nobilitatem istam modo nati
» hominis, corpusque et animum bene
» ingeniatis primordiis inchoatum, insi-
» tivo degenerique alimento lactis alieni
» corrumpere?.... Si præsertim, ista
» quam ad præbendum lactem adhibebi-
» tis, aut serva aut servilis est, et, ut
» plerumque solet, externæ atque bar-
» baræ nationis; si improba, si informis,
» si impudica, si temulenta est. »

« La mère de la jeune femme lui ayant

dit qu'il fallait ménager l'accouchée et donner une nourrice à l'enfant, etc...... Ah! madame, dit-il, je vous en conjure, permettez-lui d'être tout-à-fait et complètement la mère de son fils.... La plupart de ces femmes *monstrueuses*, au risque des accidents dont les menace un lait égaré et corrompu, se donnent bien des peines pour tarir et dessécher cette source sainte et sacrée de leur corps, destinée à faire la première éducation du genre humain; comme si les grâces qui les embellissent devaient en recevoir quelque outrage !..... Le sang qui circule dans les mamelles n'est-il pas le même qui coulait auparavant dans l'utérus? Et l'habileté de la nature ne se manifeste-t-elle pas là d'une manière bien évidente? quand on voit que ce même sang créateur, qui dans le sanctuaire intime de ses opérations, a figuré toutes les parties du corps de l'homme, vers le temps de l'accouchement se porte aux parties supérieures, et là se tient prêt à couver encore les germes de la vie, en fournissant au nouveau-né un aliment déjà familier à ses organes. Ce n'est donc pas sans raison qu'on a pensé que de même que la liqueur virile par sa nature et son énergie a pu esquisser audedans les traits et la ressemblance des corps et des caractères, le lait par ses facultés et les propriétés qu'il reçoit en se formant (*ingenia*) peut pareillement contribuer à compléter le même ouvrage. Et cela ne se voit pas seulement chez les hommes, mais aussi dans les animaux. Car il paraît constant que le chevreau nourri du lait d'une brebis, ou l'agneau allaité par une chèvre, en reçoivent l'un une laine plus rude, l'autre un poil plus souple et plus flexible... Malheureuse, par quelle raison donc, en greffant ainsi sur votre enfant la substance dégénérée d'un lait étranger, allez-vous gâter dès la naissance toute la beauté de cette esquisse si bien commencée en lui de toutes les qualités de l'esprit et du corps?...... Surtout, si celle que vous choisissez pour allaiter votre enfant est ou une esclave ou d'une condition servile, et prise, comme c'est l'ordinaire, parmi des nations étrangères et barbares; encore plus si elle est méchante, grossière, ivrogne, libertine. » — Je n'ai pris dans cet éloquent morceau que ce qui présente les idées et les raisonnements les plus rapprochés de la connaissance physique de l'homme; le passage tout entier mérite d'être lu dans l'original. Favorinus, dont Aulu-Gelle fait ici son principal personnage, vivait sous le règne d'Adrien.

Second temps de la première époque.

Galien.

Galien, né à Pergame dans l'Asie mineure, l'an 131 de l'ère chrétienne, est l'homme qui après Hippocrate a le plus illustré l'art par l'étendue de son savoir et l'excellence de ses écrits. Plein de la lecture d'Hippocrate, il en a analysé, étendu, fécondé la doctrine, par de bonnes applications; et l'anatomie, qui de son temps avait déjà fait de grands progrès, a contribué beaucoup à donner à ses idées un plus grand degré de précision. Ces avantages sont balancés par quelques défauts, une abondance souvent diffuse, une subtilité minutieuse; c'est lui qui, indépendamment du peu de solidité de la fameuse doctrine du chaud et du froid, du sec et de l'humide qu'il avait adoptée, y a ajouté l'extrême et inutile subtilité des quatre degrés, dans lesquels il divisait chacune de ces prétendues qualités; c'est à l'aide de ces divisions purement hypothétiques qu'il prétendait classer et définir les différentes propriétés des médicaments et des aliments. Cette doctrine fut ensuite étendue et eut un grand succès dans l'école arabe; elle fit une grande partie de la science des médecins européens du treizième et quatorzième siècle, qui ne connaissaient que les Arabes, et Galien par les Arabes; elle régna jusqu'au moment où les savants de l'empire grec se répandirent en Europe, et y apportèrent avec leurs manuscrits le goût de l'antiquité; dès lors les livres d'Hippocrate devinrent la règle absolue des écoles, tant en Italie qu'en France et en Angleterre. — Il est bien étonnant qu'un aussi bon esprit que Galien ait donné tant d'importance à des spéculations si peu susceptibles d'une démonstration exacte, et que l'homme qui a d'ailleurs répandu tant de philosophie dans ses écrits, qui a fait le beau traité *de usu partium*, soit le même qui ait donné dans de pareilles frivolités. On conçoit maintenant comment, plein de vénération pour Hippocrate, il n'a pas voulu lui attribuer le traité intitulé: *Des Origines de la Médecine*, dont l'auteur combat précisément cette doctrine déjà en vogue de son temps, renouvelée depuis et amplifiée par Galien, et se sert pour la détruire

des raisonnements les plus solides tirés de la plus simple observation. — Galien doit être regardé, quant à l'*hygiène*, soit comme auteur, soit comme commentateur d'Hippocrate.

Les ouvrages propres à Galien sont: six livres *sur la Conservation de la santé*, un livre traitant cette question, *l'hygiène appartient-elle à la médecine ou à la gymnastique?* un autre livre ayant ce titre: *De la meilleure complexion du corps, de la manière de la connaître, et de la défendre contre les causes qui peuvent la déranger;* un autre traitant *de la constitution, de la bonne constitution, etc., et de sa différence d'avec la constitution athlétique;* trois livres *sur les propriétés des aliments,* un *sur les aliments qui forment de bons ou de mauvais sucs;* un *sur le régime atténuant;* un autre sur *l'exercice appelé de la petite balle,* espèce de jeu analogue à celui de la paume. On joint ordinairement aux livres de Galien sur l'*hygiène* celui qui est intitulé: *De la manière de connaître et de guérir les passions de l'âme,* c'est-à-dire les excès qui en résultent. Chartier en ajoute un autre qui présente le même titre à peu près, et contient des préceptes analogues, si ce n'est que dans l'un de ces titres il se sert de l'expression *des passions de l'âme;* et dans l'autre, de celle *des erreurs de l'âme.* Mais, dans l'un et l'autre livre, le texte de Galien présente également le dernier terme, *fautes* ou *erreurs.* C'est assurément une idée très-sage et très-vraie que de mettre les préceptes de la philosophie au rang des moyens les plus utiles à la conservation de la santé. Enfin une matière fort importante et digne d'une grande considération est celle que Galien traite dans son livre *des habitudes:* divers fragments, et quelques autres traités attribués à Galien, pourraient être joints à ceux-là, mais ils n'ajoutent rien à ce qui y est contenu, et l'esprit ainsi que la doctrine de Galien seront suffisamment appréciés par la lecture de ceux qui viennent d'être cités. En y joignant ses commentaires au nombre de trois sur le livre d'Hippocrate touchant l'*air, les lieux et les eaux;* un commentaire sur celui attribué à Polybe, concernant la *salubrité du régime des particuliers,* et quatre commentaires sur le livre intitulé *de alimento,* on aura tout ce que Galien a donné d'important sur l'*hygiène.* L'abrégé de Lacuna, intitulé *Épitome*

Galeni operum, etc., imprimé à Lyon en 1643, donne une connaissance bien complète des ouvrages de Galien, dont la prolixité avait besoin de ce secours; il sert aussi à feuilleter, sans perte de temps, le texte original, toutes les fois qu'on veut le consulter. — Mackenzie nous donne une très-bonne idée de ce que Galien a ajouté à l'*hygiène*, en s'exprimant ainsi.

« Pour proportionner les règles de l'*hygiène* aux différentes circonstances dans lesquelles les individus se trouvent placés, Galien partage les hommes en trois classes générales. Il met dans la première ceux qui sont naturellement sains, vigoureux, et maîtres, par l'aisance dans laquelle ils vivent, de consacrer à leur santé tout le temps et les soins qu'ils jugent à propos. Dans la seconde, il range les hommes d'une constitution faible et délicate. La troisième classe contient ceux auxquels des occupations indispensables, publiques ou privées, ne permettent pas de manger, dormir, ou s'exercer à des heures réglées. — Pour ce qui est des premières classes, il dit que, pour conserver la vie et la santé aussi long-temps qu'il appartient à l'homme, il est nécessaire que les organes soient naturellement bien constitués. « Il est, dit-il, des gens d'une » complexion si misérable, qu'Esculape » lui-même ne pourrait les faire vivre » au-delà de soixante ans. » Il divise ces premières classes en quatre périodes, l'enfance, la jeunesse, l'âge viril et la vieillesse. Deux de ces périodes, l'enfance et la vieillesse, n'avaient fixé que très-légèrement l'attention des écrivains qui l'ont précédé. Quant à la jeunesse et à l'âge viril (soit parmi les constitutions vigoureuses, soit parmi les constitutions faibles), les règles générales établies par Hippocrate et les autres pour la conservation de la santé sont aussi celles que recommande Galien, et nous ne les répéterons pas ici. — Pour abréger, il y a quatre articles relativement à l'art de conserver la santé, auxquels Galien a donné plus d'attention qu'aucun de ses prédécesseurs, c'est: 1° l'enfance; 2° la vieillesse; 3° les différents tempéraments; 4° les soins nécessaires à ceux qui ne sont pas maîtres de leur temps, etc. »

Le docteur Mackenzie entre ensuite dans le détail succinct des règles les plus importantes que donne Galien, pour conserver la vie et la santé des hommes dans ces quatre états de la vie. Je ne le suivrai pas dans ces détails qui appartiennent mieux à l'article régime qu'à un article historique. Je me contenterai d'insister sur trois objets qui tiennent davantage à l'histoire de l'art; ce sont:

1° L'origine de cette expression, *choses non naturelles*, pour désigner les objets qui font la matière de l'*hygiène*; 2° l'histoire des bains froids, surtout pour les enfants; 3° l'établissement de cette doctrine des quatre tempéraments et de leurs quatre degrés qui, malgré son absurdité, a régné si long-temps dans les écoles.

I. « L'épithète de *non naturelles*, donnée aux choses les plus nécessaires au soutien de notre vie, semble extrêmement choquante et contradictoire, ainsi que l'observe Mackenzie; et il ne paraît pas moins extraordinaire, dit-il, qu'une expression aussi mal imaginée, née du jargon de l'école des péripatéticiens, ait duré aussi long-temps parmi les médecins. Son origine paraît venir d'un passage de Galien, où cet auteur divise tout ce qui concerne l'économie du corps humain en trois classes. La première des choses *naturelles*, c'est-à-dire inhérentes à sa nature; la seconde des choses *non naturelles*, c'est-à-dire hors de sa nature; la troisième des choses *extra-naturelles*, c'est-à-dire différentes du cours ordinaire de la nature. Voici les paroles de Galien tirées de la version latine du livre qui lui est attribué *de Oculis*. » (On le trouve dans Chartier, t. x, § III, c. II, p. 510. Le texte grec ne nous est pas parvenu. La citation de Mackenzie, dans laquelle il n'est pas parlé de l'édition, porte class. VII, lib. de ocul., partie III, c. II.) « Qui » sanitatem vult restituere decenter, de- » bet investigare septem *res naturales* » quæ sunt elementa, complexiones, » humores, membra, virtutes, spiritus » et operationes; et *res non naturales* » quæ sunt sex; aer, cibus et potus, » inanitio et repletio, motus et quies, » somnus et vigilia et accidentia animi; » et res *extra naturam* quæ sunt tres, » morbus, causa morbi, et accidentia » morbum concomitantia. » C'est de là que nous est venue l'épithète de *non naturelles* que nous conservons encore aujourd'hui, quoiqu'il soit impossible de l'entendre sans un commentaire... Hoffmann, par exemple, en appliquant cette épithète à l'air et aux aliments, l'accompagne de cette explication, « a veteribus

4.

» hæ res non naturales appellantur quo-
» niam extra corporis essentiam consti-
» tutæ sunt. » (Diss. 3, doc. 2.) (*Voy.*
Mackenzie, l. c., introduction, première
note.) Cette explication d'Hoffmann s'applique très-bien à l'air et aux aliments ;
mais comment peut-on la transporter
aux évacuations, au sommeil et à la
veille, au mouvement et au repos, et
aux affections de l'âme ?

II. Nous avons vu que l'usage des
bains froids avait été introduit par Antonius Musa, vanté par Agathinus, condamné par Plutarque sur des raisons peu
convaincantes. — Galien est bien loin
d'adopter l'opinion d'Agathinus sur les
bains froids. Quelque cas qu'il en fasse,
à cause de leur action fortifiante, il ne
veut pas qu'on en use avant le temps où
l'accroissement du corps est terminé, et
l'époque qu'il fixe pour en commencer
l'usage est le milieu du quatrième sep-
tennaire, c'est-à-dire à peu près vingt-
quatre ans. Il veut encore que le jeune
homme qui en fait usage ait conservé
toute sa santé et sa bonne constitution,
qu'il ait l'esprit gai et ouvert, c'est-à-
dire qu'il n'ait point de disposition à la
mélancolie et à l'hypochondrie ; il veut
qu'on choisisse, pour contracter cette
habitude, le commencement de l'été,
pour qu'on ait le temps de s'y faire avant
le retour de l'hiver ; que le jour choisi
pour commencer soit calme et aussi
chaud qu'il peut être pour la saison ;
que ce soit aussi dans la partie la plus
chaude de ce jour qu'on se plonge dans
l'eau froide, et que le *gymnastère* ou le
lieu où l'on se dépouille soit bien tempéré. Il faut alors, suivant Galien, qu'on
fasse précéder des frictions plus rapides
et plus fortes que de coutume, et qu'a-
près les onctions d'usage, le jeune
homme se livre à des exercices plus violents ; après ces préliminaires, qu'il
plonge promptement, parce que rien ne
fait frissonner davantage que d'entrer
peu à peu dans l'eau froide, de manière
que chaque partie n'en soit affectée que
successivement. Que l'eau dans laquelle
il plonge ne soit ni tiède ni glaciale.
« Si l'eau tiède, dit Galien, n'a point
» l'avantage d'occasionner le flux et le
» reflux de la chaleur, l'eau glaciale
» saisit trop ceux qui n'y sont pas faits,
» et les refroidit trop profondément. »
Le jeune homme, ajoute-t-il, pourra,
par la suite, s'accoutumer même à supporter celle-ci, mais pour les premiers
temps, il ne faut pas qu'il s'expose à une
eau trop froide, etc. etc. (De la conserv.
de la santé, l. III, ch. IV, éd. de Chartier.)

Avant d'entrer dans ces détails, Galien
dit : « un corps bien constitué ne doit
» point être lavé à l'eau froide, tant qu'il
» est dans le progrès de son accroisse-
» ment, de peur qu'il n'en soit retardé. »
(Ib.) Mais c'est principalement relativement à l'âge le plus tendre qu'il s'élève
fortement contre l'usage des bains froids,
qu'il laisse, dit-il, aux Germains, aux
Scythes et à d'autres nations barbares,
ainsi qu'aux sangliers et aux ours, ne
conseillant à personne de courir le hasard de faire mourir subitement l'enfant
qui vient de naître, dans l'espérance de
l'endurcir et de le fortifier, s'il ne meurt
pas dans cette tentative dangereuse.
(*Voyez* de la cons. de la santé, l. I, c. X.)
Il y a certainement quelque chose de
vrai dans cette proposition, mais il était
faux de dire que l'usage des bains froids
fût naturellement une cause capable de
retarder l'accroissement du corps, et
entre l'usage de plonger un enfant nouveau-né dans l'eau glacée, ou le parti de
proscrire les bains d'eau froide jusqu'à
l'âge de vingt-quatre ans, il y a certainement un grand nombre de degrés intermédiaires. Nous croyons que les réflexions du docteur Mackenzie sur cet
objet méritent d'être rapportées ici ;
d'autant que c'est à l'occasion de ce passage de Galien qu'il les fait dans une
note très-sage et très-bonne à connai-
tre. — Il observe dans le texte, que l'u-
sage recommandé par Galien, de saupoudrer le corps de l'enfant nouveau-né
avec du sel, pour fortifier l'organe cutané, est depuis long-temps abandonné,
et remplacé avantageusement par celui
des bains froids, employés *avec les ménagements convenables* ; il dit dans sa
note : « Le bain froid, en fortifiant les
solides et favorisant la transpiration,
donne aux enfants de la vivacité, de la
chaleur et de la vigueur ; il est très-utile
pour prévenir le rachitis, les descentes,
les scrofules, les toux auxquelles les
enfants sont singulièrement sujets dans
quelques contrées ; la nature semble elle-
même en avoir indiqué l'usage aux hommes, tant dans l'ancien que dans le nouveau monde. Virgile nous apprend que,
long-temps avant la fondation de Rome,
cet usage était établi en Italie, et que
les habitants plongeaient leurs enfants
nouveau-nés dans les eaux vives les
plus froides. »

*Durum a stirpe genus, natos ad flumina primum
Deferimus, sævoque gelu duramus et undis.*

Æn. l. ix, v. 603.

« Guillaume Pen, dans sa lettre au docteur Bainard (Hist. *of cold baths*, part. ii, pag. 29.), s'exprime dans les termes suivants : « Je me suis assuré que » les Indiens de l'Amérique lavent leurs » jeunes enfants à l'eau froide aussitôt » après leur naissance dans toutes les » saisons de l'année. — Pour ce qui est des enfants doués d'une bonne constitution, rien ne peut empêcher de leur faire user des bains froids, surtout si les parents prennent la précaution d'attendre pour cela l'été qui suit la naissance de l'enfant ; par là on évitera le passage trop rapide de la chaleur tiède, au milieu de laquelle s'est développé le fœtus à une température fort différente. Il est encore un moyen de mettre l'enfant à l'abri de tous les accidents que pourrait occasionner une immersion journalière et subite de tout son corps dans l'eau froide ; c'est que la nourrice observe si, au sortir de l'eau, ou du moins après avoir été frotté, essuyé et habillé, l'enfant paraît plein de chaleur et de vivacité ; si cela est, il est hors de doute que l'usage du bain froid lui sera avantageux ; mais si au contraire, l'enfant sort frissonnant et pâle, si surtout quelqu'un de ses membres reste contracté et comme engourdi par le froid, et qu'il ne se rétablisse pas aussitôt après avoir été frotté, essuyé et couvert, il faut cesser pendant quelques jours et essayer de nouveau quand l'enfant paraît plus vigoureux. Si la même chose avait encore lieu, il faudrait y renoncer tout-à-fait. » — Si l'on répond à ces témoignages, que l'usage des bains froids n'est pas nécessaire pour rendre les enfants forts et vigoureux, j'en conviendrai très-volontiers ; mais il faudra aussi que l'on tombe d'accord que leur usage n'est pas aussi nuisible qu'on l'a cru, qu'il ne peut que contribuer à fortifier les jeunes élèves contre les intempéries des saisons, et surtout contre les variations de températures, si souvent nuisibles à ceux qu'on couvre avec tant de soins, et qu'on soustrait avec tant de sollicitudes à toutes les impressions de l'air.

III. Je passe à la doctrine du chaud et du froid, du sec et de l'humide, et des quatre degrés dans lesquels Galien a divisé ces qualités des corps. Ce n'est pas aux aliments qu'il applique ces dis-tinctions, c'est aux médicaments. Voici ce qu'il dit en substance. Je dis en substance, parce que le style diffus de cet auteur ne me permet pas d'insérer ici toute la traduction de son passage. « Quelle que soit la qualité d'un médi-» cament, chaud, froid, sec et humide, » il faut le rapporter à un état moyen, » qui constitue ce qu'on peut appeler le » tempérament parfait. Ayant donc pris » pour objet de comparaison un corps, » quel qu'il soit, dont l'état sera regardé » comme tempéré ; à mesure que les » substances médicamenteuses s'éloi-» gnent du tempérament de ce corps, » elles deviennent, relativement à lui, » plus ou moins chaudes, froides, sè-» ches ou humides ; les unes au premier » degré, les autres au second, au troi-» sième, au quatrième. C'est ainsi, » ajoute-t-il, que l'huile de rose étant » au premier degré de froid, le quatrième » degré sera rempli par la ciguë, le suc » de pavot, la mandragore et la jus-» quiame ; et l'aneth ainsi que le fénu » grec étant au premier degré de chaud, » les substances brûlantes rempliront le » quatrième ; il en est de même du sec » et de l'humide. Il est important, dit-» il, de ne pas confondre ces degrés. Je » me propose d'exécuter cette classifica-» tion, non d'après des probabilités et » des conjectures, mais d'après des ex-» périences précises et exactes. Ouvrage » hérissé de difficultés, mais propre à » affermir et à assurer la marche du mé-» decin : ce sera l'œil à l'aide duquel il » fixera et discernera la vérité ! » (L. iii, de medicam. simpl. facult., éd. Chartier, c. xiii.)

Tels sont les éloges que Galien donne à ce système de classification, dont il n'est pas l'inventeur, mais auquel il se vante d'avoir donné un grand degré de perfection. Son terme moyen est l'homme en général, et en particulier chaque individu, et dans chaque individu spécialement l'organe du toucher ou la peau, avec cette observation, que la constitution de chacun étant différente, ce qui est au nombre des substances chaudes pour l'un se trouve quelquefois au nombre des substances froides pour l'autre, etc. — Quoi qu'il en soit de cette théorie plus qu'hypothétique, je me contenterai de l'avoir indiquée ici, comme plus digne de figurer dans l'histoire des erreurs que dans celle des progrès de l'art ; et je rappellerai à nos lecteurs que le même homme en parlant des propriétés des aliments, ouvrage rempli d'excellentes remarques, dit que c'est à la seule expérience qu'il aura recours pour les déterminer, et non aux raisonnements fondés sur les qualités supposées de ces substances. Aussi présente-t-il de très-utiles observations dans les trois livres qu'il a écrits sur ce sujet. J'ai eu occasion d'en donner une idée succincte à l'article ALIMENT. — Je terminerai cet article comme Mackenzie, par un passage remarquable de Galien, tiré de son traité de la conservation de la santé, où il dit : « Je prie les personnes qui liront ce traité, de ne point se ravaler à la condition des brutes ou à celle des hommes dépravés, en se livrant à leur insouciance, en mangeant et buvant indistinctement tout ce qui flatte leur palais, en se livrant sans réserve à tous les genres d'appétits qui les tourmentent. Qu'ils se connaissent en médecine ou non, peu importe. Qu'ils consultent leur raison, qu'ils observent quelles choses leur réussissent, et quelles autres ne leur conviennent pas ; qu'alors, en hommes sages, ils s'arrêtent à ce qui est utile au maintien de leur santé, qu'ils évitent tout ce que leur expérience leur aura démontré nuisible ; je les assure que l'exacte observation de cette règle suffira pour les faire jouir d'une excellente santé, et que rarement ils auront besoin de médecine ainsi que de médecins. »

Porphyre.

Entre Galien et Oribase, qui est après Galien le premier des médecins grecs dont les écrits nous sont restés, il s'est écoulé un intervalle de deux cents ans. Dans cet espace de temps, nous ne devons point oublier le célèbre Porphyre, disciple de Plotin et de Longin, plus célèbres encore. C'était un de ces hommes extraordinaires, qui, moins occupés des proportions de la nature que des spéculations de leur génie, et cherchant la vertu hors de l'homme et non dans l'homme même, la regardent comme une mesure inflexible à laquelle il faut l'attacher, et sur laquelle il faut rompre, non-seulement ses préjugés et ses habitudes, mais ses facultés mêmes et ses organes. — Porphyre était natif de Tyr. Il vivait vers le milieu du troisième siècle ; il voulut rétablir les abstinences des pythagoriciens. Plotin son maître, philosophe platonicien, s'était attiré une grande considération par ses vertus ; il était

l'oracle de son temps, et les premières familles de Rome lui avaient confié l'instruction et l'éducation de leurs enfants. Il paraît que Porphyre, héritier de son école, voulut en profiter pour ressusciter une secte dont les vertus sévères et les pratiques singulières avaient de quoi plaire à son génie, et lui donnaient occasion de jouer, après Plotin même, un rôle remarquable. Il écrivit un livre sur l'abstinence des nourritures animales dont Burigny nous a donné la traduction. Ce livre est adressé à Firmus Castricius, transfuge de son école, auquel il rappelle les avantages du régime qu'il a abandonné, et combien il contribue tant à la santé du corps qu'à la perfection de l'âme. Il établit son système sur ces deux propositions fondamentales : 1° « que l'empire qu'on acquiert sur ses désirs et sur ses passions contribue pour beaucoup à la conservation de la santé ; 2° que le régime végétal, consistant en des aliments dont l'acquisition est aisée et la digestion facile, est un moyen très-avantageux de parvenir à cet empire sur nous-mêmes. » (*Voyez* MACKENZIE, liv. II.)

À l'appui de sa première proposition il cite l'exemple de quelques-uns de ses amis, qui long-temps tourmentés de la goutte, tant aux pieds qu'aux mains, et s'étant fait porter de lieu en lieu pendant huit années, sans pouvoir obtenir de guérison, se sont trouvés guéris complètement en renonçant à l'ambition et à la soif des richesses, et en s'appliquant à la philosophie, et se sont ainsi débarrassés à la fois des tourments de l'esprit et des souffrances du corps : il demande ensuite si un régime animal, succulent et somptueux, n'exige pas plus de dépense, et en même temps n'aiguillonne pas davantage les passions et les désirs qu'un régime composé de simples végétaux. Il tire de là des conclusions très-étendues, et qui sentent plus, dit Mackenzie, « l'effervescence d'un enthousiaste, ou l'austérité d'un ermite, que la justesse d'esprit d'un physicien instruit. » — Je n'en dirai pas davantage d'un homme qui peut-être eut plus la prétention d'être singulier que raisonnable, et dont les écrits n'ont rien ajouté à la science.

Oribase et les Grecs anciens qui ont suivi Galien.

Oribase et les médecins grecs qu'on nomme *Grecs anciens*, et dont le dernier est Paul d'Egine, n'ont guère écrit sur l'*hygiène* que ce qu'ils ont emprunté de Galien, et des autres écrivains qui leur étaient antérieurs, et dont plusieurs nous sont inconnus. Alexandre de Tralles, le plus original d'entre eux, n'a rien écrit sur la conservation de la santé. Freind place Oribase au milieu du quatrième siècle, vers l'an 360, et Paul d'Egine au milieu du septième, vers 640. Mackenzie observe qu'Oribase est le premier des médecins anciens qui ait parlé des avantages que procure à la santé l'exercice du cheval. « Cet exercice, mieux que tous les autres, fortifie, dit-il, le corps et l'estomac, nettoie les organes des sens, et en aiguise l'activité. » Il ajoute, ce qu'on ne croira guère de nos jours, mais ce qui est vrai dans certaines circonstances seulement, « que cet exercice est très-nuisible à la poitrine. » (Collect. méd., l. 6, c. 24.) Mackenzie dit trop en attribuant ces préceptes à Oribase. Ce médecin n'a fait que recueillir ce qu'avaient écrit avant lui plusieurs écrivains, et ceci en particulier est tiré, ainsi que le dit Oribase lui-même, du trentième livre d'Antillus; Oribase avait entrepris ces collections (*medicinæ collectanea*) par ordre de l'empereur Julien, dont le dessein était que tout ce qu'il y avait d'utile dans les productions déjà trop volumineuses des médecins fût réuni en un seul corps d'ouvrage. — Mackenzie néanmoins, en attribuant à Oribase le premier conseil relatif à l'utilité de l'exercice du cheval, observe que Galien distingue deux espèces d'exercices (*De la cons. de la santé*, liv. ii, c. ii): *l'exercice actif* dans lequel le corps se meut de lui-même, *l'exercice passif* dans lequel le corps est mu par une impulsion étrangère; et qu'il remarque que l'exercice du cheval est un *exercice mixte*. Mackenzie observe outre cela que les anciens ne connaissant pas l'usage des étriers, cet exercice était plus fatigant encore pour eux que pour nous; il ajoute que bien avant Oribase, les Grecs regardaient l'exercice du cheval comme utile, et cite à ce sujet un passage remarquable d'un ouvrage de Xénophon, intitulé οἰκονομικός, ou de l'administration domestique (1); c'est

dans le dialogue d'Ischomachus avec Socrate; Ischomachus ayant raconté à Socrate l'exercice qu'il faisait à cheval en visitant les travaux de sa campagne, Socrate applaudit beaucoup à cette méthode, qui, dit-il, vous procure à la fois *la santé et la force du corps.*

Aëtius, né dans la ville d'Amide en Mésopotamie, est placé par Freind au commencement du sixième siècle. Il ajoute peu de choses à ce qu'a dit Galien, relativement à l'*hygiène*; il en traite spécialement dans le quatrième livre du premier Tétrabible; il donne plus de détails que Galien sur ce qui concerne la santé des enfants, le choix des nourrices, etc. Il parle assez au long dans le troisième livre des exercices, des frictions et des bains, et cependant n'en dit rien de neuf. Mais dans la préface du premier livre, il parle des changements qu'éprouvent les qualités sensibles des fruits dans le progrès de leur maturation, et des différentes propriétés qui en résultent. Ceux qui liront cette dissertation ne doivent pas se laisser rebuter par des expressions que réprouve aujourd'hui l'exactitude de la physique et de la chimie modernes; au milieu de la mauvaise théorie de ces anciens temps, ils pourront discerner des observations qui sont d'un homme exercé à étudier la nature. Lorry fait beaucoup de cas de ce morceau d'Aëtius, et il est bon ici en passant d'avertir ceux qui veulent tirer quelque fruit de la lecture des anciens, de faire moins d'attention à leur manière d'expliquer les phénomènes de la nature, et d'exprimer leurs idées, qu'au fonds même de ces idées et aux bases positives sur lesquelles sont élevées leurs explications. De cette manière on retrouve chez eux des remarques précieuses, des faits importants, et souvent même les éléments de quelques découvertes modernes qu'on est étonné qu'ils aient même entrevues avec aussi peu de secours. — Oribase et Aëtius ont suivi et étendu la doctrine galénique des degrés de froid et de chaud, mais ne l'ont encore appliquée qu'aux médicaments. —

---

(1) La citation de Mackenzie répond à une édition qu'il n'indique pas. Il dit seulement (Xénophon dans ses *Économiques*, liv. 2, sect. 3.) Le livre intitulé *Économique* n'est pas divisé en deux dans l'édition in-folio de Paris, 1725. Ce livre fait le cinquième de ceux intitulés ἀπομνημονευμάτων ou des *choses mémorables*, et on y trouve le passage dont il est question, pages 850 E, et 851 ; A et B.

Paul d'Egine n'est pas un auteur plus original que ceux dont il vient d'être question ; son premier livre roule tout entier sur des sujets relatifs à la conservation de la santé, et il ne nous apprend rien qui ne se trouve dans ses prédécesseurs ; c'est à lui que se termine ce que nous avons à dire du second temps de la première époque. On voit qu'après Galien, tous les auteurs qui appartiennent à ce temps, à l'exception d'Alexandre de Tralles, qui n'a rien écrit sur l'*hygiène*, ne nous ont presque rien laissé qu'ils n'aient puisé dans des sources étrangères. Ils nous ont cependant rendu le service de nous conserver beaucoup de détails relatifs aux coutumes de leur temps, et spécialement à la gymnastique, à l'usage des bains, des exercices et des frictions ; et nous leur devons aussi une connaissance assez complète de l'état de la médecine dans les siècles qui les ont précédés.

Troisième temps de la première époque.

I. *Ecole des Arabes.*

Le troisième temps, que je vais parcourir très-rapidement, présente, s'il m'est permis de parler ainsi, trois dynasties à peu près contemporaines, mais parmi lesquelles celle des Arabes a spécialement dominé, et a imprimé son caractère aux deux autres, par une prépondérance marquée. —Ces trois dynasties, ou plutôt ces trois écoles, sont l'école des Arabes, celle des Grecs modernes, et celle d'Italie ou l'école de Salerne. Celle des Arabes à l'antériorité. Freind nous assigne deux principales époques auxquelles la médecine grecque a pu pénétrer dans l'orient de l'Asie. La première est l'alliance de Sapor, roi de Perse, avec l'empereur Aurélien, dont il épousa la fille. L'empereur envoya avec elle plusieurs médecins pour l'accompagner, et ils s'établirent probablement à Nibur ou Nisabur, capitale du Chorazan, bâtie par Sapor en 272, en l'honneur de son épouse. Il se forma en effet dans cette ville des écoles et des générations de médecins, comme on avait vu en Grèce la race des Asclépiades exercer héréditairement la médecine. De là vient, observe Freind, que les plus célèbres médecins arabes Rhazès, Haly Abbas, Avicenne, se sont formés dans ces parties orientales et y ont puisé leurs connaissances dans les lettres et la médecine.

Néanmoins, ce que dit le même historien à l'article d'Uranius, dans son essai sur l'histoire de la médecine, fait voir que les progrès des Arabes dans cet art n'ont pas été bien grands avant la seconde époque, c'est-à-dire la prise d'Alexandrie en 642. On suppose qu'alors les Sarrasins, qui faisaient un grand cas de la médecine, dans laquelle même Mahomet avait la prétention d'être fort instruit, ont dû épargner les seuls livres auxquels ils attribuassent quelque mérite. Quand cela ne serait pas, il est assurément bien naturel qu'au milieu des savants qui étaient à Alexandrie, et auxquels on sait qu'Amru, général des troupes du calife Omar, fut très-favorable, le peuple arabe ait puisé des connaissances analogues d'ailleurs à ses goûts, et ait ainsi répandu dans l'Orient les principes de la médecine grecque. — Freind observe que la première version des ouvrages des médecins grecs en Orient avait été faite en langue syriaque, par Aaron, en 622, temps auquel vivait Paul d'Egine. Et par conséquent l'origine de l'école arabe connue remonte à l'âge des derniers d'entre les médecins grecs anciens. — Les écrivains arabes dont les ouvrages nous sont restés doivent être divisés en deux écoles, celle d'Orient et celle d'Occident. L'école d'Orient est bien antérieure à l'autre. Cependant Sérapion et Rhazès, qui sont les plus anciens d'entre ceux dont les ouvrages nous sont parvenus, vivaient, l'un sur la fin du neuvième siècle, et l'autre au commencement du dixième ; et le dernier écrivain de cette école qui soit digne de remarque, est Avicenne ; il vivait sur la fin du dixième et au commencement du onzième. Mais avant ceux-là il y en avait eu plusieurs autres célèbres, dont les écrits ne nous sont pas parvenus, et dont Haly Abbas nous a conservé la mémoire ; tels étaient Aaron, Maserjavaye, la famille des Bachtisua, Houaïn, Isaac fils d'Honaïn, Mosué l'ancien ; c'est après eux que sont venus Sérapion et Rhazès ; et c'est après Rhazès que parut Haly Abbas, dont l'ouvrage est attribué par quelques critiques à Isaac dit l'Israélite, auteur antérieur à Rhazès, mais dont il ne nous est rien resté. Cet ouvrage intitulé *Pantechni*, ou la totalité de l'art, est l'extrait de tous les écrivains précédents, qui tous à peu près se sont copiés ou ont copié les Grecs, et qui ont cependant laissé de bonnes observations et des descriptions bien faites de maladies inconnues, ou imparfaitement vues par les anciens. Avicenne est venu depuis Haly, puisqu'il est né dans le temps même où celui-ci publiait son ouvrage, c'est-à-dire en 980.

On peut faire remonter l'origine de l'école d'Occident à l'époque où Abdarhaman, de la famille des Ommiades, à laquelle les Abassides avaient enlevé le califat, s'enfuit en Occident, et fut reçu en Espagne, où les Sarrasins, qui déjà s'étaient établis dans ce royaume dès l'année 711 de notre ère, le reconnurent pour légitime calife. Ce fut vers l'an 750, le 139ᵉ de l'hégyre. Alors Almanzor régnait en Orient, et encourageait les arts et les sciences. Les califes d'Occident se montrèrent jaloux de la même gloire, jusqu'à ce que les rois maures de Maroc s'emparèrent de leur trône vers l'an 1030, ou 420 à 21 de l'hégyre, et firent éclater le même amour pour les arts. Néanmoins, le premier écrivain connu que l'école d'Occident nous ait donné en médecine est Avenzoar, contemporain d'Avicenne. Son témoignage nous apprend qu'avant lui de célèbres écoles étaient établies en Espagne et particulièrement à Tolède ; mais en même temps il paraît que jusqu'à Averrhoès, natif de Cordoue et qui mourut à Maroc en 1198, 595ᵉ de l'hégyre, les auteurs de l'école d'Orient étaient peu connus dans celle d'Occident, soit par l'effet des guerres, soit par celui de l'antipathie de la maison des Ommiades contre celle des Abassides. Avenzoar peut avoir été contemporain d'Avicenne et en même temps très-voisin d'Averrhoès, s'il est vrai, comme les historiens l'assurent, qu'il ait vécu jusqu'à l'âge de 135 ans. On ajoute qu'il parcourut cette longue carrière sans aucune infirmité. Après Averrhoès, Freind place Albucasis, qu'il regarde comme le même qu'Alzaharavius, et qui est le dernier écrivain digne d'estime de l'école d'Occident. Il le place par conséquent à peu près dans le treizième siècle.

Il est une autre classe de médecins qu'on peut regarder comme appartenant aux écoles arabes, ce sont les Juifs. Ils exercèrent la médecine, tant en Orient qu'en Occident. Freind observe qu'ils avaient en Asie une académie dès l'an 204 de notre ère ; qu'ils partagèrent les établissements des Maures en Espagne en 714 ; que surtout sur la fin du dixième siècle, ils étaient dans toute l'Europe les plus généralement instruits dans les sciences cultivées par les Arabes, et qu'ils étaient ordinairement appelés comme médecins auprès des califes, des rois et même des papes. Au commencement du neuvième siècle, les juifs Farragut et Buhahilya étaient médecins de Charlemagne et rédigèrent les tables appelées *Tacuini Sanitatis* ou tables de santé. Ce sont les mêmes qui sont imprimées sous les noms d'Elluchasem Ellimitar, ou au moins, dit Freind, elles étaient très-semblables à celles-là. — Tout ce que ces écoles ont fait pour l'*hygiène* est bien peu de chose. Rhazès et Avicenne ont tiré de Galien tout ce qu'ils ont écrit à ce sujet. Parmi les livres dédiés par Rhazès à Almanzor, prince du Chorazan, il y en a un intitulé *de la conservation de la santé*; et ce qui se trouve dans Avicenne est encore moins digne de l'attention de ceux qui ont lu les Grecs. — Plusieurs observations méritent d'être faites à cet égard.

1º Les exercices gymnastiques se détériorèrent et furent insensiblement abandonnés, à mesure que l'empire romain perdit de sa splendeur. Il ne paraît pas que du temps des Arabes on fit usage d'aucune partie de la gymnastique ancienne, si ce n'est des bains, dont les établissements publics se sont conservés dans l'Orient.

2º Deux grandes erreurs se sont introduites dans l'*hygiène*; la première est celle de l'influence des corps célestes sur la santé, la vie et le sort des hommes, et la prétention absurde de lire leurs destinées dans les astres. La seconde est celle de chercher dans des médicaments particuliers des préservatifs contre les maladies, et de leur attribuer la vertu de conserver exclusivement la salubrité du corps. L'imagination des Arabes, avide du merveilleux, s'accommodait mieux de ces recherches (dénuées de fondement, et qu'on ne peut appuyer d'aucune démonstration raisonnable), que de la progression lente de l'observation, qui ne marche que pas à pas, qui ne franchit brusquement aucun intervalle, et qui n'ajoute foi aux découvertes, qu'autant que la liaison des faits entre eux en démontre la concordance et en établit la vérité. Il était aussi bien agréable de trouver dans une panacée le moyen de prolonger ses jours, sans renoncer à aucune des jouissances de la sensualité, et sans être obligé de recourir au véritable antidote des maux qui abrègent la vie, c'est-à-dire à la sagesse et à la tempérance. Galien nous apprend que déjà du temps d'Hérophile (344 ans avant notre ère, selon l'auteur de l'article Anciens médecins), on connaissait, sous le nom pompeux de *mains des dieux*, des compositions auxquelles on attribuait de grandes propriétés pour la conservation de la santé. Pline parle aussi de quelques panacées connues de son temps ; que de vertus n'a-t-on pas attribuées à la thériaque d'Andromaque? Les Arabes en ont inventé de différentes espèces ; Roger Bacon, le grand Bacon lui-même, lord Verulam, ont ajouté foi à ces absurdes promesses ; et les chimistes ont enfin mis le comble à ces extravagances, auxquelles il ne manquait avant eux que d'être associées à la ridicule prétention de faire de l'or.

3° La doctrine des degrés a passé des Grecs postérieurs à Galien aux Arabes. Cependant il en est qui l'ont rejetée ; et Freind observe qu'Averrhoës blâme Alkind, auteur d'un ouvrage sur les degrés des substances médicamenteuses, d'avoir porté la subtilité de ses distinctions aussi loin, et d'avoir voulu dresser l'échelle des propriétés, sur le modèle de l'échelle des tons musicaux et des progressions arithmétiques. Il lui reproche d'avoir mal entendu ce que dit Galien sur ce sujet. La plupart des auteurs de ce genre ont borné ce système aux seuls médicaments ; mais les médecins de Charlemagne, Farragut et Buhahilya, étendirent cette doctrine aux aliments et à toutes les substances que, d'après Galien, ces médecins ont appelées *non naturelles*. L'ouvrage intitulé *Tacuini Sanitatis*, et publié sous le nom d'Elluchasem Ellimitar, médecin de Bagdad, leur est attribué. Toutes les substances alimentaires qu'ils pouvaient connaître et tous les objets relatifs à l'*hygiène* y sont rangés dans des tableaux appelés *Tacuini*. Ces tableaux sont divisés en cases appelées *domus* ou *maisons* destinées aux différents genres d'observations relatives à chaque substance. Dans la quatrième colonne, ou maison, sont rangés les degrés de chaud, de froid, d'humide, ou de sec, qui leur paraissent convenir à chaque matière. Jean Schott a donné une édition de cet ouvrage avec celui d'Albenguefit et d'Alkind, ainsi que de celui de Buhahylin sur de semblables classifications des maladies sous le titre de *Tacuini Ægritudinum*, il a ajouté des figures qui re-

présentent chaque sorte d'aliment, et tout ce qui caractérise les six choses appelées non naturelles. Cette édition a paru à Strasbourg un 1531. On rougirait de s'arrêter un instant à de pareilles sottises, si elles n'appartenaient pas essentiellement à l'histoire de l'art, et si elles n'avaient pas occupé sérieusement les écoles depuis Galien jusqu'au renouvellement des lettres en Europe ; espace qui comprend treize siècles ; quel espace et quel vide !

II. *École des Grecs modernes.*

Les Grecs modernes ne nous fourniront pas de longues observations. Freind termine la liste des Grecs anciens à Paul d'Egine ; Palladius, Théophile et Etienne de Bysance, quelque incertain qu'il soit de l'âge où ils ont vécu, sont rangés par lui à la tête des Grecs modernes, et d'ailleurs leurs ouvrages ne contiennent rien qui convienne à l'objet dont je m'occupe. Les autres forment également une série peu féconde pour nous, et qui s'étend depuis le dixième siècle jusqu'au treizième, c'est-à-dire depuis Nonus jusqu'à Myrepsus. Dans cette liste, encore moins remarquable que nombreuse, Siméon Sethi, copiste de Mich. Psellus, a donné quelque chose sur la nature de l'aliment, et a dédié ce traité à l'empereur Michel Ducas. Mais l'homme le plus remarquable de cette série est Actuarius. Ses ouvrages renferment plusieurs objets dignes de remarque et très-instructifs sur la médecine de son temps et des temps qui l'ont précédé ; ils ont outre cela l'avantage d'être bien écrits, mérite peu ordinaire aux auteurs du même âge, mais ils contiennent peu de choses relatives à l'*hygiène*. Le troisième livre de la méthode de guérir contient quelque chose sur la conservation de la santé, sur le régime, le choix des aliments, l'usage des bains et des exercices ; ces objets sont traités sommairement depuis le neuvième chapitre jusqu'au douzième, mais on n'y trouve rien de neuf. Il est à remarquer que dans le livre cinquième, chapitre VI, au milieu d'une foule d'antidotes dont Actuarius donne la composition, il en décrit un qu'il appelle *Sanitas*, et dont il assure qu'une dose de la grosseur d'une lentille, prise chaque jour dans du vin, doit préserver, pour toute la vie, de toute espèce d'incommodités et de maladies. Ce seul trait donne la mesure de l'homme et celle des connaissances de son temps, sans qu'il soit nécessaire d'ajouter que cette même recette a la propriété de chasser les *démons* et les *esprits malins*.

III. *École de Salerne et médecins européens jusqu'au renouvellement des lettres.*

Dès le milieu du septième siècle, Salerne était déjà célèbre par la culture des lettres, et les langues hébraïque, arabe et latine y étaient professées. Elle avait une telle réputation dès le temps de Charlemagne, qu'en 802, cet empereur y fonda un collége, le premier, dit Freind, de toute l'Europe, à moins qu'on ne prétende, avec quelques auteurs, que les écoles de Bologne et de Paris sont antérieures à celle de Salerne. Il faut laisser ces recherches à la vanité des corps, qui semblent quelquefois se glorifier davantage des dates reculées qui leur attestent une antique inutilité, que du nombre de travaux et de services par lesquels ils auraient dû constater leur existence. — Le premier homme remarquable que cette école ait produit est Constantin de Carthage dit l'Africain. Il possédait toutes les langues, et fut, à ce qu'il paraît, dit Freind, le premier qui apporta en Italie la connaissance de la médecine grecque et arabe. Il vivait sur la fin du onzième siècle. La date adoptée par Freind est 1060. Il fut appelé à Salerne par Robert Guiscard. Mais nous ne pouvons le citer parmi les auteurs qui ont perfectionné l'*hygiène*. — L'école de Salerne devint bientôt célèbre par un ouvrage auquel elle dut presque toute sa réputation. C'est celui que Jean de Milan rédigea, et qui fut adressé, au nom de l'école entière, à Robert, duc de Normandie, fils de Guillaume, alors désigné roi d'Angleterre, quoiqu'il ait refusé depuis ce trône, et qui passa à Salerne à son retour de la Terre-Sainte; c'est pour cela que cet ouvrage commence par ce vers :

Anglorum regi scribit schola tota Salerni.

Robert avait été blessé au bras, y avait conservé une fistule, et avait eu besoin des conseils des médecins de Salerne. L'ouvrage de ceux-ci est tout entier consacré à des préceptes d'*hygiène*, à l'exception d'un chapitre concernant la fistule, et de quelques autres qui ont rapport à l'usage de la saignée et de quelques remèdes. Ils parlent principalement des aliments et de leur usage, très-peu des autres parties de l'*hygiène*; mais cette production tant vantée n'offre de remarquable et d'étonnant que la réputation qu'elle a eue, et le nombre de commentateurs qui se sont donné la peine d'en faire la base et le thème de leurs réflexions. De ce nombre sont Arnaud de Villeneuve, Curion, Crellius, Costanson, René Moreau (*Voyez* l'ouv. de René Moreau lui-même), et de nos jours un médecin de la faculté de Paris, Levacher de la Feutrie. L'ouvrage de René Moreau contient beaucoup de choses intéressantes, et dans les commentaires d'Arnaud de Villeneuve il y a aussi beaucoup de remarques qui méritent attention, et qui sont dignes d'un autre cadre. Lommius, dans l'épître dédicatoire de son commentaire sur le premier livre de Celse, intitulé *de la conservation de la santé*, caractérise l'ouvrage des médecins de Salerne d'une manière assez convenable, en disant de cette production : « Qua vix scio an quic- » quam in litteris medicorum ineleganquam in litteris medicorum inelegan- » tius sit aut indoctius. » Il y témoigne, à juste titre, son étonnement de voir des médecins abandonner la lecture des anciens et de Celse en particulier, pour se livrer à la méditation d'un ouvrage aussi misérable.

Mackenzie, en citant, à l'occasion de l'école de Salerne, les médecins qui se sont occupés d'écrire en vers, met le premier après Jean de Milan, Castor Durante, médecin du pape Sixte-Quint. Il oublie Eobanus de Hesse, qui a écrit avec au moins autant d'élégance, et qui vivait à la fin du quinzième siècle et au commencement du seizième. Il s'était fait une grande réputation par ses poésies, au point que les uns l'appelaient l'Homère, d'autres l'Ovide de son temps. Il a fait un poème *de tuenda bona valetudine*, divisé en trois parties; la première comprend les éléments, la seconde les préceptes généraux de l'*hygiène*, la troisième quelques réflexions sur les propriétés des médicaments. On y joint un petit poème de J. B. Fiera de Mantoue, intitulé *Cœna* et dédié à Raphaël Rearius. Moreau parle avec éloge de l'ouvrage de Eobanus et de celui de Durante. Mais Mackenzie met au-dessus de tout le poème anglais de Armstrong sur la conservation de la santé. Pour nous, nous y joindrons un poème latin, plein d'imagination, de grâce et d'élégance, que le citoyen Geoffroy a publié de nos jours sous le titre *Hygiène*, et où les lumières de la saine physique semblent prendre un nouvel éclat en se revêtant des charmes de la poésie. Si l'on voulait citer tout ce qu'il y a eu de remarquable en ce genre, il faudrait parler de la *Pædotrophie*, ou de l'art d'élever les enfants à la mamelle, de Scævole de Sainte-Marthe, et de la *Callipédie*, ou de l'éducation des enfants, de Claude Quillet (Calvidius Lætus), dont il y a deux éditions très-différentes en ceci ; dans l'une, il fait une satire sanglante de Mazarin, et dans l'autre, changé par les largesses de ce ministre, il en fait au contraire un éloge outré ; triste exemple et trop suivi de la vénalité des gens de lettres ! Mais si l'on voulait faire un catalogue complet des ouvrages écrits en vers sur l'*hygiène*, ce serait un long et inutile soin, surtout si l'on en croit Réné Moreau qui, de son temps (il vivait sous le cardinal de Richelieu), en comptait déjà plus de 140. Mais mon objet ici est moins de faire une liste des auteurs, que de tracer, autant qu'il est en moi, la marche et les progrès de l'art. Ce n'est point, en effet, l'histoire des individus ou le nombre des artistes qui nous intéresse beaucoup, mais seulement ce qu'ils ont ajouté aux travaux de leurs prédécesseurs ; et les nouveaux traits de lumière que leurs écrits ont jetés sur la science de l'homme et l'art de le conserver.

L'école de Salerne, qui a donné lieu à cette légère digression, ou du moins l'ouvrage auquel on a donné son nom, a paru dans le commencement du douzième siècle, c'est-à-dire après l'an 1100. Une obligation plus grande qu'on a eue à cette école, ainsi qu'à celles de Paris et de Bologne, est d'avoir répandu dans l'Europe le goût de l'étude, et c'est de ce moment qu'une foule d'universités et de colléges furent fondés en Italie, en France, en Allemagne et en Angleterre. Les douze, treize et quatorzième siècles furent l'époque de la naissance de presque toutes les universités, premiers foyers de lumières dans des temps d'ignorance, et depuis monuments de gothicité dans des temps de lumière. — Roger Bacon, Arnaud de Villeneuve, Pierre d'Abano, etc., parurent en Angleterre, en France et en Italie, sur la fin du treizième siècle et au commencement du quatorzième, avant le renouvellement des lettres grecques : ils se distinguèrent de tous leurs contemporains par des talents qui, dans un autre temps, eussent

fait faire à l'art de grands progrès. L'astrologie et la folie du grand œuvre infectèrent la plupart des hommes célèbres de ces temps. Arnaud de Villeneuve est le seul qui ait fait quelque chose de remarquable pour l'*hygiène*. Il a fait un traité de *regimine sanitatis*, un autre sur le même sujet adressé au roi d'Arragon, un traité *de conservanda juventute et retardanda senectute*, et un commentaire sur une partie de l'ouvrage des médecins de Salerne. On trouve dans ces traités d'excellentes *réflexions*, et il y parle en différents endroits du choix de l'air, relativement à l'exposition des maisons et en général aux habitations.

Quatrième temps de la première époque ; depuis le renouvellement des lettres grecques jusqu'à Sanctorius.

Ce fut vers la fin du quatorzième siècle et au commencement du quinzième qu'Emmanuel Chrysaloras commença la révolution qui répandit en Europe la connaissance des lettres grecques, et qui termina le règne des Arabes ; cette révolution s'acheva à la prise de Constantinople, en 1453. Elle ne déracina pas les préjugés astrologiques, et dans ce temps même, vers 1470, Marsilius Ficinus écrivait un traité sur la conservation de la santé, et la prolongation de la vie (*de vita studiosorum producenda*), où il conseille de consulter les astrologues, à l'époque des septennaires, ou années climactériques, de recourir aux pratiques de la magie et d'user de quelques préservatifs contre l'influence maligne des principales planètes. — Mackenzie observe que cette malheureuse folie a duré encore long-temps parmi les médecins même, et que cent cinquante ans après, c'est-à-dire au commencement du dix-septième siècle, un médecin allemand, Martin Pansa, était également imbu de préjugés astrologiques, qu'il a répandus dans un ouvrage intitulé *Aureus libellus de prolonganda vita*, publié en 1615, et dédié au sénat de Leipsick. — Si d'ailleurs l'on passe en revue les ouvrages assez nombreux qui, depuis la renaissance des lettres, jusqu'à l'époque de Sanctorius, ont paru sur l'*hygiène*, et spécialement sur l'usage des aliments, on les trouvera caractérisés par une grande érudition, une connaissance exacte des anciens, une doctrine plus épurée, des jugements mieux motivés que dans tous les siècles précédents. Mais on y observera peu de choses ajoutées à ce qu'ont dit les anciens, si ce n'est, pour ce qui regarde les usages du temps et le régime adopté pour lors. C'est ainsi que Platina de Crémone nous a donné une idée de la cuisine de son siècle, et que Jean la Bruyère de Champier (Jo. Bruyerinus Campegius) nous a donné un traité estimé des aliments en usage en France, dans le seizième siècle, traité dont les extraits ont fourni une grande partie des observations curieuses que Legrand Daussy a réunies dans un ouvrage bien fait sur la vie privée des anciens français. Boerhaave distingue l'ouvrage de la Bruyère Champier de tous ceux de cet âge, et le propose avec celui de Melchior Sebiz (Melchior Sebizius), auteur du dix-septième siècle, comme un de ceux qui peuvent tenir lieu d'un grand nombre d'autres. — Les ouvrages qui, sous le point de vue de l'*hygiène*, se distinguent le plus de tous les autres, dans l'espace de temps sur lequel nous jetons les yeux, sont celui de Cornaro, sur les avantages de la sobriété, et celui de Mercurialis, sur la gymnastique des anciens; ajoutons y aussi le traité intitulé *Historia vitæ et mortis*, du chancelier Bacon.

Cornaro mérite une grande attention, parce que son expérience propre fut la matière de son livre, parce qu'il prouve que l'homme, en s'étudiant lui-même, et ayant la force de se mettre au-dessus de l'attrait du plaisir, pour ne suivre que les mesures de la raison et du besoin, peut perfectionner sa constitution et rétablir ses organes affaiblis par les excès; parce qu'il nous apprend, ce que nous ne savons pas assez, quelle différence il y a entre la mesure du besoin et celle du plaisir, combien nous sommes dupes de nos propres sensations, surtout depuis que l'art de travestir les présents de la nature nous a créé des besoins artificiels, des appétits factices, et nous a fait appeler du nom de faim tout sentiment qui n'est pas étouffé par la satiété. Louis Cornaro, mort âgé de plus de 100 ans en 1566, a écrit quatre discours sur les avantages de la vie sobre; il avait 83 ans quand il écrivait le premier; 86, quand il donna le second. Le troisième parut quand il en avait 91, et c'est à 95 qu'il composa le quatrième. Il s'était vu vers l'âge de 35 à 40 ans attaqué d'un nombre d'infirmités qui semblaient le menacer d'une fin prochaine. Ses maux étaient des douleurs d'estomac

et de reins, avec des attaques de coliques, des atteintes de goutte, et une soif perpétuelle accompagnée de fièvre. Les remèdes furent sans succès; ses médecins lui annoncèrent que la seule ressource qui lui restait était dans un régime extrêmement sobre et régulier; il s'y résolut. Il s'aperçut en peu de temps de l'utilité de ce conseil. La quantité d'aliment qu'il prenait par jour se réduisait à douze onces de nourriture solide, composée de pain, de jaunes d'œufs, de viande, de poisson, etc., et la quantité de liquide (le texte italien porte de *vin*) se montait à quatorze onces. — Cornaro fait encore plusieurs observations dignes de remarque. La première est que, tenant un régime aussi sévère et aussi exact, il se trouva singulièrement peu affecté d'événements et d'accidents, qui ordinairement ont des suites fâcheuses pour ceux qui ne vivent pas avec la même régularité; ce qu'il éprouva dans deux circonstances. L'une où un procès terrible, dirigé contre lui principalement, coûta cependant la vie à son frère et à plusieurs de ses parents, et n'altéra en aucune façon sa propre santé; l'autre où versé dans une voiture, meurtri de la tête et de tout le corps, le pied et le bras démis, il se rétablit sans aucun des secours regardés comme indispensables pour assurer la guérison dans de pareils cas.

Une autre observation non moins digne d'attention est relative aux obligations que nous impose l'habitude. Cornaro, accoutumé à vivre de douze onces d'aliments solides et de quatorze de liquides ou de vin (*oncie quatordici di vino*), se laisse persuader, à l'âge de 78 ans, de porter cette proportion à quatorze des unes, et seize des autres. Son estomac se dérangea, il tomba dans le dégoût et la tristesse, et fut pris d'une fièvre qui dura trente-cinq jours, et dont il ne se rétablit qu'en revenant à sa première mesure. — On peut mettre l'histoire de Cornaro au nombre des belles expériences qui aient été faites en *hygiène*, et par conséquent qui aient contribué à fixer les principes et à concourir aux progrès de l'art. — Léonard Lessius, célèbre jésuite, qui vivait sur la fin du seizième siècle, avant la mort de Cornaro, frappé de la beauté de cet exemple, a écrit un ouvrage sur ce sujet, qu'il termine par la liste des hommes connus que la sobriété de leur vie a fait excéder la mesure ordinaire de la humaine. Son livre est intitulé, *Hygias-ticon, seu vera ratio valetudinis bonæ*, et la première édition est de 1563, à Anvers. Lessius n'est pas le seul que l'exemple de Cornaro ait déterminé à écrire sur la conservation de la santé. Thomas Philologue, de Ravenne, avait déjà écrit un traité intitulé : *De vita ultra annos* 120 *proroganda*; Venise, 1553. Il cite un temps où Venise avait vu plusieurs de ses sénateurs âgés de 100, se montrer en public, entourés de la vénération que leur attiraient leur âge, leurs dignités et leurs vertus ; et attribue à la débauche et au défaut de sobriété la rareté de pareils exemples. Il est le premier, observe Mackenzie, qui ait parlé contre l'établissement des cimetières dans les villes. Cardan, cet homme auquel il ne manquait que d'avoir autant de jugement que d'esprit et d'érudition, a aussi écrit quatre livres sur la conservation de la santé. Dans les trois premiers il traite des aliments, et dans le quatrième de la vieillesse ; l'exemple de Cornaro est l'objet de son admiration et la base de ses préceptes. Il censure Galien, et donne pour preuve de la justesse de ses reproches, que ce médecin célèbre est mort à 77 ans; mais Cardan ne se doutait pas qu'il mourrait lui-même à 75. Une autre preuve du défaut de justesse de cet esprit extraordinaire est qu'il condamne l'exercice comme nuisible à la santé, et que, comparant la longévité des arbres à la durée commune de la vie des animaux, il attribue la longue vie des premiers à leur immobilité.

On ne doit point mettre au dernier rang, parmi les productions de ce siècle, le traité en six livres de la gymnastique de Jérôme Mercurialis. Les trois premiers livres traitent des différents objets relatifs aux exercices, et des différents genres d'exercices en usage chez les anciens ; les trois derniers des effets de ces exercices et de leur utilité pour fortifier le corps et conserver la santé; il est difficile de réunir plus d'érudition et un meilleur jugement que cet excellent auteur. Haller lui reproche cependant une telle prévention en faveur des anciens, que non-seulement il ne dit rien absolument des exercices en usage chez les modernes, mais même qu'il reproche à l'équitation des inconvénients nuisibles à la santé. Sans doute, dit Haller, parce que cet exercice n'était point du nombre de ceux qui faisaient les délices des anciens. Quant à ce dernier reproche, il y a quelque restriction à y mettre. Il faut convenir cependant que, quoique Mercurialis ait fait, d'après les anciens, l'éloge de l'équitation dans son chapitre neuvième du troisième livre, quoique, dans le chapitre VII du sixième livre, il en parle comme d'un exercice très-utile pour conserver la santé des gens qui ne sont point malades, et avantageux même dans les vices des digestions ; il s'étend assez au long dans ce dernier chapitre, sur les inconvénients du grand trot et du galop dans les maladies, et il répète avec quelque complaisance les reproches qu'Hippocrate et quelques autres ont faits à l'équitation, principalement dans l'allure du pas, en attribuant à ce genre d'exercice long-temps continué de vicier les extrémités inférieures, et de produire l'impuissance par la longue pression qu'éprouvent les testicules ; cette maladie était ordinaire aux Scythes; mais il faut ajouter, comme il a déjà été dit, que les anciens ne faisant point usage des étriers, ont dû ressentir davantage ces sortes d'inconvénients. Pour ce qui est de l'amble ou l'entrepas (*equitatio in asturconibus vel tolutariis*), c'est de toutes les allures celle qu'il vante le plus, à cause de sa douceur et de sa vivacité. Quant à l'autre reproche fait à Mercurialis de n'avoir pas dit un mot des exercices modernes, il est également mérité; il s'excuse facilement, quand on considère que depuis la révolution du christianisme, et celle que les Arabes avaient introduite dans les mœurs de l'Europe, les gymnases étaient absolument hors d'usage, et qu'il n'y avait à proprement parler plus de gymnastique.

C'est à la fin du temps et de l'époque dont je parle, qu'il faut placer le traité écrit par Bacon, et intitulé *Historia vitæ et mortis*. Son objet est de chercher les causes de la mort naturelle, et par là de trouver les moyens de prolonger autant qu'il est dans la nature humaine le terme ordinaire de la vie. L'homme vivant perd continuellement, et continuellement aussi il répare ses pertes ; mais cette faculté réparatrice s'épuise et l'homme meurt. Diminuer l'activité des causes qui dissipent, atténuent et détruisent, maintenir la faculté qui répare; amollir et assouplir les parties dont l'induration s'oppose aux effets de la faculté réparatrice, ce serait prolonger la vie humaine autant que le permet l'organisation de nos corps. C'est sur ces idées simples que l'illustre Bacon établit des plans de recherches dignes d'être médités, et qui peuvent encore de nos jours fournir de grandes et importantes matières à réfléchir. Bacon, dans la plupart des matières dont il traite, a rarement mis lui-même la main à l'œuvre; mais il a toujours présenté des vues vastes, des plans de recherches féconds en conséquences, un grand dépouillement des préjugés et des idées accréditées par l'habitude, un appel continuel à l'expérience, une application constante à s'en tenir à la nature, et à la prendre toute seule pour guide. Bacon fut véritablement un grand homme, et, placé, suivant l'ordre des temps, entre l'époque du renouvellement des lettres et celle des premiers progrès des sciences physiques, il semble être venu pour mettre fin à cette stérile admiration dont on était pénétré pour les anciens, faire succéder l'étude de la nature à l'étude des livres, et ajouter aux richesses reconquises par les patients scrutateurs de l'antiquité les produits plus féconds encore d'une observation active et d'une infatigable expérience.

Seconde époque, celle de Sanctorius.

On n'avait point encore découvert la circulation du sang; on n'avait point appris à peser l'air, et l'on ne connaissait point les phénomènes du baromètre; le thermomètre n'était point inventé, et les moyens d'expérience, imparfaits et inexacts, ne laissaient à l'homme curieux d'étudier la nature et d'en apprécier les phénomènes que l'espérance de rencontrer dès à peu près, et nulle apparence de pouvoir soumettre l'observation au calcul. — Sanctorius vint, et déjà il eut la première idée d'un thermomètre, celle d'un point fixe d'où sa graduation pût commencer, et de l'application de cet instrument à l'examen de la chaleur fébrile. Mais ce qui rendit son nom immortel, fut la belle suite d'expériences sur la transpiration insensible qu'il conçut avec autant de génie qu'il mit de patience à l'exécuter. Il imagina de comparer aux aliments pris la quantité des excréments qui sortent du corps, et de les peser comparativement, de peser le corps lui-même dans les différentes circonstances relatives aux évacuations et aux repas; et par là il estima rigoureusement la quantité de parties qui s'échap-

pent de nos corps par les voies de la transpiration. Il fit plus; il observa avec une grande sagacité les relations différentes et les variations de cette évacuation, dont avant lui on n'avait point la théorie; il sut quelle influence elle reçoit de toutes les causes qui affectent nos corps, dans quelle mesure elle est augmentée, diminuée, accélérée, retardée; quelle relation ont ses variations avec l'état du corps et avec les sensations de malaise et de bien-être, de légèreté et de pesanteur, dont nous sommes affectés dans les différentes circonstances de la vie. Toutes les parties de *l'hygiène* se lient étroitement avec ce système d'observation; en sorte que l'ouvrage de Sanctorius est lui-même un véritable traité *d'hygiène*; et quelque degré de perfection que plusieurs savants aient apporté depuis dans ce genre de recherches, leur gloire n'a pas plus éclipsé la sienne, que les travaux des médecins anciens et modernes n'ont fait oublier les ouvrages d'Hippocrate. Le champ est toujours vaste, il semble même s'agrandir de nos jours, mais l'espace parcouru par le premier inventeur porte encore les jalons qu'il y a plantés, et vers lesquels se fixent toujours les regards de ses successeurs et de ses émules.

Néanmoins, avant Sanctorius même, un homme avait conçu une partie de l'idée que ce médecin a si habilement développée et exécutée. Cet homme, Nicolas de Cusa, avait écrit un dialogue sur les expériences statiques et sur les avantages que les médecins pouvaient retirer de leur application au corps humain, pour connaître les proportions des évacuations tant sensibles qu'insensibles. Mais cet homme de génie n'a fait aucun pas dans une carrière qu'il n'a fait qu'indiquer et dans laquelle personne n'est entré avant Sanctorius. Nicolas était né à Cusa, petite ville de l'électorat de Trèves, et a vécu dans le quinzième siècle; Sanctorius est né à Capo d'Istria dans le golfe de Trieste, et a paru sur la fin du seizième. — Le corps transpire, et l'évacuation qui se fait par toute la surface de la peau et par les poumons, pour être peu sensible n'en est pas moins abondante. Elle excède, suivant Sanctorius, la quantité de toutes les autres évacuations réunies. Elle se fait principalement et plus abondamment le matin à l'issue du sommeil. Alors le corps qui s'est déchargé de toutes ses superfluités, revient au même poids qu'il avait le jour précédent à la même heure. Ainsi le surcroît que les aliments et les boissons lui avaient ajouté disparaît, partie par la nutrition qui répare ses pertes, partie par les évacuations excrémentitielles ; tel est l'ordre de la nature. — Si la transpiration est diminuée et n'est point suppléée par d'autres évacuations sensibles, le corps acquiert du poids ; et tôt ou tard il devient malade, ou se décharge enfin par une plus abondante transpiration, et revient alors à son premier poids.

Mais le poids du corps s'entend de deux manières qui sont fort différentes. Dans l'un des sens, c'est le poids qu'indique la balance ; dans l'autre, c'est celui qu'indique le sentiment. Le poids qu'indique la balance est une augmentation de masse ; celui qu'indique le sentiment est une surcharge qui résulte d'une disproportion entre la masse du corps et l'activité des forces. Un corps peut être plus pesant à la balance, et plus léger au sentiment ; c'est un signe d'une grande augmentation dans son activité et sa vigueur. Il peut être plus léger à la balance et plus pesant au sentiment, c'est un signe d'une grande diminution dans les forces et dans l'activité naturelle. Il peut être léger dans les deux sens, c'est simplement alors diminution de substance ; il peut être pesant aussi dans l'un et l'autre sens, c'est la preuve d'une simple surcharge. — La diminution de la transpiration démontrée par la balance est le signe d'une indisposition ; et réciproquement les douleurs, les souffrances et toutes les indispositions du corps, ainsi que les tourments de l'esprit, diminuent la transpiration. — L'excès de la transpiration provoquée violemment donne également lieu à des désordres qui altèrent la santé, et le corps ne se rétablit que par le retour à l'ordre et à la mesure naturelle. — Toutes les autres évacuations augmentées indiquent ou occasionnent une diminution dans la transpiration et en sont les suppléments ; mais la transpiration est l'évacuation des gens forts ; les urines et les selles surtout la contrebalancent et la remplacent dans les constitutions plus faibles ; et les crachats dans les vieillards. — La transpiration est retardée et diminuée par les douleurs du corps, l'inquiétude de l'esprit, le froid pendant le sommeil, la chaleur excessive quand elle cause l'agitation du corps

dans le lit, le travail de la digestion, l'effet d'une médecine, les évacuations sensibles augmentées, la surcharge des vêtements et des couvertures qui fatiguent le corps. — Le froid d'une partie influe plus sur le jeu de la transpiration que le froid qui frappe la totalité du corps. — Le froid chez les gens forts augmente la transpiration ; chez les faibles, il la diminue ; la chaleur qui, dans les grandes ardeurs de l'été, se fait sentir d'une manière pénible, empêche la transpiration ; celle au contraire qui la laisse échapper librement n'est point fatigante.

Après les repas, le corps est cinq heures à ne transpirer qu'une livre ; dans les sept heures suivantes, il transpire jusqu'à trois livres ; dans les quatre heures qui suivent, il transpire à peine une demi-livre. C'est dans cet espace de temps qu'il faut recourir aux aliments ; c'est aussi ce temps qu'on doit choisir pour prendre les médicaments. — La transpiration soulage à elle seule plus que les autres évacuations prises ensemble ; la transpiration qui suit le sommeil allège le corps avant que l'on ait éprouvé aucune évacuation sensible. — La nature est trois jours à rétablir la proportion rompue par une seule livre de transpiration retenue contre nature. — Dans l'espace d'un mois, il se fait ordinairement dans le corps des hommes un accroissement de poids, qui se dissipe au bout du mois par une crise, cette crise a lieu au moyen d'urines troubles et abondantes ; elle s'annonce par une lassitude ou une pesanteur de tête, et paraît tenir lieu des évacuations périodiques du sexe. — Voulez-vous vous assurer, par l'examen de la transpiration insensible, des proportions convenables pour prolonger la vie et la santé jusqu'à une grande vieillesse ; observez, après un repas un peu fort, quelle quantité de transpiration se sera faite au bout de douze heures. Ce sera si vous voulez cinquante onces ; observez ensuite, après un jour de diète ou d'abstinence, qui n'aura été précédé d'aucun excès, ce que vous aurez perdu ; ce sera, supposons-le, vingt onces ; prenez un moyen terme entre ces deux mesures de régime, et vous aurez, dit Sanctorius, une mesure qui produira une transpiration de trente-cinq onces ; ce sera la mesure cherchée. — Le moyen de prolonger l'existence des vieillards serait d'entretenir la souplesse de leurs organes et la liberté de leur transpira-

Telles sont les principales bases que Sanctorius établit concernant le système général de la transpiration insensible. Il ne donne pas le détail de ses expériences; il n'en présente que les résultats; ces résultats ne sont pas tous également exacts, ainsi que de bons observateurs l'ont démontré depuis; il faut encore tenir compte des variations que produit nécessairement la différence des climats et des températures; car il ne faut pas oublier que c'est en Italie que Sanctorius a fait ses observations, et que les résultats obtenus par Dodart en France, Keil en Angleterre, Gorter en Hollande, Robinson à Dublin, Rye à Korck en Irlande, et Linings dans la Caroline méridionale, ont démontré que les résultats généraux donnés par Sanctorius étant absolument vrais, les proportions de la transpiration cutanée variaient néanmoins en raison de la température, quelle que fût d'ailleurs la force et la vigueur des tempéraments. — Ces premiers principes, posés par Sanctorius, sont réunis dans la première section de son ouvrage; dans les suivantes, il examine quelle est sur la transpiration l'influence de l'air, des bains, des saisons, et des différentes heures du jour, etc.; celle des aliments et des boissons, quant à leur quantité et à leurs qualités; celle du sommeil et de la veille, celle des exercices, de l'usage des femmes, et enfin il détermine les dérangements que les passions de l'âme causent dans les fonctions de l'organe transpiratoire. — Sanctorius n'eut pas plus tôt ouvert cette voie, que la jalousie, ennemie de toute gloire et surtout de celle qui est fondée sur les bases les plus solides, s'occupa de l'attaquer. Ce reproche, qui fait tant d'impression sur les sots, le reproche d'*innovation*; l'appel aux usages reçus, ce moyen si victorieux auprès des âmes paresseuses; ce respect prétendu, ce respect oisif pour l'antiquité, si peu digne d'elle, si funeste au progrès des sciences; tout fut réuni pour anéantir les observations d'un homme qui avait voulu ajouter quelque chose aux travaux des anciens. L'inquisition cependant ne fut point invoquée; mais un Obicius imprima contre lui un livre sous le titre insolent de *Staticomastyx*, c'est-à-dire le fouet de la statique : il est inutile de dire qu'il eut des partisans, mais son nom a été conservé à la postérité par celui de Sanctorius, comme la renommée d'Homère nous a transmis le nom de Zoïle.

Hygiène.

Troisième époque. Renouvellement des sciences physiques.

L'état des sciences physiques et mathématiques n'est point un sujet dont la considération soit étrangère à l'histoire de la médecine. Plus lente dans sa marche que les autres sciences de faits, parce qu'elle est presque réduite à l'observation contemplative, et que l'expérience ne lui est permise qu'avec de grandes réserves, elle s'éclaire du reflet des lumières répandues dans les autres parties de l'étude de la nature. L'*hygiène* est, de toutes les parties qui composent notre art, celle dont la connexion avec les autres sciences physiques est la plus évidente. Nous avons donc ici une raison de plus de rappeler les grandes époques caractérisées par les efforts les plus remarquables de l'esprit humain. — Pendant le quinzième et le seizième siècle, l'étude de l'antiquité avait peu à peu rétabli les vrais principes, résultats de l'observation. Elle fit encore un plus grand bien, elle fit naître dans les esprits actifs l'espoir de s'élever à la hauteur des anciens, de partager leur gloire, de mériter comme eux l'honneur d'instruire et d'éclairer les hommes, et de défricher le champ de la nature en travaillant à la recherche de la vérité.

Déjà les astronomes avaient soumis les opinions anciennes à un nouvel examen. Il y avait près d'un siècle que Copernic avait annoncé que le soleil est au foyer du système planétaire, et que la terre est emportée autour de lui comme Mercure et Vénus, ainsi que Mars, Jupiter et Saturne. Cette nouveauté n'avait point soulevé l'école, et n'avait point éveillé l'inquisition ecclésiastique. C'était à Galilée qu'était réservé l'honneur de cette persécution. On connaissait la polarité de l'aimant, et la boussole, inventée depuis long-temps, servait de guide aux matelots. Kepler venait de calculer les orbites des planètes, et avait déterminé les lois du mouvement auxquelles elles obéissent; il avait le premier appliqué les mathématiques à la physique. Gesner, Rondelet, Matthiole, Dodoëns, Césalpin, Aldrovande, Prosper Alpin, avaient déjà enrichi l'histoire naturelle de leurs recherches; les Bauhin venaient de répandre sur la botanique les premières lumières de l'observation systématique, et cette belle partie de l'histoire naturelle commençait à devenir une science : la chimie, encore énigmatique et mystérieuse, devait cependant plusieurs faits remarquables aux travaux de Roger Bacon, de Raymond Lulle et de Paracelse; et l'anatomie avait déjà été cultivée avec un grand succès par Fallope, Vésale, Botal, Riolan et Dulaurens. — Le dix-septième siècle s'ouvrit par de grands efforts et de grands succès. Galilée assurait la doctrine de Copernic, inventait le télescope; et Toricelli, son disciple, démontrait la pesanteur de l'air, dont bientôt Pascal calculait la progression décroissante, suivant les différentes hauteurs de l'atmosphère; celui-ci résolvait en même temps les principaux problèmes de l'équilibre des liqueurs. Harvey établissait par des expériences incontestables tout le système de la circulation du sang. Aselius découvrait les veines lactées. Avec un génie moins solide, mais plus ardent, les Vanhelmont secouaient le joug de l'antiquité, et quelques justes reproches que leur fassent les sages amis de la nature, le feu de leur enthousiasme hâta sans doute la naissance de la chimie et en prépara les miracles. Ainsi s'apprêtait une lutte honorable entre les modernes et les anciens; Descartes ouvrait le champ du combat et de la victoire; il enseignait aux physiciens à calculer et à douter, et préparait dans sa *méthode* les instruments qui devaient servir un siècle après à renverser son propre édifice. Il semblait que les écoles voulussent des oracles. Aristote, digne d'un autre culte, avait été l'idole des universités; et Descartes le devint à son tour.

De la philosophie de l'art, et de l'étude philosophique.

Ici, après avoir suivi, autant que je l'ai pu, la progression inégale, tantôt plus rapide, tantôt plus lente, quelquefois rétrograde de l'esprit humain dans la route de l'observation, parvenu à une époque où sa marche accélérée s'est comme précipitée vers tous les points de l'étude de la nature, qu'on me permette de m'arrêter et d'examiner quels guides il a pris dans cette route; comment il a su dans les effets trouver les causes, et, multipliant l'observation par l'expérience, s'élever par la raison à la connaissance des principes; à quelles lois il doit obéir pour ne pas s'égarer dans cette carrière; comment la médecine et l'*hygiène* ont pu participer à ce mouvement général, et comment elles pourront par la suite en retirer encore de plus grands avantages.

L'art de procéder dans la recherche de la vérité est proprement ce que nous entendons aujourd'hui par le mot de *philosophie*. Quel que soit le but auquel l'homme veut parvenir, quelque genre de science qu'il se propose d'acquérir, qu'il étudie les rapports et les relations des êtres entre eux, pour les disposer dans un ensemble qui en facilite l'étude et la connaissance; qu'il observe les différentes propriétés de leurs masses et la manière dont elles agissent les unes sur les autres, se contre-balancent, se heurtent ou s'entraînent, pour apprécier et calculer les lois auxquelles ces masses obéissent; qu'il pénètre d'un regard attentif jusque dans leur composition, et que, voyant leurs éléments se disjoindre ou s'unir, et former par leur concours de perpétuels échanges, il s'instruise ainsi de plus en plus des métamorphoses mystérieuses de la nature; ou qu'il considère ce principe éternel de mouvement et d'action de tous les êtres vivants, croissant et se reproduisant; cette propriété singulière de percevoir et de sentir, que l'on croit être l'apanage exclusif des animaux, et qu'il cherche à connaître quelle direction ces deux puissances donnent, au dedans des corps organisés, aux lois des masses et aux combinaisons des éléments; enfin, que, fort de toutes ces méditations, et arrêtant ses regards sur lui-même et sur ses semblables, tantôt élève docile et patient de la nature, tantôt osant l'interpréter, la solliciter et la provoquer, tantôt se croyant maître de lui commander et de la forcer à s'écarter de ses directions pour en suivre de nouvelles, il se flatte de prévenir ou de réparer les désordres qui menacent son existence; en un mot, qu'il soit naturaliste, physicien, chimiste, physiologiste ou médecin; il faut que partout il soit *philosophe* : c'est-à-dire, il faut qu'il sache, en étudiant les faits, en les plaçant dans les relations qui en font apercevoir et saisir les rapports et les conséquences, ordonner ses observations, diriger ses expériences, et mieux encore, les apprécier et en déduire tout ce qu'elles comportent, et rien au-delà de ce qu'elles contiennent; il faut que, maître au milieu de tout cela de son imagination et de son enthousiasme, il sache et juger les autres et se juger lui-même, séparer ce qu'il voit de ce qu'il ne fait qu'entrevoir ; poser une limite entre la route qu'il a faite et la perspective souvent trompeuse qui se développe devant ses yeux ; évaluer les *théories* et distinguer celles qui sont le résultat nécessaire et complet des faits , de celles qui n'en sont que le lien, et qui ne méritent que le nom de *méthodes*; se servir de celles-ci provisoirement et seulement comme du fil d'Ariane, non - seulement pour pouvoir pénétrer dans le labyrinthe, mais encore pour pouvoir en sortir ; et qu'ainsi il marche lentement, tantôt avec rapidité, toujours avec précaution , sans perdre de vue le véritable chemin qui mène à la *vérité*.

Pour satisfaire à toutes ces conditions et pour arriver à la connaissance du vrai, le philosophe a trois guides : le *raisonnement*, l'*expérience* et le *calcul*. De là trois manières d'opérer. L'une est l'art de déduire des conséquences exactes de principes posés, comme vérités fondamentales ; c'est ce qui constitue la *philosophie rationnelle*. La seconde est l'art de constater les principes et de confirmer les conséquences en les démontrant aux sens par le moyen de l'expérience ; c'est ce qui forme la *philosophie expérimentale*. Enfin , l'autre est l'art de mesurer , d'apprécier , et de vérifier par le calcul les procédés sensibles de l'expérience ; c'est la *philosophie mathématique*. De la combinaison de ces trois procédés de recherches , résulte la démonstration complète des vérités cherchées. Ils se prêtent un mutuel secours; la raison invoque l'expérience pour établir ses principes ; et l'exactitude de nos sens a besoin de la précision du calcul pour mesurer l'étendue et la valeur des produits qui résultent de l'expérience. Il n'est pas toujours possible de faire concourir à la fois toutes ces méthodes. Mais constamment on peut dire qu'une science est arrivée au plus haut point de sa perfection, quand elle est parvenue à fonder sa raison sur l'expérience et à certifier l'expérience par le calcul. C'est pour cela que la connaissance des gaz , et les nouveaux moyens de mesurer le calorique , en rendant appréciables et calculables presque tous les éléments des corps, dont une si grande partie se dissipait à l'insu des chimistes anciens , ont fait prendre à la chimie moderne un si brillant essor ; et quand elle connaîtra les mesures et de la *lumière* et de l'*électrique*, qui jouent un si grand rôle dans tant d'opérations, quel degré d'exactitude n'apportera-t-elle pas à ce qu'elle a déjà obtenu de précision ; c'est sans doute faute de pouvoir séparer de l'air , retenir et calculer toutes les émanations, soit odorantes , soit inodores, qui l'altèrent, que l'eudiométrie est encore si infidèle et si trompeuse ; c'est enfin par ce bel et ravissant accord de la raison , de l'expérience et du calcul , que les admirables expériences de Coulomb , son excellent électromètre et son magnétomètre feront toujours une époque mémorable dans l'histoire du magnétisme et de l'électricité. Malheureusement la *médecine* et la *physiologie* nous présentent encore des éléments aussi incalculables que variables, et par conséquent des expériences trop souvent inexactes, incertaines et trompeuses. Puissent les nouveaux moyens qui nous ont été donnés de mettre en œuvre l'organe nerveux et sensible, et d'en déterminer l'influence sur l'organe contractile et moteur , nous faire atteindre de plus près au point de perfection que nous voyons encore de si loin !

Si , après avoir examiné les ressources de l'esprit humain pour parvenir à la connaissance de la vérité , nous voulons nous rendre compte de l'usage qu'il en a fait, nous verrons que l'époque la plus mémorable de la *philosophie rationnelle* remonte au temps où Aristote publia sa *logique*, chef-d'œuvre vraiment admirable de l'analyse de l'entendement humain, où, par le rapprochement de deux propositions démontrées, qui font fonction de *connues*, il enseigne l'art d'en déduire une troisième, c'est-à-dire, de trouver une *inconnue*, dont l'existence est une suite nécessaire de la vérité des deux premières. C'est ainsi que naissent des combinaisons qui, par leur fécondité, enchaînent les unes aux autres des vérités dont la généalogie embrasse tout ce que l'esprit de l'homme peut atteindre et connaître. Cet art , perfectionné par les méditations du plus beau génie de l'antiquité, cette méthode géométrique, transportée des sciences exactes aux autres méditations de l'esprit humain , a néanmoins, comme toutes les choses excellentes, été employée abusivement; et ce qui devrait être la pierre de touche de la vérité et un des instruments les plus précieux de sa recherche, est devenu un moyen de revêtir l'erreur des dehors du vrai. Long-temps complice en apparence des sottises et des puérilités de l'école, le syllogisme a paru , à quelques philosophes de nos jours, mériter d'être rejeté comme une arme dangereuse. Mais quelque soin que l'on prenne d'en déguiser les formes ou d'en abréger la marche, on n'aura pas échappé au véritable vice du raisonnement, toutes les fois qu'on tirera les conséquences sans les mettre en proportion avec les principes, ou sans avoir démontré ceux-ci dans toute leur étendue. Trop long-temps l'autorité a servi de démonstration, non moins en médecine que partout ailleurs; et l'autorité, sans l'appui de l'expérience, n'enfante que des préjugés.

C'est contre elle que s'élevèrent Bacon et Descartes, et déjà du temps de ce dernier le goût de l'expérience commençait à détruire beaucoup d'opinions accréditées sur la foi des anciens. C'est donc moins à lui qu'à son siècle que nous rapporterons l'époque la plus remarquable de la *philosophie expérimentale*; et si, dans notre art, quelqu'un pouvait revendiquer l'honneur de l'avoir créée, ce serait, ainsi que nous l'avons dit, Sanctorius. Mais l'expérience, en frappant nos sens, ne les met pas toujours à portée de connaître la mesure des phénomènes qu'elle leur présente. En déduisant des conséquences plus étendues que les faits qui en sont les principes, en généralisant des rapports partiels, en saisissant, au milieu d'un concours de causes, une seule d'entre elles plus apparente et plus sensible que les autres, on a enfanté de vastes théories dont l'expérience semblait être la base, et que l'expérience a détruites. C'est bien ici qu'est applicable ce mot remarquable d'Hippocrate. « L'expérien- » ce est trompeuse, et le jugement en » est difficile (ou dangereux). » Et quel art en a donné plus de preuves que celui de la médecine ?

C'est donc au calcul qu'il faut recourir pour apprécier l'expérience. Et c'est au commencement du dix-huitième siècle, c'est à l'époque où Newton montra la puissance du calcul en développant les théories de l'attraction, de la lumière et des couleurs, que je place le moment le plus brillant de la *philosophie mathématique*. C'est à l'aide de cette philosophie que non-seulement il assura, mais encore qu'il prédit long-temps d'avance les résultats de l'expérience, lorsqu'il annonça, ce que l'on devait démontrer de nos jours, la *combustibilité du diamant* et la *composition de l'eau*. Depuis lors les philosophes devinrent de plus en plus réservés dans leurs conséquences et dans leurs théories, et la face des sciences a changé en proportion de ce que le calcul leur est devenu plus complètement applicable. — Telle est l'idée qu'il me semble qu'on doit se faire de l'influence de l'esprit philosophique sur toutes les parties de l'étude de la nature.

Progrès des sciences naturelles et expérimentales, les plus utiles à la connaissance de l'homme, dans le cours de la troisième époque.

Toutes les sciences, cultivées avec tant de succès dans le cours de cette époque, ont pris de plus en plus l'empreinte de cet esprit. Les méthodes d'étude et de classification des êtres avaient déjà commencé à aplanir le champ de *l'histoire naturelle*, lorsque Tournefort publia son système, auquel nous devons les succès de Linnæus, qui n'a laissé aucune des parties de cette belle science sans lui attacher son sceau, et dont tant de naturalistes célèbres se sont glorifiés d'être les élèves. Les Jussieu, de leur part, se préparaient dès long-temps à ouvrir une nouvelle route dans la même carrière, et le médecin trouve les vertus, les principes et les caractères organiques des plantes liés d'une manière vraiment admirable, dans les analogies dont ils nous ont tracé le tableau. — La physique possédant successivement le thermomètre, dont la première idée est due à Sanctorius (1), le baromètre, le pendule, la machine pneumatique, les instruments d'optique, et toutes les machines de la physique expérimentale, pesait l'air, en examinait les propriétés physiques, étudiait les phénomènes du vide, ceux du choc et de la chute des

---

(1) Sanctorius a démontré son thermomètre à ses élèves dans ses leçons, 15 ans avant que la description en fût publiée dans ses commentaires sur Avicenne (question 6), imprimés en 1625; par conséquent, 6 ans avant que Drebbel eût donné le sien en 1618. Il avait aussi donné l'idée d'un compteur à pendule, avant que cet instrument eût été inventé par Galilée, et appliqué à l'horlogerie par Huyghens (quest. 56). Sanctorius avait destiné son thermomètre à éprouver la température des malades dans la fièvre, et dans les différents états où la chaleur naturelle paraît altérée.

corps, recevait de Newton la connaissance de la lumière, des couleurs qui la composent, des rapports différents de sa réfraction, et dans le système de l'attraction, entrevoyait l'universalité de cette loi puissante par laquelle les corps agissent les uns sur les autres, en raison inverse du carré de leurs distances respectives, et de laquelle dérivent presque tous les mouvements de l'univers ; un nouvel et puissant agent, répandu partout et presque partout ignoré, obéissait à la voix de Dufay, de Nollet, de Franklin, et s'élançait à volonté de tous les corps de la nature ; l'air et l'eau combinés présentaient à l'observateur attentif les phénomènes d'une dissolution et d'une précipitation alternatives, qui rendaient raison d'une foule de météores atmosphériques, et les bases de la théorie hygrométrique, établies par Leroy, recevaient un nouveau degré de perfection et d'utilité entre les mains de Deluc et de Saussure ; enfin l'homme, plongé dans l'atmosphère, n'était plus entouré d'un monde d'énigmes, et cessait de contempler dans un aveugle étonnement les météores dont il était environné.

La médecine, en se rappelant les erreurs et les promesses trompeuses des élèves de Paracelse, n'oubliera pas qu'aux Vanhelmont, déjà doués d'un meilleur génie, succédèrent en chimie des hommes justement célèbres dans l'art de guérir. Quel qu'ait été le sort de la théorie dont le phlogistique était la base, elle conservera avec vénération les noms de Beccher, de Stahl, de Boerhaave et d'Hoffmann ; elle se rappellera que c'est à Stahl surtout que l'on doit d'avoir banni les rêves de l'alchimie et les folies de la médecine universelle, et dans les ouvrages des deux derniers, elle reconnaîtra que si de tels hommes n'ont pas tiré de l'art chimique d'autres ressources pour celui de guérir et de conserver, c'est qu'il semble qu'une immuable loi réserve à de certaines époques les efforts les plus puissants de l'esprit humain, et qu'il soit pour son perfectionnement, ainsi que pour le développement physique et moral des individus, des âges et des périodes entre lesquels il doit rester stationnaire. Néanmoins, les théories encore imparfaites des fermentations se développaient, et se préparaient à recevoir une plus grande perfection de la connaissance des gaz. La théorie des affinités, exposée par Geoffroy, jetait un nouveau jour sur les échanges et les métamorphoses chimiques, et devait ensuite fournir à Schéele et à Bergmann de puissants moyens d'analyse. Déjà Venel, dès le milieu du siècle, et Black après lui, reconnaissaient la nature du principe qui caractérise les eaux minérales acidules, et préludaient aux découvertes de nos jours. Macbride et Pringle faisaient à la médecine l'application de ce même principe qui se dégage des effervescences et des fermentations, et reconnaissaient sa propriété anti-septique. L'analyse ou le départ des deux substances qui composent la farine du froment était faite par Beccari ; et Rouelle retrouvait dans presque tous les végétaux cette matière glutineuse dont il annonçait déjà l'analogie frappante avec les matières animales. Cartheuser provoquait la défiance des chimistes, au sujet des produits de l'analyse par le feu, lui substituait celle qu'on opère, avec moins de confusion, par l'eau et l'alcool, et l'appliquait avec quelque succès à la connaissance des substances médicamenteuses. Ainsi la chimie commençait à pouvoir fonder sur des bases plus solides l'espérance de fournir de nouvelles lumières à la connaissance de l'homme, et prêtait déjà des secours plus efficaces à la médecine.

L'étude de l'anatomie ne se bornait déjà plus à une stérile contemplation d'organes inanimés. La circulation découverte par Harvey, et le cours des veines lactées observé par Asellius, plaçaient au milieu de cette masse inerte un principe de mouvement et des canaux de restauration ; les travaux de Rudbeck, de Bartholin développaient diverses portions du système lymphatique, qui, longtemps après, devaient se réunir en un ensemble si curieux et si vaste, par les recherches de Hewson, de Hunter, de Sheldone, de Mascagni. L'art d'injecter multipliait à l'infini les ramifications visibles du système vasculaire, et Ruysch avait fait douter s'il existait dans la structure du corps autre chose que des vaisseaux. Leeuwenhoeck, appelant au secours de l'anatomie la puissance du microscope, avait fait connaître un nouveau monde où l'on croyait que se terminait l'organisation des êtres. Malpighi, Duverney, Winstow, Ferrein, Cowper, Albinus, Valsalva, Morgagni, etc., développaient avec plus de précision l'anatomie des organes des sens, des viscères et des organes musculaires, et les divers désordres organiques qui causent, suivent ou accompagnent les diverses maladies. Avant eux, Willis et Vieussens avaient commencé avec succès l'exposition du système des nerfs et l'anatomie du cerveau, qui de nos jours devaient être portés si loin par les travaux de Meckel, de Walter, de Scarpa et de Vicq-d'Azyr; aux efforts de l'anatomie humaine se joignaient les lumières empruntées de l'anatomie comparée; Perrault, Malpighi, Graaf, Grew, Swammerdam ouvraient une carrière, dans laquelle, malgré les excellents travaux de Daubenton sur les quadrupèdes, et les recherches des Hunter, il manquait encore un ensemble; Vicq-d'Azyr nous en a fait concevoir la possibilité et les avantages, et nous voyons, sous de plus heureux auspices, se préparer aujourd'hui l'exécution de ce projet utile, par les recherches anatomiques, déjà si multipliées, de notre collègue Cuvier. Ainsi l'anatomie s'est liée de plus en plus à la physiologie et à l'étude des propriétés des corps organisés; c'est à l'aide de cette union que les principales fonctions du corps ont été examinées avec un succès, dont peut-être un jour la médecine et l'*hygiène* s'applaudiront avec raison. Les phénomènes de la *génération* et ceux *du développement du fœtus*, qui avaient d'abord été recherchés par Fabrice et par Harvey, dans les oiseaux et les quadrupèdes, le furent ensuite dans le poulet par Haller, et depuis par Mauduyt et Vicq-d'Azyr; tandis que dans l'homme, le célèbre Hunter suivait le fœtus presque depuis sa conception, jusqu'à son plus entier développement. Vaillant, dès le commencement de ce siècle, développant le mécanisme de la génération des plantes, faisait disparaître l'intervalle qui paraissait séparer les végétaux des animaux, et posait ainsi les bases du système sexuel de Linnæus. *La transpiration*, dont les phénomènes avaient été si bien développés par Sanctorius en Italie, était soumise aux mêmes épreuves, à Paris par Dodart, en Angleterre par Keil, en Hollande par Gorter, en Irlande par Robinson et par Rye, à la Caroline par Linings; et Gorter surtout donnait à cette doctrine un nouveau degré de précision, tandis que le célèbre Hales, comparant les végétaux aux animaux, dans cette fonction commune aux êtres qui vivent dans l'air, multipliait les rapprochements qui unissent les deux règnes organiques. La *digestion*, long-temps expliquée par les principes mécaniques ou par les diverses hypothèses des fermentations, aussi éloignées alors d'être bien connues que la digestion elle-même, fut soumise enfin à des expériences exactes par Réaumur, dont les essais ont depuis été réitérés avec un succès pareil et de nouvelles vues par l'abbé Spallanzani. Mais une des époques les plus brillantes de la physiologie, une de celles qui ont le plus influé sur la médecine, est celle où Haller, pénétrant dans le sanctuaire de la nature, lui demandait son secret sur les sources de l'action et du sentiment, et développait, par une foule d'expériences ingénieuses, sa théorie de l'*irritabilité* et des rapports du système nerveux et musculaire. Comment alors les phénomènes dont les physiologistes sont si généralement occupés aujourd'hui ne se sont-ils pas présentés à l'œil attentif d'un pareil observateur? Quoi qu'il en soit, de ce moment toutes les théories sur les fonctions animales ont pris une nouvelle direction. Enfin, l'*ossification* et ses progrès, observés d'abord par Duhamel et par Hérissant, ont offert aux physiologistes un spectacle bien intéressant, lorsque les observations pratiques de David sur la *nécrose spontanée*, et les expériences ingénieuses de Troja sur la nécrose artificielle et la régénération des os, eurent développé cette portion intéressante du mystère de la nutrition, et eurent placé l'observateur sur les pas de la nature, dans une de ses plus curieuses opérations. Ainsi, peu à peu l'expérience s'est mise à la place des conjectures, la physiologie humaine et comparée a cessé d'être une carrière seulement ouverte à l'imagination, et les théories, trouvant un appui plus solide, se sont montrées bien près d'être ce qu'elles devraient être toujours, le résultat des faits comparés et les conséquences nées de l'observation de leurs rapports.

Au milieu de tous ces travaux, la *médecine*, appuyée sur les traditions des siècles passés, marche d'un pas timide dans la route de l'expérience. Comparant perpétuellement ce que l'observation lui offre avec ce qu'ont dit les anciens, et cherchant trop peut-être dans les ouvrages des anciens ce qu'elle doit voir dans l'observation; portant un regard curieux et avide et prenant une part active dans les recherches des sciences naturelles et expérimentales, et recevant néanmoins leurs lumières avec la méfiance et la réserve naturelles à ceux qui ont long-temps été trompés ; ne secouant les préjugés qu'avec peine, mais une fois secoués les abandonnant sans retour ; n'étant point maîtresse du temps que la nature a compté et que l'on doit saisir, parce qu'il fuit, et responsable cependant de l'issue de ses tentatives ; elle s'avance lentement et ressemble dans son inquiétude à un économe comptable d'un dépôt précieux. Pourtant de puissants instruments, inconnus des anciens, le *mercure*, le *quinquina*, etc., l'ont mise en état de lutter avec avantage contre la nature même dans des maladies désastreuses ; elle peut également en seconder les directions salutaires par des moyens plus efficaces, au nombre desquels il faut assurément compter l'*électricité* ; et sa marche plus hardie et plus sûre dans le traitement des maladies externes lui a fait ajouter beaucoup aux connaissances et aux succès des temps antérieurs. Mais si nous la considérons dans son ensemble et sous le point de vue de la philosophie de l'art, nous voyons ses efforts pour parvenir à la perfection marqués par différents genres de tentatives.

1° La *doctrine expectante* des anciens dans les maladies aiguës, fondée sur la théorie de la *coction* et de l'obéissance aux mouvements de la nature, reçoit un plus grand degré de précision par l'observation plus étendue des crises, et par l'étude plus scrupuleuse, sinon plus philosophique, de leurs signes précurseurs.

2° La marche des *observateurs praticiens*, affranchie peu à peu des préjugés, et soumettant les systèmes à l'épreuve de l'expérience, est guidée par Sydenham, Mead, Freind, Torti, Huxham, de Haen, Stoll.

3° Les *théories modernes*, cherchant à lier tous les phénomènes à un petit nombre de principes, toutes incomplètes dans leur ensemble, mais vraies presque toutes dans quelques-unes de leurs parties, utiles si on les regarde comme un moyen de simplifier l'étude et d'enchaîner des faits nombreux, en en faisant saisir les rapports les plus essentiels, nuisibles et pernicieuses si on les regarde exclusivement comme l'expression fidèle de la nature et la loi de l'art, mais ordinairement disparaissant au lit des malades, nous présentent tour-à-tour les succès des écoles de Sthal, de Boerhaave, d'Hoffmann, de Cullen, et aujourd'hui de Brown.

4° Enfin, l'esprit méthodique et cet art important de bien décrire et de bien classer, de former des ensembles et d'y coordonner les espèces, d'en tracer à grands traits les caractères généraux, et d'y nuancer avec précision les différences, art précieux, né dans les sciences naturelles et transmis par elles à la médecine, a fait éclore les *méthodes nosologiques*, parmi lesquelles il faut surtout distinguer les nosologies de Sauvages, de Vogel, de Cullen, la pyrétologie de Selle ; et nous ne devons pas non plus oublier que l'illustre Linnæus s'est aussi livré à ce genre de travail, auquel les médecins doivent au moins un degré de précision inconnu jusqu'alors dans la langue médicale. — Si l'on joint à tout cela ce que la connaissance morale et intellectuelle de l'homme, si intimement liée à l'étude de ses facultés physiques, ce que l'analyse de ses sensations et de ses idées, celle de l'entendement et des passions, déjà si bien tracée avant cette époque par Montaigne et par Bacon, ont reçu de perfection des œuvres de Descartes, de Malebranche, de Nicole et des philosophes de Port-Royal, de Locke, de Leibnitz, de Rousseau, de Condillac, et des premiers éditeurs de l'*Encyclopédie*, l'on aura le tableau de tout ce que les sciences, éclairées par l'esprit philosophique, et surtout par la philosophie expérimentale, ont fourni d'éléments utiles à la physique de l'homme et à l'art de le perfectionner et de le conserver.

Progrès de l'hygiène dans le cours de la troisième époque.

L'*hygiène* est bien loin d'avoir, dans cette époque, recueilli tous les avantages qu'elle eût pu retirer de tant de secours. Je parle ici de l'*hygiène* méditée et réduite en théorie et en préceptes par les hommes qui doivent essentiellement s'en occuper. Encore que j'aie déjà parlé avantageusement de plusieurs écrivains, et que d'autres aient encore droit à la même justice, en général cette partie n'a rempli qu'une place très-peu considérable dans les études et dans l'enseignement. Cependant je la regarde comme la base de la connaissance médicale de l'homme, et à beaucoup d'égards comme la clé de l'art de guérir. Cette insouciance, ainsi que je l'ai avancé autre part (journal de Fourcroy, intitulé *Médecine éclairée*, etc., t. IV, p. 226),

me paraît provenir de deux causes:
« 1° de ce que les hommes, peu atten-
tifs à ce qui les affecte quand ils sont en
santé, sont infiniment plus impatients
de se voir délivrés des souffrances qui
les tourmentent, ce qui a déterminé les
médecins à se livrer de préférence à
cette partie de leur art qui leur attire le
plus d'éloge et de confiance et qui leur
est le plus utile, sans songer que les
succès dans cette partie ne peuvent acquérir de vraie solidité que par la perfection des connaissances relatives à
l'état de santé; 2° de ce que les gouvernements modernes, bien moins occupés
que les gouvernements anciens de former des hommes forts et robustes, ont
été fondés bien plus généralement sur
l'art de mettre à profit leurs vices et
leurs défauts, et d'en calculer les produits, que sur celui de perfectionner leur
éducation physique et morale; ce qui
fait qu'on a généralement abandonné un
système qui a fait la gloire et le succès
des peuples anciens, et qui donnait aux
vrais philosophes une grande influence
sur la perfection et le bonheur des peuples. »

Jusqu'à la fin du dix-septième siècle,
tous les ouvrages concernant l'*hygiène*
se sont bornés: 1° à des traités concernant la doctrine de la transpiration, qui
avait pris une grande faveur parmi les
hommes vraiment instruits; 2° à des
commentaires sur cette insipide production connue sous le nom de l'école de
Salerne, et que Réné Moreau orna de
recherches dignes d'un autre texte; 3° à
des compilations plus ou moins utiles
des ouvrages des anciens, telles que
l'ouvrage de Gonthier de Roanne (intitulé *Exercitationes hygiasticæ*), où
l'on trouve aussi des passages dignes de
remarque, relatifs aux usages de son
temps; et le traité de Nonnius intitulé
de re cibaria. Vers le milieu et la fin de
ce siècle, et vers le commencement du
dix-huitième, la théorie physique de l'air
commença à recevoir des applications
utiles. Mayow, si long-temps oublié depuis, paraissait en deviner alors les véritables effets dans la respiration et la
combustion; Boyle et ensuite Hales
cherchaient, sans pouvoir encore les déterminer, quels changements lui étaient
la respirabilité; Hales et Sutton s'occupaient de perfectionner les moyens de le
renouveler; Arbuthnot publiait son
Traité de l'air et celui des aliments, et se
proposait de soumettre ainsi à un nouvel
examen toutes les parties de l'*hygiène*.
Locke écrivait sur l'éducation, et repro-
chait aux instituteurs et aux mères de
son temps le soin qu'ils prenaient de
dérober leurs enfants et leurs élèves à
l'impression salutaire d'un air froid, et
de les élever dans une mollesse et une
recherche de délicatesse vraiment nuisibles à leur santé, au lieu de les endurcir
et de les fortifier par une éducation mâle,
aussi avantageuse pour l'esprit que pour
le corps. Ramazzini s'occupait de la
santé des artisans et des maladies qui les
menacent; Winslow démontrait combien l'usage des corps baleinés était nuisible à la constitution des femmes et des
enfants. Mais ni Locke ni Winslow ne
contribuèrent à réformer les mœurs de
leurs contemporains. Ce fut vers le milieu de ce siècle que Rousseau changea
enfin toutes les idées. Une foule de livres répétèrent ses leçons. Dans le même
temps, des observations multipliées, concernant le régime de l'inoculation et le
traitement de la petite vérole, démon-
traient que l'influence de l'air renouvelé et frais, loin d'être préjudiciable
dans les maladies éruptives, leur était
souvent utile et même nécessaire, et
que le régime convenable aux inoculés
ne devait point être exclusivement un
régime échauffant. Ces faits changèrent
entièrement la méthode du régime tant
dans la médecine que dans l'*hygiène*,
ainsi que la théorie de l'éducation des
enfants, non sans les faire dégénérer
dans beaucoup d'exagérations et d'excès.
Enfin, des ouvrages dignes d'être médités et l'estime publique ont attaché le
nom de Tissot à quelques parties de
l'*hygiène*, dans lesquelles il a eu pour
but la conservation du peuple, celle des
jeunes gens, et de quelques classes de
citoyens spécialement exposés aux maladies qui sont la conséquence de divers
genres de vie. Mais ces ouvrages
même, ainsi que beaucoup d'autres
non moins estimables, n'ont pas à beaucoup près apporté dans l'*hygiène* les
changements qu'on aurait eu lieu d'attendre de l'état des sciences physiques,
jusqu'à la quatrième époque.

Traces de ces progrès, dans les prin-
cipaux ouvrages qui ont contribué à
perfectionner les différentes parties
de l'hygiène.

Pour nous rendre un compte plus
exact et plus utile de l'objet que nous

traitons, développons, autant que nous le pouvons dans un aperçu rapide, les différentes parties de la médecine conservatrice, et voyons, d'après les ouvrages les plus remarquables ou par leur succès ou par leur mérite, ce que chacune a pu retirer d'avantages de l'état des sciences, dans l'époque dont nous avons tracé l'histoire.

Traités généraux.

Si l'on considère les traités généraux d'*hygiène* écrits dans cette époque, on les trouve tous enchâssés dans la division antique dont on doit la première idée à Galien. Nul ne s'en est écarté. On les trouve dans les traités complets de médecine de Sennert, de Rivière, etc., et dans la collection des ouvrages où Juncker à développé la théorie médicale de Stahl son maître. J'ai déjà parlé de l'ouvrage intitulé *Exercitationes hygiasticæ* de Gonthier, et des commentaires de Réné Moreau sur l'école de Salerne. Au milieu de ses contemporains, G. Cheyne s'est écarté souvent des usages et des opinions reçues dans son traité intitulé *de infirmorum valetudine tuenda*; il y prêche presque exclusivement le régime végétal; il paraît vouloir y renouveler la doctrine de Pythagore et de Porphyre, et recommande, ainsi que les anciens, l'usage des vomissements diététiques : du reste, beaucoup d'esprit et de connaissances distinguent cet auteur. Enfin, un des ouvrages les plus estimables et les plus philosophiquement écrits, quoique très-peu étendu, est celui que forment les commentaires de Lorry sur la statique de Sanctorius.

Progrès de l'hygiène dans la connaissance physique de l'homme, de ses rapports avec les climats, des variétés de sa constitution physique, ou de ses tempéraments.

Une des bases principales de l'étude physique de l'homme est l'influence des climats sur sa constitution. Cette étude se fonde sur toutes les connaissances géologiques et physiques, et surtout sur la théorie de l'atmosphère; sur les sciences naturelles et sur l'étude des diverses productions végétales, animales et minérales, tant dans leur rapport avec le climat, que comme indices de la nature du sol et de son influence sur les êtres qui l'habitent; enfin elle repose encore sur les moyens mathématiques de déterminer la mesure de la population, et d'apprécier les causes qui en font varier les proportions, suivant les rapports de ces proportions avec les circonstances qui affectent la salubrité, avec les événements politiques, avec les épidémies, etc. Ainsi, toutes les sciences physiques et naturelles concourent à la perfection de cette partie, qui exige aussi une connaissance des voyages, dont la multiplication, dans cette époque, a fourni une ample matière aux réflexions du médecin qui veut connaître avec quelque précision ce que la constitution de l'homme a de liaisons avec le pays qu'il habite. Zimmermann et Bergmann ont donné des vues sur la géographie physique en général, et le premier (1) a tracé d'une manière ingénieuse les rapports des hommes et des animaux avec les climats et les régions de la terre. Prosper Alpin (2), sur la fin du seizième et vers le commencement du dix-septième siècle, écrivait ses observations sur les Égyptiens et sur la médecine de l'Égypte, et ses traités présentent une topographie de ce pays, tracée de main de maître. Pison, Marcgraff et Bontius (3) ont parlé avec presque autant de talent de la topographie du Brésil et de quelques portions de l'Amérique méridionale; quelques traités et quelques mémoires particuliers nous tracent l'histoire de diverses autres régions, mais peu d'*ouvrages* présentent un tableau mieux fait et un modèle plus parfait dans ce genre, que le Mémoire sur la topographie de Marseille, par le docteur Raymond, inséré dans le second volume des Mémoires de la Société de médecine. Cette société avait entrepris de tracer une description de la France, sous le point de vue de la connaissance médicale des climats, et déjà un grand nombre de matériaux se réunissaient pour l'exécution de ce projet.

La connaissance des variétés que présente la constitution physique de l'hom-

---

(1) *Specimen zoologiæ geographicæ*, Zimmermann.

(2) *Historia nat. Ægypti, et de medecina Ægyptiorum.*

(3) Guill. Pisonis *De Indiæ utriusque re naturali et medecina*, auquel est jointe l'hist. naturelle du Chili, par Marcgraff, et le traité *De medicinâ Indorum* de Bontius.

me, et des tempéraments qui en sont le résultat, est de toutes les choses dont l'étude concourt au complément de l'*hygiène*, une des plus importantes. Il est bien étonnant qu'à cet égard, avec tant de secours de l'anatomie perfectionnée, on ait fait si peu de progrès. C'est presque à la seule habitude de voir qu'a été abandonné cet intéressant objet. A peine s'est-on occupé de réduire l'expérience en théorie. Ce que les anciens nous ont laissé est ce que nous répétons, sans nous donner le soin de l'apprécier. Leurs qualités primitives, ramenées à quatre principaux tempéraments, dont les dénominations sont prises des humeurs vraies ou supposées, sont encore tout ce que le grand Boerhaave nous a présenté dans ses instituts de médecine. Cette doctrine, dont on ne veut plus et qu'on ne s'est pas donné la peine de remplacer, a reçu cependant, plus dans les esprits que dans les ouvrages des médecins, une grande modification de la connaissance de l'irritabilité, et des systèmes établis en médecine sur cette connaissance. On trouve dans les préliminaires du second volume du Traité des aliments de Lorry (pag. 1 jusqu'à la pag. 89), un exposé des idées de l'auteur, sur les sources physiques des différences entre les hommes, dans lesquelles il propose des considérations très-ingénieuses ; mais comme elles sont seulement accessoires à son but principal, elles ne sont pas aussi développées ni aussi précises que l'exigerait un traité des tempéraments. Pour ce qui est des ouvrages faits expressément sur cette matière, on pourrait presque dire que le meilleur que nous ayons sur cet objet est encore, de nos jours, le traité écrit, dans le commencement du dix-septième siècle, par Livinus Lemnius, intitulé *de complexionibus* ; où les divisions théoriques des tempéraments, quoique fondées sur les anciennes hypothèses, sont rapprochées d'une manière assez étendue de l'observation et de l'étude pratique de l'homme ; la plume tombe des mains en voyant un pareil dénuement sur une semblable matière ! Les rapports respectifs de tous les systèmes des parties dont l'homme est composé, du système des os à celui des parties molles, du système des parties contenantes aux fluides contenus, du système lymphatique au système sanguin, du système celluleux au système vasculaire, du système nerveux au système musculaire, de la sensibilité à la force ; les rapports mutuels des viscères entre eux, et les proportions respectives des différentes parties des systèmes généraux, considérés dans les différentes régions dans lesquelles ils se répandent ; de la région cérébrale, à la région pulmonaire et à la région abdominale, du tronc aux extrémités, des centres aux surfaces ; tous ces rapports si vrais, si positifs, si importants, si susceptibles d'être aisément vérifiés, et d'après les différences sensibles des hommes, et par les phénomènes qui accompagnent la succession des âges, étaient-ils donc une considération assez vaine, assez inutile, assez superficielle, pour qu'on ne se donnât pas le soin d'en recueillir les idées éparses, en un système d'ouvrage ? Mais ce n'est pas ici le lieu de m'étendre sur cet objet.

Progrès de l'hygiène dans l'étude des choses qui intéressent la santé.

Après ces préliminaires, nécessaires pour établir la connaissance de l'homme et des hommes ou du *sujet de l'hygiène* ; le principal objet de nos réflexions est l'étude des influences auxquelles il est exposé. Cette étude a toujours été ramenée par les médecins à l'ancienne division connue sous le titre *des six choses non naturelles*. J'ai déjà fait apprécier cette étrange dénomination, et il me semble qu'elle serait bien mieux remplacée par celle de *matière de l'hygiène*, puisque ces choses et la mesure dans laquelle on restreint leur usage sont véritablement les instruments et les moyens dont on se sert pour obtenir la conservation de la santé.

La connaissance de l'air et de ses influences sur l'homme a surtout reçu de grands secours des progrès de la physique dans l'étendue de cette époque. Le *thermomètre*, quoique ses phénomènes sensibles n'indiquent aucune proportion exacte des quantités de calorique correspondantes à ses degrés, le baromètre faisant connaître les changements de pesanteur de la colonne atmosphérique, et correspondant, quoique imparfaitement, avec les différents états de l'eau dans l'air ; les *hygromètres*, susceptibles sans doute de nouveaux degrés de perfection, mais correspondant déjà avec des météores intéressants pour la santé ; les moyens propres à faire connaître l'état de l'*électricité atmosphérique*, auxquels de nouvelles connaissances ajouteront sans doute un nouveau degré de précision , sont des instruments importants dont a profité la météorologie médicale et l'*hygiène*. Les expériences de Duhamel et de Tillet , et celles de Fordyce , de Banks, de Blagden , sur les degrés de chaleur auxquels l'homme peut être exposé sans périr ; la connaissance qu'on a acquise par-là de la propriété par laquelle le corps maintient dans toutes les températures sa chaleur propre, ont détruit des préjugés accrédités par l'autorité du grand Boerhaave. Néanmoins , le traité d'Arbuthnot sur l'air était resté le plus complet de ceux qui, dans le cours de cette époque, ont été spécialement consacrés à l'*hygiène* ; et cependant l'électricité n'était point connue du temps d'Arbuthnot. A ce traité , on était donc obligé de joindre ceux des physiciens qui ont écrit sur l'électricité , sur l'hygrométrie et la météorologie ; il fallait y ajouter la lecture des écrits des médecins , qui ont traité des maladies épidémiques , et qui ont étudié leur correspondance avec les changements atmosphériques, tels que Sydenham, Huxham, Lind , Hillary , et parmi nous un assez grand nombre de bons observateurs, auxquels nous devons ajouter aujourd'hui tous les travaux sur les constitutions épidémiques, provoqués par l'établissement de la société de médecine, ou réunis dans ses mémoires. Les ouvrages publiés sur le danger des sépultures dans les villes , sur le méphitisme des vidanges , ceux auxquels ont donné lieu les vastes exhumations tentées , proposées ou exécutées en différents temps , et dont les plus importants, sont dus à Vicq-d'Azyr et à Thouret, doivent occuper ici une place d'autant plus distinguée, qu'ils présentent les grandes preuves de la pratique ajoutées aux données de la théorie , et que souvent ils réforment celle-ci , et ramènent à leur véritable valeur des propositions quelquefois établies sur des bases qui n'étaient pas suffisamment appréciées ; mais ces ouvrages portent déjà l'empreinte de la quatrième époque, à laquelle ils appartiennent.

Aux réflexions de Locke , aux observations de Winslow et de Buffon , aux réclamations puissantes de Rousseau, sur les vêtements des enfants , répétées de mille manières par les médecins et par les auteurs qui ont écrit sur l'éducation , on n'a presque rien ajouté. Un traité publié sur les habillements par le citoyen Alphonse le Roy , quoique contenant des remarques ingénieuses , est assurément bien loin de suffire aujourd'hui ; et déjà même, bien avant l'époque où nous vivons , un grand nombre de connaissances applicables à cet objet eussent pu en favoriser les développements. En effet , soit que l'on considère les vêtements comme influant sur les puissances musculaires, déterminant ou leur direction , ou les rapports de leurs attaches fixes à leurs attaches mobiles , et s'associant ainsi à la théorie de la gymnastique ; soit qu'on les envisage comme défendant le corps des influences atmosphériques ; les connaissances acquises sur la mécanique animale , et les vues déjà proposées par Franklin et par quelques autres physiciens , sur la propriété conductrice des corps pour la chaleur , eussent pu donner lieu à beaucoup plus de réflexions utiles sur leur matière et sur leur forme ; aujourd'hui cet objet peut être rempli d'une manière encore plus satisfaisante.

Si l'on en excepte les descriptions qui nous ont été données , ou par des médecins, ou par des naturalistes et des voyageurs, des bains publics fréquentés en Russie , en Finlande , dans les pays habités par les Turcs et dans les Indes orientales , les modernes n'ont rien dit de plus que les anciens sur les *bains* , et presque tous les ont considérés plus sous le rapport de la médecine que de l'*hygiène*; on trouve cependant, dans les commentaires de Lorry sur Sanctorius , les éléments de bien des considérations utiles sur ce sujet, digne d'être traité aujourd'hui sous de nouveaux points de vue. Il est de même des *cosmétiques* , *et de toutes les applications faites à la peau* , soit pour l'entretien de la propreté , soit pour relever l'éclat de la beauté , et un ouvrage où l'auteur embellit ses préceptes des graces d'une fiction ingénieuse, sous le nom d'Abdeker, ne peut être regardé aujourd'hui comme remplissant complètement l'objet de l'*hygiène*.

La matière des *aliments* a été traitée plus complètement , dans l'espace de cette époque , et avec plus de succès que toutes les autres. Il faut cependant à cet égard la distinguer en deux temps. Le premier se termine à Arbuthnot, et l'ouvrage de ce médecin sur les aliments peut en être regardé comme le complément. Pendant ce temps, quelques auteurs ont donné des ouvrages très-étendus et dans lesquels il y a plus d'érudition que de véritable physique ; tels sont les traités de Pisanelli, de Nonnius et de Melchior Sebiz, sur les aliments ; ils sont précieux, comme réunissant sous un seul point de vue les travaux des anciens, et en faisant bien connaître la doctrine. Les autres, tels que celui d'Arbuthnot, présentant une érudition moins prolixe, offrent une application, trop souvent illusoire à la vérité, des connaissances chimiques de ces temps, et surtout des analyses par le feu ; mais on y trouve un ordre plus philosophique et des observations pratiques bien ordonnées, et qui annoncent un esprit sage et judicieux. Dans le second temps, la chimie, développant des moyens d'analyse plus simples, a facilité davantage l'examen des matières animales et végétales, et la comparaison de leurs qualités distinctives. L'analyse de la farine de froment, par le simple lavage à l'eau froide, faite en Italie par Beccari, et en Allemagne par Kessel-Meyer, sa séparation en une matière *amidonnée* et une *substance glutineuse*, éveillaient l'attention de tous les chimistes et des médecins. Les travaux de Rouelle ajoutaient à ces premières vues tout ce que les instruments dont on pouvait disposer alors permettaient d'y ajouter. La considération isolée de la matière glutineuse, et son insolubilité dans la plupart des menstrues, faisaient élever beaucoup de doutes sur la salubrité de la farine de froment, employée comme nourriture pour les enfants, et donnait lieu à des exagérations que j'ai cherché à apprécier dans l'article ALIMENT. Les analyses, quoique imparfaites encore, du lait, de l'albumine, du jaune d'œuf et du sang, jetaient déjà un grand jour sur les caractères essentiels de la matière nutritive. L'observation plus approfondie des produits de la fermentation spiritueuse conduisait à la connaissance des liqueurs fermentées, et donnait naissance à des idées plus exactes sur les effets qui résultent de leur usage. Tout ce qu'on a pu connaître alors de plus précis sur la nature propre de la substance alimentaire, sur les variétés de l'aliment qui la contiennent, sur la nature du corps muqueux considéré dans les mucilages, dans les substances sucrées, dans les sucs fermentescibles, et dans les substances gélatineuses, tant animales que végétales, a été réuni, avec autant de sagacité que d'érudition, par le célèbre Lorry,

dans son Traité des *aliments*, que je regarde comme le plus beau résumé de toutes les connaissances acquises sur cette matière à la fin de la troisième époque. J'en ai donné une idée fort étendue dans l'article consacré à cet objet. Cullen, à la tête de sa matière médicale, a aussi donné d'excellentes considérations sur diverses parties de la matière alimentaire. Enfin, on aurait tort de ne pas citer ici, au nombre des hommes qui ont le plus contribué à la perfection de l'art dans cette partie, l'estimable Parmentier, dont les travaux, constamment dirigés vers l'utilité publique, ont fait connaître la nature de beaucoup de substances nutritives, particulièrement des substances farineuses, et ont vengé d'un injuste mépris un des aliments les plus abondants et les plus utiles, la *pomme de terre*. Ce respectable citoyen s'est acquis des droits d'autant plus justes à notre reconnaissance, que c'est à lui peut-être que nous devons aujourd'hui d'avoir échappé aux horreurs d'une disette affreuse, que nous avait préparée la méchanceté des hommes, en dépit de la fécondité de notre sol et des bienfaits multipliés de la nature. La botanique, par l'exactitude de ses descriptions, nous a appris à distinguer l'aliment utile et l'assaisonnement agréable du poison destructeur dans une classe d'aliments trop recherchés ; et les observations de Paulet et de Bulliard, sur les champignons et sur les plantes vénéneuses, ne doivent pas rester ici sans reconnaissance et sans éloge. N'oublions pas non plus d'associer à la gloire de ces savants ceux qui, par leurs travaux, ont éclairé les citoyens sur les dangers qui les menacent trop souvent, et qui ont provoqué la promulgation des lois prohibitives des vaisseaux et ustensiles de cuivre et de plomb, dans les circonstances où ces substances peuvent être attaquées par les aliments et les boissons, et peuvent faire passer des germes destructeurs, sous les dehors trompeurs d'une nourriture salubre, et sous l'attrait d'une liqueur agréable. Les essais de Navier surtout ont mérité une attention particulière de la part des chimistes-médecins, en multipliant les moyens de reconnaître et de détruire un ennemi perfide.

Gorter, en déterminant, avec plus d'exactitude encore que Sanctorius, le moment de la plus abondante transpiration, qui suit le sommeil, en prouvant que jusqu'au moment du réveil elle est presque suspendue ainsi que les autres évacuations ; que c'est dans les instants qui le suivent, que cette excrétion, ainsi que toutes les autres, sort avec plus d'impétuosité et d'abondance, préparée par le repos et provoquée par toutes les puissances motrices qui reprennent alors une nouvelle activité ; nous aidant ainsi à lier ensemble la théorie des aliments, des évacuations, du sommeil, du repos et des exercices ; Gorter a donné à l'*hygiène* une base sur laquelle peuvent reposer avec plus de solidité, d'importantes considérations utiles à la conservation de l'homme. L'analyse de la bile, faite par les chimistes avec une plus grande exactitude, les différents états de l'acide phosphorique dans les urines, déterminés par eux mieux que par leurs prédécesseurs, l'universalité de cet acide reconnue dans l'économie animale, dans la base des os, et même dans les sucs digestifs, ont répandu de nouvelles lumières sur les instruments et les produits de la digestion, ont fait présumer la liaison des différents états des substances évacuées, avec l'ordre et les dérangements de cette fonction, avec l'ordre et les dérangements de l'ossification, et ont préludé aux vues nouvelles et importantes, et aux travaux utiles de Bertholet, de Vauquelin et de Fourcroy, sur les maladies goûteuses, sur les différences de la physiologie des hommes et des animaux, et sur les traits caractéristiques des changements qui s'opèrent par la succession des âges.

La connaissance des mouvements musculaires et de la mécanique animale, approfondie de nouveau par quelques anatomistes, soumise au calcul par le célèbre Borelli dans son traité *de motu animalium*, n'a pu être appréciée par eux entièrement ; parce qu'ils ont bien pu donner la mesure de l'instrument, mais qu'il leur a été impossible de soumettre la puissance même à des calculs exacts. Néanmoins, s'ils n'ont pu faire connaître la totalité de la force et de l'action variable que cette force exerce, au moins en ont-ils fait connaître avec exactitude les éléments constants ; et les vues utiles qu'ils ont proposées, trop oubliées depuis eux, ne doivent point être perdues pour nous. L'étude longtemps abandonnée de la gymnastique, celle de son influence sur le développement des corps et sur l'art d'en prévenir les distorsions, plus par des moyens naturels que par des artifices qu'il faut

réserver pour des cas de maladie, mérite enfin de recevoir de la physique animale, trop négligée sous le prétexte frivole de son insuffisance, des secours plus efficaces. Les médecins se sont trop répété et se répètent trop encore de nos jours, que les calculs de la physique et les produits de la chimie sont toujours trop loin des résultats de la nature. L'œuvre de la nature est un problème composé de connues et de constantes, d'inconnues et de variables : nous persuadera-t-on toujours, ou qu'il faut renoncer à la recherche de ce problème, ou que, pour parvenir à évaluer les inconnues et à fixer les nuances des variables, il faut en négliger les éléments constants et calculables ?

Enfin, ce que l'homme moral a d'influence sur l'homme physique, ce que nos sens, notre intelligence et nos passions ont de pouvoir sur les fonctions qui conservent notre existence, quelque secours que les médecins aient reçu à cet égard des philosophes, n'a encore été exposé par eux que d'une manière bien vague. Cependant les phénomènes du développement comparé de nos facultés physiques, intellectuelles et morales, de leurs dérangements et des rapports que démontrent entre eux les accidents de la santé et de la maladie, ont mis entre les mains des médecins des moyens plus multipliés de parvenir à cette analyse délicate. Ils eussent pu par conséquent, mieux que d'autres, tracer d'après nature les détails intéressants de ce genre d'observation, et ils eussent dû se mettre en état de fournir eux-mêmes aux philosophes et des leçons plus utiles et des considérations plus exactes.

Progrès de l'hygiène dans la théorie du régime.

De la connaissance perfectionnée de l'homme et de celle des choses dont il éprouve l'influence résulte nécessairement l'idée de la perfection du régime. Celui-ci est la conclusion d'un problème dont les autres sont les données. Nous avons présenté une esquisse de l'histoire de l'*hygiène* publique ; pour ce qui est de l'*hygiène* privée et des généralités du régime, on les trouve surtout dans les traités généraux et dans ceux qui concernent les aliments. Le second volume de l'ouvrage de Lorry, avant lui celui d'Arbuthnot, et plus anciennement l'excellent commentaire de Lommius sur le premier livre de Celse, intitulé *de conservanda valetudine*, les recherches du malheureux Bennet sur le régime le plus convenable à la conservation des gens menacés des affections pulmonaires, réunies dans son traité intitulé *Theatrum tabidorum*, offrent tout ce qu'on peut réunir de mieux observé sur la théorie du régime, soit pour ceux qui jouissent d'une santé constante, soit pour ceux dont l'existence est faible et chancelante.

J'ai déjà parlé de ce qui regarde l'éducation et le régime des enfants, et de la révolution qui, à cet égard, s'est opérée parmi nous, fondée sur des observations long-temps méconnues par la timidité des mères et des instituteurs, mais essentiellement vraies et utiles. Cependant leurs conséquences, portées quelquefois trop loin, nous obligent de répéter à ces hommes que les idées tranchantes entraînent, qui ne connaissent qu'un petit nombre de principes, sans vouloir en apercevoir les nuances, qui voient tous les hommes d'un même œil, toutes les circonstances sous un même point de vue, et la nature dans leurs opinions plutôt que leurs opinions dans la nature; nous obligent, dis-je, de leur répéter que tout ce qui est hors des mesures de la vérité est erreur; que toute conséquence générale tirée d'un fait ou de plusieurs faits et appliquée indistinctement à tous les cas, excède nécessairement ces mesures; que le succès d'une témérité peut bien démontrer l'étendue des ressources de la nature, mais n'autorise pas à s'exposer à en passer les limites; enfin, à leur rappeler cette observation de l'excellent Horace, observation si souvent vérifiée dans tous les genres : *Dum vitant stulti vitia, in contraria currunt.* Un des ouvrages qui a pris le plus de faveur parmi nous depuis Rousseau, est le petit traité de M. de Fourcroy, conseiller au bailliage de Clermont, intitulé *Les enfants élevés dans l'ordre de la nature*; il est aujourd'hui entre les mains de toutes les mères, et n'eût-il que ce mérite, il serait digne d'une grande attention. Les préceptes qu'il expose sont vrais et utiles, mais ils ont surtout besoin d'être appréciés avec discernement, et avec les restrictions que les circonstances, la force ou la faiblesse et la susceptibilité des individus rendent indispensables. Au reste, si les écrits des philosophes peu versés dans la médecine ont, par cela même, l'in-

convénient de n'être pas applicables à tous les cas, ce défaut doit se trouver rectifié dans les ouvrages des médecins sur le même sujet. La connaissance des maladies des enfants, l'habitude de les prévoir, de les prévenir et de les traiter, donnent à leurs préceptes plus de variété et plus d'étendue. Sans parler des ouvrages qui ont pour but spécialement le traitement des maladies, il en est qui concernent l'éducation physique en général, et parmi lesquels, encore que les époques où ils ont été publiés leur donnent des empreintes différentes selon les opinions reçues alors, on a distingué, parmi nous, en différents temps, ceux de Brouzet, de Raulin, de Déxessarts, et le petit ouvrage remarquable par sa brièveté, sa simplicité et sa clarté, du citoyen Saucerotte. Je ne crois pas nécessaire, dans une matière où l'on a dit si peu de choses neuves, de rappeler les nombreux ouvrages des étrangers.

Nous sommes loin d'avoir sur la santé des vieillards autant d'écrits que sur celle des enfants. Cependant l'homme, chancelant et faible aux deux extrémités de la vie, a également besoin de soutien, et le vieillard a outre cela besoin de consolation. Galien s'en était occupé; et il existe un ouvrage du commencement du dix-septième siècle, intitulé *Anselmi... Gerocomia.* Cet exemple n'a pas eu beaucoup d'imitateurs. C'est à notre âge à acquitter la dette des autres, et à remplir avantageusement cette lacune de l'art. — J'ai mis au rang des ouvrages qui ont concouru au perfectionnement de *l'hygiène*, les traités de Ramazzini sur les maladies des artisans. En effet, c'est véritablement dans l'étude de ces maladies que le médecin doit aller chercher la leçon de l'expérience sur ce qui convient à la conservation de tant d'hommes utiles, auxquels la société doit ses jouissances. Il serait si important de les soustraire aux influences souvent dangereuses, et quelquefois funestes, qui les environnent; et cependant il manque à l'art une *hygiène* des artisans. La Société de médecine avait eu le dessein d'entreprendre cet ouvrage, qui devait s'unir essentiellement à la collection des arts et métiers, publiée par l'Académie des Sciences. Déjà le citoyen Pajot des Charmes l'avait enrichi d'observations précieuses faites au milieu des ateliers; mais il manquait au zèle et aux lumières de cet estimable observateur des connaissances médicales suffisantes pour donner à ses remarques toute l'utilité et toute l'étendue dont elles auraient été susceptibles. — Je ne répéterai pas ici ce que j'ai déjà dit des médecins qui ont écrit sur la santé du peuple, des pauvres, des gens de lettres, des gens du monde, des militaires, des marins, des Européens qui voyagent dans des climats équatoriaux, et des habitants de nos colonies. Après les noms de Plempius, de Portius et de Ramazzini, qui honorent le dix-septième siècle, le nôtre inscrit avec reconnaissance les noms, déjà cités et dignes d'être répétés encore, de Pringle, de Lind, d'Hillary, de Duhamel, de Poissonnier-Desperrières, de l'illustre Cook, du vénérable Tissot et de Dazille.

Quatrième époque, marquée par la découverte des fluides aériformes et le renouvellement des sciences chimiques.

Sans pouvoir me flatter d'avoir développé, avec une étendue digne du sujet, l'histoire de l'époque dont je viens de donner les principaux traits, je crois avoir fait sentir à peu près quels changements a éprouvés pendant sa durée la théorie de l'art conservateur, et à quels points principaux ses progrès peuvent être rapportés. — Dans l'époque qui nous reste à examiner, c'est moins aux ouvrages déjà publiés sur l'*hygiène* que nous devons nous arrêter, qu'aux moyens que nous avons de les entreprendre avec plus de succès. Nous avons de nouveaux et de puissants secours, nous pouvons par conséquent former de grandes espérances.

Ce n'est pas que quelques ouvrages dans ce genre n'aient paru depuis peu d'années; mais plusieurs, par la nature de leur objet et des détails dans lesquels les auteurs sont entrés, se lient essentiellement avec ceux qui ont paru dans la troisième époque, n'en diffèrent par aucun caractère essentiel, et ont été réunis à eux dans le tableau que nous en avons ébauché. Les rapports faits aux ministres par la Société de médecine, sur le régime des gens de mer, et les ouvrages qui ont concouru pour ses prix sur l'*hygiène militaire*, et qui ne tarderont pas à être mis au jour, peuvent être rangés dans la même classe; et quant aux traités généraux, on a distingué depuis peu parmi nous l'ouvrage du citoyen Tourtelle, et en Allemagne celui

qu'a publié à Iena le docteur Christ.-Guill. Hufeland. Je me contente de les indiquer ici, pour me borner à examiner en ce moment les moyens de perfection que nous offrent les progrès faits par les sciences physique et chimique dans les objets applicables à la connaissance et à la conservation de l'homme.

Histoire abrégée des découvertes qui intéressent l'homme, qui concourent à perfectionner la connaissance de sa constitution physique, et l'intelligence des phénomènes de son organisation.

La quatrième époque, dont nous nous occupons, est principalement remarquable par la découverte des gaz et de la décomposition de l'eau, et par la théorie de l'oxygène; par celle du calorique et par les nouveaux moyens de l'apprécier et d'en calculer les quantités; par la théorie perfectionnée de l'électricité et la précision des instruments imaginés pour en calculer la force ou en recueillir les moindres apparences; par la découverte des phénomènes du galvanisme; par les progrès de l'anatomie comparée; enfin, par la précision donnée à la langue des sciences, au moyen des nouveaux systèmes de nomenclature. — Une plume plus savante a tracé, dans le *Dictionnaire de Chimie*, l'histoire de la découverte des fluides élastiques, que le génie de Vanhelmont avait entrevue au commencement du dix-septième siècle, dont Mayow avait esquissé les phénomènes dans la combustion et la respiration en 1669, à laquelle Boyle et Hales ensuite avaient fourni des expériences dont ils ne prévoyaient pas les résultats, que Venel et Black ont encore pressentie dans leurs travaux sur le principe qui rend les eaux acidules, et qui cependant se dérobait encore à tous les yeux lorsque Priestley ouvrit glorieusement cette carrière, dont les palmes étaient réservées à Lavoisier.

L'action de l'*air* sur les *corps combustibles*, ses combinaisons avec le *carbone* et l'*hydrogène*, la formation des *acides*, et les phénomènes de la composition et de la décomposition de l'*eau* ne sont pas seulement faits pour exciter une admiration stérile; l'homme y trouve le secret de son existence. — La *composition de l'atmosphère* et les proportions de ses parties déterminées ont enfin fait connaître l'air dans lequel nous vivons,

Mais l'art *eudiométrique* et tous les moyens employés pour le perfectionner n'ont encore attesté que les variétés de ces proportions ; et c'est en vain qu'on en a attendu jusqu'ici de véritables épreuves de son degré de salubrité. C'est à l'examen de ses effets sur les animaux qui les respirent, c'est aux altérations que causent les matières qui l'empoisonnent, et aux phénomènes des *asphyxies* qu'il faut recourir pour s'en assurer. Déjà l'on sait au moins que de tous les poisons de l'air, les plus puissants connus, parmi ceux dont les causes nous environnent communément, sont les combinaisons qui forment l'*acide carbonique*, l'*hydrogène carboné* et l'*hydrogène sulfuré*.

L'identité des résultats de la *combustion* et de la *respiration*, les changements semblables que l'air éprouve à la fois dans le poumon et à la surface de la peau, les qualités nouvelles que le sang prend en passant par les vaisseaux pulmonaires, présentent sous un nouveau point de vue les rapports de l'homme avec l'air qu'il respire et l'atmosphère qui l'environne. Dès-lors, la pesanteur et l'élasticité de l'air ont cessé de remplir le premier rôle dans la théorie de ses usages dans la respiration. La vie de l'homme, ainsi que celle des animaux, est devenue, aux yeux du physiologiste, le résultat des combinaisons d'un fluide destiné à renouveler continuellement la surface du globe, dans tous les points qui sont soumis à son action. Mais cette vaste source de vie est-elle inépuisable, et comment, au milieu de ses pertes continuelles et de ses continuelles altérations, peut-elle se réparer et se rétablir ? — Les belles expériences d'Ingenhousz sur les végétaux semblent nous dévoiler ce mystère de la nature. La propriété que la lumière paraît réveiller en eux, de verser un air pur dans le sein de l'atmosphère, de le verser surtout en plus grande abondance dans le contact de l'eau et de l'acide carbonique, nous annonce en eux une fonction inverse de la respiration des animaux, et nous montre les êtres vivants se fournissant mutuellement les matériaux de leur vie, et la nature rétablissant alternativement, pour les uns et pour les autres, les proportions toujours altérables et toujours réparables de l'atmosphère.

Au milieu des combinaisons et des métamorphoses des corps, un être fugitif paraît et disparaît ; échappe à nos regards, se dérobe à l'épreuve de la balance, incalculable dans sa masse, indéfinissable dans sa nature. Le *calorique*, que le thermomètre nous indiquait sans nous en faire connaître les proportions, se laisse enfin saisir ; un de ses effets les plus constants en devient la mesure, et au centre du calorimètre aucune portion de cet être, auparavant inappréciable, n'échappe plus aux calculs de Lavoisier et de Laplace. L'animal qui respire en laisse échapper une grande proportion. Cette proportion, comparée à la quantité d'acide carbonique produit, à celle du gaz oxygène dont l'atmosphère s'est dépouillée, semble attester un autre produit de la respiration, et ce produit répond à l'eau qui s'échappe en vapeur des vésicules pulmonaires. Le calorique uni au sang artériel et transmis avec lui dans toutes les parties du corps, nous donne, au moins en partie, le secret de la *chaleur animale* et des moyens que la nature emploie pour en réparer les pertes.

À cette théorie se joint celle de la *transmission du calorique*, à travers les différents corps de la nature, au moyen de leurs propriétés conductrices. De grandes variétés et des phénomènes bien peu connus jusqu'à nos jours, développés par Benj. Thompson, comte de Rumford, font connaître de quelle manière ce principe se transmet à travers les fluides élastiques et les liquides ; et l'art de propager, de retenir, de conserver et de distribuer la chaleur, concourt à perfectionner ceux de construire nos habitations, de nous vêtir, et de préparer nos aliments. — De nouveaux moyens d'analyse, fournis par les combinaisons de ce principe actif, universel, transformateur, la *base du gaz oxygène*, nous dévoilent, au milieu de grandes analogies, des différences frappantes entre les *principales substances végétales et animales*. Les unes et les autres sont transformées en acide oxalique. Mais le *gaz azote*, que les unes laissent échapper en abondance, annonce qu'elles ne se ressemblent pas en tout. La composition de l'ammoniaque, formée de ce même principe distinctif des substances animales uni à l'hydrogène, révèle entre les mains de Berthollet un secret si long-temps demandé à la nature par les chimistes, et si long-temps refusé. Deux ordres de substances se trouvent clairement formés dans les végétaux et les animaux ; et la théorie de l'animalisation est esquissée. (*Voyez* l'article ALIMENT, ch. 1, §. III).

Un des produits les plus remarquables de l'organisation animale, le *phosphore*, et l'*acide phosphorique* qui en résulte, déjà bien connus dans la base des os et dans la fibre animale, sont suivis dans les aliments, dans les liqueurs excrémentitielles, dans la formation des poils, des cornes et de la robe des animaux, dans les sucs digestifs, dans les liquides nutritifs, dans celui qui est consacré à la reproduction. Bertholet, Fourcroy, Vauquelin, en examinent les rapports et les variations dans les maladies goutteuses, dans la comparaison des âges, dans celle des animaux avec l'homme, et, si l'on ne connaît pas encore le mode de sa formation, l'on entrevoit du moins ses liaisons avec les phases de la vie et avec les dérangements de l'économie animale dans plusieurs des maladies qui affligent l'humanité. — Lavoisier et Seguin cherchent aussi à s'assurer des phénomènes de la *transpiration*, et à la soumettre à des expériences dont l'exactitude ne laisse rien à désirer. D'autres sans doute sont appelés à terminer leurs travaux incomplets; pour nous, abstenons-nous ici de joindre à d'immortels regrets de honteux et de déplorables souvenirs. — Pendant que la chimie moderne acquiert tant de droits à notre reconnaissance, Coulomb soumet l'électricité au calcul, il en apprécie les moindres proportions, et détermine les progressions qu'elle suit aux différents points de la surface des corps. Enfin cet être, aussi fugitif et bien plus rapide dans ses mouvements que le calorique, se laisse comme lui mesurer, et la balance apprécie tous les degrés de son action. Volta l'accumule et le réserve dans son *condensateur*; le *doubleur de l'électricité*, inventé et perfectionné par Bennet, Darwin, Nicholson et Réad, semble en réunir les moindres vestiges épars dans l'atmosphère, et indiquer jusqu'aux altérations qu'il y éprouve instantanément par la respiration des animaux.

Un spectacle inattendu se prépare, et un phénomène que Haller, au milieu de tant d'expériences et de recherches, n'a point aperçu, vient comme de lui-même s'offrir aux regards de Galvani. Cet appareil combiné de nerfs et de muscles, avec lequel la nature engendre au dedans de nous tous les phénomènes du mouvement, séparé de l'ensemble, languit inactif, et en apparence privé de toute

vie. Il se ranime inopinément, au moment du simple contact établi ou rompu entre les parties d'un cercle de conducteurs sur lequel il repose. D'une part, la rapidité de la communication et la nature des conducteurs semblent établir entre ces phénomènes et ceux de l'électricité des analogies frappantes, que d'autres observations semblent détruire; d'autre part, la persévérance du phénomène, malgré la ligature des nerfs, malgré la section entière de leur tronc, malgré la différence ou des parties ou des individus dont ils sont empruntés, pourvu que leurs parties divisées soient ou contiguës ou communiquantes par des intermédiaires convenables, semble nous interdire d'en assimiler la cause à celle qui, dans le corps vivant, entretient l'influence naturelle du système nerveux sur le système musculaire. Quelles seront donc les conséquences de la découverte d'une propriété si remarquable? Abstenons-nous de le prononcer encore.

Enfin, l'œil de l'anatomiste s'est porté successivement sur tous les animaux, et comparant leurs structures à celle de l'homme, il a mis en parallèle tous les systèmes qui composent l'appareil de leur vie. Depuis l'homme jusqu'aux insectes, Cuvier recherche et développe la structure des viscères, les dispositions du système nerveux et du système musculaire. Il démontre dans quels ordres d'animaux le liquide nourricier circule, par la puissance d'un cœur contractile et des vaisseaux artériels, et se porte du centre aux extrémités et aux surfaces, pour en être ensuite rapporté vers le centre; dans quels autres le même liquide, seulement épanché dans les intervalles des viscères, semble y rester stagnant, et baigne les parties qu'il ne paraît nourrir qu'en les abreuvant. Il développe dans les uns et les autres la structure des organes par lesquels le fluide atmosphérique ou le liquide ambiant est soumis au mécanisme d'une vraie respiration. Soit en effet que cette atmosphère, quelle qu'elle soit, reçue dans de véritables poumons, y rencontre le liquide nutritif apporté par des vaisseaux pulmonaires; soit qu'elle-même, portée par des vaisseaux propres, elle paraisse l'aller chercher jusque dans le cœur; soit que, disséminée par tout le corps à l'aide de ses trachées, elle entre partout en contact avec le suc épanché dans toute l'étendue du corps de l'animal, Cuvier nous montre l'universalité de cette fonction respiratoire, supérieure même à celle de la circulation, et toujours dans des rapports constants avec le liquide réparateur, et par conséquent avec la nutrition. Ainsi, l'on voit le premier but de l'organisation des êtres vivants, l'entretien de la vie, quelque compliqué ou quelque simple qu'en soit le mécanisme, se réduire toujours à un seul problème, celui de mettre en un rapport perpétuel le fluide ambiant avec le suc alimentaire.

Conjectures sur les avantages que la connaissance physique de l'homme et l'hygiène peuvent retirer des découvertes déjà faites dans l'étendue de la quatrième époque.

Tant de travaux et de succès semblent agrandir à nos yeux l'horizon de la nature, et ce n'est qu'en regardant derrière soi, et en réfléchissant combien l'enthousiasme a souvent porté d'illusions dans nos théories, qu'on apprend à s'arrêter et à se dire : « Une seule » erreur spécieuse peut nous retenir » pendant des siècles hors du chemin » qui mène à la vérité. » Mais si ce doit être avec réserve, ce ne doit pas du moins être sans espoir, que nous nous livrions à la contemplation des conséquences que nous annoncent ces prémisses. — Une seule vérité bien démontrée peut enchaîner à elle toutes les parties de l'*hygiène*.

Que les changements que l'air éprouve et fait éprouver à nos organes et à nos humeurs soient partout aussi bien développés que dans les fonctions pulmonaires ; qu'on connaisse également bien les effets du fluide atmosphérique, dans toutes les parties dans lesquelles il entre dans quelque rapport avec la matière nutritive ; dans l'estomac et les intestins, avec la masse alimentaire, ou avec l'aliment *qui doit nourrir*, et qui va se changer en chyle ; dans le poumon, avec l'aliment *qui est prêt à nourrir*, et qui se présente à son action dans le chyle tout formé et dans le sang qui vient de le recevoir ; à la surface de la peau, avec l'aliment *qui est au point de nourrir*, et qui, sous la forme de lymphe, est répandu dans le système lymphatique et le tissu cellulaire cutané ; avec cette même lymphe unie à la graisse, et se changeant en lait dans les organes mammaires, où elle obéit si rapidement et si évidemment à l'influence du contact de l'air, dans ce que les femmes connaissent sous le nom de *montée du lait*, et déjà l'on aura une théorie plus complète et moins conjecturale des rapports de l'action de l'air avec la nutrition.

Qu'à cela l'on joigne une connaissance plus exacte des relations qui unissent les fonctions excrétoires et leurs résultats, avec les différents changements que l'aliment éprouve dans le corps ; que l'on vienne à se convaincre que l'acide carbonique et la vapeur aqueuse pulmonaire, que les mêmes produits formés dans l'organe transpiratoire, que l'eau qui se précipite souvent avec tant de rapidité, surtout dans les premiers moments de la digestion, vers les canaux urinaires ; que les gaz de différente nature qui se dégagent dans les voies intestinales, enfin que la bile qui se filtre dans les pores biliaires, près du système vasculaire de la veine-porte, ne sont que divers résultats des moyens que la nature emploie dans différents points du corps et de la circulation, pour dépouiller le sang et le suc alimentaire d'une partie de son carbone et de son hydrogène : alors on aura la preuve positive ainsi que l'explication de cette importante observation, si célébrée par les physiologistes médecins, que toutes les évacuations, soit dans l'ordre naturel, soit dans l'état de maladie, sont en partie destinées à se suppléer mutuellement, et doivent être regardées comme des parties complémentaires d'une même opération universelle.

Quant à cet autre produit, non moins important, qui se développe au milieu de toutes ces opérations, *le calorique* ; si l'on parvient un jour par l'expérience, à s'assurer que non-seulement il se dégage dans les organes pulmonaires, dans des proportions qui répondent aux combinaisons dont le gaz oxygène leur fournit la base ; mais qu'il se forme également, et par des moyens analogues, à la surface de la peau ; que peut-être il se développe encore dans d'autres proportions, par les transformations dont le siége est dans les voies biliaires, intestinales et urinaires ; joignant à cela la connaissance des rapports constants et même réciproques, entre l'intensité de la chaleur animale et le degré de susceptibilité du système nerveux et des organes musculaires, l'on aura d'abord une plus vaste idée des ressources de la nature pour régénérer la chaleur animale ; l'on comprendra mieux les avantages d'un air dense et froid, sur un air chaud et raréfié, pour favoriser les combinaisons dont cette chaleur est un produit; et l'on aura la théorie de l'action de l'air libre et renouvelé sur l'organe cutané chez les enfants, chez les nourrices, chez les hommes qui s'exercent à l'air libre, dans les maladies éruptives; celle des différences qui se font voir dans la peau et dans tout le système lymphatique cutané, entre les hommes élevés dans l'obscurité des villes, ou dans les lieux bas et humides, et ceux qui vivent au milieu de l'air mobile des campagnes, et dans les expositions élevées et sèches : l'on se rendra compte des variations de la chaleur, pendant la digestion et dans les différents périodes qui en partagent le travail; enfin, l'on pourra esquisser encore la théorie de la chaleur fébrile, ou du froid, dans les maladies pulmonaires, intestinales et bilieuses.

Si à ces résultats l'on joint la théorie des propriétés conductrices du calorique, considérées dans les différentes substances qui nous environnent, et dans celles qui sont appliquées à notre corps, ou qui nous servent de vêtements; celle de la production du froid, par l'évaporation; les considérations sur la faculté qu'a la chaleur, même extérieure, de réveiller et de ranimer, le froid d'engourdir et de suspendre les fonctions des systèmes nerveux et musculaires; qu'on détermine à quels degrés ces phénomènes ont lieu, soit en général, soit dans les différences des individus en particulier; qu'on parvienne à apprécier jusqu'à quel point, suivant les âges, les tempéraments et les circonstances, le froid extérieur favorise les combinaisons dont la chaleur animale est le produit; à quel degré au contraire doit être marqué le point où cette chaleur naturelle est tellement surmontée par le froid extérieur, que l'effet en est la diminution ou l'extinction des facultés motrices : l'on aura pour lors la théorie complète de l'utilité et des dangers du froid ou du chaud, dans les effets de l'air, des bains, des vêtements; et l'on obtiendra la solution de tant de questions, si souvent agitées, et toujours si mal résolues, relatives à l'éducation, au traitement des maladies cutanées, au régime des nourrices, des enfants, des adultes et des vieillards. — Je n'ai pas besoin de m'étendre davantage sur tous ces objets, ni d'y joindre d'autres exemples, pour faire sentir combien un seul fait complétement vu peut devenir fécond; combien les progrès des sciences physiques et chimiques, secondés des découvertes de l'anatomie comparée, peuvent intéresser ceux qui se livrent à l'étude de l'*hygiène*, et contribuer à la solution de tant de belles et importantes questions; comment enfin, aux seules questions qui viennent d'être proposées, se rallient toutes les théories des climats, des tempéraments, de l'air, des vêtements, des aliments, des excrétions, des exercices, et par suite de l'éducation et du régime.

Puisse encore se joindre à tout cela, dans l'art important et précieux auquel je désire consacrer utilement mes travaux et ma vie, la perfection d'une langue, dont les expressions soient moins empruntées des théories qui se détruisent en se succédant, et plus énonciatives des faits qui ne changent pas; dont les mots composés, portant avec eux l'idée juste de ce qu'ils expriment, forment un langage clair et concis et dont l'influence sur nos idées n'ait plus l'irrésistible effet d'un langage emblématique, métaphorique et inexact, l'inconvénient de faire prendre des expressions de convention pour la voix de la nature ! — Je termine là ce discours, dont l'objet a été de faire connaître l'histoire de l'art et ses ressources, les progrès qu'il a faits, et ceux qu'il eût pu faire, sa liaison avec toutes les autres sciences, et la nécessité que l'homme qui s'y livre les cultive et les connaisse. Je n'ai point eu l'intention de citer tous les ouvrages dignes de l'être, et de former le plan d'une bibliothèque d'*hygiène*. J'ai considéré, non les hommes en particulier, mais l'esprit humain en général, comme un être dont la vie est composée de siècles, et se partage, par intervalles inégaux, entre les tentatives de l'enfance, son esprit simple et vrai, et les espérances qu'elle fait concevoir; les occupations frivoles, les préjugés et la crédulité du second âge; l'effervescence, l'imagination, les erreurs de la jeunesse; la ferme assurance enfin que donne l'expérience dans l'âge mûr, et les grands efforts qu'il est capable de faire quand il connaît ses forces, et la distance du but qu'il veut atteindre.

CONSIDÉRATIONS PRÉLIMINAIRES.

CHAPITRE Ier.

DE LA VIE CONSIDÉRÉE DANS LES DIFFÉRENTS AGES.

Le fœtus était plongé dans les eaux de l'amnios lorsqu'il vivait dans le sein de sa mère. A sa naissance, il passe dans un milieu bien différent, où il est frappé par l'air et la lumière. Ces fluides, par leur action sur la peau et les autres organes des sens externes, déterminent sympathiquement la contraction du diaphragme, des muscles de la respiration, et de ceux qui obéissent à la volonté; il s'établit dès-lors, avec la respiration, qui ne cesse qu'à la mort, un nouvel ordre dans les voies de la circulation; les viscères abdominaux sont comprimés et réagissent alternativement, et les excréments sont chassés pour la première fois des intestins, et les urines de la vessie. — La plupart des animaux viennent au monde les yeux fermés, et restent dans cet état quelques jours après leur naissance. L'enfant naît les yeux ouverts; mais ils sont fixes et ternes, et ne s'arrêtent sur aucun objet; la cornée est ridée, et le nouveau-né ne distingue rien dans les premiers temps : néanmoins la pupille est sensible aux impressions de la lumière, car elle se resserre et se dilate selon qu'elle est plus ou moins forte. Il paraît que les autres sens ne sont pas plus avancés que celui de la vue; et lors même qu'ils ont atteint le développement nécessaire à l'exercice de leurs fonctions, il se passe encore beaucoup de temps avant que l'enfant ait appris de l'expérience à s'en servir, de manière à avoir des sensations justes et complètes. Le toucher, qui est le régulateur et la mesure des autres sens, est encore imparfait dans l'enfant qui vient de naître. Il donne, à la vérité, des signes de douleur par ses vagissements, mais ils ne sont point accompagnés de larmes; il n'a encore aucune expression qui marque le plaisir, et ce n'est qu'au bout de quarante jours qu'il commence à pleurer, à voir et à entendre.

La longueur ordinaire d'un enfant à terme est de dix-huit à vingt pouces, et les deux extrêmes de seize à vingt-deux et même vingt-trois pouces. Le poids de son corps est ordinairement de six à sept livres et demie, on en a vu néanmoins de dix, de douze et de treize livres. Son accroissement a été prodigieux durant le temps qu'il a passé dans le ventre de sa mère, car il n'était dans le principe qu'une bulle presque imperceptible. Sa tête est plus volumineuse que les autres parties, et cette disproportion ne disparaît qu'après la première enfance. — La peau de l'enfant qui vient de naître est rougeâtre; elle est assez transparente pour laisser apercevoir une faible nuance de la couleur du sang. La forme du corps et des membres n'est pas encore prononcée; toutes les parties sont gonflées, et les mamelles contiennent une matière laiteuse qu'on peut exprimer avec les doigts : ce gonflement diminue à mesure que l'accroissement fait des progrès. On voit dans quelques nouveau-nés palpiter le sommet de la tête à l'endroit de la fontanelle, et ces palpitations coïncident avec les mouvements de la respiration; on peut sentir dans tous, en y portant la main, le battement des sinus et des artères du cerveau. — La liqueur de l'amnios dans laquelle était contenu l'enfant laisse sur la peau une humeur visqueuse et blanchâtre, qu'on enlève par des lotions d'eau adoucies. Des nations entières, particulièrement celles du Nord, sont dans l'usage de plonger dans l'eau glacée les enfants immédiatement après leur naissance : cet usage a ses avantages dans les pays froids ; peut-être que dans les régions chaudes il ne serait pas sans danger.

Le premier lait de la mère, appelé *colostrum*, purge l'enfant, et lui fait rendre le *méconium*, qui est un excrément noir, visqueux et ressemblant à la poix. Il rejette aussi par la bouche une humeur glaireuse dont sont tapissés l'estomac et l'œsophage, et qui est la même que celle de l'amnios. — Les enfants du premier âge n'ont besoin que d'une petite quantité de nourriture ; mais elle doit être répétée fréquemment : on l'augmente insensiblement à mesure qu'ils croissent. Leur sommeil est long, mais souvent interrompu par des cris, qui sont l'expression du besoin, et d'autrefois de la douleur. — La première pousse des dents commence ordinairement au septième mois, et la première dentition est complète à l'âge de deux ou trois ans. Les premières dents, appelées *dents de lait*, au nombre de vingt, huit incisives, quatre canines et huit molaires, tombent, et sont remplacées par d'autres vers l'âge de sept ans. Les huit incisives et les quatre canines sont succédées par un nombre égal, et la première et la seconde molaire le sont chacune par deux ; ce qui fait vingt-huit dents au lieu de vingt. Cette chute des premières dents et leur remplacement s'achèvent durant les sept premières années ; quelquefois la dentition est plus tardive, et n'a lieu qu'à neuf ou même onze ans. — Les dents incisives sortent les premières de la mâchoire inférieure ; puis les canines, et enfin les molaires. Il y a deux époques très-remarquables dans le travail de la dentition : les dents se développent dans la première, et leur sortie hors de la gencive a lieu dans la seconde. — Les enfants commencent à bégayer à douze ou quinze mois : dans toutes les langues et chez tous les peuples, ils commencent par prononcer BABA, MAMA, PAPA : ce sont les sons les plus faciles à articuler, parce qu'ils ne demandent que peu d'action de la part des organes vocaux. On croit avoir observé que les enfants qui ne commencent à articuler que tard ne parlaient jamais aussi aisément que les autres, et que ceux qui parlent de bonne heure étaient pour l'ordinaire en état de lire à l'âge de trois ans.

Le cœur bat chez les enfants bien plus fréquemment que chez l'adulte : on observe que, généralement, la fréquence des pulsations du cœur et des artères est en raison inverse de la petitesse de l'animal ; non-seulement dans les différentes espèces, mais encore dans la même. Le pouls d'un enfant ou d'un homme de petite stature est plus fréquent que celui de l'adulte ou d'une personne d'une taille avantageuse ; le pouls du bœuf est plus lent que celui de l'homme, celui du chien est plus fréquent ; et les battements du cœur d'un animal plus petit, comme d'un moineau, se succèdent si rapidement qu'à peine peut-on les compter. — Il est quelque chose de très-remarquable dans l'accroissement du corps humain : le fœtus, encore renfermé dans le sein maternel, en le prenant un mois après sa formation, lorsque toutes les parties sont développées, croît toujours de plus en plus jusqu'au moment de sa naissance ; dès qu'il est né, il croît toujours de moins en moins jusqu'à la puberté, époque à laquelle il s'élance, pour ainsi dire, tout-à-coup, et parvient en fort peu de temps à la hauteur qu'il doit avoir pour toujours. — Dans l'enfance, les parties solides sont très-molles, et le sang séreux, les systèmes cellulaires et glanduleux ont une action relative dominante, et le mucus est sécrété abondamment : de là la diathèse muqueuse ou lymphatique qui est propre à cet âge, et qui dispose aux maladies dépendant de cette constitution. Les forces ne s'accumulent et ne se fixent dans aucun point à cette époque de la vie : elles se dirigent particulièrement du centre à la circonférence, et passent avec la plus grande rapidité du dedans au dehors, et du dehors au dedans. L'enfant éprouve beaucoup d'impressions de la part des objets extérieurs, et en conséquence exécute un grand nombre de mouvements, parce que la sensibilité et la mobilité sont très-grandes ; mais ces impressions ne sont ni profondes ni durables, et les mouvements ne sont ni constants ni réfléchis. A mesure que la vie fait des progrès, le corps s'habitue aux impressions, et cette habitude en émousse le sentiment ; la fibre nerveuse, en se recouvrant de lames cellulaires plus épaisses et plus compactes, acquiert plus de force, mais perd en même temps de sa sensibilité dans la même proportion. — L'estomac surabonde de vie dans l'enfance : sans cesse irrité, il éprouve continuellement le sentiment de la faim : c'est que la force excentrique est la dominante, et que l'estomac a non-seulement à travailler pour l'entretien du corps, mais encore pour son accroissement. Les mouvements se dirigent aussi vers la tête ; néanmoins la vie du cerveau n'a pas encore assez d'activité pour l'exercice des fonctions intellectuelles. On concevra aisément, d'après cela, pourquoi les enfants chez lesquels on détourne de l'estomac les forces nécessaires à la digestion, pour les attirer vers le cerveau par des études prématurées, deviennent infirmes et valétudinaires pour le reste de la vie (1).

Les enfants sont très-sujets aux convulsions et aux affections spasmodiques, par rapport à la grande mobilité de leurs nerfs, qui s'ébranlent très-aisément, mais avec une certaine faiblesse : aussi, si la sensibilité s'irrite chez eux pour la cause la plus légère, elle s'apaise bientôt par les moyens les plus doux : telle est la raison pour laquelle ils ne sont pas susceptibles de fortes passions. A la vérité, le centre nerveux est vivement affecté ; mais il ne conserve point l'impression, et tout l'effet que produisent les passions de cet âge, telles que la joie, la colère, la frayeur, se borne le plus souvent à favoriser la circulation des forces et à rendre plus facile le jeu des oscillations. — La vie est très-chancelante jusqu'à l'âge de trois ans ; mais dans les deux ou trois années qui suivent, elle s'affermit, et l'enfant de six ou sept ans est plus sûr de vivre qu'on ne l'est à tout autre âge (1). D'après les observations faites à Londres, il paraît que d'un certain nombre d'enfants qui naissent en même temps, il en meurt à peu près la moitié dans les trois premières années de la vie. Dupré de S.-Maur s'est assuré qu'il fallait sept à huit ans pour que la presque moitié des enfants nés dans la même année fût éteinte. Une des causes de cette grande mortalité est la petite-vérole. L'inoculation offre un moyen d'affaiblir et peut-être d'éteindre cette maladie (2). — A l'enfance succède la puberté : celle-ci est le printemps de la vie et la saison des plaisirs. Elle fait disparaître les langueurs du premier âge, diminue la laxité des solides et l'*aquosité* des fluides. Jusqu'alors la nature n'avait travaillé qu'à la conservation et à l'accroissement de l'homme : maintenant elle multiplie les principes de vie. Il a non-seulement tout ce qu'il lui faut pour être, mais encore de quoi donner l'existence. Cette surabondance de vie s'annonce par des signes non équivoques.

Les premiers symptômes de la puberté sont une sorte d'engourdissement aux aines, une espèce de sensation auparavant inconnue dans les parties sexuelles ; il s'y élève de petites protubérances, qui sont les germes des poils qui doivent voiler ces parties ; le son de la voix devient rauque et inégal durant quelque temps, au bout duquel il est plus plein, plus assuré, plus fort et plus grave qu'auparavant. Ce changement est très-sensible dans les garçons ; il l'est moins dans les filles, dont le son de voix est naturellement plus doux. — Les signes de puberté sont communs aux deux sexes ; mais il en est de propres à chacun. L'accroissement du sein et l'éruption des règles chez les filles, et l'émission de la semence et la production de la barbe chez les hommes : cependant il est des nations entières, comme l'observe Buffon, où les hommes sont presque imberbes, et d'autres où les femmes

---

(1) « La nature, a dit J.-J. Rousseau (*Émile*), veut que les enfants soient enfants avant que d'être hommes. Si nous voulons pervertir cet ordre, nous produirons des fruits précoces qui n'auront ni maturité ni saveur, et ne tarderont pas à se corrompre ; nous aurons de jeunes docteurs et de vieux enfants. L'enfance a des manières de voir, de penser, de sentir, qui lui sont propres. Rien n'est moins sensé que d'y vouloir substituer les nôtres ; et j'aimerais autant exiger d'un enfant qu'il eût cinq pieds de haut que du jugement à dix ans. »

(1) Suivant les tables dressées par Buffon sur les probabilités de la vie, l'enfant de six ou sept ans a quarante-deux ans à vivre ; c'est le terme le plus long qui se rencontre dans ces tables. (I. B.)

(2) Cet heureux résultat était réservé à la vaccine, probablement inconnue à l'auteur. (I. B.)

ne sont pas soumises au flux menstruel (1); mais il n'y a aucun peuple chez qui la puberté des femmes ne soit marquée par le gonflement des mamelles. Enfin le sentiment de l'amour et les désirs plus ou moins vifs qui portent les individus des deux sexes à se reproduire, sont un signe certain de la puberté. — Dans tous les pays du monde les femmes parviennent à la puberté plus promptement que les hommes : celle-ci est plus ou moins précoce ou tardive, selon la température du climat et les mœurs des habitants. Elle est plus hâtive chez les peuples instruits et policés, ainsi que le remarque le philosophe de Genève, que chez les peuples ignorants et barbares; et elle peut être accélérée ou retardée par l'éducation. Dans le midi de l'Europe et dans les villes, la plupart des filles sont pubères à douze ans, et les garçons à quatorze. Dans le nord et dans les campagnes, séjour de l'innocence et de la simplicité, les femmes le sont à peine à quinze et les garçons à seize. Dans les climats chauds de l'Asie, de l'Afrique et de l'Amérique, il n'est pas rare de voir des filles nubiles à dix et même à neuf ans (2)

C'est durant la puberté et les premières années qui lui succèdent, que le corps achève de prendre son accroissement en hauteur. Il y a des jeunes gens chez lesquels il est achevé après la quatorzième ou quinzième année; mais pour l'ordinaire ils croissent jusqu'à vingt-deux ou vingt-trois ans. Les organes sexuels se développent à cet âge, et sortent du sommeil dans lequel ils avaient été plongés durant l'enfance : c'est leur développement qui, en frappant tout le système d'une violente secousse, accélère la crue; il fait dominer en même temps l'action des poumons et des vaisseaux; il se produit une plus grande quantité de sang : il est plus abondant en partie rouge et en fibrine qu'auparavant, et la diathèse, qui avait été jusqu'alors pituiteuse (lymphatique), se convertit en sanguine. Cette révolution guérit souvent les maladies pituiteuses (muqueuses) et spasmodiques du premier âge, comme l'avait déjà observé le père de la médecine : néanmoins elle est quelquefois funeste, et l'on a vu des jeunes gens, à cette époque, frappés d'une apoplexie mortelle, ou contracter pour la vie l'épilepsie ou d'autres maladies nerveuses incurables. — En même temps que les organes sexuels se développent et que la sensibilité s'y crée un nouveau foyer, le cerveau acquiert aussi une nouvelle vie, et le moral se perfectionne. Ces deux centres agissent et s'influencent réciproquement; ils sont dans une telle dépendance mutuelle que l'imagination fait entrer en action les organes générateurs, et ceux-ci, à leur tour, éveillent l'imagination et décident des affections morales analogues à la nature de leurs fonctions : aussi toutes les passions de cet âge se rapportent-elles à l'amour, et le moral est dans la dépendance la plus étroite du physique. — L'organe extérieur n'a déjà plus cette mollesse et ce même degré d'activité dont il jouissait dans l'enfance; néanmoins les mouvements et l'action se dirigent encore à la circonférence, et la peau continue d'être la voie critique la plus fréquente dans les maladies de cet âge. Mais lorsque l'organe extérieur est dépourvu de son action tonique, ou que, par une cause quelconque, il cesse d'être le terme des efforts de la nature, comme ceux-ci conservent une direction vers les parties supérieures dont ils avaient contracté l'habitude dans le premier âge, les mouvements vont encore s'y fixer et s'y concentrent. Quelquefois cette concentration a lieu dans la poitrine : alors celle-ci reçoit un surcroît considérable d'humeurs dont la nature tente de se débarrasser, et elle devient bientôt un foyer d'irritation qui décide des inflammations, des crachements de sang, et souvent après la phthisie pulmonaire. Ces maladies ont lieu ordinairement entre dix-huit et trente-cinq ans.

Le corps a achevé entièrement son accroissement en hauteur à vingt-deux ou vingt-trois ans. Presque tous les individus de cet âge sont effilés, et ont une taille svelte; mais peu à peu les membres se moulent et s'arrondissent, et le

---

(1) Cette dernière assertion me paraît fondée sur de faux rapports, dont l'auteur avait eu connaissance; il peut y avoir des femmes non réglées; mais je ne crois pas qu'il y ait une seule peuplade où les femmes, en général, présentent cette particularité d'organisation. (I. B.)

(2) Des voyageurs rapportent avoir vu dans l'Inde et en Afrique des filles mères à huit, même à cinq ou six ans. (*Voyez* l'article Femme, *du Diction. des Scienc. médic.* § II, ainsi que l'article Puberté.) (I. B.)

corps de l'homme est, un peu avant l'âge de trente ans, à son point de perfection pour les proportions de la forme. Celui de la femme y parvient plus tôt. Le premier, pour être bien fait, doit avoir les muscles durement exprimés, le contour des membres fortement dessiné, et les traits du visage très-prononcés. Chez les femmes tout est plus arrondi, les formes plus adoucies, les traits plus fins, et le teint plus éclatant. L'homme a la force et la majesté en partage : les grâces touchantes et l'aimable beauté sont l'apanage de l'autre sexe. — Tout annonce dans l'un et l'autre les maîtres de la terre (1) ; tout marque dans l'homme, même à l'extérieur, sa supériorité : il est droit, élevé, et son attitude est celle du commandement. Sa tête est tournée vers le ciel, et présente une face auguste qui porte l'empreinte de sa dignité. L'image de l'âme se peint sur sa physionomie ; son port majestueux, sa démarche fière, annoncent sa noblesse et son rang; il ne touche à la terre que par les extrémités les plus éloignées ; il ne la voit que de loin, et semble la dédaigner. — Dans l'âge viril, le corps prend de l'embonpoint et augmente de volume ; l'action du cerveau devient de plus en plus forte, et ce foyer de la sensibilité acquiert toute l'énergie dont il est susceptible pour l'exercice des facultés mentales. L'organe externe perd de plus en plus de cette mollesse qui caractérise dans leur principe les productions de la nature vivante, et les sens de leur activité ; l'homme est alors moins distrait par les impressions extérieures. C'est l'époque de la vie où il est le plus disposé à la réflexion ; c'est aussi celle où le génie brille de tout son éclat, où le caractère se développe, et où l'ame est capable des plus vives émotions et des élans les plus sublimes vers la gloire : Montesquieu crée l'esprit des lois, et César pleure sur la statue d'Alexandre.

Le corps n'a pas plus tôt atteint son point de perfection, il n'est pas plus tôt parvenu au solstice de la vie, qu'il commence à déchoir. Le dépérissement est d'abord insensible ; les solides s'endurcissent peu à peu, et contractent de la rigidité ; la graisse se consume, la peau se dessèche et se ride, les cheveux blanchissent, les dents tombent, le visage se déforme, et le corps se courbe. Les premières nuances de cet état se font apercevoir entre quarante-cinq et cinquante ans ; elles augmentent par degrés jusqu'à soixante ; et dès lors la vieillesse fait des progrès rapides jusqu'à soixante-dix, époque à laquelle commence ordinairement la décrépitude, que la mort termine à quatre-vingts, quatre-vingt-dix ou cent ans. — Comme les solides ont naturellement plus de mollesse dans les femmes, ils s'endurcissent plus lentement : c'est une des causes qui les font vivre plus long-temps que les hommes. On a observé que celles qui ont passé l'âge critique vivaient ensuite très-long-temps, et même plus que les hommes. Leur jeunesse est plus courte et plus brillante, mais leur vieillesse est plus longue et plus fâcheuse. — L'âge du dépérissement est l'époque du commencement de la mort : les organes affaiblis ont perdu leur ressort et leur activité ; tout s'ossifie en quelque sorte, tout s'affaisse, et les humeurs subissent quelque altération ; l'action du système veineux prédomine sensiblement ; les veines sont constamment plus remplies de sang que dans les autres âges. L'organe extérieur, ayant acquis une certaine rigidité, s'oppose à l'excrétion de l'humeur perspirable qui est retenue dans l'intérieur ; rétention qui tend à produire des affections catarrhales des bronches et d'autres surfaces muqueuses, ou qui les augmente quand elles existent déjà. — La sensibilité n'est presque plus active dans le dernier âge; elle s'exerce à peine dans le cerveau, pour la production de la pensée ; dans l'épigastre et les organes des sens extérieurs, pour les sensations d'une autre nature. Le principe sensitif semble s'être retiré presque entièrement dans les organes de la circulation, de la digestion et des sécrétions : encore s'opèrent-elles avec peine, parce que ces organes n'ont plus la flexibilité et la souplesse nécessaires aux actions organiques. C'est cette rigidité qui, dans la vieillesse, rend les sens obtus, les fonctions lentes et pénibles, les maladies embarrassées et les crises difficiles. A cette époque de la vie, les passions n'ont plus d'empire, l'âme est sans jouissances ; et cette dégradation lente, qui conduit l'homme au tombeau, est un effet nécessaire de la vie, qui, ainsi que le soleil, après avoir eu son

____

(1) Le corps de l'homme suffirait pour lui assurer cette supériorité. Quelle hardiesse dans la charpente de la machine humaine ! quelle élégance dans les formes ! quelle beauté dans les proportions !

aurore, son midi et son couchant, s'éteint enfin, mais, en apparence, pour aller renaître dans un autre hémisphère.

CHAPITRE II.

DU SEXE.

Quelques philosophes, ennemis nés des grâces et de la beauté, austères et sauvages par tempérament, ont avancé que le sexe féminin n'était que le produit du développement imparfait du germe humain. Ainsi, en accusant de faiblesse la nature, ils ont calomnié le plus beau de ses ouvrages. Cette opinion, aussi absurde que ridicule, n'a besoin pour être réfutée que de la simple considération des qualités propres à l'homme et à la femme : on ne trouve en effet rien d'absolu ; tout est relatif, tout est arrangé de la manière la plus avantageuse pour leur réunion ; ils sont deux moitiés d'un même tout, que leur organisation particulière, de douces sympathies, une sorte d'attraction morale, font sans cesse tendre l'une vers l'autre pour la propagation de l'espèce et pour leur félicité mutuelle, et dont l'une a la force et l'austérité en partage, et l'autre la faiblesse et la douceur. — La femme est plus petite, moins forte et moins capable des longs travaux du corps et de l'esprit que l'homme. Ses os ont moins de volume et de dureté ; les différences les plus remarquables qu'ils présentent se trouvent dans ceux qui composent la partie inférieure du tronc, et dans les clavicules qui en terminent la partie supérieure. Parmi les premiers, ceux appelés *innominés*, et qui forment le bassin conjointement avec le *sacrum* et le *coccyx*, sont, dans la femme, plus convexes en dehors, et contribuent, par une plus grande courbure, à donner à cette cavité plus de capacité. Les os du *pubis*, qui en forment la partie antérieure, se touchent par un moindre nombre de points, et fuient obliquement en dehors, pour agrandir l'espace qui est entre eux et le *coccyx*.

La convexité des os *innominés* fait que les os des cuisses sont plus éloignés l'un de l'autre ; ce qui augmente la largeur des hanches. Il en résulte que les muscles qui appuient sur ces os se trouvent par là moins comprimés par leur contact réciproque, et peuvent s'étendre plus librement : ainsi, toutes choses d'ailleurs étant égales, les cuisses des hommes sont plus grêles que celles des femmes. — Les clavicules sont plus droites et moins courbes dans les femmes, de manière que la poitrine est moins large et moins évasée, et le sternum plus court. — Les parties molles ont aussi moins de consistance et plus de flaccidité dans la femme que dans l'homme ; les chairs sont moins fermes et moins compactes, et le sang plus séreux ; les parties sont généralement plus grêles, plus petites, plus déliées et plus souples ; les membres sont plus arrondis, les formes plus élégantes, les traits plus adoucis, les mouvements plus légers et les sensations plus vives. On voit donc que l'organisation de l'homme diffère sensiblement de celle de la femme, et que les organes de celle-ci sont, pour ainsi dire, des organes de plaisir. Telles sont en général les qualités physiques qui caractérisent le sexe aimable que la nature a destiné à être le dépositaire du genre humain, et de qui Thomas a dit avec raison que « sans lui les deux extrémités de la vie seraient sans secours, » et le milieu sans plaisirs. »

La sensibilité vive dont jouissent les femmes est le principe de leurs qualités morales ; la faiblesse, la mobilité et l'inconstance de ce sexe, duquel La Bruyère a dit que « le caprice était tout proche » de la beauté, pour être son contre-» poison », tiennent à cette vive sensibilité, qui est due elle-même à la mollesse du tissu cellulaire : celle-ci rend la fibre nerveuse plus mobile sous l'action des *stimulus* physiques et moraux. On observe encore que le tissu des viscères et des muscles dans la femme est plus lâche et plus expansible ; et c'est pourquoi ses mouvements sont plus vifs et plus prompts, mais moins durables. Dans l'homme, au contraire, la substance cellulaire est plus ferme et moins spongieuse ; ses couches sont plus denses et plus compactes ; les fibres nerveuses et musculaires moins souples et moins flexibles ; c'est pourquoi il faut de plus fortes irritations pour les ébranler ; mais aussi elles se meuvent plus fortement et plus long-temps. On voit, d'après cela, que l'homme est bien moins disposé que la femme aux affections spasmodiques, à moins que, par des mœurs semblables, et par un renversement de l'ordre naturel, il ne contracte la constitution de ce sexe. L'expérience montre combien le défaut d'exercice, l'oisiveté et la mollesse conservent au tissu cellulaire sa laxité primitive, et aux fibres nerveuses la sensibilité de l'enfance. Les gens de lettres, et les autres hommes que leur genre de vie assujettit à une multitude de maux de nerfs, en sont un exemple frappant.

Cet état de mollesse de l'organe cellulaire, la vive sensibilité, l'extrême mobilité, rapprochent la constitution de la femme de celle de l'enfance : ajoutez que, de même que dans le premier âge, les forces sont, dans le sexe, peu susceptibles de concentration, et circulent avec la plus grande rapidité du dehors au dedans et du dedans au dehors ; les impressions physiques et morales frappent vivement les organes épigastriques, les resserrent et en gênent le jeu ; mais ils ne retiennent pas long-temps l'action, et ils la réfléchissent bientôt aux autres parties. Il s'établit, à l'âge de la puberté, chez la femme, un nouvel ordre de fonctions qui ont la plus grande influence sur la machine, et qui changent entièrement son état physique et moral. La matrice, qui jusqu'alors avait été sans action, devient un nouveau foyer de sensibilité, un nouveau centre d'action, qui irradie vers le cerveau, et y décide des passions analogues à la nature de ses fonctions ; elle s'imbibe d'un sang surabondant, se gonfle, le laisse échapper, et il s'établit un flux périodique qui continue jusqu'au moment où la grossesse ou l'âge le supprime. Dans la première circonstance, l'effort se partage entre la matrice et les mamelles, vers lesquelles afflue l'humeur laiteuse ; et comme les règles se rétablissent quand l'allaitement est fini, pour se supprimer dans les grossesses suivantes et se rétablir ensuite de nouveau, on voit que ce n'est qu'en marchant de révolutions en révolutions que les femmes parviennent à cette dernière, non moins dangereuse, qui, dès qu'elle est entièrement achevée, leur assure une vie longue et tranquille. On voit, d'après cette légère esquisse des vicissitudes de la vie du sexe féminin, que rien ne pouvait les lui faciliter et en diminuer les dangers qu'une constitution plus sensible et moins forte que celle de l'homme (1).

L'extrême sensibilité dont jouit la femme, et qui l'expose à une multitude d'impressions vives, mais de peu de durée, explique pourquoi leur imagination est vive et non forte, et pourquoi leurs écrits, plus brillants que profonds, sont rarement marqués au coin du génie : c'est que leur cerveau est impressionné vivement, mais non fortement. — Mais si la nature, ô femmes ! vous a refusé le génie, combien n'en êtes-vous pas amplement dédommagées par les agréments du corps et de l'esprit ! N'avez-vous pas les droits les plus beaux et les plus légitimes à notre amour et à notre reconnaissance, et ne régnez-vous pas en souveraines sur nos cœurs ? Le charme que vous répandez sur notre vie, les douces illusions que vous faites naître dans nos âmes, toutes les sensations délicieuses, et la perfection de la faculté de les sentir, voilà votre ouvrage, et c'est là le moindre de vos titres à nos hommages ; nous vous devons encore les vertus. Sans vous, nous n'aurions souvent de notre caractère que l'âpreté sans l'énergie ; l'humanité serait foulée aux pieds ; la pitié trouverait nos cœurs cuirassés d'un triple airain. — La mollesse du tissu cellulaire, et la vive sensibilité qui en est le résultat, diminuent avec l'âge ; les organes perdent insensiblement leur souplesse et acquièrent plus de dureté, et les forces se détournent vers l'épigastre. Dès que les règles sont une fois cessées, une portion de ces forces, qui se dirigeait vers la matrice, se concentre dans l'intérieur, aux dépens de cet organe, qui n'a plus de vie propre. Ainsi la grande mobilité des fibres

---

(1) « L'être faible est nécessairement timide, parce qu'il se voit exposé à des dangers qu'il ne peut éviter par sa résistance, et sa timidité augmente encore sa faiblesse. L'effet physique de la peur étant d'attirer les forces au dedans, elle empêche qu'il n'en reste assez au dehors pour repousser la cause qui l'a fait naître : aussi les femmes sont-elles saisies d'émotions vives, tombent-elles en défaillance, au moindre péril qui les menace. Heureusement que la même constitution des fibres qui dispose leur âme à la crainte, dispose leur esprit à la finesse ou à la dissimulation, qui n'est que l'art de cacher cette crainte. Cette qualité naît en elles du sentiment de leurs besoins uni à celui de leur faiblesse ; elle supplée au courage d'organisation qui ne leur a pas été donné, et les fait échapper par l'adresse à l'action des causes offensives que nous évitons par la force. » (DESÈZE, pages 223 et 224.)

diminue, les mouvements sont moins fréquents, mais plus forts, et ils ne sont plus réfléchis avec autant de facilité du dedans au dehors qu'auparavant. Mais comme l'endurcissement des solides se fait plus lentement chez les femmes que chez les hommes, les progrès de la dégradation lente qui amène le terme fatal sont aussi bien moins prompts et moins rapides, et elles parviennent à un plus grand âge.

CHAPITRE III.

DES CONSTITUTIONS ET DES TEMPÉRAMENTS.

Chaque individu a une manière d'être qui lui est propre, et qui, ainsi que l'a dit Bordeu, lorsqu'elle tourne à son avantage, établit sa santé. C'est cette manière d'être qu'on a appelée *constitution*, et dont il existe presque autant d'espèces qu'il y a d'individus. — Les constitutions, considérées en général du côté des solides, se réduisent au nombre de quatre : la force, ou la vigueur réunie à la sensibilité, comme chez les hommes bien constitués; la force jointe à peu de sensibilité, comme chez la plupart des gens de la campagne, les manouvriers, etc.; la faiblesse jointe à peu de sensibilité, comme chez les personnes d'un tempérament très-pituiteux; et enfin la faiblesse combinée avec une vive sensibilité, comme dans les femmes hystériques. Telles sont les quatre constitutions élémentaires et primordiales, mais qui éprouvent une foule de modifications, et qui sont sans cesse renforcées ou affaiblies par une multitude de causes inévitables, comme le climat, le régime, l'éducation, les passions, les saisons, etc. On conçoit que les degrés de force et de sensibilité variant dans les divers sujets, chacune de ces constitutions présente un grand nombre de nuances, et que plusieurs hommes jouissant de la même doivent différer plus ou moins entre eux. Maintenant, si on fait attention que les forces affectent une direction particulière dans les différentes phases de la vie et les saisons de l'année, et que chaque individu a son *idiosyncrasie*, c'est-à-dire, une disposition particulière de tel ou tel organe à dominer sur les autres, on donnera facilement la raison des *diathèses* humorales connues des anciens sous le nom de *tempéraments*, et qui sont au nombre de quatre : le pituiteux, le sanguin, le bilieux et l'atrabilaire ou mélancolique. Cette distinction est fondée sur la nature même (1). En effet, puisque les diathèses sont le produit de la force et de la sensibilité, de la direction des forces et de la dominance d'action d'un ou de plusieurs organes diversement combinés, les constitutions ne peuvent être mieux caractérisées que par la diathèse qui est propre à chacune d'elles. On pourrait néanmoins réduire ces tempéraments à trois, car l'atrabilaire n'est que l'extrême du tempérament bilieux. Observez que l'on ne trouve pas toujours les tempéraments dans l'état de simplicité que nous allons décrire, mais souvent dans l'état mixte : dans ce dernier cas, il en est toujours un dont le caractère est plus saillant, et que désigne l'humeur dominante à laquelle il a donné naissance.

Le tempérament pituiteux ou flegmatique (lymphatique), *temperamentum frigidum et humidum*, est caractérisé par la mollesse, la laxité, et le peu d'action de la fibre, qui est abreuvée d'une sérosité surabondante. Les hommes de ce tempérament ont les chairs très-molles et lâches, le tissu cellulaire rempli de graisse, et le sang très-séreux. La plupart ont la taille avantageuse, la peau blanche et froide au toucher, et principalement celle des extrémités, surtout en hiver, les cheveux et les poils blonds ou châtains et tardifs; ils ne deviennent jamais chauves; le visage est pâle et quelquefois bouffi; les yeux sont peu expressifs, et le regard est languissant. Les femmes de ce tempérament ont, pour l'ordinaire, beaucoup de gorge, mais elle ne se soutient pas long-temps. Les fonctions sont lentes et embarrassées dans les pituiteux ou lymphatiques; ils ont le pouls lent, petit et mou, et les veines étroites; la respiration est lente, et ils sont sujets aux oppressions; ils ont peu d'appétit, soutiennent bien la diète, et digèrent péniblement. Ils éprouvent rarement le sentiment de la soif; leurs sens sont très-obtus, les mouvements difficiles, mais durables; ils sont peu enclins aux plaisirs de l'amour, et parviennent plus tard que les autres à

____

(1) Sans aucun doute; mais il était plus naturel encore de fonder la doctrine des tempéraments sur la prédominance des solides, comme l'ont fait les modernes, ou au moins sur la comparaison des uns et des autres. (I. B.)

la puberté. Ils excrètent par le nez et la bouche beaucoup de matières visqueuses et insipides; leurs excréments sont blancs et muqueux; les urines sont troubles avec un sédiment épais; les règles et les lochies, chez les femmes pituiteuses, sont pâles. — Les fonctions de l'esprit s'exercent, chez les pituiteux, d'une manière faible et languissante; ils ont l'imagination froide et presque pas de mémoire; ils sont très-portés au sommeil, se mettent difficilement en colère, et s'apaisent aisément. Ils ne sont guère plus propres aux travaux de l'esprit qu'à ceux du corps, à moins qu'on ne les y habitue par degrés. L'habitude est leur loi; ils ont le jugement droit et sûr, le caractère doux, affable et paisible, et l'état d'apathie semble être celui dans lequel ils trouvent uniquement le bonheur.

Le tempérament sanguin, qu'on peut considérer comme faisant la nuance entre le pituiteux et le bilieux, est le produit de la dominance d'un sang visqueux, et abondant en partie rouge et en gluten : c'est le *temperamentum calidum et humidum* des anciens. Il est caractérisé par une physionomie animée, un teint rouge et vermeil : les cheveux sont, pour l'ordinaire, blonds ou châtains, et se régénèrent facilement; les membres sont souples et agiles, les veines bleues et d'un diamètre médiocre; le pouls est grand, vif et réglé; l'habitude du corps est chaude et molle au toucher, et les chairs fermes et compactes. — Les personnes de ce tempérament n'éprouvent qu'un appétit et une soif médiocres. Elles sont sujettes aux hémorrhagies, transpirent beaucoup, et rendent abondamment des urines d'une couleur et d'une consistance louables; les excréments sont roussâtres et d'une consistance médiocre. Les sanguins dorment profondément, moins cependant que les pituiteux, et font ordinairement des rêves agréables. — L'homme de ce tempérament fait généralement assez bien toutes ses fonctions. Il est bon, franc, courageux, vif, doux et enjoué; sa mémoire est heureuse, et son imagination vive et brillante. Il est très-enclin aux plaisirs; il aime la table, les femmes, le luxe; mais il a plutôt des goûts que des passions. Il est très-sensible, s'emporte aisément, et se calme de même. Il est étourdi, léger, inconstant et spirituel; mais rarement il acquiert de l'érudition. Il a la conception facile, néanmoins il

est incapable de se livrer à de profondes méditations; c'est pourquoi les sciences abstraites, et généralement tout ce qui exige un travail assidu et opiniâtre, ne peuvent lui plaire, ni fixer son attention; mais aussi il cultive avec succès la poésie, la peinture, la musique et tous les arts agréables qui exigent de la vivacité dans l'imagination.

Le tempérament bilieux, *temperamentum calidum et siccum*, est celui dans lequel la bile domine. L'homme qui jouit de cette constitution n'a pas ordinairement une taille avantageuse, ni de l'embonpoint; mais il est fort, nerveux et bien musclé; ses os sont gros, ses chairs fermes et compactes. L'habitude du corps est grêle et maigre; la peau aride, sèche et peu perspirable, avec une chaleur âcre et mordicante, surtout celle des mains; le teint et les yeux sont pâles et jaunâtres. Presque toujours les cheveux et les poils sont noirs, crépus, et tombent de bonne heure. Toutes les fonctions, et surtout celles de la digestion, se font avec rapidité chez les bilieux; ils ont ordinairement un appétit vorace, et éprouvent fréquemment le sentiment de la soif. Leur pouls est prompt, élastique, sec et roide, et les veines sont très-amples. Les bilieux parviennent promptement au terme de leur accroissement, et vieillissent de bonne heure. Ils sont sujets aux vomissements de matières bilieuses; leurs excréments sont très-jaunes, la cire des oreilles très-abondante, et les urines jaunes ou rouges, âcres et copieuses. — Le bilieux est très-enclin aux plaisirs de l'amour; il aime passionnément et avec fureur. Il est fort, et conserve long-temps sa vigueur. Il porte les passions à l'excès, et elles sont l'effet de sa grande sensibilité; il est très-jaloux, constant, ferme, inexorable, très-colérique, et porté à la vengeance. Non-seulement il a beaucoup d'imagination, mais encore un jugement solide et réfléchi; il a plus de génie que d'esprit, et est très-propre aux sciences abstraites. Mais à tant de qualités précieuses il mêle presque toujours de la dureté; il est entêté, opiniâtre, et souvent misanthrope. Il dort peu et d'un sommeil léger; il veille la plus grande partie de la vie.

Le tempérament atrabilaire (1) ou mé-

_____

(1) Le mot *atrabilaire* est synonyme de *mélancolique*. Quant à l'atrabile, c'est

lancolique, *temperamentum siccum et frigidum* des anciens, est celui dans lequel domine une bile d'un jaune brunâtre et noirâtre, et qui modifie la couleur habituelle du corps, et surtout la face. On peut le considérer comme le *maximum* du tempérament bilieux. — Les mélancoliques ont ordinairement beaucoup de cheveux noirs ou bruns (1), le corps grêle et maigre, la peau sèche, froide, dure, âpre, jaune, brune ou noirâtre; leur pouls est fréquent, sec, élastique, petit, enfoncé et souvent inégal, et leurs veines étroites. Ils sont voraces, et ont rarement soif. Ils croissent lentement, et vieillissent de bonne heure. Ils dorment peu, et leur sommeil est agité par des songes terribles. Les fonctions du ventre sont irrégulières; les urines sont abondantes, claires, peu colorées. Ils sont sujets à des vomissements de matières noires, aux hémorrhoïdes, et rejettent beaucoup de salive. Le ventre est fréquemment constipé, dur, et les excréments sont noirâtres. Les sueurs qui se manifestent chez eux sont plutôt d'expression que des sueurs utiles. — Le mélancolique jouit d'une grande sensibilité : aussi a-t-il l'imagination vive et exaltée : le plus petit revers, la plus légère douleur, le jettent dans l'abattement et le désespoir ; son âme se repaît de chimères, qui le troublent et le rendent malheureux par la crainte de le devenir. Cette constitution est celle des grands hommes, des héros, des ambitieux et des grands scélérats. Les entreprises qui paraissent supérieures aux forces humaines, les conquêtes, les crimes atroces, les sectes, les factions, les révolutions des empires, ont été fréquemment l'ouvrage des mélancoliques. — Le caractère du mélancolique est sombre, rêveur, difficile, inquiet, méfiant et chagrin. Il est implacable dans la haine et la vengeance. Il en est dont les passions fougueuses entraînent tout

---

une chimère créée par l'imagination des anciens. (L. B.)

(1) Les Anglais sont, en général, mélancoliques, et ont néanmoins les yeux bleus, les cheveux blonds et le visage coloré ; c'est que le climat modifie à son gré l'habitude extérieure : or, celui d'Angleterre, qui est froid et humide, conjointement avec d'autres causes locales, favorise le tempérament pituiteux mélancolique.

ce qui leur résiste ; d'autres ont le cœur bon et sensible. Quelques-uns ont une crainte outrée de la mort; d'autres la recherchent ou se la donnent. Le mélancolique est très-exigeant, et sa sensibilité se tourne souvent en fureur quand on lui manque. Presque tous sont bons amis, mais amants jaloux et portés au désespoir.

Chaque âge a sa constitution propre, et qui dépend, entre autres causes, de la dominance d'action d'un ou de plusieurs organes. La constitution pituiteuse ou lymphatique appartient spécialement à l'enfance ; elle est due à l'excès d'action relative des systèmes cellulaire, glanduleux et lymphatique. — Toutes les parties sont d'une mollesse extrême dans l'enfance; le tissu cellulaire est dans un état d'expansion plus grand que dans les âges suivants ; il est pénétré d'une quantité considérable d'humeur muqueuse légèrement colorée en rouge. C'est cet épanouissement de l'organe cellulaire qui donne lieu à la pléthore et aux congestions si familières aux enfants. Les vaisseaux lymphatiques appartiennent à ce tissu. Ils sont généralement plus développés, surtout les vaisseaux lactés du premier ordre ; leur diamètre diminue considérablement dans la vieillesse. Les glandes jouissent de même d'une action plus grande dans les premiers temps ; elles sécrètent une bien plus grande quantité de mucus, et en sont constamment gorgées ; c'est pourquoi elles sont très-volumineuses. Mais les glandes, très-développées dans l'enfance, diminuent à mesure que la vie fait des progrès : il en est même qui s'effacent entièrement et de très bonne heure, comme le thymus : d'autres ne s'oblitèrent que par degrés, et ne sont complètement desséchées que dans la vieillesse : telles sont les glandes du mésentère.

Cette dominance d'action des systèmes cellulaire, glanduleux et lymphatique, n'a lieu que durant les premières années de la vie ; elle décroît insensiblement à mesure que l'homme s'éloigne de la naissance. Aussi les maladies de l'enfance sont-elles communément muqueuses, et ont leur siège dans ces organes. — Une circonstance qu'il est important de remarquer, c'est que la tête des enfants est très-volumineuse, et que, dans tous les âges de la vie, ceux qui ont la tête fort grosse ont le tissu spongieux très-lâche, et acquièrent ordinairement beaucoup d'embonpoint ; les vaisseaux sanguins sont chez eux très-peu développés ; ils sont sujets aux maladies pituiteuses et spasmodiques ; ils ont un appétit vorace, et supportent difficilement l'abstinence. En un mot, ils réunissent la plupart des qualités qui caractérisent l'enfance. Ceux, au contraire, qui ont la tête peu volumineuse sont ordinairement maigres ; ils ont les vaisseaux sanguins très-développés, résistent aisément à la faim et aux évacuations de sang, et sont très-disposés aux maladies inflammatoires. — Une autre circonstance, non moins essentielle par rapport à la distribution des forces organiques dans l'enfance, c'est qu'elles se dirigent, non-seulement du centre à la circonférence, mais encore vers la tête. Cette tendance était nécessaire par rapport à la pousse des dents, à l'exercice et au développement des organes des sens, qui ont la plupart leur siége dans la tête. — Il y a aussi une action vive vers l'estomac et les intestins, dont le tissu est alors plus mou, plus spongieux et plus expansible que dans les autres temps de la vie. Cette identité de fonctions des organes céphaliques et des intestins établit entre la tête et le bas-ventre une sympathie très-marquée, dans les enfants spécialement, et explique pourquoi les affections de la tête intéressent fréquemment chez eux les viscères du bas-ventre, *et vice versâ*.

Les causes qui favorisent la constitution pituiteuse, ou qui la renforcent, sont l'abus des aliments froids et humides, des farineux, et surtout de ceux qui n'ont pas fermenté ; celui des substances grasses, flatulentes et difficiles à digérer ; l'usage trop fréquent des poissons, du laitage, les excès dans le régime, l'abus des boissons aqueuses, la vie oisive et casanière, celle qui est exempte de soucis, d'inquiétudes ; l'inertie de l'âme, les passions tristes et soutenues, l'usage habituel des vins pesants et grossiers, l'habitude des bains après le repas, ainsi que l'avait déjà fort bien remarqué Alexandre de Tralles ; le sommeil trop prolongé, l'hiver, le séjour des pays froids et humides, des endroits situés dans le voisinage des marais, des lacs, des étangs, des rivières, des fleuves (1) ;

de ceux exposés à la neige, aux pluies et au nord (1) ; en un mot, toutes les causes énervantes qui, en affaiblissant l'organisme, font dominer l'action de l'organe cellulaire. Ces mêmes causes, soutenues à un certain degré pendant quelque temps, décident les écrouelles ou le rachitis : ces deux affections se lient au tempérament pituiteux, et doivent être regardées comme le produit de la constitution de l'enfance portée à l'excès. — La constitution pituiteuse paraît être, au premier coup-d'œil, celle des vieillards ; mais ils ne sont pas réellement pituiteux, et, pour me servir des termes de Galien, ils ne le sont qu'en apparence, par rapport aux excrétions qui ont lieu chez eux par le nez et par la poitrine, car leur constitution est froide et sèche. Il faut observer d'ailleurs que les excrétions séreuses des vieillards sont le produit du dessèchement de l'organe extérieur, et du refoulement des forces dans l'intérieur, qu'ont amenés par degrés les progrès de la vie : ces deux causes font refluer les humeurs pituiteuses et perspirables, et les glandes muqueuses du nez et des poumons leur servent de voie de décharge. La lymphe est au contraire, dans l'enfance, l'effet de la dominance d'action des systèmes cellulaire, lymphatique et glanduleux, qui, à proprement parler, n'en font qu'un, et c'est celui de l'expansion des forces. Elle est, chez les enfants, consistante, douce, mucilagineuse et acescente ; dans l'âge avancé, elle est ténue, et porte, ainsi que les autres humeurs, l'empreinte de l'acrimonie dont est frappé tout le système sénile. — La constitution pituiteuse contenue dans de justes bornes, et qui se soutient jusqu'à un certain point dans les autres âges, est la plus favorable à la durée de la vie. Les pituiteux vivent plus long-temps que les autres ; l'endurcissement, le racornissement des organes, et le refoulement des forces vers l'intérieur, qu'amène nécessairement la succession des âges, s'opèrent bien plus lentement, et font des progrès bien moins rapides que dans les autres constitutions. C'est pourquoi Ga-

----

(1) Les habitants du Phase, au rapport d'Hippocrate, qui vivaient dans une atmosphère épaisse et humide, avaient la figure pâle, livide, bouffie, la voix grave et étouffée, les articulations peu apparentes, et étaient inhabiles aux exercices et aux travaux.

(1) C'est pourquoi les Allemands sont presque tous pituiteux.

lien a dit : « Ceux qui sont naturellement
» humides vivent très-long-temps, et
» jouissent de la meilleure santé dès que
» le corps a acquis de la force, et plus
» que les autres du même âge ; et ils la
» conservent jusque dans l'extrême vieil-
» lesse (1). »

A l'âge pituiteux de l'enfance succède
la constitution sanguine de la jeunesse.
La puberté, qui commence cette seconde
période de la vie, diminue par degrés la
mollesse et la laxité des solides, et par
conséquent la constitution lymphatique;
les forces s'exercent alors avec plus d'activité sur les systèmes pulmonaire et
artériel, et la constitution devient sanguine. Ce changement est le produit du
développement de l'action dans les organes sexuels ; dès qu'ils s'éveillent, il
s'y établit un centre de sensibilité qui
n'existait pas auparavant, qui jette des
irradiations dans tout le système, et qui
détermine un nouvel état dans le physique et le moral de l'homme. L'influence
des testicules dans les mâles est si générale et si puissante, qu'outre la production de la barbe et des poils, et la mue
de la voix, auxquelles elle donne lieu,
chaque partie acquiert une nouvelle force, les solides plus de dureté, les fluides
plus de densité, enfin une exubérance
de vie marquée par l'impatience du
plaisir, et qui porte l'homme à rechercher le commerce des femmes. — La puberté ne produit pas des changements
aussi marqués dans les femmes que dans
les hommes, à part néanmoins les désirs
vénériens, qu'elles éprouvent peut-être
plus vivement, mais que la pudeur leur
fait dissimuler. Leur constitution retient
presque toujours quelque chose de la
faiblesse et de la mollesse du premier
âge, et les forces affectent plus long-
temps la direction du centre à la circonférence.

Mais c'est spécialement sur le système
artériel que se dirige l'influence des organes de la génération à l'âge de puberté : il acquiert alors un état de pléthore
et d'orgasme qu'il n'avait pas auparavant,
tandis que dans l'âge avancé, cet état a
plus particulièrement lieu dans les veines. Glisson Wintringham, ayant comparé les artères et les veines dans les
différents âges, s'est assuré que la densité
relative des veines était plus grande
dans la jeunesse, et qu'elle diminuait

insensiblement, en sorte que dans la
jeunesse la densité de la veine cave,
comparée à celle de l'aorte, est comme
26 est à 25, et dans la vieillesse comme
139 est à 140 : différence qui dépend de
ce que les veines, plus gorgées de sang
dans la dernière période de la vie, doivent nécessairement perdre de leur épaisseur et s'amincir. Cette observation est
parfaitement d'accord avec les expériences de Haller, desquelles il résulte que
la densité des parois des vaisseaux diminue à mesure qu'ils se remplissent de
sang. Une multitude de faits prouve,
d'ailleurs, que la constitution sanguine
est étroitement liée avec l'accroissement
des forces qui s'exercent sur le système
artériel, et qui tendent puissamment à
le développer. C'est alors aussi que le
sang abonde le plus en partie rouge et
en fibrine. — On doit regarder les poumons, non-seulement comme le centre
du système artériel, mais encore comme
le principal *atelier* où la nature travaille
à la sanguification ; c'est là que le sang
charrié par les veines se convertit en
sang artériel, mais à l'époque de la puberté, l'organe pulmonaire complète son
développement et augmente d'action. Il
n'est donc pas étonnant que dès lors il
se forme une plus grande quantité de
sang qu'auparavant. Les actes de la respiration s'exercent d'une manière plus
étendue et plus énergique ; l'hydrogène
et le carbone, se dégageant du sang pulmonaire en plus grande quantité, font
dominer relativement l'azote, qui, en
conséquence, augmente la proportion
du gluten dont il est le principe essentiel ; l'oxygène atmosphérique, absorbé
aussi en plus grande quantité par le sang,
oxide davantage le fer qui y est contenu,
et augmente ainsi la partie rouge. On
conçoit aisément dans cette théorie pourquoi les jeunes gens sont plus sujets aux
maladies inflammatoires et aux crachements de sang que les autres (1).

Le tempérament sanguin est produit
ou renforcé par l'usage des aliments
très-nourrissants, et surtout de la chair
des animaux, par les exercices modérés,
la suppression des évacuations périodiques de sang et la grossesse chez les
femmes ; par la joie, la gaîté, le séjour
des régions tempérées, et par les saisons
analogues au printemps. Cette constitu-

---

(1) *De Sanitate tuenda.*

(1) Cette explication est aujourd'hui
plus ingénieuse que vraie. (I. B.)

tion est celle dans laquelle on jouit de la meilleure santé, et qui contribue le plus aux agréments et au bonheur de la vie; mais elle expose aux inflammations, aux hémorrhagies et autres maladies sanguines, surtout dans les temps froids et secs, lorsque le mercure se soutient quelque temps très-élevé dans le baromètre, et que le vent souffle du nord ou de l'est. — La virilité, ou l'âge moyen, qui amène la constitution bilieuse, suit immédiatement la jeunesse. A cette époque les solides n'ont plus cette ductilité et cette souplesse qui caractérisent le printemps de la vie; ils ont déjà acquis un certain degré de consistance et de densité; l'organe extérieur n'a plus la même activité, et les forces commencent à se retirer vers l'épigastre : le système de la veine porte en reçoit un surcroît d'action, et il se forme une plus grande quantité de bile. Néanmoins la bilification, à laquelle tend naturellement le système humoral, et qui a spécialement lieu à cet âge, ne reconnaît pas cette seule cause : elle est aussi le produit de la dégénération du sang, qui a ordinairement lieu dans cette période de la vie. — La constitution bilieuse est un produit de la vie, qui a le plus ordinairement lieu dans l'âge viril : elle peut néanmoins être décidée dans les autres âges par l'action de certaines causes, telles que l'habitation dans les pays chauds et secs, les saisons analogues, les travaux du corps et de l'âme portés à l'excès, les passions fortes, l'abus du vin et des liqueurs, la nourriture échauffante et animale, l'habitude des substances douces et sucrées et notamment du miel, les forts assaisonnements, l'excès de sobriété et l'abstinence trop long-temps soutenue, les veilles excessives, la suppression des évacuations habituelles par le ventre, les vomissements, les urines ou les sueurs.

Le tempérament atrabilaire est le tempérament bilieux renforcé ou poussé à l'extrême; il appartient au moyen âge et et à la vieillesse. En général, les vieillards sont secs et froids, et par conséquent atrabilaires ou mélancoliques; car, comme le remarque Galien, « les vieil» lards ne sont humides que par rapport » aux excrétions qui ont lieu par les par» ties supérieures. » Souvent aussi leur constitution est, ainsi que je l'ai déjà dit, un mélange de la pituiteuse et de l'atrabilaire. On peut distinguer en général deux sortes d'atrabile, l'une naturelle, et l'autre morbifique. « L'une, » dit Galien d'après Hippocrate, est le » sédiment, la lie du sang, qui est très» épaisse et semblable à la lie du vin ; » l'autre est ténue, et paraît acide à ceux » qui la vomissent ou qui l'odorent. » Il dit dans un autre endroit : « La vraie » atrabile est celle qui est acide; elle » est la plus dangereuse, et ses effets » sont terribles. » Les mêmes causes qui produisent la constitution bilieuse donnent également naissance à la constitution mélancolique, lorsqu'elles sont plus intenses, ou que leur action s'est soutenue plus long-temps; mais de toutes ces causes il n'en est point de plus puissantes que les chagrins longs et cuisants, les soucis, les inquiétudes, et les excès dans les plaisirs de l'amour et de la table. Les maladies dépendantes de cette constitution ne diffèrent de celles bilieuses que par une tendance plus grande et plus rapide à la putridité et à la gangrène.

Nous devons conclure de tout ce que nous venons de dire par rapport aux constitutions des âges, que le corps de l'homme présente trois systèmes, dont chacun a une action dominante dans les différentes époques de la vie. Le système cellulaire, qui comprend les vaisseaux lymphatiques et les glandes, agit spécialement dans l'enfance, et établit la constitution pituiteuse; le système artériel, dont les poumons sont le centre, agit dans le second âge; le développement des forces qui se portent spécialement sur ce système, lequel fait dominer le sang, est décidé par l'irradiation sympathique des organes générateurs, dont la vie propre commence à l'époque de la puberté; enfin le système veineux, dont le centre est dans le bas-ventre, augmente d'action dans les âges subséquents, et amène la constitution bilieuse et mélancolique. Cette succession des âges et des constitutions est un effet nécessaire des différentes déterminations des forces organiques qui accompagnent les différentes périodes de la vie.

[On entend aujourd'hui par *tempéraments* des différences entre les hommes, différences constantes, compatibles avec la conservation de la vie et le maintien de la santé, caractérisées par une diversité de proportions entre les parties constituantes de l'organisation, et assez importantes pour avoir une influence sur les forces et les facultés de l'économie entière. — C'est dans les systèmes organiques répandus dans toute l'économie et dans les organes particuliers à quelques fonctions importantes, que se remarquent les caractères sensibles de ces différences ; et les tempéraments qu'elles caractérisent peuvent ainsi se diviser en tempéraments *généraux* et en tempéraments *partiels*. — Les tempéraments *généraux* sont caractérisés : 1° par des différences dans les rapports mutuels d'étendue et d'activité entre les systèmes vasculaire, lymphatique et sanguin, et les divers ordres d'organes dont se compose chacun de ces systèmes ; il faut y joindre aussi les différences de proportion entre les liquides et les solides, ou entre la capacité des vaisseaux et la masse des liquides qui les parcourent et les distendent ; 2° par les différences de susceptibilité du système nerveux considéré comme source de la sensibilité. Ces différences se font connaître par la vivacité, la durée des impressions, et par la facilité avec laquelle elles peuvent s'associer et se succéder dans les différents individus ; 3° par les différences de proportions respectives et de rapports mutuels entre le système nerveux et le système musculaire : le premier considéré comme déterminant par son influence les actions organiques, et étant la source de l'activité ; et le second comme constituant la partie matérielle de la force ; l'un représentant dans le mouvement produit l'élément de la vitesse, l'autre l'élément de la masse. (*Dict. des Sciences Médicales*, article *Sujet de l'hygiène*.) On a fondé sur ces principes l'existence de trois espèces principales de tempéraments primitifs : 1° le tempérament lymphatique ; 2° le tempérament sanguin ; 3° le tempérament nerveux (1).

Les tempéraments se trouvent rarement à l'état de simplicité, ils se combinent deux à deux : ce qui produit les tempéraments sanguin bilieux (2), lymphatique nerveux, lymphatique sanguin, nervoso-bilieux (tempérament mélancolique) : c'est ce qu'on appelle tempéraments *mixtes*. — Les tempéraments se trouvent quelquefois en excès par suite de la prédominance marquée de certains systèmes : c'est cette particularité qui caractérise les tempéraments *pituiteux*

---

(1) Ils correspondent parfaitement aux tempéraments pituiteux, sanguin et atrabilaire de Tourtelle.

(2) Le tempérament bilieux de Tourtelle.

des anciens ; leur tempérament *bilieux* n'est autre chose que la prédominance du système sanguin avec une grande énergie de la sécrétion bilieuse ; le tempérament appelé *athlétique* est pareillement dû à un excès de développement des organes musculaires, etc. — Les tempéraments *partiels* prennent leurs caractères : 1° des différences que présentent dans les diverses régions du corps les proportions des systèmes généraux vasculaires et nerveux, comparés de l'intérieur à l'extérieur, et entre les cavités céphalique, thoracique et abdominale ; 2° des différences que présentent, dans l'exercice et les produits de leurs fonctions, les organes et les viscères dont la constitution a le plus d'influence sur les conditions de la santé ; ainsi l'exercice des facultés intellectuelles, la respiration, la digestion, l'activité des organes génitaux, la nature, l'abondance, la régularité des sécrétions muqueuse, bilieuse, cutanée, et de la perspiration, donnent des indices importants sur la constitution des sujets, et ces indices peuvent être mis au rang des caractères de leur tempérament. (Art. cité.)

Les tempéraments partiels coïncident le plus ordinairement avec certaines époques de notre existence. Le tempérament partiel de l'enfant est *cérébral*, celui de l'adulte est *pulmonaire*. Dans un âge plus avancé, le tempérament devient *abdominal*, et il y a des prédominances auxquelles on a donné les noms de *hépatique*, *utérine*, etc. — Les diverses sortes de tempéraments dont il vient d'être question sont naturels ou primitifs ; mais il en est de secondaires ou d'accidentels, qu'on appelle tempéraments *acquis*. — Ces tempéraments peuvent être produits : 1° par des causes propres à l'organisation ; 2° par des circonstances indépendantes des diverses situations où se trouve l'homme dans le cours de la vie. 1° Il est des hommes qui naissent avec des dispositions naturelles qui les entraînent avec violence vers tel ou tel but, tel ou tel genre d'illustration dans les arts, les sciences, etc. Leur constitution, et à plus forte raison leur tempérament, reçoit de cette destination même une impression profonde qui détermine une manière d'être accidentelle ou *acquise*. 2° D'un autre côté, une foule d'hommes ont changé de constitution ou de manière d'être par le seul fait de l'exercice, de la profession, du travail auxquels la nature ne semblait pas les avoir destinés. Le travail manuel, les fatigues de la guerre, etc. provoquent un développement accidentel des muscles; les travaux de l'esprit, les méditations profondes font prédominer l'action du système nerveux ; les affections morales profondes rendent chagrin et mélancolique : ces manières d'être sont encore *acquises.*

Des tempéraments sanguins lymphatiques peuvent changer tout-à-fait de caractère sous l'influence d'une multitude d'agents modificateurs qui agissent sans cesse sur nous. J. J. Rousseau, pour nous borner à un exemple fameux, fut toute sa jeunesse d'un tempérament sanguin lymphatique, livré à l'insouciance d'une vie vagabonde ; il finit par offrir les traits les plus exagérés du tempérament nerveux, par suite des travaux du cabinet et des tribulations sans nombre auxquelles il se trouva exposé dans le cours de sa vie à jamais mémorable. — La doctrine moderne des tempéraments dont nous venons de donner une idée succincte, est due au célèbre professeur Hallé; il l'a professée pour la première fois en l'an 5 de la république. Il a publié des mémoires plus ou moins complets sur le même sujet, dans les Mémoires de l'Institut, de la Société médicale d'émulation. Les articles *Sujet de l'Hygiène* et *Tempérament*, du Dictionnaire des Sciences médicales renferment le complément de sa doctrine à ce sujet. — Un de ses élèves d'alors, aujourd'hui l'un des médecins les plus distingués de Paris (M. Husson), a développé cette doctrine dans sa dissertation inaugurale, avec beaucoup de talent, et surtout avec une clarté qu'on ne trouve pas toujours dans les écrits du maître. (*Essai sur une nouvelle doctrine des tempéraments*, in-8°, Paris, 1798.)

Parmi les divisions des tempéraments qui ont plus ou moins de rapport avec la classification du professeur Hallé, on a particulièrement remarqué celle qu'a proposée un médecin de Poitiers, mort à la fleur de l'âge (Gaillard). Elle est fondée sur les trois propriétés vitales ci-après : 1° *l'irritabilité*; 2° *la sensibilité*; 3° *la nutrilité*, considérées dans leurs diverses proportions. D'après l'association respective de ces espèces d'éléments, l'auteur admet huit genres de tempéraments : 1° musculeux; 2° musculo-nerveux; 3° tempéré; 4° musculo-celluleux; 5° celluleux; 6° cellulo-nerveux; 7° nerveux; 8° épuisé. Il adjoint à chacun de ces genres un certain nombre de variétés qui ne sont autre chose que les tempéraments partiels du professeur Hallé. — Ce qu'il convient principalement de remarquer dans cette distribution, c'est que l'auteur y fait jouer avec raison un rôle au tissu cellulaire, que le célèbre promoteur de l'hygiène semble à tort avoir oublié; le tissu cellulaire nous paraît en effet prédominer singulièrement dans ce qu'il appelle tempérament lymphatique, et nous pensons qu'il serait beaucoup mieux de le nommer *celluleux.*]

CHAPITRE IV.

DE LA DURÉE DE LA VIE.

Tous les êtres organisés, après avoir parcouru les trois périodes d'accroissement, de consistance et de dépérissement, laissent exhaler de leurs corps épuisés le feu qui les animait. La mort est donc une véritable fonction de la vie, qui consume l'aliment nécessaire à son entretien. Chaque espèce vivante a un terme désigné par la nature, au-delà duquel elle cesse d'exister : c'est dans la connaissance des moyens qui peuvent prolonger ce terme en prévenant la trop prompte consomption de la flamme vitale que consiste la médecine conservatrice. Jetons d'abord un coup-d'œil rapide sur la durée des différentes classes du monde organisé, en commençant par les plantes, avant que d'en venir à cette dernière période où l'âme humaine, se dégageant des entraves de la matière, va se réunir à son auteur. Ce que j'en dirai mettra le lecteur en état d'apprécier dans la suite les circonstances les plus importantes qui influent sur la prolongation ou la diminution du terme de sa vie. — Les différentes espèces de plantes, que les botanistes, d'après les dernières découvertes, portent au nombre de quarante mille, peuvent être divisées, en général, en trois classes principales, savoir : les *annuelles* ou d'un an et même de six mois, car elles naissent pour la plupart au printemps et meurent en automne; les *bisannuelles*, qui meurent au bout de deux ans; enfin les *vivaces*, qui vivent depuis quatre jusqu'à mille ans.

Les plantes succulentes et aqueuses, dont les organes sont délicats, ne vivent qu'un an ou deux au plus; celles qui sont plus robustes et dont les sucs sont plus consistants, durent davantage; mais elles ne peuvent, sans bois, vivre bien long-temps. On remarque des différences très-sensibles dans les plantes qui ne vivent qu'un ou deux ans; celles qui sont inodores et insipides vivent généralement moins que les plantes aromatiques et sapides. — Les arbrisseaux et les arbres de la petite espèce peuvent durer jusqu'à soixante et même cent ans; de ce nombre sont entre autres la vigne et le romarin. Les arbres qui vivent le plus sont les plus grands et les plus forts, tels que le chêne, le tilleul, le hêtre, etc. Le baobab, dont le tronc acquiert vingt-cinq pieds d'épaisseur, est un des *Nestors* du règne végétal. Adanson trouva, vers le milieu de ce siècle, les noms des navigateurs des 15° et 16° siècles sur des baobabs qui n'avaient encore que six pieds d'épaisseur, et les incisions n'avaient pas encore beaucoup d'étendue. Il y a eu des cèdres du Liban et des chênes qui ont vécu plus de mille ans. — Tous les arbres dont la crue se fait rapidement, tels que le pin, le bouleau, etc., ont un bois bien moins fort, et qui dure moins; le chêne, qui croît le plus lentement, a aussi le bois le plus dur, et vit très-long-temps. — Les végétaux de la petite espèce ont en général une vie plus courte que ceux qui sont très-grands et d'une certaine grosseur. Ceux qui ont le bois le plus dur ne sont pas ceux qui vivent le plus long-temps : le buis, le cyprès, le genévrier, le noyer et le pommier ne durent pas autant que le tilleul, dont le bois est néanmoins plus tendre. En général, ceux qui donnent des fruits mous, succulents et perfectionnés par l'art, durent moins que les autres et que ceux qui n'en portent que de mauvais. Parmi ces derniers, ceux qui portent des noix ou des glands ont une vie plus longue que ceux dont les fruits sont à noyau ou à grains. On observe qu'en général ceux dont le feuillage et les fruits viennent et passent lentement vivent plus long-temps que les autres. Les arbres domestiques vivent moins aussi que les sauvages; et ceux dont les fruits sont aigres et âpres durent davantage que ceux qui en portent de doux.

La culture, les irrigations et les engrais fréquents font pousser et fructifier davantage les arbres; mais ces moyens abrègent leur vie. Une chose remarquable, c'est qu'en coupant souvent les branches, on prolonge considérablement la vie des végétaux, et en remuant la terre autour des racines de vieux arbres auxquels on n'a pas touché depuis long-temps, on leur procure une sorte de rajeunissement, un feuillage plus abondant et plus vert. — Enfin, il résulte des expériences faites sur les végétaux, que pour vivre long-temps, il faut: 1° que leur accroissement soit lent; 2° qu'ils ne se propagent que lentement et tard; 3° qu'ils aient un certain degré de solidité, mais non excessif, assez de bois, et que leurs sucs aient de la consistance; 4° qu'ils ne soient pas trop grands, mais qu'ils aient néanmoins une certaine étendue; 5° qu'ils soient en plein air; 6° qu'on ne remue pas souvent la terre qui est autour d'eux, que les irrigations ne soient pas trop fréquentes, non plus que les engrais. Toutes les conditions contraires sont défavorables aux végétaux, et abrègent leur vie, en consumant rapidement le principe vital qui les anime.

Passons maintenant au règne animal, qui renferme une infinité d'espèces. Depuis l'insecte éphémère qui vit tout au plus l'espace d'un jour, et qui, dans la vingtième heure de son âge, se trouve comme un centenaire, au milieu d'une nombreuse postérité, jusqu'à l'éléphant qui vit deux cents ans, quelle multitude innombrable d'animaux de formes, de grandeur, d'organisation et de durées différentes! Je n'essaierai pas d'embrasser un sujet si vaste, qui m'éloignerait de celui que je me propose de traiter; je rassemblerai seulement quelques particularités qui pourront servir à expliquer d'où dépend la durée de la vie. — La classe la plus imparfaite des animaux, et qui est voisine de la famille des végétaux, est celle des vers. Comme ils sont d'une constitution très-faible, il est très-facile de les détruire; mais, de même que les plantes, ils ont une faculté reproductive extraordinaire, et qui est telle qu'ils continuent de vivre et de reproduire les parties qui leur manquent; ce qui fait qu'il est très-difficile de dire quelque chose de certain sur la durée de leur vie. Il est dans cette même classe des espèces qui semblent indestructibles: tels sont entre autres les vers filiformes et les vibrions. Fontana fit sécher au soleil le plus ardent, et ensuite au four, plusieurs de ces animaux, et il parvint à les ranimer six mois après, en les mettant dans l'eau tiède.

Les insectes, dont l'organisation est

moins imparfaite, et qui occupent un rang plus élevé dans l'échelle animale, ne jouissent pas d'une faculté reproductive aussi grande ; mais leur existence se prolonge d'une manière prodigieuse par les métamorphoses diverses qu'ils subissent. L'insecte vit plusieurs années sous la forme de larve, de ver, puis passe à l'état de chrysalide ; il existe encore quelque temps dans cet état de mort apparente, duquel il ne sort que sous la forme de papillon. C'est alors seulement qu'il peut propager son espèce ; mais ce temps est court, et il meurt bientôt après. — Les amphibies parviennent à un âge très-avancé. Ils ne sont sans doute redevables de leur longévité, ainsi que tous les autres animaux qui en jouissent, qu'à l'intime union du principe vital à la substance médullaire nerveuse. Il est des exemples presque incroyables de la ténacité de la vie dans ces animaux. On a vu des tortues vivre pendant quelque temps sans tête, et des grenouilles sauter après leur avoir arraché le cœur. D'après l'observation, la tortue et le crocodile sont de tous les amphibies ceux qui vivent le plus long-temps. La tortue, paresseuse et flegmatique, croît si lentement que, dans ses vingt premières années, on remarque à peine en elle une différence de quelques pouces ; elle vit au-delà de cent ans. Le crocodile vit aussi un grand nombre d'années, et croît jusqu'à la mort. — Il est des poissons qui parviennent à une grande vieillesse. La lamproie vit soixante ans ; le brochet et la carpe cent cinquante. Le saumon croît vite et vit peu ; la perche, dont la crue est lente, a une vie beaucoup plus longue. Remarquons en passant que la mort naturelle est plus rare parmi les poissons que dans les autres classes d'animaux, parce qu'ils se dévorent entre eux, et que le plus faible devient la proie du plus fort. Cette destruction continuelle au moyen de laquelle la vie se soutient dans l'empire des eaux était absolument nécessaire pour prévenir la putréfaction et les exhalaisons nuisibles qui en sont l'effet inévitable.

Il est aussi des espèces d'oiseaux qui vivent très-long-temps. Le grand aigle, l'ossifrague, qui est grand et fort, et dont les fibres sont très-dures, parviennent à un âge très-avancé ; on en a vu dans des ménageries, qui ont outrepassé cent ans. On rapporte la même chose de l'épervier, du faucon, du corbeau et du cygne. Le perroquet vit, dans l'état de domesticité, au-delà de soixante ans, et le paon vingt. Le coq, le plus lascif des oiseaux, ne vit pas autant. Les petites espèces vivent encore moins, excepté cependant le merle et le chardonneret, qui peuvent atteindre la vingtième année. — Parmi les quadrupèdes à mamelles, l'éléphant est celui qui pousse le plus loin sa carrière ; il croît jusqu'à l'âge de trente ans, et vit l'espace de deux siècles. On ne peut déterminer la durée de la vie du lion ; il est néanmoins présumable qu'elle est longue, car on en a trouvé qui n'avaient plus de dents. L'ours ne vit pas beaucoup. Il n'en est pas de même du chameau, qui va à cinquante et même à cent ans. Le cheval et l'âne ne passent guère trente ans ; mais le mulet vit plus long-temps. Ce que l'on a dit du grand âge des cerfs n'est qu'une fable : ils ne vont guère au-delà de trente-cinq à quarante ans. Le taureau, malgré sa grandeur et sa force, n'atteint que la quinzième ou la vingtième année au plus. La plupart des quadrupèdes plus petits, tels que la brebis, la chèvre, le renard, le lièvre, ne vivent que huit à dix ans, excepté le chien et le cochon, qui vont à quinze et même à vingt ans.

Les observations nous conduisent aux résultats suivants : — 1° La durée de la vie est en raison directe de la longueur du temps que l'animal reste dans le sein de sa mère ou dans l'œuf : l'éléphant, dont la femelle porte près de trois ans, est l'animal qui vit le plus long-temps ; le cerf, le taureau, le chien, etc., qui ne restent que quelques mois dans le ventre de leurs mères, vivent moins. — 2° La durée de la vie est en raison de la lenteur de l'accroissement, et en raison inverse de la promptitude avec laquelle l'animal se propage. Le cheval, l'âne, le taureau sont pubères et peuvent se reproduire à trois ou quatre ans ; les deux premiers ne parviennent qu'à la vingt-cinquième ou à la trentième année, et l'autre à la quinzième ou à la vingtième. La brebis peut être mère à deux ans, et ne vit au plus que deux lustres. — 3° Toutes les bêtes à cornes vivent en général moins long-temps que celles qui n'en ont pas. — 4° Les animaux qui ont la chair noire vivent davantage que ceux qui l'ont blanche. — 5° Ceux qui sont paisibles et timides n'ont pas une vie aussi longue que les animaux courageux et irascibles. — 6° Les animaux qui sont très-couverts, tels que les oiseaux, vivent le plus long-temps. Il en est de même de l'éléphant, du rhinocéros et du crocodile, qui ont la peau très-dure, et des poissons à écailles. — 7° L'espèce de mouvement que prennent les animaux paraît avoir aussi quelque influence sur leur vie : la course ne semble pas lui être favorable; mais la natation et le vol sont au contraire très-avantageux à sa durée. — 8° La ténacité de la vie est en raison de la simplicité de l'organisation : les zoophytes, qui sont tout estomac, sont en quelque sorte indestructibles. — 9° Les animaux à sang froid ont plus de ténacité vitale que ceux qui ont le sang chaud. En général, les animaux aquatiques vivent plus que ceux qui respirent. — 10° Les animaux dans lesquels existe la faculté de reproduire de nouveaux organes vivent plus que les autres : les zoophytes, les vers, les amphibies, en un mot tous les animaux à sang froid et sans cartilages, en fournissent une multitude prodigieuse d'exemples. Le changement d'écailles dans les poissons, de peau dans les serpents, les grenouilles, les crocodiles, etc., de plumes et de bec dans les oiseaux, leur procurent le même avantage. Plus ce renouvellement est parfait, plus la vie est longue à proportion.

Les deux premiers résultats énoncés plus haut souffrent peu d'exceptions, et sont en général applicables à toutes les espèces d'animaux, même à l'homme. Celui-ci reste neuf mois dans le sein de sa mère, et son accroissement dure vingt-un à vingt-trois ans : aussi ne vit-il que la moitié de la vie de l'éléphant, qui reste trois ans dans les flancs maternels, et qui croît durant trente années après en être sorti. — Le terme ordinaire de la vie humaine est à quatre-vingt-dix ou cent ans. Cependant, nous avons des exemples récents qui font penser qu'il est dans l'homme une source de vie plus longue que la vie ordinaire. On a vu dans ce siècle des vieillards de cent vingt, cent cinquante, et même de cent quatre-vingt-cinq ans; et si cela arrive rarement, il faut bien moins en accuser la décrépitude de la nature que nos mœurs dépravées. — L'homme peut parvenir à un âge très-avancé dans tous les climats, sous la zone torride comme dans les régions glaciales. La seule différence est qu'il y a un plus grand nombre de vieillards dans certains pays que dans d'autres, et que le terme de la vie y est plus ou moins reculé. Dans ceux même où la mortalité est en général plus considérable, on rencontre des individus qui vivent plus que dans d'autres où elle est moindre. Elle n'est pas grande, par exemple, dans les climats les plus chauds de l'Orient; de là vient que la population y est excessive : néanmoins on y trouve, toutes choses égales d'ailleurs, moins d'hommes très-avancés en âge que dans les contrées situées plus au nord, où la mortalité est prodigieuse.

C'est dans les lieux élevés que l'on rencontre le plus grand nombre de vieillards. Cependant il ne faudrait pas admettre en principe que, plus un lieu est élevé, plus il favorise la longévité; car l'observation y est manifestement contradictoire : les montagnes de la Suisse fournissent un bien moindre nombre d'hommes avancés en âge que celles d'Écosse. — L'espèce humaine vit plus long-temps dans les pays froids que dans les pays chauds ; mais il est un terme moyen pour le froid comme pour la chaleur : les habitants du Groënland, de la Nouvelle-Zemble, etc., ne vivent pas beaucoup. Ce qui contribue le plus à la longévité, c'est l'égalité et la douceur de la température : les pays sujets aux variations grandes et subites de l'atmosphère ne sont pas favorables à la durée de la vie ; les hommes n'y parviennent pas à une extrême vieillesse. — L'excès de sécheresse et d'humidité nuit à la vie. L'air le plus favorable est celui qui tient en dissolution une légère quantité d'eau : les îles et les presqu'îles ont été dans tous les temps le séjour de la vieillesse. — Les observations prouvent que la Norwège, le Danemarck, la Suède, l'Angleterre, la France et la Suisse, sont les pays de l'Europe où l'homme vieillit le plus, parce qu'ils réunissent toutes les qualités énoncées plus haut. Au contraire, l'Abyssinie, Surinam et quelques contrées de l'Amérique, sont ceux où la vie humaine est la plus courte. — Observons que la plupart des hommes qui sont parvenus à un très-grand âge avaient été mariés, et qu'on ne cite qu'un très-petit nombre de célibataires qui aient vécu long-temps. Observons encore que, quoiqu'il y ait plus de femmes que d'hommes qui vieillissent, il n'y a cependant que ces derniers qui atteignent l'âge le plus avancé, et que le séjour des campagnes ou des petites villes est plus favorable à la longévité que celui des grandes villes, qui lui est au contraire très-préjudiciable.

Enfin, l'homme vit plus ou moins long-temps sous toutes les latitudes, selon qu'il est plus ou moins fidèle et soumis aux lois de la nature. On a vu les habitants d'un même pays vivre plus d'un siècle, tant qu'ils menaient la vie frugale et sobre des bergers et des agricoles, et les générations suivantes terminer plus vite leur carrière dès qu'elles furent plus avancées dans la civilisation, et qu'elles commencèrent à se livrer à l'oisiveté, au luxe et à la débauche. — Je terminerai ce chapitre par un court exposé d'arithmétique politique, établie d'après les observations les plus récentes et les plus fidèles. — Si l'on suppose, ce qui est très-probable, que la terre soit peuplée d'environ mille millions d'hommes, et si on établit qu'il faille trente-trois ans pour une génération, il en meurt dans cet espace de temps un même nombre, et par conséquent celui des morts est :

Chaque année, de . . . 30,000,000;
Chaque jour, de . . . 82,000;
Chaque heure, de. . . 3,400;
Chaque minute, de. . . 60;
Chaque seconde, de. . . 1.

D'une autre part, vu que le nombre des morts est à celui des naissances comme 10 est à 12, il naît :

Chaque année. . . . 36,000,000;
Chaque jour. . . . 98,000;
Chaque heure. . . . 4,080;
Chaque minute. . . . 72;
Chaque seconde. . . . 1 1/2.

De tous les habitants d'un pays, un quart demeure ordinairement dans les villes, et les trois autres quarts dans les campagnes. Dans celles-ci il en meurt 1 sur 40; dans les petites villes, 1 sur 32; dans les villes moyennes, 1 sur 28; dans les plus grandes villes, 1 sur 24 à 25; dans tout un pays, 1 sur 30 : de sorte que de 1000 personnes en vie, il en meurt par an 28. — La quantité d'habitants d'un pays ou d'une ville est renouvelée à-peu-près tous les trente ans; par conséquent, dans un siècle, le genre humain se renouvelle trois fois, plus un tiers. — De 100,000 esclaves, il en mourait ci-devant, dans la Martinique, 20,000 par an.

De 1000 enfants nouveau-nés, il en reste au bout d'un an 740; de 2, 620; de 3, 600; de 4, 596; de 5, 584; de 6, 574; de 7, 564; de 8, 554; de 9, 546; de 10, 540; de 15, 518; de 20, 496; de 25, 471; de 30, 446; de 35, 420; de 40, 385; de 45, 350; de 50, 313; de 55, 271; de 60, 226; de 65, 180; de 70, 130; de 75, 85; de 80, 49; de 85, 21; de 90, 11; de 95, 3; de 97, 1. — Parmi 100 enfants morts dans l'espace d'un an, il y en a, en général, trois venus morts au monde. Cette proportion varie néanmoins dans les différents lieux : à Dresde, parmi 16 enfants nés dans l'année, il en vient un mort au monde; à Berlin, c'en est 1 sur 30, et en Suède, 1 sur 50. — De 200 enfants qui naissent, il n'en périt pas tout-à-fait un dans le travail de l'accouchement. Sur 100 qui naissent, on ne peut pas en compter un qui meure durant les couches de la mère. — De 1000 enfants allaités par le sein maternel, il en meurt 300 au plus; mais de 1000 confiés à des nourrices, il en meurt 500. — De 115 femmes qui sont accouchées, on en compte une morte en couche, et parmi 400, une seule morte dans l'enfantement. — La petite-vérole emporte ordinairement huit personnes de dix qui en sont attaquées, et plus de filles que de garçons.

D'après un calcul fait en Angleterre, il s'est trouvé, parmi un million d'hommes morts, 7 de l'âge de 100 ans; 5 de 101 à 102; 4 de 103; 2 de 104; 4 de 105; 2 de 106; 4 de 107; 7 de 108; 3 de 109; 4 de 110; 3 de 111; 3 de 112; 3 de 116; 2 de 118. D'après cela, il ne se trouve qu'un homme de 100 ans parmi 3125 morts. — Il est constaté par l'observation que, de 100 personnes qui vivent dans de grandes villes, il n'y a, dans le courant de l'année, que 12 malades d'un mois, ou 24 de 15 jours. — L'âge de 7 ans est celui où l'on peut espérer de vivre le plus grand nombre d'années. A celui de 12 ou 13 ans, on a fait le quart de sa vie; à celui de 28 ou 29, on en est à la moitié; et à celui de 50, on en a fait les trois quarts. Il est dans l'âge viril une époque, celle de 40 ans, où l'on est plus assuré de vivre, et où l'on peut, plus qu'auparavant, espérer de passer un certain terme. Il en est aussi où les probabilités de la vie restent les mêmes pendant quelques années. Buffon observe qu'à 80 ans on peut espérer trois ans de vie; qu'à 90 ans on a encore la probabilité de vivre trois ans; et au-delà de cet âge, toujours trois ans. — En prenant la totalité des morts dans un pays, on trouve que le nombre des mâles morts dans l'année est à celui des femmes comme 27 est à 25. — D'après des observations faites durant l'espace de 50 ans, on a trouvé que la plus grande mortalité a constamment eu lieu vers la fin d'avril et le commencement de mai, et ensuite aux mois de septembre et d'octobre; et la plus petite, aux mois de décembre et janvier. — Le mois, et surtout le premier jour de la naissance, sont marqués par le plus grand nombre de morts : de 2735 enfants qui ont péri en bas âge, 1292 ont perdu la vie dès le premier jour, et 164 dans le premier mois.

Le nombre des morts est à celui des naissances comme 10 est à 12 ou à 13, de sorte qu'il naît, dans un lieu quelconque, deux ou trois dixièmes d'hommes de plus qu'il n'en meurt. — La totalité des vivants étant divisée en deux parts, la moitié en est de l'âge de 27 ans ou au-dessus; et l'autre moitié, un peu plus forte, est au-dessous de cet âge. — Les femmes mariées sont à tout le sexe d'un pays comme 1 est à 3, et les hommes mariés sont à tous les garçons comme 3 à 5. — Les garçons au-dessus de 13 ans sont aux habitants d'un pays comme 4 à 33; et les filles au-dessus de 13 ans sont aux mêmes habitants comme 3 à 25. — Les filles, ainsi que les garçons au-dessus de 13 ans, sont à tous les habitants d'un pays comme 1 à 8. — Le plus grand nombre des naissances a lieu dans les mois de décembre et de janvier. — Le nombre des garçons qui naissent est à celui des filles comme 21 à 20, ou 104 à 100; mais comme, dans l'enfance, il meurt deux vingt-cinquièmes de garçons de plus que de filles, le nombre des hommes et celui des femmes sont à peu près égaux vers l'âge nubile. — Le nombre des jumeaux est à celui des enfants qui naissent comme 1 est à 65 ou 70; de sorte que parmi 65 ou 70 naissances, il ne se rencontre qu'une fois des enfants jumeaux. — Le nombre des enfants est à celui des familles de tout un pays, comme 10 est à 66; de manière qu'il y a 66 familles pour 10 enfants nés dans l'année. — Le nombre des vivants est ordinairement à celui des enfants nés dans l'année comme 26 ou 27 ou 28 sont à 1. — Le nombre des mariages est à celui des habitants d'un pays comme 175 est à 100. Actuellement le nombre des mariages doit être considérablement diminué par rapport à la guerre, et aux funestes effets du luxe et du libertinage.

— Dans tout un pays, chaque mariage, l'un portant l'autre, ne peut donner que 4 enfants; dans les villes, il n'y a que 35 enfants pour 10 mariages. — Les hommes en état de porter les armes font le quart des habitants de tout un pays. — Le nombre des veuves est ordinairement à celui des veufs comme 3 est à 1; celui des veuves qui convolent en d'autres noces est à celui des veufs qui se remarient comme 4 est à 5. — Le nombre des veufs, dans un pays, est à celui de tous les habitants comme 1 à 51; celui des veuves est à ces mêmes habitants comme 1 est à 15. — Les veufs et les veuves sont aux gens mariés d'un pays comme 3 à 7. Le nombre des veufs est à celui des mariages comme 1 à 10, et celui des veuves comme 3 à 7.

CHAPITRE V.

HISTOIRE NATURELLE DE L'HOMME DANS LES DIFFÉRENTS CLIMATS.

L'homme est cosmopolite; il est l'habitant de tous les pays et de tous les climats; il peut vivre et se perpétuer sous les latitudes les plus opposées. Il n'en est pas de même des animaux, qui, pour la plupart, dégénèrent bientôt et s'abâtardissent, ou ne se perpétuent point, mais s'éteignent lentement hors des lieux qui les ont vus naître. Il paraît que c'est à la grande sensibilité dont jouit l'espèce humaine qu'elle est redevable de la force de résistance qu'elle oppose aux agents extérieurs qui altèrent l'organisation des animaux, dont le ton fixe de sensibilité ne peut tenir contre l'action des causes offensives que présente la différence des climats. Néanmoins l'homme, pour en changer, n'est pas à l'abri des maladies; souvent il contracte celles qui sont propres aux indigènes, ou il en éprouve d'autres qui sont décidées par la nature même, qui fait d'utiles efforts pour mettre en équilibre le système organique du nouveau colon avec le nouvel ordre de choses. L'expérience nous apprend aussi que les habitants des contrées chaudes s'acclimatent plus aisément, et sont moins exposés aux maladies dans les pays froids, que ceux des pays froids transplantés dans les contrées chaudes. — Le climat, par sa température et ses productions, exerce la plus grande influence, non-seulement sur le physique de l'homme, mais encore sur ses facultés mentales;

le gouvernement et la religion modifient puissamment aussi son existence ; en sorte que son caractère , ses mœurs , ses opinions, ses préjugés , sa physionomie, sa couleur et sa taille sont dans une dépendance étroite de ces causes , et spécialement du lieu qu'il habite. Et , en effet , on rencontre souvent des différences très-marquées dans les peuples limitrophes : un bois, une rivière , une montagne , établissent souvent une ligne de démarcation qui rend deux bourgades presque entièrement différentes.

Tout est soumis aux lois physiques , et les animaux éprouvent , ainsi que l'homme, les influences du ciel et de la terre. C'est principalement par la nourriture que l'homme reçoit l'influence de la terre ; celle de l'air et du ciel agit plus superficiellement ; et tandis qu'elle altère l'organe extérieur , les aliments agissent sur la forme intérieure par des propriétés qui sont constamment relatives à celles de la terre qui les produit. Il résulte de là , ainsi que l'a très-bien observé Buffon , que les mêmes causes qui ont modifié l'homme dans nos climats ont influé aussi sur toutes les espèces d'animaux. Le loup , qui dans notre zone tempérée est peut-être l'animal le plus féroce, ne l'est pas à beaucoup près autant que le tigre, la panthère , le lion de la zone torride, ou l'ours blanc , le loup-cervier et l'hyène de la zone glacée. Bien plus , on remarque non-seulement que le climat est fait pour les espèces , ou les espèces pour le climat , mais encore on trouve dans chaque espèce en particulier le climat fait pour les mœurs , et les mœurs relatives au climat. Les animaux féroces de l'Afrique sont bien moins redoutables en Amérique. Ils ont dégénéré dans le nouveau continent , parce qu'ils y ont éprouvé l'influence d'un climat plus doux , et y sont devenus conformes à sa nature. — Les végétaux ne participent pas moins que les animaux à la nature du climat ; chaque contrée , chaque degré de température , a ses plantes particulières. Ce sont les climats excessifs qui donnent naissance à celles dont les qualités sont extrêmes ; les pays tempérés ne produisent au contraire que des substances tempérées, les herbes les plus douces , les légumes les plus sains , les fruits les plus agréables. Ce n'est que là que l'on rencontre des animaux paisibles , et des peuples dont les mœurs sont douces et innocentes. Partout les êtres organisés

ont des rapports directs avec les climats. Il suffira pour s'en convaincre de jeter un coup-d'œil rapide sur les principales contrées du globe , en commençant par le Nord.

Le Spitzberg est le pays le plus septentrional que nous connaissions ; il est aussi le plus froid, et l'air y est très-vif ; durant l'été , le soleil y reste plus de quarante jours sur l'horizon ; mais ses rayons ont si peu de force que l'âpreté du froid n'en est que très-peu diminuée. Ce pays n'est habité que par des ours blancs à pieds palmés , d'une grosseur et d'une force considérables ; par des renards gris et des rennes , surchargés d'une graisse qui a la funeste propriété de donner la dysenterie à ceux qui en mangent , et par des canards de différentes couleurs. Le sol ne produit ni arbres ni arbrisseaux. Ce pays n'est point habité par l'homme. — La Nouvelle-Zemble , grande île au nord de l'Asie, dans la mer Glaciale, est le plus misérable pays de l'univers ; il est rempli de montagnes , et presque entièrement couvert de neige. Cette île n'est point habitée, mais fréquentée par les Samoïèdes, qui y passent vers le milieu de mai, et qui s'y occupent tout l'été à la pêche et à la chasse. Les Hollandais qui abordèrent sur la côte orientale de cette île, en 1596 , cessèrent de voir le soleil depuis le 4 novembre jusqu'au 26 janvier 1597 ; ils ne devaient l'apercevoir que quatorze jours plus tard d'après les règles de l'astronomie : ce que ces navigateurs prirent pour le soleil durant ces quatorze jours n'était sans doute qu'une parélie, ainsi que l'a prouvé Cassini le père.

Le Groënland, grande presqu'île au nord-est de l'Amérique septentrionale, ne produit aucun arbre , si ce n'est vers le sud ; et les seuls qui y croissent sont des saules , des bouleaux , des aunes , quelques buissons de genièvre , de groseillers et de ronces , qui ne portent que de mauvais fruits. Mais les lichens y sont en quantité ; ils sont très-nourrissants, surtout le *lichen islandicus* ; ils engraissent en peu de temps les animaux qui s'en nourrissent. On y rencontre quelques quadrupèdes , mais beaucoup de poissons ; la baleine , le hareng et la morue y abondent. Il n'y a au Groënland aucun serpent ni reptile venimeux, non plus que dans le Spitzberg et l'Islande, en un mot, dans les pays où il fait un froid extraordinaire. — Le froid est excessif dans ce pays : il fait geler les liqueurs les plus fortes, même dans les appartements les plus échauffés. Il augmente d'année en année, et cette île, où l'on semait autrefois du blé, et qui était couverte de forêts, ne produit plus de blé aujourd'hui, et il n'y croit que quelques arbrisseaux rabougris. Depuis le commencement de juin jusqu'au commencement d'août, le soleil est chaud, très-brillant, et ne quitte point l'horizon, de sorte que les Groënlandais n'ont pas de nuit. A la fin d'octobre jusqu'en janvier, il ne paraît pas du tout, ou seulement deux ou trois heures. Un crépuscule de plusieurs heures répand une clarté qui dédommage de l'absence du soleil, et l'aurore boréale succède chaque jour au crépuscule. Elle brille tout l'hiver, et jette une lueur qui surpasse le plus beau clair de lune.

Les Groënlandais ne diffèrent en rien des Esquimaux, qui sont au nord de l'Amérique septentrionale ; ils constituent ensemble un même peuple et une même race d'hommes, dont l'idiome, les mœurs, les usages et la figure sont parfaitement semblables. Ils sont petits, ramassés, et ont à peine quatre pieds de hauteur ; ils ont la tête grosse, le visage large et plat, les joues élevées, le nez camus et écrasé, les lèvres grosses et relevées, la peau couleur d'olive foncée. Les femmes sont aussi laides que les hommes, et leur ressemblent tellement qu'on ne peut les distinguer ; elles sont encore plus petites, ont les pieds et les mains très-courts, les mamelles longues et molles. Elles mettent rarement au monde plus de trois ou quatre enfants, et arrivent à un âge avancé. Mais peu d'hommes atteignent le terme de cinquante ans. — Ces peuples sont lestes, adroits et infatigables à la chasse et à la pêche ; les femmes le leur disputent aussi en force et en adresse. Ils sont peu prévoyants, et n'ont aucun souci du lendemain ; ils ne vivent que de viande et de poisson, et supportent la faim avec une fermeté incroyable. L'eau pure et l'huile de poisson forment toute leur boisson. — Les Groënlandais, ainsi que les Esquimaux, ne sont soumis à aucune puissance, et vivent entre eux dans une parfaite égalité. Ils n'ont aucun culte ni aucune idée de Dieu, et vivent, dès leur enfance, libres et indépendants, sans éducation, sans magistrats et sans gêne ; le père seul jouit de quelque autorité sur sa famille. Il règne parmi eux beau-

coup d'union et d'harmonie. La polygamie y est tolérée, et les exemples de répudiation y sont assez fréquents. Ces peuples ne connaissent qu'un très-petit nombre de maux ; le scorbut est, pour ainsi dire, la seule maladie du pays ; mais ici comme ailleurs, la nature bienfaisante a placé le remède à côté du mal ; le cochléaria et d'autres plantes antiscorbutiques y croissent très-abondamment.

Les environs de la baie d'Hudson, la plus considérable de celles de l'Amérique septentrionale, présente le coup-d'œil le plus affreux. De quelque côté qu'on porte ses regards, on n'aperçoit que des terres incultes et stériles, des rochers escarpés qui s'élèvent jusqu'aux nues, enfin des ravines profondes, et des vallées toujours couvertes de neiges et de glaçons. — Dans ces contrées, le soleil ne se lève ni ne se couche jamais sans un grand cône de lumière. L'aurore boréale succède à ce phénomène, et répand un éclat qui n'est pas même effacé par la pleine lune ; néanmoins le ciel y est rarement serein. Quoique les chaleurs de l'été soient assez vives pendant un mois et demi ou deux, le tonnerre et les éclairs s'y manifestent rarement. Les aurores boréales allument quelquefois des exhalaisons inflammables qui brûlent les écorces des arbres sans en attaquer le corps. — Les habitants de ces malheureux pays ne diffèrent pas des Groënlandais. Tout s'y ressent de la stérilité de la nature ; on n'y voit de toute part que l'effet d'une faiblesse d'organisation, et d'un froid qui resserre et contraint le développement des organes. — Quoique dans le voisinage des pôles, le froid semble arrêter les progrès de la vie végétale et animale, la nature n'y est pourtant inanimée qu'en apparence, et la mer y a reçu en compensation ce qui manquait à la terre ; elle y dépense autant de forces à animer les baleines, les phoques, les innombrables essaims de harengs, de morues, et ces nuées d'oiseaux aquatiques qui obscurcissent la surface de l'océan Glacial, qu'elle en emploie ailleurs pour organiser les plantes, les arbres, et une variété prodigieuse d'êtres vivants. On rencontre partout la même tendance à l'organisation ; il circule tout autour du globe une égale portion de principe vital, dont les températures extrêmes ne peuvent arrêter la puissance et l'activité vivifiante ; partout la quantité de vie est la même. — L'île d'Islande, située dans la mer du Nord, près du pôle, éprouve constamment des froids excessifs et de fréquents tremblements de terre. Les volcans qui produisent ces derniers empêchent que cette île ne soit bien peuplée. Ajoutez à cela qu'elle ne produit ni blé ni fruits, que les habitants ne vivent que de pain, de poisson et de viande pourrie, et ne boivent que de l'eau et du petit-lait.

L'Islande ne fournit ni gibier ni bêtes féroces, parce qu'elle est fort éloignée du continent ; quelquefois cependant on y voit arriver des ours sur de gros glaçons poussés par le vent du côté de l'île. Il y a dans ce pays une quantité prodigieuse de moutons qui restent toujours en pleine campagne. — Au nord de l'Islande, on voit continuellement le soleil depuis la mi-juin jusqu'à la fin d'août ; mais on est privé de sa lumière depuis la fin de novembre jusqu'à la fin de janvier. Durant cette longue nuit, les Islandais jouissent de la clarté des aurores boréales, qui paraissent dès que les jours commencent à diminuer, et dont l'éclat augmente à mesure qu'ils deviennent plus courts. — Le climat de l'Islande est fort sain, et les habitants mènent une vie dure et laborieuse dès la plus tendre jeunesse. Les enfants ne tètent que huit jours ; on les couche ensuite par terre, et on place à côté d'eux un petit vase rempli de lait ; lorsqu'ils ont envie de boire, on les tourne vers le vase, et ils sucent le lait au moyen d'une canule qui tient au vase, et qu'on leur met dans la bouche. Dès qu'un enfant est parvenu à l'âge de neuf mois, il mange de tout. On ne sait dans ce pays ce que c'est que de l'emmailloter, de le bercer et de le garder : à peine a-t-il quinze mois qu'on le met en culotte et en veste. On le laisse se rouler par terre jusqu'à ce qu'il se lève de lui-même et qu'il apprenne à marcher. Les Islandais sont très-malpropres, et si poltrons qu'on n'a jamais pu les accoutumer à tirer un coup de fusil. Il n'y a point de défauts auxquels ils ne soient sujets ; mais l'ivrognerie est leur passion dominante, et ils vendent tout ce qu'ils possèdent pour avoir de l'eau-de-vie, qui est l'âme de toutes leurs assemblées et de toutes leurs fêtes. — On trouve dans la Laponie, qui est au nord de l'Europe, et sur les côtes septentrionales de la Tartarie, des hommes semblables aux Groënlandais, tant au physique que par rapport aux mœurs. Dès que leurs enfants sont nés, ils ont

l'habitude de les plonger dans l'eau froide. En général, tous les peuples du Nord se ressemblent à l'extérieur, et ont à-peu-près les mêmes inclinations et les mêmes usages. Ils paraissent être des Tartares plus ou moins dégénérés. Rarement ces peuples quittent les lieux qui les ont vus naître. Ils sont très-lâches, et inhabiles au métier des armes ; néanmoins ils sont infatigables à la chasse et à la pêche.

Lorsqu'on veut trouver les Lapons, de même que les autres peuples septentrionaux dont je viens de parler, il faut les chercher sous terre, ou dans des cabanes presque entièrement enterrées, et dont les toits sont construits d'écorces d'arbres ou d'os de poissons. C'est dans ces tristes lieux qu'ils passent une nuit de plusieurs mois, durant lesquels ils entretiennent continuellement du feu. L'été même ils sont obligés d'y avoir toujours une fumée épaisse, pour n'être pas incommodés des insectes dont fourmille leur pays. Ils sont peu sujets aux maladies ; mais ils deviennent aveugles, parce qu'ils sont toujours éblouis par l'éclat de la neige et par la fumée. Ils ne vivent pas long-temps, et les femmes y sont peu fécondes. Il n'en est pas de même en Suède et dans les pays situés à-peu-près au même degré de latitude ; il n'est pas rare d'y voir des femmes qui ont eu jusqu'à trente enfants. Une coutume bizarre qu'ont tous les peuples septentrionaux est celle d'offrir aux étrangers leurs femmes, et d'être très-flattés qu'on veuille bien les accepter : ils trouvent sans doute moins laides celles que les étrangers n'ont pas dédaignées. On retrouve encore cet usage chez les Tartares de Crimée, les Calmoucks et plusieurs autres peuples de Sibérie et de Tartarie, qui sont presque aussi laids que ceux du Nord, au lieu que dans toutes les nations voisines, comme à la Chine, en Perse, où les femmes sont belles, les hommes sont jaloux à l'excès. — Les peuples qui habitent l'extrémité de la zone tempérée, en-deçà du cercle polaire, ont pour la plupart les cheveux blonds, l'iris de l'œil bleu, le teint blanc et la taille haute. Ils sont forts, courageux, guerriers et inquiets. Ils ont un penchant naturel à s'expatrier ; on les a vus se déborder jusqu'en Afrique, et il n'y a pas de nations parmi nous qui ne tirent leur origine du Nord, ou qui ne soient mêlées avec des races septentrionales.

On voit que ces peuples sont entièrement différents de ceux situés sur le cercle polaire, ou qui sont dans son voisinage; cette différence est très-sensible, soit par rapport à leurs qualités extérieures, soit par rapport à leurs mœurs et à leurs inclinations.

La nation tartare, prise en général, occupe des pays immenses en Asie. Les hommes de cette race sont fort laids, ont le teint basané et olivâtre, peu de barbe, et par petits épis comme celle des Chinois; les cuisses grosses et les jambes courtes; ils sont de stature médiocre, mais très-forts et très-robustes. Les peuples les plus hideux et les plus difformes sont les Calmoucks. Ces hommes robustes, voleurs, et en même temps très-hospitaliers, sont voisins de la mer Caspienne et placés entre les Moscovites et les Grands-Tartares. Leur visage est si large, qu'il y a au moins cinq à six doigts de distance entre les yeux, qui sont très-petits; ils ont le nez si court et si plat, qu'en place de narines on n'y aperçoit que deux trous. Ils ont les genoux tournés en dehors, et les pieds en dedans. — Quoique le sang tartare se soit mêlé avec celui des Chinois et des Russes orientaux, cependant les traits de cette race se sont conservés; beaucoup de Moscovites ont la physionomie des Tartares, et, comme ces derniers, le corps carré, les cuisses grosses et les jambes courtes. — En avançant vers l'orient de la Tartarie indépendante, on trouve un peu de radoucissement dans les traits. Les Chinois approchent encore plus des Tartares par la physionomie que les Moscovites; il est même probable qu'ils sont de la même race; et en effet leur figure et leurs traits comparés ne laissent aucun doute à cet égard. Les Chinois, le plus ancien peuple connu et le plus anciennement civilisé, qui habitent l'extrémité orientale du continent de l'Asie, sont presque sans barbe, ont le teint basané, et diffèrent peu des Japonais, qui sont plus bruns, parce que leur climat est plus méridional, en sorte qu'on peut regarder ces deux peuples comme ne faisant qu'une seule et même race d'hommes. Les Chinois et les Japonais, quoique robustes, le sont moins que les Européens. Ils ont les yeux oblongs, enfoncés, clignotants, la prunelle brune ou noire, et les sourcils placés très-haut; leur regard est très-perçant. Ils ont la tête grosse et le col court, les cheveux noirs, épais et lui-

sants; leur nez est aplati, gros et épaté. Leur caractère est un mélange de curiosité, de soumission, de patience, de justice, de bravoure, de crédulité et d'orgueil. Au surplus, ces deux peuples ont le même naturel, les mêmes mœurs et les mêmes usages. Il règne chez eux une mode bizarre, c'est qu'une femme ne serait pas aimable si elle n'avait pas les pieds assez petits pour entrer dans la pantoufle d'un enfant de six ans. C'est pourquoi ils sont dans l'usage de serrer fortement les pieds des filles dès le bas âge, pour les empêcher de prendre tout leur accroissement. Un autre usage non moins absurde dans la Chine, et qu'on trouve établi aussi en Tartarie et même chez les Hottentots, c'est celui d'écraser le nez des enfants encore au berceau; l'éducation d'une fille serait manquée si, à l'approche du mariage, elle n'avait pas le nez camus. Un nez proéminent est une difformité dans ces pays. On trouve un usage contraire sur les côtes de Malabar, chez les insulaires du golfe Persique et dans la Californie, tant sont différentes les idées que chaque peuple se fait de la beauté. On y perce la cloison du nez aux filles, pour y passer des anneaux, des épingles d'or et des colifichets de cristal. Les sauvages du Brésil ajoutent à ces usages celui de faire une ouverture à la lèvre inférieure pour y adapter une pierre verte et un petit cylindre d'ivoire.

Les Corésiens sont originaires de la Chine; ils en ont conservé le langage, les mœurs et le gouvernement. Ils habitent une presqu'île de l'Asie, appelée Corée, qui est située entre la Chine et le Japon. — On remarque chez les Cochinchinois, les Tunquinois, les Siamois, les Péguans, les habitants d'Aracan, de Laos et d'autres pays voisins, à-peu-près les mêmes traits que chez les Chinois. La seule différence est la couleur plus ou moins foncée, selon qu'ils habitent des pays montueux ou des vallées situées au midi ou au nord. Les longues oreilles sont très-estimées de ces peuples. Les uns parviennent à se les allonger en les tirant; d'autres les percent et y pratiquent une ouverture si considérable qu'on pourrait y introduire le poing, et leurs oreilles tombent presque jusque sur les épaules, surtout celles des habitants de Laos. Les Siamois font consister la beauté des dents dans leur noirceur, et ils les teignent d'une sorte de vernis qui leur donne cette couleur, et qu'ils renouvellent tous les ans. — Les habitants de Java ressemblent beaucoup aussi aux Tartares et aux Chinois, au lieu que les Malais et les peuples de Sumatra et des petites îles voisines en diffèrent par les traits, par la forme du corps et par la couleur, aussi bien que par la proportion des membres ; ce qui fait penser que ces îles, ainsi que toutes celles de l'archipel Indien, ont été peuplées par différentes nations des continents voisins, et même par les Européens : aussi y trouve-t-on une grande variété d'hommes. — En remontant vers le Nord, on trouve les îles Manilles et Philippines, dont les peuples sont de tous ceux du globe les plus mêlés, par rapport aux alliances qu'ils ont contractées depuis long-temps, et qu'ils continuent de faire avec les Espagnols, les Indiens, les Chinois, les Malabarais et les noirs. Il faut observer, relativement à ces derniers, que ceux qui habitent les rochers et les bois de ces îles ne ressemblent en rien aux autres. Il en est parmi eux qui, de même que les nègres d'Angola, ont les cheveux crépus ; il en est d'autres qui les ont longs. Les voyageurs rapportent à leur occasion plusieurs faits qui sont trop extraordinaires pour qu'on puisse y ajouter foi.

Les Papous et les autres habitants de la Nouvelle-Guinée sont de vrais noirs, et ressemblent à ceux d'Afrique, quoiqu'ils en soient séparés par un intervalle de plus de deux mille deux cents lieues. Ils se déforment avec une espèce de cheville de la grosseur du doigt et de la longueur d'environ quatre pouces, qu'ils font passer dans leurs narines ; ils se font aussi de grandes ouvertures aux oreilles pour y passer de longues chevilles. Au reste, chez presque tous les peuples, les femmes se les percent pour y suspendre des parures de pure fantaisie. Dans la Nouvelle-Guinée, les femmes ont des mamelles fort longues et pendantes sur le nombril, le ventre très-gros, les jambes et les bras très-grêles. — Les habitants de la Nouvelle-Hollande ressemblent aux Hottentots ; ils sont grands, droits, effilés, et ont les paupières à demi fermées, pour garantir leurs yeux des moucherons dont ils sont sans cesse incommodés. Ces peuples sont très-misérables, et approchent par leurs mœurs de la condition des brutes ; ils vivent pêle-mêle, hommes et femmes, par troupes de quinze à trente ; ils n'ont ni maisons ni lits ; une écorce d'arbre dont ils se ceignent la moitié du corps est

leur seul vêtement, et ils n'ont d'autre nourriture que des petits poissons, qu'ils prennent en pratiquant des espèces de réservoirs de pierre dans de petits bras de mer. Les Mogols, les Marattes, les Guzarates et les différents peuples qui habitent la presqu'île des Indes ont la taille et les traits assez ressemblants à ceux des Européens. Les deux sexes sont de couleur olivâtre. Les femmes mogoles ont les extrémités inférieures fort longues, et le corps court. Si l'on en croit Tavernier, dès qu'on a passé Labor et le royaume de Cachemire, toutes les femmes sont dénuées de poils dans toutes les parties, et les hommes n'ont que très-peu de barbe. Au royaume de Décan et à la côte de Malabar, on marie les garçons à dix ans, et les filles à huit ; et souvent ils ont des enfants à cet âge : mais aussi ces femmes précoces cessent de concevoir avant trente ans. Beaucoup de femmes mogoles se découpent la peau en fleurs, et la peignent de diverses couleurs avec des jus de racines ; ce qui la rend semblable à une étoffe de fleurs. — Les Bengalais ont le teint plus jaune que les Mogols, et leurs femmes sont les plus lascives de l'Inde. Le grand commerce de ce pays est celui des esclaves mâles et femelles, et des eunuques. Ces peuples sont beaux et bien faits, et ont des mœurs douces. Les Coromandelais et les Malabarais ont le teint très-noir ; ils sont moins civilisés que les Bengalais ; les gens du peuple vont presque nus. Les Banians ne mangent rien de ce qui a eu vie ; ils ont une telle horreur du meurtre qu'ils craignent de tuer même le moindre insecte. Les Calicutiens ont le teint olivâtre. Il leur est défendu d'avoir plus d'une femme ; mais il est permis aux femmes nobles d'avoir plusieurs maris. Il n'est pas rare non plus de voir dans ce pays les mères prostituer leurs filles encore en bas âge. On rencontre parmi les Calicutiens des familles entières dont les jambes sont aussi grosses que le corps d'un homme, et dont la peau est dure, rude et comme verruqueuse ; ce qui néanmoins ne les empêche pas d'être dispos. Les grosses jambes sont surtout très-communes parmi les naïres, c'est-à-dire les nobles du pays. On trouve aussi cette difformité, mais non aussi fréquemment, parmi les habitants de Ceylan (1).

—————————————————————

(1) C'est probablement l'éléphantiasis ou la maladie des Barbades, (I. B.)

L'île de Ceylan, très-peuplée, renferme dans son sein deux nations différentes par les mœurs, le gouvernement et la religion. Les Bédas (espèce de sauvages) sont établis dans la partie septentrionale de l'île, et dans le pays le moins fertile. Ils sont d'un blanc pâle, et ont les cheveux roux. On ne les découvre que difficilement, tant ils ont soin de se cacher dans les bois les plus épais. Ils sont partagés en tribus qui obéissent à un chef; ils sont en petit nombre, presque nus, et ont à-peu-près les mêmes mœurs et le même gouvernement que les montagnards d'Écosse. Ils ne font jamais cuire la chair des animaux qu'ils tuent avec les flèches; mais ils la confisent dans du miel, qu'ils ont en abondance. Il est vraisemblable que les Bédas, de même que les Chacrelas de Java, sont de race européenne. Les Chingulais forment une nation plus nombreuse et plus puissante. Ils habitent la partie méridionale de Ceylan; ils sont noirs, mal formés; ils portent des habits, et obéissent à des despotes; ils sont plus civilisés que les premiers, mais fourbes, intéressés et adulateurs, comme tous les peuples esclaves.

Les Maldivois ressemblent assez aux Européens; ils sont bien faits et bien proportionnés, et n'en diffèrent que par le teint olivâtre. Cependant, comme le sang des Maldivois est mêlé avec celui de toutes les nations, on y rencontre un grand nombre de femmes très-blanches, et qui sont excessivement libertines; elles sont indiscrètes, infidèles et tellement lascives qu'elles ne trouvent pas d'hommes assez vigoureux. Elles font un fréquent usage du bétel, et ne mangent rien qui ne soit fortement assaisonné. Le peuple maldivois est poli, spirituel, industrieux, et porté à la culture des arts, même des sciences, qu'il estime beaucoup, particulièrement l'astronomie. Les Maldivois sont courageux, adroits, et amis de l'ordre et de la police. — L'éducation des enfants est un des principaux objets de la législation dans toutes les îles Maldives. Les mères de toutes les classes, même les reines, sont obligées de nourrir leurs enfants; on ne les enveloppe d'aucuns langes, et on n'en voit pas de contrefaits. Dès l'âge de neuf mois, ils commencent à marcher; ils reçoivent la circoncision mahométane à sept ans; à neuf, on les applique aux études et aux exercices du pays. — Goa est le principal établissement des Portugais dans les Indes. Il s'y faisait autrefois un grand commerce d'esclaves; on y achetait des femmes de tous les pays indiens, qui savaient jouer des instruments, coudre et broder, parmi lesquelles il s'en trouvait de blanches, d'olivâtres et de basanées, en un mot, de toutes couleurs. Les Indiens sont très-portés aux plaisirs de l'amour; ils préfèrent les filles cafres et les mosambiques, qui sont noires. La sueur de ces peuples n'a aucune mauvaise odeur, et ils diffèrent en cela des nègres d'Afrique, dont l'odeur est semblable à celle des porreaux verts, surtout lorsqu'ils sont échauffés. Les Indiennes préfèrent les Européens aux naturels du pays.

La principale religion de l'Inde est celle de Brama. Il est vraisemblable que c'est dans ce pays (où le double empire du bien et du mal n'est séparé en quelque sorte que par un rempart de montagnes, et d'où l'insulaire de Ceylan, les yeux tournés vers l'équateur, aux deux saisons de l'équinoxe, voit alternativement la mer agitée par les tempêtes à sa droite, et un calme parfait à sa gauche) qu'est né le dogme des deux principes du bien et du mal, d'Oromaze et d'Arimane: telle est la connexion des lois physiques et morales, que le climat a jeté partout les premiers fondements des systèmes sur les objets importants au bonheur. — La polygamie est permise par toutes les religions de l'Asie, et la pluralité des maris tolérée en quelques endroits. Dans les royaumes de Boutan et de Thibet, une seule femme est souvent commune à toute la famille, sans qu'il en résulte de jalousie ni de troubles domestiques. Ici la religion et les lois sont en rapport avec le climat, car il y naît plus de filles que de garçons; c'est le contraire dans les pays froids de l'Asie. — L'Inde est le climat le plus favorisé de la nature; mais on n'y aperçoit que des peuples paresseux et avilis par l'esclavage, qui, sans élévation d'âme, végètent sous le plus beau ciel, et dont la puissance ne peut soutenir l'effort d'une poignée d'Européens. Les Indiens n'ont aucune force de caractère; ils n'ont que l'esprit de commerce; ils aiment l'argent, mais sans avoir le courage de le défendre. Courbés sous le poids de l'esclavage, et abrutis par le despotisme le plus humiliant, ils sont les peuples les plus vils et les plus méprisables.

Les peuples les plus voisins des Mogols sont les Persans: aussi ne remarque-t-on pas entre eux une grande différence, surtout du côté du midi : néanmoins leur sang s'est mélangé avec le sang géorgien et circassien. C'est principalement dans ces deux nations que la nature a pris plaisir à former les plus belles personnes. Presque tous les hommes de qualité de Perse sont nés d'une mère géorgienne ou circassienne ; sans cela, originaires de Tartarie, ils seraient les hommes les plus laids. Les marchands amènent en Perse une multitude de belles femmes de toutes couleurs ; ils tirent les blanches de la Pologne, de la Moscovie, de la Circassie, de la Géorgie et des frontières de la Grande-Tartarie ; les basanées, des terres du Grand-Mogol, des royaumes de Golconde et de Visapour ; et les noires, des côtes de Mélinde et de la mer Rouge. — Les Persans sont d'une belle stature, et ont en général beaucoup d'embonpoint. Leur teint est d'un blanc olivâtre ; cependant les Schirassiens, les habitants de Candahar, et tous ceux qui sont voisins de l'Inde, tirent sur le noirâtre. Ils ont les cheveux et les sourcils noirs, le front élevé et saillant, les yeux noirs ou bleus, le nez aquilin, les joues pleines, un grand menton, et le visage allongé. Ils ont les oreilles pendantes ; ce que l'on doit attribuer à la pesanteur de leurs turbans, qu'ils ne quittent jamais. Ils ont tous les jambes plus ou moins arquées, ce qui vient de leur manière de s'asseoir ; leur usage à cet égard est de s'accroupir par terre, en faisant porter tout le poids de leur corps sur leurs jambes, qu'ils replient de façon que leurs talons viennent se joindre au derrière.

La Perse présente le spectacle le plus attristant pour l'ami des hommes : on y voit des habitants épars dans de vastes régions infestées de brigands, et quelques tyrans qui, le fer en main, se disputent des villes en cendres et les champs qu'ils ont ravagés. — Les Persans sont néanmoins polis, mais vains, adulateurs et hypocrites. Ils ont naturellement de la force, de la vigueur, et sont belliqueux ; ils jouissent d'une bonne santé, et, malgré leur vie turbulente et dissolue, ils parviennent à un âge très-avancé. Les habitants du Ghilan et du Mazandran, qui habitent un sol bas et plat, sont sujets aux fièvres intermittentes, à la surdité, aux vertiges et aux enflures. Presque tous les Persans ont à combattre, durant la plus grande partie de leur vie, les maux d'yeux et même la cataracte ;

ils sont aussi très-sujets aux hémorrhoïdes, aux fièvres bilieuses et à la jaunisse, qui peut être regardée comme une maladie endémique de la Perse. Du reste, il n'y règne jamais aucune maladie extraordinaire. — On peut considérer les peuples de la Perse, de la Turquie, de l'Arabie, de l'Égypte et de la Barbarie, comme une seule et même nation, depuis que Mahomet et ses successeurs ont envahi leur territoire. Ces peuples mélangés, soumis au même gouvernement et exerçant le même culte, se ressemblent par les traits et les mœurs. Les princesses et les dames arabes, qui sont presque toujours dans leurs appartements, sont blanches, très-belles et bien faites ; mais les femmes du peuple, qui sont brûlées par l'ardeur du soleil, sont noires ou basanées, et se peignent la peau de diverses couleurs.

La plupart de ces nations offrent l'exemple de la dégradation la plus grande dont l'espèce humaine soit susceptible, et des outrages faits à la nature dans les organes qui servent à la reproduction : leur jalousie sombre et inquiète leur ôte toute confiance en la vertu des femmes ; elle les met sous la garde et la surveillance de ces êtres sans sexe dont le nom seul fait horreur. Le luxe a fait commettre le même crime dans l'Italie moderne ; et plus d'un musicien n'y acquérait autrefois une voix contre nature qu'au détriment de la population. — L'infibulation est en usage au Pégu et dans quelques contrées asiatiques, de même qu'en Éthiopie. On s'y assure de la continence du sexe au moyen d'un anneau : on ne peut ôter celui des filles que par une opération cruelle ; celui des femmes a une serrure dont le mari a la clé. Les Italiens pratiquent aussi l'infibulation, d'une manière moins barbare à la vérité, mais non moins injurieuse au sexe. — On rencontre dans quelques endroits de l'Asie des santons, des faquirs et des bonzes qui s'infibulent, pour étaler devant le peuple une orgueilleuse et inutile continence. Ils chargent le membre viril d'un cercle de fer large et pesant, et se privent ainsi de la faculté de donner la vie, pour acquérir le droit de tyranniser et de persécuter leurs concitoyens. Quelques Indiens s'infibulent aussi avec un ruban d'écorce, sans doute pour plaire à leurs prêtres, et participer à leur fausse gloire. — La circoncision est chez la plupart de ces nations, ainsi que chez les Juifs, un acte de religion. Elle a pris naissance indubitablement entre l'équateur et le trentième degré de latitude septentrionale : aussi cette vaste portion du globe contient-elle encore aujourd'hui plus de peuples circoncis que le reste de la terre habitée. Il n'y a guère que les Siamois, les Tunquinois, les Péguans et les Chinois répandus dans ces latitudes, qui soient restés incirconcis. En Éthiopie, dans quelques contrées de l'Inde, mais surtout en Égypte, les femmes subissent vers l'âge de trente ans une sorte de circoncision, l'excision des nymphes, opération barbare, inventée par la superstition.

On ne remarque pas, en général, une bien grande différence dans les peuples, depuis le vingtième jusqu'au trente-cinquième degré de latitude nord de l'ancien continent. Ils sont plus ou moins bruns ou basanés, assez beaux et bien faits. Les variétés qu'on y rencontre dépendent de la température du climat et du croisement de ces peuples avec d'autres plus avancés vers le nord. Ceux qui habitent un pays tempéré ; tels que ceux des provinces septentrionales du Mogol et de la Perse, comme les Arméniens, les Turcs, les Géorgiens, les Mingréliens, les Circassiens, les Grecs et différents peuples d'Europe, sont les hommes les plus beaux, les plus blancs et les mieux proportionnés de la terre. Les Géorgiens l'emportent beaucoup pour la beauté sur les habitants de Cachemire ; les femmes y joignent les grâces à la beauté. Les hommes n'y sont pas moins beaux ; ils sont spirituels, mais très-ivrognes et libertins. Les rois et les grands choisissent leurs concubines parmi les Géorgiennes ; et il est défendu d'en trafiquer, si ce n'est en Perse, que pour le sérail ottoman. Les nobles exercent dans la Géorgie le métier infâme de bourreau, et le titre le plus fastueux pour les familles de ce pays est l'impudicité des filles. — Les Circassiennes sont très-belles et très-blanches ; mais elles n'ont que très-peu de sourcils. Durant l'été, les femmes du peuple ne portent qu'une simple chemise de couleur, ouverte jusqu'à mi-corps. Elles ont la gorge très-belle, et sont fort libres avec les étrangers. — Les peuples de la Mingrélie, autrefois la Colchide, ne sont pas moins beaux que les Géorgiens et les Circassiens : ces trois nations paraissent n'en être qu'une. Les Mingréliens croient aux songes ; ils tiennent cette superstition des Égyptiens, desquels ils descendent, au rapport de Diodore de Sicile. Les Mingréliennes sont très-bien faites ; elles ont un air majestueux, des traits charmants, une taille admirable, et le regard très-engageant. Elles caressent tous ceux qui jettent les yeux sur elles, et cherchent à leur inspirer des désirs pour les satisfaire. Les maris ne sont ni incommodes ni jaloux. Lorsqu'un mari surprend sa femme en flagrant délit, il n'en tire d'autre vengeance que celle de faire payer au galant un cochon, qu'ils mangent ensemble avec l'épouse. Ils ont plusieurs femmes et concubines, et peuvent vendre et échanger les enfants qu'ils en ont.

Les Turcs sont un peuple mélangé. Ils sont généralement très-robustes, et les deux sexes sont beaux et bien proportionnés ; mais les femmes grecques l'emportent sur celles de la Turquie pour la beauté et la vivacité ; elles jouissent aussi d'une plus grande liberté. — Les Grecs, les Napolitains, les Siciliens, les Corses, les Sardes et les Espagnols, diffèrent peu entre eux ; ils sont placés à peu près sous la même parallèle. Ils sont plus basanés que les Français, les Anglais et les autres peuples moins méridionaux. Lorsqu'on va de France en Espagne, on n'est pas plutôt arrivé à Bayonne, qu'on s'aperçoit d'une grande différence dans la couleur : le teint y est plus brun, et les femmes y ont les yeux plus brillants. — L'Afrique est peuplée de nations nombreuses, de différente origine, et dont les qualités extérieures sont tout-à-fait dissemblables. Parmi ces peuples et ceux de l'Asie, il en est deux entre autres, les Égyptiens et les Syriens, qui, mieux connus depuis les savants Savary et Volney, méritent de fixer l'attention du philosophe, vu que c'est de leurs contrées que sont sorties la plupart des opinions que la plus grande partie de l'Europe a embrassées, ainsi que les idées religieuses qui ont influé si puissamment sur notre morale, nos lois et notre état social. — Le climat de l'Égypte est très-chaud : le thermomètre de Réaumur s'y soutient, depuis la fin de juillet jusqu'au commencement de septembre, dans les appartements les plus tempérés, à vingt-quatre et vingt-cinq degrés au-dessus de zéro. Cette excessive chaleur n'est pas seulement due à la forte action du soleil, puisque d'autres pays sous la même latitude sont moins chauds, mais à ce que le terrain est peu élevé au-dessus de la mer : aussi les Égyptiens sont-ils en été dans un état presque continuel de sueur. Avec de semblables chaleurs et l'état marécageux du sol, qui dure trois mois, on pourrait croire que l'Égypte est un pays malsain ; mais l'expérience prouve le contraire, et les Égyptiens vivent fort long-temps. « Les émanations des eaux stagnantes, » dit Volney (1), si meurtrières en Chypre et à Alexandrie, n'ont point cet » effet en Égypte. La raison m'en paraît » due à la siccité habituelle de l'air, » établie et par le voisinage de l'Afrique » et de l'Arabie, qui aspire sans cesse » l'humidité, et par les courants habituels des vents, qui passent sans obstacle. Cette siccité est telle que les viandes exposées, même en été, au vent » du nord, ne se putréfient point, mais » se dessèchent et se durcissent à l'égal » du bois. Les déserts offrent des cadavres ainsi desséchés, qui sont devenus » si légers qu'un homme soulève aisément d'une main la carcasse entière » d'un chameau. »

Néanmoins l'air sur la côte est infiniment moins sec qu'en remontant dans les terres : on ne peut laisser à Alexandrie et à Rosette du fer exposé vingt-quatre heures à l'air qu'il ne soit tout rouillé. Le natron (carbonate de soude) est très-abondant en Égypte ; les pierres en sont rongées, et on en trouve, dans les lieux humides, de longues aiguilles cristallisées. La végétation y a une activité incroyable, et le développement des plantes s'y fait avec une prodigieuse rapidité; mais les plantes étrangères y dégénèrent très-vite. Les animaux y sont très-féconds, et les femmes, qui sont excessivement portées aux plaisirs de l'amour, y font fréquemment deux enfants à la fois. — Le Nil traverse l'Égypte du sud au nord, et fertilise ce pays par le limon qu'y laisse son débordement régulier et annuel. L'Égypte a cela de commun avec toutes les contrées arrosées par de grands fleuves sujets aux débordements, tels que le Gange, l'Indus, etc. Celui du Nil a lieu vers la fin de juin, et dure jusqu'à la fin de septembre. L'année s'annonce bien quand il s'élève jusqu'à vingt-quatre pieds ; les habitants alors se réjouissent : lorsqu'il dépasse cette hauteur, l'année est mauvaise, parce que les eaux,

séjournant trop long-temps sur les terres, et employant trop de temps à s'écouler, n'en laissent point assez pour les semailles et la récolte. Si elles ne s'élèvent qu'à seize pieds, il y a disette encore, parce qu'elles ne couvrent pas une assez grande étendue de pays et laissent une partie des terres sans engrais. Les débordements périodiques du Nil ont leur cause dans les vents réguliers et constants qui, soufflant du nord au sud, accumulent les vapeurs de la Méditerranée, converties en nuages, sur les montagnes de la Lune, aux environs de la ligne, et dans l'Abyssinie, où elles se résolvent en pluies abondantes.

On peut distinguer la population de l'Égypte en quatre races principales d'habitants. La première et la plus considérable est celle des Arabes, qu'on peut diviser en deux classes, les Arabes agricoles, et les Arabes Bédouins, peuple nomade et voleur. Ils viennent les uns et les autres des diverses parties de l'Arabie, et ont conservé leur physionomie originelle ; ils sont d'une haute stature, ont le corps musculeux, robuste, leur peau hâlée par le soleil et presque noire ; mais leur visage n'a rien de choquant. — La seconde race est celle des Cophtes : ceux-ci descendent des anciens Égyptiens. Ils ont la peau jaunâtre et fumeuse, le visage bouffi, l'œil gonflé, le nez écrasé, la lèvre grosse, en un mot une vraie figure de mulâtre : or, les anciens Égyptiens, au rapport d'Hérodote, avaient la peau noire et les cheveux crépus, c'est-à-dire qu'ils étaient de vrais nègres de l'espèce de tous les naturels d'Afrique. Ceci explique comment ces peuples, alliés depuis plusieurs siècles aux Romains et aux Grecs, ont perdu l'intensité de leur couleur primitive, en conservant l'empreinte du moule originel. C'est ainsi qu'un espace de neuf siècles n'a pu effacer la nuance qui distinguait les habitants des Gaules de ces hommes du Nord qui, sous Charles-le-Gros, vinrent occuper la ci-devant Normandie. On est étonné de la ressemblance fraternelle des habitants de ce pays avec les Danois, conservée malgré la distance des temps et des lieux. — Une troisième race d'habitants en Égypte est celle des Turcs, connus autrefois des Grecs sous les noms de Parthes, de Massagètes et même de Scythes, dont l'esprit moderne, comme l'a très-bien dit Volney, est de ruiner les travaux du passé et l'espoir de l'avenir, parce que

___

(1) Voyage en Syrie et en Égypte, tom. 1, p. 63 et 64.

dans la barbarie d'un despotisme ignorant il n'y a point de lendemain.

Enfin, la quatrième race est celle des Mamloucks, originaires d'Asie, dont les Tartares composèrent une milice vers l'an 1230, qu'ils introduisirent en Égypte, et qui, d'esclaves devenus despotes depuis plusieurs siècles, gouvernent arbitrairement tout le pays (1). Les Mamloucks, de même que les Ottomans, ne se perpétuent pas long-temps; il n'en existe pas une famille à la seconde génération; tous leurs enfants périssent dans le premier ou le second âge. Les Ottomans ne parviennent à se perpétuer qu'en épousant des femmes indigènes, ce que les Mamlouck ont toujours dédaigné : leurs femmes sont, comme eux, des esclaves transportées de Géorgie, de Mingrélie, etc. — Les Égyptiens sont fréquemment affectés de maux d'yeux, et la cécité y est si commune que, sur cent personnes, on rencontre vingt aveugles, dix borgnes, et vingt autres dont les yeux sont rouges, purulents ou tachés. Presque tous portent des bandeaux, indice d'une ophthalmie naissante ou sur sa fin. Cette affection, qui y est endémique, frappe particulièrement le peuple : elle est moins répandue en Syrie; les habitants de la côte de la mer y sont seuls sujets. Il paraît qu'elle reconnaît pour cause principale la qualité irritante de l'air de ces pays, qui porte spécialement son action sur l'organe de la vue.

Beaucoup de cécités en Égypte sont aussi les suites de la petite vérole, qui y est très-meurtrière, et que l'on y traite mal. L'inoculation y est néanmoins connue; mais on y en fait peu d'usage. — Une maladie très-commune au Caire est la vérole, qui y guérit difficilement : le traitement par le mercure échoue pour l'ordinaire; les végétaux sudorifiques ont plus de succès, sans être infaillibles. Mais le virus est peu actif, à raison de la transpiration, qui est excessive; et l'on voit, comme en Espagne, des vieillards le porter jusqu'à quatre-vingts ans; néanmoins il est funeste aux enfants qui

en naissent infectés, et à ceux qui le rapportent dans les pays froids. En Syrie, à Damas et dans les montagnes, il est plus dangereux, parce que l'hiver y est plus rigoureux. — Une incommodité particulière à l'Égypte est une éruption de boutons rouges, cuisants, dont tout le corps se couvre en juillet et août, et que l'on croit être due à la mauvaise qualité des eaux du Nil, qui se corrompent vers la fin de mai dans le lit du fleuve, et dont les habitants s'abreuvent. Cette éruption est une dépuration toujours salutaire. — Une autre affection encore très-répandue au Caire, est une enflure des testicules, qui souvent dégénère en une énorme hydrocèle; elle attaque de préférence les Grecs et les Cophtes, et paraît dépendre de l'usage immodéré de l'huile et des bains chauds. Durant le printemps, qui dans l'Égypte est l'été de nos climats, il règne des fièvres bilieuses rémittentes, qui deviennent quelquefois épidémiques. Les moyens les plus propres à les combattre sont le quina donné dans les rémissions à la dose de deux ou trois onces, les acides, les aliments végétaux, l'abstinence de la viande, du poisson, et surtout des œufs, qui sont une espèce de poison dans ce pays. La saignée y est presque toujours nuisible, ainsi que dans tous les pays chauds, où le tempérament, ainsi que les maladies, sont généralement bilieux. — La peste n'est point originaire d'Égypte, ainsi qu'on l'a assuré; son véritable foyer est à Constantinople, où elle se perpétue par l'aveugle négligence des Turcs, et de là se propage en Égypte, où elle fait des ravages affreux tous les quatre ou cinq ans. Elle règne en été à Constantinople, parce que la chaleur y est humide, et cesse en hiver, parce que le froid y est rigoureux. C'est le contraire en Égypte : l'hiver y fomente la peste, parce qu'il est humide et doux; et l'été la détruit, parce qu'il est chaud et sec. Elle est plus rare en Syrie. Le fanatisme et la barbarie du gouvernement ont empêché jusqu'ici les Turcs de prendre des précautions contre ce fléau meurtrier, dont il serait possible d'étouffer entièrement le germe.

La Syrie, située en Asie, confine à l'Égypte, dont elle est séparée par l'isthme de Suez. Ce pays n'est, en quelque sorte, qu'une chaîne de montagnes, dont la plus élevée est le Liban. Le midi de la Syrie, c'est-à-dire le bassin du Jourdain, est une contrée de volcans

____

(1) Ils n'exercent plus aucune influence en Égypte, depuis que le pacha Méhemed-Ali en a fait lâchement massacrer la plus grande partie dans l'intérieur même de son palais, où il les avait appelés sous prétexte de les passer en revue ou de leur donner une fête. (F. B.)

dont les éruptions ont cessé, mais qui donnent encore quelquefois lieu à des tremblements de terre. Les sources bitumineuses et soufrées du lac Asphaltite, les laves, les pierres ponces jetées sur ses bords, et le bain chaud de Tabarié, prouvent que cette vallée a été le foyer d'un feu qui n'est pas encore éteint. Il s'échappe souvent du lac des tourbillons de fumée, et il se fait chaque jour de nouvelles crevasses sur ses rivages. — La Syrie partage avec l'Égypte, la Perse et presque tout le midi de l'Asie, un fléau redoutable, des nuées de sauterelles qui obscurcissent le ciel, et qui, lorsqu'elles s'abattent, couvrent la terre sur un espace de plusieurs lieues. Heureusement que ce fléau ne se répète pas bien souvent, car il amène des maladies pestilentielles qui dévastent le pays. On remarque que les sauterelles n'ont lieu qu'à la suite des hivers trop doux, et qu'elles viennent toujours du désert d'Arabie. Les habitants cherchent à s'en préserver, en leur opposant des torrents de fumée; mais il est deux agents plus efficaces contre ces insectes, ce sont les vents du sud et du sud-est, qui les chassent sur la Méditerranée; et l'oiseau appelé *samarmar*, qui leur fait une guerre éternelle.

Il y a en Syrie deux climats généraux: l'un très-chaud, et qui est celui de la côte des plaines intérieures; et l'autre tempéré et semblable au nôtre, qui règne dans les montagnes. Les Syriens ont, ainsi que les Égyptiens, subi des révolutions qui ont mélangé les races. On peut en faire trois classes principales : 1° la postérité du peuple conquis par les Grecs du bas-empire; 2° celle des Arabes conquérants; 3° le peuple aujourd'hui dominant, les Turcs ottomans. Toutes les races se naturalisent également bien en Syrie, et s'y conservent sans autres altérations que celles qui résultent de la nature du climat : ainsi les habitants des plaines du midi sont plus basanés que ceux du nord, et ceux-là beaucoup plus que les montagnards. Dans le Liban et le pays des Druses, le teint est le même que celui des habitants des départements méridionaux de France. On vante les femmes de Damas et de Tripoli pour la blancheur et la régularité des traits. — Les Syriens sont, en général, de moyenne stature; on ne rencontre dans les deux sexes que peu de personnes bossues et contrefaites. Ils n'ont de maladie particulière que le

bouton d'Alep; les autres maladies sont les dysenteries, les fièvres bilieuses continues, rémittentes, et les intermittentes. La petite vérole y est quelquefois très-meurtrière. La saignée est rarement utile dans ces maladies; mais les vomitifs et les purgatifs doux et acides, comme les tamarins, le tartrate acidule de potasse, sont d'un usage fréquent et avantageux. — Maintenant, si nous parcourons la Barbarie, nous verrons que les montagnards sont blancs, tandis que ceux qui habitent les côtes maritimes et les plaines sont basanés et bruns : c'est que les hauteurs produisent le même effet que plusieurs degrés de latitude. Si nous observons les habitants de l'Afrique au-delà du tropique, nous rencontrerons, depuis la mer Rouge jusqu'à l'Océan, des espèces de Maures si noirs qu'on les prendrait pour des nègres. Les premiers occupent le nord du fleuve Sénégal, et les nègres le midi. On ne voit presque que des mulâtres dans les îles du cap Vert; ce qui vient probablement des premiers Portugais qui s'y sont établis, et qui se sont mêlés avec les nègres. On leur a donné le nom de *Nègres couleur de cuivre*, parce qu'ils sont jaunâtres, et qu'ils ont conservé les traits des nègres.

Les nègres du Sénégal qui habitent près la rivière de Gambie sont très-noirs, beaux et bien faits : leurs femmes sont très-belles aussi, et aiment beaucoup les blancs; elles ont toujours la pipe à la bouche, et leur sueur est un peu fétide. Les nègres de l'île de Gorée et de la côte du cap Vert sont d'un noir très-foncé; ils sont très-bien proportionnés, et ont autant de mépris pour les autres nègres qui ne sont pas aussi noirs, que nous en avons pour les basanés. Ils aiment passionnément l'eau-de-vie, dont ils s'enivrent souvent; et pour en avoir, ils vendent leurs enfants, leurs parents, et jusqu'à leur propre personne. Ces nègres sont dans l'usage de graver sur leur corps, avec un caillou tranchant, des figures de fleurs et d'animaux de leur pays. Cette mode a lieu dans un grand nombre de pays : on l'a trouvée établie dans l'Indostan, Sierra-Léona, dans l'île Formose et dans la Floride. Encore aujourd'hui un grand nombre d'Arabes brodent et teignent leur peau, dans laquelle ils font pénétrer les couleurs au moyen d'une aiguille; les femmes de Tunis y gravent des chiffres avec la pointe d'une lancette et du vitriol. — Les nègres de Guinée, malgré une bonne santé, parviennent rarement à une grande vieillesse ; ils sont décrépits à l'âge de quarante ans. Ce qui abrège leur vie, c'est l'usage prématuré des femmes : il est rare d'y trouver des filles qui puissent se souvenir du temps où elles ont cessé de l'être. — Les nègres ont une figure qui leur est propre, et qui représente cet état de contraction que prend le visage lorsqu'il est frappé par une vive lumière et une forte réverbération de chaleur ; dans ces circonstances, les sourcils se froncent, la pommette s'élève, la paupière se serre, la bouche fait ce qu'on appelle la *moue*. Les traits des blancs sont, au contraire, allongés, les yeux plus saillants, et toute la figure est plus épanouie. Les nègres ont les yeux ronds, le nez épaté, les traits grossiers, les lèvres épaisses, et une sorte de laine au lieu de cheveux ; leur crâne est double de celui des blancs en épaisseur ; leurs os sont plus solides, et leurs chairs plus denses ; ils multiplient prodigieusement. Leur intelligence est très-bornée, et il ne paraît pas que leur esprit soit susceptible d'une grande culture.— Les nègres sont une race d'hommes peu répandus : on n'en rencontre que dans les pays excessivement chauds : il n'y en a point hors des bornes de la zone torride, et ils ne font pas la douzième partie de l'espèce humaine : leur nombre est à celui des hommes blancs et bruns, à peu près comme 1 est à 23.

Les négrillons qui viennent de naître sont presque entièrement blancs, si ce n'est qu'on aperçoit à l'extrémité des ongles un filet noirâtre, et au scrotum ou au bout du gland, une petite tache noire. Ils restent blancs les huits premiers jours ; ce n'est qu'à cette époque que la peau commence à brunir. — La nature observe l'ordre suivant dans les quatre générations mêlées : 1º d'un nègre et d'une blanche naît le mulâtre, à demi-noir et à longs cheveux ; 2º du mulâtre et de la blanche résulte le quarteron basané à longs cheveux ; 3º du quarteron et d'une blanche sort l'octavon, moins basané que le père ; 4º de l'octavon et d'une blanche vient un enfant parfaitement blanc. — Il faut quatre filiations en sens inverse pour noircir les blancs : 1º d'un blanc et d'une négresse sort le mulâtre à longs cheveux ; 2º du mulâtre et de la négresse vient le quarteron, qui est noir aux trois quarts ; 3º de ce quarteron et d'une négresse provient l'octavon, qui est noir aux sept huitièmes ; 4º enfin, de cet octavon et de la négresse naît le vrai nègre à cheveux crépus. — Il existe aussi des individus issus de parents nègres noirs ou olivâtres, auxquels on a donné le nom d'*albinos*, de *blafards*, et celui impropre de *nègres blancs* : ils ne sont ni une race ni une espèce d'hommes ; la couleur *blanc de lait* dont est teinte leur peau est due à des causes accidentelles qui ont dérogé momentanément au plan primitif et à la loi commune. On regarde les albinos, dans leur pays, comme des animaux rares et sacrés, et les souverains de l'Afrique et des Indes en entretiennent toujours un certain nombre, avec la plus grande magnificence, dans l'enceinte de leurs palais. — On ne saurait mieux comparer ces êtres infortunés, le rebut de la nature, quant à leurs facultés morales et à leur dégradation, qu'aux nombreux crétins du Valais. Ces derniers sont sourds, muets, idiots, presque insensibles aux coups, et portent des goîtres d'un volume considérable, qui descendent jusqu'à la ceinture ; ils ne sont ni furieux ni malfaisants, et sont absolument ineptes et incapables de penser ; ils n'éprouvent que le sentiment des besoins physiques, et se livrent violemment à tous les plaisirs des sens. Les habitants du Valais regardent leurs crétins comme des saints et des anges tutélaires ; ceux qui n'en ont pas dans leur famille se croient sérieusement brouillés avec le ciel. On en a le plus grand soin, et on satisfait toutes leurs fantaisies ; on ne les contrarie jamais, et on a pour eux un respect particulier, qui est fondé sur leur innocence et leur faiblesse. Ils ont la peau très-livide ; ils naissent stupides et imbéciles, et restent tels jusqu'à la mort, sans qu'on puisse apporter de remède à leur état physique et moral. Tel est le cas des blafards, dont la stupidité est égale à celle des crétins ; et s'ils ne sont pas entièrement privés du don de la parole, ils sont d'autant plus maltraités quant aux sens de la vue et de l'ouïe. Ces individus sont condamnés par la structure de leurs yeux à fuir la lumière comme les hiboux. Ils sont très-faibles ; leur taille excède rarement quatre pieds cinq pouces ; leur teint est d'un blanc fade, couleur de linge, ou plutôt de cire blanchie, sans aucune nuance d'incarnat ou de rouge ; on y distingue quelquefois de petites taches lenticulaires grises : ils n'ont ni barbe ni poils ; leurs cheveux sont laineux et frisés en Afrique, longs et traînants en Asie; les sourcils et les cils sont soyeux, et leurs yeux ont la forme de ceux des perdrix. Ces malheureux terminent leur triste carrière à l'âge de trente ans, sans avoir vécu. On rencontre ces êtres dégradés principalement vers le centre de l'Afrique, à l'extrémité de l'Asie méridionale, dans les îles de la mer du Sud, et au Darien dans le Nouveau-Monde.

Observons que la surdité ou l'affaiblissement de l'ouïe n'est, dans les albinos, que l'effet de la blancheur éclatante qui les distingue. On a remarqué que les chiens très-blancs, les chats d'Angola d'une blancheur éclatante, n'entendent presque pas; et il est vraisemblable qu'un jour les naturalistes du Nord s'apercevront que l'ouïe diminue dans les animaux de leurs climats durant les grands froids, temps auquel ils sont le plus blancs. — Il ne faut pas confondre les vrais blafards ou albinos avec les nègres qui deviennent blancs par l'effet de causes accidentelles. Les nègres sont sujets à une maladie qui leur ôte en partie leur noirceur naturelle, et qui est accompagnée de symptômes hideux. C'est une espèce d'ictère blanc dans lequel il leur reste encore quelques traces d'un noir jauni à la naissance des ongles; le corps se gonfle, et on distingue des taches livides sur la peau; l'iris se brouille et devient nébuleux. Quand le mal n'est pas invétéré, ils en guérissent en mangeant des serpents et des couleuvres : alors leur corps reprend sa couleur noire; sinon ils meurent vers l'âge de trente ans.

On connaît peu les peuples qui habitent les côtes et l'intérieur de l'Afrique, depuis le cap Nègre jusqu'au cap des Voltes. Tout ce qu'on sait sur les Cafres qui habitent une partie de l'Afrique méridionale, c'est qu'ils sont bien moins noirs que les nègres, et qu'ils forment différentes nations presque toutes cruelles et barbares. On n'a pu jusqu'ici bien observer que les habitants de la terre de Natal, et les Hottentots du cap de Bonne-Espérance ou des Tempêtes. — Les différents peuples qui habitent la terre de Natal, laquelle fait partie de la Cafrerie, demeurent ensemble dans de petits villages que gouverne le plus âgé d'entre eux. Ils sont affables et hospitaliers. Leur principale occupation est l'agriculture, et l'entretien des vaches et des chèvres, dont ils prennent un très-grand soin. Ils se nourrissent de pain et de viande, et font usage de lait un peu aigri pour leur boisson ordinaire. Ils sont basanés, et ont les cheveux crépus et frisés. — Les Hottentots sont bien faits et bien proportionnés. Ils ont, comme les nègres, les yeux grands, le nez plat, les lèvres épaisses, et la chevelure courte et laineuse; mais ils sont de la couleur olivâtre. Ces peuples sont robustes, industrieux, agiles et d'une légèreté surprenante. Ils sont d'une adresse inconcevable dans le maniement des armes; avec leurs zagaies (espèce de demi-lance) ils parent les flèches et les pierres. On les a accusés, avec fondement, de paresse et d'ivrognerie; mais ils ont des mœurs pures et douces. Les Hottentots qui avoisinent les Cafres sont errants, malpropres, et mènent la vie sauvage. Ainsi que les Madécasses (1), ils n'ont point de culte, pas la moindre idée de la Divinité; malgré cela, ils sont hospitaliers, humains, et ont beaucoup de bonne foi. Les femmes sont beaucoup plus petites que les hommes : il est faux qu'elles aient naturellement un tablier de peau qui descende jusqu'à mi-cuisses (2).

Les Hottentots sont pour la plupart bergers ou chasseurs; ils sont souvent en guerre, et traitent, ainsi que les Suisses, avec leurs voisins pour marcher à leur défense. Ces peuples étaient autrefois dans l'usage de se couper une phalange des doigts de la main quand ils perdaient un de leurs proches, en sorte qu'on pouvait connaître à l'inspection des doigts le nombre des morts d'une famille. Cet usage était établi aussi dans le Paraguai et dans la Californie; il existe encore chez les Guaranis. — Les Hottentots regardent l'action de penser et de réfléchir comme le fléau de la vie. Que de Hottentots parmi nous ! Ces peuples sont très-paresseux; leurs femmes font presque tout; ils passent la plupart du temps à dormir ou à se reposer dans leurs hamacs. Si on

____

(1) On a observé que les vieillards étaient extrêmement considérés chez les différentes nations qui peuplent l'île de Madagascar. Ce sont eux qui rendent la justice, et qui sont chargés du maintien des lois et des coutumes.

(2) Ce que des voyageurs peu instruits avaient pris pour une espèce de tablier n'est autre chose qu'un développement excessif des nymphes ou petites lèvres des parties génitales de la femme. (I. B.)

veut acheter leur lit, ils le vendent le matin, sans penser qu'ils en auront besoin le soir. — Si nous portons nos regards dans les différentes contrées de l'Amérique, nous y rencontrerons, comme nous l'avons dit, dans les parties les plus septentrionales, des peuples semblables à ceux du nord de l'Europe et de l'Asie. Les sauvages qui habitent les terres du détroit de Davis sont d'un teint olivâtre, fort laids, petits, mais très-robustes, et ont les jambes courtes et grosses; ils vivent long-temps, et beaucoup atteignent la centième année. Ils ont la couleur, la figure et les mœurs des Lapons. De même qu'on trouve près de ceux-ci les Finnois, qui sont blancs, beaux, assez grands et bien faits, on trouve aussi près le détroit de Davis une espèce d'hommes blancs et ressemblant aux Finnois. On rencontre ensuite, dans le voisinage de la baie d'Hudson, des hommes velus, semblables aux sauvages d'Iago, et enfin ceux du Canada et de toute la Terre-Ferme, qui ressemblent aux Tartares par tant d'endroits qu'on ne pourrait guère douter qu'ils n'en descendent, si l'on n'était très-embarrassé sur la possibilité de la migration.

Si nous nous arrêtons sur les Iroquois et les Hurons, peuples sauvages de l'Amérique septentrionale dans l'intérieur du Canada, nous y trouverons une coutume barbare qui fait frémir la nature; celle de tuer leurs parents trop faibles pour les suivre à la chasse, ou dans leurs expéditions militaires, dans la crainte qu'ils ne meurent de faim ou sur le bûcher de leurs ennemis; ils croient faire un acte de piété filiale, en obéissant aux volontés des auteurs de leurs jours, qui leur demandent la mort comme une grâce, et ils ne pensent pas pouvoir leur donner une plus honorable sépulture que dans leurs entrailles. Ces peuples sont d'une haute stature, olivâtres, polygames, cruels, et vivent en société. — Les sauvages de la Floride, du Mississipi, et des autres parties méridionales du continent de l'Amérique septentrionale, sont assez bien faits et plus basanés que ceux du Canada; ils ont un teint olivâtre tirant sur le rouge, qui est dû en grande partie au rocou dont ils se frottent. Ils sont presque nus et très-vaillants, mais féroces; ils immolent au soleil les hommes qu'ils prennent à la guerre, après quoi ils les dévorent. — Les Natchez, sauvages de la Louisiane,

sont grands et corpulents; ils ont le nez fort long et le menton arqué. Lorsqu'une femme noble, qu'on croit être de la race du soleil, vient à mourir, on étrangle douze petits enfants et quatorze adultes qu'on enterre avec elle, et on met dans leur fosse commune des ustensiles de cuisine, des armes de guerre, et tout l'attirail d'une toilette. — La Louisiane est un pays très-humide et marécageux; les habitants y sont très-exposés aux fièvres malignes, rémittentes et intermittentes, qui ne cessent que lorsque les vents du nord commencent à souffler en novembre. Le tétanos y est très-fréquent, surtout chez les nouveau-nés; les maladies occasionnées par les vers de toute espèce, et même par le ténia, y sont aussi très-communes, et les personnes de tout âge y sont sujettes. La petite vérole y paraît à certaines périodes, et y fait les plus grands ravages, tant parmi les blancs que parmi les Indiens et les nègres. Les affections de poitrine, telles que les crachements de sang et la phthisie pulmonaire y sont aussi très-fréquentes.

La Californie, péninsule très-vaste de l'Amérique septentrionale, présente un climat en général chaud et sec à l'excès; son terrain nu, pierreux, montueux et sablonneux, est très-stérile. Parmi le petit nombre d'arbres qui y croissent, le plus utile est le pitahaya, dont les fruits sont la principale nourriture des habitants de ce pays. — Les Californiens sont bien faits et très-robustes, mais en général inconstants, pusillanimes, paresseux, stupides et même insensibles; ce sont des enfants en qui la raison n'est pas encore développée. Ils sont plus basanés que les Mexicains, qui sont néanmoins sous la zone torride. Cette couleur plus foncée n'est due sans doute qu'aux graisses et aux autres ingrédients dont ils oignent leur corps. — Les Caraïbes sont des insulaires des Antilles du vent, qui sont aujourd'hui concentrés à la Dominique et à Saint-Vincent. Ces peuples ont, ainsi que les Omaguas, la tête aplatie d'une manière très-difforme; on prétend que les parents sont dans l'usage de comprimer entre deux planches la tête des enfants qui viennent de naître, pour les faire ressembler à la pleine lune. On retrouve ce même usage chez les Omaguas. Les Caraïbes se teignent le corps avec le rocou et l'huile, ce qui leur donne la couleur d'écrevisse cuite. On pense que cette mode, établie chez presque tous les peuples sauvages, de se teindre la peau, a pour but de se garantir de la piqûre des insectes dont leur pays fourmille. Les Caraïbes ont les cheveux noirs, mais non crépus ni frisés, et les portent courts; ils n'ont point de barbe, et ne sont point velus. Ils ont les yeux noirs, gros, saillants, et le regard effaré. Ils vont nus, et n'ont pas moins de honte d'un vêtement que l'Européen en aurait de la nudité. Observons que si la plupart des sauvages se couvrent les parties sexuelles, c'est moins en eux l'effet de la pudeur que de la crainte de blesser des organes délicats et sensibles, en traversant les bois et les halliers. — Les Caraïbes vivent très-long-temps. Ils adorent la lune, sont souvent en guerre, et se servent de flèches empoisonnées par le suc du mancenilier.

L'intérieur de l'Amérique méridionale est peuplé d'une multitude de nations sauvages, cruelles, vindicatives, toujours en guerre entre elles, et presque toutes antropophages. Les Brésiliens passent avec raison pour les plus barbares. Ils ressemblent, pour la taille, aux Européens; mais ils sont plus robustes, et moins sujets aux maladies; il y a peu d'estropiés et de contrefaits parmi eux. Ils ont le teint des Espagnols et des Portugais. Ils se teignent la peau de diverses couleurs, et ont le nez plat; le premier soin des pères, à la naissance de leurs enfants, est de leur rendre ce service. Les deux sexes sont presque toujours nus, à l'exception des jours de fêtes, et des temps où ils sont en guerre. Avec le goût le plus décidé pour la chair humaine, les Brésiliens ne mangent que ceux de leurs ennemis qui tombent vivants entre leurs mains; mais ils ne touchent pas aux morts ni aux mourants étendus sur le champ de bataille. Ils sont très-hospitaliers: quoique polygames, ils ont en horreur l'adultère, et jouissent de la liberté du divorce. Ils vivent de la pêche et de la chasse, et cultivent l'alpy, les patates et le manioc, dont les racines leur servent aussi de nourriture, ainsi qu'à la plupart des Américains méridionaux.

De même que la plupart des sauvages, les Brésiliens ne manifestent aucun attachement pour les lieux qui les ont vus naître; leur vie est errante et vagabonde, et ils ne voient de patrie que là où ils peuvent subsister. L'amour de son pays, qui s'exalte dans les bons gouvernements, et passe en habitude dans les mauvais; qui conserve à chaque nation son caractère, ses usages, ses goûts, cet amour est un sentiment factice qui naît dans la société, mais inconnu dans l'état de nature. Le cours de la vie morale du sauvage est entièrement opposé à celle de l'homme civilisé: celui-ci ne jouit des bienfaits de la nature que dans le premier âge, l'autre en jouit dans toutes les époques de sa vie. Il trouve également partout à satisfaire ses besoins physiques, les seuls qu'il connaisse, et sa patrie est en tout lieu. — Les Péruviens sont couleur de cuivre, comme les habitants de l'isthme Panama, surtout ceux qui habitent le bord de la mer et les terres basses. Ceux au contraire qui demeurent dans les pays élevés, comme entre les deux chaînes des Cordilières, sont presque aussi blancs que les Européens, tandis que les naturels de la Terre-Ferme, situés près la rivière des Amazones et dans le continent de la Guyane, sont basanés, et de couleur rougeâtre plus ou moins claire ou foncée. Ces diverses nuances, ainsi que l'a dit de La Condamine, ont pour cause principale la différente température des pays qu'ils habitent, variée depuis la grande chaleur de la zone torride jusqu'au froid que l'on ressent dans le voisinage des neiges. — C'est cette diversité de température qui rend si dissemblables les habitants de la partie haute du Pérou et ceux de la partie basse de ce pays. Ceux des contrées les plus élevées sont sujets à l'asthme, aux inflammations de poitrine, et aux rhumatismes. Ces maladies sont dangereuses et même mortelles pour quiconque est déjà affecté de la maladie vénérienne, ou fait usage de liqueurs fortes. Les autres, qui habitent les montagnes inférieures, sont exposés aux fièvres bilieuses rémittentes et intermittentes, qui y sont très-contagieuses. La petite vérole cause aussi dans tout le pays des ravages inexprimables.

Le Pérou est très-sujet aux tremblements de terre, qui y sont presque habituels. Ce terrible fléau est l'effet des volcans qui y sont en grand nombre. La partie haute de cette contrée offre des variations de température telles qu'on éprouve le même jour, quelquefois à la même heure, et toujours dans un espace très-borné, la température des zones les plus opposées. Ceux qui s'y rendent des vallées ressentent à leur arrivée un froid si vif qu'ils n'en peuvent être garantis ni par le feu ni par les vêtements ; mais il cesse d'être désagréable après un séjour d'environ un mois. Ceux qui y viennent pour la première fois sont plus ou moins tourmentés du mal de mer, selon qu'ils en auraient eu plus ou moins à souffrir sur l'Océan. — Il règne dans les vallées, quoique près de l'équateur, la plus délicieuse température, et les quatre saisons de l'année s'y font remarquer sensiblement, sans qu'aucune y soit incommode : celle de l'hiver est la plus marquée et la plus constante, quoique sous la zone torride, et il n'y pleut jamais, ou seulement tous les deux ou trois ans.

Les habitants du Paraguai, ainsi appelé du nom d'un grand fleuve qui l'arrose, sont d'une taille avantageuse ; ils ont le visage allongé et la couleur olivâtre. Ils sont sujets à une sorte de lèpre qui leur couvre tout le corps, et y forme des croûtes semblables aux écailles de poisson ; mais cette incommodité ne leur cause aucune douleur ni aucun autre dérangement dans la santé. — Le climat du Chili est le plus agréablement tempéré des deux hémisphères. Ce pays est situé sous un ciel toujours pur et serein. Son sol est extrêmement productif et fertile. Ses habitants sont d'une couleur basanée tirant sur celle du cuivre rouge, comme celle des Péruviens. En général, dans tout le continent de l'Amérique méridionale, les peuples sont d'un jaune rougeâtre. Les habitants du Chili sont d'une belle taille ; ils ont les membres gros, la poitrine large, le visage peu agréable et sans barbe, les yeux petits, les oreilles longues, les cheveux noirs, plats et gros comme des crins. La plupart vont nus, quoique le pays soit froid : seulement ils portent sur leurs épaules des peaux d'animaux. — On ne trouve, à proprement parler, dans le Nouveau-Monde, qu'une seule race d'hommes, plus ou moins basanés, selon les divers climats qu'ils habitent. Si on en excepte le nord de l'Amérique, dont les habitants diffèrent peu des Lapons, et quelques autres à cheveux blonds, et qui ressemblent aux Européens septentrionaux, on ne voit dans tout le reste de ce vaste continent que des hommes presque semblables, tandis que les peuples de l'ancien offrent un très-grand nombre de variétés. Cette uniformité vient de ce qu'ils vivent tous de la même manière, de ce que les saisons y sont égales, et la

température constamment à peu près au même degré.

Tous les Américains indigènes étaient, lors de la découverte de leur pays, et sont peut-être encore sauvages, si l'on en excepte les Mexicains et les Péruviens, dont la civilisation n'est néanmoins pas encore très-avancée. L'origine de tous les peuples d'Amérique est commune ; ils sortent tous de la même souche, et ils conservent encore aujourd'hui presque tous les caractères de leur race primitive. — La nature paraît avoir maltraité les indigènes de ce climat : ils sont peu forts, sans courage et sans poils ; tous sont dégradés dans les organes de la virilité, et peu sensibles aux charmes de l'amour. Les femmes, plus faibles que les hommes, y sont maltraitées autant par la nature que par leurs époux. Ceux-ci ne voient en elles que les instruments de leurs besoins, et les font moins servir à leurs plaisirs qu'ils ne les sacrifient à leur paresse. Néanmoins, en les chargeant des travaux de l'agriculture, ils se sont réservé, ainsi que partout ailleurs, les périls de la guerre, de la chasse et de la pêche. Cette sorte d'enfance, qui est marquée par l'absence des signes de la virilité, et par cette indifférence qu'ils ont pour leurs femmes, semble annoncer qu'ils sont un peuple sorti récemment des mains de la nature ; mais leur origine est incertaine, et il n'existe aucune donnée pour en résoudre le problème. — Ce qui autorise à croire que les Américains sont un peuple nouveau, c'est que leur civilisation est encore à peine ébauchée. Ce vaste continent était très-peu peuplé lorsqu'on en fit la découverte ; il est encore couvert de marécages immenses qui rendent l'air malsain, quoique l'on ait défriché beaucoup de terrains, et la terre y produit une multitude de poisons. Ce qu'il y a de surprenant, c'est qu'on y rencontre beaucoup d'animaux dont les analogues n'existent point dans notre hémisphère ; d'où l'on peut inférer qu'il a existé de temps immémorial, et peut-être de tout temps, entre l'ancien et le nouveau monde, une barrière insurmontable, qui a empêché les animaux indigènes de passer d'un continent dans l'autre. — Quant aux peuplades des îles découvertes dans ce siècle, dans la mer du Sud et dans les terres du continent austral, Byron dit avoir vu dans les îles de la mer Pacifique des hommes armés de longues piques qu'ils agitaient d'un air menaçant. Ces hommes sont, dit-il, d'une couleur basanée, vigoureux, bien proportionnés, et extrêmement légers à la course. Dans plusieurs autres îles de cette même mer, et notamment dans celles appelées *îles du Prince de Galles*, il a trouvé des peuplades nombreuses. Ces insulaires, selon ce voyageur, ressemblent à ceux dont il vient d'être parlé, pour la taille et la proportion des membres. Leur teint est bronzé, mais clair, et les traits de la figure n'ont rien de désagréable. Ils ont des cheveux noirs et de la barbe.

Dans plusieurs autres îles situées au-delà de l'équateur, dans cette même mer, il existe, dit Carteret, des peuplades nombreuses d'hommes qui ont la plupart la tête laineuse, comme celle des nègres, mais moins noirs que ceux de Guinée, et n'ayant point comme eux le nez plat et les lèvres grosses; ces derniers poudrent leurs cheveux, et même leur barbe, de blanc. Cette mode est en vigueur aussi chez les Papous. Néanmoins, il est quelques-unes de ces îles habitées par des hommes dont la tête n'est pas laineuse, et qui, au lieu d'être noirs, sont couleur de cuivre, avec peu de barbe, de grands et longs cheveux noirs, et qui ne sont pas entièrement nus comme les précédents, ce qui indique que leur pays n'est pas aussi chaud que celui des premiers. — Les insulaires d'Otaïti sont très-grands et d'une taille bien supérieure à celle des Européens, forts, bien membrés, bien faits, agiles, dispos et d'une belle figure; ils ont le teint basané, et les cheveux noirs, quelquefois bruns et même blonds. Leurs femmes sont très-belles, et vendent librement leurs faveurs en public. Les hommes offrent, par civilité ou par récompense, leurs sœurs et leurs filles aux étrangers. Les Otaïtiens parviennent à une extrême vieillesse, sans incommodité, et sans perdre la finesse des sens. Le poisson et les végétaux, au rapport de Bougainville, sont leur principale nourriture; ils mangent rarement de la viande, et ne boivent que de l'eau; ils éprouvent de la répugnance pour le vin, les liqueurs fortes, le tabac, les épiceries, et pour toutes les choses fortes. Il semble, dit le capitaine Cook, qu'ils soient d'un caractère brave, sincères, sans soupçon ni perfidie, et sans penchant à la vengeance et à la cruauté; mais ils sont adonnés au vol. Le mariage n'est chez eux qu'une convention entre l'homme et la femme; ils pratiquent la circoncision sans autre motif que celui de la propreté.

Les habitants de l'île Huaheine, selon le même, ressemblent pour la figure, le langage, l'habillement et les usages, à ceux d'Otaïti, dont ils ne sont éloignés que de trente lieues. Les hommes paraissent être encore plus vigoureux et d'une stature plus grande; les femmes y sont très-belles. Ils se nourrissent de végétaux et de viandes, et parlent tous la même langue, qui est aussi celle de toutes les îles de la mer du Sud, jusqu'à la Nouvelle-Zélande. — Nous ne connaissons que depuis peu les habitants des terres australes : Cook est celui qui les a le mieux vus. Fernand de Quiros, qui y a abordé avant lui, rapporte que les sauvages de l'île de la *Belle-Nation* ont des mœurs peu différentes de celles des Otaïtiens; ils sont beaux, très-bien faits et blancs, quoique dans un climat qui semblerait devoir les noircir. Les femmes y sont très-belles et à demi vêtues. Le même ajoute avoir rencontré sur la côte orientale de la Nouvelle-Hollande, à laquelle il donne le nom de *terre du Saint-Esprit*, des habitants de trois couleurs : les uns noirs, les autres très-blancs, à cheveux et à barbe rouge, et les autres mulâtres; ce qui lui fit conjecturer que cette contrée était très-étendue : il ne s'était pas trompé, car il résulte des découvertes de Cook que la Nouvelle-Hollande est aussi étendue que l'Europe entière. Ce dernier dit que ses habitants sont nus, et ne se nourrissent que de poissons. Sur la même côte, à quelque distance, Quiros vit une autre nation de plus haute taille, et d'une couleur plus grisâtre; ils venaient en troupes, armés de flèches qu'ils décochèrent sur les Espagnols, qui ne purent les faire retirer qu'à coups de mousquets.

Abel Tasman a trouvé dans les terres voisines d'une baie dans la Nouvelle-Zélande, des hommes qui avaient la voix rude et la taille grosse; ils étaient d'une couleur jaune-brunâtre, et avaient les cheveux noirs et presque aussi longs et aussi épais que ceux des Japonais, attachés au sommet de la tête avec une plume longue et épaisse au milieu. Les uns avaient le milieu du corps couvert de nattes, et les autres de toile de coton; mais le reste était nu. — Les habitants de la Nouvelle-Zélande, dit Cook, ont une taille en général égale à celle des Européens les plus grands; *ils* ont les membres charnus, forts et bien proportionnés; mais ils ne sont pas aussi gros que les insulaires oisifs de la mer du Sud. Ils sont alertes, vigoureux et adroits; leur teint est en général brun. Les femmes n'ont pas beaucoup de délicatesse dans les traits; leur voix est d'une très-grande douceur, et c'est par-là qu'on les distingue des hommes, leurs habillements étant les mêmes. Les Zélandais ont les cheveux et la barbe noirs, les dents blanches et régulières; ils jouissent d'une santé robuste, et parviennent à un âge très-avancé. Leur principale nourriture est le poisson. Ils sont décents et modestes, mais peu propres. Les insulaires de la mer du Sud se fendent le prépuce, pour qu'il ne recouvre pas le gland; les Zélandais, au contraire, le ramènent sur le gland, et en nouent l'extrémité avec un cordon qui est attaché à leur ceinture: le gland est la seule partie qu'ils ne montrent qu'avec une honte extrême. Cet usage, quoique paraissant contraire à la propreté, a cependant l'avantage de maintenir la fraicheur et la sensibilité de cette partie. Ceux en général qui ont le prépuce court perdent dans la partie qui en est recouverte la sensibilité plus tôt que les autres hommes. — Il y a de grandes ressemblances entre les habitants de ces pays et ceux des îles de la mer du Sud, par rapport aux usages et à la langue; ce qui prouve que tous ces insulaires ont la même origine. Cook pense qu'ils ne viennent pas de l'Amérique, qui est située à l'est de ces pays; et comme la langue d'Otaïti et des autres îles de la mer Pacifique, ainsi que celle de la Zélande, ont beaucoup de rapport avec les langues de l'Inde méridionale, il est probable que toutes ces peuplades sont originaires de l'archipel indien.

C'est du climat, ainsi que nous l'avons déjà observé, que dépendent en grande partie les qualités physiques et morales des peuples. On remarque en général que, dans les pays chauds, les hommes sont plus petits, plus secs, plus vifs, plus gais et plus spirituels, mais moins vigoureux et moins laborieux; qu'ils sont plus précoces et qu'ils vieillissent plus tôt que dans les climats froids. Les femmes y sont moins fécondes, plus jolies, mais moins belles. Une blonde est rare dans ces pays, comme une brune l'est dans le Nord. — La beauté dépend en grande partie de la température du climat. Le froid, en resserrant le tissu extérieur

dans le sexe du Nord, ôte à la peau cette mollesse et cette douceur qui sont les indices de la sensibilité. Une atmosphère brûlante, en procurant d'abondantes sueurs, dessèche et ride la peau, énerve la constitution, et flétrit la beauté dans son germe. C'est dans les zones tempérées que l'on trouve les plus beaux hommes et les plus charmantes femmes. Plus on approche de l'équateur et des pôles, moins la nature est prodigue de ses faveurs; on y rencontre une multitude d'êtres informes et hideux. Dans certaines contrées, ce sont des pygmées, des albinos, en un mot, des peuplades d'hommes entièrement dégradés, et cette dégradation fatale s'étend même jusqu'aux végétaux; les arbres y sont dégénérés pour la plupart, et les fleurs y périssent avant que de s'épanouir. — Le caractère des peuples a aussi les plus grands rapports avec les pays qu'ils habitent. Le Caraïbe, né et vivant dans les bois, ne saurait avoir l'urbanité de l'Européen; l'Africain, énervé par les chaleurs excessives qu'il endure habituellement, ne peut avoir la force et la vigueur de ces nations du Nord, qu'on a regardées à juste titre comme la pépinière du genre humain. Convenons néanmoins que la chaleur d'un climat n'est pas la seule cause de l'inertie et de l'indolence de ses habitants; la fertilité du sol n'y contribue pas moins. En effet, si le sauvage du Nord est plus actif que l'Africain et le Caraïbe, c'est que ces derniers, pour qui la nature a tout fait, n'ont pas besoin d'une aussi grande industrie. L'ignorance et la stupidité coulent de la même source: en Afrique et en Amérique, quels sont les peuples dont les facultés de l'âme sont le moins développées? ce sont les habitants de ces forêts dont les arbres fournissent sans culture à tous les besoins. N'a-t-on pas vu la prospérité engourdir l'esprit d'une nation, de même que la souffrance l'éclaire, mais l'abrutit quand elle est devenue excessive? Les passions, de même que le génie, sont dans une étroite dépendance du climat: l'amour, par exemple, est, dans les pays chauds, ainsi que l'a fort bien dit Desèze, un délire, une fièvre brûlante, un cri de la nature; dans les climats tempérés, une passion douce, une affection réfléchie, et souvent un produit de l'éducation; enfin, dans les pays froids, ce n'est plus une passion, mais le sentiment tranquille d'un besoin peu urgent.

C'est dans les climats tempérés que le génie semble avoir fixé son empire : ils ont été le berceau des sciences et des arts nécessaires à la civilisation et à la prospérité des nations. Il n'en est pas de même de la zone torride et des deux glaciales, qui, à en juger par les nègres et les Lapons, sont le fléau de l'intelligence humaine et le tombeau de la nature. « Jusqu'à présent, a dit Fontenelle, les » sciences n'ont point passé l'Egypte et » la Mauritanie d'un côté, et de l'autre » la Suède. Peut-être n'a-ce pas été par » hasard qu'elles se sont tenues entre le » mont Atlas et la mer Baltique : on ne » sait si ce ne sont point là les bornes » que la nature leur a posées, et si l'on » peut espérer de voir jamais de grands » auteurs nègres ou lapons. » — L'influence du climat est telle qu'elle peut changer entièrement les mœurs d'un peuple. Une colonie prend insensiblement la constitution physique, le régime et le caractère du nouveau pays où elle a été transplantée. Les Tartares conquérants de la Chine diffèrent peu de la nation qu'ils ont subjuguée ; les Hollandais, actifs et laborieux en Europe, sont à Batavia mous et voluptueux. — Un fleuve ou une montagne suffit pour établir une différence très-marquée entre deux peuples voisins : l'habitant de Turin n'est pas le même que celui des Alpes ; les Athéniens différaient des Thébains, quoiqu'ils ne fussent séparés que par le fleuve Asope. Le climat même est sujet à varier, soit par quelque grande révolution du globe, soit par d'autres causes secondaires. Les Scythes, du temps d'Hippocrate, étaient inhabiles à la génération : néanmoins, ce sont eux qui, sous les noms d'*Alains*, de *Vandales* et d'*Hérules*, ont inondé l'Europe et renversé l'empire romain. L'Italie elle-même a éprouvé des vicissitudes physiques et morales : son atmosphère est aujourd'hui infectée par les exhalaisons mortifères des marais Pontins et par des éruptions volcaniques ; on n'y éprouve plus ces hivers rigoureux dont parle Tite-Live ; ses habitants ont perdu l'énergie de leur caractère, et Rome, après avoir enfanté les héros de la liberté, a fini par devenir esclave de la superstition sacerdotale. — Le gouvernement et la religion n'ont pas une moindre puissance sur le caractère et les mœurs des peuples : lorsque l'un est despotique et l'autre mystérieuse, ils ôtent toute énergie, coupent les ailes au génie, et étouffent la pensée dans les esprits et la vertu dans les âmes. La patrie des Thémistocle, des Socrate, et celle de tant d'autres grands hommes, qui n'offrent plus aujourd'hui que les monuments de la servitude la plus outrageante à l'humanité, en sont une preuve non équivoque.

Le propre des gouvernements despotiques est d'énerver dans l'homme le mouvement des passions, et d'en affaiblir le ressort. Aussi les peuples soumis au pouvoir arbitraire n'ont-ils ni la fermeté d'âme, ni la hardiesse et l'élévation de ceux qui n'obéissent qu'à la loi. Sous le despotisme, l'homme est étranger à ces efforts héroïques et sublimes qu'inspire la vertu. Il n'en est pas de même d'une nation libre, que l'amour de la gloire stimule continuellement, parce qu'elle y est le prix des grandes actions et des vertus patriotiques. Le pouvoir arbitraire est un germe de calamités, dont le développement amène la misère et la dévastation ; l'esclave, privé d'activité et d'énergie, est essentiellement vicieux et ignorant ; son âme est atteinte d'une gangrène morale qui en corrompt les facultés ; des mains serviles ne sauraient fertiliser les champs, ni des esprits abrutis acquérir des talents. Un peuple serf est lâche, perfide, délateur et cruel ; égoïste à l'excès, il ne tourne jamais les yeux vers l'intérêt général. Un peuple libre est courageux, franc et humain ; il honore l'agriculture, enfante et perfectionne les arts ; sans cesse occupé du bonheur de son pays, son génie crée, ses bras multiplient, étendent les branches fécondes de l'industrie, et ouvrent les sources de la prospérité publique. — On observe assez généralement que, lorsque les lois sociales ne contrarient pas la nature, et qu'elles ne sont pas en opposition avec le climat, les peuples qui vivent sous un ciel doux et riant ont des institutions douces, et que leurs annales ne sont pas souillées de ces grands crimes qui sont la honte de l'humanité. D'ailleurs, leurs mœurs s'épurent par le régime végétal, dont la nature leur a donné le goût. Les hommes sont plus dépravés sous la ligne et près des pôles. Les habitants des plaines brûlantes de la zone torride et des glaces polaires, tourmentés par les feux du soleil, ou consternés de son absence, et ayant sans cesse sous les yeux la nature morte et inanimée, ont le caractère sombre et misanthrope, presque toujours des lois de sang, et une morale corrompue. Leur

dieu est méchant et cruel, et pour l'honorer, ils cherchent à lui ressembler. Il
en est de même des peuples dont le pays
est sujet aux inondations, aux ouragans
et aux tremblements de terre. Si l'on con-
sulte l'histoire de l'Egypte, du Mexique
et du Japon, on y trouve des peuples féroces et cruels, un gouvernement violent et despotique, et un culte barbare
et destructeur. — On a observé par

toute la terre que les religions avaient la
plus grande influence sur l'esprit des
nations, et qu'elles portaient la plupart
l'empreinte du climat. C'est un grand
malheur pour l'humanité quand elles
s'établissent par la force. La religion mahométane, qui ne parle que de glaive,
agit toujours sur les Musulmans avec cet
esprit destructeur qui l'a caractérisée
dans son institution.

CLASSE PREMIÈRE.

CHOSES ENVIRONNANTES (Circumfusa).

DE L'AIR ATMOSPHÉRIQUE (1);

C'est ainsi qu'on nomme la masse de fluide élastique invisible par sa transparence, dans lequel nous vivons, et qui environne la terre jusqu'à une hauteur qu'on n'est pas parvenu à déterminer. Ce fluide étant nécessaire à l'entretien de la respiration et de la vie des animaux, et devenant la source de beaucoup de maladies, suivant les variations qu'il éprouve dans ses qualités, les fluides et les émanations étrangères dont il peut se pénétrer, mérite la plus grande attention de la part du médecin. Nous allons en conséquence considérer l'air atmosphérique dans ses principaux rapports ; et pour mettre quelque ordre dans nos considérations, nous les diviserons en six sections, dans lesquelles nous traiterons successivement : 1° des propriétés essentielles de l'air et de sa composition ; 2° des propriétés accidentelles ou des qualités de l'air ; 3° des effets que produit l'air sur l'économie animale ; 4° des substances étrangères qui peuvent se mêler à l'air ou s'y dissoudre et en altérer les qualités ; 5° des moyens que l'art emploie pour opérer dans l'atmosphère des modifications avantageuses à la santé de l'homme.

(1) Par Hallé et Nysten, Diction. des sciences méd., art. Air. Jusqu'à l'article des Influences sidérales, où recommence le texte de Tourtelle.

Section première. — *Propriétés essentielles ou physiques de l'air ; composition de ce fluide.*

Les principales propriétés physiques de l'air sont sa fluidité, son élasticité, sa compressibilité et sa pesanteur. Il nous suffira de jeter un coup d'œil rapide sur ces propriétés.

Fluidité. C'est en vertu de la fluidité de l'air et de la grande mobilité qui en résulte que ce fluide s'applique immédiatement sur toutes les parties de la surface de nos corps ; qu'il les affecte également toutes, et qu'il est susceptible de changer autour de nous à chaque instant, et de se renouveler avec une grande promptitude, soit que nous nous mettions en mouvement, soit qu'il obéisse lui-même à l'impulsion d'un courant.

Compressibilité et élasticité. La compressibilité et l'élasticité de l'air sont prouvées dans tous les livres de physique par diverses expériences dont les deux plus intéressantes sont, 1° celle de la *fontaine de compression*, dans laquelle l'eau ne s'élance sous la forme d'un jet que par la force que déploie l'air condensé pour reprendre son premier état ; 2° l'expérience de Boyle et de Mariotte, qui consiste à comprimer, dans un tube recourbé, une colonne d'air par une colonne de mercure, et où l'on voit que, lorsque la pression du mercure est de

76 centimètres, la colonne d'air comprimé est réduite à la moitié de la hauteur qu'elle avait auparavant. — L'air qui a été comprimé reprend toujours complètement son premier état, dès que la compression cesse, quels qu'aient été le degré et la durée de cette compression : son élasticité est donc parfaite. — L'air, en raison des différentes couches qui composent l'atmosphère, est, vers la surface de la terre, dans un état de compression habituelle qu'on peut augmenter, comme dans les expériences que nous venons de citer, et qu'on peut aussi diminuer par différents moyens, et notamment par la machine pneumatique ou la force expansible du calorique. La chaleur, en dilatant l'air, augmente aussi sa force élastique ; et il résulte des expériences qui ont été faites, à peu près dans le même temps, par M. Dalton en Angleterre, et M. Gay-Lussac à Paris, que la dilatation de l'air, depuis la température de la glace fondante jusqu'à celle de l'eau bouillante, est de 0,375, ou de $\frac{3}{8}$ du volume que la masse avait à la première température. Les mêmes savants ont prouvé que les autres fluides élastiques suivent, entre les mêmes limites, la même loi dans leur dilatation.

Pesanteur. La pesanteur atmosphérique est égale au degré de pression qu'exerce sur les corps la colonne entière de l'atmosphère. Elle a été démontrée par les expériences de Galilée, de Torricelli, de Pascal, de Boyle et de Mariotte. Un décimètre cube d'air pèse environ 1225 milligrammes ; et la pesanteur totale de la colonne atmosphérique est telle qu'elle soutient au niveau de la mer, et dans des tubes fermés, le mercure à la hauteur de 28 pouces, ou 758 millimètres, et l'eau à la hauteur de 32 pieds, ou 10395 millimètres. D'après cette donnée, la pression de la colonne atmosphérique que supporte la surface d'un homme de moyenne taille, a été évaluée à un poids de 33600 livres, environ 16000 kilogrammes. Mais ce poids est contrebalancé par la réaction des fluides élastiques contenus dans les cavités intérieures du corps, de manière qu'il n'est pas sensible pour nous. — La pression que la colonne atmosphérique exerce sur les corps terrestres est la cause qui maintient l'état d'agrégation de certains liquides. Aussi l'éther entre en ébullition dès qu'on diminue la pression atmosphérique, et reste à l'état gazeux à la hauteur de 14 à 15 pouces de mercure. L'alcool,

l'eau même conserveraient l'état de fluides élastiques dans les couches supérieures de l'atmosphère.

La densité de l'air est proportionnelle à la force qui le comprime : ainsi, elle diminue graduellement à mesure qu'on s'élève au-dessus du niveau de la mer, et elle augmente à mesure qu'on descend dans les mines plus ou moins profondes. Il a été reconnu par l'observation que, quand les hauteurs sont en progression arithmétique, les densités correspondantes sont en progression géométrique. On a aussi observé qu'à l'élévation où nous vivons, une ligne de diminution dans la colonne de mercure répond à une différence de douze toises et demie en hauteur verticale. On a profité de ces observations pour mesurer, à l'aide du baromètre et du calcul, l'élévation des lieux. Cette méthode, découverte par Bouguer (*Mém. de l'Acad. des Sciences*, 1753), a été approfondie par Deluc, et perfectionnée par M. Delaplace (*Mécanique céleste*, vol. iv) et M. Ramond (*Mémoires de l'Institut*, tome vi).

La pression de l'air atmosphérique est très-variable, non-seulement suivant les hauteurs, mais encore suivant les vents, les vapeurs dont il est chargé, et quelques autres circonstances inconnues. Il suit de là que, dans la détermination de la pesanteur spécifique ou de la densité de l'air, on doit tenir compte de son degré de pression. La température, qui n'a aucune influence sensible sur la pesanteur absolue de l'air, fait varier sa pesanteur spécifique : ainsi, pour l'exactitude de l'expérience dont il s'agit, on doit consulter le baromètre et le thermomètre, à la température de 10 degrés de Réaumur, et sous une pression moyenne de 28 pouces de mercure. La pesanteur spécifique de l'air, celle de l'eau étant représentée par 10000, est, suivant les résultats de Brisson, comme 1 est à 811, 5 ; en sorte que l'air est 811 fois et demie plus léger que l'eau, et qu'à poids égal, il occupe un espace 811 fois et demie plus grand. Deluc, qui a déterminé la pesanteur spécifique de l'air à la même pression, mais à la température de la glace fondante, l'a trouvée comme 1 est à 760.

Composition. L'air atmosphérique, que les anciens regardaient comme un élément, est, dans sa plus grande pureté, composé de 0,21 de gaz oxygène, de 0,78 de gaz azote, et d'environ 0,01 de gaz acide carbonique. Pour faire cette analyse, on mesure cent parties d'air dans un tube gradué ; on mêle d'abord cette quantité avec un corps qui ait la propriété d'absorber exclusivement l'acide carbonique : telles sont l'eau de chaux, ou la potasse caustique ; et après avoir tenu note de la portion absorbée, on expose le résidu à l'action d'un corps qui ait la propriété d'absorber l'oxygène ; et lorsque cette opération est terminée, il ne reste plus que de l'azote. Scheele, qui s'occupait de l'analyse de l'air dans le même temps que Priestley faisait ses expériences sur l'oxygène, employait, pour fixer ce principe, du sulfure de potasse qu'il avait fait bouillir dans l'eau. Or, l'eau contient toujours de l'air atmosphérique, qu'elle perd par l'ébullition, et lorsqu'elle est refroidie, elle absorbe autant de ce fluide qu'elle en contenait auparavant. La solution de sulfure de potasse employée par Scheele fixait donc un peu d'azote en même temps que l'oxygène atmosphérique, et cette source d'erreurs avait échappé au chimiste suédois, qui trouvait en conséquence une plus forte proportion d'oxygène dans l'air que celle qu'il contient réellement. Aujourd'hui, il est bien reconnu que les principes constituants de ce fluide sont entre eux dans le rapport que nous avons indiqué. MM. Humboldt et Gay-Lussac ont prouvé que l'air présente absolument les mêmes principes, même lorsqu'il a été pris aux plus grandes hauteurs où l'homme se soit élevé, et que si, dans les régions élevées, il contient de l'hydrogène, ce ne peut être qu'une quantité inférieure à 0,003, quantité insuffisante, comme ils en font la remarque, pour l'explication des phénomènes météoriques, dans lesquels on a supposé la production instantanée d'une grande quantité d'eau. — L'oxygène atmosphérique servant à entretenir la respiration, l'air d'un lieu où sont rassemblés des hommes en grand nombre doit contenir un peu moins d'oxygène que les proportions indiquées. Cependant l'altération que l'on trouve à cet égard dans l'analyse de ce fluide est si faible qu'elle ne peut motiver seule son insalubrité. — L'air, de même que tous les gaz, doit sa fluidité élastique à une certaine quantité de calorique qui y est à l'état de combinaison, et il en contient d'autant plus que ses molécules sont plus écartées : aussi se produit-il de la chaleur quand on condense l'air, et du froid quand on

le raréfie ; mais dans l'analyse chimique des corps, on ne tient jamais compte du calorique qui entre dans leur constitution.

SECTION SECONDE. — *Propriétés accidentelles, ou qualités de l'air.*

Les propriétés accidentelles, ou les qualités de l'air dont nous allons nous occuper sont : sa température, sa propriété conductrice du calorique, son humidité, sa sécheresse et son état électrique.

ARTICLE 1ᵉʳ. — TEMPÉRATURE DE L'AIR ; SA PROPRIÉTÉ CONDUCTRICE DU CALORIQUE.

§ 1ᵉʳ. *Température de l'air.* — Indépendamment du calorique combiné ou latent, dont nous venons de faire observer l'existence dans l'air, ce fluide contient toujours une quantité variable de calorique libre, le seul qui ait une action sur le thermomètre, et c'est ce calorique qui est la source de la température atmosphérique. — Le calorique de l'atmosphère provient du soleil ; mais les rayons solaires n'échauffent pas directement l'air ; ils échauffent la surface de la terre, qui communique son calorique aux couches les plus voisines de l'atmosphère. La température atmosphérique est en conséquence d'autant plus élevée dans les diverses régions de la surface de la terre qu'elles reçoivent mieux l'influence des rayons solaires. La portion du globe terrestre qui répond à l'équateur, recevant les rayons du soleil les plus perpendiculaires, est la région où la température atmosphérique est la plus élevée : cette température va ensuite en diminuant à mesure que l'on s'avance de l'équateur vers les pôles ; et cette diminution est en rapport avec le degré d'obliquité des rayons du soleil et le temps que cet astre reste sur l'horizon. La température de l'air varie en conséquence dans les régions tempérées et froides, avec les saisons de l'année. — Dans le climat de Paris, la chaleur observée à l'ombre, dans les étés les plus brûlants, ne fait jamais monter le thermomètre de Réaumur au-delà du 26, ou tout au plus du 28ᵉ degré ; et dans les hivers les plus rudes, le thermomètre n'a jamais descendu au dessous de — 15 ou 16 degrés. Le froid mémorable de 1709 n'a pas passé ce terme, et celui de 1776 ne l'a pas même atteint. Ainsi, dans le climat de Paris, il y a un intervalle de 43 ou 44 degrés entre le plus grand froid et le plus grand chaud. Mais cette différence n'est pas ordinaire, et, dans une année commune, elle n'est guère que de 29 ou 30 degrés, c'est-à-dire qu'elle est ordinairement bornée à l'intervalle compris entre le 6 ou 7e degré au-dessous de zéro, et le 23 ou 24e au-dessus. La différence de la nuit au jour est bien moindre, mais bien plus variable, et elle doit être considérée principalement quand il s'agit des vicissitudes atmosphériques.— Si l'on recherche maintenant quel est le degré du plus grand chaud et du plus grand froid qu'on puisse éprouver naturellement sur le globe habité, on verra que c'est en général dans l'Asie et dans l'Afrique que l'on doit trouver les plus grandes élévations du thermomètre. Au Sénégal, dont le climat est un des plus chauds de la terre, la température la plus élevée est de 30 degrés ½ de Réaumur, échelle de 80 degrés. C'est au moins à ce terme qu'on peut réduire les résultats des observations d'Adanson et de David, faites avec des thermomètres construits, très-vraisemblablement, suivant la première graduation de Réaumur, qui était de 160 degrés. Ces observations ont été faites à l'ombre, pendant le jour, et dans le temps des pluies, c'est-à-dire dans le temps le plus chaud de l'année, celui du second passage du soleil ou de son retour vers l'équateur. Mais ces chaleurs diffèrent énormément des nôtres par leur continuité, et parce que la différence naturelle entre les moindres chaleurs et les plus grandes, prises aux mêmes heures et dans le milieu du jour, est très-petite. En effet, on peut déduire des observations d'Adanson, de David et de Lind, que cette différence n'est, au Sénégal, année commune, que de 4 à 7 degrés entre les jours les plus froids et les jours les plus chauds. Mais les différences qui ont lieu entre les températures des diverses heures de la journée sont beaucoup plus fortes que celles qui ont lieu entre les différents temps de l'année, aux mêmes heures du jour : car il suit des observations des voyageurs que nous venons de citer, que la différence de chaleur entre l'aurore qui a lieu vers cinq à six heures du matin, et qui est l'heure la plus froide de la journée, et le milieu du jour, peut aller de 10 à 12 degrés de l'échelle de 80. Relativement à ces différences de température, on observe justement le contraire sous notre latitude.

Il y a donc peu de différence entre les fortes chaleurs des climats les plus chauds et celles qu'on peut éprouver dans les climats septentrionaux habitables ; mais il n'en est pas de même du froid, et la nature a poussé le froid dans certains climats jusqu'au dernier terme que peuvent supporter la végétation et la vie animale. Ce terme, il est vrai, est variable, et diffère, même pour les animaux de même genre et de même espèce, selon l'habitude qu'ils en contractent; habitude dont la force s'étend même jusque sur les végétaux. Gmelin dit avoir vu, en Allemagne, les oiseaux tomber de froid au degré 0 de Fahrenheit (—14⅔ de l'échelle de 80 degrés), et cependant avoir vu les habitants de la Sibérie être très-surpris de voir le même accident arriver aux oiseaux de même espèce dans leur pays, quoique par des froids bien plus violents. Un froid très-ordinaire en Sibérie est, selon son rapport, celui qui fait descendre le thermomètre à — 54 degrés de Fahrenheit (— 38 de l'échelle de 80 degrés). Mais le 5 janvier 1735, à Jeniseisk, Gmelin observa, depuis six heures du matin jusqu'à huit heures, un froid qu'il évalue à — 120,76 degrés (— 67 ⅓ de l'échelle de 80 degrés) : alors les pies et les moineaux tombaient engourdis à terre, plusieurs bêtes fauves périrent dans les forêts, et des voyageurs eurent les membres gelés (*Flora sibir. præf. pag.* lxxiij). Ainsi, la différence entre les temps les moins chauds du Sénégal et les plus grands froids de Sibérie est environ de 83 degrés : on dit même qu'au Kamschatka on a observé des froids plus forts de quelques degrés que celui de Sibérie, et l'on peut regarder jusqu'à présent ce terme comme le dernier que puissent supporter les animaux et les hommes.— Ainsi, les bornes des températures naturelles connues auxquelles les hommes sont exposés sur le globe habité sont depuis le 30 ou 31e degré jusques environ — 70, espace d'environ 100 degrés de Réaumur, échelle de 80 degrés. — Kirwan a calculé la température moyenne annuelle de l'air atmosphérique sous les différentes latitudes, et au niveau de la mer, en prenant, pour établir ses comparaisons, diverses portions de l'Océan. La table que l'auteur a publiée sur cet objet contient des erreurs qui ont été reconnues par M. Humboldt. Les observations faites à cet égard par ce célèbre voyageur sont consignées dans son Recueil d'observations astronomiques, dans sa Géographie des plantes, et dans l'Introduction de M. Berthollet à la traduction française du *Système de chimie* de M. Thomson, où l'on trouve aussi la table de Kirwan. — Plusieurs circonstances connues, étrangères aux divisions astronomiques, font varier la température de l'atmosphère :

1° Dans tous les climats, cette température décroît à mesure qu'on s'élève au-dessus du niveau de la mer, au point qu'à une certaine hauteur le thermomètre est constamment au-dessous de zéro. C'est pour cette raison que les pays plats et maritimes sont, à latitude égale, d'une température plus élevée que les régions centrales des continents ; que les contrées montagneuses sont toujours froides ; que les cimes qui s'élèvent dans les couches supérieures de l'atmosphère sont toute l'année couvertes de neige et de glace, et réfléchissent à de grandes distances le froid dont elles sont frappées. — Ces différences s'observent d'une manière frappante, sans sortir de la France, si l'on compare les départements des Alpes avec ceux de Vaucluse et de la Drôme ; les départements de l'Ardèche, de la Haute-Loire, du Cantal et du Puy-de-Dôme, avec ceux de la Gironde, de la Charente, de la Vienne, etc. ; on voit aussi, sous les mêmes parallèles, la France, les parties correspondantes de l'Allemagne, de la Pologne, de la Russie, devenir progressivement plus froides, quoique la Pologne soit en grande partie peu montagneuse, excepté auprès des monts Crapacks. Enfin, dans le nord de l'Europe, on observe que les côtes de la Norwége ne sont pas sous un ciel aussi rigoureux que la Suède, tandis que les *Dofrefields* ou les hautes montagnes qui séparent ces deux royaumes, sont couvertes de neiges et de glaces qui y subsistent toute l'année, et qui y représentent le climat des extrémités septentrionales de la Laponie et celui du Spitzberg et de la Nouvelle-Zemble. — C'est par une raison semblable que les parties de l'est de l'Amérique septentrionale sont beaucoup plus froides que la côte opposée d'Europe. En effet, ces parties sont très-élevées ; la baie d'Hudson, qui est presque toujours couverte de glaces, présente à l'est le pays montagneux de Labrador, et au sud une chaîne de montagnes qui l'empêche de recevoir l'influence des rayons solaires. — M. Humboldt a trouvé, par une série d'expériences dont les extrêmes s'accordent à 14 mètres près, que, dans la région équinoxiale où la température moyenne de la plaine est de 22 à 26 degrés centigrades, le refroidissement moyen, à mesure qu'on s'élève dans les couches supérieures, a lieu dans le rapport de 191 mètres par degré du thermomètre centigrade. — Le tableau suivant, qui a été dressé par ce célèbre voyageur, indique la hauteur des neiges perpétuelles sur les cinq points du globe où l'on a pris des mesures exactes.

LATITUDE.	HAUTEUR de la limite inférieure des neiges perpétuelles.	TEMPÉRATURE moyenne de la plaine.		NOMS des OBSERVATEURS.
0,0	4800 met.	27 d. » centig.		Bouguer. La Condamine. Humboldt.
20,0	4600	26	»	Humboldt.
45,0	2550	12	7	Saussure. Ramond.
62,0	1750	4	»	Buch.
65,0	950	0	»	Ohlsen. Vetlafsen.

M. Humboldt fait remarquer qu'on ne doit pas confondre la limite inférieure des neiges éternelles avec celle de la congélation; que cette limite, au lieu d'être à zéro dans les différentes zones du globe, est à 1 d. 5 au-dessus de zéro dans la zone torride, et qu'elle est au contraire à plusieurs degrés au-dessous, dans les régions boréales.

2° Dans les zones tempérées ou froides, l'inclinaison des terrains, suivant qu'elle est dirigée vers l'équateur ou vers les pôles, influe sur la température atmosphérique. En effet, on conçoit que, dans le premier cas, les rayons solaires, frappant la terre beaucoup plus obliquement, l'échauffent beaucoup moins que dans le second. C'est par cette raison qu'en Europe les revers septentrionaux des montagnes, et par conséquent tous les pays situés dans des plans très-inclinés au nord, sont, toutes choses égales, plus froids que ceux qui présentent toute autre exposition. Il résulte de là, dans les contrées montagneuses, des différences remarquables de température à de très-faibles distances, comme on l'observe en comparant le froid stérile de la Savoie avec la chaleur fécondante du Piémont.

3° Les vents font varier souvent d'une manière remarquable la température atmosphérique : tels sont le *siroco* et la *tramontane*, qui appartiennent à toute la côte de la Méditerranée : le premier est le sud-est, qui porte avec lui une chaleur accablante ; la *tramontane* est le *nord-est*, qui amène des froids piquants. Tel est aussi le vent d'est, qui règne pendant presque toute l'année entre les tropiques, et qui est extrêmement chaud en Afrique. La température des côtes occidentales de l'Afrique est plus élevée, sous la même latitude, que celle des côtes orientales, parce que celles-ci reçoivent ce vent immédiatement de la mer, tandis que les côtes occidentales ne l'éprouvent que quand il a traversé une grande étendue de terres. La partie septentrionale de l'Afrique, qui n'est terminée à l'est que par un golfe très-étroit et peu capable d'influer sur la nature de ce vent, le reçoit comme immédiatement de l'Arabie, pays vaste, aride et brûlant. Aussi cette portion de l'Afrique est-elle la plus chaude et la plus ardente : c'est elle qui contient la Nubie, la Nigritie, le Sarah et le Sénégal.

4° Les pierres et les sables ayant moins de capacité pour le calorique que la terre végétale, c'est-à-dire en ayant besoin d'une moindre quantité pour s'élever à une même température, ils s'échauffent ou se refroidissent plus promptement. Thomson, dans son Système de Chimie, indique cette circonstance comme contribuant à produire la chaleur violente de l'Arabie et de l'Afrique, et le froid intense de la Terre de Feu.

5° Une autre cause connue de l'inégalité de température des lieux situés sous la même latitude, est le voisinage des volcans; mais la véritable source de cette inégalité échappe quelquefois à nos recherches. Dans le nord de l'Europe, par exemple, la température douce, commune aux côtes occidentales de la Norwége, aux îles Orcades, aux îles de Schetland et à celles de Ferroë, a été attribuée aux volcans, dont on suppose l'existence sous la mer de cette latitude. Mais s'il en est ainsi, pourquoi cette température ne s'étend-elle pas jusqu'à l'Islande, qui donne issue au volcan de l'Hécla, le seul connu de ces contrées, et qui cependant n'est pas d'un degré plus septentrional que la plus septentrionale des îles de Ferroë? Attribuera-t-on cela au voisinage du Groënland et aux glaces flottantes qui s'en détachent? Mais pourquoi la température est-elle si rigoureuse sur la côte méridionale de cette même île, qui se trouve presque dans le même parallèle que les îles de Ferroë, et vers laquelle est situé le volcan de l'Hécla? Il n'est pas encore de moyen d'expliquer ces phénomènes.

§ II. *Propriété conductrice du calorique, considérée dans l'air.* — L'air a été regardé, pendant long-temps, comme présentant à un très-haut degré la faculté de transmettre le calorique d'un corps à un autre. M. le comte de Rumford a prouvé que cette faculté n'existe dans l'air qu'en raison de la grande mobilité de ses particules ; que celles-ci, au lieu de se communiquer le calorique les unes aux autres pour le transmettre, par voie de contiguïté, au corps qu'elles doivent échauffer, viennent isolément, et chacune à leur tour, à la surface de ce corps, et lui cèdent une partie de leur calorique. L'expérience par laquelle M. de Rumford établit ce fait consiste à saturer l'humidité de l'air chaud contenu dans un vase de verre cylindrique, et à plonger ce vase, après l'avoir bien bouché, dans de l'eau à zéro; on voit la vapeur qui saturait l'air chaud se déposer successivement du haut en bas des parois du vase, et non pas en même temps sur tous les points de ces parois, comme on l'observerait si la transmission du calorique avait lieu d'une particule de l'air à l'autre. Voici donc ce qui arrive dans cette expérience : à mesure que les particules d'air, immédiatement en contact avec les parois du vase, se refroidissent, elles deviennent spécifiquement plus pesantes, et prennent la place de celles qui occupaient le fond; celles-ci gagnent successivement la partie supérieure, où elles se refroidissent à leur tour, et ce mouvement continuera jusqu'au rétablissement complet de l'équilibre.

Ce qui prouve encore que l'air doit sa faculté conductrice du calorique à la grande mobilité de ses particules, c'est que lorsqu'il est dans une stagnation, pour ainsi dire absolue, il est un des plus mauvais conducteurs du calorique. C'est ce qu'on observe, ainsi que l'a démontré M. de Rumford, quand l'air se trouve disséminé dans les interstices de certains tissus très-porreux et très-légers, tels que la soie écrue, l'ouate, l'édredon. Il paraît, en effet, que ces substances contractent avec les particules de l'air une espèce d'adhésion qui, les empêchant de se mouvoir librement les unes sur les autres, enlève à ce fluide sa faculté conductrice. Pour procéder à ces expériences, M. de Rumfort suspendait un thermomètre dans le centre d'un tube de verre, terminé par un globe, dont le milieu était occupé par la boule du thermomètre. L'espace compris entre la surface interne du globe et la surface externe de la boule du thermomètre contenait de l'air, tantôt libre, tantôt mêlé avec un des tissus que nous venons de citer. — On conçoit que l'air, même dans l'état de stagnation la plus parfaite, n'est mauvais conducteur du calorique qu'autant qu'il est sec. L'eau, tant à l'état liquide qu'à celui de vapeurs, transmettant très-bien le calorique, augmente la propriété conductrice de l'air qu'elle imprègne. Ainsi, l'air chargé d'humidité transmet très-bien son calorique aux autres corps, ou leur enlève ce fluide, suivant que sa température est plus ou moins élevée que celle de ces corps.

ARTICLE II. — DE L'HUMIDITÉ ET DE LA SÉCHERESSE DE L'AIR.

Les masses d'eau, tant stagnantes que courantes, qui recouvrent diverses parties du globe terrestre, subissent une évaporation continuelle sur tous les points de leur surface, et la vapeur qui en résulte s'élève dans l'atmosphère, qui en devient comme le réservoir, et qui la dissout comme un gaz dissout un autre gaz. Cette évaporation a lieu dans les temps froids comme dans les temps chauds; mais elle est en proportion de la température atmosphérique; et l'art, pour satisfaire les besoins de l'homme, l'accélère tous les jours, dans des espaces plus ou moins circonscrits, soit par l'action de la chaleur, soit en multipliant les points de contact du liquide avec l'air. — L'évaporation qui a lieu à la température de l'atmosphère se fait d'une manière insensible, et ne devient manifeste à nos yeux que par la diminution du liquide. Celle qui s'opère par l'action du feu produisant, dans un temps donné, une quantité de vapeur plus considérable que celle que l'air ambiant peut contenir à l'état de fluide élastique, la partie qui est en excès subit un refroidissement qui la condense et la rend visible; mais cette condensation n'étant pas suffisante pour rendre la vapeur plus pesante que l'air, elle continue à s'élever dans les couches supérieures de l'atmosphère, où elle disparaît entièrement.

Nous devons au célèbre Leroi, de Montpellier, des expériences très-intéressantes relativement aux différents états de l'eau atmosphérique : mais l'air ne dissout pas l'eau, comme le croyait ce savant, de la même manière et avec les mêmes circonstances que l'eau dissout les sels; car, s'il en était ainsi, la faculté dissolvante de l'air augmenterait avec sa densité, et il est prouvé par les expériences de Saussure que, dans un espace et à un degré de température déterminés, il se forme constamment la même quantité de vapeurs, soit que cet espace se trouve occupé par un air plus ou moins dense ou par un gaz quelconque, soit qu'on y ait fait le vide. La vapeur qui résulte de l'ébullition de l'eau à l'air libre ne diffère nullement de celle qui se forme à une température inférieure; toujours elle est le résultat de la force expansible du calorique : c'est de l'eau réduite à l'état gazeux par sa combinaison avec ce principe. Mais nous croyons devoir admettre dans l'air, avec M. Berthollet et plusieurs autres chimistes, la faculté de dissoudre une plus ou moins grande quantité de cette eau gazeuse. La théorie de Leroi ainsi modifiée, rappelons les principaux faits connus relativement aux différents états de l'eau atmosphérique, surtout depuis les expériences de Leroi et de Saussure. — La faculté dissolvante de l'air augmente avec sa température; elle augmente aussi par le mouvement de ce fluide. — L'humidité de l'air étant la présence sensible de l'eau dans ce fluide, l'air peut contenir une assez grande quantité d'eau sans être humide. En effet, ce n'est point la quantité d'eau qu'un air contient, mais seulement la proportion de cette quantité avec la faculté dissolvante de l'air qui le constitue humide ou sec. Ainsi, un air chaud, dont la faculté dissolvante surpasse le degré de saturation, ou le degré de chaleur nécessaire à la dissolution de l'eau qu'il renferme, marque la sécheresse à l'hygromètre, quoiqu'il contienne plus d'eau qu'un air moins élevé en température. — Tant que l'eau atmosphérique n'excède pas la capacité de saturation de l'air, elle n'est pas visible; mais si, par la diminution de la température, ou quelque autre cause inconnue, la quantité de vapeur vient à surpasser la capacité de saturation de l'air, ces vapeurs se condensent, et, suivant leur degré de condensation, elles reprennent l'état liquide, et se précipitent, ou restent suspendues dans l'air sous la forme de brouillards ou de nuages. — L'observation journalière, d'accord avec ce qui précède, démontre trois modifications remarquables de l'air atmosphérique, relativement à sa sécheresse et à son humidité:

1° Souvent, par un temps très-sec à l'hygromètre, dans une température ou douce ou chaude, par un ciel serein, on voit des nuages errants dans l'air à une grande hauteur: si on les fixe, on les voit diminuer, s'amincir et disparaître; en même temps l'évaporation des liquides est forte et rapide, et l'air se charge en conséquence d'une grande quantité d'eau. Si cette constitution est durable, elle règne à la fois dans une grande étendue de pays. Dans les contrées où elle persiste une grande partie de l'année, comme en Italie, en Espagne, et dans nos climats pendant les années constamment chaudes et sèches, la masse d'eau que l'évaporation fournit à l'air est telle, que le froid de la nuit en précipite une abondante rosée. De là la fraîcheur et l'humidité des nuits qu'on observe dans les pays chauds. L'air est donc alors chargé d'une grande quantité d'eau. Cependant il reste sec, et le thermomètre annonce une grande pesanteur atmosphérique.

2° Supposons que la constitution sèche cesse, ce qui arrive par quelque changement de température, au moins dans la partie supérieure de l'atmosphère, et quelquefois sans qu'il y ait eu dans l'air aucun mouvement considérable, ce dont on juge par la tranquillité des nuages; alors tout change; l'air devient humide et en même temps léger au baromètre; l'évaporation des liquides est moins rapide, et si l'air est très-humide, elle est presque nulle. Cependant si la constitution sèche précédente n'a été ni trop longue ni trop extrême; si le changement du sec à l'humide ne s'est pas fait trop rapidement; si le changement du chaud au froid n'a été ni trop subit ni trop grand, le ciel peut rester serein. Dans cet état donc l'air conserve sa transparence, et cependant il a peu de force dissolvante; il est humide à l'hygromètre, et léger au baromètre.

3° Pour peu que cela dure, on voit bientôt des nuages; et si on les examine dans leur formation, et que l'air soit assez tranquille, on les voit grossir; on en voit se former où il n'y en avait pas; ils deviennent de plus en plus volumineux, et se prennent en masse; le temps se couvre, ou bien il arrive un effet encore plus remarquable. L'air étant venu à ce point humide à l'hygromètre, léger au baromètre, d'une transparence moins nette, le soleil se levant sans nuages, et annonçant en apparence un beau jour; quelques heures après son lever la transparence de l'air diminue sensiblement, et tout-à-coup le ciel se trouve couvert dans toute son étendue, sans qu'aucun vent ait pu contribuer à ce changement. On voit ici bien clairement l'effet d'une vraie précipitation de l'eau atmosphérique que l'air ne peut plus dissoudre, et cette précipitation se fait à la fois dans toute l'étendue de l'atmosphère. Il est à remarquer que, dans cette révolution subite, les degrés de l'hygromètre n'augmentent pas toujours d'une manière sensible. Souvent aussi, le baromètre ne baisse pas plus qu'il n'avait fait jusqu'à ce moment. Ce fait répond bien à l'expérience de Saussure, qui constate que, quand l'air a atteint une fois le degré extrême de son humidité, l'addition d'une nouvelle quantité d'eau, et même la suspension d'eau en vapeurs ne fait pas marquer un degré de plus à l'hygromètre. Voilà donc un troisième état de l'atmosphère, où l'air déjà humide et léger, sans devenir plus humide, sans devenir plus léger, devient nébuleux et perd sa transparence.

L'air chargé d'une même quantité d'eau peut donc, suivant sa faculté dissolvante, se présenter sous trois états différents. Il peut être sec et pesant ; il peut être humide et léger, sans perdre sa transparence ; enfin il peut être non-seulement humide et léger, mais encore nébuleux. L'observation de ces trois états établit la liaison des phénomènes de la pesanteur de l'air avec ceux de son humidité, et prouve, ce que les variations du baromètre nous démontrent tous les jours, que, toutes choses égales d'ailleurs, l'air est d'autant plus pesant qu'il est plus sec, et d'autant plus léger qu'il est plus humide. — La faculté dissolvante de l'air étant proportionnée à sa température, il en résulte que l'air froid et sec à l'hygromètre est celui qui contient le moins d'eau. Il est aussi le plus dense et celui qui pèse le plus sur le baromètre, tant à cause de sa condensation par le froid, qu'à cause de sa sécheresse. L'évaporation des liquides y est d'autant moins forte que le froid est plus grand ; elle s'y fait cependant en quelque degré, à raison de sa sécheresse, comme plusieurs observations l'ont constaté. Cet air est celui dans lequel les corps putrescibles se conservent le mieux. — Il résulte encore de l'influence de la chaleur sur la force dissolvante de l'air, que l'air froid et humide, encore qu'il contienne plus d'eau que l'air froid et sec, peut n'en contenir qu'une petite quantité, parce que sa force dissolvante étant très-faible, presque toute l'eau qu'il contient y est à l'état libre. Cet air n'est jamais excessivement froid, parce que le froid excessif ne permettrait pas à l'eau qui le rend humide d'y rester. Cet air pèse peu sur le baromètre, en raison de l'état de l'eau qu'il contient ; et l'évaporation des liquides, déjà retardée par le froid, y est encore d'autant moindre que l'humidité de cet air est plus grande.

Par la même raison, l'air chaud et sec contient beaucoup d'eau, dont la totalité est combinée ; et c'est parce que sa capacité de saturation surpasse encore la quantité d'eau qu'il contient, qu'il s'empare de celle de l'hygromètre, et fait marcher cet instrument aux degrés de l'échelle qui indiquent la sécheresse. Cet air, quoique raréfié par la chaleur, pèse beaucoup sur le baromètre, tant à cause de sa sécheresse qu'à cause de l'état de combinaison intime dans laquelle se trouve l'eau qu'il contient. L'évaporation des liquides s'y fait avec plus de rapidité que dans toute autre, en raison composée de sa sécheresse et de sa chaleur. — Enfin, par une suite des observations précédentes, l'air chaud et humide à l'hygromètre est celui qui contient au total le plus d'eau. En effet, il en contient au-delà de sa capacité de saturation, qui cependant est très-considérable en raison de sa chaleur. Il semble qu'il devrait être celui de tous qui, toutes choses égales, pèse le moins sur le baromètre, tant à cause de sa raréfaction qu'à cause de la quantité d'eau non combinée qu'il contient. Cependant le baromètre est plus généralement bas par les temps humides de l'hiver, que par les temps humides et chauds de l'été. L'évaporation des liquides se fait dans l'air chaud et humide, en raison de la chaleur ; mais ils y forment aisément des nuages ou des vapeurs sensibles. Cet air est celui dans lequel la putréfaction des corps est la plus prompte, parce que les deux principales conditions de cette décomposition s'y trouvent réunies, l'humidité et la chaleur. — Les différents états de l'eau contenue dans l'air peuvent être à la fois différents, à différentes hauteurs de l'atmosphère, quoique dans les mêmes lieux ; en sorte qu'il arrive souvent que l'air est couvert de nuages, et même pluvieux, sans que l'hygromètre parvienne au degré de l'extrême humidité, et sans que le baromètre soit fort abaissé. C'est ce que l'on comprendra aisément si l'on considère que le refroidissement subit de l'eau à certaines élévations est tel, que non-seulement l'eau se précipite tout-à-coup, mais encore, tout en se précipitant, se congèle en glaçons d'un volume souvent considérable qui forment la grêle, tandis que dans les régions inférieures la chaleur est souvent très-forte et très-accablante.

ARTICLE III. — ÉLECTRICITÉ ATMOSPHÉRIQUE.

§ Ier. *Principes généraux.* — Nous croyons devoir d'abord rappeler : 1° que le fluide électrique est répandu dans tous les corps, et qu'ils en contiennent des quantités variables, suivant leur nature ; 2° que le globe terrestre est une source inépuisable de ce fluide, et qu'il est en conséquence désigné sous le nom de *réservoir commun,* toutes les fois qu'on le fait intervenir dans les phénomènes électriques; 3° que le fluide électrique, d'après la théorie de Symmer, qui est la plus propre à l'explication de ces phénomènes, est composé de deux fluides, que l'on distingue par les noms de *fluide vitré* et de *fluide résineux*, parce que le frottement développe le premier fluide sur les substances vitreuses, et le dernier sur les résines; 4° que ces deux fluides se neutralisent réciproquement, tant qu'ils restent enchaînés dans les corps; 5° qu'un corps n'est électrisé, c'est-à-dire dans l'état électrique, qu'autant que son électricité naturelle est décomposée, ou qu'il a reçu d'ailleurs une quantité surabondante de fluide électrique, soit vitré, soit résineux; 6° que les molécules de chacun des fluides se repoussent naturellement, et qu'elles attirent les molécules de l'autre fluide; de sorte que, si l'on met en contact deux corps animés chacun d'une même quantité d'électricité hétérogène, l'équilibre se rétablit; 7° que l'action de la chaleur favorise le développement de l'électricité; 8° qu'un corps électrisé, mis en contact avec un autre corps, supposé dans son état naturel, lui communique une portion de son électricité; mais que le temps de ce partage est très-variable, suivant la nature des corps; 9° qu'il existe des corps, tels que les métaux, beaucoup de substances animales, tous les liquides, excepté l'huile, qui transmettent facilement l'électricité, et qui ont été appelés *bons conducteurs*, par opposition à ceux qui, présentant une propriété contraire, ont reçu le nom de *mauvais conducteurs*, ou de *non-conducteurs*: tels sont le verre, les résines, la soie, etc; 10° que les *non-conducteurs*, étant électrisables par frottement, ont aussi été appelés *idio-électriques*, c'est-à-dire *électriques par eux-mêmes*; que les conducteurs, n'étant susceptibles de passer à l'état électrique que par communication, ont été appelés *anélectriques*; 11° qu'un corps électrisé est dit *isolé* quand il n'a aucune communication directe avec un corps conducteur.

Ces principes généraux bien conçus, appliquons-les aux phénomènes atmosphériques.

La terre est un corps conducteur. L'air est un corps non conducteur, et il est d'autant moins conducteur, et par conséquent d'autant plus isolant, qu'il est plus pur. L'eau étant un bon conducteur, sa faculté conductrice se communique à l'atmosphère qu'elle imprègne. L'air perd, en conséquence, sa propriété isolante par l'humidité. Il est d'autant moins isolant qu'il est plus chargé d'humidité, au point que, quand il est très-humide, les phénomènes électriques ne sont plus ou presque plus apparents, parce que les corps conducteurs ne sont plus isolés.—Il en résulte que, dans les temps de brouillards ou dans les temps pluvieux, aucun corps exposé à l'air libre n'est véritablement isolé; et qu'au contraire l'air sec, même lorsqu'il est chaud, et qu'il exerce en conséquence sur l'eau une grande force dissolvante, conserve sa faculté isolante ou non conductrice. Cependant l'électricité artificielle, quoique forte en été quand le ciel est serein, l'est bien moins en hiver quand il gèle fort et qu'il n'y a pas de nuages. — Les nuages sont donc des corps conducteurs, et, lorsqu'ils sont suspendus dans une atmosphère fort sèche, ils sont des conducteurs très-isolés. — Ainsi trois principaux corps ont part aux phénomènes électriques de l'atmosphère: la *terre* et les objets qui y sont attachés, qui sont conducteurs; l'*air* ou l'*atmosphère* qui environne la terre, qui est un corps non conducteur isolant, et les *nuages*, qui sont des corps conducteurs isolés. — La terre et l'atmosphère étant emportés par un mouvement commun extrêmement rapide, et ces deux corps étant d'ailleurs mus l'un sur l'autre par une grande variété de mouvements et dans une infinité de directions, n'est-on pas tenté de comparer la terre au frottoir de l'appareil électrique, et l'atmosphère au corps électrique; et les nuages ne représentent-ils pas les conducteurs isolés de cet appareil? —Outre cela, une alternative perpétuelle de chaleur et de refroidissement complète l'ensemble des causes qui semblent produire l'électricité naturelle. Cependant les causes génératrices de cette électricité sont encore regardées comme un des mystères de la nature. — Les signes de cette électricité ont été constatés par des milliers d'observations, depuis que Franklin a démontré, en 1752, que les phénomènes de la foudre et des éclairs n'étaient autre chose que des phénomènes électriques.

§ II. *État de l'électricité atmosphérique.* — Les deux électricités, la vitrée et la résineuse, ou l'état positif et l'état négatif, suivant le langage de Franklin, se rencontrent dans l'atmosphère.—L'atmosphère éprouvée, soit par le cerf-volant électrique, soit par tout autre instrument disposé à cet effet, se trouve presque toujours dans un état électrique sensible, soit vitré, soit résineux; et très-rarement elle est dans l'état neutre, ce que Cavallo a observé une fois par un temps chaud, avec très-peu de mouvement dans l'air; et ce jour-là, le vent étant venu à s'élever et à passer du nord-ouest au nord-est, l'électricité est devenue vitrée et très-forte. — En général, d'après les observations du même auteur, l'atmosphère, quand le temps est clair et serein, est presque toujours à l'état d'électricité vitrée, surtout à une certaine distance des maisons, des arbres et des mâts des vaisseaux. — L'état électrique de la plupart des nuées, des pluies, de la neige et de la grêle, est le plus souvent vitré; cependant celui des brouillards est presque toujours résineux. — L'approche des nuées diminue presque toujours l'état électrique de l'atmosphère, parce que son électricité est presque toujours opposée à celle de l'atmosphère, c'est-à-dire presque toujours résineuse. —Cependant ces nuées sont souvent très-électriques, et l'électricité la plus forte, dans l'état résineux, a communément lieu dans ces temps de nuées orageuses et pendant les pluies qui les accompagnent; la plus forte, au contraire, dans l'état vitré, a lieu dans les temps de gelée et de brouillards, et, toutes choses égales, les signes électriques sont d'autant plus forts et plus sensibles, que l'instrument destiné à en faire l'épreuve est plus élevé dans l'atmosphère. Les vents paraissent aussi influer souvent sur les variations électriques de l'atmosphère, augmenter ou diminuer son électricité, et changer l'état suivant le rhumb duquel ils partent, suivant la force avec laquelle ils soufflent et les nuées qu'ils chassent devant eux. C'est ce qui paraît suivre de plusieurs observations de Cavallo, quoique, à cet égard, elles ne présentent rien de constant. — L'électricité atmosphérique ne paraît pas plus faible dans la nuit que dans le jour.

§ III. *Effets de la tendance à l'équilibre dans l'électricité atmosphérique.* — L'air, les nuées, la pluie, ne donnent des signes d'électricité que parce que le globe est lui-même, relativement à l'atmosphère, dans un état électrique. Ces signes ne sont que l'expression sensible de la différence qui existe entre l'électricité du globe et celle des corps atmosphériques. Quand ceux-ci paraissent dans

l'état résineux, on doit en conclure que le globe dont nous faisons partie est lui-même, relativement à ces corps, dans l'état vitré, et réciproquement; et le cas très-rare où ces corps ne donnent aucun signe d'électricité serait celui où l'équilibre serait parfait entre le globe et l'atmosphère. — Ainsi l'électricité atmosphérique, de même que l'électricité artificielle, est soumise à la loi universelle de la tendance à l'équilibre, et les phénomènes qui résultent de cette loi doivent être déduits : 1° des proportions respectives entre l'état électrique du globe et celui des corps atmosphériques; 2° de l'intervalle qui les sépare; 3° de l'état de l'air qui remplit cet intervalle, et qui, selon les temps, est plus ou moins électrique et plus ou moins isolant. — De deux choses l'une : ou l'isolement persiste, ou l'équilibre se rétablit. Il se rétablit ou insensiblement ou avec des phénomènes apparents.

Si l'air est très-isolant, ou si les corps atmosphériques sont à une grande distance du globe, la communication est absolument interceptée, et il ne se manifeste aucun phénomène électrique dans l'atmosphère; à moins qu'on n'attribue à l'électricité de l'air ces feux qui sont connus sous le nom d'*aurores boréales*, de *lumière zodiacale*, d'*étoiles tombantes*, et des phénomènes qui ont lieu surtout lorsque l'air est très-serein et très-sec, et qu'il est, par conséquent, dans l'état d'électricité vitrée. — L'isolement cesse quand il s'établit une communication entre le globe et les corps atmosphériques. Si cette communication est ou immédiate ou fort étendue, l'équilibre s'établit insensiblement et sans phénomènes apparents. C'est ce qui arrive dans les temps très-humides, dans les pluies d'une grande étendue et d'une longue continuité, dans les brouillards, les fortes rosées, et dans les temps couverts uniformément, et non par des masses de nuages isolés. Dans tous ces cas, l'air perd plus ou moins de sa faculté isolante; et il est prouvé par l'expérience, ainsi que nous l'avons dit, que les intermèdes de cette communication sont réellement des conducteurs dans un état électrique.

Si la communication n'est pas assez complète, si elle n'a pas une étendue proportionnée à la charge électrique des corps atmosphériques, alors la décharge ne peut plus être insensible, et l'équilibre ne se rétablit que par de violentes explosions qui donnent lieu à des phénomènes apparents, tels que les éclairs et le tonnerre. C'est ce qui a lieu lorsque : 1° les corps atmosphériques sont très-électrisés, c'est-à-dire que la différence entre leur état électrique, soit entre eux, soit relativement à celui du globe, est très-grande ; 2° qu'ils sont en même temps fort volumineux et fort multipliés ; 3° qu'ils sont fort rapprochés du globe, rapprochement qui même est un effet nécessaire de la différence qui est entre l'état du globe et le leur ; 4° lorsque l'air conserve, malgré cela, une propriété dissolvante suffisante pour l'empêcher d'être conducteur, au moins dans sa région la plus voisine du sol. Alors il y a un état électrique très-énergique, et la communication n'est point en proportion avec la charge ou la différence électrique des corps électrisés.—Ainsi quand après un temps sec, chaud et serein, dans lequel l'air se charge, comme nous l'avons dit, de l'électricité vitrée, il se forme de gros nuages qui s'amoncellent sans se confondre, qui paraissent très-bas et qui sont, en général, par rapport au globe, dans une différence électrique très-remarquable ; alors les orages éclatent, les nuages se déchargent, soit les uns sur les autres, suivant leur état respectif, soit sur les parties les plus éminentes du globe, et l'équilibre se rétablit plus ou moins complètement.

Cet effet est rendu sensible par une expérience frappante de M. Mauduit, qu'on a nommée pour cela *expérience de la foudre* : on peut en voir les détails dans le Mémoire de ce savant, inséré parmi ceux de la Société royale de médecine, année 1776.—Dans le temps qui précède un orage, dans ce temps où tous les animaux sont dans un accablement si singulier, où l'électricité aérienne s'anéantit, il paraît que toute cette électricité se porte sur la nue avec une extrême rapidité. Si elle n'est pas assez considérable pour y produire une prompte surcharge, l'orage est différé, et l'on sait que l'espèce d'anéantissement qui précède les détonations orageuses dure souvent très-long-temps et quelquefois plusieurs jours. — Presque toujours l'orage est précédé d'éclairs ou de grondements sans éclat ; alors c'est entre les nuées que toute la scène se passe, et il semble que la nue surchargée se décharge sur celles qui le sont moins ; et quelques orages se bornent à ces faibles détonations où les nuages semblent seulement s'équilibrer les uns aux autres.—Mais c'est lorsque la foudre éclate et fond sur le globe qu'on entend ces bruits déchirants dans lesquels le ciel paraît en feu, et le trait qui traverse l'air semble sillonner la nue, et y laisser quelque temps une empreinte embrasée : des flots d'eau terminent la scène, et le calme se rétablit. — D'après ce qui précède, on conçoit comment, suivant les variations de la propriété isolante de l'air, suivant le nombre et la disposition des corps atmosphériques, suivant la force de la charge électrique que reçoit le globe avant de la communiquer à ces corps, les phénomènes électriques doivent varier dans les différentes heures du jour, dans les différentes saisons de l'année, dans les différents climats du globe. —On conçoit comment très-peu d'orages ont lieu le matin, depuis une heure avant jusqu'à deux heures après le lever du soleil ; qu'au contraire, le très-grand nombre arrive depuis trois ou quatre heures après-midi jusque dans la nuit. Le refroidissement qui a lieu à l'heure du lever, la rosée qui se forme alors, les vapeurs qui s'élèvent ensuite, tant du sol que de la surface des rivières, forment un immense moyen de communication qui ôte à l'air sa propriété isolante. Dans le jour, la faculté isolante de l'air se rétablit, les nuages dilatés et en partie absorbés s'éloignent davantage de la terre ; le soir ils se condensent, se précipitent, se rapprochent du sol, et dans ces jours orageux où le serein n'a point lieu, il ne se forme au coucher du soleil aucune communication qui puisse rétablir insensiblement l'équilibre entre le sol et les corps atmosphériques. —On conçoit comment les orages les plus violents sont ceux qui surviennent après une saison long-temps sèche, et où l'air, ayant long-temps conservé sa propriété isolante, a dû devenir très-électrique, et par conséquent pourquoi, dans nos climats tempérés mais inconstants et variables, les orages, quoique souvent très-fréquents, sont bien moins violents que dans ces climats où les températures sèches, soit chaudes, soit froides, se soutiennent long-temps ; pourquoi nos étés sont orageux, tandis qu'en Italie et en Espagne les orages, beaucoup plus violents que les nôtres, ont principalement lieu dans les mois de l'automne. — On conçoit pourquoi l'on voit des orages considérables dans les contrées très-boréales ; dans ces lieux où l'air, long-temps sec au milieu des glaces, est en même temps lumineux pendant ces longues nuits où les aurores boréales remplacent la clarté du soleil ; pourquoi on en voit également dans ces contrées placées sous l'équateur, où l'année se partage en deux grandes saisons, la saison sèche et la saison des pluies ; pourquoi les orages, très-fréquents et très-multipliés dans le continent américain abreuvé de tant d'eaux, y sont cependant beaucoup moins violents que dans le climat sec, aride et brûlant de l'Afrique.

SECTION TROISIÈME. — *Effets que produit l'air atmosphérique sur l'économie animale.*

Le corps de l'homme, placé au milieu de l'atmosphère, ne doit pas être seulement envisagé comme une masse sur laquelle les influences atmosphériques n'agissent que physiquement, il doit être encore considéré comme un composé, dans l'intérieur duquel il se fait de véritables combinaisons chimiques de ses principes entre eux et avec ceux de l'air. Enfin, comme corps organisé, comme assemblage de plusieurs systèmes différemment excitables, soumis à des lois qui lui sont propres, très-différentes de celles qui régissent les autres corps de la nature, il reçoit des modifications particulières de la part de l'atmosphère, et en modifie lui-même les qualités. — Cela posé, on conçoit que les effets de l'air sur l'économie animale dépendent : 1° des propriétés physiques ou essentielles de ce fluide ; 2° de ses combinaisons dans le corps animal, et des changements qu'il y éprouve ; 3° de ses qualités accidentelles.

Avant de considérer ces différents effets, nous ferons une observation générale relativement aux influences extérieures auxquelles l'homme est exposé : c'est que celles qui sont constantes et habituelles n'agissent pas d'une manière sensible sur son organisation ; qu'en conséquence, les conditions atmosphériques dans lesquelles il vit ne l'affectent que dans leurs variations ; et que les variations lentes et progressives de l'air sont beaucoup moins marquées dans leurs effets que les variations brusques ou les véritables vicissitudes. Ainsi, pour citer un exemple, nous sommes entièrement insensibles à la pression énorme qu'exerce la colonne de l'atmosphère sur nos corps, parce que nous sommes nés au milieu de cette prodigieuse pression ; que nous avons été moulés par elle ; que c'est à cette condi-

tion que nous existons, et que, sous un autre ordre de choses, nous ne serions pas les mêmes. — Cette vérité générale, qu'il était essentiel d'établir, a été sentie par Hippocrate, puisqu'il remarque que les choses mauvaises en apparence deviennent souvent bonnes par un usage constant et uniforme, et qu'on doit être fort réservé à soumettre l'homme à de grands changements, même quand ces changements se font vers le bien (*Aphor.*, *sect.* 11, *n°* 50, *etc.*).

ARTICLE 1ᵉʳ. — EFFETS QUE PRODUISENT LES PROPRIÉTÉS ESSENTIELLES DE L'AIR SUR L'ÉCONOMIE ANIMALE.

Les propriétés essentielles de l'air ne doivent, d'après ce que nous venons de dire, être étudiées, relativement à leurs effets, que dans leurs variations. Or, comme elles varient beaucoup moins que les propriétés accidentelles ou les qualités de l'air, il en résulte que leurs effets sont beaucoup moins importants à observer que ceux de ces dernières propriétés. — Il suffit de dire, à l'égard de la grande fluidité et de l'extrême mobilité de l'air, que c'est à elles que nous devons l'impression que font sur nos corps ses autres qualités physiques, ainsi que la facilité avec laquelle on le renouvelle et on le purifie. — Quant à l'élasticité de l'air, ses variations sont trop peu appréciables pour être mises au rang des observations utiles à la médecine, et dont les résultats ont une évidence suffisante. On peut en dire autant des changements de densité de l'air, quand ils se font successivement et d'une manière lente et insensible. En effet, alors les effets de ces changements sont nuls pour nous. — Les changements de densité de l'air, quand ils se font successivement et d'une manière lente, n'ont pas non plus d'effet sensible sur le corps humain. La communication immédiate entre l'air extérieur et les grandes cavités intestinales, les seules qui contiennent habituellement des fluides élastiques à leur état gazeux, doit occasionner une compensation successive entre l'air extérieur et ces fluides ; quant à ceux qui sont combinés au dedans de nous, jamais les variations que nous éprouvons ne sont capables de les dégager ; et la dilatation que pourrait occasionner une diminution considérable, mais lente, dans la pression atmosphérique, serait contrebalancée suffisamment par le ressort et l'effort proportionnel des fibres organiques qui contiennent ces fluides. Mais s'il arrive une dilatation subite, comme lorsqu'on place un animal sous le récipient de la machine pneumatique, ou que l'homme s'élève rapidement à des hauteurs considérables ; alors non-seulement la dilatation subite des fluides élastiques libres, proportionnelle à la diminution rapide de la pression atmosphérique, mais encore la tendance à la dilatation qui existe dans les liquides animaux eux-mêmes, surtout dans les fluides élastiques qu'ils tiennent dissous, peuvent être cause de plusieurs effets remarquables : tels sont un sentiment de malaise général, une disposition au vomissement, une fatigue extrême au moindre mouvement, une augmentation fréquente dans la respiration qui devient pressée et haletante, l'accélération du pouls qui, d'après les observations de Saussure faites au Mont-Blanc, est proportionnément d'autant plus grande que la fréquence est moindre dans l'état naturel. Ces phénomènes se manifestent à des hauteurs variables, suivant les constitutions individuelles, et suivant les circonstances qui ont accompagné l'élévation. Ils ont lieu beaucoup plus tôt lorsqu'on gravit une montagne, que lorsqu'on s'élève au moyen d'un aérostat ; et on en conçoit la raison : dans le premier cas, l'effet que produit la diminution de la densité et de la pression atmosphérique se complique avec celui de la fatigue et de l'impression d'un terrain gelé, couvert de neige, souvent hérissé de pics et entr'ouvert à chaque pas par des précipices effrayants. Dans les ascensions aérostatiques, au contraire, le froid est la seule de ces dernières influences qui frappe le voyageur, et il doit être beaucoup moins vif, à hauteurs égales, que sur une montagne. Aussi M. Gay-Lussac, dans sa dernière ascension aérostatique, a-t-il pu s'élever à la hauteur de 3,600 toises au-dessus du niveau de la mer, sans éprouver autre chose qu'une accélération de pouls et de la respiration ; tandis que Saussure et ses compagnons éprouvèrent ces mêmes effets et plusieurs autres avant d'arriver à la cime du Mont-Blanc, qui est à 2,450 toises. Des observations semblables ont été faites aux Cordillières par M. Humboldt.

On se rend facilement raison de ces effets. La diminution de la densité de l'air fait que, sous un même volume, il y en a une moindre quantité. Cet air est donc moins suffisant aux combinaisons qu'il doit éprouver dans l'acte de la respiration, et que nous examinerons dans l'article suivant : en conséquence, pour que dans un air très-raréfié, ces combinaisons se fassent conformément au but de la nature, il faut respirer proportionnément plus vite. Telle est la cause de cette respiration haletante et pressée, et par conséquent de l'accélération du pouls qui en est la suite. On conçoit même qu'à des hauteurs beaucoup plus considérables, la raréfaction de l'air serait telle que l'accélération de la respiration ne suffirait pas pour faire arriver aux poumons la quantité d'air nécessaire à l'entretien de la vie, et que celle-ci finirait par s'éteindre, comme dans les asphyxies, par défaut du principal agent de la respiration. La mort, dans ce cas, pourrait être précédée par divers phénomènes étrangers à la respiration, tels que l'emphysème et diverses hémorrhagies dues exclusivement à l'expansion extrême de toutes les parties du corps.

La densité et la pesanteur atmosphériques augmentées semblent devoir produire des effets moins sensibles, et la pression qui tend à condenser toutes nos parties semble moins préjudiciable à notre organisation que leur expansion excessive. Dans les mines profondes, les effets qui dépendent de la compression de l'air seraient sans doute plus salutaires que nuisibles, à raison de l'augmentation de la quantité d'air sous un même volume ; ils rendraient la respiration moins fréquente, parce que chaque inspiration s'exercerait sur une plus grande masse de ce fluide : mais cet effet se confond et s'altère avec beaucoup d'autres qui dépendent des émanations multipliées de ces souterrains ; émanations qui exigent une ventilation très-soutenue, laquelle, malgré cela, ne préserve pas de tous les maux auxquels sont exposés les mineurs. D'ailleurs la plus grande profondeur des mines connues n'est pas assez grande pour être comparée aux espaces que l'homme a su franchir en s'élevant sur les montagnes ou dans les airs. Quant aux effets de la cloche du plongeur sur l'homme qui y est enfermé, ils se compliquent des effets de l'altération de l'air par la respiration, et ne nous apprennent, en conséquence, rien à cet égard.

ARTICLE II. — EFFETS DE L'AIR DÉPENDANTS DE SES COMBINAISONS DANS LE CORPS ANIMAL ET DU CHANGEMENT QU'IL Y ÉPROUVE.

Dans l'étude des effets de l'air considéré comme un composé chimique sur nos corps, il y a toujours deux choses à considérer : les changements qu'il éprouve de notre part dans sa constitution, et ceux qu'il nous fait éprouver ; et cette double considération doit avoir lieu, soit qu'on examine l'air qui sert à la respiration, ou celui qui touche la surface de notre corps, ou enfin celui qui pénètre dans le canal alimentaire.

§ Ier. *Effets dépendants des combinaisons de l'air dans la respiration.* — Les changements que l'air éprouve dans la respiration, pressentis par Mayow dans la dernière moitié du dix-septième siècle, ont été découverts et successivement constatés dans le siècle suivant par les expériences de Black, de Priestley, de Cigna, de Menzies, de Lavoisier, de Laplace, de Goodwyn, de Berthollet, et de plusieurs autres chimistes. Ces changements consistent principalement : 1° dans la disparition d'une portion de l'oxygène de l'air ; 2° dans la formation de l'acide carbonique ; 3° dans les variations qu'éprouve l'azote dans ses proportions ; 4° dans le dégagement d'une certaine quantité d'eau en vapeur qui accompagne l'air qu'on expire.

La quantité d'oxygène que l'air perd dans la respiration est à peu près égale à celle de l'acide carbonique. Or, la quantité d'acide carbonique dégagé dans une seule expiration a été évaluée, sur la fin du siècle dernier, par Goodwyn, à 0,13 ; dans ces derniers temps, par MM. Allen et Pepys, à 0,08 et 0,085 ; et par d'autres savants, à des quantités plus faibles encore. Ces différences dans les résultats doivent être en partie attribuées à la différence des procédés employés. Ainsi, l'air séjournant davantage dans les poumons lorsqu'on a la résistance d'une colonne de mercure à vaincre pour l'expirer, on conçoit qu'il s'altère plus quand on se sert de la cuve hydrargyro-pneumatique que lorsqu'on emploie une machine analogue à celle de Girtanner. Mais, dans toute espèce d'appareil, la respiration étant toujours plus lente et plus profonde que lorsqu'on respire à l'air libre, il en résulte que la quantité d'oxygène absorbée, et par conséquent celle d'acide carbonique produite à nombre égal d'inspirations, est un peu moins considérable dans ce dernier cas que dans le premier. On conçoit aussi que ces phénomènes varient suivant les constitutions individuelles et diverses autres circonstances ; que la digestion, l'exercice et tout ce qui accélère le mouvement du sang doivent, ainsi que semblent le prouver les expériences de M. Jurine (Mémoire couronné en 1787 par la Société royale de médecine de Paris), augmenter la proportion d'acide carbonique, tandis que cette proportion doit être diminuée par tout ce qui ralentit la rapidité de la circulation.

Quant à l'azote, Spallanzani (Mémoire sur la respiration) a observé une absorption de ce principe dans les limaçons, et le même phénomène a été remarqué chez les poissons par MM. Humboldt et Provençal (Mémoire de la Société d'Arcueil, tome II, page 359). Mais dans les animaux à sang chaud, il y a ordinairement dégagement d'azote, comme le prouvent les expériences de M. Jurine, celles de M. Berthollet (Mémoire de la Société d'Arcueil, tome II, page 454), celles de MM. Allen et Pepys (Bibliothèque britannique, tome XLII, etc.), enfin celles de Nysten (Recherches de physiologie et de chimie pathologiques, pag. 215 et suiv.). Cependant on n'est pas encore autorisé à convertir ce fait en principe général, puisque Priestley, Davy, Henderson et Thomson (Chimie de Thomson, traduction française, tome IX, page 391) ont cru observer que la respiration diminuait au contraire la proportion de l'azote. Nysten a aussi observé la même chose sur des animaux à sang chaud, mais seulement quand ils ne respiraient que du gaz azote, seul corps sur lequel la faculté absorbante des poumons puisse alors s'exercer.

La quantité d'eau en vapeur qui accompagne l'air qu'on expire n'a pas été déterminée. Cette eau s'est-elle en partie formée dans la respiration par l'oxygène de l'air et l'hydrogène du sang, comme l'indique la théorie de Lavoisier et de Laplace, ou bien est-elle entièrement le produit de l'exhalation pulmonaire ? On est d'autant plus porté à admettre cette dernière opinion avec MM. Allen et Pepys, que la formation de l'eau dans la respiration n'a jamais été prouvée par aucune expérience rigoureuse. Nous devons, au reste, nous borner ici à une simple exposition des faits. Les discussions auxquelles donnerait lieu l'examen de la théorie chimique de la respiration nous entraîneraient au-delà des bornes qui nous sont prescrites.

L'air atmosphérique ne servant à la respiration que par l'oxygène qu'il contient, il cesse d'être respirable à mesure que l'oxygène se consume. Il y a des animaux qui absorbent les dernières portions de ce principe avant d'être asphyxiés; tels sont, d'après l'observation de M. Vauquelin, les limaçons; mais, pour l'homme, l'air n'est déjà plus respirable avant d'avoir été épuisé d'oxygène, et, longtemps avant, cet air est incapable d'entretenir la combustion, ainsi que l'a vu M. Jurine. Ainsi, le mélange de l'azote dans l'air est plus nuisible à la combustion qu'à la respiration.

Les changements que les combinaisons de l'air respiré produisent dans les corps vivants s'observent spécialement sur le sang et la chaleur animale. On sait que le sang artériel, ou celui qui vient d'éprouver l'action de la respiration, est d'un rouge vermeil, tandis que le sang veineux est d'un pourpre noirâtre : ce fait, dont l'observation paraît aujourd'hui si simple et si facile à constater, était encore révoqué en doute du temps de Haller et par Haller lui-même. On avait bien remarqué ce qui arrive au sang veineux coagulé dans une palette; on avait vu la surface du caillot devenir d'un rouge vif par son exposition à l'air, tandis que les parties privées du contact de ce fluide passaient au brun obscur. Cependant on n'a pressenti la véritable cause de ce changement que depuis les expériences de Priestley relativement à l'action comparative du gaz oxygène et de divers autres gaz sur la coloration du sang; et c'est à Bichat que nous devons d'avoir démontré, par une expérience directe, l'influence de la respiration sur la qualité du sang artériel. Cette expérience consiste à adapter à la carotide ou à l'artère crurale d'un animal vivant, du côté du cœur, un tube à robinet, et à en adapter un autre à la trachée-artère, au moyen duquel on peut interrompre à volonté la respiration. On voit, dans cette expérience, le sang que l'on fait sortir de l'artère prendre une belle couleur vermeille, ou une teinte noirâtre, suivant que le robinet de la trachée-artère est ouvert ou fermé.

C'est donc à l'oxygène de l'air qu'est due la conversion du sang veineux en sang artériel; mais pour opérer ce changement, l'oxygène se combine-t-il dans les poumons mêmes avec le carbone du sang veineux, et donne-t-il ainsi lieu à tout l'acide carbonique qui le remplace, comme le pensent la plupart des chimistes; ou plutôt l'oxygène est-il absorbé par les vaisseaux lymphatiques des pou-

mons, et l'acide carbonique est-il un excrément du sang, suivant l'opinion de Fontana, de Spallanzani, du professeur Chaussier et de plusieurs autres physiologistes? L'azote qui semble se produire, au moins le plus communément, dans la respiration de l'homme et des animaux à sang chaud, est-il aussi un excrément du sang? Ces dernières questions semblent sur le point de se résoudre affirmativement par l'expérience.

Quant à la chaleur animale, nul doute que la respiration ne soit une de ses principales causes. Le sang artériel est plus chaud de quelques degrés que le sang veineux, et la température des animaux est en raison de l'étendue de leur respiration; aussi les oiseaux sont ceux dont la température est la plus élevée. Les animaux qui respirent peu ont peu de chaleur; et de là le nom d'*animaux à sang froid* qu'on leur a donné. Ceux parmi les animaux à sang chaud qui passent la moitié de l'année dans l'engourdissement et dans un état de mort apparente, comme les marmottes et les loirs, ont alors le sang froid. En effet, dans tout le temps de leur sommeil hivernal, ils ne respirent nullement, ainsi que l'a prouvé M. de Saissy (Recherches expérimentales sur la physique des animaux mammifères hybernants; Lyon, 1808). Lorsque ces animaux reprennent le cours de leur respiration, leur sang redevient chaud.

Lorsqu'on respire un air frais, sa fraîcheur se communique aux vésicules pulmonaires; mais cela n'empêche pas le développement d'une chaleur plus ou moins forte, suivant le degré de pureté de l'air. Il y a donc ici deux faits en apparence contradictoires, et cependant également incontestables: l'un est le rafraîchissement momentané des poumons par le contact d'un air frais; l'autre est le développement d'une nouvelle chaleur dans le sang. La fraîcheur de l'air semble faciliter les changements utiles qu'il éprouve dans la respiration. En effet, les forces vitales, qui sont en général proportionnées au degré de chaleur vitale qui s'engendre dans l'animal, sont bien plus énergiques après la respiration d'un air frais qu'après celle d'un air chaud, en supposant même la pureté de l'un et de l'autre parfaitement égale; et sans doute, cette propriété de l'air frais de développer plus de chaleur est, en hiver, d'une grande utilité pour soutenir la chaleur animale au même degré, malgré les causes multipliées qui tendent alors à diminuer en nous la somme de cette chaleur. — Les effets de la chaleur animale augmentée sont l'accélération du mouvement du cœur, et une augmentation sensible d'activité dans tous nos organes. Ces effets deviennent sensibles lorsqu'on passe d'un air moins pur, plus stagnant, plus échauffé, dans un air plus pur, plus renouvelé, plus frais : ils deviennent sensibles lorsqu'on augmente dans l'air la proportion d'oxygène ; ils sont encore plus sensibles par la respiration de l'oxygène pur dans les sujets épuisés. Ainsi la pureté de l'air, la chaleur vitale et l'activité de nos organes sont trois choses qui, dans l'état naturel, se correspondent nécessairement et si immédiatement, qu'elles pourraient jusqu'à un certain point se mesurer l'une par l'autre.

§ II. *Effets dépendants des combinaisons de l'air à la surface de la peau et dans le canal alimentaire.* — L'influence exercée sur l'économie animale par les combinaisons de l'air qui baigne la surface de tout notre corps, et de celui qui pénètre dans le canal alimentaire, est bien loin d'être parfaitement connue : ainsi nous nous bornerons à énoncer très-succinctement ce que nous savons à cet égard.

On observe à la surface de la peau un phénomène analogue à celui qui a lieu dans les poumons ; il y a, d'une part, disparition d'une portion de l'oxygène atmosphérique, qui est remplacé par une quantité correspondante d'acide carbonique ; mais les proportions d'azote ne paraissent pas changer. Ce fait avait déjà été établi par Lavoisier, dans ses Mémoires sur la transpiration des animaux. MM. Jurine et Spallanzani l'ont ensuite confirmé ; le premier sur l'homme, et le dernier sur un grand nombre d'animaux tant à sang chaud qu'à sang froid. Spallanzani a même vu que, dans les quadrupèdes ovipares, les changements chimiques que subit l'air au contact de leur peau, peuvent jusqu'à un certain point remplacer ceux qui ont lieu dans l'acte de la respiration. Au moins il a observé que ces animaux, lorsqu'il leur avait arraché complètement les poumons, périssaient beaucoup plus tôt quand il les plaçait dans un gaz non respirable que lorsqu'ils restaient dans l'air atmosphérique, et qu'ils vivaient moins long-temps dans l'air que dans le gaz oxygène pur.

M. Jurine a fait ses expériences comparativement entre quatre individus d'à-ges différents, et les principales inductions qu'on est porté à en tirer sont : 1° que la quantité d'acide carbonique provenant de l'action de l'air sur la peau est en raison tant de la force que de l'activité de l'individu ; 2° qu'un fort exercice augmente la quantité de cet acide ; 3° qu'elle est au contraire diminuée par ce qui diminue l'activité du mouvement, et ce qui suspend les fonctions de l'organe cutané. — Quant à la quantité absolue d'acide carbonique, développée en un temps donné à la surface de la peau, il est probable qu'elle est, dans les animaux dont les organes pulmonaires sont très-actifs, très-petite comparativement à celle qui se produit par l'acte de la respiration. Mais, dans les quadrupèdes ovipares, Spallanzani a trouvé qu'il disparaissait à la surface de la peau une quantité d'oxygène plus considérable que dans les poumons. Nous pensons que les expériences n'ont pas été assez multipliées pour permettre d'établir à cet égard un jugement solide. Est-ce à la surface de la peau même que se forme cet acide carbonique, ainsi que le pense M. Jurine ; ou bien l'oxygène atmosphérique est-il, comme le déduit Spallanzani de ses expériences, absorbé par la peau des animaux, tandis que l'acide carbonique est excrété par cet organe ? Ces questions ne sont pas encore résolues.

Dans le mouvement de la mastication, il se mêle avec nos aliments une certaine quantité d'air atmosphérique ; les aliments eux-mêmes en contiennent aussi ; et l'on peut dire que l'eau est, toutes choses égales d'ailleurs, d'autant plus potable qu'elle est plus aérée. L'air introduit dans les voies digestives avec nos aliments et nos boissons, y subit diverses combinaisons, et participe sans doute à la production des gaz qui s'y développent. Ces gaz ont encore été l'objet des recherches de M. Jurine, et personne avant lui ne s'en était occupé. L'analyse lui a démontré que ces gaz étaient de l'acide carbonique, du gaz azote, du gaz oxygène et du gaz hydrogène. Le gaz acide carbonique s'est trouvé en quantité grande dans l'estomac, moindre dans les intestins grêles, moindre encore dans les gros intestins. Le gaz oxygène existait aussi en assez grande proportion dans l'estomac, et en quantité beaucoup moindre dans les intestins. Ceux-ci contenaient, au contraire, des proportions considérables des gaz azote et hydrogène, et ces deux derniers étaient presque les seuls qui furent trouvés dans les gros intestins. — Ces expériences de M. Jurine s'accordent avec ce qu'apprend l'observation. En effet, dans les digestions imparfaites ou troublées, le gaz que l'on rend quelquefois par la bouche est ordinairement aigre, et celui qui sort par le rectum, au lieu d'avoir cette qualité, présente une odeur infecte que l'on a comparée, avec raison, à celle des œufs pourris; odeur qui est due au soufre que le gaz hydrogène a la propriété de dissoudre: de sorte que ce gaz se trouve alors dans les intestins à l'état de gaz *hydrogène sulfuré*. — Nous remarquerons que l'air atmosphérique introduit dans le canal alimentaire ne peut avoir aucune influence directe sur la production de ce dernier gaz; mais l'acide carbonique peut bien se former en partie aux dépens de l'oxygène atmosphérique, de même qu'une portion de l'azote peut provenir de la décomposition du même air. Mais la quantité de fluides élastiques qui se développent dans le canal alimentaire de certains individus est si considérable, comparativement à la quantité d'air extérieur qui s'y introduit, que la plus grande partie de ces gaz doit être regardée comme le produit d'une excrétion animale, ou de la réaction des principes des substances alimentaires, soit entre eux, soit avec ceux des liquides qu'elles rencontrent dans le canal alimentaire.

ARTICLE III. — EFFETS QUE PRODUISENT SUR L'ÉCONOMIE ANIMALE LES PROPRIÉTÉS ACCIDENTELLES OU LES QUALITÉS DE L'AIR.

Quoique plusieurs des qualités de l'air soient toujours plus ou moins combinées entre elles; qu'il n'existe, par exemple, nulle part un air chaud sans le concours de l'humidité ou de la sécheresse; ni un air humide sans le concours de la chaleur ou du froid, cependant, comme dans ces combinaisons une des qualités de l'air prédomine souvent, nous croyons devoir considérer abstractivement les effets de ces diverses qualités avant de passer à ceux de leurs combinaisons. En conséquence, nous allons examiner les effets que déterminent sur le corps organique vivant: 1° la chaleur atmosphérique seule; 2° la chaleur atmosphérique combinée avec la lumière; 3° les différents degrés de froid de l'atmosphère; 4° les combinaisons de la chaleur et du froid avec l'humidité et la sécheresse; 5° les vicissitudes du froid et du chaud, de l'humidité et de la sécheresse; 6° l'état électrique de l'air.

§ 1er. *Effets de la chaleur seule sur le corps organique vivant.* — L'effet sensible de la chaleur sur le corps humain, surtout de la chaleur observée à l'ombre, et supposée de 25 à 30 degrés de Réaumur, est certainement le relâchement des solides, l'expansion des fluides, une transpiration plus abondante, et même chez les personnes dont la fibre est naturellement molle, une sueur spontanée, surtout si ces personnes sont couvertes, une disposition au repos, plus de paresse et de lenteur dans les mouvements; pour peu qu'on se mette en action, la sueur augmente, et principalement lorsqu'après avoir beaucoup agi, on se repose. De là résultent la soif et le besoin de rendre aux fluides de notre corps l'eau de dissolution qu'ils ont perdue. L'eau même, si le relâchement est grand, passe d'autant plus promptement par les sueurs, qu'elle est reçue plus abondamment. Les urines sont d'autant moins abondantes et plus colorées, que la transpiration et l'évaporation se font avec plus de force; la lenteur générale des mouvements s'étend jusqu'aux fonctions de l'estomac, et la plupart du temps on a moins d'appétit que de soif. Les habitants des pays chauds, surtout ceux qui vivent dans les villes, sont, en général, paresseux, mous, et en même temps despotiques, et l'esclavage des hommes qui les entourent est plutôt un témoignage de leur indolence que de leur force. La faiblesse d'estomac est un résultat nécessaire du relâchement général que produit la chaleur. Doit-on attribuer à la même cause le caractère bilieux qui accompagne toutes les maladies des climats chauds? — Remarquons ici que, dans toutes les températures inférieures à celle du corps humain, la ventilation de l'air occasionne un sentiment de fraîcheur qui n'est pas sensible au thermomètre, mais que nous sentons parfaitement, parce que l'air qui nous touche est renouvelé, et que celui qui est porté sur notre corps n'a pas le temps d'en prendre la température. Si l'air, au contraire, approche beaucoup de la chaleur naturelle du corps humain, cet effet n'a pas lieu et le vent nous semble chaud: il le paraît aussi, s'il surpasse seulement la température générale de l'atmosphère.

On sait que la chaleur favorise la putréfaction des substances animales privées de vie; mais plusieurs causes empêchent cet effet dans le corps humain vivant : nos humeurs n'ont point le contact de l'air, ou ne l'ont que dans les extrémités vasculaires de la peau, du tissu pulmonaire et du canal intestinal ; elles ne contractent d'elles-mêmes, dans leurs vaisseaux, aucune altération qui ait les caractères de la putréfaction, à moins d'une solution de continuité. Si, dans certaines maladies, elles deviennent non pas décidément putrides, mais très-disposées à passer à cet état dès qu'elles atteignent le contact de l'air, soit à la surface de la peau, soit dans le poumon, soit dans le canal intestinal, c'est ordinairement ou par le mélange de quelque miasme étranger qui pénètre l'organe de la peau, et qui est émané de matières putrides, comme les émanations des marais, ou par un levain formé dans une saburre accumulée et stagnante avec l'air dans le canal intestinal, et qui est absorbé par les vaisseaux lymphatiques, ou enfin par la suppression de quelques-unes des évacuations excrémentitielles. Encore toutes ces causes n'occasionnent-elles, comme nous venons de le dire, qu'une disposition à la putrescence, et il n'existe de véritable putridité dans l'état de vie que dans les endroits du corps où il y a stagnation et interruption de l'action vitale, ou au contact plus ou moins immédiat de l'air, comme à la peau, dans le canal intestinal, dans les voies pulmonaires et les solutions de continuité. La chaleur seule ne détermine donc pas par elle-même, dans le corps organisé et vivant, la putréfaction des humeurs. C'est ce qui est encore bien évidemment démontré par ce qui se passe dans les climats les plus brûlants, où les maladies putrides, bilieuses et malignes qui attaquent les nouveaux colons ou les voyageurs, sont évidemment dues, non à la température de l'air, mais aux émanations des lieux marécageux et aux vapeurs humides qui se condensent le soir et dans la nuit. En effet, dans les vaisseaux en rade à une certaine distance de la côte et hors de la portée des vapeurs malfaisantes amenées par les vents, on est à l'abri de ces inconvénients, et mieux encore dans les situations élevées et sèches du continent, où, quelque chaleur qu'on éprouve, on vit aussi sainement que dans les lieux les plus salubres de nos climats ; au lieu qu'une seule nuit, une seule soirée de séjour dans les lieux bas et humides, et

au milieu des vapeurs qui s'abattent sur les plaines au coucher du soleil, surtout dans la saison des pluies, suffisent pour donner lieu aux maladies qui ravagent nos équipages dans les parages des climats chauds.

§ II. *Effets de la chaleur de l'air combinée avec la lumière.* — Plusieurs phénomènes annoncent une sensible analogie entre les végétaux et les animaux, sous le rapport des effets que produit sur ces deux classes d'êtres organisés l'action de la lumière et de la chaleur réunies. Cette action colore les uns et les autres : les uns et les autres, élevés à l'abri et à l'ombre, croissent étiolés, et la couleur des parties de notre corps exposées à l'air et au soleil tranche bien sensiblement sur celles des parties qui sont toujours couvertes. — Non-seulement la peau se colore par l'action combinée de la chaleur et de la lumière, mais cette action augmente encore sensiblement la solidité et la tension de la fibre; voilà pourquoi on sue beaucoup plus abondamment à l'ombre par une chaleur même modérée qu'au soleil par une chaleur plus forte. L'action rapide d'une lumière vive et concentrée, telle que celle que le soleil darde quelquefois entre les nuages, en frappant la peau, y produit ce que nous nommons un *coup de soleil*, qui est un véritable érysipèle, dont quelquefois les effets ne se bornent pas à une affection locale ; mais se communiquent par les lois de l'irritation aux organes intérieurs, surtout au cerveau si la tête est frappée, et produisent des frénésies funestes. Cet effet de la chaleur solaire a lieu rarement chez le cultivateur robuste, dont la peau, endurcie par un travail continuel à l'air libre, est habituée à toutes les variations atmosphériques ; mais on l'observe chez les habitants des villes d'une constitution faible, qui passent la plus grande partie de leur temps dans des appartements fermés de toutes parts, et conservent ainsi une extrême sensibilité à toutes les influences extérieures.

La thérapeutique met quelquefois à profit la propriété excitante de la lumière unie à la chaleur : c'est ainsi qu'on expose utilement les enfants scrophuleux à l'insolation générale, pour fortifier leur constitution, accélérer le travail de l'ossification et le développement des organes musculaires; c'est ainsi que l'insolation locale naturelle, ou rendue plus active par la concentration des rayons solaires au moyen d'une lentille, a été appliquée avantageusement au traitement de certains ulcères dont les chairs molles et blafardes s'opposaient, sans doute, à la cicatrisation. On peut consulter à cet égard les expériences de M. Faure, insérées dans les Mémoires de l'Académie de chirurgie, in-4°, tome V, page 834; et celles de M. Lapeyre, dans l'Histoire de la Société royale de médecine pour l'an 1776, page 296. C'est d'une manière analogue qu'agit la chaleur des charbons embrasés, qui a aussi été employée par M. Faure, comme on peut le voir dans le Mémoire cité, et qui, depuis très-long-temps, est un moyen vulgaire et efficace contre l'espèce d'érysipèle qu'on connaît sous le nom d'*engelure*.

Nulle part les effets de la lumière ne se distinguent mieux de ceux de la simple chaleur que dans les climats chauds et surtout chez les Orientaux. L'homme qui vit à l'ombre, couvert d'habits longs, énervé par la chaleur, amolli par les étuves, fuyant les impressions d'un soleil brûlant, est mou, nonchalant, paresseux; son tempérament est sanguin et souvent phlegmatique; on remarque au contraire une fibre dure, un corps robuste et basané, un tempérament mélancolique et sec chez celui qui, peu vêtu, vit à l'air libre, et qui, condamné au travail des champs, est obligé de supporter les chaleurs du jour. — Il semble que, dans les zones ardentes, la nature ait voulu prémunir l'homme contre l'excès de ces effets, en l'enveloppant d'une peau plus épaisse, assouplie par une humeur huileuse qui paraît propre à s'opposer à une évaporation et à une exsiccation trop rapide des liquides. Est-ce une portion de cette humeur qui, par une combinaison particulière des principes de la lumière, forme sous l'épiderme cette sécrétion singulière d'une matière colorante dont la nature est encore ignorée? matière qui paraît exister plus ou moins dans la peau de tous les hommes, que nous voyons bien sensiblement, même parmi nous, chez les personnes rousses; qui est olivâtre chez l'Indien occidental, jaune cuivreuse chez l'Indien asiatique, noire chez le nègre; qui, dégénérée et décolorée, paraît constituer les blafards, espèce de dégénérescence cutanée qui existe peut-être chez tous les peuples de l'univers, et qui partout est accompagnée d'une disposition des yeux à être blessés par les rayons lumineux.

Sans vouloir pénétrer au-delà des bornes de nos connaissances, nous pouvons conclure de l'observation des effets sensibles et apparents de la lumière, que, jointe à la chaleur, elle est un stimulant et un tonique; qu'elle corrige, quand elle est modérée, le relâchement et l'atonie que produit la seule chaleur; qu'elle colore la peau et affermit la fibre; que, si la lumière est vive, augmentée par une forte réverbération, et qu'elle frappe subitement la peau, son action devient irritante, la peau s'enflamme et se couvre d'un véritable érysipèle; que l'action long-temps continuée d'une vive lumière non-seulement colore et noircit la peau, mais encore la durcit, l'épaissit, la ride, la racornit, et produit le même effet sur toutes les fibres qu'elle touche, comme il arrive à la rétine lorsque la vue, long-temps fatiguée par une vive lumière, s'affaiblit et se perd: alors la rétine s'endurcit, long-temps irritée et comme brûlée par l'action d'un foyer lumineux trop ardent. Enfin nous pouvons croire que l'action de la lumière se communique même au sang qui circule sous la peau, et qu'elle l'épaissit et le colore, comme elle donne aux sucs des végétaux leur couleur et leur consistance.

§ III. *Effets des différents degrés de froid.* — Une distinction nécessaire à faire ici est celle du froid, en froid modéré et en froid excessif, et celle de ses effets sur l'homme en repos et sur l'homme en mouvement. — On peut établir le froid modéré depuis le cinquième degré au-dessus de zéro, limite inférieure de la température moyenne, jusqu'au quatrième et cinquième degré au-dessous de zéro du thermomètre de Réaumur; et le froid excessif au-dessous de ces derniers degrés jusqu'au froid le plus rigoureux que l'on éprouve dans les régions polaires. Mais ces termes sont extrêmement variables relativement à nos sensations: non-seulement ils sont variables pour les différents pays et les diverses habitudes des hommes, pour l'habitant des villes et celui des campagnes, mais encore pour les différentes parties de notre corps; de sorte que les parties habituellement exposées à l'air supportent, même avec une sensation de plaisir, un froid qui blesserait grièvement celles qui sont habituellement couvertes, si on venait à les dépouiller de leurs vêtements.

Ces termes diffèrent aussi pour l'homme dans l'état de repos et dans l'état de mouvement. L'homme qui agit, travaille et se meut avec vivacité, supporte avec facilité un froid très-incommode pour celui qui se tient en repos. — L'activité variable du mouvement interne est encore une des causes qui changent les impressions du froid sur nos corps, et diversifient les jugements que nous portons sur ses effets. Le convalescent faible est blessé d'un froid que sent à peine l'homme que la santé rend vigoureux ; le vieillard souffre d'une température qui plaît à l'adulte et au jeune homme, et c'est sans doute à la vivacité prodigieuse du mouvement vital chez les enfants dont la peau a déjà acquis un peu de consistance, qu'on doit attribuer la facilité avec laquelle on les habitue à des températures qui nous semblent rigoureuses. Mais, dans un âge très-tendre, leurs organes trop délicats ne peuvent être frappés sans inconvénient d'un froid vif ; et s'il en est qui ont dû à la bonté de leur constitution de résister à des impressions disproportionnées à leur âge, il en est aussi qui ont été victimes ou des imprudences d'un système outré ou du dépouillement de la misère. — En général, l'ancien axiome d'Hippocrate et des médecins anciens, *le froid est l'ennemi des nerfs* (Aphor. sect. v, n° 18), sera toujours vrai ; et toutes les fois qu'une constitution faible et délicate laissera sans défense les organes de la sensibilité, le froid deviendra dangereux et pernicieux.

Les effets généraux du froid modéré sont de diminuer le volume des corps et leur expansion ; de modérer et de diminuer l'évaporation cutanée, sans la supprimer ; de stimuler légèrement la fibre organique, et d'augmenter sa contraction dans toute la surface du corps, et par là d'affermir tout le corps ; d'augmenter la force et l'effet des fibres musculaires, sans diminuer la souplesse des membres, et par conséquent d'accroître l'agilité des mouvements. Le froid long-temps continué diminue l'action colorante de la lumière solaire, et les nations qui habitent les contrées septentrionales de l'Europe dans lesquelles le froid n'est pas insupportable, ou au moins n'est pas continuellement excessif, sont grands, blonds et d'un teint très-blanc. — Le froid rigoureux et continuel empêche la transpiration cutanée, resserre et contracte vivement les fibres organiques, empêche par cette contraction la circulation des humeurs près de la surface, et par là épaissit et durcit la peau ; il engourdit la fibre musculaire, gêne le mouvement des articulations, et par là ôte la souplesse et l'agilité au corps, et gêne son accroissement ; et nous voyons que les nations qui habitent les contrées glaciales, comme la Laponie et le Groënland, sont petites et ont des formes raccourcies et désagréables. L'habitude néanmoins fait que dans ce climat rigoureux ces petits hommes jouissent d'une agilité et d'une promptitude surprenantes à la course, parce qu'ils sont nés à ces conditions, et qu'ils sont formés par ce climat et pour ce climat, et que d'ailleurs leur peau, épaissie par le froid, est pour eux comme un vêtement naturel qui défend l'organe nerveux du tact des impressions douloureuses d'un froid glacial, et empêche ce froid d'altérer trop profondément la chaleur vitale. Mais l'homme accoutumé à une température plus douce, et dont la peau est plus perméable, éprouve dans ce froid excessif une immobilité et une rigidité qu'il ne surmonte que par la multitude des couvertures et l'assiduité de l'exercice.

Quel que soit l'effet du froid le plus rigoureux sur la peau et sur les organes auxquels elle sert d'enveloppe, il paraît que cette action n'a point lieu sur l'intérieur du poumon ; soit que cet organe ne soit pas disposé par la nature pour éprouver vivement ce genre de sensation, soit que la génération prompte de la chaleur, opérée dans ce viscère par la décomposition de l'air vital qui y est reçu, et augmentée peut-être par la plus grande densité de cet air, détruise l'effet du froid sur les nerfs pulmonaires : quoi qu'il en soit, il paraît qu'un froid rigoureux, comme une densité considérable de l'air, n'altère en aucune façon la liberté de la respiration. — Si l'homme est exposé dans l'état de repos à ce froid excessif, ou que ce froid soit devenu encore plus violent, soit par lui-même, soit par l'action du vent qui renouvelle l'air et l'empêche de prendre, dans le contact de la peau, une température plus douce, ou enfin que les couvertures dont le corps est défendu soient insuffisantes pour le garantir d'un violent refroidissement, alors, après un tremblement presque convulsif, la rigidité des membres augmente ; les articles se meuvent difficilement ; il semble que les fibres musculaires ne peuvent glisser facilement les unes sur les autres, ou que la peau qui les recouvre forme une enveloppe dure et qui ne se prête plus au mouvement : le sang s'arrête dans les vaisseaux cutanés, et la peau devient violette ou pâle ; les membres s'engourdissent, se raidissent, deviennent insensibles : c'est ce qui arrive aux jambes de ceux qui voyagent à cheval dans des pays très-froids, et aux extrémités peu mobiles et saillantes du corps, comme le nez ; ou si le froid a saisi tout le corps, il s'engourdit entièrement, et l'homme tombe dans un sommeil doux, exempt de souffrance et d'agitation ; les fonctions vitales s'amoindrissent peu à peu ; le mouvement de la respiration échappe à la vue ; l'haleine est presque nulle ; le pouls ne se sent pas ; en général, le mouvement cesse d'abord à la circonférence, et ce repos universel pénètre par degrés jusqu'au centre : l'homme meurt, et ce passage de la vie à la mort n'est qu'un degré de plus, dont le moment est indéfinissable et la nuance imperceptible.

Il paraît, d'après divers faits consignés dans les ouvrages périodiques, que l'action d'un froid rigoureux peut tenir la vie de l'homme entièrement suspendue pendant plusieurs jours, sans la détruire. L'homme ainsi frappé de froid, sans mouvement, sans sentiment, sans chaleur apparente, ressemble en quelque sorte à ces animaux plongés dans le sommeil hivernal, qui ne donnent de signes de vie que quand le retour du printemps a ranimé la sensibilité, le mouvement et la chaleur dans leurs organes. — Lorsque le froid n'a fait que suspendre les mouvements vitaux, et que le corps qui en a été frappé cesse d'en recevoir l'influence délétère, c'est toujours du centre à la circonférence que se rétablissent les actions organiques. Ainsi le cœur et les poumons reprennent peu à peu leurs mouvements, et rendent progressivement la chaleur et la vie au tronc et aux membres : or, l'art, dans des cas semblables, doit imiter la nature. Si, pour rappeler à la vie un homme dont tous les mouvements sont suspendus par l'action du froid, on se hâtait de réchauffer les extrémités et la surface du corps, on déterminerait la gangrène, parce qu'une condition essentielle au rétablissement des mouvements organiques dans ces parties est qu'elles reprennent d'abord leur communication avec le centre de la circulation et le principal foyer de la chaleur animale. Tout l'art consiste donc à ranimer successivement le mouvement du centre à la circonférence : pour cela, tandis que les membres sont couverts de neige ou de linges mouillés d'eau froide,

on fait sur la poitrine, le creux de l'estomac et la région ombilicale, des frictions avec de la flanelle et quelque teinture tonique ; à mesure que la circulation et l'action des poumons se rétablissent, et que la chaleur intérieure se transmet aux membres, on seconde le développement de cette chaleur en faisant succéder à la neige ou à l'eau glacée des applications de moins en moins froides : quand le malade peut avaler, on lui donne quelques cordiaux, et l'on continue à proportionner l'excitation des membres à l'état de la chaleur et des mouvements du centre. Il faut souvent plusieurs heures de soins assidus pour ranimer ainsi par degrés le mouvement de la vie chez un homme où le froid l'avait entièrement suspendue : un des exemples les plus remarquables que nous connaissions à cet égard se trouve consigné dans les Mémoires de l'Académie de Stockholm, année 1756, vol. XVII.

§ IV. *Effets de l'humidité et de la sécheresse, et de leurs combinaisons avec la chaleur et le froid.* — L'humidité en général relâche les fibres, les amollit, diminue la transpiration, tandis qu'elle paraît déterminer et augmenter la force absorbante de la peau ; elle accroît les effets des différentes températures sur nos organes ; un air humide qui est froid paraît plus froid ; il paraît de même plus chaud quand il est chaud. Dans l'humidité, les corps sont plus inactifs, et la disposition à la putrescence est plus grande ; les lieux inondés et marécageux, quand ils sont chauds, sont infestés de fièvres putrides et malignes ; les intermittentes y prennent un caractère de malignité qui les rend promptement funestes, et toujours la bile altérée y joue un rôle principal parmi les altérations humorales. Quand les lieux humides et marécageux sont froids, ils sont infestés de fièvres intermittentes plus longues et plus opiniâtres, accompagnées d'obstructions rebelles, et la putridité qui quelquefois se joint à ces affections est plus cachectique que bilieuse, et souvent vermineuse et scorbutique. Partout, en général, l'humidité accélère les décompositions spontanées, et devient la cause de ces altérations humorales qu'on attribue à des miasmes dont elle paraît être le véhicule, qu'on croit être absorbés avec elle et par son moyen par les pores inhalants de notre peau, et dont les effets dangereux sont si communs dans le voisinage des eaux et des marais. Enfin, un air humide est toujours plus ou moins insalubre : l'histoire des épidémies, des maladies des saisons et des climats, est pleine de preuves de cette proposition. — Un air sec, au contraire, est presque toujours salubre ; il resserre les fibres, et l'on pourrait comparer l'effet de l'air humide et celui de l'air sec sur nos fibres à leur effet sur le cheveu dont est formé l'hygromètre de Saussure. L'air sec augmente l'évaporation cutanée; il est moins accablant quand il est chaud que l'air humide, et moins pénétrant quand il est froid. Sans doute, une absorption moins abondante contribue beaucoup à ces deux effets. L'air sec, comme tout ce qui accroît la force contractile de la fibre, augmente l'activité de nos corps, et en même temps diminue la tendance de toutes les humeurs à la putréfaction. Les pays chauds, les situations élevées, éloignées des marais, des rivages, et qui se trouvent supérieures à la sphère des vapeurs humides qui, le soir, s'abattent sur les plaines, ou qui s'en élèvent au lever du soleil, sont exempts des maux multipliés qui désolent les lieux bas et humides. La santé, la stature, la force et le courage des hommes nourris dans des lieux élevés et qui jouissent d'un air libre et dépouillé des vapeurs humides, font un contraste marqué avec la constitution et la faiblesse des habitants des pays plats : nous le voyons en Auvergne ; on le voit dans les montagnes d'Écosse, où les habitants des lieux élevés parlent avec dédain des habitants du plat-pays, qu'ils nomment avec mépris *low-landers*; on le voit surtout dans les climats chauds, où toute la différence entre les contrées salubres et insalubres consiste dans la sécheresse et l'humidité de l'air, déterminées par la position des lieux. En Afrique, toute la Barbarie offre aux étrangers un climat très-salubre, excepté Tunis, qui est situé aux bords d'un vaste marais, et la Calle, qui est environnée de trois étangs, et quelques autres endroits situés de même. Dans tous les lieux situés entre les tropiques, les endroits élevés et secs, éloignés des forêts et des eaux stagnantes, sont d'une salubrité parfaite, quoique dans une température très-chaude. L'humidité stagnante est la cause générale et déterminante des maladies de tous ces climats, et la chaleur modifie seulement les effets de cette première cause. En effet, qu'on promène ses regards sur le globe, et qu'on y marque du nord au midi tous les climats sujets à cette humidité stagnante,

depuis la Hollande, par exemple, jusqu'aux côtes du Bengale ou à celles de Madagascar, on y verra partout les maladies déterminées par la mollesse et l'atonie de la fibre former des engorgements fréquents dans les viscères abdominaux ; mais on verra la putrescence, changeant de caractère suivant les différents degrés de chaleur, être cachectique et scorbutique dans les climats plus froids ; bilieuse, âcre et brûlante, et attaquant promptement le principe des nerfs dans les climats excessivement chauds. On verra aussi, dans ces derniers climats, où l'état bilieux constitue le caractère général des maladies, cet état, suivant que l'humidité d'un côté et la constitution des sujets de l'autre favoriseront son développement, présenter une infinité de degrés depuis les éphémères ou les tierces les plus simples, jusqu'aux fièvres ardentes les plus graves, compliquées de jaunisse, de vomissements, d'évacuations bilieuses symptomatiques, et terminées tantôt par des sueurs abondantes, si elles sont légères et bénignes, tantôt par des flux bilieux, souvent par des engorgements, quelquefois par des dépôts et des tumeurs gangréneuses à la peau, si les malades sont violemment affectés.

Il faut cependant avouer, relativement à la sécheresse et à l'humidité de l'air, que les effets même de ces deux qualités démontrent qu'elles ont, l'une et l'autre, leurs avantages et leurs inconvénients. Dans certaines constitutions, les fibres sèches et tendues ont besoin d'un air chargé jusqu'à un certain point d'humidité, mais d'une humidité pure et non stagnante. Il est des poitrines qui ne supportent pas un air très-sec ; et, en général, partout où la fibre nerveuse est fort à nu, la sécheresse est nuisible ; une douce humidité est avantageuse. Il est d'expérience que, sur la colline de Montmorency, près Paris, qui est sèche, sablonneuse et exposée à un air très-vif, les poitrines ulcérées souffrent beaucoup, et les phthisiques y trouvent, pour la plupart, l'accélération de leur fin, quoique presque tous les autres malades, surtout les cachectiques, y éprouvent un soulagement marqué. La plaine offre des effets contraires ; et il est aussi d'observation que la plupart des épidémies, soit automnales, soit printanières, qui règnent dans la vallée, semblent s'arrêter et comme échouer au pied de cette colline. — Il est encore bon de remarquer que, dans l'air, ce n'est pas l'eau qu'il contient qui nuit par elle-même, excepté par le relâchement qu'elle peut causer quand l'humidité est extrême ; elle a, au contraire, des avantages quand elle est pure, comme on vient de le voir ; il est très-probable qu'elle ne nuit que par les émanations auxquelles elle sert de véhicule. La considération de la chaleur combinée avec une humidité purement aqueuse ne peut guère avoir lieu que dans différentes circonstances relatives aux usages de la vie, comme dans les bains de vapeurs, les étuves.

Relativement aux effets du froid sec et du froid humide, nous devons rappeler que la température d'un air humide se communique plus complètement et plus intimement que celle d'un air sec ; qu'en conséquence un air notablement plus froid que le corps humain nous fait éprouver une sensation de froid d'autant plus remarquable, que cet air est chargé de plus d'humidité. C'est d'après ce principe qu'on emploie l'eau, dans les pays chauds, pour rafraîchir l'air des appartements. Indépendamment du froid qu'on peut attribuer à l'évaporation même, la fraîcheur qu'on éprouve dans ces lieux, où l'on intercepte d'ailleurs l'entrée aux rayons solaires, dépend aussi en partie du contact d'un air chargé d'humidité. — Il suit de là qu'une même température pourra paraître chaude dans un air sec, et fraîche dans un air humide; et nous connaissons, par une expérience journalière, qu'une atmosphère humide dont la température est supérieure au terme de la glace, nous paraît plus froide qu'un air sec dont la température sera fort inférieure à ce même terme. En effet, l'épiderme, qui est fait pour défendre les parties nerveuses de la peau des impressions atmosphériques, remplit bien cet objet tant qu'il est sec. S'il reçoit l'impression de l'humidité, qui le dilate et le relâche, il ne forme plus une enveloppe aussi exacte, et le froid extérieur pénètre jusqu'à l'organe sensible; en sorte que les reproches qu'Hippocrate fait au froid, relativement à son effet sur les nerfs, sont encore dus, à bien plus juste titre, au froid joint à l'humidité.

Néanmoins le froid humide n'est jamais excessif au thermomètre. S'il approche du terme de la glace, l'humidité superflue se précipite ; s'il descend bien audessous, l'air cesse d'être véritablement humide ; enfin, le froid est toujours sec au-dessous du cinquième degré inférieur à zéro. — La température froide et humide est, de toutes, celle qui s'oppose le plus à la transpiration et à l'évaporation cutanée ; car, pour le froid sec, il n'est pas défavorable, même à la transpiration, et l'expérience a prouvé qu'il s'y faisait une évaporation souvent assez rapide. Le froid humide augmente la sécrétion des urines, occasionne un reflux vers les voies intestinales, produit, plus qu'aucune autre température, les douleurs d'articles, les affections rhumatismales, les inflammations catarrhales et les fluxions sur le poumon et la membrane pituitaire. Il paraît même, si on en juge par différents phénomènes des épidémies automnales, qu'il favorise l'absorption cutanée, en même temps qu'il fait refluer les humeurs excrémentitielles de la circonférence au centre.

§ V. *Effets des vicissitudes du froid et du chaud, de l'humidité et de la sécheresse.* — Si l'on excepte les températures excessives, qui blessent toujours parce qu'elles sont destructives de l'organisation, les températures de l'air ne nuisent réellement, ainsi que nous l'avons déjà dit, que par leurs vicissitudes. Parcourons successivement le passage du chaud au froid et au froid humide, ceux du froid au chaud, du sec à l'humide, et de l'humide au sec.

Effets de la vicissitude du chaud au froid et au froid humide. — La plus nuisible des vicissitudes est celle du chaud au froid, et surtout du chaud au froid humide ; et, en général, le passage du chaud au froid ne se fait guère promptement sans que l'humidité augmente sensiblement, parce que la faculté dissolvante de l'air est considérablement diminuée par cette alternative. Or, le froid subit qui nous saisit quand nous venons d'éprouver les effets d'un air chaud, et que nous sommes moins vêtus que de coutume, irrite la peau, la contracte avec un sentiment douloureux. Cette irritation ébranlant tout le système nerveux occasionne le frisson ; ou, si son action est déterminée sur quelque partie moins couverte et moins bien défendue que les autres, elle y produit une douleur locale qui affecte non seulement la peau de cette partie, mais encore les muscles qui sont dessous et les articles qui y répondent ; qui même se transporte souvent sur les organes faibles du corps, attaque la poitrine, cause les rhumes, les inflammations catarrhales, etc., quoique l'irritation première se soit passée dans une partie très-éloignée du lieu qu'occupe ensuite la maladie. C'est ainsi que les goutteux, ceux qui ont la vessie délicate, ceux qui ont eu les ligaments de quelque articulation distendus par une entorse, souffrent dans ces parties, pendant les changements de temps, ce que d'autres souffrent à la plèvre ou à la membrane pituitaire, parce que la propagation de l'irritation nerveuse se porte de préférence sur les parties les plus sensibles et les plus disposées à recevoir les atteintes de cette irritation.

Cet effet est tellement dû au seul changement rapide de température, que, pour le produire, il suffit que la distance entre les degrés qui se succèdent rapidement soit considérable, sans que la nouvelle température soit véritablement froide. C'est ainsi qu'une variation de dix degrés, par exemple, produira tous les effets d'un froid subit, quoique le thermomètre de Réaumur étant à 27 degrés, elle ne le fasse descendre qu'au 17ᵉ au-dessus de zéro, qui est un degré que nous sommes habitués à regarder comme celui d'une chaleur assez remarquable. Cette variation est d'autant plus sensible, que la température est plus extrême. Ainsi, dans le plus grand chaud comme dans le plus grand froid, elle est plus remarquable que dans les températures moyennes.

Outre l'irritation nerveuse que produit le changement de l'air du chaud au froid, et que nous croyons devoir être considéré comme le principal de ses effets, il en est un qui a attiré davantage l'attention des praticiens, et qui a formé la base de la plupart des théories concernant les maladies que cause l'impression subite du froid; c'est la suppression de la transpiration. Le froid subit interrompt cette évacuation, et en même temps les urines augmentent en quantité; les selles deviennent liquides et abondantes; la bile coule plus abondamment et plus délayée; le nez et la membrane pituitaire se chargent et distillent une eau claire et quelquefois âcre, puisque souvent elle rougit et enflamme les parties saines sur lesquelles elle coule. En général, toutes les excrétions dont l'eau est ou peut devenir le véhicule augmentent d'une manière sensible, et prennent, suivant les cas, un certain degré d'âcreté qui stimule fortement les organes par lesquels elles se font. C'est pour cela que les médecins ont imaginé que les inflammations catarrhales étaient dues à une transpiration

âcre supprimée et portée sur des organes qu'elle irrite et qu'elle enflamme. Cette théorie a pour elle de grandes probabilités; mais il paraît qu'elle ne nous présente qu'une partie de l'effet qui a lieu dans les inflammations, et en général dans les maladies catarrhales, c'est à-dire qui résultent de l'impression du froid.

Un troisième effet du froid subit est celui par lequel le sang se charge d'une matière qui se coagule à sa surface par le repos, qui forme au-dessus du caillot une gelée blanche qu'on appelle la couenne, et qui, dans certaines circonstances, acquiert une consistance et une ténacité très-grandes. Cette matière, que MM. Parmentier et Deyeux regardent comme de la fibrine altérée, et qui paraît de nature albumineuse, est sans doute la même qui forme souvent une couche plus ou moins épaisse à la surface de certains tissus enflammés, et qui recouvre surtout si souvent les membranes séreuses à la suite de leur inflammation.

Enfin, dans ce reflux des humeurs de la circonférence vers le centre, causé par le froid, et surtout par le froid humide qui n'est jamais vif par lui-même, il paraît que la force absorbante de l'organe cutané est augmentée considérablement. Il y a peu d'observations positives à cet égard; mais si l'on considère l'uniformité des caractères de certaines épidémies catarrhales, surtout dans l'altération que contractent les humeurs chez tous les malades, quels que soient leur tempérament, leur constitution, leur âge, leur sexe; si l'on considère, dans quelques-unes de ces épidémies, la propriété que paraissent avoir les évacuations de propager la maladie, on croira voir une cause générale commune venant de l'atmosphère, et qui, absorbée par tous également, produit chez tous des phénomènes d'un caractère uniforme. A la vérité, cette absorption des levains épidémiques n'est probablement pas due exclusivement à l'impression du froid; mais il est remarquable que les temps où elle paraît se faire principalement sont précisément ceux où les vicissitudes froides et humides de l'air ont le plus d'influence sur nos corps. C'est en automne que nos épidémies les plus graves se développent, et dans cette partie de l'été où les soirées commencent à être fraîches et humides. Dans les climats chauds et insalubres, c'est le soir, lorsqu'un nuage d'humidité putride s'aba sur les plaines, qu'il est dangereux de rester à terre ; et une seule nuit passée dans les lieux malsains suffit pour développer ces fièvres putrides, malignes, si désastreuses ; tandis qu'il est assez indifférent, en général, d'y être de jour, comme l'a prouvé Lind. En Italie, c'est une chose reçue qu'il ne faut ni changer de demeure, ni séjourner en voyage, la nuit, dans toute l'étendue des pays voisins des marais Pontins, et même dans la campagne de Rome, pendant un certain temps de l'année, qu'on appelle celui de l'*aria cattiva*, du mauvais air. Les nuits y sont très-froides et humides, quoique le jour y soit chaud et brûlant. Il paraît donc que l'un des effets de la vicissitude du chaud au froid humide est l'augmentation de l'absorption cutanée, et que les miasmes dont l'humidité aérienne est imprégnée peuvent, par ce moyen, pénétrer dans le corps, et compliquer les maladies catarrhales, comme nous le voyons très-souvent.

Ainsi, les effets de la vicissitude subite du chaud au froid sont : 1° l'irritation spasmodique des fibres organiques sensibles, qui se propage par une communication très-rapide de l'extérieur à l'intérieur, et principalement aux parties faibles et déjà souffrantes ; 2° la répercussion de l'humeur de la transpiration, qui, ou se fixe sur des organes intérieurs, ou va se porter sur des couloirs étrangers, mais souvent les irrite par une âcreté particulière ; 3° un changement particulier dans le sang, qui donne lieu à la formation de la *couenne* ; 4° l'augmentation de l'absorption cutanée, par laquelle il paraît que des miasmes étrangers au corps peuvent y pénétrer.

Plusieurs circonstances favorisent le développement de ces effets et en augmentent l'intensité. Ils sont beaucoup plus marqués dans les circonstances de la vie où la sensibilité est augmentée : les convalescents et les vieillards en sont frappés beaucoup plus vivement que les autres. Les enfants qui ont passé le premier âge, malgré la sensibilité dont ils jouissent, résistent bien au froid, à cause de la grande vivacité de leurs mouvements et de leur circulation. Beaucoup de mélancoliques, indépendamment du froid interne, qui est chez eux un symptôme fort ordinaire, sont aussi très-sensibles au froid extérieur : mais les maniaques, qui sont devenus très-peu sensibles aux impressions des choses externes, sont beaucoup moins affectés du froid, et

en supportent de très-rigoureux sans en être blessés aucunement. La transpiration étant plus abondante et plus chargée de matières excrémentitielles quatre à cinq heures après le dîner, et le matin au sortir du lit, il en résulte que le passage trop subit du chaud au froid, et surtout au froid humide, est alors beaucoup plus dangereux que dans les autres temps de la journée, où l'exhalation cutanée est une simple évaporation inodore, presque sans qualités et à peine sensible. On conçoit aussi que plus la transpiration est âcre, plus sa suppression est dangereuse, comme on l'observe chez les goutteux. Les enfants qui jettent leur gourme, les femmes en couches dont la transpiration est aigre, les personnes rousses, éprouvent des accidents graves de la transpiration répercutée, et les éprouvent même dans tous les temps de la journée, presque indistinctement ; et si quelque partie du corps est l'organe d'une transpiration plus âcre que les autres, il est plus dangereux de supprimer la transpiration de cette partie que celle de tout le corps : c'est ce qu'on observe tous les jours relativement à la transpiration des pieds et des aisselles. Enfin, le plus ou moins de rapidité avec laquelle se fait la vicissitude du chaud au froid influe encore sur l'intensité de ses effets.

Effets de la vicissitude du froid au chaud. — Quoique cette vicissitude ait, en général, des inconvénients moins grands que celle du chaud au froid, elle peut cependant déterminer des effets dangereux, si l'intervalle des degrés du froid au chaud est considérable. Lorsqu'un homme gelé par un froid violent passe tout-à-coup à une température plus ou moins chaude, la surface se réchauffant avant que le centre soit rétabli dans ses fonctions, les liqueurs dégelées dilatent ou rompent leurs canaux, s'extravasent, stagnent ou s'altèrent ; les solides même, amollis avant d'être pénétrés par l'action vitale, se trouvent comme séparés de la vie ; et l'altération qu'ils éprouvent dans cet état entame leur organisation. Alors, si la vie est ranimée, il s'engendre dans ces parties altérées des ulcères qui tournent promptement à la gangrène, ou des membres entiers sont frappés de sphacèle ; et si la nature ne détermine pas, dans les confins de la partie mortifiée, une inflammation salutaire qui sépare le mort du vif, la gangrène se propage, la résorption s'opère, l'infection gagne les organes essentiels à la vie, et celle-ci ne tarde pas à s'éteindre (*voyez* l'histoire rappor-tée par M. Pilhes, Journal de médecine, août 1767). On observe des effets infini-ment moins graves à la suite des enge-lures locales et superficielles, lorsque les parties gelées sont chauffées à un feu trop ardent : alors il s'y forme des ulcères dont l'opiniâtreté résiste souvent à de longs traitements, et qui donnent quelquefois lieu à des affections qui tiennent du scor-but. Il paraît, dans ce cas, que les hu-meurs, altérées par le dégel avant que l'action vitale se soit rétablie, rentrent dans le torrent de la circulation avec les qualités qu'elles ont contractées, et infec-tent la masse totale.

Le passage subit d'un froid ordinaire à une chaleur excessive est accompagné d'une forte révolution dans toute l'habi-tude du corps ; l'expansion est marquée dans les fluides, et principalement dans le sang qui distend les vaisseaux ; et bien souvent la suffocation, l'évanouisse-ment, l'apoplexie, sont les effets très-prompts qui accompagnent cette révolu-tion. Si l'estomac est chargé d'aliments, la digestion en est troublée ; on éprouve une oppression considérable, et cette cir-constance détermine souvent d'autant plus promptement l'affection apoplecti-que ; mais ces phénomènes ne s'observent guère que dans les effets d'une tempéra-ture artificielle. — Quand la différence du froid au chaud est médiocre, ses effets sont moins remarquables, et pour lors il paraît que la principale influence vient des variations simultanées de l'humidité et de la sécheresse.

Effets de la vicissitude du sec à l'hu-mide. — Ce passage, quand la différence en est remarquable, produit un effet sen-sible sur nos corps. Cet effet est le senti-ment d'un poids qui nous presse de tous côtés. L'air est lourd, disons-nous, et cependant le baromètre annonce qu'il est au contraire plus léger ; mais nos membres, relâchés et amollis par l'humi-dité, sont devenus plus faibles, inhabiles au mouvement ; ils ont perdu leur ton ; les vaisseaux cèdent davantage à l'expan-sion des liqueurs et à l'impulsion qui les charrie dans leurs ramifications ; en un mot, sans que les poids augmentent, leur effet comprimant est plus grand, parce que la proportion de nos forces et de nos résistances est diminuée. — C'est le pro-grès successif du froid au chaud, et au chaud humide, qui caractérise l'effet du printemps sur nous : en amollissant et relâchant la fibre, il la fait passer, du

spasme que lui imprime le froid, à l'ato-nie que cause la chaleur humide ; et par là il diminue la résistance des extrémités vasculaires, et cause toutes les maladies qui résultent de cet effet, au nombre desquelles sont les apoplexies séreuses et surtout sanguines. Celles-ci ne doivent, en conséquence, pas être comparées à celles qui sont dues au passage subit du froid à une chaleur excessive, et qui ré-sultent de la disproportion qui existe alors entre l'expansion des fluides et des soli-des. Mais il est une circonstance qui ca-ractérise les vraies maladies printanières, c'est la facilité de la guérison : cet effet vient évidemment de la liberté qui s'é-tablit dans toutes les évacuations qui, pour les mêmes causes, sont alors plus aisées et plus abondantes qu'en tout au-tre temps.

Effets de la vicissitude de l'humide au sec. — Le passage de l'humidité à la sécheresse n'a, en général, que de bons effets par lui-même. Il raffermit les ex-trémités vasculaires, relève le ton de la fibre ; et, quoique accompagné presque toujours d'une augmentation de poids dans la colonne atmosphérique, il nous fait paraître l'air plus léger, la chaleur moins accablante, et le froid moins ri-goureux.

§ VI. *Effets de l'état électrique de l'atmosphère.* — L'homme, placé au mi-lieu du jeu continuel de l'électricité at-mosphérique, ne peut être insensible à ce flux et reflux d'un fluide perpétuelle-ment en mouvement. Si, dans un orage, il se trouve dans le passage de ce fluide au moment de la décharge foudroyante, c'est-à-dire au moment du rétablissement rapide de l'équilibre entre l'atmosphère et le globe, il en reçoit un ébranlement général, une commotion analogue à celle de la bouteille de Leyde, et qui peut être assez violente pour le frapper de mort : les exemples de ces accidents ne sont pas rares. Indépendamment de cette action brusque du fluide électrique atmosphé-rique, le corps animal en éprouve une autre dont les effets, moins sensibles, n'en méritent pas moins l'attention de l'observateur. Cette action a lieu hors de la portée de la décharge, à une proxi-mité telle des nuages électrisés, que l'on soit dans leur atmosphère électrique comme serait, à l'égard d'une machine électrique ordinaire en mouvement, un corps anélectrique placé dans le voisi-nage du conducteur, hors de la portée de l'étincelle. On peut démontrer que la sphère d'activité de l'électricité atmosphérique s'étend à une certaine distance, au moyen de l'électromètre de Cavallo, surmonté d'une petite verge de cuivre terminée en pointe. Il suffit, en effet, de placer l'instrument sur une fenêtre élevée, dans un temps d'orage, pour voir souvent les deux balles de moelle de sureau qui constituent la partie essentielle de l'électromètre, s'écarter l'une de l'autre. On peut, par le même moyen, connaître l'espèce d'électricité dont l'air est animé. Pour cela, avant de placer l'instrument sur la fenêtre, on le charge d'électricité vitrée (*voyez* le Traité de physique de M. Haüy, seconde édition, tome 1, page 449); les deux balles, alors écartées l'une de l'autre, s'écarteront davantage si l'état électrique de l'air est vitré; elles se rapprocheront, au contraire, si cet état est résineux. Mais on n'a encore, relativement à l'action de l'état électrique de l'air à distance sur le corps humain, que quelques observations générales. On sait seulement que les personnes sensibles sont affectées long-temps avant les orages, et les prévoient par le malaise qu'elles éprouvent, malaise qui, chez quelques individus, se porte jusqu'à un état nerveux plus ou moins violent.

Préceptes d'hygiène relatifs aux qualités de l'air. — Les qualités de l'air ne nuisant le plus souvent que par leurs vicissitudes, et ne devenant dangereuses que parce qu'elles agissent sur des corps qui n'y sont pas habitués, ou parce qu'elles sont bientôt remplacées par des qualités contraires, il faut que l'homme qui veut rester sain et vigoureux s'endurcisse et se fasse aux températures dont il doit éprouver le plus souvent l'influence, et ne contracte pas l'habitude d'une température étrangère qu'il soit obligé de quitter malgré lui. — C'est, en conséquence, un mal, dans un pays ou dans une saison froide, de s'habituer à rester dans des appartements très-clos et fort échauffés. C'en est un de même, quoique moins dangereux, de s'habituer à des appartements très-frais dans un pays très-chaud. — La température à laquelle il est le plus nécessaire de s'habituer, est le froid, parce que, de toutes les vicissitudes, la froide est la plus dangereuse, et que le froid à la longue fortifie la fibre, l'affermit, et donne au corps une solidité et une complexion plus durable et plus capable de résister aux autres vicissitudes. L'habitude du froid doit se contracter par degrés. Il n'y a que les constitutions fortes qui résistent à l'impression d'un passage rapide; toutes les constitutions sont susceptibles des habitudes contractées par degrés.

L'enfant nouveau-né, à peine couvert d'un épiderme, sortant de l'eau et d'une température de 28 à 30 degrés, est tout nerveux, et a d'autant plus besoin d'être préservé du froid, qu'il est plus faible et plus délicat. On ne doit pas se laisser abuser par des exemples illusoires. La femme samoiède, qui roule son enfant nouveau-né dans la neige, n'est pas une autorité pour une dame française élevée dans la capitale, au milieu des commodités et des dangers du luxe. En général, l'impression du froid ne convient pas à l'enfant nouveau-né, encore moins s'il est faible, beaucoup moins s'il est malade, et là-dessus l'instinct des animaux doit éclairer notre raison. — C'est surtout dans les premières six semaines que l'enfant a besoin d'être défendu de l'action du froid. La chaleur de la mère est celle qui lui convient le mieux. Plus les appartements sont clos et chauds, plus il a besoin d'être garanti quand on le fait sortir, moins il a besoin de l'être quand il est près de sa mère. Ces soins doivent être moins scrupuleux dans la saison chaude; mais toujours faut-il prendre garde aux heures du soir, de la nuit et du matin.

Ce premier temps passé, quand l'enfant commence à s'arrondir, qu'il est fort, qu'il n'est point malade, on peut commencer à l'endurcir aux influences de l'air. Il faut le faire par degrés, et alors on n'a que peu de précautions à prendre pour le temps de la dentition. Mais si l'enfant, né malade ou faible, l'est encore, et qu'il s'annonce des dépurations vers la tête, la chaleur lui est encore nécessaire; et si, au milieu de ces soins, la dentition s'approche, il faut alors continuer à le garantir du froid. Si jusque là on lui a tenu la tête couverte, il faut lui continuer ce soin, parce que ce n'est pas là le moment de changer ses habitudes. Alors les nerfs souffrent, et surtout les nerfs de la tête; et le froid est *l'ennemi des nerfs.* — C'est après l'époque de la première dentition, et après la seconde année, qu'il faut sérieusement s'occuper de fortifier l'enfant et de l'endurcir. C'est alors que la tête nue, les vêtements légers, l'eau froide, l'éloignement du feu contribuent réellement à sa force et à sa bonne santé. L'activité de son corps, la force de sa circulation résistent alors efficacement à l'impression du froid; et l'epiderme, s'affermissant, devient comme un vêtement naturel qui le préserve mieux que l'accumulation des couvertures, parce qu'il le rend insensible à l'irritation que produit le froid sur les nerfs plus dénués.

Une fois cette force acquise, il est à désirer que l'homme la conserve et ne la perde au milieu du luxe efféminé et de la dépravation des villes. La mollesse, les excès, les indispositions, les maladies, les chagrins, les passions, agacent de nouveau la sensibilité nerveuse, et rendent l'homme plus sensible aux impressions extérieures ; mais, réciproquement, l'homme endurci aux impressions extérieures n'est point énervé par les indispositions que prépare la mollesse ; il est moins affecté par les chagrins, moins agité par les passions ; sa sensibilité le met à l'unisson tant pour les affections morales que pour les impressions physiques. — Mais, si l'homme s'endurcit aux impressions extérieures, il faut qu'il s'y endurcisse uniformément dans toute l'habitude de son corps, autant que l'usage et la décence le permettent. S'il est des parties qu'il faut garantir de préférence, ce sont celles que la nature a choisies elle-même pour en faire des voies de dépuration. Les pieds sont dans ce cas, et leur transpiration a un caractère spécial et presque toujours une odeur plus ou moins marquée, mais particulière : de là le précepte vulgaire de *se tenir la tête fraîche et les pieds chauds.* Et si, par accident, par circonstance ou par les dépurations de l'âge, d'autres parties deviennent le siége des dépurations particulières, il faut alors les découvrir moins que jamais, et, dans les grandes vicissitudes de l'air, les couvrir davantage.

Les infirmités, en affaiblissant l'homme, en diminuant la vigueur de la circulation, l'égalité de la chaleur vitale et sa distribution à la circonférence du corps, exigent qu'on le mette davantage à l'abri des impressions qui peuvent lui nuire, et surtout du froid, et du froid humide. Les convalescents et les vieillards sont dans ce cas. Alors il paraît que l'absorption, surtout chez les convalescents et chez ceux qui ont éprouvé de grandes évacuations, est d'autant plus grande, que l'impression des fluides est moins forte ; et c'est à cause de cela que le froid humide est si dangereux pour ces personnes, et qu'on voit le contact de l'humidité froide renouveler si facilement les fièvres d'accès. — Enfin, si l'homme a négligé de se fortifier contre les impressions auxquelles il est sans cesse exposé, et qu'il ait passé l'âge où l'on peut contracter d'utiles habitudes, il faut qu'il subisse la loi imposée aux faibles ; qu'il évite, au moins par le moyen des vêtements, l'effet des grandes vicissitudes ; qu'il les évite, non-seulement suivant les alternatives des saisons et des moments de la journée, mais encore relativement aux périodes de ses propres fonctions ; les moments de sa digestion, ceux de sa transpiration exigent des précautions principales ; et si la transpiration a une âcreté particulière, s'il est sujet aux érysipèles, aux dartres, aux fluxions, à la goutte, etc., il doit redoubler d'attention.

SECTION QUATRIÈME. — *Substances étrangères qui peuvent se mêler à l'air, ou s'y dissoudre, et en altérer les qualités.*

L'atmosphère est, comme nous l'avons vu, naturellement composée de vingt et une à vingt-deux parties de gaz oxygène, soixante-dix-sept à soixante-dix-huit de gaz azote, d'environ une partie d'acide carbonique, et d'une quantité d'eau variable, selon sa température ; mais plusieurs causes font varier les proportions du gaz qui constitue ce fluide. La respiration et la transpiration des animaux diminuent la proportion du gaz oxygène, et augmentent celle du gaz acide carbonique et celle de l'eau. La combustion produit dans la constitution de l'air des altérations analogues à celles qui proviennent de la respiration. La combustion du charbon n'augmente pas seulement les proportions du gaz acide carbonique, elle produit aussi une certaine quantité de gaz oxyde de carbone. Si le corps combustible est hydrogéné, il se forme une quantité d'eau proportionnée à celle de l'hydrogène brûlé. — La végétation détermine aussi des changements dans la composition de l'air. La partie verte des plantes, comme l'ont prouvé les expériences d'Ingenhousz, qui ont été confirmées et perfectionnées dans ces derniers temps par M. Saussure fils, verse à la lumière du soleil du gaz oxygène dans l'atmosphère, soit que ce gaz provienne de la décomposition de l'eau de végétation, ou de l'eau atmosphérique dont l'hydrogène se fixe dans la plante ; à l'ombre, au contraire, la partie verte des végétaux dégage dans l'atmosphère de l'acide carbonique. Mais, s'il est vrai que, pendant la nuit, les fonctions végétales soient diminuées par une espèce de sommeil, et qu'en conséquence le dégagement de l'acide carbonique soit peu considérable, comparativement à la quantité de gaz oxygène que donne la partie verte des plantes pendant le jour, il en résulte que la destruction du gaz oxygène par la respiration des animaux est, au moins en partie, compensée par la quantité du même gaz que l'atmosphère reçoit des végétaux.

Les proportions des parties constituantes de l'air changent encore par diverses autres circonstances, mais seulement dans des parties circonscrites de l'atmosphère. La fermentation alcoolique dégage une quantité considérable de gaz acide carbonique; la fermentation acétique absorbe une certaine quantité d'oxygène; la putréfaction des matières végétales et animales dégage non-seulement du gaz acide carbonique, mais encore de l'azote, de l'ammoniaque, et quelquefois du gaz hydrogène, soit pur, soit carboné et sulfuré, comme celui qui se dégage des marais. Enfin, diverses autres opérations chimiques faites en grand disséminent, dans une certaine étendue de l'air, des gaz étrangers à sa composition, tels que des vapeurs nitreuses et sulfureuses, les gaz hydrogène, hydrogène carboné, oxydule d'azote, etc. — L'air peut donc, en premier lieu, être altéré par un mélange disproportionné de ses différentes parties, ou par des gaz étrangers connus. Ce genre d'altération peut être très-bien apprécié par les moyens eudiométriques. Mais il se répand dans l'atmosphère des émanations, dont la présence ne peut être démontrée par ces derniers moyens : telles sont les émanations odorantes des animaux, et surtout des végétaux pendant la période de la floraison. On remarque que les odeurs que l'on respire dans un jardin émaillé de fleurs sont beaucoup plus exaltées vers le soir que dans le milieu du jour, sans doute parce qu'elles sont spécialement dissoutes par l'humidité atmosphérique, et qu'elles se trouvent en conséquence concentrées dans le serein, qui n'est autre chose que cette humidité condensée, et se rapprochant, par l'augmentation de sa pesanteur spécifique, de la surface de la terre.

Ces émanations ont une certaine action sur l'économie animale : les unes stimulent nos organes, les autres occasionnent une espèce d'assoupissement : il y en a quelques-unes, comme celles du muscguer, de la rose, des tubéreuses, et en général de toutes les liliacées, qui peuvent donner lieu à une espèce d'asphyxie. Il suffit, pour être exposé à cet accident, de coucher dans un appartement où il y a une grande quantité de ces fleurs odorantes. L'asphyxie, dans ce cas, paraît être dans des rapports différents de ceux qu'elle pourrait avoir avec l'acide carbonique produit; elle semble dépendre entièrement de l'action des émanations odorantes sur le système nerveux. L'odeur de la transpiration des animaux peut aussi occasionner un état de faiblesse et d'énervation remarquable. — La couche superficielle de la terre qui sert à la végétation et constitue l'*humus*, mouillée et remuée à un certain degré de chaleur, dégage aussi une odeur particulière qui se répand dans l'atmosphère. C'est ce qu'on remarque surtout quand on laboure la terre pendant l'été, après une pluie d'orage. Nous ignorons jusqu'à quel point cette odeur peut influer sur l'organisation; mais, dans certaines maladies consomptives, comme la phthisie pulmonaire, on a conseillé d'enfouir le malade dans de la terre nouvellement remuée, comme dans une espèce de bain, et l'emploi de ce moyen a sans doute quelque fondement. L'apparence de succès qu'on a pu en obtenir doit-elle être attribuée en partie à l'émanation particulière de la terre? Remarquons encore que les émanations métalliques, telles que celles qui résultent de l'exploitation de certaines mines, et se répandent dans l'air, peuvent produire dans l'économie animale des dérangements plus ou moins considérables, quoique ces émanations, qui sont très-sensibles à l'organe de l'odorat, ne puissent être démontrées par les moyens eudiométriques. — Enfin, il existe des émanations également inappréciables, et par l'eudiométrie et par l'organe de l'odorat, mais dont la présence est bien démontrée par leurs effets sur l'économie animale : ce sont les influences épidémiques et les miasmes contagieux. Lorsqu'une maladie règne épidémiquement dans un pays; qu'elle frappe en même temps et le pauvre accablé de misère, et le riche environné de tous les avantages de l'opulence, il paraît qu'on ne peut douter que les causes déterminantes de la maladie n'existent dans une certaine étendue de l'air atmosphérique. Dans les maladies contagieuses, les miasmes qui s'exhalent avec les évacuations des malades, se répandent aussi au moins dans leur atmosphère, qu'une personne saine ne peut en conséquence respirer sans s'exposer à la contagion.

On peut, d'après ce qui précède, diviser en trois ordres les substances étrangères que l'atmosphère est susceptible de contenir, soit à l'état de mélange ou de dissolution : le premier ordre ne comprend que des corps gazeux connus, dont la présence se démontre par l'eudiométrie ; ces gaz peuvent altérer la respirabilité de l'air, et produire, suivant leur nature, des asphyxies plus ou moins dangereuses ; au second ordre appartiennent toutes substances inappréciables par les moyens eudiométriques, mais qui affectent plus ou moins sensiblement l'organe de l'odorat : telles sont les émanations odorantes des végétaux, des animaux et des métaux volatils : ces émanations n'altèrent pas la respirabilité de l'air, mais elles ont une action évidente sur nos organes ; plusieurs portent spécialement leur influence sur le système nerveux, et quelques-unes peuvent occasionner des asphyxies nerveuses ; le troisième ordre des substances dont l'air est susceptible de se charger, est celui des émanations dont la présence ne peut être démontrée ni par l'eudiométrie, ni par nos sens, mais qui se font reconnaître par les désordres qu'elles occasionnent dans les fonctions de nos organes : tels sont les influences épidémiques et les miasmes contagieux.

SECTION CINQUIÈME. — *Moyens que l'art emploie pour opérer dans l'atmosphère des modifications avantageuses à la santé de l'homme.*

Si l'art, au lieu d'agir comme la nature sur des espaces d'une immensité incalculable, ne peut exercer sa puissance que dans une sphère très-circonscrite, les procédés qu'il emploie pour modifier quelques portions de l'atmosphère n'en sont pas moins, le plus souvent, utiles, soit à l'homme considéré individuellement, soit à l'homme en société. Ces procédés ont rapport au choix des lieux que l'homme doit habiter, à la construction des habitations, à la disposition des lieux, à la distribution des eaux, aux moyens de renouveler l'air par les divers secours des ventilateurs, aux moyens de le rafraîchir, aux directions de l'électricité atmosphérique par les paratonnerres, à la culture du sol, à la végétation,

aux émanations des animaux, et aux agents chimiques.

§ Ier. *Choix des lieux.* — L'homme est quelquefois le maître de choisir, pour son habitation et ses travaux, les lieux les plus convenables à l'entretien de sa santé : ainsi, il peut s'établir sur une hauteur où l'on respire un air sec et vif, ou dans un lieu bas, dont l'air jouit d'une activité moindre, à raison des obstacles qui bornent ses mouvements et de l'humidité qui l'imprègne. Les personnes d'une constitution lymphatique, les enfants atteints de la coqueluche, ou indisposés à la suite de quelque maladie éruptive, à cause d'une dépuration encore incomplète, se trouvent bien de l'air sec, actif, mobile, que l'on respire sur la montagne de Saint-Germain-en-Laye et sur celle de Montmorency ; ils y perdent bientôt cette disposition aux engorgements lymphatiques ; ils acquièrent de l'appétit, sont moins portés au sommeil et à l'inaction, se livrent avec plaisir à un exercice salutaire ; tous leurs organes reprennent de l'activité, et leur existence enfin se renouvelle. Ces lieux, si favorables aux individus d'une constitution lymphatique, seraient nuisibles aux personnes d'un tempérament sec, irritable, et disposées à la phthisie pulmonaire ; elles y éprouveraient bientôt une augmentation dans les symptômes de l'irritation, et le développement de la pulmonie en serait la suite. Mais, si elles font leur séjour dans des lieux moins élevés, dont l'air, sans être chargé d'impuretés, est plus humide, plus calme, et par conséquent moins actif, elles éprouvent du soulagement. — Dans le choix des lieux, le voisinage des eaux, soit stagnantes, soit courantes, n'est pas une chose indifférente ; il convient à certains individus, et peut être très-nuisible à d'autres. Cependant le voisinage des eaux marécageuses est toujours insalubre, à cause des émanations qui s'en dégagent. On doit aussi bien étudier la constitution atmosphérique, avoir égard à la direction et aux qualités des vents les plus dominants, aux accidents atmosphériques les plus fréquents, suivant les saisons, les climats, etc.

§ II. *Construction des habitations.* — Les habitations nous défendent des influences de l'atmosphère, nous mettent à l'abri des vents qui l'agitent, des pluies qui l'inondent, des impressions d'une forte chaleur, comme de celles d'un froid rigoureux. Les premiers hommes ne cherchaient pas à se garantir de ces influences, parce qu'ils n'en éprouvaient aucune incommodité remarquable; mais le désir naturel du bonheur a dirigé l'industrie humaine vers la recherche des moyens qui pouvaient rendre la vie plus agréable, et les habitations ont été construites. L'habitude de celles-ci ayant rendu l'homme plus sensible aux vicissitudes atmosphériques, ce qui était autrefois superflu est devenu indispensable. — Les habitations ne nous garantissent pas seulement des vicissitudes atmosphériques, elles nous fournissent encore les moyens de faire naître diverses qualités dans l'atmosphère; et ces moyens sont plus ou moins efficaces, suivant la position des habitations, la nature des matériaux dont elles sont construites, la manière dont sont ménagés les courants d'air, etc. — Les habitations peuvent être construites au-dessus du sol, au niveau du sol, ou creusées au-dessous du sol, et elles ne sont pas également salubres dans toutes ces conditions. Il n'est pas indifférent de loger au rez-de-chaussée; il n'est pas indifférent non plus que l'habitation soit placée sur une cave ou sur un terrain plein, sur un sol humide ou sec, sablonneux ou argileux, ou sur des pilotis. On trouve dans certaines contrées, en Bretagne principalement, des villages entiers dont les maisons sont creusées à moitié dans le sol; aussi les épidémies y produisent des effets terribles. La plupart des petites fermes sont aussi creusées en partie sous le sol; elles sont en outre entourées de fumier, dont l'eau, en s'infiltrant dans la terre, les rend humides et les infecte. Les habitations souterraines, celles par exemple qui existent dans les mines de muriate de soude en Pologne, sont aussi malsaines, tant à cause de leur humidité, que parce que l'air s'y renouvelle difficilement, et qu'on y est privé de l'influence salutaire de la lumière du soleil. — Il n'est pas indifférent que les habitations soient réunies ou isolées; ces deux dispositions présentent des avantages et des inconvénients. Dans les campagnes, où les maisons sont plus ou moins éloignées les unes des autres, l'air est plus agité, plus froid, et sa température est plus variable que dans les villes. Dans celles-ci, où les habitations sont réunies, la température est plus douce et plus constante. Les grandes villes présentent encore d'autres avantages: les épidémies y sont beaucoup plus rares que dans les campagnes; les phénomènes électriques y sont aussi beaucoup moins énergiques, et les foudroiements rares. On remarque encore que la grêle est fort rare dans les grandes villes. La fameuse grêle du 14 juillet 1788, qui parcourut toute l'Europe, traversa la France suivant deux lignes parallèles, et dans la direction de Paris, où elle fut très-modérée, tandis que dans la campagne les grêlons furent si gros qu'ils frappèrent de mort des brebis et des vaches. — Le rapport des fenêtres aux portes influe beaucoup sur la circulation de l'air dans l'intérieur des habitations. Le diamètre de ces ouvertures doit être en raison de la grandeur des appartements; les dimensions de ceux-ci, et surtout la hauteur des plafonds, doivent être proportionnées au nombre des personnes qui les habitent. Plus les plafonds sont bas, toutes choses égales d'ailleurs, plus promptement l'air est vicié par la respiration et les exhalations animales; cette disposition, dans les hôpitaux, rend, par exemple, les émanations des malades plus dangereuses. D'un autre côté, si les plafonds sont fort élevés, la température est fort difficile à conserver, et il se fait une grande dépense de combustible. Il faut donc prendre entre les deux extrêmes un terme moyen qui concilie et la salubrité et l'économie.

On doit aussi avoir égard, dans la construction des habitations, à la nature des matériaux qu'on emploie; ils peuvent être plus ou moins propres à s'imprégner d'humidité, à transmettre la température. On observe que la toiture de chaume livre plus difficilement passage au calorique que celle d'ardoise ou de tuile; les murs de terre ou de brique conservent mieux la température que les murs en pierre ou en mortier. Dans les habitations destinées au rassemblement d'un grand nombre de personnes, on doit éviter de faire les parois ou de les revêtir avec des substances qui s'imprègnent facilement des émanations avec lesquelles elles sont en contact; on observe à cet égard que la pierre s'imprègne moins de ces émanations que le bois, et que le bois verni s'en imprègne moins que celui qui n'a subi aucune préparation. Les vaisseaux, qui sont des habitations de bois peu spacieuses pour le nombre d'individus qu'ils contiennent, sont en conséquence dans des conditions très-défavorables à la salubrité, et les épidémies de maladies putrides qui y règnent souvent en sont la preuve.

On doit enfin faire attention à la disposition des pièces de l'habitation destinées à servir de chambres à coucher. Si on veut qu'elles présentent les conditions les plus favorables à l'entretien de la santé, elles ne seront pas au rez-de-chaussée; elles seront assez spacieuses et surtout assez élevées pour que l'air ne s'y vicie pas promptement, et les environs du lit surtout seront disposés d'une manière avantageuse au renouvellement de l'air. Si le lit est placé, comme on le fait très-souvent, dans le fond d'une alcôve étroite, dont on ferme soigneusement les rideaux, on respire, pendant le sommeil, un air chaud, stagnant, et plus ou moins chargé d'émanations toujours nuisibles à la santé.

§ III. *Administration des feux.* — L'homme peut agir puissamment sur les qualités de l'atmosphère au moyen des feux : ils influent sur sa température en lui rendant du calorique libre, et sur son état hygrométrique en augmentant sa faculté dissolvante. Soit qu'on se serve de poêles ou de cheminées, on doit toujours proportionner l'entrée et l'issue du foyer avec la grandeur de celui-ci et la quantité de combustible qu'il doit contenir. Les poêles sont en général mieux disposés pour empêcher le désagrément de la fumée que les cheminées; ils chauffent d'autant plus promptement, qu'ils sont composés de substances qui conduisent mieux le calorique: tels sont les métaux : ils tiennent la chaleur d'autant plus long-temps que les matières dont ils sont formés se refroidissent plus lentement, et par là transmettent aussi plus lentement la chaleur qui s'y est développée et qui en a pénétré les parois. En Allemagne, on est dans l'usage de chauffer les appartements avec des poêles disposés de manière qu'ils traversent l'épaisseur des murs, et que l'ouverture du foyer se trouve au dehors; ainsi l'air de l'appartement ne sert pas à la combustion, ce qui est un grand avantage; mais cette disposition a l'inconvénient d'être peu favorable au renouvellement de l'air. Les réchauds, les chaufferettes, présentent d'autres conditions; ils répandent dans l'atmosphère une chaleur douce; mais ils y versent une grande quantité d'acide carbonique, et quelquefois du gaz oxyde de carbone, qui exposeraient à l'asphyxie si l'air n'était pas renouvelé.

Les meilleures cheminées sont celles qui, avec une quantité modérée de combustible, donnent beaucoup de chaleur dans l'appartement sans y répandre de la fumée; celles qui portent le nom de *cheminées à la Desarnod* présentent ces avantages, et, au moyen des tuyaux de chaleur qui, après avoir échauffé l'air du dehors, le versent dans l'appartement, elles renouvellent l'air de ce dernier. Telles sont encore les cheminées à la Rumford, et celles qui ont été imaginées depuis peu, dans lesquelles les parois du foyer, présentant une forme concave, réfléchissent, comme des miroirs de la même forme, une grande quantité de calorique dans l'appartement.

§ IV. *Distribution des eaux.* — Les eaux courantes, stagnantes ou jaillissantes, n'agissent pas toutes avec la même énergie sur l'atmosphère, parce que la surface qu'elles présentent à l'air dans ces diverses conditions n'ayant pas la même étendue, la quantité de vapeur qui se forme est différente. L'eau qui se répand dans l'atmosphère pendant l'été la rafraîchit et en augmente la salubrité : de là l'utilité des arrosements dans les grandes chaleurs. Pendant l'hiver, on se sert aussi de l'évaporation de l'eau pour purifier l'air des habitations, surtout quand on les échauffe au moyen de poêles. A cet effet, on place une jatte pleine d'eau sur le poêle, la vapeur qui s'en élève répand une douce chaleur dans l'air de l'appartement, et en se précipitant elle entraîne avec elle l'acide carbonique qui s'était formé pendant la combustion.

§ V. *Ventilation.* — Les divers moyens que l'art a imaginés pour établir des courants d'air dans les habitations dont l'air doit être fréquemment renouvelé, par exemple, dans les vaisseaux, les hôpitaux, les prisons, peuvent être employés avec avantage. Dans les vaisseaux, on peut recourir au ventilateur, connu sous le nom de *manche à vent*, qui est généralement employé dans la marine française, au ventilateur de Hales, ou aux moyens imaginés en même temps par Duhamel en France, et par Sutton en Angleterre. Ces moyens, que leurs auteurs ont publiés dans des ouvrages *ex professo*, sont également décrits dans la dissertation de Pallois (*Essai sur l'hygiène navale*), qui leur reproche de ne pas corriger l'humidité de l'air, et qui donne la préférence au feu, d'après les succès qu'en ont obtenus des voyageurs célèbres, tels que Cook, la Pérouse et Vancouver.

§ VI. *Rafraîchissement de l'air.* — On rafraîchit l'air en le mettant en contact avec de grandes surfaces d'eau, et c'est ce qu'on fait par les arrosements dont nous avons déjà parlé. Un autre moyen consiste à faire communiquer, à l'aide de soupiraux, les appartements avec des souterrains. Enfin, on entretient encore la fraîcheur dans les habitations en fermant les volets, et interceptant ainsi, comme cela se pratique dans les pays chauds, le passage à la lumière, qui est un des plus puissants véhicules du calorique.

§ VII. *Paratonnerres.* — Ces instruments, dont nous devons la connaissance à l'immortel Franklin, agissent à de grandes hauteurs sur l'état électrique de l'atmosphère, de la même manière que les pointes métalliques non isolées que l'on présente à une certaine distance du conducteur d'une machine électrique ordinaire en mouvement. Ils soutirent silencieusement le fluide électrique des nuages, mettent les édifices à l'abri des décharges foudroyantes, et garantissent l'homme de leurs influences fâcheuses.

§ VIII. *Culture du sol.* — La culture du sol change les rapports respectifs de la terre avec l'atmosphère, soit en modifiant la nature du terrain, soit par l'artifice des irrigations, soit en donnant un libre écoulement aux eaux qui inondent un pays, en changeant des eaux stagnantes en eaux courantes, et en procurant ainsi le dessèchement des marais. L'art diminue par ces derniers moyens l'humidité de l'air, rend les émanations putrides des substances végétales et animales beaucoup moins abondantes, favorise le renouvellement de l'air, et détruit les causes de son insalubrité.

§ IX. *Végétation.* — La végétation est un des moyens les plus puissants que la nature ait mis au pouvoir de l'homme pour agir sur l'atmosphère. Les forêts épaisses qui entourent les habitations ont souvent des effets fâcheux : elles déterminent la stagnation de l'air, augmentent et concentrent son humidité; mais, si l'on y pratique des percées dans des directions convenables, l'air y circule librement, et son insalubrité diminue. Si on abat ces forêts, la circulation de l'air devient encore plus libre, et la sécheresse s'y porte quelquefois à un tel point, qu'on voit les sources de ces lieux s'épuiser par degrés, et enfin tarir complètement. C'est donc un objet bien digne de méditation, sous le rapport de la salubrité et sous celui des avantages du sol, que de rechercher jusqu'à quel point il convient de percer, d'abattre certaines forêts, ou de conserver les moyens d'irrigation qu'elles présentent. Lancisi a donné un traité entier sur cette matière, intitulé : *De sylva Serminelæ non nisi per partes excidenda.*

S'il est souvent utile de percer ou d'abattre les forêts, il n'en est pas ainsi des plantations qui environnent les lacs et les étangs. Si l'on garnit au contraire les bords de ces masses d'eau stagnante d'arbres élevés qui aient un accroissement rapide et un feuillage étendu, tels que les peupliers de Hollande, on agit très-puissamment sur les influences nuisibles de l'air de ces lieux. Ces grands végétaux n'opposent pas seulement une sorte de barrière à l'épanchement des émanations malfaisantes qui se dégagent des eaux qu'ils entourent, mais encore ils les absorbent avec l'humidité atmosphérique, et les détruisent : ils agissent en conséquence d'une manière efficace et avantageuse à la salubrité, sur les qualités de l'atmosphère. — Les jardins où les arrosements se font avec profusion, où les engrais de toute espèce ne sont pas épargnés, présentent un genre de culture qu'il est quelquefois utile et quelquefois dangereux de rapprocher des habitations.

§ X. *Émanations des animaux.* — Peut-être y a-t-il des circonstances où la propriété qu'a le gaz azote atmosphérique de modérer l'action du gaz oxygène, de le dépenser avec économie, est insuffisante; alors les émanations animales qu'on respire dans les étables, et qui ont été à diverses reprises recommandées dans quelques maladies des organes pulmonaires, semblent suppléer à l'action du gaz azote. Quelle que soit au reste la manière d'agir de l'air des étables dans l'acte de la respiration, nous croyons qu'il peut être utile aux personnes d'un tempérament sec, irritable, qui, étant atteintes d'une irritation chronique des voies aériennes, et menacées de phthisie pulmonaire, habitent un lieu élevé dont l'air est sec et actif, et n'ont pas la faculté de choisir une habitation plus favorable à leur état. Ce moyen peut sans doute contribuer, avec un régime adoucissant, à diminuer la grande irritabilité de ces individus, et à améliorer leur santé. Il est rare qu'on ait recours, pour augmenter la salubrité de l'air, à d'autres émanations animales qui en altèrent toujours plus ou moins les qualités.

§ XI. *Agents chimiques.* — L'art doit

bien plus souvent chercher, pour la santé de l'homme, les moyens de détruire les émanations animales que ceux d'en profiter. Divers agents chimiques ont été imaginés, non-seulement dans ce but, mais encore dans celui d'anéantir les miasmes contagieux, et toute espèce d'émanations malfaisantes, dont la présence dans l'air ne nous est démontrée que par les désordres qu'elles occasionnent dans l'économie animale. Nous terminons ici les considérations relatives à l'air atmosphérique, dont nous n'aurions pu traiter avec plus de concision, sans omettre des choses qui nous ont paru essentielles à connaître aux médecins observateurs.

Des Influences sidérales. — On a révoqué en doute pendant un certain temps l'influence du soleil, de la lune et des autres planètes sur notre globe. Les fables grossières et absurdes dont on avait surchargé cette matière avaient justement couvert de ridicule l'opinion des anciens philosophes qui admettaient cette influence ; mais, depuis qu'on a observé avec exactitude, on a découvert que les végétaux et les animaux éprouvaient réellement des modifications et des altérations plus ou moins sensibles, selon les divers degrés d'action qu'exercent le soleil et les planètes (spécialement la lune) sur notre atmosphère, et que le retour de plusieurs maladies coïncidait avec les diverses phases de ces astres. — Outre que le soleil et les planètes agissent sur l'atmosphère, et, par conséquent, sur les corps qui y sont plongés, par leur calorique et leur lumière, ils la magnétisent encore, et l'électrisent en un certain sens, en s'électrisant réciproquement entre eux. Une des plus grandes et des plus sublimes idées de Kepler est, à mon avis, celle qui fait du soleil un foyer magnétique, dont la force retient et dirige les sphères planétaires. Le globe terraqué, d'après la foule de phénomènes magnétiques qu'il présente, est peut-être un aimant d'une très-grande étendue, que magnétise sans cesse le soleil, qui en est magnétisé et électrisé à son tour. Cette idée n'est pas dénuée de vraisemblance quant à la terre, comme le prouvent les oscillations diurnes des aiguilles aimantées, leurs variations menstruelles, et surtout depuis qu'on a observé que, durant l'hiver, à cause du périhélie de la terre, la force magnétique est singulièrement augmentée ; remarque importante faite par le docteur Knigth, inven-

teur des aimants artificiels. Il doit donc se faire une semblable impression sur la terre de la part des autres planètes, à raison de leur distance, de leur masse, de la vitesse de leur mouvement, et de leur lumière. Le flux et le reflux de l'Océan sont des indices sensibles de l'électrisation opérée par le soleil, et principalement par la lune, puisque l'élévation des eaux sous celle-ci représente une trombe de mer prête à se former. De même que l'eau dont on a rempli un vase placé à une certaine distance, sous un fil pendant au conducteur principal d'une machine électrique, se gonfle et s'élève, ainsi les eaux de l'Océan se portent et s'élèvent vers la lune, avec toute l'apparence d'une attraction électrique ; et l'attraction universelle n'est peut-être autre chose qu'un effet de l'électricité naturelle. D'après cela, on pourrait considérer la lune, à l'égard de la terre, comme une armure de l'aimant solaire. Mais si ces deux astres magnétisent et électrisent notre planète, il y aura de très-grandes différences entre l'effet qu'ils produiront lorsqu'ils agiront ensemble et dans la même direction, comme dans les sizygies, et celui de leur action séparée et divisée par des directions différentes, comme dans les quadratures.

Le soleil a sur tous les corps de la nature une action qu'on ne saurait contester : nous observerons seulement que, lors de son passage par le méridien et l'horizon, l'état du ciel change ; que les vents, les pluies, la sérénité s'établissent alors, cessent ou augmentent. A minuit et à midi, le ciel étant même serein et l'air tranquille, il se lève presque toujours un vent léger, ou bien celui qui règne change de direction ; le matin, en hiver, il souffle un vent d'est, et le soir, en été, un vent d'ouest ; en un mot, si l'on observe assidûment l'état du ciel, on apercevra toujours quelques variations dans les quatre points cardinaux, le lever et le coucher du soleil, midi et minuit. On en remarque aussi de très-sensibles dans les points du mouvement annuel, qui sont les deux solstices et les deux équinoxes. — Une autre observation non moins intéressante, c'est que les accès des maladies correspondent, par rapport à l'intensité des symptômes ou à leur rémission, aux quatre points cardinaux : c'est dans les heures voisines du coucher du soleil que la plupart des fièvres redoublent ordinairement, et c'est le matin, vers le lever de cet astre, qu'arrivent les rémissions. Ces changements paraissent dépendre des altérations du mouvement diurne analogues aux marées. — La lune a la plus grande influence, par sa lumière, sur les animaux et sur les végétaux. Si elle agit sur eux par son calorique, ce ne peut être que très-faiblement; car ses rayons, reçus sur un miroir ardent, ne produisent aucun changement sensible sur le thermomètre placé au foyer. On sait que la lumière lunaire brunit et altère le teint; et il est certain que le plus grand accroissement des plantes se fait pendant la nuit, comme l'observe Bernardin de Saint-Pierre; qu'il y a même plusieurs végétaux qui ne fleurissent qu'aux rayons de cet astre, et que des classes nombreuses d'insectes, d'oiseaux, de quadrupèdes et de poissons, règlent leurs amours, leurs chasses et leurs voyages sur les différentes phases de cette planète. — La lune influe encore sur le globe de la terre, par sa gravitation.

L'attraction universelle de toutes les parties de la matière est une loi générale, et le principe de la plupart des phénomènes de la nature. Cette attraction est mutuelle; elle suit la raison directe des masses, et l'inverse du carré des distances. C'est de cette attraction mutuelle qui règne entre les planètes et le soleil, entre les satellites et leurs planètes, combinée avec la force tangentielle, que résulte le mouvement elliptique des planètes autour du soleil, et des satellites autour de leurs planètes. C'est de l'attraction du soleil et de la lune sur les eaux de l'Océan que dépendent le flux et le reflux, et les différents phénomènes qu'on y observe. L'attraction de la lune force les eaux de la mer à s'élever en même temps dans les deux hémisphères, qui représentent alors un sphéroïde allongé, parce que, dans l'hémisphère qui est immédiatement sous cet astre, les eaux sont plus fortement attirées que le centre de la terre, qui est plus éloigné, tandis que, dans l'hémisphère opposé, ce centre est plus attiré que les eaux; d'où il suit que celles-ci gravitent moins vers lui; et c'est de cette manière qu'il se fait un renflement dans les parties de l'Océan qui sont placées sous la lune de part et d'autre, et un aplatissement dans celles qui sont en quadrature avec elle, à cause de l'obliquité de la force attractive. — L'action du soleil sur les marées est beaucoup moindre que celle de la lune;

c'est pourquoi le temps où elles sont le plus considérables est celui des nouvelles et pleines lunes, et particulièrement aux équinoxes. On a découvert que la lune élevait les eaux de cinq pieds, et le soleil de deux pieds; c'est-à-dire, que celui-ci les élève de 22 pouces 0,7, et la lune deux fois et demie davantage. — Mais la cause qui produit les marées de l'Océan produit nécessairement aussi des effets semblables dans l'atmosphère, parce que l'air est un fluide qui, environnant la terre, est sujet, ainsi que les eaux de la mer et les autres corps, aux lois générales de la gravitation. L'air étant un fluide très-élastique, l'action du soleil et de la lune doit produire des marées aériennes bien plus considérables que celles de l'Océan, et elles le sont d'autant plus que la lune est plus ou moins éloignée de la terre; ainsi l'air devient plus ou moins pesant selon qu'elle est périgée ou apogée, et c'est ce que prouvent les observations barométriques. Il est constant, d'après l'examen d'un journal de quarante-huit années, que les hauteurs moyennes du baromètre sont plus grandes lorsque la lune est apogée, que quand elle est périgée. — Il suit de là que les marées aériennes pourraient bien être la cause des vents réglés. Ce qui semble le prouver encore davantage, c'est que, d'après les calculs de D'Alembert, l'attraction combinée du soleil et de la lune produit, sous l'équateur, un vent d'est perpétuel, qui se change en vent d'ouest dans les zones tempérées, à quelque distance des tropiques; ce même vent change ensuite de direction, en raison des localités (1).

L'observation est ici d'accord avec les calculs; elle prouve que c'est dans les équinoxes que les vents règnent le plus constamment, que les tempêtes arrivent communément dans les syzygies, que, dans tous les temps, il s'élève un petit vent dans les hautes marées, et qu'un peu après midi et après minuit, l'atmosphère est toujours agitée. — On ne doit pas être surpris que les marées atmosphériques qui, comme celles de l'Océan, dépendent de l'attraction réunie du soleil et de la lune, soient cependant plus considérables que ces dernières, parce

____

(1) D'Alembert lui même a démontré l'insuffisance de cette cause; et M. Thillave, dans son article Vent du *Dictionnaire des Sciences médicales*, émet la même opinion (L. B.)

que, l'air étant huit cent cinquante fois moins pesant que l'eau, et son ressort incomparablement plus grand, la force attractive des deux astres doit produire dans l'air une dilatation excessive qui est en raison de la diminution de sa gravitation vers la terre. La mobilité de l'air, plus grande que celle de l'eau, concourt encore à augmenter les marées atmosphériques. De même, l'atmosphère terrestre étant plus près de la lune d'une quatre-vingt-dixième partie d'un rayon de la terre que les eaux de l'Océan, doit être attirée plus fortement dans les parties qui correspondent perpendiculairement à la lune, ce qui contribue encore à l'augmentation des marées aériennes. Il est donc démontré que les forces attractives et combinées du soleil et de la lune sur l'atmosphère la soulèvent et la dilatent en raison inverse des carrés des distances, et lui font prendre, comme à l'Océan, la forme d'un sphéroïde allongé (1). Mais ces divers changements dans le poids de l'air ne peuvent avoir lieu sans que les corps sublunaires, et principalement les corps organisés, n'en éprouvent; ainsi le soleil et la lune ont une véritable influence physique sur eux par leur attraction; et ici l'observation est encore d'accord avec la théorie, comme nous le verrons bientôt. — Il y a dans chaque lunaison dix situations importantes à remarquer : les quatre phases lunaires; le périgée et l'apogée; les deux passages de la lune par l'équateur, que l'on pourrait appeler *équinoxe ascendant*, et *équinoxe descendant*; enfin les deux *lunistices*, dont l'un *boréal*, lorsque la lune s'approche de notre zénith, et l'autre *austral*, lorsqu'elle s'en éloigne le plus. La somme des changements de temps effectués dans ces points lunaires l'emporte beaucoup sur celle des non-changements.

(1) Cette importante question a été savamment discutée, en 1786, dans un Mémoire manuscrit composé par M. Ignace Dormoy, de Besançon, ci-devant membre de plusieurs académies.

TABLE des changements et des non-changements survenus dans les points lunaires, par TOALDO.

Points lunaires.	Changeants.	Non changeants.	Proportion réduite à de moindres termes.		
Nouvelles lunes.	950	156	: :	6	: 1.
Pleines lunes.	928	174	: :	5	: 1.
Premiers quartiers.	796	316	: :	$2\frac{1}{2}$	: 1.
Derniers quartiers.	795	319	: :	$2\frac{1}{2}$	: 1.
Périgées.	1009	169	: :	7	: 1.
Apogées.	961	226	: :	4	: 1.
Équinoxes ascendants.	541	167	: :	$3\frac{1}{4}$	: 1.
Équinoxes descendants.	519	184	: :	$2\frac{1}{2}$	: 1.
Lunistices méridionaux.	521	177	: :	3	: 1.
Lunistices boréaux.	526	180	: :	$2\frac{3}{4}$	: 1.

On voit, d'après cette table, que sur 1100 nouvelles lunes il y a eu 950 changements de temps, et seulement 156 fois où le temps n'a pas changé; il y a donc à parier 950 contre 156, ou, ce qui revient au même, 6 contre 1, que la nouvelle lune amènera un changement de temps considérable. Les pleines lunes donnent 5 contre 1; et le point lunaire qui présente le plus grand rapport est le périgée, qui donne 7 contre 1. Lorsque plusieurs de ces points lunaires se rencontrent ensemble, les probabilités croissent dans une plus grande raison. Ces combinaisons produisent des altérations considérables sur les marées, et ont un effet marqué sur l'atmosphère, par les orages qui ont fréquemment lieu dans ces circonstances.

Hygiène.

TABLE des rapports des forces changeantes des syzygies , combinées aux périgées et apogées, par TOALDO.

Nouvelles lunes avec le périgée.. . . . . 168 : 5 : : 33 : 1.
— avec l'apogée. . . . . . . 140 : 21 : : 7 : 1.
Pleines lunes avec le périgée. . . . . . . 156 : 15 : : 10 : 1.
— avec l'apogée. . . . . 144 : 18 : : 8 : 1.

On a remarqué que les pluies et les inondations extraordinaires qui causèrent tant de désastres dans le midi de la France, les 14, 15 et 16 novembre 1766, eurent lieu dans le concours des trois points lunaires, le périgée, la pleine lune et le lunistice boréal. — Le résultat des observations faites depuis plus d'un siècle est que les révolutions périodiques de la lune ramènent dans le cours des années correspondantes de la période lunaire, qui est de dix-neuf ans, à peu près les mêmes météores, les mêmes saisons, et une température ordinairement semblable ; cela paraît dépendre de ce que la lune se trouve chaque année, à l'égard de la terre , dans les mêmes positions où elle était dix-neuf ans auparavant. Il paraît , d'après les observations de Toaldo, que les révolutions simples ou combinées de l'apogée et du périgée de la lune ont une très-grande influence sur la santé et la vie des hommes. On a remarqué aussi que le nombre des morts croissait d'année en année , sans doute , comme le conjecture Toaldo , par rapport à l'augmentation du froid et de l'humidité , de la pesanteur de l'air , etc. Le nombre des morts va en augmentant ou en diminuant avec la marée, c'est-à-dire, d'après l'ordre que suivent les points lunaires. Les morts subites arrivent fréquemment dans ces positions critiques de la lune , et surtout dans les pleines lunes , principalement lorsque le temps est mauvais ou le ciel couvert. Les vieillards meurent aussi plus fréquemment à ces mêmes époques.

La lune a une influence marquée sur le périodisme des maladies , de même que sur les crises, ainsi que l'avait déjà observé le père de la médecine. Galien avait remarqué aussi que les accès épileptiques avaient de grands rapports avec les différentes phases lunaires. Plusieurs médecins célèbres, et entre autres Méad, citent divers exemples qui confirment l'observation de Galien. On voit dans l'ouvrage de Bertholon sur l'*Électricité du corps humain* des tables dressées à l'occasion d'un maniaque , durant une année entière, qui prouvent évidemment combien les maladies nerveuses sont soumises au pouvoir de l'astre des nuits. On voit dans ce journal que les nouvelles et pleines lunes sont de tous les points ceux qui ont le plus d'influence. En un mot, l'expérience journalière démontre que beaucoup de maladies périodiques sont en rapport avec les phases de la lune , et qu'elles se règlent en quelque sorte sur son cours.

Des vents. — L'atmosphère est un vaste Océan qui a neuf mille lieues de circuit près la surface de la terre, et une hauteur considérable. Son équilibre est sans cesse troublé par l'action continuelle d'une multitude de causes ; et il s'y excite des courants, comme dans tout fluide dont les parties cessent d'être équipondérantes. — Le vent est une agitation sensible de l'air, qui transporte une certaine quantité de ce fluide d'un lieu dans un autre , avec une vitesse et une direction déterminées. La vitesse du vent est quelquefois très-considérable : d'après les calculs de Mariotte, le *maximum* est de trente-deux pieds par seconde, c'est-à-dire , qu'il peut parcourir à peu près neuf lieues et demie par heure ; néanmoins, dans de grandes tempêtes, on l'a vu s'étendre jusqu'à quinze lieues dans ce même espace de temps. Bien plus , le jésuite Laval rapporte que le vent impétueux du nord qui ravagea tous les champs de la France le 6 janvier 1709, commença à se faire sentir à trois heures après midi à Besançon, et se porta à Marseille à six heures du soir : ainsi, il parcourut cent dix-huit lieues dans l'espace de trois heures. La force du vent se mesure par sa vitesse ; la première est suffisante pour transporter les navires en pleine mer , s'il a une vitesse de deux toises par seconde.

On distingue les vents en généraux ou

constants, en périodiques, et en variables. — Les premiers sont ceux qui soufflent constamment dans la même partie de l'atmosphère : tels sont les vents *alizés*, qui règnent perpétuellement de l'est à l'ouest dans les grandes mers, entre les tropiques, où nulle cause locale ne peut les faire varier, si ce n'est les différentes déclinaisons du soleil, qui opèrent des changements périodiques. Ces vents ne se font pas sentir dans les terres, sans doute parce qu'ils sont rompus par les montagnes, le cours des rivières, les îles, les archipels et d'autres obstacles ; ils sont détournés aussi, en mer, près des côtes, par des vents particuliers qui viennent de la terre. — Les vents périodiques commencent et finissent à des époques fixes et déterminées ; on les appelle aussi *anniversaires*, *moussons* ; ils sont très-utiles à la navigation, puisque leur retour périodique aux mêmes temps de l'année a toujours régulièrement lieu : tels sont ceux qui soufflent du sud-est, d'octobre en mai, et du nord-ouest, de mai en décembre, entre la côte de Zanguebar et l'île de Madagascar. On peut rapporter à ces vents ceux qui sont journaliers, et qui règnent dans les pays chauds et les zones tempérées lors des grandes chaleurs. On les a appelés *brides de terre* et *de mer* ou *du large*. — Les vents variables sont ceux qui soufflent tantôt d'un côté, tantôt d'un autre, et qui n'observent aucune régularité par rapport aux lieux, aux temps, à la direction, à la durée et à la vitesse. — Il est encore des vents locaux : tels sont le *mistral* en Provence, le *harmatan* sur les côtes de Guinée, l'*œil de bœuf* au cap de Bonne-Espérance, et les vents de *cinquante jours* en Égypte. Le *mistral* est un vent du nord qui ne règne que dans ce large bassin formé d'un côté par les Alpes, et de l'autre par les montagnes du Vivarais et du Languedoc. La masse d'air renfermée dans ce bassin, étant échauffée avec force par le soleil, se dilate soudain, et s'échappe avec impétuosité par la seule issue qui lui reste sur la Méditerranée.

Le *harmatan* est un vent particulier à la côte de Guinée, qui commence à souffler vers la fin de décembre et au commencement de février : entre ces deux termes, il dure deux ou trois jours et rarement cinq. Il est si vif et si perçant qu'il disjoint les planchers des maisons, les ponts des navires et les côtés qui sont au-dessus de l'eau : ces ouvertures se soutiennent aussi long-temps qu'il est dans sa force ; ensuite tout se rejoint comme auparavant. Les hommes et les bestiaux restent pendant ce temps enfermés, autrement ils perdraient la vie, à moins que leurs corps n'aient été enduits d'huile ou de graisse. Ce vent souffle entre l'est et le nord-est. Il est si sec qu'il resserre le parchemin et le cuir, à peu près comme le feu. Il est très-froid, sans éclairs, sans tonnerre et sans pluie ; pendant sa durée le ciel reste couvert ; et dès qu'il finit, le vent ordinaire, qui sur cette côte est toujours ouest-sud-ouest ou sud-ouest, recommence à souffler, et le ciel reprend sa sérénité. — L'*œil de bœuf* de la montagne de la Table au cap de Bonne-Espérance est un petit nuage si rapide et si prompt dans sa course que les marins ont à peine le temps d'abaisser les voiles pour se garantir de la tempête. On a ainsi appelé ce petit nuage parce qu'il ne paraît d'abord dans le ciel que comme une petite tache ronde qui se forme tranquillement sans aucun mouvement sensible dans l'atmosphère, et amène tout-à-coup un orage des plus terribles, qui précipiterait les navires au fond de la mer si leurs voiles étaient déployées. On éprouve aussi sur la côte de Guinée des orages furieux, appelés *travates*, qui ne durent guère qu'une heure. Un nuage qui ressemble à un très-petit point erre d'abord dans les airs, puis s'étend avec une rapidité inconcevable, couvre tout l'horizon, et forme enfin une tempête affreuse, qui lance les éclairs et le tonnerre avec une telle vitesse que ceux qui sont en rase campagne n'ont que le temps de se jeter à terre, et ceux qui naviguent, celui d'abattre leurs voiles et de couper leurs cordages, s'ils ne veulent être engloutis sous les eaux.

Le vent de *cinquante jours* n'est pas propre à l'Égypte ; il est commun à la Syrie, à l'Arabie, à la Perse, et même à l'Espagne. Ses effets sont les mêmes dans ces contrées, mais sa direction est différente. En Égypte, le plus violent vient du sud-sud-ouest. On l'a nommé vent de *cinquante jours*, non qu'il dure cinquante jours de suite, mais parce qu'il souffle dans les cinquante jours qui avoisinent l'équinoxe. On l'appelle aussi *vent empoisonné*, et plus correctement *vent chaud du désert*. En effet, il possède cette qualité au point qu'on ne peut comparer, dit Volney, son impression qu'à celle qu'on reçoit de la bouche d'un four banal, au moment qu'on en tire le pain. Quand ce vent commence à souffler, le ciel, toujours si pur dans ces climats, devient trouble, le soleil prend un aspect violâtre, et l'air se charge d'une poussière très-fine qui ne se dépose pas et qui pénètre partout. Les hommes et les animaux éprouvent, pendant sa durée, des changements notables. La respiration devient courte et laborieuse, la peau est sèche, et on est tourmenté d'une chaleur et d'une soif extraordinaires que rien ne peut diminuer. Les habitants s'enferment tout le temps que dure ce vent. Il règne ordinairement trois jours; s'il passe ce terme, il devient insupportable et dangereux, car il suffoque tout-à-coup, et donne subitement la mort, surtout au moment des rafales. On peut éviter ces accidents en se bouchant le nez et la bouche avec des mouchoirs. Les chameaux, guidés par leur instinct, enfoncent le nez dans le sable, et y attendent que la rafale s'apaise. — Ce vent est excessivement sec, et au point de faire évaporer en quelques minutes l'eau dont on arrose les appartements. Il flétrit et dessèche les plantes, il crispe la peau des animaux, ferme les pores, et cause cette chaleur fébrile qui accompagne la transpiration supprimée. — On observe dans l'atmosphère, ainsi que dans les mers, deux grands mouvements généraux; 1° le courant d'orient en occident, ou le vent général d'est; et deux autres courants continuels, de chacun des pôles vers l'équateur, dans la partie inférieure de l'atmosphère, tandis que dans sa partie supérieure ces courants en produisent d'opposés qui se dirigent des tropiques aux pôles.

Le courant d'orient en occident, ou le vent général d'est, qui souffle entre les tropiques, reconnaît pour cause la rotation du globe d'occident en orient, dont le mouvement, à raison de sa masse, est plus accéléré que celui de l'atmosphère, et l'action du soleil et de la lune sur l'Océan aérien. — Les deux autres courants, établis de chacun des pôles vers l'équateur, ou vents périodiques anniversaires, dépendent du mouvement annuel de la terre. Les circonstances locales, et quelques autres causes secondaires, modifient leur action. — Les causes principales des autres vents sont : 1° la chaleur, qui raréfie plus ou moins l'air; 2° le froid, et surtout celui qui, arrivant brusquement, le condense tout-à-coup; 3° l'ascension des gaz et des vapeurs dans l'atmosphère, et leur précipitation plus ou moins impétueuse; 4° la formation et la pression des nuages; 5° l'apparition des météores ignés; 6° l'action raréfiante du soleil et des feux souterrains; 7° les inégalités dont est parsemée la surface des îles et des continents; 8° la direction des côtes, leur élévation, et surtout leurs anfractuosités. Telles sont les principales causes qui, en troublant l'équilibre des colonnes de l'atmosphère, donnent naissance à ces météores, aussi utiles dans l'ordre naturel qu'ils sont parfois nuisibles par leur violence et les exhalaisons dont ils sont chargés. — Il y a autant de sortes de vents qu'il y a de degrés dans l'horizon; mais l'usage a prévalu de les diviser en trente-deux rumbs. Les quatre principaux sont les vents du nord, du sud, de l'est et de l'ouest. On les divise en intermédiaires, qui sont le nord-est, le sud-ouest, le sud-est et le nord-ouest; ceux-ci participent des qualités des deux vents cardinaux entre lesquels ils sont placés. On les subdivise encore en vents de nord-nord-est, sud-sud-ouest, etc.; le premier est celui qui tient une fois plus du nord que de l'est, l'autre une fois plus du sud que de l'ouest, etc. Cette division va communément jusqu'à trente-deux, ainsi que je l'ai déjà dit; au-delà de ce terme, il n'est guère possible d'observer leurs variations.

La nature des terrains et l'espèce des climats que traversent les vents influent sur les qualités dont ils jouissent. Ainsi, le vent du nord est froid, parce qu'il circule dans les pays froids avant d'arriver dans le nôtre; il est pluvieux en Afrique, parce qu'il traverse la Méditerranée. Le vent d'est est sec; il vient des plaines sablonneuses de l'Asie; il amène presque toujours la sérénité. Le vent du sud est chaud, parce qu'il a parcouru la zone torride. Enfin, les vents d'ouest et de sud-ouest sont humides, parce qu'ils se chargent des vapeurs de l'Océan. Ainsi, les vents sont chauds ou froids, secs ou pluvieux, selon les lieux d'où ils viennent, et ceux sur lesquels ils ont passé. En général, ceux qui parcourent les grands continents sont secs, tandis que ceux qui traversent les mers sont humides : ainsi, en France, les vents du sud, qui passent sur la Méditerranée, ceux d'ouest, qui traversent l'Océan Atlantique, sont humides, tandis que les vents d'est et de nord-est, qui ont parcouru de vastes contrées, sont très-secs. — Toaldo a remarqué par rapport aux vents du sud-est et du nord, qu'ils soufflent dans un nombre presque égal de jours durant le cours de dix-huit années ; ce qui indique un certain rapport entre eux et les nœuds de la lune et la double révolution du périgée. — Hippocrate n'a reconnu dans les vents d'est et d'ouest aucune qualité propre et déterminée ; il les a tous réduits à deux principaux, le vent du nord, *aquilo*, et celui du sud, *auster*, selon que leur direction approche plus ou moins de l'un ou de l'autre de ces deux points. « Les vents du sud ren» dent l'ouïe dure, la tête pesante, éner» vent le corps, et le rendent lâche et » paresseux. Ceux du nord déterminent » la toux, dessèchent la gorge, resser» rent le ventre, occasionnent des diffi» cultés d'uriner, des frissons, et des » douleurs de côté et de poitrine. » (HIPP., aph. 5, sect. III.)

L'action des vents sur les corps est relative aux qualités de l'air, et diffère selon qu'il est chaud ou froid, sec ou humide, plus ou moins oxygéné et électrique, ou altéré par des exhalaisons vicieuses et délétères. Outre cela, ils exercent par leur impétuosité une action mécanique plus ou moins forte sur l'organe extérieur, dont ils modifient par conséquent la sensibilité. Ils agissent en comprimant, comme si le poids de l'air était augmenté ; ils appliquent sur la surface du corps, dans un temps donné, une plus grande masse d'air ; il en résulte que l'atmosphère exerce une bien plus grande activité sur les animaux lorsque les vents soufflent que quand elle est tranquille. Les vents sont des douches d'air ; et comme la douche d'eau est plus efficace que le bain, le vent agit aussi davantage que l'air qui n'éprouve point d'agitation. — Les vents sont d'une très-grande utilité ; ils rafraîchissent et modèrent la chaleur de l'atmosphère, et la dépouillent des vapeurs et des miasmes qu'elle contient. Les ouragans même les plus désastreux sont des ventilateurs puissants, qui divisent, emportent loin de nous et ensevelissent dans les abîmes des mers, les exhalaisons nuisibles et morbifères. On observe aussi que les saisons durant lesquelles l'air est calme et tranquille sont les moins salubres ; elles donnent fréquemment lieu, surtout en été, aux maladies contagieuses. L'air immobile est aux animaux, et même aux végétaux, ce que l'eau bourbeuse des marais est aux poissons de rivière. La succession des vents n'est pas moins

utile, comme l'avait déjà fort bien remarqué Hippocrate : il pensait que les vents constants et modérés de l'Asie ne peuvent nullement être comparés, par rapport à leur influence sur les habitants, aux vents variables qui excitent et stimulent les Européens (1).

Les vents ont beaucoup d'autres avantages : ils transportent les nuages pour arroser et fertiliser les terres des différents climats ; c'est sur leurs ailes que sont portées au loin les semences des végétaux, et c'est par ce moyen que les plantes et les arbres unisexuels se reproduisent et se multiplient : tel est entre autres le palmier mâle, dont le *pollen*, transporté par les vents, va féconder le palmier femelle à de très-grandes distances. — Les vents sont souvent nuisibles, surtout aux personnes délicates et sensibles, par leurs conversions subites ; comme, par exemple, lorsque le vent du nord est tout-à-coup remplacé par celui du sud, ou celui-ci par le vent du nord. Ces variations brusques produisent les mêmes effets que les alternatives subites de chaud et de froid qui ont lieu dans le même jour, et même dans un degré plus intense. — Ce n'est pas seulement sur le physique de l'homme que les vents exercent leur influence ; ils agissent encore sur le moral, et modifient, selon leurs diverses qualités, l'état de l'âme. A Messine, lorsque le siroco règne, on est anéanti, sans force et sans intelligence. A Montpellier, quand le vent souffle du côté de la mer, on éprouve de l'accablement, des pesanteurs de tête, de la faiblesse, et une inaptitude à toute espèce d'application. Le vent du nord-ouest, qu'en Provence on nomme *maestro* ou *mistral*, est sec, et produit un effet tout contraire. Le vent d'est, et surtout celui du matin, donne, par sa pureté et sa fraîcheur, de la gaîté, de la légèreté, et une disposition singulière aux travaux de l'esprit. L'air du soir, qui a une fraîcheur humide, affaiblit au contraire l'imagination, et trouble la netteté des idées.

De la lumière. — La lumière est un fluide transparent et délié, parfaitement élastique, qui se meut avec une vitesse prodigieuse dans la direction de la ligne droite, pénètre tous les corps, et dont une des principales propriétés est de nous faire apercevoir de loin les objets,

____

(1) HIPP., *Lib. de Aere, Aquis et Locis.*

et de leur donner de la couleur et de l'éclat. — Quelque opinion qu'on embrasse sur la nature de la lumière, on ne peut croire autre chose, sinon qu'elle est répandue dans tout l'espace. Je pense avec Euler qu'elle est un véritable fluide, disséminé partout, et que les corps lumineux mettent en mouvement pour produire les couleurs, comme les corps sonores agitent l'air pour effectuer les sons (1). — Outre la propriété qu'a la lumière de rendre sensibles à la vue les objets, elle a encore d'autres avantages relatifs aux végétaux et aux animaux.

1° Elle favorise la transpiration, car elle a réellement la propriété d'évaporer les liquides, comme le prouve l'expérience. On a exposé durant plusieurs nuits aux rayons de la lune, qui, comme on sait (2), ne donnent point de chaleur au thermomètre non plus qu'aux sens, deux vaisseaux d'égale capacité, et qui contenaient d'égales quantités d'eau ; on a placé sur l'un d'eux, et à une certaine distance, un parasol, pour intercepter les rayons directs de cet astre ; et on a constamment observé que le vaisseau qui avait été exposé aux rayons directs de la lune avait perdu, dans l'espace de neuf nuits, deux lignes et un sixième d'eau plus que l'autre.

2° La lumière joue un rôle important dans la végétation. D'après les expériences de Senebier, d'Ingenhousz et de Lamétherie, répétées par M. Th. de Saussure, elle jouit de la propriété de

fixer le carbone dans le tissu végétal, en décomposant l'air qui en contient, et notamment l'acide carbonique ; il en résulte, par conséquent, un dégagement d'oxygène cédé à l'atmosphère. Elle exerce, en outre, une action stimulante qui concourt à développer la couleur, la saveur, la consistance et autres propriétés dans chaque végétal. — Les plantes qui, au contraire, végètent dans l'obscurité s'étiolent ; elles deviennent pâles, grêles, effilées, et en quelque sorte cachectiques ; elles ont besoin, pour changer d'état, du contact de la lumière ; elles la désirent fortement ; et lorsque, dans les serres, elles ne leur parvient que par un seul endroit, on les voit s'incliner, par un mouvement spontané, vers cette ouverture pour la recevoir. — Un grand nombre d'expériences ne permettent pas de douter de l'influence de la lumière sur les végétaux. Le célèbre Bonnet est le premier qui s'en soit occupé, et qui ait prouvé que leur étiolement provenait de l'absence de la lumière. Ensuite l'observateur Méese a examiné ce sujet dans ses moindres détails. Le résultat de ses expériences, rédigées par Wanswinden, est, 1° que les semences lèvent dans l'obscurité comme à la lumière ; mais que les plantes s'y étiolent et périssent ; cet étiolement est en raison de l'obscurité ; 2° les jeunes plantes ne peuvent vivre ni croître dans l'obscurité ; il n'y a que celles qui sont grandes et adultes qui y produisent des tiges ; 3° les feuilles vertes auxquelles on intercepte la lumière périssent ; mais celles qui ont été produites dans l'obscurité vivent plus long-temps ; 4° les parties naturellement vertes jaunissent, mais la couleur pourprée ne change pas dans les feuilles et les pétioles nés dans l'obscurité ; 5° les poils deviennent plus rares et plus longs, et leur structure paraît un peu altérée ; 6° l'obscurité retarde le développement des feuilles radicales.

Le médecin Teissier a fait, après Méese, d'autres expériences, desquelles ce savant a tiré les conclusions suivantes :

1° Les plantes élevées dans les souterrains y sont d'autant moins vertes qu'elles reçoivent moins de lumière.

2° Celles qui dans les souterrains reçoivent la lumière du jour ont une couleur verte plus foncée que celles qui ne la reçoivent que par réflexion : plus on multiplie les réflexions, plus la couleur s'affaiblit.

---

(1) Nous n'avons point d'idées exactes et positives sur la nature de l'agent d'où dépendent les phénomènes lumineux. Les uns (Descartes, Euler) admettent l'existence d'un fluide universellement répandu dans l'espace, et auquel les corps lumineux impriment un mouvement vibratoire analogue à celui que les corps sonores font éprouver à l'air. Suivant d'autres physiciens, au nombre desquels on met Newton, le soleil et les autres astres lumineux lancent de toutes parts, jusqu'à nous, des torrents de lumières. D'après cette théorie, la vitesse avec laquelle la lumière traverse l'espace est prodigieuse, puisqu'elle franchit l'intervalle immense qui nous sépare du soleil en huit minutes et treize secondes, c'est-à-dire, qu'elle parcourt soixante-douze mille lieues par seconde. (J. B.)

(2) La lumière de la lune, quand elle est dans son plein, est environ 500,000 fois moins forte que celle du soleil.

3° La lumière d'une lampe conserve aux plantes leur couleur verte. Celle-ci est moins intense que celle des plantes qui sont exposées à la lumière du jour, directe ou réfléchie. Cette couleur perd de son intensité à la réflexion de la lumière d'une lampe, mais elle subsiste.

4° Les plantes se décolorent lors même qu'elles sont voisines de la lumière, si celle-ci ne tombe pas sur elles.

5° Les plantes qui sont exposées la nuit à la lumière de la lune, et qui restent le jour dans l'obscurité, sont bien moins jaunes ou blanches que celles qui sont jour et nuit dans l'obscurité.

6° Les jeunes plantes s'inclinent très-sensiblement vers la lumière, directe ou réfléchie, même vers celle d'une chandelle, soit qu'elles végètent à la surface de la terre, dans des souterrains, soit qu'elles croissent dans des appartements très-éclairés ou qui reçoivent peu de jour. — Enfin l'inclinaison des plantes à la lumière est en raison composée de leur jeunesse, de leur distance de la lumière, de la manière dont leurs germes ont été posés, de la couleur des corps qui les environnent, et du plus ou moins de facilité que leurs tiges trouvent à sortir (1).

La lumière n'a pas une moindre influence sur les animaux. Les vers et les chenilles qui vivent dans la terre ou dans le bois sont décolorés; les oiseaux de nuit et les phalènes se distinguent de ceux de jour par des couleurs moins vives et moins brillantes. On remarque une semblable différence entre les animaux du Nord et ceux du Midi. On voit de même les hommes s'étioler par les travaux sédentaires, dans les logements resserrés, dans les rues étroites, où la lumière du soleil parvient rarement; ils se développent au contraire par les travaux à l'air libre et par l'exposition au soleil. Il suit de là que les personnes pâles, cachectiques, ont besoin de respirer un air libre et traversé par les rayons directs du soleil, comme celui des lieux élevés. Il en est de même des personnes lymphatiques, dont les solides sont dans le relâchement et l'inertie; la lumière opère sur elles comme sur les végétaux une action tonique et véritablement vivifiante, et rend à la fibre la ton et l'énergie dont elle était privée. — La lumière solaire a donc la plus grande influence sur les hommes; elle les colore plus ou moins, selon qu'elle est plus ou moins forte, et que son action est plus ou moins continue ou interrompue. Les nuances qui caractérisent les différents peuples du globe sont très-variées : la nature descend par degrés imperceptibles du blanc des Suédois au basané des Espagnols, et du gris cendré des Siamois à l'olivâtre des Mogols, au jaune des Brésiliens, et enfin au noir foncé des nations qui habitent l'intérieur de l'Afrique. C'est la couleur qui forme une des variétés physiques les plus remarquables de l'espèce humaine.

Les différentes couleurs des peuples sont principalement l'effet de l'action de la lumière solaire, qui diffère sous les mêmes parallèles. L'espèce humaine se noircit au feu du soleil, et blanchit dans les régions glaciales. Il n'y a point de nègres hors les limites de la zone torride, et encore n'en rencontre-t-on que là où l'action de la lumière est excessive, c'est-à-dire, où le thermomètre monte de trente à trente-quatre degrés. Partout ailleurs où l'atmosphère est moins brûlante, où elle est rafraîchie par les vapeurs de l'Océan, des fleuves, des rivières et des marais, par les vents de la mer, par la diminution du reflet des rayons solaires sur un terrain moins nu et moins sablonneux, il n'y a point de nègres : seulement les hommes y sont plus ou moins basanés. Au reste, il est essentiel d'observer qu'en parlant de ce degré excessif de chaleur, on entend une chaleur constante, habituelle, et qui se soutient long-temps au même point. Enfin on observe qu'à mesure qu'on s'éloigne de l'équateur, le teint noir devient basané, puis se change en brun, et de celui-ci il n'y a qu'une nuance au blanc, qui semble être la couleur primitive de l'homme.

On concevra aisément, d'après ce que je viens de dire, pourquoi toute cette grande bande du globe, la zone torride, n'est pas uniquement peuplée de nègres : cela dépend des causes locales qui modèrent l'action du soleil. Il est certain, par exemple, que les terres qui sont défendues du vent d'est par le pic de Ténériffe et le mont Atlas, ne sont pas

____

(1) Les plantes sont tellement sensibles, si l'on peut s'exprimer ainsi, à l'action de la lumière, que M. Decandolle est parvenu à changer l'époque du sommeil et de la veille du *mimosa pudica*, en l'enfermant pendant le jour dans un endroit obscur, et en l'éclairant la nuit avec une lumière artificielle. (I. B.)

habitées par des nègres parfaits, comme les plages de la Nubie, de Sierra-Leona et du Sénégal. Si les nations de l'archipel indien, quoique placées sous la ligne, ne sont que basanées, c'est que les vapeurs de l'Océan, qui les entoure, et les vents alizés qui y règnent, ébranlent sans cesse la colonne d'air embrasé, et diminuent ainsi le reflet des rayons du soleil. Enfin, si toute la partie du Nouveau-Monde qui est située entre les tropiques ne contient aucun nègre, c'est que, d'après les observations thermométriques de La Condamine et d'Adanson, la chaleur du Pérou est moindre de quinze degrés que celle du Sénégal; diminution qu'il faut attribuer aux exhalaisons du sol humide de l'Amérique, aux vapeurs qui s'élèvent continuellement de l'Océan, et surtout aux forêts immenses dont ce continent est surchargé, et qui offrent aux rayons du soleil une barrière presque impénétrable. — Rien ne prouve davantage cette opinion que l'histoire de Ceylan. Ceux des insulaires qui habitent les plages découvertes ont le teint couleur de cuivre, tandis que les Bedas, qui vivent dans les bois, et qui probablement sont indigènes, puisque de temps immémorial ils parlent la langue du royaume de Candi, sont d'une blancheur semblable à celle des Suédois. L'observation démontre que les pays couverts de bois sont plus froids que les pays découverts. Les arbres attirent les nuages, recèlent l'humidité dans leurs feuilles, et leurs rameaux sont autant de ventilateurs qui agitent et rafraîchissent l'atmosphère.

Ce qui démontre d'une manière incontestable que c'est la lumière du soleil qui colore l'homme, c'est que les Européens transplantés sous la ligne y voient à la longue leur teint passer par toutes les nuances intermédiaires entre le blanc parfait et le noir d'ébène, surtout quand ils adoptent la manière de vivre et la nudité des naturels du pays. Si l'on en croit le savant auteur de l'histoire de l'Afrique française, la postérité des conquérants portugais qui y descendirent vers le milieu du quinzième siècle est devenue entièrement semblable aux nègres par la laine de la tête, la couleur de la peau, et la stupidité qui caractérise ces derniers. Lorsque les Sarrasins et les Maures s'emparèrent, au septième siècle, du nord-est de l'Afrique, ces nations étaient brunes; maintenant qu'elles se sont plus avancées vers l'équateur, elles sont devenues parfaitement semblables aux nègres, et il est impossible de les distinguer. Les Juifs établis en Abyssinie sont aussi noirs que les Abyssins : on ne peut pas attribuer cet effet à leur croisement avec d'autres races, car ce peuple regarde tout mélange avec un sang étranger comme un crime de lèse-Divinité. Une circonstance digne de remarque, et qui vient à l'appui de ce que je viens de dire, c'est que l'on trouve dans la même nation, dans les individus et même dans des familles entières, une couleur plus ou moins foncée selon qu'ils s'exposent plus ou moins à l'ardeur du soleil. Chez nous, l'habitant des campagnes est plus brun que celui des villes, et dans les pays chauds cette différence est encore plus sensible. L'homme blanc peut donc devenir noir, et le nègre passer au blanc, en changeant de climat. Mais quand Buffon a écrit que cette métamorphose pouvait avoir lieu à la huitième génération, il en a trop avancé l'époque, car il est sûr qu'après vingt-deux générations passées en Espagne, les Maures en sortirent aussi basanés qu'ils y étaient entrés : il faut une série plus longue de filiations pour opérer de semblables changements (1). — On a attribué à l'absence de la lumière les paroxysmes et les redoublements qui arrivent communément le soir ou la nuit dans beaucoup de maladies; et cette opinion paraît assez bien fondée, bien qu'on pût cependant faire dépendre ces effets du poids de la journée et de l'accablement qui en est la suite, de l'action des remèdes, de l'abord d'un nouveau chyle dans le sang, et de l'irritation qu'il détermine dans le système vasculaire. Une chose digne de remarque, c'est que, sur vingt malades qui meurent, les deux tiers au moins expi-

(1) J'ai dû laisser telles qu'elles étaient les belles considérations tracées avec un talent remarquable, à l'occasion de l'influence que la lumière exerce sur la couleur des hommes; mais je dois faire observer qu'elles sont susceptibles d'être réfutées par des faits non moins authentiques que ceux invoqués par l'auteur, et que l'on est loin d'être encore d'accord sur les véritables causes des diverses colorations qui se font remarquer chez les innombrables nations qui habitent le globe terrestre. On consultera avec avantage sur cette matière le mot *Nègre* du Dictionnaire des Sciences médicales, par M. Virey. (I. B.)

rent à l'entrée de la nuit ou durant la nuit (1).

On ne peut disconvenir que l'obscurité ne modifie singulièrement l'économie animale ainsi que les végétaux. Les personnes délicates et sensibles en ressentent vivement l'influence, à n'en juger que par les effets que produisent les éclipses sur elles. Il en est qui, durant les éclipses solaires, éprouvent des défaillances, des syncopes et d'autres accidents non moins graves. En général, on ressent alors de l'abattement et de la pesanteur; il en est même qui se plaignent d'étourdissement, de stupeur et d'autres affections de ce genre. Ramazzini a observé, lors d'une éclipse arrivée le 12 mai 1706, des mouvements confus et irréguliers dans le pouls de ses malades; il eut lui-même un accès de migraine plus vif que de coutume. Jean-Math. Faber raconte qu'un gentilhomme qui était naturellement mélancolique devenait plus rêveur et plus triste qu'à l'ordinaire le jour qui précédait une éclipse, et que, quand elle avait lieu, il courait comme un furieux l'épée à la main, blessait tous ceux qu'il rencontrait, et brisait les chaises, les portes et tout ce qui se trouvait sur son passage. Valisneri remarque que la privation de la lumière dans les éclipses répand sur tous les êtres animés une tristesse et une consternation plus profondes que ne font les ténèbres nocturnes : les animaux interrompent leurs chants et leurs cris; il règne partout un silence morne et lugubre qui ne cesse qu'au retour de la lumière. Les végétaux même paraissent compatir à cette catastrophe : on dirait que l'âme du monde va se dissiper, et que dans ses canaux infinis le fleuve immense de la vie a ralenti son cours. Baillou cite l'exemple d'une malade pour laquelle plusieurs médecins assemblés faisaient une consultation, au moment où une éclipse solaire devait avoir lieu. Ils venaient de la quitter pour aller contempler l'état du ciel; mais à l'instant où le soleil s'obscurcissait, ils furent rappe-

lés à la hâte, parce que cette femme venait de perdre toute connaissance : ce fut en vain qu'on lui prodigua les secours convenables; elle ne reprit ses sens qu'après que le soleil eut repris tout son éclat. Ramazzini rapporte que la plupart de ses malades moururent à l'heure même de l'éclipse lunaire qui arriva le 21 janvier 1693 : quelques-uns même furent frappés à cette époque de mort subite. Bacon de Vérulam tombait en défaillance chaque fois qu'il y avait une éclipse de lune, quand même il ne l'avait pas prévue, et il reprenait ses sens à mesure que la lune sortait de l'ombre de la terre.

Des saisons (1). — Les anciens, d'après Hippocrate, partageaient comme nous l'année en quatre saisons, l'hiver, le printemps, l'été et l'automne. L'hiver commençait au coucher des *pléiades*, et s'étendait jusqu'à l'équinoxe du printemps; celui-ci était compris entre cette équinoxe et le lever des *pléiades*, l'été entre cette époque et le lever d'*arcturus*, et l'automne commençait au lever de cette constellation et finissait au coucher des *pléiades*. D'après des rapprochements et des calculs comparatifs, l'hiver commençait le 11 novembre et finissait le 26 mars : sa durée était par conséquent de cent trente-cinq jours. Le printemps s'étendait depuis et y compris le 27 mars jusqu'au 13 mai, et n'avait que quarante-huit jours; l'été se trouvait placé entre le 13 mai et le 13, et, suivant d'autres, le 24 septembre, ce qui équivalait à cent vingt ou cent trente jours. L'automne, de même longueur que le printemps, s'étendait du 24 septembre au 11 octobre (quarante-huit jours).

La division astronomique des saisons adoptée par les modernes est entièrement fondée sur la course inégale qu'on suppose parcourue par le soleil, de même que c'est à l'inclinaison de l'écliptique sur l'équateur qu'on attribue leur différence. D'après les astronomes, et en particulier le célèbre Delaplace, que nous prenons ici pour guide (2), lorsque,

---

(1) Un élève de l'Hôtel-Dieu de Paris a fait des recherches curieuses sur les heures du jour et de la nuit où il mourait le plus de malades dans cet hôpital, et il a trouvé que c'était vers minuit que la mort faisait la plus ample moisson dans cet immense hôpital, sans contredit le plus vaste du monde civilisé. (I. B.)

(1) Nous avons remplacé par un nouveau travail l'article que Tourtelle avait consacré aux saisons, article qui n'était qu'un commentaire assez insignifiant de ce que Hippocrate avait dit sur le même sujet.

(2) Exposition du système du Monde.

par un mouvement annuel, le soleil atteint l'équateur, il le décrit presque en vertu de son mouvement diurne, et ce grand cercle étant partagé en deux également par tous les horizons, le jour est alors égal à la nuit sur toute la terre. On a nommé par cette raison *équinoxes* les points d'intersection de l'équateur avec l'écliptique. A mesure que le soleil, en partant de l'équinoxe, s'avance dans son orbe, ses hauteurs méridiennes sur notre horizon croissent de plus en plus : l'arc visible des parallèles qu'il décrit chaque jour augmente sans cesse et fait croître la durée des jours, jusqu'à ce que le soleil parvienne à sa plus grande hauteur. A cette époque, le jour est le plus long de l'année, et comme vers le *maximum* les variations de la hauteur méridienne du soleil sont insensibles, le soleil, à ne considérer que cette hauteur dont dépend la durée du jour, paraît stationnaire ; ce qui a fait nommer solstice d'été ce point du maximum de hauteur. Le parallèle que le soleil décrit alors est le tropique d'été ; cet astre redescend ensuite vers l'équateur, qu'il traverse de nouveau dans l'équinoxe d'automne ; et de là il parvient à son *minimum* de hauteur ou au solstice d'hiver. Le parallèle décrit alors par le soleil est le tropique d'hiver, et le jour qui lui répond est le plus petit de l'année. Parvenu à ce terme, le soleil remonte vers l'équateur et revient à l'équinoxe du printemps recommencer la même carrière. — D'après cette marche constante de l'astre du jour, le printemps se trouve être l'intervalle compris entre l'équinoxe du printemps et le solstice d'été ; l'intervalle de ce solstice à l'équinoxe d'automne forme l'été ; l'intervalle de l'équinoxe d'automne au solstice d'hiver constitue l'automne ; enfin l'hiver s'étend du solstice d'hiver à l'équinoxe du printemps. Chacune des quatre saisons a la durée suivante.

Le printemps, 92 jours, 21 heures, 74 minut.
L'été....... 93   13   58
L'automne .. 89   16   47
L'hiver...... 89   2   2

Entre les tropiques, il ne règne que deux saisons, l'hiver et l'été. A vingt-trois degrés de latitude boréale, comme à la Havane, à la Mecque, à Calcuta, à Bénarès, etc., l'on a le soleil à pic sur la tête le 21 juin : c'est l'été ou la saison des pluies. De même au tropique du capricorne, comme à Rio-Janéiro, à l'Ile-Bourbon, etc., le soleil passe au zénith le 21 décembre ; l'hiver de l'un des tropiques devient l'été de l'autre. Ainsi, notre hiver est l'été de nos antipodes et notre printemps leur automne, *et vice versa.*

Plus on approche de la ligne équinoxiale, plus les étés sont chauds et moins les hivers sont intenses ; il s'ensuit que dans les zones intermédiaires entre les pôles et l'équateur, il y a plusieurs saisons extrêmes (l'été et l'hiver), qui sont séparées par des saisons intermédiaires. On conçoit très-bien qu'en avançant vers le pôle où l'on reçoit obliquement les rayons du soleil, puisque cet astre ne dépasse jamais les tropiques, on éprouvera des saisons de plus en plus rigoureuses, surtout pendant l'hiver que le soleil est dans l'équateur (1). Dans l'été des régions polaires, au contraire, le soleil étant arrivé au tropique, frappe moins obliquement l'extrémité du globe et produit plus de chaleur. — Les lieux correspondants au quarante-cinquième degré de latitude australe et boréale sont ceux où les saisons sont le plus régulières. Les rivages de la Loire, de la Dordogne, du Danube, etc., correspondent à cette latitude (2). — C'est de la longueur des jours que dépend la grande chaleur qu'on ressent momentanément en été au voisinage des pôles, de même que c'est à leur brièveté qu'il faut attribuer le froid rigoureux qui désole presque continuellement ces contrées. Il en est de même, toutes choses égales d'ailleurs, sous les parallèles plus rapprochés de l'équateur. — Il est impossible que des variations de température telles que celles qui ont lieu dans les différentes saisons des zones terrestres n'aient pas une grande influence sur ceux qui les éprouvent ; la différence est si grande de la chaleur qui dilate, épanouit, réchauffe et centuple la vie, à la froidure qui nous attriste, nous resserre et nous refoule en nous-mêmes, qu'on ne peut s'empêcher d'admettre cette transition comme une cause très-active de phénomènes physiologiques et pathologiques, indépendamment

---

(1) En Sibérie, où la température s'abaisse pendant l'hiver jusqu'à soixante-dix degrés, la chaleur s'y élève en été jusqu'à quarante degrés au-dessus de zéro.

(2) Dictionnaire des Sciences médicales, art. *Saisons*, par M. Virey.

d'autres causes moins appréciables qui se tient au passage d'une saison à l'autre. — De la succession constante des quatre saisons, il résulte que celle qui précède a une influence quelconque sur celle qui suit : c'est de cette manière qu'on explique le froid du printemps, quoique le soleil nous lance moins obliquement ses rayons lumineux, et semblerait devoir échauffer davantage la terre, considérablement refroidie par l'hiver. Pendant l'automne, au contraire, quoique les rayons solaires deviennent plus obliques, la chaleur est plus forte qu'au printemps par suite de la continuité de la chaleur de l'été. Ces réflexions peuvent s'appliquer à l'hiver et à l'été.

La différence des saisons et les variations de température qui en sont inséparables contribuent, comme l'a remarqué Hippocrate, à produire un caractère inquiet, impatient, qui domine en effet chez les Européens, sans cesse excités par le besoin de changer de position, et d'aller à la recherche de terres lointaines et de nouvelles richesses. Au contraire, dans les contrées où règne une température uniforme, douce et favorable aux puissances de la vie, les habitants se complaisent dans leur pays natal et s'y livrent avec délices à la vie tranquille et monotone, et souvent à une sorte de quiétude qui annonce l'insouciance et le défaut d'énergie, comme nous le verrons ailleurs. — Quoique la chaleur de chaque saison soit le principal phénomène qui modifie les êtres vivants, il faut aussi admettre l'action de quelques autres causes en quelque sorte spécifiques dont il résulte, aussi bien en santé qu'en maladie, des changements spéciaux dans la manière d'être des fonctions organiques, et dans le caractère essentiel des maladies, comme nous le verrons en traitant de chaque saison en particulier. C'est un fait reconnu et vérifié par tous les observateurs, dit M. Barbier (1), que la digestion, la respiration, la circulation, les sécrétions, en un mot, tous les actes de la vie assimilatrice, ne s'exécutent pas dans toutes les saisons avec le même rythme, ni avec une égale activité. On a donc pu dire avec quelque raison que l'homme du printemps ne ressemble pas entièrement à celui de l'automne, de même que celui de l'été n'est pas

le même que celui de l'hiver (1). On en peut dire autant des maladies, qui, d'après des observateurs recommandables, présentent dans chaque saison un *génie* particulier (2).

M. Barbier observe encore, d'après Barthez, que les équinoxes sont marqués par un accroissement dans la mortalité. Il semble que les individus depuis longtemps épuisés par des maladies chroniques, les vieillards valétudinaires, ne peuvent supporter la mutation qui s'opère dans l'atmosphère, et l'effet des autres causes dont il a été fait mention. — L'une des principales sources de l'influence des saisons sur la nature des maladies est la discordance qui existe fréquemment entre la température et la saison. Lorsque, par exemple, l'hiver qui devait être froid est humide et tempéré; lorsqu'à cet hiver succède un printemps sec et froid au lieu d'être humide et chaud, il en résulte, comme l'avait déjà très-bien observé Hippocrate, des constitutions médicales particulières, différentes de ce qu'elles sont quand il y a une harmonie naturelle entre la saison et l'état de l'atmosphère. — La puissance des saisons, en santé comme en maladie, est toujours, toutes choses égales d'ailleurs, d'autant plus sensible et plus énergique qu'on s'éloigne davantage de l'équateur, et qu'on s'approche des zones où les jours sont très-inégaux, et par conséquent les températures très-variables. M. Barbier a dit, avec raison, que cette puissance était forte dans nos climats, violente vers le Nord et faible dans le Midi. — Les saisons doivent aussi être comptées au nombre des agents thérapeutiques que la nature emploie dans la guérison de diverses maladies; mais il faut convenir que le médecin ne possède en aucune manière la puissance d'en tirer le même parti, et d'en faire varier l'influence à son gré. C'est un fait d'observation assez connu et également constaté par le vieillard de Cos, qu'une saison voit presque toujours disparaître les maladies stationnaires de la saison précédente. Cela tient sans doute

----

(1) Hygiène appliquée à la Thérapeutique.

(1) L'illustre Baillou éprouvait tous les trois mois une légère fièvre éphémère que provoquait le passage d'une saison à l'autre. (*Cons. med.*, *lib. I*, *caus.* 48.)

(2) Sydenham, Stoll, Baillou, Huxham et Lepecq-de-la-Clôture, trop peu lus aujourd'hui.

à ce qu'un certain ordre de causes cesse d'agir pour faire place à un autre totalement différent.

HIVER.

L'hiver astronomique ou sidéral (1) commence pour nous le 21 décembre, et finit le 20 mars. Le froid qui règne pendant une grande partie de cette saison dépend de la brièveté des jours et de l'obliquité des rayons solaires, qui nous parviennent presque toujours difficilement à travers une atmosphère brumeuse et surchargée de vapeurs condensées. La température moyenne de l'hiver doit être considérée comme l'un des agents qui exercent la plus grande influence sur nous pendant cette triste période de l'année ; elle est pour Paris de huit degrés au-dessous de zéro, de douze ou quatorze degrés à Berlin, de vingt degrés à Pétersbourg, de 35 à 40 degrés en Laponie, etc. — Le plus grand froid n'a lieu qu'après le solstice d'hiver (du 25 décembre au 5 février), quoiqu'à cette époque les jours commencent à croître ; cela tient à ce que, dans le commencement de la saison qui nous occupe, la terre est encore échauffée par la chaleur des saisons précédentes. — Un des principaux effets de l'hiver sur les fonctions organiques est de diminuer la transpiration, d'accroître au contraire la quantité des urines et des autres excrétions de l'intérieur, d'activer les organes digestifs, qui demandent plus d'aliments qu'en été, et les digèrent plus facilement, ce qui fait que la vie nutritive ou intérieure a une activité plus grande, et que les organes acquièrent momentanément plus de force. Il faut ajouter à cela un sommeil plus prolongé qu'en été, qui favorise l'exécution pleine et entière des fonctions réparatrices. Aussi l'embonpoint s'accroît-il communément dans cette saison, et le tissu cellulaire graisseux semble-t-il s'épaissir, comme pour nous défendre par son interposition contre la rigueur du froid hibernal.

Les contractions du cœur sont plus énergiques, le pouls plus plein, plus

fort, mais sa vitesse moindre qu'en été, comme l'ont remarqué plusieurs observateurs, d'après Galien et Frédéric Hoffmann. Les mouvements inspiratoires sont moins précipités, il y a moins d'air inspiré dans un temps donné ; il en résulte un sang moins oxygéné, mais propre à exciter les parties dont il est le stimulant naturel. L'état de contraction et de resserrement de la peau est plus favorable à l'absorption cutanée ; l'absorption intérieure et interstitielle au contraire se fait avec une grande énergie. — D'un autre côté, pendant l'hiver la vie extérieure est moins expansive, le système nerveux est comme engourdi, et nous serions presque dans l'état des animaux hibernants si nous n'étions parvenus, à l'aide des vêtements, des habitations, des feux, etc., à changer la température rigoureuse du milieu dans lequel nous vivons. Les passions, toujours en raison de l'exaltation du système nerveux, paraissent comme endormies pendant l'hiver. Les femmes nerveuses sont moins sensibles, moins portées aux plaisirs de l'amour (1). C'est à tort, il me semble, qu'un médecin d'ailleurs si recommandable (M. Barbier) s'est appuyé de l'opinion d'un poëte pour avancer que l'hiver portait aux passions haineuses, et qu'il se commettait plus de crimes qu'en toute autre saison. La chaleur de l'été me paraît, au contraire, plus propre à exalter les têtes, à exciter les séditions et les vengeances populaires : les journées les plus sanglantes de la révolution française (11 juillet, 10 août, 22 septembre, 18 fructidor) ont eu lieu pendant cette saison.

La diminution de la transpiration cutanée pendant l'hiver, l'impression du froid sur la surface du corps, déterminent souvent, ou au moins favorisent singulièrement les congestions intérieures, principalement sur les poumons, qui sont d'ailleurs perpétuellement irrités par la présence d'un air froid : aussi les individus d'une faible constitution, disposés aux phlegmasies, principalement à celles du thorax, du système musculaire, etc., redoutent-ils beaucoup l'influence

---

(1) Il y a deux ordres de saisons : les unes astronomiques, réglées comme nous l'avons dit ; les autres physiques, qui suivent l'état de la température, et qui sont d'un usage plus vulgaire.

(1) On peut changer l'influence de cette saison, par rapport aux fonctions du système nerveux, par tous les moyens de la chaleur artificielle, et créer dans un salon tous les moyens d'excitement que nous offre la température la plus élevée.

e l'hiver, dont se trouvent fort bien au contraire les hommes forts, doués de beaucoup de résistance vitale, et qui ont à se plaindre d'aucune espèce d'irritation et de congestion chroniques. — La constitution médicale de l'hiver est marquée par une série particulière de maladies qu'Hippocrate avait déjà en partie désignée dans l'aphorisme 34 de la troisième section, *hiems vero pleuritides, peripneumoniæ, lethargi, gravedines, raucedines, tusses, dolores pectorum et laterum, lumborum et capitis dolores, vertigines, apoplexiæ,* etc. Les affections catarrhales, les phlegmasies cutanées, les fièvres intermittentes, sont à peu près les seules maladies épidémiques de cette saison, qui, loin d'ailleurs de favoriser la propagation des maladies contagieuses, doit être considérée comme un des plus puissants moyens de les faire cesser, ainsi que les fièvres typhoïdes et pestilentielles. — L'hiver peut aussi être regardé comme un moyen de guérison pour les maladies d'une saison opposée. Ainsi, Hippocrate a dit, d'après expérience : *æstivos morbos hiems succedens solvit.* (*Morb. pop.*, lib. III, sect. III.)

Les précautions hygiéniques les plus essentielles à prendre pendant l'hiver sont relatives aux vêtements qui doivent nous garantir convenablement du froid et de l'humidité ; aux exercices qui sont nécessaires pour développer une certaine somme de chaleur ; au régime alimentaire, qui doit être, autant que possible, nutritif, excitant, et propre, avec les autres règles de la vie, à maintenir les propriétés vitales dans un état d'activité propre à repousser les impressions nuisibles de cette saison.

PRINTEMPS.

Pendant cette saison, qui est comprise entre le 21 mars et le 22 juin, le soleil continue à s'élever sur l'horizon ; les jours deviennent de plus en plus longs ; il y a un accroissement manifeste dans la température de l'atmosphère ; de là un mouvement dans toute la nature que la chaleur vivifie ; les productions végétales, engourdies par le froid, reverdissent ; les germes déposés dans la terre produisent de nouveaux individus ; les animaux se régénèrent, et semblent recevoir une nouvelle vie. Un essaim d'êtres vivants, que la rigueur de l'hiver avait chassés ou fait périr, reparaissent et repullulent pour cesser d'exister bientôt après. La croissance et la régénération subite des végétaux changent la masse de l'air, en y versant une nouvelle quantité d'oxygène, ce qui le rend plus excitant et plus propre à l'hématose : ce changement dans l'atmosphère est l'une des sources les plus fécondes de la salubrité de cette époque. — Le spectacle vivifiant de cette période de régénération suggéra l'idée que le monde avait été créé au printemps. D'anciennes traditions religieuses avaient consacré cette opinion ; de là vient, sans doute, que la plupart des peuples de l'antiquité commençaient leur année au mois de mars, temps où le soleil, âme du monde, semblait renaître. M. Virey remarque que, si le monde eût été créé au printemps, il n'y aurait eu que notre hémisphère, puisqu'on était en automne dans l'hémisphère opposé. Cette réflexion fait voir combien on est absurde quand on veut tout savoir et tout expliquer.

C'est avec le commencement de cette saison que coïncide le carême, institution qui, dans son origine, était probablement en harmonie avec une hygiène publique bien ordonnée. On se décida, à ce qu'il paraît en effet, primitivement, à proscrire l'usage des viandes dans la vue d'épargner les animaux à l'époque où ils reproduisaient leur espèce. Cette époque d'ailleurs n'en est pas moins favorable à la reproduction de l'espèce humaine, car il est prouvé, par l'expérience, que le plus grand nombre des conceptions humaines ont lieu au printemps ; les mois de décembre et janvier sont, d'un autre côté, les époques de l'année où il se fait le plus d'accouchements. Cette particularité n'était probablement pas ignorée des anciens ; car Celse a dit, en parlant du printemps : *Eo tempore anni Venus tutissima est.* — Relativement aux influences que le printemps exerce sur nous, il participe de l'hiver et de l'été. La digestion est presque aussi active, aussi facile qu'en hiver ; la circulation plus énergique, les battements du cœur plus précipités, l'impulsion artérielle plus forte, et le cours du sang plus rapide, ainsi que l'attestent Galien et Frédéric Hoffmann (1), et que M. Barbier l'a confirmé dans l'ouvrage précité. Les expériences de Spallanzani assimilent, sous ce rapport, la respiration à la

---

(1) *Vere medio pulsus magni sunt et vehementes.* E. HOFFMANN.

circulation ; les fonctions assimilatrices, ainsi que l'hématose, paraissent aussi s'accomplir avec la plus grande activité, puisque, d'après le témoignage des anciens et des modernes, la quantité du sang est manifestement augmentée, et qu'il tend sans cesse à faire irruption au dehors, par suite d'un état pléthorique des organes. Il résulte de cet état des fonctions organiques un accroissement de force et d'activité du système musculaire, et pareillement une augmentation d'énergie des facultés intellectuelles. Ces effets, au reste, comme ceux des autres saisons, sur l'organisation humaine, supposent une manière d'être convenable de la saison précédente, et ils ne seront plus les mêmes dans celle qui nous occupe, si, par exemple, l'hiver, au lieu d'être sec et froid, avait été humide et tempéré. L'état atmosphérique peut aussi modifier l'influence du printemps. « L'air, » dit M. Barbier, peut empêcher les » effets ordinaires du printemps de se » manifester. Si ce fluide conserve à cette » époque de l'année une qualité humide, » son impression sur les organes vivants » relâche leur tissu ; elle les rend moins » sensibles à l'action stimulante de la » saison ; on n'aperçoit plus cette sorte » d'explosion que l'arrivée du printemps » suscite dans l'énergie vitale des corps. » La puissance de l'atmosphère altère » et anéantit même celle de la saison. »

Malgré les conditions favorables au bien-être de l'espèce humaine, le printemps favorise néanmoins le développement de plusieurs maladies qui peuvent entraîner sa perte, et l'on peut dire, à cette occasion, ce que l'on répète si mal à propos en politique, que les corps périssent d'excès d'embonpoint. La grande énergie vitale, l'activité de l'hématose, le mouvement général du centre à la périphérie du corps, paraissent en effet prédisposer aux hémorrhagies, aux inflammations viscérales, musculaires et cutanées. Les maladies nerveuses, telles que la manie, l'hypochondrie, la mélancolie, l'épilepsie, etc., s'exaspèrent presque toujours au commencement de cette saison. Un médecin (M. Châteauneuf) a présenté, en 1819, à l'Académie des Sciences, un Mémoire où il se trouve établi que le printemps est plus funeste aux phthisiques que l'automne, malgré l'assertion d'Hippocrate, qui dit positivement que cette saison hâte la mort de ces infortunés (*Autumnus tabidis malus*). Tout ce que l'on observe dans les hôpitaux où les phthisiques abondent tend à faire croire que l'auteur précité soutenu un paradoxe. Pour l'ordinaire en effet, le printemps prolonge la vie des phthisiques, et si l'accroissement de l'oxygène produit chez eux une excitation nuisible, la cessation du froid allège beaucoup leurs souffrances. Concluons que quels que soient les inconvénients du printemps, la douce chaleur de cette saison, le spectacle ravissant qu'elle offre de toutes parts, les nouveaux aliments végétaux qu'elle présente, le lait des animaux qui s'en sont nourris, la pureté de l'air qu'on respire, ne peuvent qu'être très-avantageux ; tous ces objets réunis exercent aussi une influence salutaire sur les maladies chroniques, et l'on peut en général, répéter avec Hippocrate : *Ver saluberrimum, minime exitiale.*

On connaît de temps immémorial l'effet salutaire du printemps dans la curation des fièvres intermittentes de l'hiver. Baillou l'atteste d'une manière bien formelle (*Epid. ephemer.*, lib. II). Pinel a bien observé qu'à Bicêtre le scorbut disparaissait au printemps, après avoir exercé ses ravages pendant la saison humide et froide qui avait précédé. Les affections catarrhales, goutteuses, rhumatismales ; les engorgements glanduleux et autres maladies du système lymphatique, éprouvent une diminution notable dans leur intensité, surtout lorsqu'on approche du solstice d'été, où les variations atmosphériques sont moins fréquentes. L'excitation générale qui a lieu au printemps, la disposition qu'on a aux hémorrhagies, aux irritations de diverses espèces, expliquent l'emploi des évacuations sanguines auxquelles beaucoup de personnes ont recours pendant cette saison ; elles sont en général utiles ainsi que tous les autres moyens capables de modérer l'effervescence vitale et le mouvement expansif des fluides ; par conséquent, tout ce qui est susceptible de produire un effet opposé est nuisible. Le printemps est un temps où l'abstinence des choses excitantes est impérieusement indiquée, et où la diète et les règles du régime doivent être dans les cas prévus plus rigoureusement observées qu'en aucune autre saison.

ÉTÉ.

L'été commence au solstice du 21 juin et finit à l'équinoxe d'automne (le 23 septembre). La chaleur de cette saison se fait principalement sentir lorsque le jours commencent à diminuer (du 7 juillet au 7 août), c'est-à-dire à l'époque où la terre a été échauffée par une série de longues journées de chaleur. Dans le climat de Paris, la température ne s'élève jamais au-delà de 29 degrés, ce qui est à peine les trois quarts de celle qu'on observe journellement en Afrique, et principalement au Sénégal. L'été des zones polaires est aussi chaud que le nôtre, puisqu'on a observé jusqu'à 31 degrés à Astracan pendant cette saison. Cette élévation de température s'explique par la longueur que les jours acquièrent dans ces régions à l'époque où le soleil s'élève vers les tropiques. — L'été est sans contredit la saison où l'homme jouit de la plus grande force expansive, et développe le plus d'activité; c'est aussi l'époque où les végétaux se trouvent dans la plénitude de leur organisation, dans toute leur maturité; on doit également regarder cette saison comme la plus saine, absolument parlant, et celle où l'on observe le moins de maladies. Il faut en partie attribuer ces avantages au petit nombre de besoins que nous éprouvons, et à la facilité que nous trouvons à satisfaire ceux qui sont inséparables de notre existence. La chaleur de l'été détermine une grande action à la périphérie du corps, et diminue d'autant l'énergie des organes intérieurs. C'est pour cette raison que la transpiration est très-considérable, tandis que les urines et le produit de plusieurs autres excrétions se trouvent en très-petite quantité. La faculté digestive et les fonctions nutritives ont moins d'énergie qu'en hiver : aussi recherche-t-on avec avidité les aliments végétaux et les boissons aqueuses et acidulées, qui exigent peu d'action de la part des organes digestifs. Les contractions du cœur sont fréquentes, mais faibles; les mouvements inspiratoires sont précipités, et il y a, dans un temps donné, une plus grande quantité d'oxygène absorbé qu'en hiver, comme l'ont prouvé les expériences de M. de la Roche, mentionnées plus haut. La chaleur paraît être un puissant stimulant de l'appareil biliaire, qui, en été, sécrète beaucoup plus de bile qu'en toute autre saison. La sensibilité et la mobilité se trouvent prodigieusement excitées pendant la saison qui nous occupe : aussi est-ce le temps où l'imagination s'exalte le plus facilement, prépare l'explosion des plus violentes passions et fait fermenter les esprits.

On conçoit très-bien que la chaleur d'été, en augmentant l'action vitale, excite une abondante transpiration, et doit être difficilement supportée par les hommes gras, sanguins, lymphatiques et pléthoriques. Elle convient au contraire beaucoup aux individus secs, nerveux, mélancoliques; à tous les hommes faibles, infirmes, avancés en âge. — Plusieurs maladies sont propres à l'été : telles sont les fièvres et les inflammations gastriques, la dysenterie, la fièvre inflammatoire, les inflammations de l'encéphale, les vomissements spasmodiques, le choléra-morbus, le tétanos, etc. C'est la saison où les maladies épidémiques et contagieuses se propagent avec le plus de promptitude et se communiquent avec le plus de facilité. Dans les régions équatoriales, la chaleur brûlante de l'été a un effet beaucoup plus accablant et des suites plus fâcheuses que dans nos climats : on est infesté d'une multitude d'insectes venimeux dont la présence fort incommode n'est pas toujours sans danger. Dans nos climats, les piqûres des cousins, de la guêpe, du frelon, de la puce et de la punaise sont celles qui nous incommodent davantage. — Ces insectes pullulent principalement dans la *canicule*, dont il convient de dire un mot en passant. Cette partie de l'été, que les anciens avaient ainsi nommée à cause de l'éclat que répand alors la constellation du grand chien (sirius), qui se lève avec le soleil, est comprise entre le 24 juillet et le 23 août, l'une des époques les plus chaudes de l'année. Les médecins de l'antiquité, et Hippocrate lui-même, recommandaient de prendre, durant la canicule, une multitude de précautions qui sont tombées en désuétude : on défendait surtout de se purger, fondé sur cet aphorisme du père de la médecine : *sub cane et ante canem difficiles sunt purgationes* (*sect.* IV, § 5.) Il est possible toutefois que cette partie de l'été exerçât dans la Grèce et dans l'Orient une influence qui ne lui est point départie dans nos climats.

Malgré les inconvénients que peut présenter l'été et les influences fâcheuses qui dérivent de l'excès de la chaleur, aucune saison n'offre plus d'avantage pour le maintien de la santé et la guérison des maladies, et dans aucune autre la nature ne montre autant de puissance pour nous délivrer des maux qui résistent à l'action curative des remèdes. Il s'établit sur toute la périphérie du corps une action vive, qui est une dérivation puissante et une sorte de voie de décharge pour les organes intérieurs affectés d'irritations et de congestions chroniques et autres dérangements. C'est cette action du système cutané dont il résulte une abondante diaphorèse, qui masque ou anéantit les symptômes de la maladie vénérienne dans les climats chauds favorisés d'un été perpétuel : combien d'autres maladies ne sont pas assoupies ou détruites à la longue par une active et abondante transpiration ! Sanctorius attachait donc avec raison une grande importance à cette fonction, qu'il regardait, d'ailleurs, comme l'une des bases d'une santé florissante, et une sorte de pivot autour duquel semblent tourner tous les agents prophylactiques. — En été on doit, plus encore qu'au printemps, éviter l'usage des aliments excitants et des boissons alkooliques, qui peuvent irriter les voies digestives, et disposer aux entérites, au choléra-morbus, à la dysenterie, etc. Aussi remarque-t-on qu'une sorte d'instinct nous pousse à faire usage des végétaux féculents, des fruits, des boissons aqueuses, acides, moins réfractaires aux forces digestives que les substances animales, les boissons fermentées et alkooliques.

AUTOMNE.

Le soleil, parvenu à l'équateur le 21 septembre, s'éloigne encore de cette ligne pendant trois mois, et s'abaisse jusqu'au tropique du capricorne. Ces trois mois renferment l'automne, saison qui conserve encore dans ses premiers mois une partie de la chaleur de l'été; mais qui, sur la fin, nous offre les premiers froids de l'hiver et la décadence de tout ce qui s'était accru sous la féconde influence du printemps, et avait atteint sa maturité pendant les chaleurs de l'été. Les champs sont déjà dépouillés, les arbres perdent leurs feuilles, la verdure disparaît, et tout annonce le sommeil de l'hiver et le deuil de la nature. — Avec la décadence des végétaux et la mort des plantes annuelles coïncide la disparition d'un grand nombre d'insectes, d'oiseaux qu'avait fait naître et attirés notre été, et qui, détruits et chassés par les premiers froids, vont chercher ailleurs la chaleur indispensable à leur existence; d'autres animaux, comme les reptiles, les loirs, les chauves-souris, les hérissons tombent dans

un profond engourdissement. Il est impossible que la cause de ces phénomènes remarquables n'ait pas une action plus ou moins énergique sur l'organisation humaine.

L'influence qu'exerce l'automne sur nous a sa source dans deux phénomènes remarquables : l'un est la cessation de l'été, qui est un puissant stimulant des propriétés vitales; et l'autre, l'arrivée de l'hiver, dont l'influence est d'une nature totalement différente. Les organes digestifs, affaiblis par la chaleur continue de l'été, digèrent lentement et avec difficulté : *Autumno cibos difficillime ferunt*, a dit Hippocrate. Le pouls est lent, mou et faible; la respiration éprouve les mêmes modifications de la part de cette saison; les excrétions éprouvent une diminution, conformément à l'observation de Sanctorius, qui a dit que nous augmentions de poids au commencement de l'automne, tandis que la perspiration cutanée diminuait et était moins d'une livre par jour. De cet état des fonctions assimilatrices doit résulter une nutrition faible, et peu de forces dans les organes agissants; ce qu'avait très-bien observé Baillou, qui dit que l'automne imprime une faiblesse notable à notre organisation. L'homme, en effet, comme l'arbre qui perd ses feuilles ou l'animal qui mollit et transpire abondamment au moindre exercice, sent ses forces abattues et son énergie décroître sensiblement jusqu'à ce que les premiers froids viennent fortifier et stimuler ses organes. —Pour l'ordinaire l'apparition des froids change tout-à-coup le système d'influences propre à l'automne; mais pour ressentir les avantages de ce changement, il faut se trouver dans des conditions favorables.

« L'heureuse révolution dont il s'agit ne peut avoir lieu que chez les individus qui se nourrissent bien, qui font usage d'une liqueur fermentée, qui sont bien couverts; mais l'indigent, qui ne prend que de chétifs aliments, qui est mal vêtu, qui frissonne toujours parce que le froid l'attaque de tous côtés, reste pâle, faible; à la fin de l'automne, sa constitution paraît souvent détériorée; il est dans un état de bouffissure générale. Chez lui le froid n'a pas rétabli un meilleur exercice des fonctions assimilatrices, les forces n'ont pu renaître. — La secousse que l'automne fait éprouver à tous les hommes est peu sensible pour ceux qui sont forts, qui jouissent d'une bonne santé ; mais les personnes faibles, celles qui sont exténuées par des maladies anciennes, et qui portent depuis long-temps un germe de destruction ; celles qui sont dans la convalescence d'une maladie aiguë, etc., la soutiennent difficilement ; elles ne peuvent souvent résister à sa violence ; ce qui explique pourquoi la mortalité est considérable à cette époque de l'année (1). (Barbier, *Traité d'hygiène appliquée à la thérapeutique. Saisons.*)

Cette saison dispose manifestement aux maladies asthéniques, comme les fièvres muqueuses, adynamiques, les fièvres intermittentes de plusieurs types, et notamment celles qui ont un caractère pernicieux, les dysenteries, etc. D'après Hippocrate, Baillou, etc., les maladies prennent, en général, un caractère plus grave, et ont une marche plus irrégulière en automne qu'en toute autre saison ; les malades se rétablissent difficilement ; et l'on observe souvent des crises incertaines. Les derniers mois de l'automne surtout, quand ils sont pluvieux, deviennent funestes aux individus épuisés par de longues maladies, et en particulier par la phthisie pulmonaire, ce qui a fait dire à Hippocrate que l'automne était défavorable aux phthisiques. — L'automne se rapproche du printemps sous le rapport des précautions qu'il convient de prendre pour se préserver des fâcheuses influences de cette saison ; il convient de se prémunir de bonne heure par des vêtements chauds contre le froid assez vif qui se manifeste à la fin de l'automne. *Per autumnum*, dit Celse, le père de l'hygiène, *neque sine veste neque sine calceamentis prodire oportet, præcipueque diebus frigidioribus, neque sub divo noctes dormire aut certe bene operiri.* — Celse recommande encore d'user d'aliments fortifiants et d'une petite quantité de bon vin pur : ceux qui redoutent l'influence débilitante de la saison se trouvent bien d'un tel régime. Nous ajouterons aux conseils de Celse, qu'on doit éviter avec soin l'influence de l'humidité, qui, réunie au froid, cause si fréquemment des dysenteries, des fièvres intermittentes rebelles, qu'on excite plutôt qu'on ne prévient par le régime

excitant recommandé plus haut, si l'on ne se soustrait pas en même temps à l'action dangereuse de l'atmosphère.]

Des eaux (1). — [La connaissance des différentes eaux, de leurs qualités, celle des lieux qu'on habite, n'est pas moins importante que l'histoire de l'air, des vêtements et des aliments. Hippocrate a beaucoup recommandé cette étude aux médecins dans son livre des *Airs*, des *Eaux et des Lieux*, où il déposa, sur cette matière, il y a plus de vingt siècles, des observations et des préceptes qui conviennent à tous les temps et à tous les lieux. — Les eaux, dont il faut admettre qu'il a existé une masse primitive, s'évaporent sans cesse, tombent en pluie, et s'infiltrent dans le sein de la terre ; elles en sortent pour former des fontaines, des ruisseaux, des rivières, des fleuves, des lacs, des marais, lesquels, pour la plupart, concourent à grossir les mers, où ils vont se perdre après un trajet plus ou moins long. Les qualités et les propriétés que nous offrent les eaux dépendent presque toujours de la nature du lit sur lequel elles ont coulé, ou des substances que renferment les terrains dans lesquels elles ont séjourné. C'est de cette manière qu'on doit expliquer la formation de la multitude d'eaux minérales qui sourdent de tous les points du globe terrestre. Les eaux peuvent se diviser : 1° en eaux *pluviales*, 2° eaux *courantes*, 3° eaux *stagnantes*.

1° *Eaux pluviales.* Elles ont deux sources différentes : ou elles tombent par torrents pendant les orages et au milieu du fracas du tonnerre, ou elles se forment au sein de l'atmosphère, par une évaporation lente qui dépasse à la longue la mesure de la faculté dissolvante de l'air. Dans le premier cas, elles proviennent probablement de masses considérables d'hydrogène et d'oxigène enflammées par l'étincelle électrique dans les hautes régions de l'atmosphère. Dans le second, les pluies ne sont autre chose que des eaux terrestres vaporisées, et qui reparaissent sous la forme liquide une fois que l'évaporation a dépassé le point de saturation de l'air atmosphérique. L'abondance des pluies est en rai-

---

(1) *Idemque tempus et diutius malis fatigatos, et ab æstate etiam proxima pressos interimit, et alios novis morbis conficit.* (Celse.)

Hygiène.

(1) Ce paragraphe, ainsi que les deux suivants, ont été substitués à l'ancien travail sur le même sujet. On a seulement conservé le même titre ; ils sont en entier de M. Bricheteau.

son de la force dissolvante de l'air et de l'évaporation qui se fait dans l'atmosphère ; elles sont fréquentes en hiver, parce que la faculté dissolvante de l'air est peu considérable ; le contraire a lieu en été par une condition opposée. La quantité d'eau que contiennent les localités influe également sur celle qui tombe du ciel. C'est pourquoi il pleut beaucoup moins dans le Nord que dans le Midi, où il y a une plus grande étendue de mer. À Rome et à Pise il tombe, par année, 33 pouces cubes d'eau, tandis qu'à Paris et à Dijon, il n'en tombe qu'environ 18. La quantité d'eau en vapeur qui s'élève de la surface des mers est immense. D'après les calculs d'un physicien anglais (Halley), il doit s'élever toutes les vingt-quatre heures de la Méditerranée au moins 5,280 millions de tonnes d'eau en vapeurs qui vont retomber sur les lieux élevés pour alimenter les fleuves et les rivières.

Sous les tropiques les pluies d'orages sont très-abondantes ; c'est un moyen employé par la nature pour rendre habitables ces contrées arides et desséchées par un soleil brûlant (1). Il commence ordinairement à pleuvoir dans les régions équatoriales au moment où le soleil, arrivé aux tropiques, rétrograde du vingt-deuxième au trente-troisième degré de latitude. — C'est en automne que les pluies sont le plus abondantes ; en Égypte, par exemple, elles tombent depuis le mois d'octobre jusqu'au mois de décembre. — Du trente-troisième au quarante-cinquième degré de latitude (en Grèce, en Espagne, en Italie, en Provence), les sécheresses considérables du printemps et de l'été sont tempérées par des rosées ; mais en automne il pleut abondamment. — Du quarante-cinquième au cinquantième degré (France, Autriche, Hongrie), les pluies les plus considérables ont lieu au printemps. — Du cinquantième au cinquante-cinquième degré (Belgique, Allemagne septentrionale), l'automne est la saison des pluies et des brouillards. — Du cinquante-cin-

quième au soixante-huitième degré (Danemark, Suède, Norwége, etc.), c'est pendant le printemps, fort court, qu'il tombe le plus d'eau. — Du soixante-troisième au soixante-dixième degré (Laponie, Spitzberg, Kamtschatka), l'été est le temps des pluies et des brouillards.

L'eau pluviale est, en général, douce, légère et limpide ; elle serait toujours pure si elle ne s'altérait en traversant les couches inférieures de l'atmosphère, où elle se charge de substances hétérogènes ; par conséquent, on la trouve d'autant plus pure qu'on la puise dans des lieux plus éloignés des habitations dont les exhalaisons altèrent l'atmosphère. L'eau qui tombe en pleine mer se conserve très-long-temps. — Les pluies ont une influence remarquable sur l'organisation ; celles qui tombent au printemps et durant l'été sont très-utiles ; il faut les regarder comme l'âme de la végétation ; elles purifient l'atmosphère, tempèrent l'excès de la chaleur, et remédient aux graves inconvénients des longues sécheresses. Les pluies froides de l'automne, loin d'avoir cette utilité, sont très-nuisibles et très-insalubres ; on doit y chercher la cause la plus ordinaire des fièvres intermittentes de cette saison, des différents catarrhes, etc. L'évaporation étant presque nulle et l'équilibre n'étant pas rétabli, il y a un surcroît d'eaux qui produit des inondations et répand une humidité plus ou moins pénétrante dans toutes les habitations, et notamment dans celles qui sont plus basses que le sol ou à son niveau.

2° *Eaux courantes.* Les eaux tombées en pluie, qui ne sont pas absorbées par la terre ni vaporisées par la chaleur, s'écoulent en divers sens avec un cours plus ou moins rapide ; elles portent la fertilité dans les campagnes, au sein desquelles l'agriculteur a imaginé de nombreux moyens de les attirer, de les distribuer de la manière la plus favorable à la végétation des productions qu'il cultive ; mais ces irrigations fécondantes deviennent souvent une cause active d'insalubrité, par la dangereuse humidité qu'elles répandent (1) ; de plus, dans le voisinage des rivières, des fleuves, et pendant la saison des pluies, il survient

---

(1) Toutefois la saison des pluies est insalubre sous les tropiques, la putréfaction des végétaux et des animaux y est rapide. Les étrangers qui arrivent à cette époque y périssent de fièvres de mauvais caractère. Les nuits surtout sont funestes : une seule passée en plein air suffit pour produire une maladie grave, etc.

(1) La culture du riz, qui ne croît qu'à force d'humidité, produit des hydropisies et des engorgements lymphatiques, funestes aux agriculteurs, qui meurent pour l'ordinaire dans la fleur de l'âge.

des débordements et des inondations qui détruisent toutes cultures et deviennent une cause d'insalubrité et de maladies épidémiques. Il est, comme on sait, de ces débordements que les saisons ramènent périodiquement, et qui sont à la fois une source de fertilité et de calamités pour certaines contrées ; tels sont ceux du Nil, du Gange et autres fleuves de la presqu'île de l'Indostan. La cause la plus commune des inondations régulières et irrégulières réside dans la fonte des neiges. Le Rhône et le Rhin, qui prennent leur source au mont Saint-Gothard, dont les neiges ne se fondent presque jamais, ne sont pas sujets aux débordements, tandis que l'Allier et la Loire inondent souvent les campagnes qui les avoisinent : or, ces derniers courants d'eau prennent leur source dans les Cévennes, montagnes du Languedoc, peu élevées et dont les neiges se fondent facilement ; il en est de même du Pô et de l'Adige, qui naissent du plateau méridional des montagnes de la Suisse, etc. Les débordements dont il est question laissent à nu des espaces considérables de terrain, couverts d'animaux morts et de végétaux en décomposition ; les exhalaisons qui s'en élèvent, ainsi que la grande évaporation qui s'effectue alors, sont très-nuisibles à la santé : c'est principalement à ces deux phénomènes qu'il faut attribuer les fièvres intermittentes, les dysenteries, etc., qui règnent en Égypte dans la saison où les eaux se retirent.

Les fleuves, les rivières et les ruisseaux communiquent à l'air un mouvement proportionné à la largeur de leur lit et à la rapidité de leur cours, entraînent des tas d'immondices qui infectent l'air par leur stagnation et leur décomposition, principalement aux environs des habitations. On doit les considérer comme un précieux moyen de salubrité et d'assainissement dans les grandes cités, d'où elles emportent dans leur cours rapide toutes les immondices que les égouts y conduisent de divers quartiers, des hôpitaux, des manufactures et autres établissements qui, privés de cette voie de décharge, deviendraient des foyers dangereux d'infection, comme on en a la funeste expérience dans quelques contrées où l'hygiène publique est encore dans l'enfance (1). — Les fontaines et

(1) L'Espagne, les États-Unis, la Turquie, etc.

les bornes-fontaines ont en partie les mêmes avantages que les rivières : ce sont des espèces d'écluses à l'aide desquelles on peut débarrasser les rues de ce qu'elles peuvent contenir d'insalubre; il serait à désirer qu'on pût les multiplier davantage dans les grandes villes, que, par les soins de la police municipale, elles fussent lâchées tous les matins, et que chaque propriétaire fût tenu de nettoyer devant sa maison avec l'eau mise à sa disposition. De cette manière on ne verrait pas des rues sales et dégoûtantes par les ordures de toutes sortes qui y sont accumulées.

Mers. Ce sont des amas d'eaux dans des bassins immenses, environnés de tous côtés par les continents. Ces bassins pénètrent par plusieurs endroits dans l'intérieur des terres, tantôt par des ouvertures assez larges, tantôt par des détroits resserrés ; ce qui forme des mers méditerranées, dont les unes participent immédiatement à tous les mouvements des grandes mers, et dont les autres semblent n'avoir de commun avec elles que leur continuité.

L'eau de mer est la plus abondante qu'il y ait sur le globe ; elle a une saveur âcre, salée, amère, et une odeur particulière ; sa pesanteur spécifique est à celle de l'eau douce :: 73 : 70. Cette densité plus grande, due à la présence de l'hydro-chlorate de soude et autres substances qu'elle tient en dissolution, rend la congélation et la vaporisation de cette eau beaucoup plus difficiles que pour l'eau de rivière : c'est aussi en vertu de cette densité qu'elle offre plus de résistance aux vaisseaux que les fleuves, et qu'ils y déplacent moins d'eau. La température des mers et la quantité d'eau qu'elles laissent évaporer sur une surface donnée sont des objets encore mal déterminés. Le niveau, qui a plusieurs fois varié par suite de l'abaissement des eaux, est ordinairement pris pour point de départ lorsqu'il s'agit d'estimer la hauteur des continents, de leurs points les plus élevés, comme les collines, les montagnes. — De grandes mers ont couvert une bonne partie de nos continents, et même, à ce qu'il paraît, des points très élevés où l'on trouve des traces incontestables de leur passage. Il y a des contrées en France où la majeure partie des habitations, les ponts, les chaussées, etc., sont formés par des dépôts maritimes renfermant des débris non équivoques d'animaux marins. —

On distingue sur notre globe quatre grandes mers.

1° Le grand Océan, qui s'étend d'un pôle à l'autre, entre l'Europe et l'Afrique d'un côté (à l'est), et l'Amérique de l'autre (à l'ouest).

2° La mer des Indes, Océan indien ou oriental, qui baigne les parties méridionales de l'Asie, et à l'est les côtes d'Afrique.

3° La grande mer ou mer du Sud, également appelée *Océan méridional* ou *éthiopien* : elle s'étend d'un pôle à l'autre entre l'Amérique et l'Asie.

4° L'Océan occidental ou atlantique, qu'on nomme encore *mer Glaciale*.

Ces quatre grandes mers se subdivisent en un grand nombre d'autres, forment des golfes, des détroits, des bras de mer, etc. — Les mers sont le siége d'une évaporation permanente très-considérable, par conséquent un moyen continuel de refroidissement : aussi les bords de la mer, toutes choses égales d'ailleurs, sont-ils plus froids que les contrées qu'ils avoisinent. Cette évaporation est d'un heureux secours dans les pays où la sécheresse est extrême, et la chaleur desséchante et suffocante. On conçoit très-bien que l'habitation des mers et même des îles, entourées et, en quelque sorte, enveloppées du produit de l'évaporation, doit offrir beaucoup d'inconvénients pour la santé de ceux qui les habitent, l'humidité étant un des agents les plus nuisibles de la nature. Les navigateurs qui tiennent long-temps la mer ont beaucoup de peine à conserver leurs équipages, qui sont ravagés par le scorbut, les fièvres intermittentes, la dysenterie, etc. Cook est le seul qui, dans une longue traversée, soit parvenu à conserver sain et sauf son équipage. Mais que de soins, que de zèle, de précautions n'a-t-il pas fallu pour arriver à ce résultat encore unique ! Toutefois, lorsque le temps est beau, la faculté dissolvante de l'air très-active, et lorsque l'équipage se trouve au large, exposé à l'action d'un vent desséchant, les inconvénients du séjour sur mer sont moins sensibles; c'est ce qui a fait dire à M. Kéraudren que l'air est aussi pur, aussi sec au large que sur le continent. — Les îles entourées de tous côtés par la mer sont, en général, très-insalubres; les plus grandes même ne sont pas à l'abri des funestes effets de l'humidité : on pourrait prendre pour exemple l'Angleterre, où, malgré toutes les précautions

hygiéniques, on éprouve la fâcheuse influence d'un ciel brumeux et d'un froid humide. La plupart des îles de l'Inde, de l'Amérique, etc., si recherchées par les Européens pour leur fertilité et leur position commerciale, n'offrent souvent aux colons qu'un climat insalubre, où leur avidité déçue et leur ambition trompée ne trouvent que les maladies et la mort.

Les îles de l'Afrique sont les moins insalubres; il en est même, comme celles du Cap-Vert, de Gorée, de Mozambique, qui sont réputées salubres, et qui offrent, pendant la saison malsaine des pluies, un refuge aux habitants des pays voisins et aux Européens encore non acclimatés dans les régions équatoriales. Les îles compensent les inconvénients dont il vient d'être question par l'avantage d'offrir un climat moins brûlant, moins desséchant que les continents. C'est un bienfait de l'humidité, partout ailleurs si nuisible.

3° *Eaux stagnantes*. Les lacs sont des amas d'eaux rassemblées sur divers points des continents, et dont les bassins affectent diverses formes ; ils paraissent avoir succédé à des fleuves ou des rivières qui ont cessé d'avoir un cours rapide. Les lacs tiennent le milieu entre les eaux courantes et les eaux dormantes : tantôt ils sont placés dans un vallon, et reçoivent de quelques bras de rivière des eaux qui y sont maintenues par des digues; d'autres fois, les digues étant rompues, ils donnent naissance à de petits ruisseaux : on doit, en général, les considérer comme des espèces de réservoirs qui reçoivent divers courants, et dont le trop plein s'échappe par des sortes d'écluses. Il y a un grand nombre de lacs sur le globe : les principaux sont les lacs de Harlem en Hollande; Aral, Onéga, Ladoga en Moscovie; les lacs Huron, Michigan, supérieur en Canada; les Palus-Méotides; le lac Majeur en Lombardie; celui de Genève, que traverse le Rhône, etc. — Il y a de très-grands lacs qui peuvent être considérés comme des mers : tels sont la mer Caspienne, la mer Noire, le Pont-Euxin. Les plus grands lacs reçoivent des rivières, même des fleuves considérables. — Il y a des lacs qui contiennent une assez grande quantité de soude qu'on exploite avec succès; il y en a aussi de salés qui renferment de l'hydro-chlorate de soude, et même du soufre qui donne lieu à un dégagement d'hydrogène sulfuré.

D'après ce que nous venons de dire, on voit que les lacs tiennent le milieu entre les eaux stagnantes et les eaux courantes ; par conséquent leur influence sur la salubrité des lieux voisins participe des deux manières d'être de ces eaux. — Les lacs répandent moins d'exhalaisons dangereuses que les étangs, parce que l'eau a plus de profondeur et plus de mouvement. Les plantes, situées profondément et privées du contact de l'air, ne peuvent se décomposer pendant les sécheresses, comme il arrive lorsque les eaux sont peu profondes. Toutefois, lorsqu'on doit habiter non loin d'un lac, il faut s'orienter de manière à ce que le vent dominant n'en chasse pas sur l'habitation les vapeurs aqueuses et les exhalaisons nuisibles, comme cela a lieu, par exemple, pour la ville malsaine de Mexico, placée sous le vent d'un lac immense. — Les étangs sont des masses d'eaux dormantes contenues dans des bassins par des digues naturelles ou resserrées dans des limites artificielles ; ils ressemblent beaucoup aux lacs, plusieurs ont même reçu ce nom ; ils sont principalement destinés à entretenir des poissons pour nos besoins. C'est pourquoi sans doute les Romains, qui en avaient un grand nombre, les nommaient piscines. Il en est pourtant qui alimentent des manufactures, des forges à fer, des usines, etc. En Chine on entretient un grand nombre d'étangs pour fournir de l'eau aux contrées qui sont privées de rivières, surtout pendant de longues sécheresses : on n'a pas poussé si loin l'attention dans les parties les plus civilisées de l'Europe, où la disette d'eau se fait sentir.

On distingue les étangs en naturels et en artificiels : les premiers se trouvent aux environs des grandes rivières et non loin des bords de la mer ; les seconds sont formés dans l'intérieur des terres par des sources et des ruisseaux. Il y avait autrefois en France un grand nombre de l'une et l'autre espèce d'étangs, qui appartenaient aux grands seigneurs ou à de riches congrégations : ces dernières surtout, obligées par leur règle de faire maigre une partie de l'année, avaient formé à grands frais de vastes étangs, sans s'inquiéter beaucoup de l'influence funeste que les eaux dormantes exerçaient sur la santé des riverains. — Les étangs qui contiennent une eau stagnante peu profonde ne donnant aucun mouvement à l'air, sont des localités très-malsaines ;

les végétaux qui y croissent en abondance et s'y décomposent sur le limon que laissent les eaux évaporées, les émanations qui sont le produit de cette décomposition, ont une influence des plus fâcheuses sur la constitution, produisent des fièvres intermittentes rebelles, etc. La révolution française a rendu un grand service à la santé publique en faisant vendre la majeure partie des étangs à des particuliers qui les ont desséchés et changés en des champs ou en des prairies fertiles qui assainissent l'air au lieu de l'infecter. — Il y avait, avant la révolution, aux portes de Poitiers, chef-lieu du département de la Vienne, un vaste étang, dit Étang de Saint-Hilaire, appartenant à des moines ; il causait chaque année un grand nombre de fièvres intermittentes rebelles qui ont disparu depuis que les acquéreurs de cet étang en ont fait des prairies fertiles, des jardins délicieux, entre-coupés de ruisseaux, plantés de bosquets et de peupliers. — Les étangs détruisaient la population de la partie basse de la Lorraine ; les épidémies s'y multipliaient, les campagnes se dépeuplaient. Ces étangs ont été desséchés : les fièvres ont disparu, et l'on ne parle plus d'épidémies. Dans la Bresse, la dangereuse influence des étangs avait réduit la vie à moins de cinquante ans d'existence ; les femmes et les enfants y avaient le ventre ballonné comme des hydropiques. Les villages qui avoisinent les étangs, dit Macquart (*Encycl. méthod.*), ressemblent à des hôpitaux : on n'y voit que des spectres y traîner une vie languissante ; la pâleur de la mort est sur les visages, et un principe destructeur circule avec le sang.

Marais. Les marais sont des étendues plus ou moins considérables de terrains dont la surface est habituellement couverte d'eaux stagnantes, et dont le sol se trouve en grande partie composé des débris de végétaux qui croissent et périssent sans cesse dans ces lieux. Il faut mettre les marais au nombre des localités les plus malsaines, et dont le voisinage est le plus dangereux, principalement quand les vents qui les traversent en apportent les exhalaisons sur les habitations. Nous ne disserterons pas ici sur la formation primitive des marais ; nous ne donnerons point non plus la description des plus remarquables de ces localités ; la nature de cet ouvrage n'admet point ces détails de géologie ; nous renvoyons aux auteurs qui s'en sont le plus occupés, et spécialement aux ouvrages de Bontius, de Lancisi, de Lind, de Ramel, de Humboldt, de Girard (sur l'Egypte), et au savant article *Marais* du Dictionnaire des Sciences médicales. — Les marais Pontins sont les plus connus de toute l'Europe, et les plus féconds en maladies graves; leur insalubrité, qui exerce ses ravages depuis un grand nombre de siècles, avait déjà fixé l'attention de quelques empereurs romains; des papes même avaient fait travailler à l'assainissement de ces imminents foyers de maladies. Les Français, dignes imitateurs des anciens Romains, qui portaient leurs arts et leurs institutions chez les peuples vaincus, ont continué les travaux utiles entrepris par quelques hommes généreux. Mais aujourd'hui que la ville des Césars a rentré sous la domination des papes, on semble avoir abandonné le projet philanthropique de tarir la source des maladies funestes qui détériorent sans cesse une population déjà si chétive et si misérable. — La Basse-Egypte, les contrées qu'arrosait jadis le Phase, les Florides, l'île de Cayenne, la Hollande, la Pologne, la Hongrie, le pays d'Hanovre, et même quelques départements de France, présentent de grandes localités marécageuses fort nuisibles à la santé des habitants de ces contrées, et qui sont un foyer permanent de fièvres intermittentes, de dysenteries, d'hydropisies, etc. Les exhalaisons qui s'échappent des marais de Cayenne, de Mozambique, etc., sont tellement dangereuses que les exilés d'Europe soumis à leur influence y succombent en peu d'années. — Les marais sont nuisibles par la grande humidité qu'ils répandent, et plus encore par les émanations provenant de la décomposition des végétaux et des animaux qui y croissent. Cette décomposition a lieu particulièrement en été, où la chaleur et l'évaporation réunies ont consommé la majeure partie de l'eau, et fait périr les animaux aquatiques, et les végétaux restés à nu sur un sol desséché.

Pendant l'hiver, au contraire, les marais sont en général couverts de glace; il ne s'en dégage aucune émanation dangereuse; ou du moins, lorsqu'il n'y a point de glace, faute d'un abaissement suffisant de température, on n'a à redouter dans le voisinage des lieux marécageux que les effets de l'humidité. Ceci, à la vérité, s'applique seulement aux contrées dans lesquelles les quatre saisons sont distinctes; mais, entre les tropiques, les effluves marécageux ne cessent d'exercer leur fâcheuse influence en aucun temps de l'année. — Les auteurs ont divisé les maladies produites par les exhalaisons marécageuses en fébriles et en non-fébriles. Parmi les premières se trouvent des fièvres nerveuses ou ataxiques, des fièvres intermittentes et rémittentes de tous les types, et, suivant quelques médecins, le typhus et la fièvre jaune. Du nombre des secondes sont la dysenterie, le choléra-morbus, les engorgements lymphatiques, les hydropisies. Presque toutes ces maladies sont endémiques dans les contrées où se trouve une grande étendue de marais, comme la campagne de Rome, l'île de Walcheren en Hollande, en France les environs de Rochefort. Elles affectent annuellement une partie plus ou moins considérable de la population. Plus le climat est chaud, plus ces maladies sont graves, rapides, et tendent à se terminer par la mort, en s'accompagnant d'un grand nombre de symptômes nerveux. Ainsi, en Hollande, les fièvres intermittentes quartes, tierces, quotidiennes, ont une marche lente, et laissent aux médecins le temps de les combattre, et aux médicaments celui d'agir. En Hongrie, les fièvres nerveuses ont un cours plus rapide et présentent des symptômes plus grands; en Italie, dans le voisinage des marais Pontins, les fièvres n'ont que de très-courtes apyrexies, et s'accompagnent de symptômes ataxiques alarmants; en Espagne, on observe du délire, des vomissements, une teinte jaune de la peau, etc. Enfin, entre les tropiques, les maladies produites par les exhalaisons marécageuses sont encore plus rapides et plus funestes : le choléra-morbus de l'Inde fait périr en peu de jours, et même en peu d'heures.

Des médecins ont cru trouver l'origine historique de la fable de l'hydre de Lerne et du serpent Python dans l'influence annuelle et désastreuse des marais, combattue et détruite par des princes philanthropes, dont Hercule et Apollon n'étaient que les emblèmes. Un médecin de nos jours, marchant sur les mêmes traces, a eu l'idée poétique et fantastique de représenter les ravages des contrées marécageuses sous les traits d'un monstre qui aurait le corps plongé dans le limon des marais, et surmonté de quatre têtes hideuses, dont l'une soufflerait la peste vers l'Orient; l'autre, la fièvre jaune du côté du Midi; la troisième, dirigée contre l'Occident, y vomirait la fièvre intermittente pernicieuse; et la quatrième allumerait, au milieu des glaces du Nord, le feu dévastateur du typhus contagieux (1). Cette allégorie, que désapprouve le bon goût du poète et du médecin, est tout-à-fait du genre romantique, qui n'a pas encore, que je sache, envahi la littérature médicale. — On s'est épuisé en conjectures sur la cause déterminante des maladies endémiques dont il a été question plus haut. Les anciens crurent à la présence de petits insectes nés au milieu de la fermentation ou décomposition des débris marécageux, et qui avaient la faculté de s'introduire en nous. Les médecins chimistes ne virent là que l'effet de vapeurs *salino-sulfureuses*, *âcres* et *délétères*. Les humoristes pensèrent qu'aucune condition atmosphérique n'était plus favorable à la putréfaction des humeurs que l'air chaud et humide infecté d'exhalaisons marécageuses. — Les travaux de la chimie moderne, si favorables aux progrès de l'hygiène, n'ont pas répandu beaucoup de lumière sur les principes morbifiques inhérents aux exhalaisons des marais. Les chimistes y ont bien signalé la présence des gaz hydrogène, carboné et phosphoré; mais ces gaz, à la vérité, fort délétères, sont susceptibles de produire des effets très-différents de ceux qu'on attribue aux effluves marécageux.

Tout ce que nous savons de positif, c'est que les émanations des substances en décomposition dans les marais sont les principales causes appréciables des maladies que produisent ces localités insalubres; que les miasmes appelés marécageux pénètrent vraisemblablement en nous, soit par l'absorption cutanée, soit par les voies pulmonaires, ou par celles de la digestion, sans qu'on puisse déterminer précisément laquelle de ces voies d'introduction leur livre un accès plus facile. On sait seulement que l'humidité de la nuit favorise singulièrement l'action de ces miasmes; il suffit, en effet, de passer une seule nuit exposé aux émanations marécageuses pour contracter une fièvre intermittente très-grave. Je ne parle point de ceux qui ont prétendu que les effluves des marais

s'introduisaient dans les organes digestifs, et y causaient une gastro-entérite intermittente, leur opinion ne reposant sur aucun fait positif. — M. Rigaud, qui s'est livré à l'étude des exhalaisons marécageuses, a acquis la preuve qu'elles n'exerçaient plus aucune action au-delà de trois cents mètres; convaincu, d'ailleurs, que la rosée qui s'élève des marais était le véhicule des miasmes, et que l'analyse de cette rosée pouvait dévoiler la nature de ces miasmes, cet auteur en recueillit deux bouteilles, qu'il fit remettre à Vauquelin. L'examen de ce célèbre chimiste a fourni les résultats suivants: — Les vapeurs condensées ont une odeur légèrement sulfureuse, analogue à celle du blanc d'œuf cuit. — L'action des nitrates d'argent, de mercure, de plomb, y a démontré la présence d'un muriate et d'un alcali. — Un résidu jaunâtre de quelques grains est resté au fond de cette eau. — Cette eau contient de la matière animale, de l'ammoniaque, du muriate et du carbonate de soude (1). Cette analyse n'offre aucun moyen de résoudre le problème en question.

Les moyens préservatifs auxquels peuvent recourir ceux qui sont exposés à l'influence des marais sont de deux espèces: les premiers ont pour objet le desséchement de ces marais et la culture des lieux qu'ils occupaient; les seconds consistent en des précautions propres à affaiblir ou anéantir cette influence chez ceux qui ne peuvent s'y soustraire. Les premiers moyens sont assurément les plus efficaces; mais, comme ils ne sont pas toujours praticables, on est le plus souvent obligé de s'en tenir aux derniers; ceux-ci doivent être d'autant plus actifs et plus exactement observés, que les individus qui en sont l'objet sont moins accoutumés aux agents que l'on veut modifier, que les lieux environnants sont moins habités et moins cultivés. On sait, en effet, que les premiers colons qui viennent habiter des contrées marécageuses succombent presque tous aux fièvres d'un mauvais caractère. Lorsqu'on est résolu d'aller s'établir dans le voisinage de lieux aussi insalubres, il faut faire en sorte d'y arriver en hiver ou au printemps, époque où les miasmes marécageux ont moins d'activité. Parvenu au lieu de sa destination, le nouvel

---

(1) Dictionnaire des Sciences médicales, article MARAIS, par MM. FOURNIER et BÉGIN.

(1) Ouvrage cité.

habitant évitera d'abord autant que possible de s'exposer de trop près à l'influence des miasmes, et cherchera peu à peu à s'y habituer, afin que les effets en soient moins dangereux, lorsque, par la marche des saisons, ils seront devenus inévitables; il aura soin en même temps de faire usage d'un régime fortifiant et stimulant, d'éviter toutes les causes d'affaiblissement, et principalement l'excès des plaisirs vénériens. — Les dessèchemens des marais doivent être opérés aux mêmes époques; les ouvriers qui y sont employés, travaillant à la conservation de la santé générale en exposant la leur propre, méritent toute notre sollicitude. On aura soin de les munir de bottes qui les garantissent inférieurement du contact de la vase; on leur fera allumer de grands feux de distance en distance, autour desquels ils viendront se sécher et prendre leurs repas. Les travailleurs devront d'ailleurs être bien nourris, pourvus d'eau-de-vie et de quelques flacons d'ammoniaque ou de chlore propres à modérer l'effet des émanations qui affectent le plus immédiatement et le plus fortement; ils devront aussi quitter leur habit de travail pendant la nuit et les jours consacrés au repos, etc.

L'utilité du dessèchement des marais a été plusieurs fois bien constatée, et on a fait cesser par ce moyen des épidémies et des épizooties qui ne reconnaissaient pas d'autres causes que l'action des effluves marécageux : ainsi la ville de Bordeaux a été délivrée des épidémies qui en chassèrent deux fois le parlement, par le dessèchement des marécages qui entouraient cette grande ville. Brown, dans son Histoire de la Jamaïque, fait remarquer que les premiers colons envoyés dans cette île y périssaient si promptement, qu'on était obligé de les remplacer tous les dix ans. Depuis que les marais ont été desséchés et leurs bassins cultivés, on vit aussi long-temps à la Jamaïque qu'en Europe. Les premiers habitants de la Pensylvanie périrent en foule de fièvres appelées bilieuses putrides. Ces maladies ont cessé d'exercer des ravages depuis que les marais de cette belle contrée ont disparu sous la charrue de l'agriculteur. — La conservation des hommes et les intérêts de l'agriculture qui les fait subsister réclament donc impérieusement le dessèchement et l'assolement des terres marécageuses. On trouve d'ordinaire dans les marais qu'on défriche une couche épaisse de vase et

d'*humus* végétal beaucoup trop fertile, et avec une portion de laquelle on pourrait fertiliser des champs moins productifs; ou bien encore, comme cela se pratique en quelques endroits, faire un mélange d'une terre maigre et sablonneuse avec le limon des marais, ce qui compose un assolement artificiel très-avantageux.]

Localités. — [La nature du sol, son élévation, son abaissement, son plus ou moins grand degré de sécheresse, d'humidité, etc., exercent une grande influence sur les constitutions des êtres organisés, comme l'a fait remarquer Hippocrate il y a plus de vingt siècles, et comme l'a de nouveau démontré d'une manière si philosophique notre grand Montesquieu. — C'est surtout, dit M. Barbier (1), quand on met en opposition un lieu élevé et sec avec un pays humide, qu'il est facile de voir que les circonstances physiques qui caractérisent chacune de ces positions agissent fortement sur les êtres organisés qui les habitent. On reconnaît que les localités règlent l'exercice des actes de la vie, qu'elles vont jusqu'à modifier la composition matérielle des diverses parties du corps vivant, et leur action se présente à l'esprit comme celle d'une puissance qui domine toute la nature vivante. — Un terrain sec et élevé, continue le même auteur, un terrain bas et humide, sont toujours peuplés de végétaux différents. L'existence de ces êtres vivants est subordonnée à la situation et à la nature du sol qu'ils recouvrent. Ici, un végétal montre une grande vigueur, il croît avec une rapidité étonnante; là, les sucs que ses racines tirent de la terre ne conviennent plus à ses organes, et cette plante va cesser de vivre. Quoique les animaux soient moins dépendants de la position des pays que les végétaux, cependant on ne peut nier qu'ils ne sentent fortement le pouvoir des localités. Il est des animaux qui recherchent un terrain bas et humide : c'est là seulement qu'ils trouvent les circonstances extérieures que leur organisation exige : un lieu élevé et aride dessécherait leur corps, les ferait périr. D'autres animaux, au contraire, recherchent cette dernière position : l'humidité leur est contraire.

En comparant des individus de la

---

(1) Hygiène appliquée à la thérapeutique.

même espèce, dit encore M. Barbier, on reconnaît que ceux qui viennent d'un lieu sec et élevé, et ceux qui ont vécu dans un pays bas et humide, n'ont pas la même vigueur, la même complexion organique. La chair même des animaux qui servent à notre nourriture acquiert des qualités particulières dans chacune de ces expositions; elle a plus de saveur dans les individus que fournissent les hauteurs; ceux que l'on prend dans un endroit marécageux ont une chair plus tendre, plus chargée de graisse, mais moins savoureuse. — Il n'est pas difficile de se convaincre que l'homme qui habite un pays élevé ne ressemble pas à celui qui vit dans un pays dont le sol est humide. Toutes les fonctions de l'économie suivent chez l'un et chez l'autre un rhythme différent. La digestion des substances alimentaires, le cours du sang, etc., n'ont pas une égale activité dans ces deux individus; leur état intime n'est pas le même; on remarque en eux une habitude du corps, des attributs physiques et moraux qui leur sont particuliers. Ces idées sur l'influence des lieux sont généralement admises; si elles ont été combattues par des hommes distingués, comme Helvétius, Volney, etc., on peut citer en leur faveur les opinions non moins recommandables de Lind (1), de Cabanis (2), de Hallé, etc. (3).

L'influence des lieux modifie même d'une manière remarquable le caractère des maladies. Celles d'une même classe, d'un même genre, varient à une très-petite distance par la configuration, l'élévation et l'exposition des lieux, et ne réclament plus les mêmes indications thérapeutiques. Les médecins livrés avec attention à l'exercice de leur art dans les campagnes ont eu mainte fois occasion de se convaincre que les phlegmasies, par exemple, qui se montrent dans les vallées froides et humides ne sont ni si aiguës ni si intenses que celles que l'on observe sur les coteaux exposés à un air vif, sec et froid, et que les moyens qu'on leur oppose admettent aussi quelques variations dans leur nature comme dans la manière de les administrer. — Il est facile d'expliquer ces diverses modifications par la puissance active, quoi-que secondaire, de diverses causes que font naître ou que réfléchissent simplement les localités, comme la température locale de l'air, la nature des vents, l'humidité des bois environnants, la qualité des eaux qui servent de boisson, les productions qui deviennent aliments obligés des habitants, les modifications qu'éprouvent les saisons par rapport à la latitude, etc. Ces causes se trouvent liées de la manière la plus intime avec celles qui dérivent directement de la position des pays, et leur influence est constamment simultanée, et même, jusqu'à un certain point, inséparable; il arrive seulement que tantôt l'une, tantôt l'autre, s'élève par son influence au-dessus des autres, et imprime à l'économie animale des modifications qu'on doit principalement lui rapporter.

TERRAINS BAS ET HUMIDES.

Ils sont ordinairement dominés par des coteaux, des montagnes, des bois, etc., traversés, en divers sens, par des rivières, des ruisseaux, coupés de marais, de lacs, etc. Souvent ils forment des gorges plus ou moins serrées, où l'air ne circule pas librement; l'eau réduite en vapeurs ne trouve pas non plus un facile écoulement. L'humidité favorise une végétation rapide dans des eaux stagnantes; les plantes y meurent et s'y décomposent, et cette décomposition donne naissance à des émanations plus ou moins insalubres. Il faut ajouter à cela que la composition du terrain augmente encore l'insalubrité, lorsqu'il est tout-à-fait impropre à absorber l'humidité. Hippocrate avait déjà signalé cette constitution du sol dans les environs du Phase, aujourd'hui la Mingrélie. Elle se fait pareillement remarquer dans la Hollande, la Belgique; dans les lieux qu'arrosent la Meuse, l'Escaut, le Rhin, etc. On observe la même disposition dans les lagunes de Venise, au milieu des savanes qui avoisinent l'Orénoque et le fleuve des Amazones, dans la Basse-Égypte. En France, les territoires des départements de l'Ain, de la Vendée, de la Charente-Inférieure, présentent de pareilles localités. (*Voyez* les *statistiques des départements de la France.*) — Les plantes alimentaires qui végètent dans ces localités croissent rapidement, présentent un tissu aqueux et fade, un mucilage abondant, ne contiennent presqu'aucun principe tonique, amer, ni

---

(1) Maladies des Européens.
(2) Rapports du physique et du moral.
(3) Art. AFRIQUE de l'*Encyclopédie méthodique.*

aromatique. La chair des animaux y est pareillement molle, tendre et peu sapide.

Les habitants des pays bas et humides sont généralement pâles, lymphatiques, celluleux, abreuvés de sucs séreux ; leurs chairs sont flasques et comme infiltrées ; leurs tissus, relâchés par une humidité permanente, ne se contractent que faiblement ; les appareils d'organes n'exécutent qu'avec lenteur les fonctions qui leur sont confiées, d'où le peu d'énergie de toutes les actions vitales prises en masse. Cette faiblesse organique se trouve encore accrue par l'usage que les habitants de ces contrées font de végétaux alimentaires pourvus des mêmes qualités, et des eaux bourbeuses qu'ils sont contraints de boire. Ils sont en général tardifs, taciturnes, peu spirituels et médiocrement intelligents ; mais aussi spéculateurs patients, constants, et calculateurs. — Des conditions hygiéniques telles que celles dont il vient d'être question paraissent très-propres à engendrer des diathèses séreuses, des maladies scrofuleuses, des goîtres, des hydropisies, des engorgements lymphatiques de tous les viscères, des fièvres intermittentes, des affections catarrhales, etc. Lorsque l'humidité est très-prédominante, on voit naître souvent le scorbut. Les maladies aiguës marchent lentement, les crises sont peu sensibles, etc. Les femmes ont habituellement des fleurs blanches, sont sujettes aux avortements, et vieillissent de bonne heure ; la vie est en général courte dans les localités que nous examinons. — Sous les latitudes chaudes, la chaleur, jointe à l'humidité du sol, peut donner lieu à des maladies très-graves, comme les fièvres adynamiques, le typhus, la fièvre jaune, etc.

Si le froid se trouve réuni à l'humidité dans une contrée basse et humide, il en peut résulter des affections d'une nature différente, comme les catarrhes, les inflammations viscérales endémiques, les engorgements lents des glandes et du système lymphatique, le scorbut. — L'influence de ce concours fâcheux se fait sentir d'une manière frappante sur les facultés intellectuelles, comme on peut le voir dans plusieurs parties du Valais, du Tyrol, où l'on rencontre beaucoup de crétins, de goîtreux, d'imbécilles qui, suivant l'expression de M. Virey, sont abattus dans une stupide indolence, et incapables de sentir, d'agir, et ne

vivant que pour manger et engendrer (1). — Les lieux bas et humides, lorsqu'ils sont tempérés et qu'ils n'offrent pas de causes graves d'insalubrité, peuvent offrir un refuge utile aux individus irritables, affectés de maladies inflammatoires, disposés à la phthisie pulmonaire, etc. L'humidité répandue dans l'atmosphère relâche leurs tissus trop secs, trop tendus, et calme l'éréthisme qui les tourmente. Un lieu bas et humide, dit M. Barbier, sera un séjour vraiment médicinal dans la phthisie commençante, dans beaucoup d'affections nerveuses, dans quelques lésions organiques, etc. Lorsque l'individu aura une constitution très-irritable, une sensibilité exagérée, qu'il y aura maigreur, fièvre lente, pâleur à la peau, etc. ; alors l'air de ces pays devient un auxiliaire utile pour le traitement. Lorentz, cité par le même auteur, a observé que, dans la partie élevée de Bastia, où l'air est sec, vif et pénétrant, les personnes maigres, sèches, dont la poitrine est faible, irritable, sont soulagées aussitôt que de la ville haute elles descendent dans la ville basse, qui est humide.

TERRAINS SECS ET ÉLEVÉS.

Ce sont les coteaux, les montagnes desséchées par un soleil plus ou moins ardent, les plateaux élevés, en un mot, tous les lieux qui se trouvent à une certaine élévation au-dessus de la mer. Ces localités sont ou très-froides ou très-chaudes ; l'air y circule librement ; le vent en balaie continuellement la surface ; les eaux s'en écoulent de toutes parts, et le terrain, sec et rocailleux, n'est d'ordinaire que peu propre à la culture, et tout-à-fait inculte à une certaine élévation. Un sol aride, et dont on ne retire quelques faibles productions qu'à force de travail et une culture pénible, a nécessairement, avec d'autres causes, une influence notable sur la constitution des habitants et sur leur moral, et cette influence nous paraît tout-à-fait à l'avantage de l'espèce humaine. Au nombre des pays élevés, nous plaçons les sommités de l'Auvergne, de la Franche-Comté, les Cévennes, dont les habitants se font remarquer par leur valeur et leur opiniâtreté ; plusieurs contrées de l'Es-

***

(1) Art. Climat du Diction. des Scienc. médic.

pagne, qui firent une si longue résistance aux Romains et aux Maures ; les
Apennins, habités jadis par les Samni-
tes, les Marses, etc., si long-temps funestes à la république romaine ; les
Abruzzes, les Calabres, aujourd'hui si
dégénérées ; l'Albanie, connue par sa
résistance contre les Turcs ; le pays in-
domptable des Andes ; la Suisse, que ne
put asservir la puissance autrichienne ;
les contrées du Caucase et de l'Immaüs,
commandées sous les Romains par le fameux Mithridate ; enfin, le plateau de la
Tartarie, d'où sont sortis les conquérants de l'Asie. — Les habitants de ces
localités sont d'une constitution sèche,
vigoureuse ; l'extérieur de leur corps offre des saillies prononcées, et des poils
nombreux et épais ; les muscles sont puissants et largement prononcés ; la circulation est active, le pouls vite et fréquent, ainsi que les mouvements du
thorax ; les fonctions digestives jouissent
d'une grande activité, ce qui entraîne
une constipation habituelle. Les sécrétions, ordinairement peu considérables,
se trouvent en raison inverse de la transpiration, qui est fort abondante.

Les hommes dont nous parlons sont
souples, agiles, vifs, excitables, spirituels, d'un caractère inquiet, impatient,
irascible ; dominés par le besoin des
voyages, de la guerre, de la chasse, ils
ont en même temps de l'audace, de la
ténacité, s'irritent contre les entraves et
les obstacles, par l'influence même de
l'air vif qu'ils respirent, du froid sec et
du vent desséchant qui les stimulent.
Les montagnards, qu'il faut placer en
tête des peuples dont il s'agit, se font
remarquer par une petite taille, une tête
volumineuse, des extrémités grêles, particularités qu'Hippocrate avait déjà si-
gnalées chez les Scythes. — La plupart
de ces contrées sont si arides et si stériles, que les naturels se trouvent obligés
de tourmenter le sol de mille manières
pour en retirer leur subsistance, ou bien
de s'émigrer dans un pays plus fertile ;
dans l'un et l'autre état ils s'habituent,
dès la jeunesse, à mener une vie laborieuse qui favorise le développement des
forces. La puberté est rarement hâtive
chez une jeunesse si occupée ; les mœurs
sont simples, les femmes fécondes, la
vie, en général, longue et exempte de
beaucoup d'infirmités ; la vieillesse se
fait remarquer par la vigueur et la marche régulière des fonctions. — On rencontre, chez les habitants des lieux éle-

vés, des ulcères aux jambes, des hémorrhagies, et principalement l'hémoptysie,
des inflammations de poitrine. La phthisie, l'asthme, plusieurs affections des organes circulatoires, sont encore assez
communs dans les pays dont il s'agit. —
Les pays secs et élevés sont, absolument
parlant, les plus salubres ; une foule de
constitutions molles, lâches, faibles, y
trouvent un préservatif assuré contre un
grand nombre de maladies, et un moyen
efficace de guérison pour les maladies
chroniques qui les affligent, comme les
scrofules et autres engorgements du système lymphatique, les fleurs blanches,
le scorbut, les fièvres intermittentes, etc.
L'air sec et pur agit ici à la manière des
toniques, des stimulants ; les fonctions digestives prennent de suite une nouvelle
activité chez un convalescent qui passe
d'un lieu bas et humide à une localité
élevée, et bientôt il semble recevoir une
nouvelle vie. Pour se faire, en un mot,
l'idée du changement qui s'opère à cet
égard, il suffit d'établir la différence
qu'il y a entre l'habitant hâlé et vigoureux d'un pays de montagnes, et l'habitant pâle, bouffi et celluleux d'un sol bas
et humide.

PLAINES SÈCHES ET HUMIDES.

Les plaines tiennent nécessairement le
milieu entre les lieux bas et humides et
les pays élevés, comme le climat tempéré
est intermédiaire aux climats chauds et
froids. Elles se composent, tantôt d'un
terrain gras, fertile, mélangé de sable, ni
trop sec ni trop humide, coupé par des
rivières, des ruisseaux plus ou moins
éloignés ; tantôt d'un sol sablonneux,
maigre, blanchâtre, rocailleux et aride.
Sous ce point de vue, il faut distinguer
soigneusement les plaines sèches, arides,
stériles, comme celles de l'Arabie Pé-
trée, par exemple, des plaines fertiles de
l'Asie méridionale, de la France, de la
Barbarie, de l'Égypte, etc., parce que
les modifications qui en résultent ne se
ressemblent en aucune manière. Quelle
différence, en effet, n'y a-t-il pas, sous
le rapport de la constitution physique et
du caractère moral, entre l'Arabe Bé-
douin qui végète toute sa vie en sauvage nomade dans les plaines désertes
de l'Afrique, et le gras Musulman des
campagnes fertiles du Delta ; entre l'heureux Indien des bords du Gange, et le
Tartare errant dans les vastes solitudes
de son immense plateau ; enfin, entre un

maigre habitant des Landes ou de la Champagne pouilleuse, et un gros Normand et un épais Manseau ! Bien que cette différence ne tienne pas uniquement sans doute à celle des lieux, ce serait nier l'évidence que de se refuser à croire à l'influence majeure que les diverses localités exercent sur l'homme. Les peuples nomades des plaines sèches de l'Afrique ont, en général, une constitution grêle et nerveuse et sont d'une petite taille; ils sont formés à la sobriété, quoique dans un état d'indolence et d'oisiveté propre à leur vie pastorale; ils ont l'imagination vive et chevaleresque, le caractère mélancolique, etc. Ils jouissent, en général, d'une bonne santé, à l'exception d'un relâchement que font naître l'usage habituel du lait, ainsi que les mauvaises eaux qui leur servent de boisson. Si nous mettons en opposition avec les plaines arides de l'Afrique les campagnes fertiles entrecoupées de rivières de l'Europe et de l'Asie, comme celles où se promènent la Loire, la Seine, l'Escaut, le Pô; celles que débordent l'Euphrate, le Gange; enfin les régions fertiles du Mexique, des bords de la Plata, nous y verrons s'y multiplier des hommes pareils à la terre qui les nourrit, pour nous servir de l'expression de M. Virey (1), doués d'une forte constitution, d'un tempérament sanguin, d'un embonpoint riche, mais qui n'exclue pas l'énergie des fonctions, qui s'exécutent avec aisance et régularité. Les habitants des plaines sont naturellement portés aux jouissances paisibles, à la recherche de toutes les commodités de la vie; ils chérissent les plaisirs que permet un travail facile sur un terrain fertile, plat et uni; ils aiment le repos après un travail modéré, ont de l'éloignement pour les exercices fatigants, comme la guerre, les voyages, etc. Le peu de besoins qu'ils éprouvent n'excitent que médiocrement leur industrie, n'éveillent que rarement les désirs de la cupidité et de l'ambition, le goût des voyages, des entreprises aventureuses et lointaines qui peuvent procurer de la gloire et des richesses; leur caractère paisible les rend ennemis des oppositions; ils sacrifient volontiers leur liberté pour vivre paisibles dans leurs champs fertiles. Aussi deviennent-ils communément la proie des peuples errants et vagabonds qui, nés

<hr>

(1) Art. cité.

sur un sol ingrat, cherchent une meilleure patrie. — C'est dans les plaines fertiles qu'on trouve le type de la fraîcheur, de la beauté et des grâces admirables, apanage d'une heureuse constitution. Les habitants des plaines sont toutefois sujets aux inflammations, à la goutte, aux fièvres angioténiques, et, en général, aux maladies qui naissent d'un régime succulent et d'un excès d'alimentation.]

Climats. — [On appelle climat une portion de la surface de la terre terminée par deux cercles parallèles à l'équateur, et d'une largeur telle, que le plus long jour dans le parallèle le plus proche du pôle surpasse d'une certaine quantité le plus long jour dans le parallèle le plus proche de l'équateur. On peut admettre un nombre indéterminé de climats égal à celui des zones ou bandes qui peuvent être figurées sur le globe. — On divise d'ordinaire l'Europe en cinq climats différents, en marchant du nord au sud.

Le premier est le plus voisin du pôle; il comprend l'Islande, la Laponie suédoise, danoise, russienne; le pays des Samoïèdes européens, etc. Les glaces et les neiges y subsistent en grande masse à l'ombre; les jours y sont longs pendant l'été.

Dans le deuxième, été brûlant, hiver rigoureux et long, printemps et automne inconnus ou très-courts, et ne formant point de saisons particulières. La Norvège, la Suède, le Danemarck, le nord de l'Écosse, la partie septentrionale de la Pologne, la Courlande, se trouvent dans cette zone.

Dans le troisième, hiver court et rigoureux, printemps et automne longs et distincts de l'hiver et de l'été par leur température modérée. A ce climat répondent l'Irlande, l'Angleterre, les Pays-Bas, la Hollande, le nord de l'Allemagne, une grande partie de la Pologne et de la Russie, etc.

Le quatrième est le plus tempéré; les saisons y sont inconstantes; les hivers, tantôt doux, tantôt rigoureux, offrent beaucoup de températures variables. Les autres saisons sont longues, distinctes. Cette zone se trouve à peu près au milieu de l'hémisphère boréal, à égale distance de l'équateur et du pôle. C'est là qu'on trouve la France, l'Allemagne méridionale, la Hongrie, la Moldavie, la Petite-Tartarie, la Russie méridionale, etc.

Dans le cinquième, enfin, il règne une grande chaleur ; les hivers sont courts ; il y a rarement des gelées et des neiges durables ; les étés sont secs et brûlants, les printemps délicieux. La France méridionale, l'Espagne, l'Italie, la Grèce, la Crimée, etc., jouissent des bienfaits de ce climat tempéré. — Eu égard aux effets des climats sur l'économie animale, on les a divisés en climats chauds, climats froids et tempérés. Cette division est la plus convenable, attendu qu'elle est fondée sur le phénomène le plus influant qui se fasse ressentir dans chaque zone terrestre (la température atmosphérique). — L'action des climats, considérée sous un point de vue général, n'est guère autre que celles des températures des saisons et des localités réunies, dont il a déjà été question (1) ; peut-être même supprimera-t-on un jour cette dénomination à peu près fictive dans la géographie médicale. La lecture de l'ouvrage de M. Barbier, déjà cité plusieurs fois, nous a pleinement confirmés dans cette idée ; c'est donc en quelque sorte pour nous conformer à l'usage, et pour que ce travail ne paraisse pas incomplet à quelques lecteurs, que nous traitons ici très-succinctement de l'influence des climats sur l'économie animale.

1° *Climats chauds.* Ils se trouvent compris entre les deux tropiques, et s'étendent de l'équateur jusqu'au trentième degré de latitude, soit australe, soit boréale. C'est dans cet espace qu'on rencontre une grande partie de l'Afrique, l'Arabie, la Nouvelle-Hollande, l'Amérique et l'Asie méridionales, la Nouvelle-Guinée, beaucoup d'îles et une grande étendue de mers. — Sous ces latitudes l'action continue de la chaleur toujours élevée, et de la vive lumière qui les pénètre en tous sens, donne aux animaux et aux végétaux une physionomie particulière, suivant l'expression du célèbre naturaliste de Humboldt ; elle modifie pareillement chez l'homme, objet spécial de notre étude, l'exercice des fonctions dévolues à chacun de ses appareils d'organes. Ce qui prouve que ces attributs sont propres à chaque climat, c'est qu'ils sont susceptibles de varier en passant de l'un à l'autre, et de revenir ensuite à leur type primitif lorsque l'in-

fluence originelle se fait de nouveau sentir. — Dans les climats chauds, le pouls, vif et fréquent, bat jusqu'à cent fois par minute ; la respiration est pareillement plus fréquente, et il y a une plus grande quantité d'oxygène d'absorbé par les poumons qu'en hiver, comme nous l'avons déjà vu ; l'appétit est ordinairement faible, les digestions languissent et ne demandent qu'une petite quantité d'aliments ; conséquemment la nutrition ne s'accomplit pas avec beaucoup d'énergie. L'exhalation cutanée est active et la matière perspirable abondante ; les sécrétions, au contraire, se trouvent dans un état inverse chez les peuples des climats méridionaux ; la sensibilité et la mobilité s'exaltent facilement ; les mouvements sont prompts et rapides, l'imagination vive, la conception prompte et rapide, la vie s'use ; et, comme l'a dit Tissot, par la même raison que le cœur bat vite il bat moins long-temps. Toutefois les forces musculaires ont peu de puissance et d'énergie ; l'excès de la chaleur les énerve et les affaiblit : aussi remarque-t-on dans ces climats une propension singulière au repos et à la mollesse ; c'est là qu'on se livre avec une sorte de fanatisme à la vie contemplative, et qu'on supporte avec une grande facilité les jeûnes, les macérations et même les flagellations, souffrances que s'imposent des consciences absurdement timorées. Le tempérament des méridionaux est bilieux ou bilieux-mélancolique. L'appareil biliaire a beaucoup d'énergie et sécrète une bile abondante ; le système veineux est très-développé ; les naturels ont une prédisposition manifeste aux congestions hémorrhoïdales, et à beaucoup d'autres hémorrhagies ; leur excessive sensibilité s'exalte pendant les maladies, et donne lieu à divers symptômes graves, comme le délire, les convulsions, l'anxiété et autres phénomènes nerveux, ce qui nécessite, ainsi que le remarque Barthez, un plus grand usage relatif des remèdes narcotiques, des boissons tempérantes, etc., etc. Les maladies ellesmêmes ont une marche très-rapide ; celles du système nerveux surtout ont beaucoup de gravité. Les stimulants qu'on emploie pour exciter les forces digestives disposent aux phlegmasies des intestins, qui sont en effet fort communes dans les climats chauds, ainsi que l'a remarqué M. Broussais. L'action vive de la chaleur sur le système dermoïde est aussi la cause de diverses maladies propres aux régions

<hr>

(1) Il faut joindre à cela l'influence de la lumière et des nourritures locales, dont il est pareillement traité ailleurs.

équatoriales; du reste, cette excitation cutanée est très-utile, considérée sous un autre point de vue, celui d'une dérivation externe qui diminue d'autant les congestions intérieures. C'est en conséquence de cet état que la syphilis est si peu incommode et si peu dangereuse dans les contrées dont il s'agit. — Un voyage, un séjour plus ou moins long dans une latitude plus méridionale que celle que l'on habite, est un remède efficace contre diverses maladies chroniques : tels sont les dartres, les scrofules, les fièvres intermittentes, les écoulements blennorrhagiques ou muqueux, les affections syphilitiques, goutteuses et rhumatismales. Il faut placer dans cette catégorie la plupart des irritations ou des phlegmasies chroniques des organes intérieurs, si communes dans les régions septentrionales, et qui diminuent beaucoup sous l'influence d'une température élevée, et par l'effet d'une abondante diaphorèse.

2° *Climats froids.* Ils se trouvent compris entre le soixantième degré et les derniers lieux habitables du globe; on trouve dans cette bande le nord de la Suède, la Nouvelle-Zemble, la Sibérie, le Spitzberg, le Kamtschatka, l'Islande, le Groenland, la baie d'Hudson, le nord de la Russie, de l'Allemagne, de la Pologne, de la Suède, etc. L'influence de ces climats est inverse de celle des pays chauds; les hommes y sont, en général, d'une coloration faible, pâles et blonds par défaut d'intensité de lumière et de chaleur; leur taille est élevée, et leur système musculaire doué d'une grande force et d'une grande énergie. Mais la sensibilité est obtuse, les mouvements lents, et les membres comme engourdis. D'un autre côté, l'intelligence est bornée, les idées rétrécies; et chez les septentrionaux l'imagination est aussi stérile, aussi refroidie que celle des méridionaux est ardente et exaltée; le caractère est froid et les passions modérées. Les habitants du Nord ont habituellement un grand appétit; ils digèrent avec promptitude, et extraient tous les principes nourriciers des aliments, suivant l'expression de Montesquieu (1). Le pouls est fort, mais

lent (1); la circulation a par conséquent de l'énergie, mais peu de célérité; les mouvements inspiratoires ont une vitesse proportionnée à celle des contractions du cœur. L'absorption languit, dit M. Barbier, dans les contrées du Nord, surtout à la surface cutanée : aussi les maladies contagieuses y sont-elles peu communes. Mais cette fonction jouit d'une plus grande énergie dans les voies intestinales. Les excrétions et les exhalations doivent être peu abondantes, puisque l'assimilation est énergique et complète. Il faut en excepter toutefois les contrées basses et humides, qui ne sont pas rares dans le Nord : là, les sécrétions et excrétions sont plus abondantes, parce que le corps s'y trouve en quelque sorte pénétré de fluide. — En s'avançant vers le pôle, l'action du froid est si intense que ses effets deviennent nuisibles à l'économie animale; l'espèce humaine semble rétrécie dans ses dimensions et comme rabougrie; la plupart de ses organes sont peu développés, et frappés d'une sorte d'engourdissement (2). Les Lapons et les Samoïèdes sont une preuve évidente de l'influence que la température la plus rigoureuse exerce sur eux, quand on vient à les comparer aux Russes et aux Suédois, dont ils ne se trouvent séparés que par une distance infiniment petite.

En général, la puberté se développe très-tard chez les septentrionaux. On peut regarder comme une conséquence de ce développement tardif l'âge avancé auquel ils parviennent; la vie est aussi plus longue, parce qu'elle se compose

---

(1) Les Espagnols, qui vivent ordinairement de peu, deviennent voraces lorsqu'ils vont vers le Nord. Il est aussi digne de remarque que l'on se nourrit principalement de substances animales dans le Nord, et que l'on mange plus de végétaux dans le Midi. (COXE et VIREY, cité par M. BARBIER.)

(1) Blumenbach dit que chez les Groenlandais, d'ailleurs bien portants, on ne compte que trente ou quarante pulsations par minute. Dans la Laponie, le pouls ne bat que quarante-cinq à cinquante fois par minute, au rapport d'un médecin anglais (BARBIER).

(2) C'est sans doute, comme le fait observer M. Barbier, parce que la sensibilité est plus obtuse, que les septentrionaux prennent sans danger des remèdes très-violents qui nuiraient beaucoup aux méridionaux; c'est pour la même raison qu'ils recherchent avec avidité les boissons alcooliques capables de les tirer de cet engourdissement, et de les mettre à même de tirer parti de leurs forces.

d'actions plus lentes, ce qui est l'opposé de ce qu'on observe au midi. Le resserrement des parties par le froid rend les accouchements plus difficiles et plus laborieux que dans les climats chauds et tempérés, etc. — Les maladies qu'on observe le plus communément chez les peuples du Nord sont les irritations et les inflammations phlegmoneuses et catarrhales des organes intérieurs, les fièvres inflammatoires, les hémorrhagies, la phthisie tuberculeuse, etc. — On voit déjà, comme une conséquence directe de ce qui vient d'être dit, que les climats froids offriront une ressource contre les maladies propres aux climats opposés, comme les affections nerveuses, caractérisées par un excès de sensibilité et des mouvements irréguliers, les vésanies, les affections cutanées des régions équatoriales, etc.

3° *Climats tempérés.* Ces climats sont bornés par les parallèles extrêmes qui passent par les trentième et trente-cinquième degrés de latitude australe et boréale. Entre ces parallèles se trouvent une grande partie de l'Europe, la haute Asie, la grande Tartarie, le Thibet, une partie de la Chine, de l'Amérique septentrionale, etc. C'est dans les diverses latitudes de ces climats qu'on jouit de la température la plus douce et la plus favorable à l'exercice des facultés intellectuelles et au développement des actions physiques des organes, ou, si l'on veut, de l'industrie humaine, résultat admirable de ces deux attributs combinés et réunis. Les climats tempérés, tenant le milieu entre les extrêmes que nous venons d'examiner, jouissent de presque tous leurs avantages sans avoir leurs inconvénients. Les habitants de cette zone moyenne du globe sont moins lents que les septentrionaux, et moins exaltés que les méridionaux; leur esprit n'a ni la pesanteur des uns, ni l'exaltation des autres. Leur constitution ainsi que leur tempérament sont mixtes; en général sanguins, ils sont vifs, spirituels et pénétrants. Chez eux la sensation est facile, la perception prompte, et la volition a souvent la rapidité de l'éclair. Ils aiment les institutions libérales, mais sont également éloignés de l'indépendance indisciplinée des hordes septentrionales des peuples polaires, et du despotisme avilissant qui appesantit sa main de fer sur les régions les plus méridionales. Leur régime alimentaire, comme leurs institutions morales, est mixte, et composé de végétaux et d'animaux. Le vin, qui est une production de la zone qu'ils habitent, n'est pas étranger à l'heureuse facilité qui les caractérise. — C'est dans ces climats favorisés d'une douce et bienfaisante température que l'industrie humaine a le plus multiplié les prodiges sortis des mains de l'homme; c'est là que les sciences, les arts, la civilisation ont fait les plus étonnants progrès. Les siècles de Périclès, de Léon X, de Louis XIV, et des périodes non moins illustres, mais trop modernes pour être bien appréciées, ont éclairé ces contrées intermédiaires du globe de leurs lumières à jamais resplendissantes. Quoi qu'on puisse dire des antiques merveilles de l'Inde, de l'Égypte, de la Syrie, de la Perse, etc., situées sous des latitudes différentes, elles ne me paraissent nullement comparables aux prodiges de science et de civilisation de la moderne Italie, de la France et de l'Angleterre. — Pour avoir une juste idée de la sensibilité, de la motilité et de la manière dont s'exercent toutes les fonctions dans les climats tempérés, on n'a besoin que de prendre dans cet examen un terme moyen entre les climats extrêmes. — On déterminera les maladies mixtes propres à ces climats par le même artifice. — Quant à l'influence qu'ils peuvent exercer comme agents thérapeutiques, elle participe également de celles que nous venons d'examiner, c'est-à-dire que les maladies endémiques des contrées plus rapprochées du pôle ou de l'équateur y subiront des changements avantageux pour les malades. — L'influence réunie des températures et des localités, qui n'est autre que celle des climats dont nous venons de parler, est susceptible d'être puissamment modifiée par les changements locaux qui surviennent dans des étendues plus ou moins considérables de territoire. Ainsi la culture, le défrichement, en changeant la surface du sol, augmentent la température des lieux quand les besoins de l'agriculture obligent d'abattre les forêts; c'est par ce changement qu'on a adouci les climats de la Gaule, de la Germanie; que la Pensylvanie est devenue plus tempérée, que l'Italie même a acquis un accroissement de température (1). La présence des forêts et l'humidité qu'elles

(1) Pline le jeune ne pouvait faire croître des oliviers en Toscane, où ils prospèrent aujourd'hui.

recèlent sont d'ailleurs une cause avantageuse de refroidissement dans les contrées les plus brûlantes et les plus arides. Les demeures que l'homme civilisé a construites pour se préserver de l'effet nuisible des variations atmosphériques et des intempéries de l'air, ainsi que les vêtements multipliés dont il se couvre avec tant de soin, modifient pareillement et annulent, jusqu'à un certain point, l'effet nuisible des températures. Les usages, le genre de vie, les professions, mais principalement les institutions politiques, me paraissent susceptibles de changer complètement le système d'influence que nous venons d'examiner.

Hippocrate, dans son fameux Traité des Eaux, des Airs et des Lieux, attribue une grande puissance à l'action des climats sur le physique et le moral de l'homme. Montesquieu (pour ne citer que le principal écrivain qui a traité cette question) s'empara de cette idée féconde du père de la médecine et la développa avec toutes les ressources de son génie; il l'exagéra beaucoup, peut-être, en traçant les caractères physiques et moraux des nations d'après l'influence des climats qu'elles habitent, sans tenir assez compte des effets si puissants des gouvernements et des institutions politiques qui en dépendent. D'autres philosophes, comme Helvétius (1), Volney (2), sont tombés dans un autre excès en niant cette influence; elle existe cependant; elle est toujours permanente, et se montrera toujours quand elle ne sera pas comprimée par les institutions politiques. Cabanis (3), Baglivi, Hallé (4), l'ont admise

sans difficulté, sur d'excellentes raisons et des faits positifs. En vain Volney cherche-t-il à l'anéantir, après avoir peint avec force l'illustration passée des Perses, des Grecs, des Italiens, etc., qui ne jouent aujourd'hui qu'un rôle précaire parmi les grandes nations : la nullité de ces peuples est le résultat d'un gouvernement stupide et absurdement despotique, et ne fournit aucune preuve solide contre l'influence des climats. Cette influence se trouve comprimée et peut-être anéantie pour un grand nombre de siècles, mais elle peut se faire sentir de nouveau dans des circonstances plus favorables et sous de meilleurs auspices. Les Espagnols, et récemment les Grecs, n'ont-ils pas montré que l'action des localités qu'ils habitent peut reprendre son ascendant et leur rendre une partie de l'illustration dont le célèbre Volney déplore si éloquemment la perte? C'est un axiome presque vulgaire, que les montagnards sont plus actifs, plus courageux, meilleurs soldats que les habitants des plaines; et certes, les Suisses, les habitants de l'Auvergne, du Jura, des Cévennes, du Caucase, de la Dalmatie, de l'Arménie, des Andes, sont une démonstration vivante de ce principe de physiologie politique, qu'on me passe l'expression. Nier cette influence parce qu'elle ne peut s'exercer pendant un temps plus ou moins long, c'est presque accuser un brave de lâcheté parce qu'il se trouve dans l'impuissance de faire usage de ses armes; mais ôtez-lui ses fers, rendez-lui ses moyens de défense, et vous aurez la preuve que son courage est resté le même, et que les circonstances ont seules changé.

---

(1) De l'Esprit.
(2) Voyage en Syrie, 5ᵉ édition.
(3) Influence du physique et du moral de l'homme. Mémoire sur les climats.

(4) Article Arsiqu de l'*Encyclopédie méthodique*.

CLASSE DEUXIÈME.

DES CHOSES QUI S'APPLIQUENT A LA SURFACE DU CORPS

(APPLICATA).

Les habillements, les frictions, les bains, les lotions, tout ce qui est relatif à la propreté, sont les principales choses qui s'appliquent à l'habitude extérieure du corps, et dont il sera traité dans cette classe.

§ Ier. *Vêtements.* — Les vêtements sont d'une nécessité indispensable à l'habitant des pays sujets à de grands changements dans la température de l'atmosphère, ainsi qu'à l'homme civilisé. Les rigueurs du froid et les brusques variations de l'air, qui ébranlent à chaque instant les fondements de la vie, et la dépravation des mœurs, suite inévitable d'une civilisation avancée, en commandent impérieusement l'usage aux uns et aux autres. Il n'en est pas de même pour les peuples qui respirent continuellement un air chaud et embrasé; les habits ne seraient pour eux qu'un poids incommode et superflu : ils sont plus inutiles encore tant que ces peuples, non encore corrompus par le goût des plaisirs factices, vivent dans la simplicité et l'innocence; car la pudeur y couvre de son voile la nature, et le mystère, enfant du vice, leur est absolument inconnu. Telle est la raison pour laquelle on trouve ordinairement ces peuples dans l'état de parfaite nudité (1). — Les habillements doivent être analogues aux âges, aux pays et aux saisons; ils doivent être commodes et ne causer aucune gêne : autrement ils nui-

sent. — Les vêtements chauds et pesants ne conviennent pas à la jeunesse, durant laquelle les forces organiques se déploient spécialement vers les parties extérieures et supérieures; ils détermineraient d'abondantes transpirations, nuisibles à cet âge, et, en portant de trop grandes quantités de sucs nourriciers vers la circonférence, ils s'opposeraient au libre développement des autres organes, produiraient des congestions cérébrales, et donneraient ainsi lieu à une multitude de maux réels, dont les moindres sont des fluxions habituelles. Il convient donc que les jeunes gens, et surtout les enfants, portent des habits faits d'étoffes légères et principalement de coton, pour les accoutumer de bonne heure aux vicissitudes du froid et du chaud, et leur faire contracter une sorte de familiarité avec les intempéries des saisons : c'est le moyen de les rendre sains et robustes. Dans l'âge avancé, lorsque les fibres de l'organe extérieur se sont endurcies, que son tissu est devenu serré et compacte, et que la force concentrique prévaut, il est utile, pour ralentir les progrès de la concentration qui caractérise la froide vieillesse, et favoriser la transpiration, dont le dérangement occasionne la plupart des maladies de cet âge, de porter des habits plus étoffés et plus chauds, tels que des draps de laine, des ouates, etc. — Les vêtements doivent être analogues aux saisons, légers en été et chauds en hiver; il faut aussi n'en changer qu'avec les plus grandes précautions, si l'on veut se préserver des maladies que produisent les trop promptes vicissitudes de l'atmosphère. Il convient, en conséquence, de ne quitter qu'un peu tard les habits

---

(1) Si les Sauvages presque nus se couvrent les parties génitales, c'est moins par un sentiment de pudeur dont ils n'ont probablement aucune idée, que pour garantir ces parties très-sensibles de l'action des corps extérieurs. (I. B.)

d'hiver, et de les reprendre de bonne heure dès que les premiers froids commencent à se faire sentir. Il y aurait un moyen efficace de mettre l'homme à l'abri des dangereux effets auxquels donnent fréquemment lieu les changements brusques de température, si communs dans nos climats : ce serait de le familiariser avec eux dès l'enfance ; et l'on y parviendrait sûrement en ne le vêtissant jamais plus chaudement dans un temps que dans un autre, et en l'habituant à se passer de feu, ainsi qu'à se jeter à la nage dans un fleuve ou une rivière, après s'être fortement exercé à la lutte, à la course, à la danse, et à reprendre immédiatement ces exercices. Tels étaient les moyens par lesquels on parvenait à rendre la jeunesse de Rome forte et vigoureuse : aucun peuple ne fut ni plus robuste ni plus vaillant ; aucun ne supporta mieux, et d'une manière plus soutenue, les travaux et les fatigues de la guerre. Rien n'est plus efficace, dit Galien, pour acquérir de la vigueur, que de s'exposer aux alternatives brusques du chaud et du froid ; on trempe en quelque sorte le corps : c'est ainsi qu'on augmente la force et la dureté de l'acier, en le rougissant au feu à plusieurs reprises, et en l'éteignant à chaque fois dans l'eau froide.

Les vêtements produisent sur les corps des effets différents, selon les matières dont ils sont tissus et les couleurs dont ils sont teints. Ceux faits de laine ou de soie sont chauds, et retiennent le calorique du corps, parce que, n'étant pas des conducteurs de la chaleur, ils isolent celle que produisent les forces de la vie, et empêchent qu'elle ne soit absorbée par l'air environnant. Les habits de soie, de peau, de poils, etc., sont idio-électriques ; ceux de laine excitent l'électricité par les frottements auxquels ils donnent lieu : les premiers retiennent et concentrent en quelque sorte l'électricité animale dans le corps et interceptent la communication du fluide électrique de l'atmosphère, au lieu que les seconds établissent une libre circulation de ce fluide entre le corps et l'air. Il paraît, d'après cela, que les habits de soie, de poils, en un mot ceux faits de matières qui jouissent de la propriété *isolatrice*, sont spécialement utiles dans les constitutions humides, parce qu'ils retiennent le fluide électrique qu'excitent les forces de la vie, et duquel les vapeurs aqueuses et anélectriques de l'atmosphère tendent fortement à s'emparer ; au lieu que ceux de laine, de coton, de toile, enfin ceux anélectriques, conviennent dans les constitutions sèches, parce qu'ils empêchent le fluide électrique animal de s'accumuler en trop grande quantité dans les corps. — Les habits de laine, quoique très-avantageux et d'un usage très-étendu, ne sont pas néanmoins sans inconvénients. Outre que les miasmes contagieux s'attachent plus aisément à la laine, et y restent plus fortement adhérents qu'aux autres matières, ces sortes d'habits s'imbibent de la sueur, qui, se corrompant promptement, exhale, lorsque le corps est échauffé, des miasmes ; et ceux-ci, quand ils sont arrêtés, portent le plus souvent leur impression sur la peau, et y décident des gales, des dartres, etc. D'ailleurs, l'humidité pénètre davantage et plus promptement les étoffes de laine que celles faites d'autres matières ; non-seulement ces sortes d'habits serrent et compriment le corps dans cette circonstance, ce qui, à la vérité, n'est qu'un léger inconvénient ; mais ils suppriment encore la transpiration, surtout lorsque la saison est froide, et donnent par là naissance à une multitude de maux graves.

Il est très-dangereux de laisser sécher sur son corps les habits mouillés, en s'exposant à la chaleur du soleil ou à celle d'un poêle, surtout lorsque l'habit est d'un mauvais teint ; la peau s'imprègne des substances colorantes qui abandonnent l'étoffe, et il en résulte un obstacle de plus à l'excrétion de l'humeur perspirable ; peut-être aussi se développe-t-il, par l'action du calorique, des miasmes inhérents aux matières colorantes, lesquels, absorbés avec l'humidité et l'humeur perspirable, par les vaisseaux inhalants du tissu cellulaire sous-cutané, renforcent ces causes de maladies. J'ai observé que ceux des soldats qui étaient attaqués de maladies dépendantes de la suppression de la transpiration, éprouvaient des symptômes plus graves, et même que la putridité se développait plus fréquemment et plus vite lorsque leurs habits avaient laissé sur la peau l'empreinte de la couleur bleue dont ils sont teints, que lorsqu'ils n'avaient été que simplement mouillés. Plusieurs officiers de santé, attachés au service des hôpitaux, ont fait la même observation. — Il est donc de l'intérêt du gouvernement de fixer son attention sur cet objet. L'économie et l'humanité exigent que les citoyens appelés à la défense de la patrie soient bien vêtus, et que leurs habits soient teints de manière que les substances teignantes puissent résister au savon et aux autres agents capables de dégrader et d'enlever les couleurs. Dans le cas contraire, les habits sont non-seulement préjudiciables à la santé du soldat, mais encore ils sont d'une courte durée, car ils pourrissent et s'en vont en lambeaux pour peu qu'ils aient été exposés à la pluie.

Les habits légers, de lin, de coton, de fils de chanvre, sont d'excellents conducteurs du calorique ; ils le laissent passer librement du corps à l'air libre, et ne s'opposent pas au passage du froid de l'atmosphère à la surface du corps, à travers leur tissu. Ils sont donc ceux qui conviennent le mieux dans les pays chauds et durant l'été : mais on ne doit pas être indifférent sur l'espèce des couleurs ; celles-ci doivent varier suivant les saisons et les climats. L'expérience a appris que les matières décolorées s'échauffent moins que celles dont les couleurs sont foncées, et surtout celles rembrunies ou teintes en noir. Si on noircit la surface d'un miroir ardent à la fumée d'une lampe, il ne réfléchit plus ni lumière ni calorique ; car, si on place à son foyer la boule d'un thermomètre, la liqueur ne monte pas. De deux cafetières d'égale capacité, contenant une même quantité d'eau, placées à une égale distance du feu, et dont l'une est blanche et l'autre noire, c'est la première dont l'eau entre le plus promptement en ébullition. Les habits décolorés sont donc les plus analogues à la saison chaude et aux pays méridionaux ; les autres conviennent mieux durant l'hiver, et dans les contrées où il fait habituellement froid. — Les vêtements doivent aussi être conformes aux tempéraments. Les personnes robustes et les sanguines sont plus propres à supporter la chaleur et le froid que les personnes délicates, et qui sont sujettes à éprouver des dérangements sensibles toutes les fois que la température de l'air vient à changer : celles-ci doivent mieux s'habiller dans toutes les saisons, et les autres porter des vêtements plus légers et moins chauds. — Une autre attention qu'on doit avoir dans l'habillement, pour que la santé n'en soit pas altérée, c'est que les vêtements soient propres et aisés ; ils ne doivent ni trop serrer ni gêner ; autrement ils font obstacle au mouvement progressif du sang et des humeurs, et peuvent occasionner des accidents très-

graves. On a vu souvent des défaillances, des vertiges, des apoplexies, des oppressions, de la toux, des hémoptysies et beaucoup d'autres affections mortelles, être l'effet de la compression produite par les jarretières, les boucles, les cravattes trop serrées, et surtout par les corps de baleine (1). Si j'avais à proposer des modèles dans la manière de s'habiller, ce seraient les *Quakers* ou *Trem-*

---

(1) Les médecins se sont élevés dans tous les temps contre le pernicieux usage des maillots et des corps de baleine. Les philosophes se sont réunis à eux, et leurs efforts combinés n'ont pas été sans succès. Cette heureuse révolution est déjà avancée, mais n'est pas encore entièrement achevée, tant les préjugés et les anciens usages sont difficiles à détruire !

« Tout est bien sortant des mains de » la nature, a dit avec raison J.-J. Rous» seau, et tout dégénère entre les mains » des hommes. » C'est bien ici le cas de faire une juste application de cette vérité ; car l'usage dans lequel sont encore bien des personnes de garotter le corps délicat de l'enfant qui vient de naître, et d'enfermer dans la suite la poitrine dans des boîtes de baleine, est un des plus pernicieux et des plus contraires aux vues de la nature. Ce sont surtout ces cages qui sont les plus nuisibles, car elles s'opposent au développement de la poitrine, et lui font prendre une direction opposée à celle qu'elle doit avoir. En effet, leur forme est précisément dans un sens inverse de celle de la poitrine, qui représente un cône renversé, dont la pointe est en haut et la base en bas : or, les corps de baleine sont larges dans le haut et étroits dans le bas ; d'où il résulte que, n'étant pas moulés sur la forme du thorax, qu'ils serrent inférieurement, ils s'opposent à son expansion et gênent la respiration. On a vu très-souvent des hémoptysies et des phthisies mortelles occasionnées par cette cause. Les fonctions de l'estomac en sont aussi dérangées par rapport à la compression constante qu'il éprouve ; de là ces anxiétés, ces cardialgies, etc., qui sont produites uniquement par cette compression, et dont se plaignent fréquemment les jeunes filles. Les corps de baleine ne sont pas d'ailleurs favorables à l'élégance de la taille et à la beauté. Le philosophe de Genève n'a pas mal comparé les tailles que se font les femmes avec leurs corps de baleine, à des guêpes ; et souvent, pour faire des tailles fines, on ne fait que des bossues et des phthisiques, *bleurs.* Un habit simple et ample, de beau linge, sans ornement, et une propreté presque superstitieuse, distinguent des autres sectes religieuses cette classe d'hommes paisibles et humains.

Ce que je viens de dire de l'ampleur et de l'aisance que doivent avoir les vêtements, s'applique aussi à la chaussure. Les souliers trop étroits ont estropié plus d'un élégant : au moins ils sont très-incommodes et gênent la marche ; et quiconque veut avoir des pieds chinois doit s'attendre à y voir naître des durillons et des cors, qui non-seulement sont très-douloureux, mais encore ôtent la faculté de marcher et de faire usage des orteils. Les talons hauts ne sont pas moins incommodes ; à la vérité, ils font paraître plus grand, parce qu'on est forcé de marcher sur la pointe du pied ; mais aussi on ne marche pas bien de cette manière ; les mouvements des articulations sont empêchés ; les membres sont dans une position forcée ; on est contraint de tenir le corps plié en avant, et on marche sans grâces comme sans noblesse.

§ II. *Frictions.* — Les frictions sont des moyens prophylactiques et curatifs, très-efficaces dans bien des circonstances. Les anciens en faisaient un fréquent usage ; et ils en retiraient les plus grands avantages. Galien les recommandait comme un spécifique dans les maladies chroniques dépendantes du relâchement et de l'inertie des solides. Les frictions consistent à se frotter ou à se faire frotter tout le corps, ou seulement quelques parties, durant quinze à seize minutes, avec un linge, une flanelle, ou une brosse. On ne doit les faire que lorsque la digestion est achevée, et non immédiatement après le repas. — Les frictions appellent les forces et l'action au dehors ; elles donnent du ton et de la vigueur aux solides, et accélèrent le mouvement progressif du sang dans les veines, et ensuite dans les artères. Il ne faut pas qu'elles soient fortes ni soutenues trop long-temps ; autrement elles enflamment la peau, précipitent la circulation, et décident la fièvre. Leur effet est donc d'augmenter le mouvement et de donner de la mobilité aux humeurs stagnantes et épanchées : aussi s'en sert-on utilement pour atténuer et résoudre les tumeurs indolentes, pour ranimer l'action languissante des vaisseaux, et rétablir la circulation dans les parties où elle se fait difficilement. Ces effets ne se bornent pas à la partie sur laquelle on applique la friction, car elle excite sou-

vent une transpiration générale, en déterminant le rayonnement des forces de l'épigastre vers l'organe extérieur ; ainsi leur sphère d'activité embrasse tout le corps ; c'est pourquoi Celse les recommandait principalement dans les affections qui reconnaissent pour cause la fixation et la concentration des forces dans l'intérieur, comme dans la mélancolie, l'hypochondrie, etc.

L'usage des frictions exige quelques précautions : 1° on doit s'en abstenir dans les cas de pléthore ; 2° il ne faut pas les pratiquer sur l'estomac et le ventre lorsqu'il y a embarras des premières voies, chaleur et tendance à la pourriture. — Les anciens mettaient beaucoup en usage les onctions avec l'huile ; ils s'en servaient avant que d'entrer dans le bain, pour empêcher une trop grande évaporation. La troupe employait ces moyens pour se préserver du froid, et conserver la souplesse et la flexibilité de la peau et des membres, lorsqu'elle se mettait en campagne dans les saisons rigoureuses. On lit, dans Xénophon, qu'il fit frotter d'huile et de graisse ses soldats lors de leur retraite, durant laquelle ils furent engourdis par le froid. Tite-Live rapporte qu'Annibal usa de ce même moyen dans une circonstance où ses soldats, après s'être mis dans l'eau pour poursuivre l'ennemi, et après avoir essuyé une pluie considérable durant la nuit suivante, avaient le corps raide et presque immobile, au point de ne pouvoir manier leurs armes. Ce général fit allumer des feux devant les tentes, et distribuer à son armée de l'huile pour faire des onctions sur les membres ; ce qui lui réussit. — Les peuples les moins industrieux des contrées septentrionales de l'Europe et de l'Amérique s'oignent d'huile le visage, les mains et les pieds, afin de se garantir non-seulement de la piqûre des insectes, qui sont en très-grand nombre dans ces pays, mais encore pour être moins sensibles au froid ; ils peuvent, quand ils ont pris cette précaution, marcher très-long-temps dans les neiges sans en être incommodés. On pourrait utilement se servir de ce même moyen dans les armées françaises, lorsqu'elles sont forcées de s'exposer au grand froid, ayant attention, pour entretenir la propreté, de se laver ensuite, quand le moment de la nécessité serait passé, avec de l'eau chaude, ou, ce qui vaudrait mieux encore, avec de l'eau dans laquelle on aurait fait dissoudre un peu de savon,

Ce moyen n'est pas à négliger : l'expérience des anciens en garantit le succès, et l'on n'a pas à craindre la suppression de la transpiration, qu'ils semblaient redouter, puisqu'ils pratiquaient les frictions avec les huiles avant le bain pour empêcher une trop grande dissipation d'humeurs que le bain attire au dehors ; car l'observation prouve, au contraire, qu'elles excitent la transpiration ; et je pense avec *Mercurialis* que ce n'était que dans l'unique vue de donner de la souplesse et de la légèreté aux membres, et non pour empêcher de trop grandes déperditions, que les athlètes se frictionnaient avec des huiles et des pommades avant le combat (1).

§ III. *Bains.* — On distingue quatre sortes de bains, par rapport à leur température : les bains chauds, les bains tièdes, les bains frais et les bains froids. Le bain très-chaud est celui dont la température élevée occasionne à ceux qui y sont plongés un sentiment de chaleur considérable. Il détermine une transpiration ou plutôt des sueurs abondantes, surtout au front ; il fait éprouver de l'agitation, du malaise, des anxiétés, des vertiges, et dirige impétueusement le sang vers le cerveau ; la face se colore vivement, les yeux deviennent rouges et étincelants ; les artères carotides et temporales battent fortement ; en un mot, ce bain détermine l'action et le sang vers la tête, et quelquefois produit l'apoplexie et la mort : aussi les médecins en ont-ils presque entièrement abandonné l'usage. Le bain tiède est celui qui fait éprouver une chaleur douce, tempérée, non incommode, ou plutôt dans lequel on n'est point affecté d'une grande chaleur ni de la sensation du froid. Le bain frais est celui qui est à peu près au degré de la température de l'atmosphère durant l'été. Enfin, le bain froid est au degré de la congélation, ou au-dessous.

Les bains nettoient la peau des immondices qu'y laissent la transpiration et la sueur, les lotions produisent un

semblable effet : les uns et les autres favorisent ces excrétions.

Le bain tiède relâche les solides, attire l'action au dehors, et rend les humeurs plus fluides, car l'eau est absorbée par les vaisseaux inhalants, et se mêle au sang et aux humeurs qu'elle délaie. Ce n'est, comme le disait Galien, qu'en admettant la pénétration de l'eau du bain qu'on peut concevoir la promptitude avec laquelle il délasse, fortifie et apaise la soif des personnes accablées de fatigue, et dont les parties intérieures de la bouche, l'œsophage et l'estomac, sont dans un tel état de desséchement qu'elles ne peuvent ni parler ni avaler. Au reste, l'absorption de l'eau est prouvée par une multitude d'expériences décisives ; il est peu de personnes qui ignorent que l'eau dans laquelle on est resté plongé pendant quelque temps se trouve ordinairement diminuée d'une quantité notable, tandis que le poids du corps a sensiblement augmenté (1). Le bain tiède est utile dans tous les cas où la fibre est raide et tendue, mais surtout dans ceux où l'action est fixée et concentrée dans l'épigastre. Il est, en conséquence, avantageux aux personnes qui ont la fibre grêle, sèche et vibratile ; aux vieillards, aux mélancoliques, aux hypochondriaques, de même que dans les fatigues excessives du corps et de l'esprit, et dans les fortes passions.

Il est des précautions à prendre lorsqu'on fait usage du bain tiède. 1° Il ne convient pas de le prendre immédiatement après le repas ; et, comme l'a fort bien dit Juvénal, qui connaissait les dangers qui en sont la suite,

Pœna tamen præsens, cum tu deponis amictus
Turgidus, et crudum pavonem in balnea portas :
Hinc subitæ mortes, atque intestata senectus.

2° Il ne doit avoir que le degré de chaleur nécessaire pour que l'on n'y éprouve pas le sentiment du froid ; 3° il est nuisible lorsque les premières voies sont farcies de saburres, de même que quand on a quelque viscère faible ; 4° on doit s'en abstenir dans les cas de faiblesse et d'épuisement ; 5° enfin il pourrait être dangereux, comme l'observe Hippocrate, dans l'hémorrhagie nasale, à moins qu'elle ne soit peu considérable.

---

(1) Les expériences de MM. Berger et de Laroche ont en effet prouvé que les onctions huileuses n'avaient point la propriété de modérer ou d'empêcher l'écoulement de la sueur. On emploierait avec plus d'avantage dans cette vue les lotions savonneuses, qui crispent et resserrent un peu les orifices des extrémités exhalantes. (I. B.)

---

(1) On évalue la quantité d'eau absorbée dans le bain à quarante-huit onces par heure. (I. B.)

Il serait nuisible de prendre le bain immédiatement après le repas, parce que, les forces se dirigeant vers l'estomac pour le travail de la digestion, et le bain les détournant vers l'organe extérieur, la digestion en serait nécessairement troublée. Il est néanmoins un cas où il est utile de se baigner peu de temps après avoir pris des aliments, c'est lorsque les organes de la digestion sont dans un état de spasme violent. Le bain, dans cette circonstance, porte sur la peau une impression de détente et de relâchement qui rayonne sur les organes digestifs et en détruit le spasme. Tissot a vu des personnes très-nerveuses qui ne pouvaient bien digérer que dans le bain. On conçoit, d'après cela, pourquoi Hippocrate en recommandait l'usage lorsque les intestins étaient irrités par un purgatif violent : *Post veratrum epotum lavare oportet.* Galien observe que le bain pris après le repas peut être avantageux aux personnes extrêmement bilieuses, car une bile abondante et très-excitée peut, en stimulant vivement les organes digestifs, convertir leur action en spasme : *Hoc à cibo quoque balneum juvat.* Mais il veut qu'on s'en abstienne quand il détermine à la région du foie un sentiment de pesanteur, de tension ou de douleur, parce qu'il en pourrait résulter des obstructions ou une inflammation dans ce viscère.

Les bains froids et frais ont la propriété de faire refluer l'action et les humeurs du dehors au dedans, et, lorsque le corps est susceptible d'un degré convenable de réaction, de favoriser et de rétablir la libre circulation des forces du dehors au dedans et du dedans au dehors; ils sont très-efficaces pour diminuer la mobilité et l'excessive sensibilité de l'organisme; ils augmentent l'énergie des solides, et par conséquent la vigueur des contractions musculaires. — La meilleure manière de prendre le bain froid consiste à plonger tout le corps dans l'eau froide, durant l'espace d'une, deux à trois minutes durant les premiers jours; puis on prolonge par degrés l'immersion les jours suivants, jusqu'à un demi-quart d'heure, et au plus un quart d'heure entier. L'usage de ce bain peut prévenir, dans l'enfance, les maladies dépendantes de la constitution pituiteuse portée à l'extrême, comme les écrouelles, le rachitis. Il convient parfaitement aussi aux personnes qui ont le système nerveux très-mobile ; et l'on en

a obtenu souvent les succès les plus heureux dans les affections nerveuses dépendantes de cette cause. J'ai vu une femme entièrement guérie par l'usage des bains froids soutenu pendant quatre mois, d'une irritabilité si grande, que le moindre bruit imprévu ou une surprise la jetait dans des convulsions affreuses, ou la faisait tomber évanouie. — Les peuples du Nord sont, de temps immémorial, dans l'usage d'habituer les enfants au bain froid dès le moment de leur naissance. Les Spartiates les baignaient dans l'Eurotas, les Germains dans le Rhin ; les Scythes et les Bretons observaient cet usage ; les habitants du Latium, au rapport de Virgile, long-temps avant la fondation de Rome, plongeaient leurs enfants nouveaux-nés dans les fleuves et les glaces :

Durum a stirpe genus. Natos ad flumina primum
Deferimus, sævoque gelu duramus et undis.
Æneid., lib. ix, vers 603.

Les Lapons, les Péruviens, des nations entières des Indes, et notamment les habitants de Terre-Ferme, les ont, dans tous les temps, baignés dans l'eau froide. Guillaume Penn trouva cette même coutume établie dans l'Amérique septentrionale lors de son arrivée dans ce pays. C'est sans doute le préjugé général sur l'usage des bains froids qui a donné lieu aux poètes de feindre qu'Achille était invulnérable, parce qu'à sa naissance il avait été plongé dans les eaux du Styx. C'est d'après ces exemples qu'on s'est cru fondé à conseiller de baigner généralement tous les enfants dans l'eau froide pour les rendre forts et robustes. Galien rejette ce moyen comme préjudiciable dans le premier âge : il ne le recommande que lorsque l'accroissement est déjà très-avancé (1), mais il suppose l'enfant bien constitué, parce qu'il faut, dit-il, conserver sans changement son état qui est conforme aux vues de la nature. Mais, quand les enfants ont les chairs extrêmement molles, et que l'on a à craindre le développement des affections que produit la prédominance

---

(1) *Siqui tem corpus quoad augescit optimum, frigida lavandum non est, ne ejus incrementum moretur. Ubi vero jam abunde est auctum, tum frigida quoque assuefaciendum, ut quæ et illud roboret, et autem durum atque densum efficiat.* (Lib. de Sanitate tuenda.)

lymphatique, il conseille dans ce cas l'usage des bains froids comme très-avantageux et propre à prévenir ces sortes de maladies. — Les bains froids conviennent mieux aux habitants du Nord qu'à ceux des pays chauds ; et les bains tièdes sont bien plus utiles à ces derniers qu'aux autres, parce que les maladies auxquelles on est exposé dans les climats brûlés par l'ardeur du soleil, dépendent plus généralement de causes internes ; et d'ailleurs les crises se font le plus ordinairement par l'organe extérieur, qui, pour se prêter à l'exécution, a besoin d'être habituellement dans l'état de rareté et de mollesse. C'est le contraire dans les pays du Nord : les maladies qui y règnent sont communément décidées par des agents externes ; et, pour que le corps soit en état de réagir avec avantage, il est nécessaire que l'organe extérieur présente à leur action une force de résistance qui sera d'autant plus grande que son tissu sera plus ferme et plus dense. C'était le sentiment de Galien, auquel ajoute un grand poids le penchant qu'ont pour les bains froids les peuples septentrionaux, et pour les bains tièdes les habitants des pays chauds ; car la nature a suggéré à l'homme, ainsi qu'aux animaux, le désir des choses nécessaires à leur conservation, et de l'aversion pour celles qui sont nuisibles. La médecine, comme toutes les autres sciences, n'est que le résultat des réflexions sur les connaissances que fait acquérir l'instinct. C'est toujours celui-ci qui découvre ; la réflexion et le raisonnement viennent ensuite, et le méthodiste ne fait que distribuer les résultats dans l'ordre qu'il croit le plus convenable pour que l'esprit puisse les saisir et les retenir aisément.

Quant aux bains frais, il est plus salutaire de les prendre dans un fleuve, une rivière, une eau courante, dont les flots et les ondes font éprouver au corps des frottements utiles, et entraînent toutes les immondices de la peau, que dans une baignoire ou une eau immobile. Il est plus avantageux encore de s'exercer à la natation, qui augmente les bons effets du bain. — Les bains froids et frais exigent les mêmes précautions que les bains tièdes. On doit s'en abstenir toutes les fois que l'action et la chaleur du corps sont augmentées, de même que quand il y a faiblesse extrême d'épuisement, et lorsque les forces sont concentrées dans l'épigastre. Il ne faut pas entrer dans ces bains lorsque l'on est très-échauffé et suant : il est nécessaire, dans ce cas, d'attendre que le corps soit rafraîchi ; autrement on court les risques de contracter des maladies graves, occasionnées par le refoulement subit des mouvements et des humeurs. Ces bains sont, par la même raison, nuisibles dans les éruptions, comme la gale, les dartres, les taches à la peau, etc.

Les lotions opèrent en partie les effets des bains : elles nettoient et décrassent la peau ; elles favorisent par conséquent la transpiration, et fortifient le système lorsqu'on les fait à froid, ou relâchent et ramollissent quand on se sert d'eau tiède. On ne saurait trop les conseiller, car elles réunissent une foule d'avantages : aussi quelques législateurs, comme Moïse et Mahomet, qui en avaient reconnu la nécessité dans des pays où l'on transpire et sue presque continuellement, en ont-ils fait un objet essentiel de leur culte, en prescrivant, comme des actes indispensables de religion, les ablutions et les purifications.—Les bains et les lotions conviennent dans tous les âges et dans tous les pays, ne fût-ce que pour entretenir la propreté, si utile à la santé en ce qu'elle déterge la peau et lui conserve son activité et sa souplesse.—La peau est un des principaux organes excrétoires. C'est par son moyen que la nature rejette hors du corps une grande quantité d'humeurs excrémentielles sous la forme de vapeurs ou de sueurs, et qui, retenues par le défaut d'activité ou par l'obstruction de la peau, donnent lieu à des maladies fébriles graves, ou à des affections cutanées, comme la gale, les dartres, etc. C'est surtout de la malpropreté que dépendent ordinairement ces dernières, ainsi que les différentes vermines qui infectent les hommes. — Outre cela, la peau est le siége du sens le plus universel, le toucher, celui qui établit le plus grand nombre de rapports entre l'homme et ce qui l'environne. Elle est, ainsi que je l'ai dit plus haut, un des plus puissants antagonistes de l'épigastre ; elle est aussi le principal organe par lequel se font les crises dans les maladies ; je ne doute pas que, si l'hypochondrie, la mélancolie, les embarras du système abdominal et les fièvres gastriques sont si communs de nos jours, ce ne soit parce que nous avons négligé les moyens qu'employaient les anciens pour lui conserver sa force tonique et sa flexibilité,

Ces moyens consistaient principalement dans les bains, les lotions, les frictions et les onctions. On voit, d'après ce que je viens de dire, combien il est important d'avoir soin de la peau, dès la plus tendre enfance, si l'on veut entretenir la santé, et combien de maux entraîne nécessairement la négligence de ce précepte. Il convient donc de changer fréquemment de linge et de draps de lit, de se laver tous les jours avec de l'eau, de faire des frictions sur la peau, et de prendre des bains de temps à autre. Ce n'est pas seulement dans le linge et les habits que doit régner la propreté, mais encore dans les appartements; et l'on doit fuir comme la peste les personnes et les maisons malpropres; elles sont en effet de vrais foyers de contagion (1).

Quelques médecins ont proposé de remplacer les linges de toile par des étoffes de laine, dans la persuasion que l'usage de ces dernières, portées sur la peau, serait plus salutaire. Comme cet objet est d'un intérêt général, je présenterai les réflexions suivantes, à l'aide desquelles on pourra aisément décider la question. — 1° La laine portée sur la peau l'irrite et l'excite davantage que la toile. Il en résulte qu'elle en aiguise la sensibilité, qu'elle y attire habituellement une plus grande somme de forces et une plus grande quantité d'humeurs, et qu'ainsi elle augmente considérablement la transpiration. —2° La laine isole le calorique des corps sur lesquels elle est appliquée, et la toile le laisse passer librement. Il suit de là que la laine entretient plus de chaleur à la peau que les toiles; elle absorbe la sueur tandis que la toile l'abandonne et la laisse évaporer sur la peau. Ainsi, quand on transpire beaucoup, on n'est pas mouillé avec la laine, et on l'est avec la toile. Mais un inconvénient attaché à la laine, c'est que les vapeurs abondantes dont elle s'imbibe, exaltées par la chaleur, se

corrompent, s'altèrent rapidement, et portent à la peau leur impression vicieuse. On a observé que les maladies cutanées étaient bien moins fréquentes et moins communes depuis qu'on avait substitué à la laine les chemises et les bas de toile. —3° Enfin la laine attire et retient, plus fortement que la toile, l'humidité et les miasmes morbifères. — On voit, d'après cela, que l'usage de la laine appliquée à la peau n'est pas aussi salutaire que celui de la toile. Cette dernière mérite en général la préférence, surtout dans la jeunesse, parce qu'à cet âge on a moins besoin d'augmenter la chaleur et la transpiration, de même que le sentiment et l'activité de la peau. Il est néanmoins des cas où la laine est préférable; mais alors il faut en changer fréquemment et la faire laver beaucoup plus souvent que quand on se sert de la toile. — La laine est utile à ceux qui ont passé l'âge de quarante ans, parce qu'à cette époque de la vie la force concentrique l'emporte sur celle excentrique, et que l'action de la peau et la transpiration ont déjà diminué notablement. Elle est avantageuse aux personnes pituiteuses, cachectiques, à celles qui ont la fibre lâche et molle, et qui n'ont pas beaucoup de chaleur et de forces. On doit la conseiller à ceux qui mènent une vie sédentaire, et surtout aux hommes de cabinet où la transpiration ne s'exerce qu'avec peine chez eux, et la peau a besoin d'un stimulant pour entretenir la libre circulation des forces. Elle produit de bons effets chez les personnes sujettes aux rhumes, aux fluxions catarrhales, aux douleurs rhumatismales, à l'asthme, aux hypochondriaques, chez les femmes hystériques, les infirmes, les convalescents; en un mot, chez tous ceux qui sont très-sensibles aux variations de l'atmosphère; elle convient aux habitants des pays où l'on en éprouve fréquemment de brusques, aux voyageurs, ainsi qu'à ceux qui, par leur genre de vie, sont exposés à des changements subits. L'usage de la laine portée sur la peau convient également à ceux qui ont le ventre relâché: *cutis densitas, ventris raritas*, et l'on a vu quelquefois des diarrhées invétérées guéries par cet unique moyen. — L'usage de la laine est nuisible aux personnes sanguines et bilieuses, à celles qui sont maigres et effilées, à celles qui transpirent beaucoup naturellement, chez lesquelles les forces vitales sont très-énergiques, et à celles qui sont affectées de maladies cutanées

---

(1) Tout ce que dit ici l'auteur est d'une vérité incontestable; le peu d'usage des bains chez les modernes, et spécialement dans la basse classe, qui manque de linge, est la cause éloignée d'un grand nombre de maladies: aussi doit-on regarder l'établissement des bains publics, où le peuple pourrait se baigner à très-peu de frais, comme une des plus utiles institutions que réclament les grandes cités. (L. B.)

et de vermine, ou qui ont des dispositions à en avoir.

§ IV. *Cosmétiques.* — Les cosmétiques tiennent de près à ce sujet, vu qu'ils portent leur impression sur la peau; c'est pourquoi j'en parlerai sommairement avant que de terminer cette classe. Le désir de plaire, si naturel au sexe féminin, a fait rechercher, dans tous les temps et dans tous les pays du monde, les moyens de rehausser l'éclat de la beauté, d'en perpétuer la durée, ou d'en rétablir les brèches. L'antimoine est le plus ancien fard dont on ait fait usage. Les femmes, dans l'Orient, se frottaient autrefois le contour de l'œil avec le fard d'antimoine. Aujourd'hui les femmes syriennes, babyloniennes et arabes mettent ce procédé en usage, dans la même vue d'avoir les yeux noirs, grands et fendus : les femmes barbaresques se teignent les poils des paupières et les yeux avec le molybdène pulvérisé. Les Grecques et les Romaines empruntèrent des Asiatiques cette mode ; mais pour étendre l'empire de la beauté, et rétablir les couleurs flétries, elles imaginèrent deux nouveaux fards qui ont passé jusqu'à nous, le blanc et le rouge. — La plupart des nations de l'Asie et de l'Afrique sont encore, ainsi que je l'ai dit dans l'histoire naturelle de l'homme, dans l'usage de se peindre de différentes couleurs diverses parties du corps, d'après les idées qu'elles se sont formées de la beauté.

Avant que les Moscovites eussent été policés par le czar Picare Ier, les femmes russes faisaient déjà usage du rouge, s'arrachaient les sourcils, se les peignaient, ou s'en formaient d'artificiels. Enfin, le blanc et le rouge ont fait fortune en Europe, et surtout en France. Cette mode y fut apportée par les Italiens qui vinrent à la cour de Catherine de Médicis ; mais ce n'est que sur la fin du dix-septième siècle que le rouge, le crépon de Strasbourg et le nakarat de Portugal, ont pris faveur, et que leur usage est devenu général chez les femmes nobles, les petits-maîtres, les comédiennes et les prostituées. — Les cosmétiques, dont les oxides métalliques, comme ceux de plomb, de mercure, de bismuth, le talc, l'alun, etc., forment la base, sont non-seulement incapables de réparer les injures du temps et d'effacer les rides de la vieillesse, mais encore ils produisent un effet tout contraire : sous les couches du fard, les

traits se déforment, la peau se fane, et le teint se flétrit. Combien de femmes qui, pour mieux réussir à plaire, perdent, à force d'art, jusqu'à l'avantage de paraître jeunes ! Les grâces fugitives de la jeunesse ne s'envolent-elles pas déjà trop promptement ! Une élégante propreté sans prétention, et une noble simplicité sans étude, peuvent seules rendre la beauté plus séduisante, ou tempérer la laideur et en affaiblir les traits. On ne saurait trop répéter au sexe ce qu'a dit, avec autant d'esprit que de vérité, Jaucour : « Des grâces simples et naturelles, » le rouge de la pudeur, l'enjouement et » la douceur, voilà le fard le plus sédui» sant de la jeunesse ; quant à la vieil» lesse, il n'est aucun fard qui puisse » l'embellir, si ce n'est l'esprit et les » connaissances. » — Les vrais cosmétiques sont les lotions aqueuses pour la propreté, et les onctions que l'on peut employer pour décrasser et adoucir la peau, comme les substances émulsives, l'huile récente, le blanc de baleine, le beurre, celui de cacao, le savon, la pâte d'amandes, et autres de ce genre : aucun oxide métallique ne doit être appliqué à la peau : outre qu'ils la dessèchent et qu'ils ternissent l'éclat du teint, ils donnent lieu à une multitude innombrable d'accidents. L'expérience a prouvé que leur usage affectait les yeux, et faisait naître des boutons au visage ; ils causent des fluxions, des maux de tête et de dents ; ils en détruisent l'émail ; ils échauffent la bouche et la gorge, infectent et corrompent la salive ; enfin, pénétrant peu à peu dans la substance des poumons, ils l'irritent, et produisent des maladies de poitrine très-graves, et d'autant plus difficiles à guérir qu'on en soupçonne rarement la véritable cause. — Il n'est pas moins dangereux d'appliquer des oxides ou des dissolutions métalliques sur les cheveux, dans le dessein de les teindre. Ces substances actives, pour peu qu'on en prolonge l'usage, ne tardent pas à porter leur action sur le cerveau, dont elles troublent les fonctions. On a vu plusieurs fois la frénésie survenir à la suite des lotions faites sur les cheveux avec la dissolution d'argent dans l'acide nitrique très-affaibli avec de l'eau. J'ai vu moi-même une attaque d'apoplexie, qui faillit être mortelle, survenir à un homme de soixante ans qui, voulant dérober son âge aux yeux des belles auxquelles il cherchait encore à plaire, avait essayé de noircir ses cheveux blancs avec une composition qui avait pour base l'acétate de plomb.

Il est très-salutaire de peigner souvent les cheveux, surtout lorsqu'on emploie fréquemment la pommade et la poudre; car ce mélange forme, avec la sueur et l'humeur perspirable, une colle qui, en interceptant la transpiration, occasionne des fluxions catarrhales, des maux d'yeux, de gorge, d'oreilles, etc., et fa-

vorise la production de la vermine. On dit que les matelots sont exempts de cette dernière, parce qu'ils portent des chemises bleues teintes avec l'indigo: si cela était, il serait très-avantageux d'en faire porter aux soldats en campagne; ils y trouveraient un autre avantage de plus, celui de la diminution des frais qu'entraîne la fréquence des blanchissages.

CLASSE TROISIÈME.

CHOSES INTRODUITES PAR LES VOIES ALIMENTAIRES, ALIMENTS, BOISSONS, ASSAISONNEMENTS (INGESTA).

CHAPITRE PREMIER.

DES ALIMENTS EN GÉNÉRAL.

On entend par *aliments* toutes les matières qui peuvent s'assimiler à nos organes, et se convertir en notre propre substance. Cette faculté assimilatrice suppose en eux une certaine altérabilité ou fermentescibilité, plus ou moins aisée, selon qu'ils s'éloignent plus ou moins de la nature animale. Toute substance qui n'est pas altérable altère plus ou moins nos parties, et est un médicament ou un poison, qui ne diffère que relativement; au lieu que le caractère essentiel de l'aliment est d'être changé, et de ne causer aucune altération dans l'économie animale, quand il est justement proportionné aux forces et aux besoins. — Les anciens habitants de la terre ne connaissaient probablement que les aliments simples et sans apprêts, et cette nourriture leur procurait les plus grands avantages. La simplicité des aliments et la tempérance sont en effet des sources abondantes de santé et de vie, sans lesquelles on ne peut espérer la longue conservation ni de l'une ni de l'autre. Il suffit, dit Plutarque, d'avoir le goût du vrai plaisir pour être tempérant. L'intempérance ruine la santé, et quand celle-ci est détruite, on n'est plus sensible à aucun plaisir. Qu'est-ce que tous les mets les plus exquis pour un estomac malade? et qui peut ignorer qu'il n'est point de meilleur assaisonnement que l'appétit? On dit que dans une marche Alexandre-le-Grand renvoya ses cuisiniers, disant qu'il en emmenait d'excellents avec lui, une longue marche à faire le matin, ce qui lui vaudrait de l'appétit à dîner, et un dîner frugal, qui lui ferait trouver délicieux le repas du soir. Il ne serait pas difficile de prouver par une multitude de faits, que la plupart des hommes périssent avant l'âge, ou traînent péniblement leur vie sous le poids de la douleur, pour s'être livrés habituellement et avec excès aux plaisirs de la table; et ceux qui, au contraire, se sont contentés d'une quantité d'aliments simples, proportionnée aux besoins du corps, ont joui de la meilleure santé et vécu le plus long-temps. Nous pourrions citer Auguste, Barthole, l'immortel Newton, et une infinité d'autres; mais un des exemples les plus frappants de ce genre est celui du célèbre Cornaro, Vénitien, qui fut attaqué, dès l'âge de vingt-cinq ans, de maux d'estomac, de douleurs de côté, de fièvre lente et de la goutte. Sa santé continuait d'être délabrée à l'âge de quarante ans, malgré tous les secours des médecins : il abandonna tous les médicaments, et s'imposa un régime sobre et simple. L'effet de ce genre de vie fut tel que ses infirmités disparurent, pour faire place à la santé la plus heureuse, avec laquelle il vécut au-delà de cent ans. — La saveur dont jouissent les chairs des animaux varie selon l'espèce d'aliments dont ils se nourrissent : c'est ainsi que la chair du lapin sent le chou durant l'automne, et celle des grives le genièvre.

Une nourriture peu convenable, quelque bonne qu'elle puisse être d'ailleurs, abrège la vie et retarde le développement ou même réduit l'accroissement du corps. Buffon observe que beaucoup d'animaux étrangers ou sauvages de nos pays, élevés et nourris dans des ménageries ou dans des parcs trop peu spacieux, ne parviennent jamais à leur entière grandeur, et leurs membres restent au-dessous des dimensions de la nature : cette dégénération dépend en très-grande partie de la quantité et de la qualité de la nourriture. Il fit élever un cerf chez lui, et après l'avoir nourri convenablement pendant quatre ans, cet animal était à cet âge beaucoup plus haut et plus gros que les vieux cerfs de la plus belle taille. — Le régime influe sur les mœurs des peuples, et même sur le sort des empires. Les peuples de l'Indostan, qui sont, au rapport de tous les voyageurs, les plus sobres et les plus tempérants, qui ne vivent que de fruits et de légumes, sont les plus doux et les plus humains : leurs annales ne sont point souillées de ces grands crimes qui font la honte de la plupart des autres nations. Ils ont en horreur le sang, et cette horreur va même jusqu'à respecter celui des animaux (1). Il n'en est pas de même des nations carnassières : elles sont féroces et cruelles ; c'est parmi elles que se répète fréquemment le spectacle de ces grands crimes qui outragent et révoltent la nature. « Il est certain, dit J.-J. Rousseau (*Émile*, liv. II), que les grands » mangeurs de viande sont en général » plus cruels et plus féroces que les autres hommes ; cette observation est de » tous les lieux et de tous les temps : la » barbarie anglaise est connue ; les Gaures, au contraire, sont les plus doux » des hommes. Tous les sauvages sont » cruels, et leurs mœurs ne les portent » point à l'être : cette cruauté vient de » leurs aliments ; ils vont à la guerre » comme à la chasse, et traitent les hommes comme les ours. . . . . » . . . . » . . . . Les grands scélérats

(1) Les Banianes ne mangent point de chair : ils craignent même de tuer le moindre insecte ; ils jettent du riz et des fèves dans l'eau pour nourrir les poissons, et des graines sur la terre pour les oiseaux. Lorsqu'ils rencontrent un chasseur ou un pêcheur, ils le prient instamment de se désister de son entreprise, et s'il est sourd à leurs prières, ils offrent de l'argent pour le fusil et pour les filets ; quand on les refuse, ils troublent l'eau pour épouvanter les poissons, et crient de toutes leurs forces pour faire fuir le gibier et les oiseaux. (*Histoire des Voyages.*)

» s'endurcissent au meurtre en buvant » du sang. Homère fait des Cyclopes » mangeurs de chair des hommes affreux, » et des Lotophages un peuple si aimable, qu'aussitôt qu'on avait essayé de » leur commerce, on oubliait jusqu'à son » pays pour vivre avec eux. »

Enfin, si on jette un coup-d'œil sur les peuples dont la grandeur et la chute ont étonné tour à tour l'univers, on verra que c'est à la tempérance et à la frugalité qu'ils ont été redevables de leur force et de leur gloire, et que c'est à l'intempérance qu'il faut attribuer leur ruine. Tant que les Grecs et les Romains vécurent sobrement, ils furent les maîtres des autres peuples ; mais lorsque le luxe leur eut présenté, dans les funestes dépouilles des nations vaincues, des aliments nouveaux et des assaisonnements raffinés, ils dégénérèrent bientôt, et servirent eux-mêmes de trophées à des peuples barbares, mais sobres et tempérants (1). — La terre est le fonds inépuisable et commun duquel l'homme et les animaux tirent leur subsistance. Tout ce qui a vie dans la nature, dit Buffon, vit de ce qui végète, et les végétaux vivent à leur tour de ce qui a vécu et végété. La destruction est nécessaire à la vie, et ce n'est en effet qu'en détruisant que les animaux peuvent se nourrir et se propager. — Le règne organique, dans lequel circule la vie, et qui comprend les végétaux et les animaux, fournit toutes les matières alimentaires ; le règne inorganique ou minéral n'offre que quelques condiments, mais aucune substance susceptible d'animalisation. L'histoire et la raison apprennent que le premier régime de l'homme fut celui de Pythagore, et il est indubitable que le goût et l'odorat servirent de guides dans le choix des aliments ; et en effet ces deux sens ont été donnés à l'homme et aux animaux comme deux sauve-gardes destinées à les préserver de l'usage des substances nuisibles et dangereuses. L'expérience a fait

(1) Cette source première de corruption est loin sans doute d'en exclure beaucoup d'autres, qui trouvent plus naturellement leur place dans l'histoire politique des empires que dans un livre d'hygiène. Toutefois, les historiens, Montesquieu lui-même, dans sa *Grandeur et Décadence des Romains*, n'ont pas, il me semble, assez tenu compte de ces causes physiques primitives. (J. B.)

reconnaître ensuite quels étaient ceux des végétaux qui réparaient davantage les forces. Ce régime ne put durer long-temps ; à mesure que les sociétés s'agrandirent et devinrent plus nombreuses, les végétaux ne purent suffire à la nourriture de l'homme ; et d'ailleurs les animaux étant devenus incommodes par leur excessive propagation, il fallut tremper la main dans leur sang et faire usage de leur chair. — Le régime de Pythagore a eu dans tous les temps des partisans. Plutarque, et de nos jours J.-J. Rousseau, ont prétendu que l'homme avait violé la nature en se nourrissant de la chair des animaux, et qu'il était destiné à ne faire usage que des aliments tirés de la classe des végétaux. — « Tu me demandes, dit Plutarque, » pourquoi Pythagore s'abstenait de man- » ger de la chair des animaux ; mais moi » je te demande, au contraire, quel cou- » rage d'homme eut le premier qui ap- » procha de sa bouche une chair meur- » trie, qui brisa de sa dent les os d'une » bête expirante, qui fit servir devant » lui des cadavres, et engloutit dans son » estomac des membres qui, le moment » d'auparavant, bêlaient, mugissaient, » marchaient et voyaient ? Comment sa » main put-elle enfoncer un fer dans le » cœur d'un être sensible ? Comment ses » yeux purent-ils supporter un meurtre ? » Comment put-il voir saigner, écor- » cher, démembrer, un pauvre animal » sans défense ? Comment put-il sup- » porter l'aspect des chairs pantelantes ? » Comment leur odeur ne lui fit-elle pas » soulever le cœur ? Comment ne fut-il » pas dégoûté, repoussé, saisi d'horreur, » quand il vint à manier l'ordure de ces » blessures, à nettoyer le sang noir et » figé qui les couvrait ?

« Les peaux rampaient sur la terre, écorchées ;
« Les chairs au feu mugissaient embrochées ;
« L'homme ne pût les manger sans frémir,
« Et dans son sein les entendit gémir.

» Voilà ce qu'il dut imaginer et sentir » la première fois qu'il surmonta la na- » ture pour faire ces horribles repas, la » première fois qu'il eut faim d'une bête » en vie, qu'il voulut se nourrir d'un » animal qui paissait encore, et qu'il dit » comment il fallait égorger, dépecer, » cuire la brebis qui lui léchait les » mains. C'est de ceux qui commencè- » rent ces cruels festins, et non de ceux » qui les quittent, qu'on a lieu de s'é- » tonner ; encore ces premiers-là pour- » raient-ils justifier leur barbarie par

» des excuses qui manquent à la nôtre, » et dont le défaut nous rend cent fois » plus barbares qu'eux.

» Mortels bien aimés des dieux, nous » diraient ces premiers hommes, compa- » rez les temps ; voyez combien vous » êtes heureux, et combien nous étions » misérables ! La terre nouvellement » formée, et l'air chargé de vapeurs, » étaient encore indociles à l'ordre des » saisons ; le cours incertain des riviè- » res dégradait leurs rives de toutes » parts ; des étangs, des lacs, de pro- » fonds marécages inondaient les trois » quarts de la surface de la terre, l'autre » quart était couvert de bois et de forêts » stériles. Il ne croissait nul bon fruit ; » nous n'avions aucun instrument de » labourage, nous ignorions l'art de nous » en servir, et le temps de la moisson » ne venait jamais pour qui n'avait rien » semé : ainsi la faim ne nous quittait » point. L'hiver, la mousse et l'écorce » des arbres étaient nos mets ordinaires. » Quelques racines vertes de chiendent » et de bruyère étaient pour nous un » régal ; et quand les hommes avaient » pu trouver des faînes, des noix et des » fruits, ils en dansaient de joie autour » d'un chêne ou d'un hêtre, au son de » quelque chanson rustique, appelant la » terre leur nourrice et leur mère : c'é- » tait là leur unique fête, c'étaient là » leurs uniques jeux ; tout le reste de la » vie humaine n'était que douleur, peine » et misère.

» Enfin, quand la terre dépouillée et » nue ne nous offrait plus rien, forcés. » d'outrager la nature pour nous con- » server, nous mangeâmes les compa- » gnons de notre misère, plutôt que de » périr avec eux. Mais vous, hommes » cruels, qui vous force à verser du » sang ? Voyez quelle foule de biens » vous environne, combien de fruits vous » produit la terre ! Que de richesses vous » donnent les champs et les vignes ! que » d'animaux vous offrent leur lait pour » vous nourrir, et leur toison pour vous » habiller ! Que leur demandez-vous de » plus, et quelle rage vous porte à com- » mettre tant de meurtres, rassasiés de » biens et regorgeant de vivres ? Pour- » quoi mentez-vous contre notre mère, » en l'accusant de ne pouvoir vous nour- » rir ? Pourquoi péchez-vous contre Cé- » rès, inventrice des saintes lois, et » contre le gracieux Bacchus, consola- » teur des hommes, comme si leurs dons » multipliés ne suffisaient pas à la con-

» servation du genre humain? Comment
» avez-vous le cœur de mêler à leurs
» doux fruits des ossements sur vos ta-
» bles, et de boire avec le lait le sang
» des bêtes qui vous le donnent? Les
» panthères et les lions, que vous appe-
» lez bêtes féroces, suivent leur ins-
» tinct par force, et tuent les animaux
» pour vivre; mais vous, cent fois plus
» féroces qu'eux, vous combattez l'ins-
» tinct sans nécessité, pour vous livrer à
» vos cruelles délices. Les animaux que
» vous dévorez ne sont pas ceux qui
» dévorent les autres; vous ne les man-
» gez pas, ces animaux carnassiers, vous
» les imitez. Vous n'avez faim que des
» bêtes innocentes et douces qui ne nui-
» sent à personne, qui s'attachent à vous,
» qui vous servent, et que vous dévorez
» pour le prix de leurs services.

» O meurtrier contre nature! si tu
» t'obstines à soutenir qu'elle t'a fait
» pour dévorer tes semblables, des êtres
» de chair et d'os, sensibles et vivant
» comme toi, étouffe donc l'horreur
» qu'elle t'inspire pour ces affreux repas;
» tue les animaux toi-même, je dis de tes
» propres mains, sans ferrements, sans
» coutelas; déchire-les avec tes ongles,
» comme font les lions et les ours;
» mords ce bœuf et le mets en pièces,
» enfonce tes griffes dans sa peau; mange
» cet agneau tout vif, dévore ses chairs
» toutes chaudes, bois son âme avec son
» sang. Tu frémis, tu n'oses sentir pal-
» piter sous ta dent une chair vivante!
» Homme pitoyable, tu commences par
» tuer l'animal, et puis tu le manges,
» comme pour le faire mourir deux fois.
» Ce n'est pas assez; la chair morte te
» répugne encore; tes entrailles ne peu-
» vent la supporter; il faut la transfor-
» mer par le feu, la bouillir, la rôtir,
» l'assaisonner de drogues qui la dégui-
» sent; il te faut des charcutiers, des
» cuisiniers, des rôtisseurs, des gens
» pour t'ôter l'horreur du meurtre, et
» t'habiller des corps morts, afin que le
» sens du goût, trompé par ces déguise-
» ments, ne rejette point ce qui lui est
» étranger, et savoure avec plaisir des
» cadavres dont l'œil même eût peine à
» souffrir l'aspect. »

Quelque ingénieuse que soit cette dia-
tribe, plus éloquente que vraie, Plutarque et tous les philosophes pythagoriciens ne sauraient, avec tous leurs raisonnements, triompher de l'instinct qui
porte l'homme dans tous les pays du
monde à user des chairs des animaux, et

la diète de Pythagore n'est point indiquée par la nature (1). Quoiqu'il y ait eu
des hommes et même des peuples qui
n'aient vécu que de lait et de productions
végétales (2), cela ne prouve rien en faveur de ce régime. L'homme est omni-
vore, c'est-à-dire, qu'il est destiné par
la nature à vivre de substances végétales
et animales, et non pas uniquement de
végétaux. L'appétit naturel qu'ont tous
les hommes pour ces deux espèces de
nourriture suffirait seul pour mettre en
évidence la vérité de cette assertion, si
elle n'était pas prouvée d'ailleurs par la
structure des organes digestifs, et par
les incommodités réelles qui résultent de
l'usage unique des végétaux ou des viandes (3). — L'homme a un estomac ressemblant par sa structure et son tissu
membranacéo-musculaire à celui des
animaux carnivores, des dents canines,
et l'intestin cœcum petit et court. D'ailleurs, l'usage de la viande est absolument
nécessaire pour réparer les forces épuisées par les travaux. Maintenant, si on
fait attention que l'homme, de même que
les herbivores, est pourvu de dents incisives et molaires; qu'il a, comme eux,

____

(1) Quel est donc l'instinct qui dirige
les peuples qui ne font point usage de
substances animales? Quelle peut donc
être la voix qui parle à ces peuples non
civilisés, si ce n'est celle de la nature?
Convenons plutôt que la question présente de grandes difficultés; et n'appe-
lons pas à notre secours, pour la résoudre, nos passions et nos goûts peut-être
dépravés, déguisés sous le nom vague
d'*instinct*. (I. B.)

(2) Les habitants de l'île de Pâques,
ceux de la Nouvelle-Espagne et les Da-
lécarliens, au rapport de Spaarmann,
vivent uniquement de végétaux. Les pauvres habitants de nos campagnes mangent très-rarement de la viande. A la
vérité, peu jouissent d'une bonne santé
et atteignent le terme ordinaire de la
vie. Il est vrai que la misère et la malpropreté dans lesquelles ils vivent contribuent beaucoup à l'état de cachexie
dans lequel ils languissent presque toujours.

(3) Les assertions fondées sur la structure des organes digestifs, relativement
au régime alimentaire, sont loin d'être
solidement établies. Ces idées ingénieuses semblent être nées du besoin de justifier le goût de l'homme pour la chair
des animaux, plutôt que de la conformation relative des organes digestifs. (I. B.)

le canal intestinal très-long, très-ample , très-extensible, anfractueux et garni d'une multitude de rugosités , on verra , par cette conformation mixte, que la nature lui a désigné l'usage des aliments végétaux et animaux.

D'ailleurs, l'usage unique des aliments d'un seul genre produit bientôt le dégoût, et donne lieu à diverses incommodités. Le régime végétal ne soutient et ne répare pas suffisamment ; il est toujours accompagné ou suivi de la faiblesse , et surtout de celle des premières voies , de la flatulence , de l'acidité , des tranchées et de la diarrhée (1). Ce régime est néanmoins très-utile dans les cas de pléthore sanguine et bilieuse, ainsi que dans les dispositions à la pourriture. Il semble que la nature, en n'accordant qu'un très-petit nombre de dents canines à l'homme, ait eu l'intention de lui indiquer qu'il ne devait pas faire un grand usage de la chair des animaux ; et , en effet , outre que la diète animale rend cruel et féroce, elle augmente considérablement la quantité du sang et de la bile, et dispose éminemment aux maladies inflammatoires et à celles bilieuses putrides. — Il faut distinguer, dans la nutrition, l'animalisation et l'assimilation. L'animalisation consiste dans la conversion des substances végétales en animales ; et l'assimilation est le passage des substances alimentaires animales ou animalisées à cet état qui les rend semblables à nos parties (2). La nutrition suppose dans les substances végétales l'animalisation , et dans toutes les substances alimentaires l'assimilation. Toutes supposent encore des analogies qui les rendent susceptibles de subir ces changements , et des différences qui rendent ceux-ci nécessaires.

L'analogie entre les aliments et nos parties est démontrée. Les solides ont été fluides dans leur origine primordiale, et ont circulé dans cet état à travers les vaisseaux , avec le sang qui les contient.

Ces mêmes substances, dont se composent les humeurs et les parties solides, se rencontrent toutes dans les aliments ; elles sont toutes formées dans les chairs des animaux , et on trouve toutes les analogues dans les productions végétales. — La gélatine ou gelée animale a pour analogues les mucilages et les fécules. Ces matières sont très-abondamment répandues dans la nombreuse famille des végétaux, et font la base presque universelle des substances alimentaires. Le gluten végétal, ou substance végéto-animale de Beccaria , qui est contenue en grande quantité dans la farine de froment, existe dans presque toutes les herbes, et , à quelque différence près de proportion , est de même nature que la partie fibreuse du sang et le gluten de la fibre musculaire. On trouve aussi dans le règne végétal une substance qui a beaucoup d'analogie avec l'albumine des animaux, et qui en a presque toutes les propriétés. — Toutes ces matières possèdent non-seulement la faculté nutritive , mais elles se ressemblent encore , en ce qu'elles ont une base commune , l'oxide hydro-carboneux. Cet oxide est combiné , dans les substances animales, avec une certaine quantité d'azote et quelquefois du phosphore. On rencontre aussi l'azote dans les végétaux , mais le carbone y est en plus grande proportion ; de là vient qu'ils sont acescents, au lieu que les autres sont alcalescentes. Ainsi les substances végétales diffèrent en général des substances animales, en ce que la proportion de carbone est plus considérable dans les premières , et l'azote combiné en bien plus grande quantité dans les autres.

L'animalisation ne paraît consister que dans la fixation d'une quantité d'azote plus grande relativement aux autres principes ; elle commence dans l'estomac, et se continue dans les intestins. Là, la pâte alimentaire, attaquée par les sucs digestifs , contracte une sorte de fermentation , en vertu de laquelle ses principes entrent dans de nouvelles combinaisons ; il se dégage en même temps différents gaz, surtout du gaz acide carbonique , du gaz hydrogène , etc. , et la proportion d'azote devient ainsi plus grande. Mais il n'est point d'organe où l'*azotisation* soit plus grande et plus marquée que dans les poumons. Les phénomènes de la respiration démontrent que l'oxygène de l'air atmosphérique enlève aux poumons une grande quantité

_____

(1) Tous ces inconvénients , qui peuvent dépendre de l'habitude que l'on a contractée de faire usage des substances animales ne sont pas des preuves convaincantes et démonstratives contre la diète végétale adoptée et préconisée par des philosophes célèbres. (I. B.)

(2) Essai de théorie sur l'animalisation et l'assimilation des aliments, par M. Hallé , rapporté dans le Journal rédigé par M. Fourcroy, tome II, page 295,

d'hydrogène et de carbone auxquels il s'unit, et que, diminuant ainsi la proportion de ces deux principes, il augmente celle de l'azote (1). On peut donc regarder l'animalisation comme une vraie *décarbonisation* opérée par les forces animales, et la végétation, au contraire, comme la fixation d'une plus grande quantité de carbone dans les végétaux; et les effets s'opèrent, l'un par l'intermède de l'oxygène, et l'autre par la désoxygénation de l'acide carbonique qu'effectue la lumière solaire (2). — Les aliments se digèrent plus ou moins bien, en raison de leur solubilité, de l'énergie du suc gastrique et du sentiment propre de l'estomac. On ne connaît pas encore bien quelle sorte de puissance exerce le suc gastrique sur les diverses matières alimentaires. On sait seulement que sa nature diffère dans les divers animaux, de manière que, chez la plupart des carnivores, il n'a qu'une très-faible action sur les végétaux, et que celui des herbivores n'attaque que faiblement les substances animales : mais dans l'homme et dans les animaux dont l'estomac est membranéo-musculaire, il dissout parfaitement les aliments de l'une et de l'autre classe. On sait aussi que sa puissance dissolvante varie dans bien des circonstances, et que dans certains temps elle s'exerce d'une manière plus énergique sur certains aliments que sur d'autres. Quant aux principes dont est composé ce menstrue, il n'y a rien de positif ni de constant; on le trouve quelquefois acide, et d'autres fois d'une douceur fade. Brugnatelli a rencontré dans le suc gastrique des oiseaux carnivores, et même de quelques autres, un acide libre, de la résine, et une matière animale unie à une petite quantité de muriate de soude. D'autres chimistes y ont découvert des sels phosphoriques. D'après les expériences de Spallanzani et de Gosse, il paraît que ce suc est constamment acide dans les oiseaux de proie, les serpents, les poissons et les animaux qui se nourris-

sent de végétaux, et Spallanzani assure ne l'avoir jamais trouvé acide dans les grenouilles (1).

Les aliments sont plus ou moins solubles en raison de leur mollesse ou de leur compacité. Ceux qui sont les plus denses et les plus compacts se digèrent moins aisément; mais aussi, une fois digérés, ils nourrissent davantage, ainsi que l'avait dit Celse : *Sequitur et quo valentior quæque materia est, eo minus facile coquatur; sed si concocta, est plus alat.* Les aliments qui se dissolvent facilement étaient appelés par Hippocrate aliments *légers*; il donnait aux autres le nom d'aliments *lourds* ou *pesants*. Un aliment est léger, dit-il, quand, pris même avec un peu d'excès, il ne cause ni plénitude, ni tranchées, ni vents, mais se digère sans occasionner d'incommodités. On reconnaît qu'un aliment est pesant lorsqu'étant pris modérément, et même en petite quantité, il produit un sentiment de plénitude, de pesanteur et des anxiétés (2). — Plus l'aliment approche du caractère des humeurs animales, plus il est soluble, moins il laisse d'excréments quand la coction s'opère d'une manière convenable. Les aliments qui, au contraire, s'éloignent du caractère animal, qui sont denses et compacts, échappent en grande partie à l'action des forces digestives, et fournissent beaucoup d'excréments. Ainsi, le meilleur cuisinier est celui qui, dans l'apprêt des aliments, en amollit le tissu, de manière que toute la matière nutritive soit dissoute par les sucs gastriques.

Le sentiment propre de l'estomac ne contribue pas peu à la digestion, et il est indubitable que l'état actuel de ce viscère influe considérablement sur la coction des aliments. Lorsque son sentiment est émoussé, comme dans les cas de faiblesse et de relâchement, il y a non-seulement inappétence et souvent nausée; mais les aliments, quoique pris en petite

---

(1) Peut-être que l'azote de l'atmosphère se combine aussi en certaine quantité avec le sang des veines pulmonaires; mais aucune expérience ne l'a encore démontré.

(2) Ces idées sur l'animalisation n'ont pour fondements que des conjectures très-hasardées, sans qu'on puisse d'ailleurs leur en opposer de beaucoup plus solides. (T. D.)

---

(1) Depuis la publication de cet ouvrage, le suc gastrique a été en partie dépouillé de ses propriétés et de ses attributions; les physiologistes de notre époque ne le regardent plus comme un fluide *sui generis*; ils pensent que ce qu'on a appelé suc gastrique n'est qu'un mélange de salive avalée avec les aliments, et de mucosités qui lubrifient continuellement les parois de l'estomac. (T. B.)

(2) *Lib. De Affection.*

quantité, ne se dissolvent pas, ou presque pas ; le suc gastrique ne jouit pas d'une activité suffisante ; les matières alimentaires sont retenues trop longtemps dans l'estomac, elles y fermentent et y contractent des qualités vicieuses. Il en est de même des substances pour lesquelles cet organe éprouve de l'aversion : à la vérité, elles sont rejetées le plus souvent par le vomissement ; et, dans le cas contraire, elles occasionnent les accidents les plus graves, car elles agissent dans cette circonstance comme de vrais poisons. Lorsque le sens gastrique est trop vif et trop exalté, les aliments passent trop vite dans les intestins (si toutefois ils ne décident pas des mouvements anti-péristaltiques) et avec le caractère de la crudité ; il en résulte des coliques violentes, des diarrhées et souvent d'autres accidents plus dangereux. Ce n'est que lorsque l'estomac jouit d'un sentiment modéré, lorsqu'il ne retient pas une trop grande somme de forces, et qu'il n'est pas non plus privé de la quantité de ces forces qu'il doit avoir naturellement, qu'il remplit ses fonctions d'une manière convenable : le suc gastrique a dans ce cas le degré d'énergie nécessaire ; les aliments, loin de faire éprouver à l'organe un sentiment de pesanteur ou d'irritation, lui causent des sensations agréables qui se propagent dans toutes les parties du système, et la digestion se fait selon les vues de la nature. Cet état annonce une juste répartition des forces, et une parfaite harmonie dans l'exercice des fonctions, qui indique la santé.

Il n'est guère possible de rendre raison de ces antipathies nationales pour certains mets auxquels d'autres peuples donnent la préférence : elles me paraissent fondées pour la plupart, sinon toutes, sur de faux préjugés propres aux différentes nations ; le sens gastrique ne joue ici qu'un rôle secondaire, et l'estomac contracte une habitude d'aversion qui n'est qu'un effet de l'exemple. Les Persans abhorrent l'esturgeon, et les Russes l'écrevisse et l'alose. Les Islandais ont une aversion aussi forte et non moins singulière pour les anguilles. Dans bien des départements de France on répugne de manger des escargots, que les Allemands regardent comme un mets exquis, tandis qu'ils ont en horreur les grenouilles, dont usent les Français. La répugnance de la plupart des hommes pour la chair de cheval et le lait de jument n'est pas plus raisonnable. Le

chien, pour la chair duquel nous éprouvons une aversion insurmontable, sert à la nourriture de différents peuples, et notamment à celle des habitants des îles de la mer Pacifique. Les nègres préfèrent la viande du chien à celle de tous les autres animaux ; le mets le plus délicieux pour eux est un chien rôti. On pourrait croire que ce goût vient du changement de qualité de la chair de cet animal, qui, mauvaise à manger dans nos climats tempérés, acquiert peut-être un autre goût dans ces climats brûlants ; mais ce qui prouve le contraire, c'est que les sauvages du Canada, qui habitent un pays froid, ont le même goût pour la chair du chien, et que les missionnaires en ont quelquefois mangé sans dégoût.

L'estomac est le viscère du corps humain sur lequel l'habitude a le plus grand pouvoir : c'est pourquoi « les aliments qui plaisent au goût et auxquels » on est accoutumé, ainsi que l'a dit » Hippocrate (aph. 38, sect. II), quoi- » qu'ils soient mauvais par eux-mêmes, » sont préférables pour la santé à des » aliments moins agréables et auxquels » on n'est pas habitué, quoique ceux-ci » soient meilleurs par eux-mêmes. » Les aliments qui flattent le plus le palais, et qu'on prend avec le plus de sensualité, sont mêlés plus intimement avec la salive, reçus dans l'estomac avec plus de plaisir, et dissous plus facilement et plus complètement par les sucs gastriques. S'ils possèdent quelque mauvaise qualité, la sensation agréable qu'ils procurent en les prenant compense et corrige ce qu'ils pourraient avoir de nuisible, tandis que les meilleurs aliments et les plus faciles à digérer, mais qui répugnent, éludent l'action de l'estomac et des sucs digestifs. Nous ne sommes affectés de sensations agréables en prenant des aliments qu'en raison de certaines dispositions du corps, et ces sensations agréables désignent une affinité entre l'aliment et l'état actuel du système. On voit souvent des personnes délicates digérer des aliments durs et compactes qu'elles mangent par envie, et se trouver incommodées d'aliments plus tendres et plus succulents pour lesquels elles ont de la répugnance.

L'expérience journalière apprend que les personnes accoutumées à user d'aliments indigestes et nuisibles n'en ressentent aucun dommage, et qu'elles courent les risques d'être incommodées en prenant des aliments sains et salutaires.

On sait que Mithridate, roi de Pont, était tellement habitué au poison qu'il n'en éprouvait aucun mal. On voit assez souvent des hommes avaler des doses énormes d'opium, tandis que cinq à six grains suffiraient pour faire périr ceux qui n'y sont pas accoutumés. C'est par la même raison que, si on prend plusieurs jours de suite un purgatif, de la manne, par exemple, l'impression de dégoût qu'elle faisait sur l'estomac, comme le dit très-bien Desèze, s'affaiblit; elle devient un aliment, et l'on n'est plus purgé. — Il résulte de ce que je viens d'exposer un corollaire intéressant pour la physique de l'homme, c'est que l'estomac n'agit point mécaniquement, mais *vitalement*: en mécanique, les leviers, les coins, etc., ne connaissent pas le pouvoir de l'habitude. On ne dira pas non plus que la sensibilité de l'estomac est affaiblie, car si l'on change de substance, on verra cette sensibilité se manifester au même degré. Ce que je viens de dire de l'influence de l'habitude sur l'estomac s'étend à tous les autres organes, comme le prouve l'observation.

On sait que l'odeur de l'*assa-fœtida*, que nous ne pouvons souffrir, faisait les délices des anciens, et est encore très-estimée chez les Perses. Celle du citron leur paraissait au contraire fort désagréable. Enfin, ne voit-on pas des femmes des plus délicates exposer impunément leur gorge à l'air le plus froid, sans en être incommodées, parce qu'elles y sont habituées? L'homme le plus robuste, qui tiendrait sa poitrine à découvert, ne tarderait pas à s'enrhumer, ou paierait cette imprudence par quelque autre affection plus grave qu'un rhume. Toutes ces vérités étaient tellement connues du père de la médecine, qu'il conseille, dans la plupart de ses écrits, de faire attention, dans le traitement des maladies, à l'habitude et au régime ordinaire des personnes. « Il y a moins de maux à » craindre, dit-il (aph. 50, sect. II), des » choses auxquelles on est habitué depuis » long-temps, et qui pourraient passer » pour mauvaises en elles-mêmes, que » des choses auxquelles on n'est pas » habitué, et cependant meilleures. Il » convient donc de varier de temps en » temps son régime, et de s'accoutumer » à tout. (*Oportet autem ad insolita mu-* » *tare.*) » Telle est la doctrine d'Hippocrate, suivie par Érasistrate, qui ajoute que le médecin qui néglige ces principes court les risques de commettre les plus grandes fautes, et de tuer ses malades, comme il est arrivé à Arius, le péripatéticien (1). Ce philosophe redoutait l'eau froide, parce qu'il était affecté du hoquet aussitôt qu'il en avait bu. Un jour qu'il avait la fièvre, les médecins, nonobstant cette observation, s'opiniâtrèrent à lui faire avaler de l'eau froide; il en but, et périt sur-le-champ.

CHAPITRE II.

ALIMENTS OU LA FÉCULE PRÉDOMINE (2).

§ Ier. *Des graminées.* — Les graminées sont très-nourrissantes, en raison de la fécule ou amidon, et de la matière sucrée qu'elles contiennent. Leurs feuilles servent de nourriture au bétail, et les plus petites de leurs graines aux oiseaux; la plupart servent communément d'aliments à l'homme dans presque toutes les contrées du globe. Toutes sont salutaires, excepté l'ivraie et la covette, qui paraissent être vénéneuses. — C'est sans doute à raison de leur grande utilité, ou plutôt du besoin qu'en ont les hommes, que la nature a extrêmement multiplié ces plantes dans tous les climats habitables, et que leurs semences sont formées de manière à pouvoir être transportées au loin par les vents. Ces végétaux cosmopolites croissent partout où il y a de la terre, et remplissent les plus petits vides. Leurs tiges et leurs feuilles flexibles ne se brisent pas aisément, et se relèvent après avoir été foulées; la pluie la plus douce les fait reverdir, quand elles ont été desséchées par l'ardeur du soleil. — La fécule est une substance nutritive très-abondamment répandue dans le règne végétal; la plus grande quantité de cette matière précieuse réside dans les graines et surtout dans celles des graminées : elle y est déposée pour servir à la nutrition et au développement du germe

----

(1) GALIENS, *lib. de Consuetudine*.

(2) Une analyse des diverses farines de graminées avec lesquelles on fait du pain a prouvé à M. Vauquelin que la fécule ou amidon était dans les proportions de 60 à 75 sur 100 parties. (Voyez le *Journal de Pharmacie*, n° 8, août 1822.) (L. B.)

de la plante (1). C'est une nourriture toute préparée, et pour ainsi dire dirigée par la mère plante pour le soutien des commencements de la vie des embryons encore trop faibles pour extraire de la terre et de l'air la nourriture qui leur est convenable. L'homme a reconnu, par une espèce d'instinct, dans les graines des graminées, un aliment analogue à sa nature, et qui méritait la préférence sur une infinité d'autres. Il est probable qu'il a commencé par broyer ces graines sous ses dents, et par s'en tenir, ainsi que les animaux, à celles qui croissaient spontanément çà et là sur la surface de la terre. Mais ses facultés intellectuelles, qui le distinguent des autres animaux, lui ont fait essayer dans la suite de multiplier ces plantes par la culture, de séparer la farine des graines, et enfin de lui donner les préparations qui la rendent plus agréable au goût et d'une digestion plus aisée. Les essais multipliés qu'il fut obligé de faire avant que de parvenir au point où nous en sommes aujourd'hui, supposent une longue série de siècles et la haute antiquité de l'homme. Combien de tentatives ne lui a-t-il pas fallu faire, et combien d'arts n'a-t-il pas dû inventer pour atteindre son but ! Ce qu'il y a de certain, c'est que l'usage des graminées et leur culture remontent à des milliers de siècles, et qu'elles font la base de la nourriture de la plupart des nations, soit policées, soit sauvages (2).

------

(1) Suivant MM. Thénard et Gay-Lussac, la fécule contient en poids :

Carbone. 43,55
Oxygène. 49,68
Hydrogène. 6,77

100. » (I.B.)

(2) Ce sont les réflexions sur les opérations de la nature qui ont fait faire les premiers pas dans la carrière des arts. On a remarqué que le grain qu'on mangeait sans aucune préparation était broyé par les dents, délayé par la salive, et qu'il éprouvait ensuite la chaleur de l'estomac. On imagina qu'en imitant ces procédés naturels, on ferait du grain un aliment plus agréable et plus aisé à digérer, et on ne se trompa pas. Ainsi les dents servirent de modèle aux moulins ; la langue et la salive donnèrent l'idée du pétrissage, et l'estomac celle des fours. On fit cuire, pendant des siècles, la pâte sous

I. L'*orge* (*hordeum*), plante annuelle, dont il y a quatre espèces : 1° l'*orge commune* (*hordeum vulgare*, L.), qui est originaire de Sicile et de Russie ; 2° le *nu* ou *sucrion* (*orge de Mars*; *hordeum distychum*, L.), originaire de la Tartarie et de la Sibérie, où elle croît spontanément dans les montagnes, au rapport de Heinzelmann ; 3° l'*escourgeon* (*hordeum hexastychum*, L.), qui est l'espèce que les brasseurs préfèrent pour faire la bière ; 4° enfin, le *plat*, l'*éventail* ou *riz d'Allemagne* (*hordeum zeastychum*, L.). La farine d'orge est douce et employée à titre d'aliment depuis un temps immémorial, ainsi que le rapporte Pline. Elle sert encore de nos jours aux habitants des Alpes, de même qu'aux peuples du Nord pour faire du pain. La raison qui fait qu'on cultive l'orge de préférence dans les pays froids, c'est la promptitude avec laquelle elle mûrit. Linnée dit que dans les contrées les plus reculées du Nord on la moissonne cinquante-cinq ou cinquante-huit jours après l'avoir semée. Le pain qu'on fait avec sa farine a le défaut de se sécher beaucoup. La germination développe dans l'orge, ainsi que dans toutes les semences des autres graminées, la matière sucrée, et c'est pour cela qu'elles passent aisément à la fermentation vineuse ; mais cette fermentation s'excite plus promptement, et se fait plus complètement dans l'orge que dans les autres semences ; c'est ce qui fait qu'on s'en sert plus généralement pour faire la bière, qui n'est autre chose qu'une décoction de farine d'orge germée et ensuite séchée, qu'on fait fermenter à l'aide d'un levain, et dans laquelle on ajoute du houblon. C'est la boisson en usage chez les peuples du Nord, qui en retirent aussi de l'eau-de-vie, appelée *eau-de-vie de grain*. — Aristote a dit que l'orge était peu nourrissante ; mais son opinion est démentie par l'expérience : des peuples entiers en font leur principale nourriture, et s'en trouvent fort bien. Celse la

------

la cendre, avant que d'avoir inventé les fours. Ceux-ci sont cependant très-anciennement en usage, car on s'en servait déjà du temps d'Abraham. Lorsqu'on eut trouvé le moyen de séparer la farine du son, on ne sut pas encore faire le pain ; on mangea long-temps une espèce de bouillie faite de farine et d'eau. Cet usage est encore établi chez les montagnards d'Écosse et chez plusieurs autres peuples.

regardait comme un aliment d'un mauvais suc ; ce sentiment n'est pas mieux fondé que celui d'Aristote.

L'orge est très-nourrissante, même dans l'état de *malt* : comme celui-ci a déjà éprouvé un commencement de fermentation, il jouit de la vertu anti-septique, qui le rend très-utile pour prévenir et pour guérir le scorbut. C'est dans ces vues que les Anglais en approvisionnent leurs vaisseaux pour les voyages de long cours, surtout vers le Nord. — On fait usage de l'orge après l'avoir dépouillée de ses balles. On appelle *orge mondé* celle qu'on a légèrement écrasée pour lui enlever son écorce, et *orge perlé*, celle à laquelle on a fait subir une sorte de préparation qui la fait ressembler aux grains de millet. Il faut faire attention, lorsqu'on veut faire usage de l'orge qu'on a dépouillée de son écorce, et qui a été gardée long-temps, s'il n'y a pas de moisissure à sa surface extérieure, car elle la contracte très-aisément : c'est pourquoi il est convenable de la laver à plusieurs reprises, pour en séparer la moisissure qu'elle aurait pu contracter. — Les anciens prescrivaient l'orge sous forme liquide, comme aliment dans les maladies aiguës ; ils lui avaient donné le nom de *tisane*, dont ils faisaient trois espèces. La première était une décoction d'une partie d'orge mondé dans dix ou quinze parties d'eau ; ils faisaient cuire jusqu'à ce que l'orge parfaitement dissoute ne formât plus qu'une masse : ils appelaient celle-ci *tisane* ou *tisane entière, tisane non passée*. Ils la passaient à la chausse pour en séparer le grain, lorsqu'ils avaient à traiter des maladies très-aiguës ; cette seconde espèce était nommée *tisane passée (ptisana Græcorum transcolata), colature de tisane, jus de tisane*. C'est cette espèce qu'Hippocrate loue comme le meilleur et le plus doux des aliments : *Lentor illius levis et jucundus et continuus, lubricus et mediocriter humidus, et sitim extinguens, et facile elluitur (de Victu in acutis)*. Les médecins latins et arabes employaient une troisième sorte de tisane, qu'ils faisaient d'orge commune non privée de son écorce ; mais cette dernière est simplement une boisson, et ne peut être considérée comme aliment. Les modernes ne font usage dans les maladies aiguës que de la tisane de la seconde espèce que l'on connaît sous le nom de *jus* ou de *crème d'orge*. — L'orge qu'on mêle au blé dans la portion d'un tiers, et même de moitié, fait de très-bon pain ; seule, elle en fournit un qui est de qualité très-inférieure ; ce dernier ne convient qu'à ceux qui ont un estomac fort, et qui s'exercent à de rudes travaux, parce qu'il est difficile à digérer. Du temps de Pline, les gladiateurs athéniens, qui avaient coutume de se nourrir d'orge, étaient surnommés *ordeati*. Le *maza* ou *masse-huile* des anciens était composé de farine d'orge rôtie, mêlée et pétrie avec un liquide, comme de l'eau, de l'huile, du lait, du vin cuit, du miel, etc. On faisait aussi une bouillie d'orge appelée *polenta*.

II. L'*avoine* (*avena, avena sativa*, L.), plante céréale annuelle dont il y a deux principales variétés, la blanche et la noire. On ne connaît aucun pays où elle croisse spontanément, et il est fort incertain que ce soit vraiment de l'avoine qu'ait trouvée Anson dans une des îles de la mer australe. Le grain de l'avoine a peu de farine ; celle qu'elle donne n'a pas une saveur bien sucrée, et n'est pas plus acescente que celle des autres graines. Lorsqu'on convertit l'avoine en malt, elle fermente aisément, mais elle ne fait pas une bière bien forte. La farine d'avoine sert de nourriture à plusieurs nations septentrionales de l'Europe. — L'avoine a les mêmes qualités que l'orge, et convient dans les mêmes circonstances. Néanmoins Galien la regardait comme un aliment insalubre, mais le contraire est démontré par l'expérience des peuples qui en font usage, et qui n'en sont point incommodés. Pline rapporte que les anciens Germains faisaient leur principale nourriture de la bouillie d'avoine. Les Ecossais et tous ceux qui habitent le nord de l'Angleterre n'ont pas pour nourriture d'autres graminées, et cependant ils sont très-forts et très-robustes ; d'ailleurs les animaux granivores se trouvent fort bien de son usage. On en fait des crèmes ou jus qui non-seulement plaisent au goût, mais encore se digèrent facilement. Les habitants de la Suisse septentrionale font, avec la farine d'avoine rôtie, une bouillie qui est très-nourrissante. Le pain d'avoine est noir, amer, et se digère difficilement (1).

III. Le *blé noir*, *sarrasin* (*fagopy-*

---

(1) Ce qu'on appelle *gruau* n'est que de l'avoine privée de son écorce au moyen d'un moulin destiné à cet usage. (I. B.)

rum, ou *frumentum sarracenicum*; po-
lygonum fagopyrum, L.), plante ra-
meuse annuelle, dont le fruit ressemble
à celui du hêtre, et qui est originaire
d'Asie, d'où elle a été apportée en Europe au quatorzième siècle. On en fait
un pain qui est noir, et dont la mie n'est
point cohérente, mais qui est d'une meilleure saveur que celui d'orge. Ce pain
est humide et d'une facile digestion,
mais peu nourrissant, passe plus vite et
cause plus de vents que le pain de seigle.
On fait aussi avec sa farine des bouillies
qui sont de couleur grise, et dont on
conseille l'usage aux personnes qui ont
le ventre paresseux. Le sarrasin de Tartarie est préférable, en ce qu'il supporte
le froid, que son grain est plus gros, et
mûrit plus tôt.

IV. Le *maïs*, *blé de Turquie* ou d'*Espagne*, d'*Inde*, *cara* des Péruviens (*zea
mays*, L.), plante annuelle, originaire d'A-
mérique, où on la cultive de temps immémorial, et naturalisée dans tous les pays
tempérés de l'Europe, où elle a été apportée au commencement du seizième siècle.
Sa semence donne une farine très-nourrissante et très-agréable au goût; elle durcit par la maturation, et on la réduit aisément, après l'avoir séchée, en une
farine plus ou moins fine: elle n'est point
acescente. Seule, ni même avec addition
de levure de bière, elle n'est pas susceptible de fermenter assez pour donner un
pain léger; mais on en fait un excellent
en la mêlant dans des proportions convenables avec celle de froment. Elle contient beaucoup de fécule et de sucre, et
est très-nourrissante. On en prépare aussi, avec l'eau ou le lait, une espèce de
bouillie appelée *gaudes*, *polente*, *mi-
liasse*, *cruchades*, qui non-seulement
plaît au goût, mais encore se digère facilement. Elle fait une grande partie de
la nourriture des gens de la campagne
dans les départements du Doubs, de
Haute-Saône, du Jura, etc. Il est faux
que son usage occasionne la gale; car cette
maladie, dans ces pays, ainsi que partout
ailleurs, reconnaît pour cause principale
la malpropreté, et la gale ne règne pas
davantage dans les pays où l'on fait un
usage habituel du maïs, que dans ceux
où cet aliment est inconnu.—On a trouvé le moyen de faire du maïs un mets
très-délicat; on cueille les jeunes grappes lorsqu'elles sont de la grosseur du
petit doigt et encore vertes, on les fend
en deux, et on les fait frire avec de la
pâte comme des artichauts. On les confit aussi au vinaigre, comme les cornichons. Les Américains retirent de ces
grains pilés et macérés dans l'eau une liqueur vineuse enivrante, et qui donne
de l'alcool à la distillation. — La tige
du maïs contient un suc de même nature
que celui de la canne à sucre. On en
peut faire un sirop très-doux et qui a le
véritable goût du sucre. Le maïs est sujet à une excroissance qui se change en
une poussière noire, non contagieuse:
on remédie à cette maladie en l'extirpant
dès qu'elle se manifeste.

V. Le *millet* (*milium*, *panicum mi-
liaceum*, L.), plante annuelle, originaire
de l'Inde, et dont il y a plusieurs variétés. La farine de la graine de millet est
un peu sucrée, peu acescente, et se digère assez aisément lorsqu'on en fait
usage sous forme de bouillie. Elle faisait
autrefois la nourriture des Éthiopiens
et des Sarmates. Hippocrate lui a attribué la vertu de resserrer le ventre. On
en fait du pain dans quelques endroits
de la France; mais il est visqueux, pesant, compacte, et ne se digère que difficilement.

VI. Le *riz* (*oriza sativa*, L.) est originaire de l'Inde, de la Nigritie, des îles
Philippines et de l'Amérique. On le cultive aujourd'hui dans tout l'Orient, dans
la Caroline, dans la Géorgie, la Jamaïque, l'Italie et l'Espagne. Le riz du Levant et celui d'Espagne sont rouges, celui de la Caroline blanc, et ses grains
plus gros. On use aujourd'hui du riz
dans toute l'Europe, et il est devenu
l'aliment général d'une multitude de nations. Il est un peu sucré, peu acescent
et peu fermentescible. Il est très-nourrissant, facile à digérer, et ne possède
pas la vertu astringente, comme on le
croit communément: s'il réussit quelquefois dans les diarrhées et des dysenteries, c'est en raison de son mucilage.
On fait avec le riz diverses préparations
alimentaires qui sont très-agréables au
goût et très-salubres. Cuit dans l'eau jusqu'à ce qu'il ait une certaine consistance,
et ensuite passé, il donne une crème qui
a les mêmes vertus que celle d'orge, et
qui convient dans les mêmes cas: on
prescrit fréquemment aujourd'hui ces
deux espèces de crème dans les maladies
aiguës. On peut faire un bon pain avec
sa farine mêlée à celle de froment. — M.
Bernard, médecin, a lu à la séance de
l'académie de Béziers, tenue le 8 novembre 1786, un Mémoire tendant à prouver
que l'usage habituel du riz n'est pas

exempt de danger, et qu'il occasionne des affections extraordinaires ; il appuie son opinion du témoignage de Boutius, qui prétend que l'abus du riz porte essentiellement sur les nerfs, affaiblit considérablement la vue, et a même causé un aveuglement total ; puis, il cite l'observation d'un négociant de Beziers, qui, après avoir fait pendant quelque temps usage de riz, qu'il aimait beaucoup, sans en avoir éprouvé la moindre incommodité, devint tout-à-coup sujet à de fréquents éternuments et à une bouffissure du visage, qui se manifestaient dès qu'il avait pris quelques cuillerées de riz, et qui se dissipaient dès que la digestion était avancée. Le ci-devant comte de Manse annonça, quelque temps après la lecture de ce Mémoire, qu'après avoir mangé du riz, il avait plusieurs fois éprouvé des effets analogues, contre lesquels le hasard lui avait fait découvrir la puissance tonique de l'eau froide appliquée sur les parties affectées, et qu'il s'était garanti de ces accidents en faisant torréfier le riz avant que de le faire préparer pour sa table. — Il semblerait, d'après cela, que le riz contient quelque chose de vénéneux; et, en effet, les poisons produisent souvent des bouffissures en différentes parties du corps. Néanmoins le riz est innocent : l'abus seul de cette substance, de même que celui de tous les mucilages, peut produire de semblables phénomènes sympathiques (1).

VII. Le *seigle* (*secale*, *secale cereale*, L.), plante céréale annuelle qui croît spontanément en Sibérie. Il est incertain si les anciens ont cultivé cette graminée; il paraît, d'après la description qu'en a donnée Pline, qu'elle différait de la nôtre. Plusieurs botanistes pensent même que le seigle des anciens était le *silígo* : Nonnius dit que c'était le *contenum* d'Isidore, que les Espagnols désignent sous le même nom. Sa farine est douceâtre, un peu noire, et contient un peu de glu-

___

(1) Je ne serais pas éloigné de croire, sans pourtant en avoir de preuve évidente, que le riz contient un principe vénéneux semblable à celui qu'on rencontre dans beaucoup de végétaux alimentaires ; peut-être l'action de cet agent nuisible n'est-il pas étranger à la production des maladies qu'éprouvent ceux qui cultivent le riz, et que l'on attribue pour l'ordinaire exclusivement à l'influence de l'humidité. (I. B.)

ten ; elle est très-acescente, et lorsqu'on n'est pas habitué à son usage, elle s'aigrit très-vite dans l'estomac, et relâche le ventre. Le pain de seigle fait néanmoins la principale nourriture des habitants du Nord et des montagnards; ils en font des galettes dures comme le biscuit de mer, qui se conservent toute l'année. La force et la vigueur dont ils jouissent leur en permettent l'usage, et même le leur rendent nécessaire. On retire aussi, par la distillation, de l'eau-de-vie de la farine de seigle en la faisant fermenter avec de l'eau. — Le seigle est sujet à une maladie connue sous le nom de *clou*, de *blé cornu*, *ergot*, *seigle ergoté* (*ustilago*) : il naît dans les épis des grains plus longs que les autres, qui sont tantôt droits, tantôt courbes, bruns ou noirs extérieurement, et ont leur surface raboteuse; souvent on y aperçoit trois sillons qui se prolongent d'un bout à l'autre; quelquefois on rencontre a leurs surfaces des cavités qui paraissent être l'ouvrage des insectes. Dans l'intérieur du grain ergoté on voit une farine assez blanche, recouverte d'une autre farine rousse ou brune, qui, quoiqu'elle ait une certaine consistance, peut s'écraser entre les doigts. Ces grains, mis dans l'eau, surnagent, et se précipitent ensuite; si on les mâche, ils laissent une impression vive et piquante. — La farine rousse ou brune, contenue dans le grain ergoté qui présente la forme d'une capsule allongée, d'une corne ou de l'ergot d'un coq, contient réellement un acide qui précipite l'eau de chaux, comme le prouvent les expériences de M. Girod-Chantrans; il a une qualité irritante et septique, et est un vrai poison lorsqu'il en entre une certaine quantité dans le pain. Si on use de ce seigle pur, il donne sûrement la mort, après avoir occasionné des convulsions, des douleurs aiguës dans les parties extérieures, l'engourdissement, l'ivresse : sa qualité enivrante est même supérieure à celle de l'opium. Plus souvent il produit dans les membres, comme les cuisses, les jambes, les pieds, les bras, les mains, une sorte de gangrène sèche appelée *ustilagineuse*, et qui est telle que ces parties, après avoir été affectées de douleur et de stupeur, se flétrissent, se sèchent pour l'ordinaire sans tuméfaction, perdent ensuite complètement le sentiment et le mouvement, et se détachent spontanément des autres parties sans hémorrhagie. On a vu quelques hommes, affectés de cette terrible gangrène, à qui il ne restait plus que le tronc, et qui ont cependant vécu en cet état durant plusieurs jours.

Cette maladie du seigle a lieu dans les années pluvieuses et dans les terrains marécageux, tels que ceux de la Sologne près d'Orléans, ceux du Blaisois, du Gâtinais et des environs de Bourges. Les accidents graves qu'occasionne l'usage du seigle ergoté sont ordinairement suivis de la mort, et règnent communément depuis la moisson jusqu'à l'hiver; ils sont épidémiques quand il y a disette de blé et lorsqu'on est obligé de se servir du seigle ergoté. Cette gangrène attaque un plus grand nombre d'hommes que de femmes. Celle qui régna épidémiquement dans la Sologne affecta plus souvent les extrémités inférieures que les supérieures. Il est des physiciens qui pensent que cette épidémie n'était point occasionnée par l'usage du seigle ergoté, mais qu'elle était plutôt l'effet d'un vice de la saison. A la vérité, il a régné en Flandre, en 1749 et en 1750, une épidémie semblable, qui a exercé les plus grands ravages sur les pauvres de la campagne, surtout ceux qui habitaient des maisons humides, après différentes vicissitudes du chaud et du froid, et le fléau de la guerre. Mais on s'est assuré, par des expériences faites sur différents animaux, que le seigle ergoté était un véritable poison qui donnait la mort en très-peu de temps. On a réussi à en rétablir quelques-uns par l'unique usage du lait; on pourrait tenter ce moyen sur les hommes affectés de cette maladie. Il est des médecins qui attribuent l'ergot au défaut de fécondation; ils se fondent sur ce qu'on n'a jamais trouvé de germe dans les grains ergotés. Tillet et Duhamel soupçonnent qu'il est occasionné par la piqûre d'une chenille qui fait une espèce de gale aux grains de seigle (1).

VIII. *Le froment*, blé (*triticum*), plante céréale annuelle, dont il existe plusieurs espèces (telles que le *triticum æstivum*, *hybernum*, *spelta*, L.), etc.

Chaque climat produit des espèces végétales qui lui sont propres; mais le blé, qui sert de nourriture à la plupart des hommes civilisés, soutient également les températures extrêmes, la chaleur et le froid. Il croît aussi bien dans les pays du Nord qu'en Egypte et en Barbarie. On ne connaît pas les pays dont il est originaire. Peut-être a-t-il été, dans le principe, un *gramen* ou *chiendent* que l'on foulait aux pieds, et que la culture a ensuite amené au point de perfection où il est aujourd'hui : car on voit tous les jours que l'homme a une sorte d'empire et exerce un pouvoir presque créateur sur les productions de la nature, qu'il les embellit, les perfectionne, et les change presque à son gré par ses travaux et ses soins. Il en est qui pensent que la Sicile est la patrie du froment. Linnée prétend, d'après Heinzelmann, qu'il croit spontanément, ainsi que l'orge, chez les Baskiriens (dans la Tartarie moscovite). Il n'est point de moyen plus sûr de connaître son origine que celui de la dégénération. Il est vraisemblable que le blé de nos pays est le même que celui désigné par les anciens sous le nom de *pyros*, qui ressemble à celui de Sicile, dont le grain est rougeâtre et très-dur; mais le nôtre est plus tendre. Il est le même que celui qu'on cultive en Egypte, en Grèce et chez les Orientaux; au reste, il n'est guère possible d'en bien connaître toutes les variétés d'après les descriptions des anciens et même des modernes. — Le blé forme la principale nourriture de presque tous les peuples du vieux continent. Ce don précieux du Créateur est toujours renaissant, se rajeunissant et se perpétuant sans cesse avec une prodigieuse fécondité pour la conservation de l'espèce. Sa farine, dépouillée de la balle, est employée d'une infinité de manières : on en retire de l'eau-de-vie; mais cet usage serait criminel au milieu des riches vignobles qui embellissent nos coteaux. On en fait de l'amidon; mais, comme il croît dans nos pays beaucoup de plantes com-

---

(1) Schmieder attribue la génération de l'ergot à une substance visqueuse qui pénètre dans le grain avec la rosée; d'autres naturalistes ont émis des opinions diverses à cet égard : toutefois, la plupart s'accordent à regarder comme causes éloignées ou générales de cette maladie du seigle la maigreur, l'humidité du sol, et probablement l'influence des pluies abondantes. On a aussi observé que le seigle que l'on sème en mars est plus généralement sujet à l'ergot que celui qu'on sème en automne. Tillet attribuait la cause déterminante de cette maladie des grains à des papillons qui déposent leurs œufs sur le seigle. Enfin, M. Decandolle et les naturalistes de notre époque regardent l'ergot comme un champignon auquel ils donnent le nom de *sclerotium clavus*. (I. B.)

munes qui contiennent beaucoup de cette substance, celles-ci doivent remplacer le blé pour cet usage. Enfin, on l'emploie très-utilement à faire du pain, en pétrissant sa farine avec de l'eau et du levain pour exciter la fermentation, qu'on arrête ensuite, en cuisant la pâte à un degré convenable. — Outre la fécule et la matière sucrée que contient la farine du blé, de même que celle des autres graminées, elle renferme encore une autre substance particulière, découverte par Beccaria, qui a été nommée substance *végéto-animale*, et qui est connue aujourd'hui sous le nom de *gluten* ou de *substance glutineuse* : elle se rapproche beaucoup, par ses propriétés, des substances animales. On peut l'obtenir aisément par des lotions réitérées de la farine dans l'eau chaude, qui dissout la fécule et la matière sucrée, et laisse précipiter le gluten, qui est insoluble. Elle a le caractère des substances les plus animalisées; elle est naturellement concrète, élastique, ductile, et a la forme fibreuse ou membraneuse; elle a une saveur fade et l'odeur du sperme humain; elle brûle à la manière des substances animales, donne à la distillation une huile épaisse, brune, fétide, une assez grande quantité de carbonate d'ammoniac, du prussiate d'ammoniac, du gaz hydrogène carboné; il reste un charbon très-volumineux, brillant, difficile à incinérer, et contenant du phosphate de chaux. Tous ces produits ont l'odeur désagréable de ceux qui sont fournis par les substances animales. Le gluten ne se dissout qu'imparfaitement dans l'eau froide, mais complètement dans l'alcool, les alcalis, les acides. Le gluten diffère de la *fécule* ou *substance amilacée*, en ce que celle-ci est pulvérulente, sèche, blanche, insipide, combustible; qu'elle donne beaucoup d'acide pyro-mucique à la distillation; qu'elle est soluble dans l'eau chaude, forme avec elle une gelée. Elle se change en acides malique et oxalique par le moyen de l'acide nitrique, et passe spontanément à la fermentation acide. La *fécule* existe dans toutes les matières blanches et cassantes des végétaux, et surtout dans les racines tubéreuses et les semences des graminées. Le gluten diffère du *mucilage*, en ce que ce dernier est gluant, visqueux et fade; qu'il donne, de même que la fécule, beaucoup d'acide pyro-mucique à la distillation; qu'il est soluble dans l'eau chaude et froide. La lumière ne paraît pas concourir pour beaucoup à la formation du gluten, car les plantes qui croissent dans les souterrains en sont abondamment pourvues. Enfin, il diffère du sucre, en ce que ce dernier a une saveur piquante et agréable, qu'il est très-soluble, cristallisable, et a la propriété de passer à la fermentation vineuse et de se convertir en alcool. Toutes ces substances sont des composés de carbone, d'hydrogène et d'oxygène; elles ne diffèrent les unes des autres que par les diverses proportions de ces principes. Il est démontré que c'est le gluten du froment qui lui fait éprouver un mode particulier de fermentation, duquel résulte un pain supérieur à celui qu'on fait avec les autres graminées; car, si on ajoute cette substance à leur farine, on obtient un pain mieux levé, plus léger et moelleux, en un mot, plus agréable et plus salutaire que celui dont la farine n'a pas subi ce mélange. On voit, d'après cela, que le blé est de toutes les graminées celle qui fournit à l'homme la nourriture la plus convenable et la plus conforme à sa nature. Il réunit seul toutes les propriétés des substances alimentaires végétales et animales, par les différents principes qu'il renferme. Ainsi il est l'aliment le plus précieux et le plus salutaire, celui qui convient à tous les âges et à toutes les constitutions, et en même temps qui contient le plus de matière nutritive; aussi fournit-il peu d'excréments. *Triticum*, dit Hippocrate (lib. de Diætâ), *fortius est hordeo et magis nutrit, minus autem per alvum secedit.* — Le pain est un objet qui mérite la plus grande considération sous le rapport économique et sous celui de la santé. L'expérience a fait reconnaître la bonté des préceptes suivants.

1° Le grain pur et de bonne qualité est préférable, quoique plus coûteux que le mauvais; le pain qu'il rend est moins cher, et d'une meilleure qualité. 2° Le froment et le seigle nouveaux ne sont pas sains, surtout lorsque l'année a été humide; il convient d'attendre, pour les travailler, qu'ils aient au moins passé l'hiver. C'est d'ailleurs une économie, car le blé et le seigle nouveaux ne donnent pas autant de farine que ceux qui sont vieux. 3° Il ne faut pas faire moudre le seigle et le froment ensemble, parce que, le grain du seigle étant plus petit que celui du froment, la mouture ne porte pas également sur l'un et sur l'autre: il vaut mieux ne mêler les farines qu'après qu'elles ont été faites séparément. 4° Lorsque les meules vont trop fort ou sont trop serrées, le son devient menu comme de la farine, et passe avec celle-ci dans le bluteau ; il pèse davantage, à la vérité, mais il ne fait pas un pain nourrissant ; d'ailleurs, le pain qui contient du son reste humide et moisit promptement 5° On peut, au moyen de la mouture économique, retirer huit produits distincts du blé. On obtient de quatre-vingt-cinq à quatre-vingt-dix livres de farine par quintal. 6° Lorsque le son est trop gros, et qu'on y a laissé trop de farine, il faut le tremper dans l'eau durant une nuit, et passer cette eau dans un linge, avant que de l'employer à faire le pain. 7° Quand le grain n'est pas assez moulu, il en reste dans la farine des morceaux entiers qui sont en pure perte. 8° La farine est meilleure quand elle est faite depuis un mois. 9° Il ne faut pas tenir la farine près des écuries, ni d'aucun endroit d'où s'exhalent de mauvaises odeurs. Il est nécessaire que les sacs de farine soient posés sur des planches et non sur la terre. Il est utile aussi de retourner de temps à autre ces sacs, pour mettre plus à l'air le côté qui était contre la muraille. 10° Lorsque la farine est de bon grain, bien faite et pure, quinze livres prennent sept à huit livres d'eau. 11° Le vieux levain donne un goût aigre au pain. 12° Quand on ne fait pas souvent de pain, il faut tenir le levain très-chaudement, pour lui conserver sa force, et le rafraîchir tous les jours, c'est-à-dire y ajouter un peu de farine et d'eau. 13° Pour bien mettre en levain, on emploie plus de la moitié de la farine dont on veut faire le pain. 14° Toutes les eaux potables sont bonnes pour faire le pain ; néanmoins on ne doit les verser dans le pétrin qu'à travers un linge. Il est nécessaire que l'eau soit tiède, mais jamais bouillante, pas même en hiver. Lorsqu'on veut faire le pain à l'eau froide, comme en été, il faut le pétrir davantage ; de cette manière il est meilleur. 15° Il faut pétrir toute la pâte, jusqu'à ce qu'elle ne tienne plus aux mains. Plus on l'aura pétrie, meilleur sera le pain. Le pétrissage est de la plus grande utilité : ce n'est que par son moyen qu'on unit intimement la farine, l'air et l'eau, union absolument nécessaire pour l'uniformité et la promptitude de la fermentation. 16° Lorsque la pâte est faite, et qu'on la met lever sous des couvertures, il faut avoir le plus grand soin que celles-ci soient propres : sans cette précau-

tion, le pain contracte une mauvaise odeur, et ne lève pas assez. 17° Les vieux bois qui ont été peints sont dangereux pour chauffer le four : ils donnent au pain une mauvaise qualité. 18° Lorsque la pâte est assez levée, il faut enfourner sans délai, autrement la pâte fermente trop et s'aigrit, et veiller à ce que le four ne soit ni trop chaud ni pas assez, et que la chaleur soit également répandue partout. 19° Les pains trop grands se forment et se cuisent mal. 20° On doit laisser ressuer et refroidir le pain avant que de le manger, non-seulement afin qu'il ne nuise pas, mais encore pour qu'il dure davantage. 21° Le gros pain, ou pain bis, tient le ventre libre, mais n'est pas bien nourrissant (1). Le pain blanc de fine farine, bien séparée du son, nourrit beaucoup, et fait peu d'excréments. Celui qui est fait avec le levain se digère très-aisément. Le pain azyme est plus difficile à digérer, mais il nourrit davantage. 22° Le pain du jour, bien cuit, ou cuit deux fois (*bis coctus*), qui n'est plus chaud, vaut mieux que le pain de la veille (2). La vieille farine fait du mauvais pain.

Le meilleur pain est celui qui est léger, blanc, troué, fait de bonne farine de froment, ou de froment et d'un peu de seigle mêlés ensemble, bien levé et cuit à propos. Celui qui réunit toutes ces qualités se digère très-aisément et est très-nourrissant. Il convient de le manger frais et non chaud ; autrement il se digère moins facilement et occasionne des vents. — C'est à l'heureuse invention de faire lever la pâte avant de la cuire qu'est due la perfection du pain. Le pain fermenté diffère beaucoup de celui fait sans levain : non-seulement il est bien moins compacte, moins pesant, et d'une saveur plus agréable, mais encore il se trempe plus facilement, et ne forme pas une colle gluante et visqueuse comme le dernier, ce qui est un avantage infini pour la digestion. — On fait, avec la farine de blé, diverses préparations alimentaires, telles que les *vermicelles*, les *macaronis*, les *semoules*, etc. Mais, en général, toutes les pâtes, les bouillies, en un mot, les farineux non fermentés des graminées, ne se digèrent pas aisément dans les estomacs faibles ; ils produisent fréquemment des aigreurs, des coliques, des vents et la diarrhée. Ces sortes de mets

---

(1) De Vict. rat. lib. II.
(2) Ibid.

ne peuvent convenir qu'à des hommes forts et robustes, qui ont besoin d'une nourriture propre à exercer d'une manière énergique les forces digestives, ainsi que je l'ai dit plus haut. Tels étaient les anciens Romains, qui faisaient habituellement usage de bouillie; tels sont encore de nos jours plusieurs peuples qui sont très-robustes, et qui en font leur principale nourriture. Néanmoins ces exemples ne justifient point leur pernicieux usage pour les enfants du premier âge, et surtout ceux des villes; leurs estomacs ne sont pas assez forts pour les digérer : aussi des observations multipliées ont-elles prouvé que c'était à cette nourriture qu'étaient dues la plupart des maladies de l'enfance, telles que les aigreurs, les vers, les engorgements du mésentère, l'hydropisie, les coliques, les vents, les diarrhées, les convulsions, le rachitis, les écrouelles, et une multitude d'autres affections non moins dangereuses.

« Tous les médecins voient et décrivent ces maladies, dit Zimmermann, » et aucun ne peut les prévenir, par rap- » port à l'aveuglement opiniâtre des fem- » mes, et en général du peuple. D'où » vient que sur vingt-cinq mille morts il » se trouve maintenant à Londres tous » les ans huit mille enfants qui meurent » de convulsions, si ce n'est parce qu'on » leur farcit l'estomac et les intestins d'un » aliment (la bouillie) qui les empoison- » ne? Mais il serait plus aisé de transpor- » ter les Alpes dans les vastes plaines de » l'Asie, que de désabuser une femme » écervelée (1). »

Comme le blé fait aujourd'hui la principale nourriture de l'homme, il est très-essentiel de connaître les moyens les plus propres à le conserver. Les deux plus grands obstacles qui s'y opposent sont les insectes qui le rongent, et la fermentation qui l'altère. — Il est un insecte du genre des phalènes, connu sous le nom de *papillon des blés*, et qui ressemble à bien des égards à celui des fausses teignes. La femelle pond quatre vingts ou quatre-vingt-dix œufs, dont, huit jours après, il sort de petites chenilles qui se logent entre les lobes du grain, et déchirent l'écorce pour s'y introduire; ensuite elles le vident et y filent une coque qui reste fermée jusqu'à ce que le

papillon sorti de la nymphe la jette dehors pour en sortir. Il ne faut que vingt-huit à vingt-neuf jours pour une génération : leur multiplication est prodigieuse. Le moyen le plus efficace pour en préserver le blé, est de le passer au four, dont la chaleur tue ces insectes. Le grain peut supporter, sans en éprouver d'altération, une chaleur de quatre-vingt-dix degrés : c'est à peu près celle du four lorsque le pain en est retiré. Si l'on y met alors le grain, la chaleur est bientôt diminuée, et le thermomètre descend en douze heures jusqu'à trente-trois degrés. On peut encore, avant que de semer le blé, le lessiver et jeter tous les grains qui surnagent. Cette précaution garantit encore de l'accident qu'on appelle le *pourri.*

Le charançon se nourrit de la substance farineuse du blé, et cause des dégâts terribles par sa prodigieuse multiplication. Tous les moyens que l'on a proposés jusqu'ici pour en garantir les blés sont ou insuffisants ou impraticables. La seule vapeur du soufre les fait périr, mais elle communique au blé une odeur désagréable. On peut remédier en partie au mal en remuant fréquemment le grain, en le criblant et en le passant sur un grillage de fil de fer en plan incliné, dont les fils soient assez serrés pour que le bon grain ne fasse que couler dessus, tandis que le blé vermoulu et les charançons passent entre ces fils et sont reçus dans une poche de peau. Il est des départements où l'on mêle du millet avec le blé, parce qu'on a remarqué que les charançons s'attachent de préférence au millet. On passe ensuite les grains sur un crible, qui retient le blé, et qui laisse passer le millet avec sa poussière. — La fermentation du grain n'est autre chose qu'un commencement de végétation, et un mouvement intérieur des principes constituants du blé qui le fait tendre au développement; en sorte que, pour conserver le grain, on doit brider la germination et en prévenir le mouvement. On y parvient en entretenant le blé, et en général toutes les semences de graminées, dans un état de sécheresse et de fraîcheur. Pour cela, on étuve le blé, en le mettant au four immédiatement après qu'on en a retiré le pain, et en l'y laissant jusqu'à ce que le four ait perdu sa chaleur. L'expérience a appris que le blé ainsi étuvé, mis en terre, n'est plus propre à la germination, et y reste intact et sans altération. On porte ensuite le blé

____

(1) Traité de l'Expérience, tome III, page 36.

ainsi préparé dans les *greniers de conservation* imaginés par Duhamel. Ces sortes de greniers, propres à contenir mille pieds cubes de blé, consistent en une grande caisse de treize pieds en carré sur six de haut, placée sur des chantiers ; à quatre pouces du premier fond de la caisse, on en fait un autre de deux rangs de tringles qui se croisent à angles droits, et qu'on recouvre d'une forte toile de crin, qui empêche le blé de s'échapper et laisse à l'air un libre passage : à la partie supérieure de cette caisse, on place un couvercle plein pour empêcher les souris et autres animaux d'y entrer ; on y pratique seulement quelques trous qui s'ouvrent et se ferment à volonté. On fait jouer dans cette machine un ou deux ventilateurs qui aspirent l'air extérieur, et, par le moyen d'un porte-vent, l'introduisent par un trou pratiqué au fond de la caisse. L'air, poussé vivement dans l'espace qui se trouve entre les deux fonds, traverse le grain si rapidement qu'il l'élève quelquefois à un pied de hauteur, se charge de l'humidité, et sort par les ouvertures du couvercle supérieur.

Ce grenier a l'avantage de contenir dans le plus petit espace une très-grande quantité de froment, et d'empêcher la fermentation et la chaleur. Un propriétaire a simplifié ce moyen, en pratiquant dans son grenier plusieurs ouvertures au mur qui était au nord. Ces fentes, semblables à celles des guérites, ne donnaient point passage aux oiseaux, mais seulement à l'air, qui soufflait presque toujours et avec force sur le tas de blé. — Les auteurs du Dictionnaire raisonné des Sciences parlent d'un autre moyen non moins efficace. Le grenier, disent-ils, doit être bien nettoyé, avoir des ouvertures à l'orient ou au nord, et des soupiraux en haut. Le blé qu'on y met doit être bien sec et bien net. Il faut, durant les six premiers mois, les remuer de quinze en quinze jours, et les dix-huit mois suivants, le remuer tous les mois. Il n'est plus à craindre que passé ce temps-là il s'échauffe. On en fait des tas aussi gros que le plancher peut le permettre. On met ensuite sur chaque tas un lit de chaux vive en poudre, de quatre pouces d'épaisseur ; puis, avec des arrosoirs, on humecte cette chaux, qui forme avec le blé une croûte. Les grains de la surface germent, et poussent une tige d'environ un pied et demi de haut, que l'hiver fait mourir. C'est par ce moyen qu'on a réussi

à conserver jusqu'en 1707, dans la citadelle de Metz, de grands amas de blé que le duc d'Espernon y avait fait faire environ l'année 1570. La croûte qui s'y était formée était si forte qu'on se promenait dessus sans qu'elle cédât. — Dans toute l'Afrique, on conserve les grains dans des puits très-profonds creusés au milieu des rochers, et qui sont constamment secs. L'entrée de ces puits, appelés par les Arabes *matamores*, est très-étroite ; ils vont en s'élargissant : on en lapisse le fond avec de la paille sèche, avant que d'y jeter le grain ; lorsqu'ils sont pleins, on les ferme avec des bois entrelacés, sur lesquels on rejette du sable, et par dessus quatre pieds de bonne terre en talus, afin que l'eau de pluie n'y séjourne pas. En Ukraine et en Lithuanie les habitants emploient une semblable méthode, et serrent leurs blés dans des puits ; mais ils ont soin de ne pas les ouvrir tout d'un coup, ils les éventent par degrés, pour prévenir les funestes effets des exhalaisons meurtrières qui en sortent.

Le blé est sujet à plusieurs maladies, dont les principales sont : 1° le *charbon* et la *carie*, autrement la *nielle*, qui ne sont qu'une seule et même maladie, laquelle consiste en ce qu'à mesure que le grain se forme, la farine se convertit en une poussière noire, d'une odeur fétide et contagieuse : un grain de blé noirci avec cette poussière produit ensuite des grains de blé cariés ; mais elle perd sa qualité contagieuse en vieillissant. Lorsqu'elle est récente et qu'il s'en trouve une certaine quantité dans le pain, elle lui communique des qualités malfaisantes : on en a vu résulter des convulsions, des douleurs de tête, de ventre, la diarrhée, etc. D'après les expériences de M. Girod-Chantrans, la poussière noire qui caractérise le charbon est composée d'animalcules qui multiplient de la même manière que les volvox, et qui donnent un acide *sui generis*, qu'il a appelé *acide niellique*. 2° La *rouille*, qui est une poussière jaunâtre qui s'attache aux feuilles et quelquefois à la tige du blé, et qui dépend d'un défaut de transpiration occasionné par l'épaississement de la sève, auquel donnent lieu les temps froids et humides. — Il est un moyen de préserver les blés de ces maladies, jusqu'à un certain point ; c'est, avant de les semer, de les laver dans de l'eau où l'on a mis infuser de la cendre et de la chaux, ainsi que le prouvent les expériences de Tillet. 3° L'*ergot* attaque quelquefois le blé, mais plus communément le seigle. (Voyez ce qui en a été dit à l'art. *Seigle*.) 4° Enfin, la *coulure*, qu'on reconnaît lorsqu'au lieu de trouver les épis remplis de bons grains dans toute leur longueur, on en trouve l'extrémité dépourvue, ou lorsqu'on n'y rencontre que de petits grains sans farine. Cette maladie est l'effet de la non-fécondation. Lorsqu'il tombe des pluies abondantes, dans le temps que le blé est en fleur, toutes les poussières des étamines sont enlevées, et la graine, qui reste sans être fécondée, demeure petite et sans farine. La vivacité des éclairs fait aussi couler les blés. Duhamel a vu, après de grands orages, des arbres perdre leurs feuilles, et d'autres mourir sans avoir été frappés de la foudre. La gelée, qui attaque les épis, les fait aussi couler.

Le blé se trouve quelquefois mêlé d'*ivraie*, *lolium*, plante graminée annuelle, et qui donne au pain des qualités nuisibles, surtout lorsqu'on le mange encore chaud. Cette plante, qui ne se rencontre communément que dans les terres à grain mal préparées, est virulente; elle produit l'ivresse, de violents maux de tête, des vertiges, des vomissements, des angoisses, de l'assoupissement, et des convulsions qui sont quelquefois suivies de la paralysie. On a vu résulter de l'usage du pain dans lequel il entrait de l'ivraie des épidémies et même des morts subites; on a trouvé, à l'ouverture des cadavres, l'estomac extrêmement resserré. Sa qualité enivrante se communique à la bière et même à l'eau-de-vie qu'on en retire. C'est par des labours convenables et de fréquents sarclages qu'on extirpe cette plante dangereuse. — Il est donc très-utile, pour se procurer de bon pain et prévenir les accidents qui dépendent des mauvaises qualités du blé, du seigle et des farines, de bien connaître les uns et les autres. Les caractères distinctifs d'un blé de bonne qualité sont d'être sec, dur, pesant, ramassé, bien nourri, plus rond qu'ovale; d'avoir la rainure peu profonde, lisse, claire à sa surface et d'un jaune clair; de sonner lorsqu'on le fait sauter dans la main, et de céder aisément à l'introduction du bras dans le sac qui le renferme. Mais une méthode moins longue pour reconnaître la qualité des blés, c'est de comparer leur pesanteur spécifique. Le blé le plus pesant à volume égal est à coup sûr le meilleur; car le blé, même mouillé, pèse moins que celui qui est bien sec. La différence est telle que le poids d'un bon blé et bien sec est au poids du blé mouillé comme 280 est à 240. — La farine de froment d'une bonne qualité doit être d'un jaune citronné, sèche, grenue, pesante, s'attachant aux doigts, et elle doit, quand on la presse avec les doigts, former une espèce de pelote qui se brise lorsqu'on ouvre la main. Pour en juger plus sûrement, il faut la pétrir avec de l'eau, et en faire une boulette: si la pâte qui en résulte, après l'avoir bien maniée, s'affermit promptement à l'air, prend du corps et s'allonge sans se séparer, c'est un indice certain que la farine est bonne, de même que le blé qui l'a fournie. — Le bon seigle doit être clair, peu allongé, gros, sec et pesant. Sa farine bien moulue et blutée n'a pas l'œil jaune de celle du froment; elle est d'un beau blanc, douce au toucher, et répand une odeur approchant de celle de la violette. Si en en fait une boulette avec de l'eau, elle ne devient pas longue et tenace comme celle du blé; elle est au contraire courte, grasse; elle adhère aux doigts mouillés, et ne se durcit pas promptement à l'air.

§ II. *Légumineuses.* — On désigne sous le nom de légumes (*legumina*) les fruits des plantes papillonacées, dont la capsule est appelée *gousse*, *legumen*. Leurs feuilles servent de pâture au bétail, et leurs graines nourrissent les hommes et plusieurs espèces d'animaux. Les semences de ces plantes, parfaitement mûres et sèches, se réduisent aisément en une sorte de farine semblable à celle des graminées, mais qui a une mollesse plus onctueuse et un goût plus sucré. Triturées dans l'eau, elles la rendent plus laiteuses que les graminées; et, quand elles sont entières, elles laissent transsuder, au moyen de l'expression et d'un haut degré de chaleur, une matière huileuse. Il se développe, lors de leur germination, une grande quantité de matière sucrée, et on pourrait alors en retirer du vin. Leur ressemblance avec les graminées est encore marquée par la grande quantité de fécule qu'elles contiennent. Les légumes sont très-nourrissants, mais non aussi solubles que les graminées, par rapport à l'huile qu'ils contiennent. Ils laissent dégager beaucoup d'acide carbonique durant la digestion; c'est pourquoi on leur a reproché dans tous les temps, et avec raison, de causer des vents et quelquefois des coliques. *Legumina omnia*, dit Hippocrate, *flatuosa sunt, et cruda, et cocta, et fricta, et macerata, et viridia.* (Lib. de *Diæta in acutis.*) En général, les légumes ne conviennent qu'aux personnes fortes, robustes et dont l'estomac est bien constitué : les personnes faibles et délicates doivent s'en interdire l'usage, ainsi que celles qui mènent une vie oisive ou casanière : ils leur seraient absolument nuisibles.

On mange les légumes dans deux états différents, lorsqu'ils sont nouveaux et lorsqu'ils sont secs. Dans le premier état, ils ont un tissu tendre, sont aisés à digérer et moins flatulents, mais moins nourrissants. Lorsqu'ils sont bien mûrs et secs, ils nourrissent davantage; mais ils sont moins solubles, et recèlent plus d'acide carbonique.

I. Les *pois chiches* (*cicer sativum*, L.), plante légumineuse annuelle, qui croît spontanément dans la Syrie et dans l'Europe méridionale : ce sont ces pois que les Espagnols appellent *carvancos*, lorsqu'ils sont rôtis, et qui sont très en usage dans l'Afrique. Ce légume est un des plus nourrissants, mais très-flatulent. Hippocrate le regardait comme un puissant diurétique : *Cicer album per alvum secedit, et per urinam ejicitur, et alit.* (Lib. II, de *Diæta.*) On vante, dans les douleurs de calcul, sa décoction dans l'eau ; mais, si on en croit quelques médecins, son usage habituel n'est pas exempt d'inconvénients dans les affections de la vessie.

II. Les *pois* (*pisum, pisum sativum*, L.), plante légumineuse annuelle du sud de l'Europe, dont il existe plusieurs variétés. Les pois sont peu nourrissants, mais flatulents, cependant moins que les fèves. *Pisa inflant quidem minus fabis,* dit Hippocrate, *per alvum autem magis secedunt.* (Lib. II, de *Diæta.*) Il convient de les manger récents, et non encore dans l'état de maturité : leurs enveloppes sont alors tendres et solubles.

III. La *fève* (*faba, vicia faba*, L.), plante légumineuse annuelle, originaire d'Egypte, dont il existe deux principales variétés : la *fève des marais* ou de *jardin* (*faba major vulgaris*), et la *féverolle* (*faba minor*), qui ne diffère guère de la première que parce qu'elle est plus petite. Les fèves se mangent vertes ou mûres après les avoir assaisonnées. Isidore prétend qu'elles ont été le premier légume dont les hommes aient fait usage. Elles sont plus nourrissantes que les pois, mais très-flatulentes ; elles ne se digèrent pas aisément, et fournissent une nourriture peu convenable aux personnes dont l'estomac est faible ; elles jouissent de la vertu de resserrer le ventre : *fabæ alunt, alvum sistunt et inflant.* C'est pourquoi ceux qui sont sujets aux douleurs de ventre, de tête, ou qui ont le ventre habituellement resserré, n'en doivent pas faire usage. On prépare les fèves vertes de diverses manières, après les avoir dépouillées de leurs cosses pour les rendre plus tendres. On en fait de la purée, lorsqu'elles sont sèches. La farine de ce légume est au nombre des quatre farines résolutives, qui sont celles d'orge, d'orobe, de lupin et de fèves. On en distille les fleurs, et on se sert de leur eau comme d'un cosmétique propre à décrasser et à adoucir la peau. Les Egyptiens regardaient les fèves comme impures, et leurs prêtres s'en abstenaient. Elles servaient autrefois pour donner les suffrages dans les assemblées publiques.

IV. Les *haricots* (*phaseoli, phaseolus vulgaris*, L.), plante légumineuse annuelle, originaire de l'Inde, et dont il y a beaucoup de variétés. Les haricots sont moins nourrissants et moins flatulents que les pois et les fèves. Ils se digèrent aussi plus aisément lorsqu'ils sont bien cuits. Leurs siliques vertes et herbacées, bouillies dans l'eau, se rapprochent par leurs qualités des herbes potagères ; elles sont tendres et solubles, mais peu nutritives. — Le haricot vert se mange cuit, et se conserve confit ou séché. Lorsqu'il est mûr, il se conserve très-bien aussi, soit dans sa silique ou écossé, et n'est attaqué par aucun insecte : on le mange cuit, préparé de diverses façons, au gras et au maigre. Sa farine fait un mauvais pain et une bonne purée. Pour conserver les haricots verts, afin de les manger en hiver, on choisit les plus tendres et ceux dont la fève n'est pas encore formée ; on en ôte les pointes ou le filet, on les jette à plusieurs reprises dans un chaudron d'eau bouillante, pour les faire blanchir ; on les plonge ensuite dans l'eau froide, et on les fait égoutter sur des claies d'osier ; on les laisse sécher à l'ombre ou à l'étuve, et on les serre dans une caisse ou dans des sacs de papier. Lorsqu'on en veut manger, on les fait tremper dans l'eau tiède, où ils renflent, puis on les apprête à volonté. Ils ont encore la même couleur et le même goût que s'ils sortaient du jardin. On peut aussi, au lieu de les faire sécher, les confire au vinaigre, au beurre fondu et à l'huile ; mais ces préparations leur ôtent leur goût.

V. Les *lentilles* (*lentes*, *lens*, HAL-LER), plante légumineuse annuelle, dont il existe quelques variétés, qui croît naturellement dans l'Europe méridionale. Il paraît, par les monuments des anciens, que les philosophes aimaient beaucoup les lentilles ; car Athénée dit que c'était une maxime chez les stoïciens, « que le sage faisait tout bien, même » qu'il assaisonnait parfaitement les lentilles. » (Liv. IV, chap. 18.) Ce légume fut en très-grande vénération chez les patriarches juifs ; on sait qu'Esaü vendit son droit d'aînesse à son frère Jacob pour un plat de lentilles. On distingue dans les lentilles deux substances, l'une *corticale*, qui est astringente et qui nourrit peu ; l'autre *médullaire* ou *pulpeuse*, qui fait la purée, et qui est assez nourrissante et meilleure que la première. En général, les lentilles sont difficiles à digérer. Galien les regardait comme nuisibles et disposées à se convertir en atrabile ; il rapportait en grande partie à leur usage la production de l'éléphantiasis, qui était endémique en Egypte.

§ III. *Aliments végétaux où la fécule est unie à une matière sucrée, à un mucilage visqueux et à une huile grasse.* —I. La *batate* ou *patate* (*convolvulus patatas*) est une espèce de convolvulus dont la racine est employée à faire du pain, de l'amidon, de la poudre et de l'eau-de-vie. Cette plante ne se plaît que dans les pays chauds ; elle croît naturellement entre les deux tropiques, en Asie, en Afrique et en Amérique : on en cultive aussi en Espagne. Sa racine, appelée *apichu* par les Péruviens, est tuberculeuse ; cuite dans l'eau ou sous la cendre, elle a une saveur qui approche de celle du marron.

II. La *cassave* (*jatropha manioc*), espèce de pain qu'on fait avec la farine que l'on retire des racines d'un arbrisseau appelé *manihot*, *magnoc* ou *manioc*, *youcca foliis cannabinis*, qui croît en Amérique. Les peuples qui habitent ce continent, depuis la Floride jusqu'au détroit de Magellan, cultivent cet arbrisseau avec soin, et préfèrent la cassave au maïs, qui est très-abondant dans leur pays. — Dans les Indes et en Amérique, on mange les feuilles du manihot, hachées et cuites dans l'huile. — La racine de manihot est un poison. Lorsqu'on l'a préparée, on en fait de très-bon pain, qui est d'un goût supérieur à celui de blé. La préparation de cette racine consiste à la priver d'un suc laiteux qui contient un extrait dans lequel réside le poison. Après avoir arraché les racines, qui ressemblent assez à des navets, les Indiens et les sauvages, auxquels elles servent de nourriture, les lavent et en ôtent la peau, puis ils les râpent, les écrasent, et les mettent dans des sacs de jonc très-lâches, sous lesquels ils attachent un vase très-pesant qui reçoit le suc qu'il exprime par son poids, et qu'on rejette. On fait sécher à l'aide du feu, sur des plaques, la substance farineuse qui se forme en grumeaux, et qui est la cassave, dont on fait une sorte de pain. — On retire du lait exprimé de la racine de manihot, qu'on laisse déposer, la fécule la plus fine, qui se précipite bientôt : elle est connue sous le nom de *moussache*, et on la peut employer aux mêmes usages que l'amidon ; mais, à la longue, elle brûle les cheveux. On en fait aussi des pâtisseries auxquelles on mêle du sucre. On fait encore avec la cassave du *langon*. Cette préparation consiste à tremper un peu de la cassave dans l'eau froide, et à la jeter ensuite dans l'eau bouillante ; on remue le tout jusqu'à ce qu'il prenne la consistance de pâte ou de bouillie : c'est là la nourriture habituelle des esclaves noirs. On y ajoute du sucre ou du sirop quand ils sont malades. — Il résulte des expériences faites sur l'empoisonnement fait par le manihot non préparé, que ce poison reste entièrement dans l'estomac, et qu'il donne la mort sans laisser aucun vestige quelconque d'inflammation, d'altération dans les viscères, ni de coagulation dans le sang, quoique cependant les symptômes auxquels il donne lieu soient presque les mêmes que ceux des poisons âcres et corrosifs ; ce qui fait penser qu'il agit sympathiquement sur tout le système nerveux, dont il détruit la sensibilité dans le court espace de quelques minutes : seulement on trouve à l'ouverture des cadavres l'estomac fort rétréci. On prétend que le suc de roucou en est l'antidote, pourvu qu'on l'avale peu de temps après le poison. Fermin a guéri un chat empoisonné par le manihot, en le faisant vomir par le moyen de l'huile chaude de navette.

III. L'*igname* (*dioscorea sativa*), espèce de liane qui croît dans l'Amérique et dans la Nigritie. Les Nègres et quelques sauvages du nouveau continent font usage de sa racine. On la coupe en morceaux, et on la fait rôtir sous la cendre, ou on la fait bouillir avec le bœuf salé : elle sert quelquefois de pain ; on en fait aussi des bouillies qui sont agréables au goût.

IV. La *pomme de terre* (*solanum tuberosum*, L.), plante vivace, originaire de l'Amérique méridionale, d'où elle a été apportée en Europe au commencement du dix-septième siècle. Il en existe plusieurs variétés. On fait usage de la racine, qui est tuberculeuse; elle contient beaucoup de fécule qui la rend très-nourrissante, et qui est de même nature que celle qu'on obtient de la farine des graminées. Pour cela, on la râpe crue, puis on la broie dans l'eau, où elle fait un précipité. Elle donne par livre trois onces d'une fécule fine, blanche, légère et d'une saveur agréable, soit qu'on la cuise au lait ou au bouillon. On en peut faire aussi d'excellente colle. La grosse pomme de terre blanche à points rouges en fournit davantage. La pomme de terre est d'une grande ressource pour l'homme et les animaux. Son feuillage frais est un très-bon fourrage ; et, cuite sous la cendre, ou à la vapeur de l'eau bouillante dans des vaisseaux couverts, ou même sans eau, avec ou sans assaisonnement, elle est un aliment très-sain pour l'homme. Cuite à grande eau ou à l'air, elle perd de sa qualité ; blanchie dans l'eau salée, et ensuite séchée et broyée, on en fait pour l'usage des marins des galettes qui ne sont point attaquées par les insectes. Malgré tous ces avantages, la pomme de terre contient un principe narcotique ; mais le feu ou la simple décoction suffit pour l'en dépouiller entièrement. Elle donne à la distillation une liqueur spiritueuse, âcre et enivrante, dont l'odeur indique assez la qualité vénéneuse. Au reste, elle n'est pas la seule plante où le poison se trouve réuni à l'aliment : cette combinaison se fait remarquer d'une manière encore plus sensible dans le manihot, ainsi que je l'ai dit plus haut. On réduit aisément la pomme de terre desséchée en une farine semblable à celle des graminées, mais elle ne contient pas de gluten comme celle du blé. La pomme de terre est très-soluble, légère, d'une digestion facile et peu acescente. On en fait un très-bon pain, soit avec sa farine seule, soit en mêlant sa pulpe avec la farine de froment. — La pomme de terre unit à

l'avantage d'une nourriture saine et abondante celui d'une récolte assurée; elle exige peu d'apprêts, et peut se conserver très-long-temps. Ainsi l'on ne saurait trop encourager ce genre de culture. Elle est d'ailleurs d'une très-grande ressource dans le temps de la disette des grains.

V. La *poire de terre*, *topinambour* (*helianthus tuberosus*, L.), plante vivace, originaire du Brésil, et qui n'est cultivée en France que depuis le commencement du dix-septième siècle. On ne fait usage que de ses racines qui sont des tubercules irréguliers, charnus, nourrissants, qui ont un goût semblable à celui de l'artichaut. Toute la plante est une fort bonne nourriture pour les bestiaux ; elle multiplie beaucoup, résiste au froid, et est presque indestructible.

VI. Le *lichen d'Islande* (*lichen Islandicus*, L.). On comprend sous le nom de lichens une famille considérable de plantes dont la plupart des espèces sont petites, parasites, vivaces, d'une consistance membraneuse, et de couleur grisâtre. Le lichen d'Islande est une espèce de lichen qui est en usage comme médicament et comme aliment. Il est amer et nourrissant ; on lui attribue beaucoup de vertus, telles que celles d'être anti-phthisique, anti-hectique, anti-septique, etc. On l'emploie encore contre le scorbut, les affections catarrhales, l'hydropisie, le calcul et les hydatides de la matrice. Il est permis de douter de toutes ces propriétés ; on ne doit le considérer que comme un aliment assez facile à digérer, et qui jouit de la vertu tonique. Le peuple d'Islande s'en nourrit ; il fait bouillir le lichen dans l'eau, ce qui forme une espèce de bouillie : il y en a qui le préparent au lait. Lorsque les Islandais manquent de farine, ils font du pain avec le lichen pulvérisé. Il est un excellent fourrage pour les chevaux, les bœufs et les cochons. On s'en sert encore pour teindre la laine en jaune.

VII. Le *sagou* (*sagusium*) est une espèce de pâte végétale, faite de la fécule qu'on retire de la moelle de quelques espèces de *palmiers farineux* (*cyca circinalis*, L. ; *sagus*, Rumph.) qui croissent dans les îles Moluques et Australes, et depuis Bornéo jusqu'à Siam. Il nous vient en grains qui ressemblent assez à ceux d'orge mondé ; on les fait bouillir dans l'eau, avec laquelle le sagou forme une gelée insipide et un peu transparente. L'état gélatineux de cette substance indique qu'elle est très-nourrissante : elle est aussi très-soluble et se digère facilement. Son usage convient parfaitement aux personnes faibles, épuisées, et surtout aux phthisiques. On en fait usage dans le bouillon et le lait, comme du riz, de l'orge ou du vermicelle : elle y augmente considérablement de volume, et forme un aliment aussi sain qu'agréable (1).

VIII. Le *salep* (*salap, salep Turcarum*) se retire de la bulbe d'une espèce d'*orchis* (*orchis mascula*, L.), qui croît en Perse. C'est une fécule insipide, dont une petite quantité se convertit en une gelée copieuse avec un grand volume d'eau. Elle est très-nourrissante et très-facile à digérer. On peut retirer une fécule semblable de plusieurs autres espèces d'orchis. Retz a trouvé le moyen d'imiter le salep des Persans avec la racine d'orchis de nos pays. Son procédé consiste à enlever à cette racine, par la décoction, son principe extractif, et à faire sécher le résidu qui, au moyen de la préparation, est devenu transparent. Pour cela, il faut, après en avoir ôté la peau, faire bouillir la bulbe dans l'eau pendant une demi-heure, et ensuite la faire sécher. De cette manière les bulbes d'orchis deviennent semblables à celles de l'orchis de Perse, et se réduisent en gelée, en les faisant bouillir de nouveau. Le salep jouit des mêmes vertus que le sagou; il est néanmoins un peu astringent (2).

______

(1) Le célèbre Parmentier a composé un sagou indigène avec la fécule de pomme de terre associée à l'eau et au sucre, dans la proportion d'une once de fécule, d'une livre d'eau et d'une once de sirop de sucre. On délaie la fécule dans la moitié de l'eau froide; on jette ensuite le mélange dans l'autre partie de l'eau en ébullition; on donne deux ou trois bouillons, et l'on ajoute le sirop de sucre, et quantité suffisante de sel et d'aromates. Ce sagou indigène peut remplacer le sagou exotique dans toutes les circonstances possibles. (I. B.)

(2) M. Parmentier a pareillement composé un salep indigène avec la fécule de pomme de terre. Pour l'obtenir, on fait sécher au feu cette racine coupée par tranches, après l'avoir tenue quelques instants dans l'eau bouillante; elle devient vitreuse, cassante par le dessèchement, et se convertit facilement en poudre blanchâtre sous le pilon. On fait cuire

IX. Les *amandes* (*amygdalæ, nuces græcæ, amygdalus communis*, L.), fruits de l'amandier, grand arbre indigène de la Syrie et de l'Arabie, qui fut apporté de la Grèce en Italie du temps de Caton. Il est cultivé aujourd'hui dans les pays méridionaux et occidentaux de l'Europe. Il y a deux espèces principales d'amandes : les amandes douces et les amandes amères. — Les amandes douces donnent la moitié de leur poids d'huile, et les amandes amères seulement le quart. Les premières sont adoucissantes et nourrissantes, mais nuisent à l'estomac; Hippocrate prétend qu'elles sont échauffantes : *amygdalæ calidæ sunt, verum probe nutriunt.* (Lib. II, *de Diæta.*) — On fait avec les amandes douces et le sucre diverses préparations, comme des macarons, des massepains, des pâtisseries, des compotes. On en fait des émulsions et de l'*orgeat*. Dans toutes ces préparations, on ne doit employer que les amandes les plus récentes, car si on les conserve trop long-temps, elles deviennent rances et irritent, à quelque usage qu'on les emploie; il faut toujours les dépouiller de la pellicule jaune dont elles sont recouvertes, et qui contient une poussière résineuse âcre qui irrite le gosier. — Les amandes amères ont des qualités différentes, et leur usage excessif n'est pas sans danger. On sait depuis long-temps qu'elles sont un poison mortel pour plusieurs animaux, tels que les renards, les cochons, et la plupart des oiseaux; l'expérience a appris qu'elles causaient l'ivresse à l'homme. — Il est très-probable que beaucoup d'espèces végétales de la classe appelée *icosandrie* ont quelque chose de vénéneux. Les fleurs de pêcher purgent, et, à forte dose, font vomir; l'eau distillée du laurier-cerise est manifestement un poison. Méad, qui excellait dans l'art de faire des expériences, regardait même l'eau de cerises comme suspecte, par rapport à sa grande ressemblance avec celle du laurier-cerise; et les médecins anglais la croient encore un véritable poison (1). — On croyait autrefois que l'hui-

______

cette poudre dans le bouillon pour remplacer le salep. (I. B.)

(1) Les propriétés vénéneuses des amandes amères et du laurier-cerise, dont parle ici Tourtelle, sont dues à la présence, aujourd'hui bien constatée, de l'acide prussique ou hydro-cyanique dans ces substances végétales. (I. B.)

le d'amandes amères était amère et résolutive, et on l'employait rarement à l'intérieur; mais il est bien reconnu aujourd'hui que cette huile ne diffère pas de celle d'amandes douces, et que le principe amer réside uniquement dans la partie extractive, qui ne se mêle point avec l'huile durant l'expression.

X. Les *noisettes* (*avellanæ*, *nuces ponticæ*) sont les fruits du *corylus* (*avellana*, L.), noisetier ou coudrier, qui croît dans toute l'Europe, et qu'on rencontre ordinairement dans les haies et dans les bois : on le cultive dans les jardins et les vergers. Le fruit des noisetiers sauvages est plus petit et moins agréable à manger que celui des noisetiers cultivés. Les noisettes sont farineuses, huileuses, adoucissantes : on en peut faire du pain. Elles fournissent moitié de leur poids d'huile fixe, qui le dispute en bonté à celle d'amandes, et qui ne se rancit pas aussi aisément. Elles ont une pellicule qui les enveloppe, et qui est astringente et irritante; de même que celle des amandes, elle excite souvent la toux chez ceux qui en mangent, ce qui n'arrive pas pour l'ordinaire, quand on a eu la précaution d'enlever cette peau.

XI. Les *noix* proprement dites (*nuces juglandes*, *juglans regia*, L.), fruits du noyer, grand arbre originaire de Perse et de Syrie, transplanté en Europe depuis un temps immémorial; le plus précieux et le plus beau de ceux propres aux ouvrages de menuiserie. Il y en a plusieurs variétés. Les noix sont très-huileuses : elles donnent, par expression, moitié de leur poids d'une huile qui sert non-seulement dans la cuisine, mais encore à une multitude d'autres usages. Elles sont au nombre des aliments, mais non pas de ceux amis de la gorge et de la poitrine; l'huile qu'elles contiennent contracte bientôt de la rancidité par la dessiccation. — On sert sur les tables les noix avant qu'elles soient parvenues à leur point de maturité : on les appelle alors *cerneaux*. Dans cet état, elles sont plutôt aqueuses et mucilagineuses qu'huileuses : il est prudent de n'en pas manger beaucoup, vu qu'elles sont difficiles à digérer, et qu'elles causent fréquemment des indigestions. Les noix encore tendres se confisent au sucre. On emploie le brou de noix à faire un ratafia qui passe pour être très-stomachique. On s'en sert encore, ainsi que des racines du noyer, pour teindre en brun les étoffes, les cuirs et le bois. On conserve long-temps

la noix mûre dans un lieu sec. Si on la trempe dans l'eau durant quelques jours, elle s'adoucit, s'épluche mieux et est plus agréable à manger. Les fleurs du noyer exhalent un arome narcotique; il est dangereux de se reposer à l'ombre de cet arbre lors de sa floraison.

XII. La *châtaigne*, le *marron* (*castanea*; *fagus castanea*, L.), fruit du châtaignier, grand arbre des pays montagneux, chauds ou tempérés. Il en est beaucoup de variétés. La châtaigne est farineuse et sucrée; le feu développe singulièrement cette saveur. On peut la réduire en farine, en faire du pain, et la préparer d'autant de manières que les autres farineux. Le peuple en fait presque son unique nourriture en divers lieux de la Savoie et de la France, dans l'Apennin et dans les parties méridionales de l'Europe. Elle contient de l'huile, mais qu'on ne peut pas retirer par expression, parce qu'elle est dans l'état de combinaison. Elle se dissout et se digère aisément, surtout lorsqu'on l'a torréfiée ou cuite dans l'eau; mais elle est venteuse, quoique très-nourrissante. Xénophon rapporte que les Grecs en faisaient autrefois usage en place de pain ; et il n'est pas rare de voir de nos jours, dans l'Italie et dans les montagnes de la France méridionale, des vieillards de quatre-vingt-dix et même cent ans, qui n'ont vécu que de châtaignes et qui ont constamment joui d'une santé parfaite. On mange la châtaigne fraîche, rôtie, ou bouillie à l'eau ou au lait. Les châtaignes séchées, connues sous le nom de *châtaignes blanches*, *castagnons*, se préparent dans les départements méridionaux de la France. Avant de les exposer au feu, on leur fait prendre un commencement de germination qui contribue beaucoup à leur donner la douceur sucrée dont elles jouissent. On en peut faire une boisson fermentée.

[La châtaigne forme une grande partie de la nourriture des habitants des Apennins et du Siennois; le peuple en mange différentes préparations sous les noms de *nicci*, *polenta*, *castagnacio*. La polenta surtout est l'aliment favori de ces montagnards; elle nourrit parfaitement bien les ouvriers occupés aux travaux les plus pénibles; n'ayant que de l'eau pour boisson, ils disent en plaisantant qu'ils vivent *du pain des bois et du vin des nuées*. Ils se contentent de faire bouillir la farine de châtaigne délayée dans l'eau avec des pignons et du raisin ; ils font ensuite cuire au four cette bouillie, etc. M. Bonneau, pharmacien, a fait, avec les châtaignes sèches et privées de leur principe acerbe, une espèce de chocolat, en y associant quantité égale de cacao. Son chocolat se compose dans les proportions de six onces de cacao et de marrons desséchés, torréfiés, et de quatre onces de sucre, avec quantité suffisante d'aromates. Ce chocolat est agréable, de meilleure qualité que le chocolat ordinaire ; il est plus léger, plus facile à digérer, attendu qu'il contient moins de cette huile concrète qu'on appelle beurre de cacao. Lieutaud avait déjà composé pour les convalescents un chocolat de châtaignes : à cet effet il faisait cuire des marrons dans l'eau-de-vie, pour les dépouiller de leur écorce et de leur pellicule, les faisait ensuite bouillir dans du lait, avec addition de sucre et de canelle, etc.]

XIII. Le *cacao* (*avellana mexicana*), fruit du *cacaoyer* (*theobroma cacao*, L.), arbre de grandeur et de grosseur médiocres, propre au nouveau continent, et qui croît naturellement dans diverses contrées de la zone torride en Amérique, et particulièrement au Mexique. Le fruit de cet arbre est très-nourrissant, et ne nuit point à l'estomac comme les autres noix, parce que son huile est très-divisée et combinée avec la fécule, et qu'elle n'est pas aussi sujette à la rancidité. Il est néanmoins des estomacs qui ne le digèrent pas aisément. On est dans l'usage de torréfier le *cacao* et de le mêler par la trituration avec le sucre, la cannelle et la vanille, qui en aident la digestion : c'est cette préparation qui est connue sous le nom de *chocolat*, et qui est de diverses sortes. On appelle *chocolat de santé* celui dans la composition duquel il n'entre point de vanille ni d'autre aromate. Néanmoins le chocolat à la vanille est préférable lorsqu'elle n'y est pas en grande quantité, de même que la cannelle ; il se digère plus aisément. On prescrit le chocolat, comme un aliment très-restaurant, aux vieillards, aux pituiteux et aux personnes faibles et épuisées : on lui attribue la faculté d'éveiller les désirs vénériens et d'exciter aux plaisirs de l'amour. Il est en général nuisible aux jeunes gens, ainsi qu'aux constitutions irritables, bilieuses et nerveuses. On retire du cacao une huile qui a la consistance du beurre, appelée *beurre de cacao*, qui réunit à la vertu adoucissante des autres huiles celle de ne point contracter d'odeur et de sécher promptement. Les femmes espagnoles s'en servent comme d'un cosmétique qui rend la peau douce et polie, sans qu'il y paraisse rien de gras ni de luisant.

XIV. Les *cocos*, *noix de l'Inde*. Le *cocotier* (*palma indica* ; *coccos nucifera*, L.) est une espèce de palmier des plus précieux par son utilité. L'Afrique, l'Asie et l'Amérique sont sa patrie. Cet arbre est d'une très-belle forme, et s'élève à la hauteur de quarante ou de soixante pieds. Son fruit, plus gros que la tête d'un homme, a une écorce filandreuse qui recouvre une noix fort dure, de la grosseur et de la forme d'un petit melon, et dont la pulpe fournit une nourriture très-saine ; on en exprime au pressoir une huile qui est fort douce, mais qui contracte de l'amertume en vieillissant. Le centre de la noix est rempli d'une eau claire, rafraîchissante et légèrement sucrée. Lorsque le fruit est ancien, cette eau se dissipe et fait place à une amande qui remplit bientôt toute la cavité, et qui devient propre à la germination.—Lorsqu'on coupe la pointe des bourgeons des fleurs du cocotier avant leur parfait développement, il en découle une liqueur blanche, très-douce, et dont on retire du sucre en la faisant bouillir avec de la chaux vive. Elle s'aigrit dans un court espace de temps, et se convertit en un très-bon vinaigre. Lorsqu'on la distille dans sa plus grande force, on en retire une eau-de-vie très-spiritueuse.

XV. Les *pignons* (*nuclei pini*) sont les fruits du pin, appelé aussi *pin-pignier* (*pinus pinea*, L.), qui croît en Espagne, en Italie et dans les départements méridionaux de la France : ce sont les pommes de pin des sculpteurs. Leurs enveloppes ligneuses contiennent une amande agréable, émulsive, qui fournit un peu plus du tiers de son poids d'une huile grasse. Hippocrate recommandait l'usage des pignons dans les affections inflammatoires ; ils sont très-nourrissants. On prétend qu'ils conviennent dans l'épuisement causé par l'abus des plaisirs de l'amour, et qu'ils augmentent le lait et la liqueur séminale ; ces qualités ne leur sont pas propres ; tous les aliments bien nourrissants et qui se digèrent aisément produisent les mêmes effets.

XVI. Les *pistaches* (*pistaciæ nuces*), fruits à amande du *pistachier* (*pistacia vera*, L.), arbre moyen, originaire d'Asie, d'où il a été transplanté dans l'Europe méridionale et occidentale dans les premiers siècles. Les pistaches contiennent à peu près un onzième d'huile; elles sont très-nourrissantes et agréables au goût. On les recommande pour fortifier l'estomac et réparer les forces épuisées. Elles sont très-adoucissantes, et leur usage convient dans tous les cas où il y y a toux, douleur et émaciation.

XVII. La *châtaigne d'eau* (*tribulus aquaticus*; *trapa natans*, L.), fruit d'une plante annuelle des étangs, et qui demande au moins vingt pouces d'eau. Elle croît dans toute l'Europe, excepté dans les pays du Nord. Elle approche beaucoup par ses qualités de la châtaigne. Le fruit est âcre et un peu astringent. On le mange cru et cuit. Il fait une grande partie de la nourriture des habitants de la Carinthie et des Limousins: ils en font aussi du pain. Ce fruit mûrit sous l'eau, et a un mauvais goût lorsqu'on le mange cru. La coction lui ôte de son acrimonie, et lui donne de la douceur. Thompson regarde cette plante comme vénéneuse.

XVIII. Les *faînes* sont les semences du hêtre (*fagus sylvatica*, L.). Elles ont un goût qui approche beaucoup de celui des noisettes, et sont très-nourrissantes. On peut en faire du pain dans les temps de disette. Cornelius d'Alexandrie rapporte que les habitants de l'île de Chio se sont nourris uniquement de ce fruit pendant un siége. Mortimer dit néanmoins qu'il est un peu enivrant. On retire des faînes une huile douce, abondante, qui s'améliore en vieillissant, et qui a beaucoup d'analogie avec celle des noisettes.

[Je n'ai pas cru devoir changer totalement l'ordre suivi par Tourtelle, dans la classification et la distribution des aliments végétaux; un tel changement n'offrant pas une utilité proportionnée à la difficulté qu'il y avait à surmonter dans un semblable travail, qui d'ailleurs aurait en quelque sorte dénaturé l'ouvrage de Tourtelle. Je dois donc me borner ici à donner une idée succincte de la classification philosophique indiquée par feu M. Hallé dans ses cours, et généralement suivie dans l'enseignement de la Faculté de Paris. — Ce célèbre professeur, après avoir établi que la fécule est une des substances nutritives les plus répandues sur le globe, qu'elle se rencontre exclusivement dans les végétaux, que toutes leurs parties sont susceptibles d'en fournir, qu'enfin ce principe immédiat du règne végétal est toujours le même, quelles que soient les parties de la plante qui le fournissent, partage toutes les substances alimentaires dans lesquelles la fécule prédomine, en sept sections.

Dans la première, il traite des *aliments dans lesquels la fécule est unie à des substances vénéneuses*: tels sont le manioc, la brione, le pied-de-veau, etc., plantes qui renferment une assez grande quantité d'amidon, qu'il est extrêmement facile de débarrasser du suc vénéneux qui l'accompagne.

La seconde est consacrée aux *aliments dans lesquels la fécule est absolument pure*. C'est dans cette section que se trouvent l'*orge*, le *riz*, le *maïs*, etc., qui peuvent servir d'aliments sans avoir besoin d'être soumis à des opérations préparatoires, comme ceux de la première section.

Dans la troisième, il s'agit des *aliments dans lesquels la fécule est unie à une substance sucrée*, comme les *haricots blancs*, les *pois*, les *lentilles*, l'*avoine*, le *blé-sarrasin*, la *châtaigne*, la *patate*, etc. L'auteur fait remarquer que les aliments de cette section sont plus agréables, plus sucrés, mais moins nourrissants quand ils sont verts que quand ils sont secs; d'où il en tire la conclusion fort simple que la fécule qui domine dans les légumes secs est plus nourrissante que le sucre; il fait encore observer que les substances sucrées, mêlées aux fécules, forment et produisent souvent dans les premières voies des aigreurs et des flatuosités.

La quatrième section a pour objet les *aliments où la fécule est unie à des parties extractives et colorantes*: là se trouvent les *haricots rouges*, les *lentilles*, les *fèves de marais*, etc. Les parties extractives et colorantes contenues dans la pellicule de ces végétaux les rendent évidemment plus stimulants, plus *faciles à digérer*, *plus sapides* que les autres légumes; ce dont il est facile de se convaincre quand on les mange sous forme de purée, après les avoir débarrassés de leur écorce.

Dans la cinquième sont compris les *aliments où la fécule est unie à une huile grasse et à un mucilage doux*. Ce sont, à proprement parler, les semences *émulsives*, parmi lesquelles figurent les *amandes*, les *noisettes*, le *cacao*, les semences dites froides, ou cucurbitacées, etc. Les aliments de cette section sont d'une digestion moins facile que ceux des précédentes, à raison de l'huile qu'ils contiennent. — Un grand nombre de ces semences contiennent un principe aromatique d'une saveur amère, acide, qui mérite une attention particulière, et d'où l'on retire de l'acide prussique, l'un des plus violents poisons du règne végétal. — Les aliments précédents ne sont pas propres à faire du pain.

La sixième section nous offre les *aliments farineux, où la fécule est unie à un mucilage visqueux*. On connaît l'existence d'un mucilage visqueux dans les substances farineuses, lorsque, réduites en farine et humectées par l'eau, elles forment une pâte plus ou moins liée, et susceptible de s'étendre sans se rompre; lorsque cette substance ne donne aucun signe de matière glutineuse; lorsque, cuite dans l'eau et pénétrée d'humidité, elle a quelque chose de gluant et d'épais, etc. La *fève de marais*, le *seigle* et la *pomme de terre* sont les substances farineuses connues qui contiennent le plus évidemment ce mucilage visqueux.

La septième et dernière section se compose des *aliments farineux où la fécule est unie avec une matière glutineuse*. Les principales espèces de froment (*triticum*) remplissent cette section. Ce végétal, avec le seigle, renferme un principe immédiat appelé *gluten*, qui a la propriété d'éprouver un mode particulier de fermentation qui donne au pain fait avec ces graminées une qualité supérieure à tous les autres, ou plutôt qui peut seul former du bon pain, c'est-à-dire une pâte liante qui lève en fermentant, et qu'on soumet ensuite à la cuisson pour en obtenir un aliment léger et d'une digestion facile.]

CHAPITRE III.

ALIMENTS QUI ONT LA FIBRINE POUR BASE.

§ Ier. *Des substances animales en général.* — Les animaux fournissent trois substances distinctes par leurs propriétés, qui sont la fibrine, la gélatine et l'albumine (1) : elles sont toutes caractérisées par la présence de l'azote; mais elles diffèrent les unes des autres en ce que ce principe y est contenu en des proportions différentes. Il est en plus grande quantité dans la fibrine que dans les deux autres, et la gélatine est celle qui en renferme le moins. — La *gélatine* est insoluble dans l'alcool, soluble dans l'eau, et surtout dans l'eau bouillante, avec laquelle elle forme une gelée en se refroidissant; elle est unie dans les os à beaucoup de phosphate et de carbonate de chaux; elle est une des principales parties constituantes des organes blancs, c'est-à-dire de ceux qui ne jouissent pas de l'irritabilité. On la trouve encore dans la peau, les membranes, la chair musculaire, etc. (1). L'*albumine* en diffère en ce qu'elle prend l'état concret par l'action du calorique, des acides, des oxydes, en un mot, par la fixation de l'oxygène; elle est soluble par les alcalis. Enfin, la *fibrine* est insoluble dans l'eau à toutes les températures, dissoluble dans les acides, et organisée dans la chair musculaire. Elle est naturellement sous forme concrète et fait partie du sang, dans lequel elle est contenue sous forme de chair coulante, pour se déposer ensuite dans les muscles, qu'on doit regarder en quelque sorte comme les organes sécréteurs de cette substance. On retire de la distillation de la fibrine beaucoup de carbonate d'ammoniac, et un charbon volumineux, brillant, très-difficile à incinérer, qui contient du phosphate de chaux, du carbonate de chaux et de soude (2). — Lorsqu'on traite ces substances animales par la distillation, on y rencontre du carbonate d'ammoniac et une huile. Berthollet y a découvert un nouvel acide, auquel il a donné le nom d'acide *zoonique* (3), dont l'odeur ressemble assez à celle de la chair fortement rissolée, et dont la saveur est austère. — Outre ces différents principes, on rencontre encore dans les muscles une substance muqueuse, extractive, soluble dans l'eau et dans l'alcool, qui a une saveur marquée, et qui devient âcre, amère et salée par la concentration; elle a une odeur particulière que le feu développe : c'est cette substance qui colore

---

(1) L'albumine n'existe guère que dans les membranes blanches ou albuginées des chairs des animaux. (I. B.)

(1) La gélatine est composée, d'après M. Thénard, de carbone 47,188, d'hydrogène 7,914, d'oxygène 27,207, d'azote 16,908. (I. B.)

(2) La fibrine est composée de carbone 53,560, d'oxygène 19,685, d'hydrogène 7,021, d'azote 19,934. (I. B.)

(3) Cet acide zoonique n'est que de l'acide acétique plus ou moins pur. (I. B.)

les bouillons et leur donne une odeur et une saveur agréables. Enfin l'action du feu exalte cette saveur au point de lui donner celle du sucre ou du caramel : telle est celle de la surface de la viande rôtie, qu'on appelle *rissolée*. Cette substance extractive, évaporée à siccité, et jetée sur des charbons ardents, se boursoufle et se liquéfie en exhalant une odeur acide, piquante, semblable à celle du sucre brûlé ; exposée à l'air, elle en attire l'humidité, et il se forme à sa surface une efflorescence saline ; lorsqu'elle est étendue dans une certaine quantité d'eau et à l'air chaud, elle s'aigrit et passe bientôt à la fermentation putride. Toutes ces propriétés rapprochent cette substance des extraits savonneux et de la matière sucrée des végétaux (1). — Les muscles contiennent encore dans leur substance parenchymateuse et cellulaire différentes humeurs, dont les unes sont concrètes et les autres dans l'état de liquidité. Ces humeurs sont : 1° de la lymphe ; 2° de la gélatine sous forme cellulaire ; 3° enfin, une huile fixe de la nature de la graisse. La première est parfaitement semblable à la lymphe du sang, c'est-à-dire à l'albumine : c'est elle qui, en se coagulant par la chaleur de l'eau dans laquelle on cuit la viande pour faire le bouillon, produit l'écume qu'on enlève, et qui est d'un brun rouge sale, parce qu'elle a été altérée par la chaleur. C'est la gelée ou gélatine de la chair qui fait prendre en une masse tremblante les bouillons préparés avec la chair des jeunes animaux, qui en contient beaucoup plus que celle des vieux. Enfin, la matière grasse qui forme ces gouttes rondes et aplaties nageant à la surface des bouillons, et qui se fige par le refroidissement, présente tous les caractères de la graisse. — Les chairs des animaux sont beaucoup plus nourrissantes que les aliments végétaux ; elles réparent et soutiennent davantage les forces (*maximum alimentum sub minima mole*), et sous

ce rapport elles paraissent être analogues à la nature de l'homme. Néanmoins leur usage excessif, ou la nourriture animale habituelle, sans mélange de végétaux, produit des inconvénients réels : elle fait une trop grande quantité de sang, et augmente la tendance naturelle du système humoral à la putréfaction, surtout lorsque les forces vitales n'ont pas assez d'énergie pour s'opposer à la puissance septique de ces aliments (1). Cependant les personnes dans lesquelles les forces de la vie sont intenses ont moins à redouter l'usage de ces aliments. Mais il est généralement avantageux, pour la plupart, d'observer un régime mixte, et de faire usage à la fois des substances végétales et animales. D'ailleurs, l'usage excessif des viandes, et surtout des viandes crues ou peu cuites, donne, ainsi que je l'ai déjà dit, un caractère de férocité qui produit l'orgueil, la haine, le mépris des autres, l'indocilité et d'autres sentiments qui dépravent l'homme et le font détester de ses semblables. —La digestibilité des viandes, ainsi que celle des substances végétales alimentaires, est en raison de leur solubilité dans le suc gastrique ; car, pour que la digestion ou la coction des aliments dans l'estomac puisse se faire, il faut que, préalablement, ils soient dissous dans ce suc, comme le prouvent les expériences de Spallanzani ; il faut ensuite une sorte de fermentation, que l'on peut désigner sous le nom d'animale, qui se fait sans augmentation sensible de chaleur et sans tumulte, et qui est aidée de l'influence vitale, dont l'irradiation converge de toutes parts vers l'estomac, pour imprimer aux substances alimentaires le premier caractère de l'animalité. La puissance dissolvante de ce suc varie dans les différentes espèces d'animaux, elle diffère dans les individus, selon leur âge, leur constitution, les saisons, les divers états dans lesquels se trouve le système, et selon les qualités propres des aliments dont ils font usage (2). — La solubilité des aliments est en raison inver-

---

(1) Cette substance n'est autre chose que l'*osmazome* découverte par Rouelle, et décrite pour la première fois par M. Thénard ; elle se rencontre particulièrement dans les muscles du bœuf : une livre en fournit deux gros. Il paraît que l'osmazome se développe par la torréfaction : c'est elle qui donne aux viandes ce goût savoureux qui flatte si agréablement le palais. (I. B.)

---

(1) On sait depuis assez long-temps qu'il n'y a de putréfaction qu'après la mort. L'action septique des substances alimentaires suppose une altération quelconque. (I. B.)

(2) Voyez la note relative aux propriétés de ce prétendu suc, tome I.

(I. B.)

se de la solidité et de la ténacité de leur tissu; et les degrés de ténacité varient dans les espèces d'animaux, d'après les causes suivantes:

1° Le *climat* a la plus grande influence sur les qualités des chairs des animaux. Dans les pays chauds, celles-ci sont plus compactes et plus desséchées, et les humeurs moins abondantes. Il résulte de là que les viandes, dans les contrées chaudes, sont, toutes choses égales d'ailleurs, nourrissantes, mais pesantes et d'une digestion difficile. C'est le contraire dans les pays du Nord, qui sont à la fois froids et humides; les chairs y sont très-molles, pituiteuses, contenant des sucs mal élaborés, et par conséquent accescentes, indigestes et insalubres. Ce n'est que dans les climats tempérés que les chairs des animaux offrent à l'homme une nourriture exempte de ces inconvénients. On conçoit aisément, d'après ce que je viens de dire, quelle doit être l'influence des saisons sur les chairs des animaux; il faut observer néanmoins que cette influence, qui n'est que temporaire, ne paraît pas aussi grande que celle du climat, qui est permanente.

2° La *nourriture*. En général, les chairs des animaux carnivores sont plus denses, plus compactes et plus résistantes que celles des herbivores; c'est sans doute la raison qui a déterminé l'homme à donner la préférence aux viandes des animaux herbivores. On pourrait croire que cette différence de densité dépend uniquement de la nature des aliments que prennent ces animaux, et, en conséquence, que ceux qui vivent de substances végétales et animales doivent avoir la chair plus dense que ceux qui ne font usage que de végétaux. Mais on n'observe pas exactement ces résultats; car la chair du bœuf est plus dense et plus compacte que celle du chien; bien plus, cette densité varie chez les herbivores; et l'on remarque que la chair du bœuf est, toutes choses égales d'ailleurs, plus dense que celle du mouton. On observe encore que moins un animal mange, plus sa chair est sèche, et que ceux qui boivent beaucoup sont moins secs que ceux qui boivent peu. Aussi y a-t-il une différence sensible entre les chairs des animaux qui paissent l'herbe verte et celles de ceux qui vivent de fourrages secs. *Sicciora sunt, quæ fœno ad pastum utuntur, iis quæ herbis* (De Aere, Aquis et Locis).

3° Les *exercices* et le *repos* sont deux puissantes causes qui contribuent beaucoup à rendre les chairs plus ou moins denses ou molles, et plus ou moins sèches ou humides. Il y a une différence marquée entre le cochon et le sanglier, qui sont cependant de la même espèce. L'exercice étant une forte action de tout le corps, qui porte également sur les solides et sur les humeurs, il doit en résulter, lorsqu'il est habituel, une nutrition précipitée, une rigidité anticipée et une vieillesse précoce. Aussi remarque-t-on que l'animal que l'on fait travailler trop jeune ne parvient pas au terme de son accroissement, qu'il reste petit, et que sa chair est plus raide et plus compacte que celle des animaux qui n'ont commencé à travailler que lorsqu'ils ont eu complété leur accroissement. *Ea ipsa autem animalibus carnes illæ fortiores sunt quæ optime exercentur, ac sanguinolentissimæ sunt, et in quibus recumbunt: levissimæ autem carnes sunt, quæ minime exercentur, et in umbra degunt, et intimis animalis partibus sitæ sunt* (Hipp., de Diæta, lib. II). Ce sont les parties les plus exercées qui ont aussi le plus de densité: les oiseaux ont les ailes plus compactes et plus fortes que les autres parties, et ceux qui volent beaucoup, plus que les animaux de la même espèce auxquels on a coupé les ailes. En général, on peut établir comme principe fondé sur l'observation, que les bêtes fauves, celles qui paissent dans les bois et les champs, et qui sont sans cesse exposées aux alternatives du chaud et du froid, ont la chair plus compacte et plus solide que les animaux en état de domesticité. *Fera animalia mansuetis sicciora, et ea quæ in silvis et agris pascuntur, iis quæ domi nutriuntur sunt sicciora, laborando à sole et frigore siccantur* (Hipp.). — L'oisiveté et le repos produisent des effets contraires. Les chairs des animaux de basses-cours sont molles, tendres, grasses et solubles, mais moins sapides et moins odorantes que celles du gibier et des animaux exercés. Elles sont moins résistantes, et leur mucilage est plus ou moins atténué, grossier, selon les aliments qu'on donne à ces sortes d'animaux.

4° L'*âge*. Plus les animaux sont voisins de leur origine, plus leurs chairs sont molles et mucilagineuses. Leur densité augmente à mesure que la vie fait des progrès. En général, la chair des jeunes animaux est bien plus tendre et bien plus soluble que celle des vieux. Il est néanmoins des estomacs d'une idiosyncrasie telle, qu'ils digèrent plus difficilement la chair des jeunes animaux. Ces mêmes estomacs digèrent au contraire aisément les aliments qui sont fermes et résistants, et dont la nature leur inspire le goût.

5° Le *sexe*. Les chairs des animaux ne présentent aucune différence dans les sexes tant qu'ils sont en bas âge ; mais elle se manifeste à mesure qu'ils s'éloignent de leur naissance. En général, les femelles des animaux participent davantage de la constitution de l'enfance, et leurs chairs conservent dans les différentes époques de la vie plus de mucosité et de mollesse que celles des mâles, dont les fibres deviennent beaucoup plus dures et plus coriaces en avançant en âge. Ainsi, toutes choses égales d'ailleurs, les chairs des femelles des animaux sont bien plus tendres et plus solubles que celles des mâles.

6° La *castration*. Les mâles, privés des organes qui sécrètent la semence, ne sont ni aussi forts ni aussi robustes que les autres : ils conservent la mollesse et la laxité de l'enfance ; ils sont plus mucilagineux. On en concevra aisément la raison en se rappelant ce que j'ai dit en parlant de l'âge de puberté, de l'influence qu'ont les testicules sur le système pulmonaire. De cette cause dépend la différence énorme qui existe entre le bœuf et le taureau, le mouton et le bélier. Il se fait chez les animaux châtrés un épanchement de graisse dans toute l'habitude du corps, dans les membranes des muscles et des viscères, en un mot, dans tout le tissu cellulaire. Il en résulte une mollesse et une souplesse dans les fibres qui rendent leurs chairs beaucoup plus tendres et plus solubles que celles des animaux qu'on n'a pas dépouillés des attributs de leur sexe.

7° L'*embonpoint* et la *maigreur*. Dans les animaux maigres, les fibres sont sèches, serrées, et les tissus qu'elles forment sont durs et coriaces. Dans ceux qui ont de l'embonpoint, elles sont séparées par un tissu cellulaire lâche et par la graisse ; ce qui les rend extrêmement solubles. Cependant, quelquefois les chairs des animaux trop gras se digèrent avec peine ; et cela doit nécessairement arriver toutes les fois que la graisse est conglomérée, c'est-à-dire, rassemblée en masse dans les interstices des fibres charnues : cette grande quantité de graisse en masse se dissout très-difficilement.

8° La *putréfaction*. La solubilité des viandes est d'autant plus grande qu'elles ont été plus altérées par un mouvement intestin qui diminue et détruit la cohérence des parties : c'est pourquoi la chair des animaux récemment tués n'est pas aussi soluble que celle des animaux morts depuis quelque temps. Néanmoins, lorsque la putréfaction est parvenue à un certain point, la viande est nuisible à l'économie animale. Il est des estomacs qui répugnent aux viandes qui ont éprouvé le plus léger degré d'altération. Il en est d'autres qui, semblables à ceux des animaux carnassiers, digèrent plus aisément celles dont la putréfaction est déjà avancée, et qui paraissent n'éprouver de désirs que pour les substances parvenues à un haut degré de décomposition. On est étonné que ceux qui font habituellement usage de ces substances décomposées n'éprouvent pas les effets de la putréfaction ; mais le suc gastrique jouit dans un degré éminent de la vertu antiseptique ; car des morceaux de chairs putréfiées, mis dans ce suc, cessent de pourrir, et même leur putréfaction semble rétrograder (1). Néanmoins cette puissance anti-septique a des bornes, et à la longue les hommes carnivores deviennent affectés de maladies dites *putrides*.

9° Les différentes parties du même animal ne sont pas également tendres et solubles. Celles qui sont unies à un tissu cellulaire lâche et mou se dissolvent aisément, comme les intestins, la langue, les poumons, etc. Celles dont le tissu est dur, serré et compacte, comme les membranes, les ligaments, les tendons, etc., sont coriaces et très-peu solubles. Quant au sang, qui, après le lait, est la seule humeur dont on fasse usage comme aliment, je pense avec Hippocrate, Galien et Paul d'Égine, qu'il est difficile à digérer à raison de ce qu'il se coagule promptement, et que la cuisson endurcit le coagulum. Outre cela, le sang porte souvent une impression nauséabonde sur l'estomac, et produit des nausées et le vomissement. Le sang du taureau, avalé, cause des effets semblables à ceux des poisons. On dit que le poëte Lucrèce

---

(1) C'est plutôt sans doute à la résistance vitale de l'économie qu'il faut attribuer l'innocuité des aliments plus ou moins altérés, qu'à l'action très-contestée du suc gastrique. (A. B.)

perdit la raison pour avoir avalé du sang que sa femme lui fit prendre dans l'espérance de se l'attacher davantage. — On pourrait considérer encore les aliments relativement à leur perspirabilité; mais cette matière n'est encore qu'ébauchée, et exige d'être examinée de nouveau et d'être soumise à de nouvelles expériences; car Sanctorius et Gorter n'ont pas toujours obtenu les mêmes résultats de celles qu'ils ont tentées à ce sujet; ce qui n'est pas étonnant, si l'on fait attention qu'il est un très-grand nombre de circonstances qui font varier la nature et la quantité de l'humeur perspirable, et qui rendent très-difficile l'examen des différents degrés de perspirabilité des aliments: tels sont, entre autres, la variabilité des forces de la vie, les passions, l'état de l'atmosphère, etc. Néanmoins on peut assurer, d'après les expériences de Sanctorius, qu'en général les aliments tirés des animaux sont plus perspirables que les substances végétales.

§ II. *Des animaux domestiques.* — Les animaux domestiques sont ceux dont l'homme s'est rendu maître et qu'il fait servir à ses besoins. La chair de ces animaux a des qualités bien différentes de celles des chairs des bêtes fauves, parce que leur régime est très-différent. Ils vivent dans l'oisiveté, ont une nourriture facile et abondante, et sont moins exposés aux vicissitudes des saisons et aux intempéries de l'air. Il en résulte qu'ils acquièrent beaucoup d'embonpoint; que leurs chairs, que n'endurcit point un exercice fort et assidu, produit par le besoin, sont molles et tendres, et que leurs humeurs n'ont pas ce caractère âcre et irritant que l'on rencontre dans les animaux qui s'exercent habituellement, ou que l'on force à des travaux excessifs. L'on remarque que les animaux gras ont la bile douce et peu active.

I. Le *bœuf* (*bos*; *bos taurus*, L.), quadrupède ruminant: c'est le taureau châtré. Cet animal paraît originaire des climats tempérés de l'Europe. La chair du bœuf est très-nourrissante, parce qu'elle contient beaucoup de sang; et, comme l'avait déjà fort bien observé Hippocrate, plus un animal est sanguin, plus sa chair est riche en matière nutritive. Elle est aussi plus dense que celle des autres quadrupèdes dans l'état de domesticité. Lorsqu'elle est mélangée de graisse, elle est plus sapide et plus soluble dans le suc gastrique; elle est aussi plus abondante en fibrine que celle de vache et de veau. Cette dernière est plus tendre, plus légère et se digère plus aisément; elle contient plus de gélatine, se rapproche davantage du caractère des aliments tirés du règne végétal, et est par conséquent moins nourrissante. La viande de bœuf resserre le ventre. Toutes ces qualités sont contenues en peu de mots dans ce passage d'Hippocrate: *Carnes bubulæ robustæ sunt, et alvum sistunt, et ægre in ventre conjunctur propterea quod crassi ac multi sanguinis est hoc animal, et carnes graves, itemque sanguis ac lac* (*De Diæta*, lib. II). On en prépare des bouillons qui, pour être salubres, ne doivent pas être trop chargés de sucs ni de graisse. Les consommés sont difficiles à digérer. On mange la chair de bœuf bouillie, rôtie et en ragoût. En Irlande, en Angleterre, en Hollande et dans le Nord, on en sale et on en fume des quantités immenses pour l'usage de la marine.

II. Le *mouton* (*vervex*; *ovis aries*, L.), quadrupède ruminant: c'est le bélier châtré. Il est originaire d'Asie. Cet animal, comme le remarque très-bien Buffon, ne doit son existence qu'à la protection que l'homme lui a accordée. Il paraît néanmoins que la nature ne l'a pas produit aussi faible qu'il l'est de nos jours, et qu'il a dégénéré. On en reconnaît la souche primitive dans le mouflon. Le mouton fournit à l'homme tout à la fois de quoi se nourrir et se vêtir, indépendamment d'un grand nombre d'avantages qu'il retire du suif, de la peau, des boyaux, des os et même du fumier de ce quadrupède. — La chair du mouton est dense, mais moins que celle du bœuf; elle augmente plus que les autres viandes la transpiration, ainsi que l'a observé Sanctorius. Il est une circonstance remarquable relative à cet animal: c'est que sa chair est plus sapide et se digère plus aisément lorsqu'il est parvenu à un certain âge que quand il est plus jeune. Le mouton, à l'âge de cinq ans, est à son véritable point pour être mangé; au-delà de ce terme, sa densité augmente, et sa chair se digère moins facilement. Les moutons qui paissent dans les lieux secs, élevés, où croissent abondamment le serpolet et d'autres herbes odoriférantes, sont ceux qui fournissent la meilleure viande; elle n'est pas aussi bonne quand ils vivent dans des plaines basses et dans les vallées humides, à moins que ces plaines ne soient sablonneuses et voisines de la mer, parce qu'alors toutes les herbes sont salées, ce qui contribue beaucoup à donner une excellente saveur à la chair du mouton : le lait des brebis y est aussi plus abondant et de meilleur goût. Rien ne flatte plus l'appétit de ces animaux et ne leur est plus salutaire que le sel, lorsqu'on le leur donne modérément. On a coutume aussi de les nourrir avec des graminées et des légumes quelque temps avant que de les envoyer aux boucheries. La chair du bélier est coriace et un peu nauséeuse, comme celle du bouc ; celle de brebis est visqueuse et fade ; celle d'agneau se digère assez aisément. L'agneau qui a tété durant six mois a une chair plus nourrissante et plus soluble que celui qu'on sèvre au bout de deux mois, comme on le fait communément.

III. La *chèvre* (*capra* ; *capra hircus*, L.), animal ruminant, femelle du bouc, qui est originaire du Levant. La chair de la chèvre et du bouc est plus dure et moins soluble que celle de la brebis et du mouton ; celle du chevreau est aisée à digérer et est un bon aliment. *Agninæ carnes leviores sunt ovillis, et hædinæ caprinis, quia exsanguiores sunt et humidiores.* (Hipp. *de Vict. rat. in acut.*) Comme les chèvres broutent les plantes astringentes, il en résulte que leur lait est tonique et astringent. C'est pourquoi son usage est très-utile dans les maladies consomptives qu'accompagnent les diarrhées colliquatives (1). Il est très-essentiel, lorsqu'on use du lait de chèvre, de l'empêcher de brouter les tithymales, dont le suc est âcre et caustique, et pour lesquelles elle a un goût particulier. On fait avec le lait de chèvre des fromages délicieux.

IV. Le *cochon* (*sus, porcus, sus scrofa*, L.), quadrupède domestique, provenant du sanglier : c'est le verrat châtré. Il est originaire de l'ancien continent, et n'existait pas dans le nouveau lorsqu'on en fit la découverte. Les Espagnols l'y ont transporté, ainsi que dans toutes les grandes îles de l'Amérique. Cet animal n'affecte point de climat particulier ; seulement, dans les pays froids, le sanglier

(1) On recommande, dans certains cas de phthisie pulmonaire, le lait d'une chèvre nourrie d'herbes aromatiques. On trouve, dans le traité de M. Baumes sur cette maladie, un exemple remarquable des bons effets d'un semblable moyen.
(I. B.)

dans l'état de domesticité dégénère plus que dans les pays chauds : le plus léger degré de température suffit pour changer sa couleur. Les cochons sont généralement blancs dans les contrées septentrionales de la France et même dans le ci-devant Vivarais, tandis que, dans le Dauphiné, qui en est très-voisin, ils sont tous noirs. — Il est particulier au cochon d'engraisser dans un court espace de temps, et dans une bien plus grande proportion que les autres quadrupèdes qui servent de nourriture à l'homme. Une autre singularité relative à cet animal, c'est que sa graisse diffère de celle de presque tous les autres quadrupèdes, non-seulement par sa consistance et ses qualités, mais encore par la partie du corps qu'elle occupe. La graisse, dans les animaux qui n'ont point de suif, comme le chien, le cheval, etc., est mêlée également avec les chairs ; et le suif, dans le bélier, le bouc, etc., ne se trouve qu'aux extrémités de la chair ; mais le lard du cochon n'est ni mêlé avec les chairs, ni ramassé aux extrémités ; de même que dans les cétacées, il les recouvre partout, et forme une couche épaisse entre la chair et la peau. — La chair du cochon est un aliment fort et nourrissant : son usage diminue la transpiration, ainsi que l'a observé Sanctorius. Il ne convient pas aux personnes qui ont l'estomac paresseux, non plus qu'aux habitants des pays chauds. Le jeune cochon est encore plus difficile à digérer : *Verum porcinæ carnes suillis graviores sunt et alvo secedunt.* (Hipp., lib. II, *de Diæta.*) Le jeune cochon contient néanmoins peu de graisse, mais une grande quantité de gelée visqueuse et pesante. La chair de porc, ainsi que l'a remarqué Galien, d'après Hippocrate, est la nourriture la plus convenable aux personnes fortes, robustes et habituées à des exercices violents et pénibles. Les athlètes qui s'exerçaient à la lutte dans les jeux olympiques faisaient habituellement usage de la viande de cochon ; et, lorsqu'ils quittaient ce régime durant quelque temps, ils ne tardaient pas à s'apercevoir d'une diminution sensible de forces, et étaient moins propres à entrer en lice. Hippocrate regardait comme les meilleures les viandes des cochons ni trop vieux, ni trop maigres, ni trop gras. *Suillæ autem carnes optimæ sunt omnium carnium : sed præstant etiam ex his quæ non vehementer pingues sunt, neque tenues, neque veteris victimæ ætatem habent.* (*De Vict. rat. in acut.*) Cette nourriture ne convient pas aux personnes faibles, épuisées et qui mènent une vie sédentaire. *Suillæ vero carnes his qui laborant et exercitantur, et ad bonum habitum et ad robur commodæ sunt; debilibus autem et privatam vitam degentibus fortiores.* (*Lib. de Affection.*) Non-seulement on fait usage de sa chair, mais encore de la graisse qui est sous la peau, appelée *lard*, de celle de l'*épiploon* ou *coiffe*, nommée *saindoux*, soit fraîche, soit salée ou fumée: on en assaisonne des autres viandes. On mange aussi le sang et les intestins de cet animal. Sennert a observé que les préparations de cochon produisent chez quelques individus des affections d'oreilles, et notamment des douleurs dont on ne se délivre qu'en renonçant à leur usage.

§ III. *Des animaux sauvages.* — Les exercices auxquels les animaux sauvages sont forcés de se livrer pour chercher leur nourriture, leur vie inquiète et sans cesse troublée par la frayeur, les vicissitudes des saisons et les intempéries de l'air qu'ils éprouvent constamment, rendent leurs chairs plus fermes, plus compactes et moins pénétrées de lymphe et de sérosité. Ces animaux n'ont point ou presque point de graisse. Ceux qui vivent sur les montagnes, ainsi que l'avait déjà dit Galien, sont plus secs et ont la chair plus dure, mais sont bien plus sapides que ceux des vallées. La chair des bêtes fauves est moins excrémenteuse que celle des animaux domestiques; elle a aussi un goût plus exquis, et, quoique plus ferme, elle est néanmoins soluble et se digère assez aisément. On n'en fait ordinairement usage qu'après l'avoir fait faisander pendant quelques jours. Elle s'attendrit promptement par la putréfaction; mais il ne faut pas que celle-ci passe certaines bornes, car il serait à craindre qu'elle ne portât un principe de septicité dans l'économie animale, et ne donnât lieu à des maladies mortelles. En général, les chairs des animaux fauves sont très-nourrissantes, et plus légères que celles des animaux domestiques: *Sed et ferinæ carnes mansuetis leviores sunt, eo quod fractam non similem estant.* (*Hipp.*, lib. *De Affection.*) Elles sont plus abondantes en gluten; c'est pourquoi on les qualifie de *viandes noires*, pour les distinguer de celles dans lesquelles la gélatine surabonde, et qu'on nomme *viandes blanches*, telles que celles du veau, du poulet, de la poule, du dindon, etc.

I. Le *sanglier* (*aper; sus scrofa aper,* L.), quadrupède sauvage, la souche des cochons. Sa chair est plus facile à digérer et a une saveur plus exquise; elle est aussi très-nourrissante. *Suis sylvestris caro siccat et robur exhibet ac sanitas* (*Hipp.*, lib. II, *de Diæta.*) Lorsque cet animal est en rut, il faut lui enlever les testicules à l'instant où il vient d'être tué; autrement toutes les chairs prennent en très-peu de temps une odeur fort nauséabonde qui ne permet pas d'en manger.

II. Le *chevreuil* (*capreolus; cervus capreolus,* L.), quadrupède ruminant des forêts et des montagnes, dont la chair est très-délicate. Sa qualité dépend beaucoup du pays qu'habitent les chevreuils, et dans le meilleur pays il ne s'en trouve pas toujours de bons. Les chevreuils bruns ont la chair plus fine que les roux. Tous les chevreuils mâles qui ont plus de deux ans, et qu'on appelle vieux *brocards*, sont durs et de mauvais goût; les chevrettes, quoique plus âgées, ont la chair plus tendre; celle des faons trop jeunes est molasse; mais elle est exquise lorsqu'ils ont un an ou dix-huit mois. Les chevreuils des plaines et des vallées ne sont pas bons; ceux des terrains humides encore moins; ceux élevés dans les parcs ont peu de saveur; enfin, il n'y a de bons chevreuils que ceux des pays secs et élevés, entrecoupés de collines, de bois, de terres labourables, de friches, où ils ont autant d'air, d'espace, de nourriture et même de solitude, qu'il leur en faut; car ceux qui ont été souvent inquiétés sont maigres, et ceux que l'on prend après les avoir trop long-temps poursuivis, comme l'observe Buffon, ont la chair insipide et fétide.

III. Le *cerf* (*cervus; cervus nobilis,* L.), quadrupède ruminant, habitant des bois. Sa chair est dure et difficilement soluble lorsqu'il est vieux, ainsi que l'avaient déjà remarqué Hippocrate et Galien; elle exhale même une odeur désagréable; mais celles de la biche et du faguet sont tendres, sapides et nourrissantes, surtout lorsque ces animaux habitent les lieux élevés. On mange aussi en friture les cornichons, ou cornes du cerf encore molles et tendres, qu'on appelle vulgairement *tête* ou *cru de cerf* (*typus cervi*). Leur goût et leur odeur ressemblent assez à ceux des champignons.

IV. Le *lièvre* (*lepus* ; *lepus timidus*, L.), quadrupède sauvage. Sa chair est noire, délicate et dense, mais assez facile à digérer ; elle est très - nourrissante et d'un goût exquis, surtout quand l'animal est jeune. Hippocrate attribue à la chair du lièvre la vertu de resserrer le ventre et d'augmenter un peu la sécrétion des urines : *Leporinæ carnes siccæ sunt et alvum sistunt, urinæ autem citamentum quoddam faciunt.* (*De Diæta*, lib. II.) Les anciens estimaient beaucoup le lièvre, et le préféraient aux autres viandes ; mais ils en redoutaient l'usage, parce que sa chair engendre, disaient-ils, le sang mélancolique. — Le sol influe sur les lièvres comme suc les autres animaux. Les lièvres des montagnes ont une chair plus succulente, sont plus grands et plus gros que ceux des plaines ; ils en diffèrent encore par la couleur. La chair de ces derniers n'est pas aussi bonne. Ceux qui habitent les lieux marécageux ont la chair mauvaise et nauséeuse. Dans les hautes montagnes de la Suisse et dans le Nord, ils blanchissent durant l'hiver, et reprennent l'été leur couleur naturelle. En général, les lièvres deviennent blancs en vieillissant, et les pays froids produisent sur ces animaux cet effet de l'âge. En Laponie, les lièvres sont blancs pendant dix mois de l'année, et ne reprennent leur couleur fauve que les deux mois les plus chauds de l'été. Cette blancheur ne s'étend pas jusqu'à la racine des poils, qui n'est point exposée à l'air ; elle garantit ces animaux des oiseaux de proie, qui les confondent avec la neige. Quoique tous les climats paraissent également convenir aux lièvres, cependant ils sont très-rares dans l'Orient, et on en trouve peu ou point dans l'Amérique méridionale. — Le lièvre, si recherché des Européens, est en horreur chez les Orientaux. La loi de Mahomet, et plus anciennement la loi des Juifs, a interdit l'usage de la chair du lièvre, comme celle du cochon. Néanmoins sa chair est excellente et saine ; son sang même est très-bon à manger. La graisse ne contribue en rien à la bonté et à la délicatesse de la chair du lièvre, car cet animal n'engraisse jamais, si ce n'est lorsqu'on l'a privé de la liberté, et alors il meurt très-souvent d'excès d'embonpoint.

V. La *loutre* (*lutra* ; *mustela lutra*, L.), quadrupède carnivore, habitant les rivières, les lacs et les étangs dans les pays septentrionaux et tempérés de l'Europe, de l'Asie et de l'Amérique. La chair de la loutre est dure, coriace, a une odeur nauséabonde de poissons pourris et un mauvais goût de marais ; elle se digère difficilement, et est généralement un aliment désagréable et malsain.

VI. Le *hérisson* (*echinus terrestris*, *erinaceus europæus*, L.), petit animal terrestre. Sa chair est astringente, d'une digestion difficile et peu nourrissante. Dans les Indes, elle est blanche, et fournit une nourriture saine.

VII. Le *lapin* (*cuniculus* ; *lepus cuniculus*, L.), quadrupède originaire des climats chauds, auquel on croit la propriété de ruminer, et qui ressemble beaucoup au lièvre. La femelle du lapin, ainsi que la hase, a deux matrices, et est sujette à de fréquentes superfétations : l'une et l'autre admettent le mâle immédiatement après l'accouchement. Le lapin diffère du lièvre en ce qu'il ne fait que très-peu d'exercice, et que sa chair est blanche et presque insipide. Il en diffère encore à bien d'autres égards ; mais ces différences regardent l'histoire naturelle, et ne sont pas de notre ressort. Comme les lapins passent la plus grande partie de leur vie dans les terriers, où ils sont dans le repos, ils acquièrent un peu plus d'embonpoint que les lièvres. La castration non-seulement les engraisse, mais rend leur chair plus délicate. Ceux qui vivent dans les lieux secs et montueux sont les meilleurs à manger. Les jeunes lapereaux ont la chair très-blanche et très-tendre, mais celle des vieux lapins est sèche et coriace. On préfère le lapin sauvage au lapin domestique ; il a une saveur relevée et plus délicate ; il fournit un aliment nourrissant et de facile digestion.

§ IV. *Des oiseaux.* — La chair des oiseaux est, dit Hippocrate, plus sèche et contient moins d'humidité que celle des autres animaux, parce qu'ils sont privés de plusieurs des excrétions propres aux mammifères : *Neque urinam reddunt, neque salivam fundunt, prorsus sicca sunt.* Il est certain, en effet, que les oiseaux sont de tous les animaux ceux qui se nourrissent des aliments les plus secs, et qui boivent le moins. — Néanmoins l'homme peut altérer la nature dans les oiseaux, comme il l'a fait dans les animaux qu'il a soumis à son empire et qu'il a associés à ses travaux, et, au moyen du régime, de la vie sédentaire et de la castration, les rendre gras, succulents, et leur communiquer toutes les propriétés dont jouissent les quadrupèdes châtrés. Mais les oiseaux qui vivent en liberté dans les champs, qui s'exercent continuellement, et qui sont exposés aux vicissitudes des saisons, ont des chairs sèches et dures; et ces qualités sont renforcées en eux d'une manière plus sensible par l'âge que dans les autres animaux. On remarque aussi une très-grande différence dans les diverses parties des oiseaux, selon qu'elles sont plus ou moins exercées. Ceux qui marchent plus qu'ils ne volent ont les cuisses plus fortes et plus dures que les ailes; ceux qui, au contraire, exercent plus leurs ailes que leurs cuisses ont les premières bien plus fortes et plus denses.

On préfère avec raison la chair des oiseaux qui vivent de graines et de baies végétales, à celle des oiseaux qui se nourrissent d'insectes et de poissons. Quant à ceux qui trouvent leur nourriture parmi les cadavres des animaux et dans les foyers de la putréfaction, on n'en fait point usage. Outre que les chairs de ces oiseaux sont de très-mauvais aliments, elles inspirent une aversion qui va jusqu'à l'horreur. Ceux qui vivent dans l'eau n'offrent pas un aliment aussi sain que les autres. En général, la viande d'oiseaux est moins bonne et moins salutaire au printemps que dans les autres saisons, parce que le printemps est l'époque de leurs amours : c'est aussi celle durant laquelle reviennent ceux qui ont émigré. La plupart des oiseaux auxquels on donne une nourriture abondante dans les basses-cours sont préférables à ceux des champs.

I. L'*alouette* (*alauda*; *alauda vulgaris*, L.), messagère du printemps, qui habite les prés et les champs semés de graines, et qui s'élève verticalement dans les airs. Cet oiseau émigre en novembre. Sa chair a un goût exquis, surtout en automne; elle se digère aisément, et est un mets excellent et délicat.

II. L'*oie* (*anser*; *anas anser domesticus*, L.), oiseau aquatique, à pieds palmés; il y en a de sauvages et de domestiques. Les premières changent de climat et vont par troupes, disposées sur deux lignes qui forment un angle. L'oie se nourrit d'herbes et de graines, et fait peu d'exercice. Celles qui vivent dans les lieux humides et marécageux sont plus grandes et plus grosses que celles qui habitent les lieux secs. La chair des oies sauvages est excitante et assez facile à digérer. Il n'en est pas de même des oies domestiques, qui, quoique bonnes à manger, ont une chair pesante et d'une digestion difficile. Leur usage ne convient qu'aux personnes qui sont robustes et qui font beaucoup d'exercice; ceux qui mènent une vie sédentaire, et surtout les hommes de cabinet, doivent s'en abstenir. On choisit l'oie d'un âge moyen: quand elle est trop jeune, sa chair est visqueuse et peu soluble; lorsqu'au contraire elle est trop vieille, sa chair est dure, coriace et indigeste. On mange l'oie rôtie ou en ragoût; on fait dans quelques pays des pâtés de cuisses d'oie qui sont très-estimés; ailleurs on les marine. Une cruelle sensualité a fait imaginer des moyens atroces pour engraisser l'oie et rendre son foie volumineux. Ce dernier est un mets très-recherché, très-nourrissant, mais qui n'est pas ami de l'estomac. On en fait à Strasbourg des pâtés excellents qui sont très-estimés et que l'on envoie par toute la France, et même à l'étranger.

III. Le *chardonneret* (*carduelis*; *fringilla carduelis*, L.), ainsi nommé parce qu'on le voit communément dans les chardons et les épines, et qu'il vit en partie de leurs semences. Sa chair est nourrissante et facile à digérer. Il en est de même du *rouge-gorge* (*motacilla rubecula*, L.), du *bec-figue* (*motacilla ficedula*, L.), et de plusieurs autres oiseaux de ce genre dont la chair est très-nourrissante, d'un goût excellent, et aisée à digérer.

IV. Le *pigeon* (*columba*; *columba domestica*, L.). Il en est de plusieurs espèces, dont les principales sont le *ramier*, le *biset*, le *mondain*, le *romain*, le *patta*, le *nonnain*, le *paon*, le *cavalier*, le *polonais*, le *culbutant*, le *glouglou*, le *huppé*, le *messager* : ce dernier, transporté fort loin du lieu qu'il habite, le retrouve avec facilité, dès qu'il est libre. Il est aussi des pigeons étrangers, qui ne sont que des variétés des espèces précédentes. La chair du pigeon contient beaucoup de fibrine et occupe avec raison un des premiers rangs parmi les viandes noires. Ce sont les pigeonneaux de volière qu'on préfère; ils sont très-tendres, très-nourrissants et faciles à digérer. Les plus estimés en France sont ceux de Perpignan. On doit user sobrement des vieux pigeons; leur chair est pesante et indigeste. Les pigeons sauvages, et notamment le *ramier* (*palumbus*; *columba palumbus*, L.), dont on fait le plus usage, ont une chair sèche, dure, et qui ne se dissout pas aisément dans le suc gastrique; mais ils ont un goût très-agréable. En général, la chair des pigeons domestiques se digère plus aisément que celle des pigeons sauvages, qui est plus sèche et plus chaude. De tous les pigeons étrangers ce sont ceux de la Louisiane qui sont les meilleurs, et qui ont la chair la plus fine et la plus délicate. Dans les endroits de l'Amérique où il y a beaucoup de bois, ces oiseaux sont d'un goût exquis. Au cap de Bonne-Espérance, on estime beaucoup les pigeons des montagnes et ceux des baissons.

V. La *caille* (*coturnix*; *tetrao coturnix*, L.), oiseau de passage, dont la chair est très-délicate et très-nourrissante. Lorsque la caille est jeune, tendre, grasse et bien nourrie, elle est un mets exquis, mais un peu difficile à digérer par rapport à la graisse dont elle abonde.

VI. L'*ortolan* (*hortulanus*; *emberiza hortulana*, L.), oiseau de passage, qui ressemble beaucoup à la caille par ses qualités alimentaires. Cet oiseau est très-gras, et a une chair tendre, délicate, succulente, et d'un goût exquis : il fournit une nourriture restaurante et fortifiante. On le rencontre dans les pays chauds depuis mai jusqu'à la mi-septembre.

VII. La *gelinotte* (*gallina corylorum*; *tetrao bonasia*, L.), oiseau qui habite les coudraies et les lieux plantés de pins. Sa chair, qui blanchit par la cuisson, est plus délicate et non moins saine que celle de la perdrix; elle est tendre, soluble, succulente et d'une saveur très-agréable. La gelinotte était très-estimée des anciens Romains. Sa rareté fait qu'elle est très-recherchée. Louis XIV a fait faire des essais pour multiplier les gelinottes dans nos pays, comme les faisans; mais ils ont été infructueux.

VIII. Le *coq* (*gallus gallinaceus*; *phasianus gallus*, L.), oiseau domestique, originaire de l'Inde, dont les mythologistes ont fait le symbole de la vigilance, sans doute parce qu'il chante durant la nuit. On le sacrifiait autrefois à Esculape lorsqu'on guérissait d'une maladie. — La chair du coq est blanche, de même que celle de la poule et des poulets; elle contient beaucoup de gélatine et peu de fibrine : elle est aussi la moins irritante et la moins échauffante de toutes les viandes. Les vieux coqs ont la chair sèche et coriace; elle se digère difficilement et n'est propre qu'à faire des bouillons. La poule qui a pondu des œufs a aussi la chair dure. Il n'en est pas de même de celle des poulets, qui est très-soluble et très-facile à digérer; mais au bout d'un an elle devient dure et coriace. Avant ce terme, la différence des chairs qui résulte du sexe n'est pas bien sensible, et la castration produit des effets marqués sur cette espèce d'oiseaux : le chapon et la poularde engraissent aisément par ce moyen, et restent tendres très-long-temps; leurs chairs se digèrent facilement, sont nourrissantes et d'un goût exquis. — La *pintade* ou *poule de Guinée* (*numida meleagris*, L.) est aussi nourrissante que la poule. Il en est de même du *dindon* (*meleagris gallo-pavo*, L.); sa chair est cependant un peu moins soluble et plus pesante. Celle du *paon* (*pavo*; *pavo cristatus*, L.) est encore bien moins soluble : les Romains la servaient néanmoins sur leurs tables, mais plutôt par luxe que par goût. — Ce sont les œufs des gallinacées dont on fait usage comme aliment. Ils contiennent une substance nutritive, destinée au développement du germe et à sa nutrition : aussi sont-ils très-nourrissants. Le blanc de l'œuf, ou l'albumine, pris dans l'état de liquidité, se digère assez facilement, quoiqu'il y ait des estomacs qui le supportent avec peine. L'œuf s'altère avec la plus grande rapidité : il est plus difficile à digérer lorsqu'il a été endurci par la chaleur. Le jaune est une substance émulsive très-soluble et très-restaurante. L'œuf est en général très-nourrissant et d'une digestion facile. Son usage convient surtout aux personnes faibles et délicates : il répare convenablement les forces, et est un aliment approprié aux valétudinaires, aux infirmes et aux convalescents. *Volucrum ova validum quid et nutriens et inflans habent : validum quidem, quia animalis generatio est; nutriens, quia lac est pulli; inflans, quia ex parva mole in multam diffunduntur.* (Hipp., *de Vict. rat. san.*) — Ce sont les œufs frais qui sont les meilleurs et les plus sains : on appelle ainsi ceux qui sont récemment pondus, et même tous ceux qui conservent encore cette partie qu'on nomme le *lait*, et qu'on trouve d'abord en les ouvrant, quand ils ne sont pas trop cuits. De Réaumur a trouvé un moyen simple et facile de conserver les œufs frais pour les voyages de mer et les saisons où les poules ne pondent que très-rarement : il consiste à enduire les œufs de deux ou trois couches du vernis le plus commun, ou d'une légère couverture de graisse de mouton, d'huile, ou de cire liquéfiée, pour empêcher l'accès de l'air extérieur. L'expérience prouve que les œufs peuvent se conserver de cette manière pendant plus de six mois. Mais, pour plus de sûreté et pour les garder frais plus long-temps, il faut choisir des œufs non fécondés : autrement le germe étouffé sous le vernis en corromprait une partie. Les œufs ainsi vernissés ont encore l'avantage de pouvoir être couvés fructueusement, pourvu qu'on n'attende pas au-delà de six semaines, et qu'on les dépouille de leur vernis avant que de les soumettre à l'incubation. Ceci est encore un moyen d'élever des oiseaux étrangers, qu'on ne peut transporter vivants hors de leur pays sans beaucoup d'embarras, et qui, pour l'ordinaire, n'engendrent pas hors de leur patrie.

IX. L'*outarde* (*otis* ; *otis tarda*, L.), oiseau de la grandeur du coq d'Inde, qui ne vient dans nos pays que dans le fort de l'hiver. Les outardes sont alors en grandes bandes dans les plaines, et ne se séparent qu'en mai, qui est la saison de leurs amours. La chair de cet oiseau a le goût de celle du dindon, et est très-dure; on peut à peine la ramollir par l'ébullition dans l'eau en vaisseaux clos ; c'est un aliment qui ne peut être bien digéré que par les personnes fortes et robustes. Hippocrate en recommandait l'abstinence à ceux qui étaient affectés de l'épilepsie. (Lib. *de Morb. sævo.*)

X. Le *moineau* (*passer* ; *fringilla domestica*, L.). Cet oiseau, quoique gras dans sa jeunesse, n'est guère recherché comme aliment. Sa chair est maigre, sèche, peu ragoûtante et dure (1).

XI. La *perdrix* (*perdix*). Il y en a trois espèces principales : 1° la perdrix grise (*tetrao perdix*, L.), que l'on rencontre dans l'Europe tempérée et dans le Nord. Sa chair est très-savoureuse, facile à digérer, et est un bon aliment ; on la laisse faisander pendant quelques jours. La vieille perdrix est excellente en ragoût et en pâté. La chair de cet oiseau fournit un bouillon d'un bon suc, restaurant et très-avantageux aux personnes épuisées et aux convalescents. Elle contient beaucoup de fibrine, et sous ce rapport elle convient aux pituiteux. 2° La *perdrix rouge* (*tetrao rufus*, L.), que l'on trouve plus communément dans les pays chauds, et dont les sucs sont plus animalisés que ceux de la première. 3° La *bartavelle* (*perdix græca*, *tetrao græcus*, L.), qui est commune en Italie, et qu'on rencontre aussi dans les montagnes de la Suisse : celle-ci a une saveur plus exquise encore que les précédentes. Arétée recommandait l'usage de la chair des perdrix dans l'éléphantiasis. Hippocrate prescrivait ces oiseaux rôtis sans assaisonnements, dans les flux de ventre. (Lib. III, *de Diæta.*)

XII. Le *faisan* (*phasianus* ; *phasianus colchicus*, L.), oiseau des bois, originaire de la Colchide ; le fleuve du Phase lui a donné son nom. Sa chair a un goût exquis, se digère aisément, et fournit un excellent aliment. On la garde durant quelques jours, pour qu'elle se ramollisse par un commencement de putréfaction ; c'est de là qu'est venu le mot *faisandé* ou *mortifié*, qu'on donne communément aux viandes qu'on laisse un peu s'altérer en ne les mangeant que quelques jours après que l'animal a été tué.

XIII. La *grive* (*turdus* ; *turdus viscivorus*, L.). Il y en a plusieurs espèces, qui vivent de baies et d'insectes. Elles sont nourrissantes et faciles à digérer; c'est aux approches de l'hiver qu'elles sont les meilleures à manger. Les grives aiment passionnément la graine de jusquiame. Dans les vignobles elles mangent beaucoup de raisin, dont elles sont très-gourmandes, et s'en remplissent dans le temps des vendanges, ce qui les engraisse considérablement, et a donné lieu au proverbe *saoul comme une grive*. C'est l'espèce appelé *petite grive* (*turdus musicus*, L.) qui est la plus délicate et la plus agréable au goût; c'est pourquoi Martial lui a donné le premier rang parmi les oiseaux, comme il l'a donné au lièvre parmi les quadrupèdes.

XIV. Le *merle* (*merula* ; *turdus merula*, L.), oiseau du même genre que les étourneaux et les grives, qui émigre en automne et revient au printemps. Il y en a plusieurs espèces. Les merles qui n'émigrent pas sont presque tous mâles. La chair de ces oiseaux n'est estimée que dans le temps des vendanges, parce qu'ils mangent alors du raisin ; mais elle est amère lorsqu'ils sont réduits à vivre de baies de genièvre, de raisin, de lierre, etc.

---

(1) On s'abstenait autrefois de cet oiseau, parce que, par suite d'un préjugé vulgaire, on le croyait sujet à une sorte d'épilepsie vénérienne. (I. B.)

XV. Le *coq de bruyères* (*uro-gallus; tetrao uro-gallus*, L.), dont il existe deux espèces, se plaît dans les lieux plantés de pins, de sapins, sur les montagnes et dans les pays du Nord. Il vit, pendant l'hiver, de bourgeons de sapins, dont il conserve la saveur; et durant l'été, de baies et d'insectes. Cet oiseau est très-recherché par les gourmands; sa chair a un goût exquis; mais elle est un peu dure, sèche et ne se digère pas bien aisément.

XVI. La *mésange* (*parus; parus major*, L.), genre de petits oiseaux très-beaux, dont il existe beaucoup d'espèces. On rencontre les mésanges en automne dans les jardins et dans les bois. Elles vivent de noix, de mouches et de charognes. On fait rarement usage de la chair de ces oiseaux, qui n'a rien d'exquis: au contraire, elle a un goût désagréable, et ne se digère pas aisément.

XVII. Le *pluvier doré* (*pluvialis; charadrius pluvialis*, L.). Sa chair est délicate, d'un goût agréable et facile à digérer. Cet oiseau devient quelquefois très-gras: aussi dit-on en proverbe, *gras comme un pluvier*. Malgré cet embonpoint excessif et sa délicatesse, sa chair est peu nourrissante.

XVIII. Le *râle d'eau* (*rallus; rallus aquaticus*, L.) a une saveur agréable, mais se digère difficilement.

XIX. La *bécasse* (*scolopax, rusticola major; scolopax rusticola*, L.) habite les lieux marécageux, et fournit un excellent aliment en automne: elle a une saveur exquise, est très-nourrissante, mais ne se digère pas facilement.

XX. La *bécassine* (*gallinago, rusticola minor; scolopax gallinago*, L.), oiseau passager qui se plaît dans les marais et au bord des ruisseaux. On en voit beaucoup dans les départements méridionaux de la France: elles sont très-communes en Hollande pendant l'hiver. La chair de cet oiseau est un mets très-délicat et fort recherché; elle est plus sapide et plus aisée à digérer que celle de la bécasse.

XXI. L'*étourneau, sansonnet* (*sturnus; sturnus vulgaris*, L.), oiseau très-connu par la beauté de son plumage, et dont il y a bien des espèces. Il vit dans les marais et dans les étangs. On lui fait la chasse dans le temps des vendanges, parce qu'alors il est gras et bon à manger. Les anciens estimaient beaucoup la chair des étourneaux, et en servaient souvent sur leurs tables. De nos jours, bien des gourmands recherchent cet oiseau; mais sa tête exhale un peu l'odeur de fourmi, c'est pourquoi on l'ôte avant que d'apprêter l'oiseau; on le dépouille aussi de sa peau, qui conserve, même après avoir été lavée plusieurs fois dans de grandes quantités d'eau, une amertume qui ne plaît guère.

XXII. Le *vanneau* (*vanellus; tringa vanellus*, L.), oiseau aquatique et fissi-pède, qui ne fréquente que les lieux frais et humides. On en fait la chasse vers le milieu de novembre jusqu'en janvier. Sa chair est grasse, tendre, facile à digérer, mais n'est pas un excellent aliment. En Sologne, les habitants des campagnes font d'excellentes omelettes avec les œufs de vanneau. En Hollande, où ces oiseaux abondent, on recherche beaucoup les œufs par rapport à leur délicatesse.

XXIII. Le *canard* (*anas; anas boschas*, L.), oiseau aquatique palmé, dont il y a plusieurs espèces: les principales sont le sauvage et le domestique. C'est le premier qui a fourni le second, auquel il se mêle volontiers. L'un et l'autre sont gourmands et insatiables: souvent leur gloutonnerie leur est funeste. Ils cherchent, en tâtonnant, leur nourriture dans la boue et la fange; ils vivent d'insectes, de vers, de poissons pourris, de grenouilles, de crapauds et de mauvaises herbes; ils mangent aussi les immondices des basses-cours. Lorsqu'il doit y avoir de l'orage, ils crient plus fort que de coutume, battent des ailes et se jouent sur l'eau. Le canard sauvage a une saveur plus agréable et est plus facile à digérer que le canard de basse-cour. Le premier s'exerce beaucoup, et sa chair est plus animalisée: l'autre vit presque dans l'inaction et se nourrit de bien plus d'ordures. Les jeunes canards ont un tissu visqueux, et sont moins solubles que ceux qui sont un peu plus âgés. La chair du canard est agréable et saine; rôtie et peu cuite, elle est plus tendre, plus succulente et de meilleur goût. C'est à tort que l'école de Salerne lui a fait le reproche de renouveler la fièvre quarte; l'excès seul en cela, comme en toute autre chose, peut produire un semblable effet.

XXIV. La *sarcelle, cercelle, gar-sote* (*querquedula*), oiseau aquatique du genre des canards, dont il est plusieurs espèces (*anas querquedula*, L., et *anas greeca*, L.). Sa chair est d'un goût exquis et d'une digestion très-aisée. Les sarcelles de l'Amérique, notamment à la Louisiane, sont d'une saveur très-agréable et d'une grande délicatesse. On trouve souvent dans leur estomac de petits cailloux, des herbes et des semences de plantes aquatiques. Les sarcelles de l'île de Cayenne sont aussi très-estimées ; elles ont un excellent goût, tandis que tout le gros et le menu gibier de ce pays est coriace, et sent l'huile ou le musc.

XXV. La *foulque*, *poule d'eau* (*fulica*, *gallina aquatica*), oiseau aquatique et du genre des plongeurs, dont les espèces principales sont : 1° la *foulque*, appelée le *diable de mer* ou *morelle* (*fulica atra*, L.) ; 2° la *macreuse* de la baie d'Hudson ; 3° la *poule d'eau* du Mexique ; 4° la *monette*. — La foulque offre une singularité remarquable, c'est que ses côtes sont doubles et se croisent. Elle se nourrit d'herbes et de semences. Sa chair est bonne à manger, quoique un peu marécageuse, et est un bon aliment, facile à digérer. — La macreuse est un oiseau aquatique ou espèce de canard de mer. Sa chair est réputée maigre, et tient de la nature de celle du poisson. Elle est dure, coriace et d'un goût sauvage ; mais l'habileté des cuisiniers fait disparaître la plupart de ces défauts. — La poule d'eau, dont il est deux espèces, la grande et la petite, a une chair très-savoureuse, qui possède les mêmes qualités que celle de la sarcelle. — La monette est un oiseau aquatique peu charnu, très-commun en Irlande. Sa chair ressemble par ses qualités à la macreuse. Ses œufs sont excellents, et gros comme ceux de la canne. Le blanc de ces œufs ne se durcit point dans l'eau bouillante, et reste toujours comme une gelée.

XXVI. L'*hirondelle de mer* (*sterna*), dont il existe deux espèces, la grande (*sterna hirundo*, L.) et la petite (*sterna nigra*, L.). C'est la dernière qu'on préfère ; mais en général leur chair est peu tendre et soluble, et leur saveur n'est pas agréable.

XXII. Le *cygne* (*cygnus*, *anas cygnus*, L.), c'est le plus grand oiseau de tous les palmipèdes ; sa chair est ferme, solide, peu soluble et très-difficile à digérer ; mais les jeunes sont tendres, délicats et assez bons à manger. — Il est beaucoup d'autres oiseaux de cette classe qui peuvent être employés dans l'usage alimentaire. La plupart sont des oiseaux de mer qui vivent de poissons ; ils sont tendres et aisés à digérer. Ils ont pour l'ordinaire une odeur forte et une saveur de poisson, ce qui fait que bien des personnes répugnent à en manger.

§ V. *Des poissons.* — La chair de la plupart des poissons est tendre et d'une digestion facile ; néanmoins elle nourrit peu, ainsi que l'avait déjà remarqué Hippocrate, et ne répare pas autant les forces que celle des quadrupèdes et des oiseaux. Elle se putréfie aussi beaucoup plus rapidement, et donne de l'ammoniac à la distillation ; l'azote y est faiblement uni aux autres principes, de même que dans la chair des animaux à sang froid ; aussi la plus légère cause suffit pour l'en séparer. — Il paraît que les poissons fournissent abondamment la matière prolifique : on voit beaucoup plus d'enfants dans les villes maritimes que partout ailleurs ; la population est extrêmement considérable au Japon et à la Chine, où l'on ne vit presque que de poissons. Ainsi les fondateurs d'ordres religieux, comme l'observe judicieusement Montesquieu, qui voulurent asservir à la loi impraticable de chasteté leurs malheureuses victimes, avaient totalement manqué leur but en leur prescrivant l'usage habituel du poisson. — Les poissons cartilagineux sont tendres et solubles ; ils contiennent beaucoup de gélatine, sont très nourrissants, et même plus que ceux dont le tissu est sec et ferme. Les poissons huileux nourrissent beaucoup aussi, mais ils se digèrent difficilement, à raison de leur grande quantité d'huile ; l'anguille, le saumon, le hareng, en sont des exemples. Les pêcheurs de harengs prennent de l'embonpoint, sans éprouver de diminution de forces, en ne vivant uniquement que de ces poissons ; ce qui leur arrive durant un certain temps de l'année. — Les anciens distinguaient, d'après Hippocrate, deux sortes de poissons : 1° ceux appelés *littorales*, *saxatiles*, qui ont une chair blanche, molle, agréable, et qu'on rencontre dans l'eau la plus pure, parmi les sables et les cailloux, dans les fleuves et les rivières, et sur les côtes de la mer ; 2° ceux qui sont gras et visqueux, qui vivent dans des eaux stagnantes et bourbeuses, qui habitent le limon des fleuves, des rivières, des étangs, etc., et que pour cette raison on peut appeler *limoneux*. Les premiers sont légers et faciles à digérer ; Galien en conseillait l'usage aux convalescents, de préférence à tout autre aliment. Les autres se digèrent moins aisément, et ont une chair d'une qualité bien inférieure à ceux qui s'exercent continuellement dans les eaux claires, limpides et courantes. *Quicunque vero pisces in lutosis et aquosis locis alimenta habent, velut capitones, mugiles, anguillæ et reliqui hujusmodi, graviores sunt, propterea quod ab aqua et luto, et in his nascentibus alimenta habent, a quibus etiam spiritus in hominem ingrediens ipsum lædit et gravat.* (HIPP., *de Diæta*, lib. II.). Ceux-ci sont, ainsi que je l'ai déjà dit, de même que les poissons de mer, très-solubles et très-salubres, surtout lorsqu'ils sont bouillis. Frits ou rôtis, ils ne sont pas aussi sains : leur chair étant froide et insipide, il convient d'y mêler des assaisonnements.

A. *Des poissons de fleuves et de rivières.*

I. L'*esturgeon*, *éturgeon* (*acipenser*, *sturio*), poisson cartilagineux, c'est-à-dire qui, au lieu d'os, a des cartilages. Il en est deux espèces principales et intéressantes par leur utilité : l'esturgeon commun (*acipenser sturio*, L.), qui est très-estimé des gourmands, et le grand esturgeon (*piscis ichthyocolla*; *acipenser huso*, L.), dont la chair n'est pas excellente, mais dont on retire la colle de poisson. — L'esturgeon est primitivement un poisson de mer. Tant qu'il y reste, il ne devient pas bien gros, et sa chair n'est pas fort bonne ; mais, quand il remonte dans les fleuves, il y devient extrêmement grand. Il a ordinairement neuf pieds de long, et pèse jusqu'à trois cents livres : sa longueur, dans la mer, excède à peine un pied et demi, deux pieds. C'est dans les grands fleuves qu'on rencontre l'esturgeon, comme dans le Nil, le Don, le Pô, le Danube et le Rhin. On le pêche aussi dans les grandes rivières. On le prend dans le Rhin depuis le mois de mai jusqu'en septembre. La chair du dos a le goût de celle du veau, et celle du ventre celui du cochon. On préfère la chair des mâles; elle est néanmoins d'une digestion difficile, par rapport à la grande quantité de graisse dont elle est surchargée. Lorsqu'elle a été desséchée ou salée, elle n'est pas si agréable au goût; elle est plus pesante, plus indigeste, et ne peut convenir qu'aux estomacs forts et robustes. Les laitances de l'esturgeon sont extrêmement délicates et très-recherchées. Comme il se rencontre dans les mêmes endroits que le saumon, les pêcheurs le nomment le *conducteur des saumons*. On donne le nom de *caviar* aux œufs d'esturgeon préparés. Le caviar forme une branche considérable de commerce en Hollande; il est très-recherché des Moscovites et des Italiens, qui le regardent comme un mets fort délicat; mais il est malsain et fiévreux.

II. L'*alose* (*alosa*; *clupea alosa*, L.), que quelques naturalistes regardent comme une espèce de hareng, est un poisson de l'Océan, qui remonte dans les fleuves et les rivières au mois d'avril, temps auquel on le pêche, et où il est le meilleur. Il faut que l'alose ait séjourné quelque temps dans l'eau douce des fleuves, pour devenir grasse et d'une saveur agréable; car, au sortir de la mer, elle est sèche et d'un mauvais goût.

III. Le *barbeau* (*barbo*; *cyprinus barbus*, L.), poisson d'eau douce. Sa chair est fade, visqueuse et peu agréable au goût, mais assez facile à digérer. On doit éviter de manger les œufs du barbeau, car ils excitent des nausées et purgent par haut et par bas, surtout au printemps.

IV. La *brême* (*brama*; *cyprinus brama*, L.), poisson d'eau douce. Sa chair est molle, grasse, de médiocre qualité, et se digère difficilement.

V. La *bondelière* (*cyprinus ballerus*, L.), vit dans les fleuves et les étangs. On la regarde comme un des meilleurs poissons.

VI. La *vandoise* (*cyprinus leuciscus*, L.) a une saveur agréable et se digère assez facilement. On se sert de ses écailles pour faire des perles artificielles.

VII. Le *brochet* (*lucius*; *esox lucius*, L.), poisson de lacs, d'étangs et de rivières, qui est très-vorace et carnivore; il avale d'autres poissons presque aussi gros que lui. On a trouvé quelquefois des *tænia* attachés à ses intestins. Les brochets des grandes rivières et des lacs sont plus estimés. La chair de ces poissons est ferme et un peu difficile à digérer. Elle est néanmoins très-estimée, et fournit une bonne nourriture. Son foie est très-recherché par les gourmands. Ses œufs excitent le vomissement et la diarrhée, et les gens du peuple en mangent quelquefois pour se purger.

VIII. La *perche* (*perca*; *perca fluviatilis*, L.), poisson de mer et de rivière, à nageoires épineuses. La chair de la perche de mer est tendre et beaucoup meilleure que celle de la perche de rivière. On dit que la première n'entre jamais dans l'eau douce, et que celle de rivière n'entre point dans la mer. Cette dernière se plaît uniquement dans les fleuves et les rivières dont le cours est lent et tranquille. Sa chair est très-délicate, d'un goût exquis et se digère aisément. On mange les œufs de la perche femelle grillés ; ils sont sains et d'une saveur agréable.

IX. Le *saumon* (*salmo*; *salmo salar*, L.), poisson de l'Océan, qui remonte les fleuves. On en trouve beaucoup dans le Rhin dès le commencement du printemps. Ces poissons se plaisent surtout à remonter quand les eaux sont grossies et troubles ; il y en a qui pèsent jusqu'à soixante livres. Ils sont, comme beaucoup d'autres, sujets à nourrir dans leurs entrailles des vers plats. Ils ont la peau un peu épaisse, et la chair entremêlée partout de graisse, surtout vers le ventre et la tête. Leur chair est blanchâtre avant d'être cuite ; mais, lorsqu'elle a subi la coction, ou qu'elle a été salée, elle devient rouge. C'est, en général, un aliment très-rassasiant et bon pour les estomacs forts et robustes. Le saumon frais a un meilleur goût que celui que l'on a salé. La hure et le ventre du saumon sont très-recherchés ; mais l'un et l'autre sont moins aisés à digérer que les autres parties, parce qu'ils contiennent beaucoup de graisse. Les saumoneaux sont d'une digestion très-facile et très-nourrissants. On vante les saumons de la Tamise, du Rhin, de la Moselle, de la Loire, de la Garonne, de la Dordogne et de l'Allier; ceux qu'on pêche en Laponie sont, au rapport des voyageurs, les plus excellents saumons de l'Europe.

X. L'*ombre* (*thymallus*; *salmo thymallus*, L.). Sa chair est aisée à digérer et fournit un très-bon aliment.

XI. La *truite* (*trutta*; *salmo fario*, L.), poisson de rivière, qui est vorace et carnivore. Sa chair est un excellent aliment très-soluble, d'un goût exquis, qui convient parfaitement aux convalescents, aux infirmes et aux valétudinaires. Il y en a deux espèces : on donne la préférence à celle appelée *truite saumonée* (*salmo trutta*, L.). Sa chair, lorsqu'elle est cuite, est rougeâtre, à peu près comme celle du saumon, d'où elle a tiré son nom, et elle a un goût plus exquis que l'autre espèce.

B. *Des poissons limoneux.*

I. L'*anguille* (*anguilla*; *muræna anguilla*, L.), poisson allongé comme le serpent, revêtu d'une peau glissante sans écailles apparentes, vorace et carnivore, et le seul des poissons d'eau douce qui entre dans la mer. L'anguille reste presque toujours sous l'eau, dans le limon ; si elle s'élève, ce n'est qu'à l'approche des orages, l'électricité atmosphérique lui causant alors de l'agitation. Sa chair est un mets très-agréable ; mais elle se digère difficilement par rapport à la graisse dont elle abonde. Il convient de la manger rôtie avec des assaisonnements, pour en aider la digestion. On ne trouve point d'anguilles dans le Danube, ni dans les autres rivières qui se jettent dans ce fleuve ; bien plus, si l'on y en met, elles ne tardent pas à y périr : on ne connaît point la cause de ce phénomène.

II. Le *goujon*, *bouillerot* (*gobius fluviatilis*; *cobitis barbatula*, L.). Sa chair est dure, coriace, et est mise avec raison au nombre des aliments grossiers et indigestes.

III. La *carpe* (*cyprinus*; *cyprinus carpio*, L.), poisson d'eau douce extrêmement fécond, qu'on trouve abondamment dans les rivières, les étangs, les marais, et jamais dans la mer. La carpe vit très-long temps, et acquiert dans certaines rivières un gros volume. Elle réussit très-bien dans les étangs, et il semble que ceux-ci lui soient destinés : néanmoins la carpe qui y vit n'est pas aussi bonne que celle de rivière. Elle fraie dans les mois de mai et de septembre, et alors elle n'est pas aussi bonne à manger, parce qu'elle est maigre et insipide, comme cela arrive à presque tous les autres poissons durant le frai : elle est dans sa grande bonté dans les mois de février, mars et avril. La carpe est un excellent aliment, qui se digère aisément. On a observé que son usage avait réveillé les accès de goutte chez ceux qui sont sujets à cette maladie. La laitance de ce poisson est un mets très-délicat, et qui fournit une nourriture substantielle.

IV. La *loche* (*cyprinus gobio*, L.), petit poisson de rivière et d'étang. Sa chair est d'une qualité très-médiocre ; on la mange ordinairement en friture.

V. La *lamproie* (*lampetra*; *petromyzon fluviatilis*, L.), poisson de mer cartilagineux, qui remonte les fleuves et les rivières au mois d'avril. La lamproie est meilleure à manger au printemps que dans les autres saisons. Sa chair est tenace et a la saveur du limon; elle est très-nourrissante, et, dit-on, augmente l'humeur séminal; mais elle est peu soluble et se digère difficilement. De la Condamine rapporte qu'il y a dans la rivière des Amazones des lamproies qui jouissent, comme la torpille, de la propriété de faire éprouver la commotion électrique à ceux qui les touchent de la main ou avec un bâton.

VI. La *lotte* (*mustela fluviatilis*; *gadus lota*, L.), poisson à nageoires molles et épineuses, qu'on rencontre dans les lacs et les rivières, surtout dans la Saône et dans l'Isère. Sa chair est d'une saveur exquise et est un excellent aliment qui se digère aisément. Son foie est très-recherché, et très-volumineux relativement à son corps. Ses œufs sont mauvais et purgent violemment, comme ceux du brochet et du barbeau.

VII. La *tanche* (*tinca*; *cyprinus tinca*, L.), poisson de lac, d'étang et de marais, à nageoires molles. La tanche est sujette au *tænia*: Geoffroi le jeune en trouva un dans une tanche fort saine et fort grasse. Ce ver était semblable au tænia qu'on rencontre dans l'homme, avec cette seule différence qu'il n'était pas découpé par anneaux; il était entier et long de deux pieds et demi. La chair de ce poisson a un assez bon goût, surtout lorsqu'il vit dans une eau claire et non stagnante; mais elle nourrit médiocrement, et se digère difficilement.

C. Des poissons de mer.

I. La *morue* et la *merluche*, poissons de mer, à nageoires molles, de la famille des *gadus* (*gadus morhua*, L.), que l'on trouve dans l'Océan septentrional, et surtout auprès de Terre-Neuve, ainsi que dans la mer Baltique. Ces animaux vivent de poissons et de cancres. Leur pêche a commencé dans l'année 1500; elle a lieu depuis la fin de juin jusqu'en octobre. Lorsque ces poissons sont frais, ils ont une saveur exquise et sont très-nourrissants. Les mâles valent beaucoup mieux que les femelles. Quant à ceux qu'on envoie dans nos pays, secs et salés, ils ne sont pas d'une digestion facile. Ils empruntent tout ce qu'ils ont d'agréable au goût des assaisonnements qu'on y joint; mais, quoiqu'on les fasse macérer long-temps dans l'eau, ils sont toujours durs, coriaces, et par conséquent peu solubles.

II. Le *merlan* (*merlangius*; *gadus æglefinus*, L.), poisson de l'Océan qui est très-abondant dans la mer Baltique et vers les rivages de la France septentrionale. Il vit de poissons comme les précédents. La chair du merlan est molle, tendre, légère, et meilleure rôtie que bouillie: elle est très-nourrissante, et on en peut permettre l'usage à tous les âges et à toutes les constitutions, même aux malades et aux convalescents. Le merlan salé n'est pas aussi sain ni aussi facile à digérer.

III. L'*anchois* (*clupea*; *clupea encrasicolus*, L.), petit poisson de la Méditerranée, très-délicat et sans écailles, qu'on envoie salé dans la plupart des pays. Il est un assaisonnement qu'on mêle aux autres mets dont on veut corriger la viscosité. On en use aussi pour exciter l'appétit. Les meilleurs anchois sont ceux qui sont salés depuis peu, tendres, blancs au dehors, rougeâtres au dedans, petits, gras et fermes. Les Grecs et les Latins faisaient avec l'anchois liquéfié dans sa saumure une sauce qu'ils appelaient *garum*, et qui servait d'assaisonnement aux autres poissons.

IV. Le *hareng*, (*halec*, *harengus*; *clupea harengus*, L.), poisson de passage, qui vient en troupe immense du fond du Nord, et surtout des lacs de Kamtschatka, dans les mers d'Allemagne. La pêche de ce poisson, qui a commencé l'an 1565, a lieu vers la fin du mois de juin, et finit en décembre. Il y a plusieurs espèces de harengs que distinguent fort bien les marchands de la Belgique. Les harengs frais ont la chair blanche, une saveur exquise et se digèrent très-aisément; mais, dans l'état de salure, qui est celui dans lequel nous les recevons, ils sont indigestes et malsains. Ceux qui sont dessalés sont moins malfaisants. Les *harengs saures* ou enfumés sont très-secs, durs et pernicieux.

V. La *sardine* (*sardina*; *clupea sprattus*, L.), petit poisson de mer, à nageoires molles, du genre des aloses, qu'on pêche dans la Méditerranée et sur l'Océan. Elle ne diffère guère de l'anchois, et on l'emploie de même, principalement comme assaisonnement. On exprime des sardines une huile qui fait un objet de commerce. On les sale, et on les conserve par ce moyen.

VI. Le *thon* (*thymnus*; *scomber thymnus*, L.), grand poisson de la famille des cétacés, du poids d'environ cent livres. Il sort de l'Océan au commencement de l'été, et se jette dans la Méditerranée, où l'on en prend de grandes quantités. Sa chair est rouge, ferme, très-nourrissante, et approche par son goût de celle du veau ; mais elle est pesante, et ne se digère pas aisément dans les estomacs faibles et délicats. Elle est encore moins aisée à digérer lorsqu'elle a été salée ; et c'est dans cet état qu'on l'envoie dans toute l'Europe, dépecée par tronçons, sous le nom de *thonine*. La partie la plus délicate est la poitrine.

VII. Le *dauphin, marsouin* (*delphinus; delphinus phocœna*, L.), grand poisson de la famille des cétacés. Sa chair ressemble à celle du bœuf et du cochon, mais elle est noirâtre, exhale une mauvaise odeur et se digère difficilement. On en retire de la graisse et du lard, ce qui lui a fait donner aussi le nom de *cochon de mer*.

VIII. La *raie* (*raia*, L.), poisson cartilagineux dont il existe plusieurs espèces. Toutes sentent le sauvagin, et répandent une odeur de mer, qui se perd en les gardant quelque temps. La raie transportée est meilleure que celle que l'on mange fraîche : la chair de celle-ci est dure et de difficile digestion ; mais, lorsqu'elle a été mortifiée à un certain degré, elle est un bon aliment, et qui se digère assez bien. On estime beaucoup son foie dans l'intérieur de la France, et on en fait peu de cas sur les côtes maritimes, en Angleterre et en Hollande.

IX. Le *maquereau* (*scomber; scomber scombrus*, L.), poisson de mer, ainsi appelé, parce qu'au commencement du printemps il suit les petites aloses, auxquelles on a donné le nom de *pucelles*, et les conduit à leurs mâles. Les maquereaux passent, dit-on, l'hiver dans le Nord ; au printemps ils se jettent dans l'Océan atlantique : de là une colonne va se rendre dans la Méditerranée, et l'autre rentre dans la Manche ; une partie de celle-ci se jette dans la mer Baltique, et une autre s'en retourne dans le Nord. La chair du maquereau est grasse, compacte, sans arêtes, facile à digérer, d'une saveur qui plaît beaucoup, et nourrissante. Les Islandais méprisent ce poisson au point de ne pas vouloir le pêcher.

X. Le *scorpion de mer, rascasse* (*scorpæna; scorpæna horrida*, L.), poisson à nageoires épineuses, qui vit sur les rivages et dans la fange. Il est tellement hérissé d'aiguillons qu'on ne peut le prendre que par la queue ; ses piqûres causent une inflammation qu'accompagnent de vives douleurs. Sa chair est dure ; mais, gardée quelque temps, elle s'amollit et devient tendre : on la mange bouillie avec du vinaigre ; rôtie, elle est mauvaise. L'eau dans laquelle on cuit ce poisson jouit de la propriété de relâcher le ventre.

XI. Le *turbot, rhombe* (*rhombus; pleuronectes rhombus*, L.), poisson de mer, à nageoires molles, de figure rhomboïde, vorace, et dont il existe plusieurs espèces. On pêche de grands turbots à l'embouchure du Rhône : l'Océan en fournit de bien plus grands encore. On y en voit de cinq coudées de long, de quatre de large et épais d'un pied. Le turbot est appelé aussi *faisan d'eau*, à cause de la délicatesse de sa chair, qui est blanche, ferme, succulente et très-facile à digérer.

XII. Le *lamantin* (*trichecchus manatus*, L.), appelé par les Espagnols *manati*, a été confondu très-souvent avec l'hippopotame, le phoque, le lion marin, etc. Ce poisson fait la nuance entre les quadrupèdes et les cétacés. On le rencontre dans la rivière des Amazones et dans plusieurs autres grands fleuves d'Amérique. Il y a aussi des lamantins dans le Nil, dans le Sénégal, à la Chine et dans le Canada. Il y en a qui pèsent mille à douze cents livres. La chair et la graisse de ces poissons sont analogues à celles du veau. Ils ont le long du corps une couche de lard de quatre ou cinq pouces d'épaisseur, ferme et peu différent de celui du cochon, qui, fondu, peut suppléer au meilleur beurre, et qui ne roussit pas aisément. La chair est d'un bon goût, surtout celle prise depuis la moitié des côtes jusque sous le ventre : elle est, ainsi que les mamelles, très-délicate et très-succulente. Les habitants de la Guadeloupe, de Saint-Christophe, de la Martinique et des îles voisines, en font un fréquent usage.

XIII. La *sole* (*solea; pleuronectes solea*, L.), poisson de mer, à nageoires molles, qui devient grand dans l'Océan. On l'appelle aussi *perdrix de mer*, à cause de la bonté de sa chair, qui est saine et nourrissante.

XIV. Le *rouget, morrude, galline* (*rubellio; mullus barbatus*, L.), poisson de mer, à nageoires épineuses, qui a à peu près la figure de l'hirondelle de mer. Il a été appelé *rouget*, parce qu'il est rouge en dehors : il est très-vorace et dévore les petits poissons. Sa chair est blanche, ferme et à peine gluante ; elle est de très-bon goût, et passe pour être très-prolifique.

XV. La *limande* (*pleuronectes limanda*, L.), poisson de mer plat, peu large et à nageoires molles. Sa chair est blanche, molle, un peu gluante, d'un assez bon goût et facile à digérer.

XVI. L'*éperlan* (*salmo eperlanus*, L.), petit poisson ainsi nommé à cause de sa blancheur, qui ressemble à celle des perles. Il naît dans la mer, et remonte ensuite dans les rivières, notamment dans la Seine. Les éperlans les plus recherchés sont ceux qu'on prend vers Caudebec, depuis la fin de l'été jusqu'à la fin de l'hiver. La chair de ce poisson est tendre, d'un goût exquis, sentant la violette, d'une digestion facile, mais peu nourrissante ; elle convient à tous les âges et à toutes les constitutions.—Il y a aussi un éperlan de mer qui a le corps plus épais et plus court. Il n'est bon qu'au sortir de la mer : autrement il est insalubre.

XVII. La *dorade* (*aurata vulgaris*; *sparus aurata*, L.), poisson de mer, ainsi appelé d'une ligne couleur d'or qui s'étend depuis sa tête jusqu'à sa queue. La dorade est très-commune dans les deux Indes, en Afrique et dans la Méditerranée. Elle a un bien meilleur goût en été qu'en hiver. On en fait un très-fréquent usage dans les départements méridionaux de la France sur la fin de l'hiver. Sa chair est blanche, ferme, d'une saveur agréable et facile à digérer.

D. *Des amphibies.*

On a donné le nom d'amphibies aux animaux qui vivent alternativement sur terre et dans l'eau. Ils font en quelque sorte la nuance entre les animaux terrestres et les poissons, et participent des qualités des uns et des autres. Les amphibies se rapprochent beaucoup des poissons par leurs qualités alimentaires ; ils vivent, pour la plupart, dans des lieux marécageux, et font peu d'exercice. Il n'y a dans cette classe que la grenouille et la tortue qui soient employées comme aliments.

I. La *tortue* (*testudo*, L.), animal amphibie et ovipare, dont il est trois principales espèces : la tortue de terre, la tortue de mer, et la tortue d'eau douce, qui diffèrent peu par leurs qualités alimentaires. La chair des tortues est très-excitable ; elle a cela de commun avec celle de tous les animaux à sang froid. Leur cœur a trois ventricules. — Les pêcheurs prennent les tortues de mer en les renversant sur le dos. Les insulaires des Antilles en distinguent trois espèces : la *tortue franche*, la *caouanne* et le *caret*. La première, appelée *jurucua* par les Brasiliens, et *turtaruga* par les Portugais, est très-recherchée par les marins pour sa chair et ses œufs, qui sont excellents. Une seule tortue de cette espèce peut donner jusqu'à deux cents livres d'une chair blanche, qui ressemble beaucoup par ses propriétés à celle des jeunes quadrupèdes, et qu'on sale : la femelle pond plus de deux cents œufs, que l'on peut garder très-long-temps. L'écaille de la *tortue franche* et de la *caouanne* a pour l'ordinaire quatre pieds six pouces de long sur quatre de large. Ces deux espèces se ressemblent assez pour la forme ; mais la chair de la caouanne est noire, filamenteuse et de mauvais goût, et elle fournit une huile qui n'est bonne que pour la lampe. Le *caret* est très-gros, et son écaille très-recherchée ; mais sa chair est moins délicate que celle de la tortue franche. Il est encore une autre espèce de tortue appelée *tortue verte*, dont l'écaille est plus verte que celle des précédentes, très-déliée et très-transparente. La chair fraîche de cette espèce est aussi délicate que celle du meilleur veau. — Les œufs de tortue ont la figure ronde, de la grosseur d'une balle de jeu de paume ; la coque en est très-molle, et le blanc ne se coagule pas par la chaleur, comme celui des autres œufs. — La chair de tortue donne à l'analyse une très-petite quantité d'ammoniac ; elle fournit beaucoup de gélatine, et un peu perspirable ; elle est rafraîchissante, et se digère promptement. On fait avec les tortues des bouillons adoucissants et restaurants qui conviennent très-bien dans l'étisie et dans la phthisie pulmonaire. Barrère dit que l'usage de la chair de ces amphibies délivre entièrement les nègres du *pian*. Les lépreux du Portugal vont, ainsi que les scorbutiques, au Cap-Vert, se nourrir de viande de tortue, pour obtenir leur guérison.

II. La *grenouille* (*rana*), animal amphibie, ovipare, et dont le cœur n'a qu'un ventricule. On distingue plusieurs espèces de grenouilles, dont les principales sont : la *grenouille brune terrestre* (*rana temporaria*, L.) ; la *grenouille* d'arbre, appelée aussi *rainé* ou *grenouille verte* (*rana arborea*, L.); et la *grenouille aquatique* (*rana esculenta*, L.), qui est l'espèce la plus commune. Toutes sont carnivores et se nourrissent principalement d'insectes et de reptiles. Ce sont les grenouilles aquatiques qui sont les plus recherchées et les meilleures. La chair de ces animaux diffère peu de celle des tortues : seulement elle contient moins de gélatine et est plus animalisée, ce qui la rend plus perspirable. Elle est très-excitante, un peu dure quand elle est fraîche, mais elle devient tendre au bout de quelques jours; elle se digère assez aisément, nourrit médiocrement, et est rafraîchissante et humectante. On en fait des bouillons qui servent aux mêmes usages que ceux de tortue.

E. *Des crustacés et des mollusques.*

Cette classe nombreuse ne fournit qu'un petit nombre d'espèces dont on fasse usage comme aliments. Il n'y a que quelques crustacés, telles que l'écrevisse de mer (*cancer grammarus*, L.), l'écrevisse des ruisseaux (*astacus*, L.), la langouste (*locusta*, L.), et la chevrette (*crangon*, L.), que l'on serve sur les tables. Parmi les mollusques, les huîtres, les moules et les limaçons sont les seuls dont il sera ici question.—L'une et l'autre espèce d'écrevisses ne fournissent à l'analyse qu'une petite quantité d'ammoniac; ainsi leur chair est moins animalisée que celle de la plupart des autres animaux, plus difficile à digérer et moins nourrissante. Il est des personnes qui ne peuvent manger de homars ou d'écrevisses sans éprouver presque à l'instant de fortes coliques. Il se manifeste chez d'autres, à cette occasion, une efflorescence à la peau, la même que celle dont j'ai déjà fait mention en parlant des poissons. Quelques observations, mais qui demandent d'être répétées, semblent prouver que l'usage de la chair d'écrevisses a rappelé promptement les accès de goutte chez ceux qui sont sujets à cette maladie.

I. L'*huître* (*ostrea*), genre de coquillage bivalve, dont il existe beaucoup d'espèces. C'est l'huître commune (*ostrea edulis*, L.) dont on fait usage. Quant aux huîtres vertes, qui passent pour être les meilleures, on leur donne cette couleur en les renfermant pendant trente ou quarante jours, le long des bords de la mer, dans des fosses de trois pieds, dont le fond et les parois sont tapissés d'une petite mousse verte, et qui ne sont inondées que par les hautes marées de la nouvelle et de la pleine lune; on y laisse des espèces d'écluses par où l'eau reflue jusqu'à ce qu'elle soit abaissée de moitié. Il suffit, pour rendre les huîtres vertes, de les tenir renfermées pendant quelque temps dans des anses bordées de verdure. — L'huître se digère aisément quand elle est fraîche et crue; il n'en est pas de même quand elle est bouillie ou rôtie. Elle est très-nourrissante et excite l'appétit, mais elle est peu perspirable, car elle diminue notablement la transpiration, comme le prouvent les expériences de Sanctorius et de Keil : elle relâche un peu le ventre. On mange les huîtres crues et cuites. On les a regardées avec raison comme aphrodisiaques (1).

II. La *moule, mouele, cayeu* (*musculus; mytulus*, L.), genre de coquillage bivalve de mer, de rivière et d'étang. Ce sont les moules de mer qu'on préfère pour l'usage : elles sont en effet bien plus agréables au goût et plus saines que celles de rivière et d'étang. Il faut les choisir tendres, délicates et bien nourries. Leur chair est plus ferme que celle des huîtres : elle paraît en avoir les autres propriétés, avec cette différence néanmoins qu'elle se digère plus difficilement et qu'elle produit fréquemment des efflorescences à la peau qui s'accompagnent de nausées, de vomissements et quelquefois de convulsions; ainsi leur usage doit être réputé insalubre pour les estomacs faibles et délicats. Le pétoncle, coquillage bivalve, lui ressemble par ses qualités alimentaires.

III. Le *limaçon* (*cochlea; helix pomatia*, L.), coquillage univalve, androgyne, ou hermaphrodite, et qui vit de végétaux. Il en existe plusieurs espèces. Toutes sont gluantes et visqueuses, et fournissent, quoique bien assaisonnées, un aliment grossier et pesant. Néanmoins, les Grecs et les Romains en fai-

---

(1) L'eau salée que contiennent les huîtres et qu'elles ont élaborée dans leurs organes, est un excitant utile aux estomacs faibles ou paresseux : des médecins l'ont conseillée avec succès dans certaines maladies; M. le docteur Mérat, qui est de ce nombre, croit que cette eau animale et minérale ne le cède en rien, pour ses propriétés médicinales, à des eaux minérales très-accréditées. (I. B.)

saient un de leurs mets favoris. Ces derniers avaient des garennes et des viviers où ils les engraissaient. On fait avec les limaçons des bouillons pectoraux rafraîchissants et adoucissants, propres à calmer la toux des phthisiques, après les avoir fait dégorger dans l'eau chaude. Leur chair est peu animalisée et contient beaucoup de gélatine. — Tous les autres coquillages univalves, dont on fait usage comme aliments, jouissent à peu près des mêmes qualités que les limaçons.

[Le professeur Hallé partageait les aliments qui ont pour base principale la fibrine en deux sections.

PREMIÈRE SECTION. — *Chairs blanches dans lesquelles la substance fibreuse, combinée avec la gélatine, n'est point pénétrée d'osmazôme.*

Cette section admet les cinq sous-divisions suivantes :

1° *Chairs dont la partie gélatineuse est imparfaite, glaireuse, humide,* etc.; on y comprend plusieurs jeunes animaux qu'on mange peu de temps après la naissance, comme le cochon de lait.

2° *Chairs où la substance gélatineuse est plus parfaite, sans être exempte de viscosité :* telles sont les chairs des quadrupèdes domestiques, et celles de la grenouille, de l'écrevisse, etc.

3° *Chairs blanches, tendres, gélatineuses, sans viscosité.* C'est ici qu'il faut placer les jeunes volailles de basse-cour, les jeunes gibiers à chairs blanches, le lapreau, le perdreau, etc., les merlans, limandes, soles, carpes, etc.

4° *Chairs blanches pénétrées de graisse :* telles sont celles des animaux adultes engraissés, dans lesquels la graisse, accumulée par le repos et une nourriture succulente, pénètre leurs fibres et les entretient dans une sorte de jeunesse artificielle (le chapon, la poularde, le coq d'Inde, l'anguille, les carpes grasses, l'alose, le saumon, etc.).

5° *Chairs blanches, fermes, compactes, non pénétrées de graisse.* On trouve dans cette division plusieurs petits quadrupèdes comme le lapin; des oiseaux de basse-cour, adultes, non engraissés; des poissons, comme le maquereau, la morue, la raie, l'esturgeon, le thon, etc.; enfin, parmi les grands quadrupèdes, le porc, dont la viande, naturellement blanche, devient plus ou moins rouge par l'action du sel dans les jambons et autres salaisons.

DEUXIÈME SECTION. — *Chairs colorées dans lesquelles la substance fibreuse est pénétrée d'osmazôme.*

L'auteur n'admet que deux divisions dans les chairs colorées : 1° celles qui le sont médiocrement; 2° celles qui sont très-chargées en couleur.

1° Dans la première division on trouve les quadrupèdes les plus usités parmi nous, comme le bœuf, le mouton, etc., qui font avec le pain la principale nourriture des hommes en santé; il faut y ajouter le pigeon, la perdrix, le faisan, le canard, l'oie, etc., parmi les oiseaux.

2° Dans la seconde division il faut placer les animaux dont la chair est d'une couleur beaucoup plus foncée, ou plutôt noire; de ce nombre sont des quadrupèdes sauvages, comme le daim, le chevreuil, le sanglier, le lièvre; la caille, la bécasse, la bécassine, la mauviette, parmi les oiseaux à viande noir, doivent être rapprochés de ces derniers. Plusieurs de ces oiseaux, comme les grives, les bec-figues et les ortolans, deviennent fort gras, surtout dans le temps des vendanges : le mélange de leur graisse avec leur chair sapide a quelque chose d'agréable et de délicat, très-recherché des gastronomes; mais, en général, quand ces sortes d'animaux très-colorés sont en même temps fort gras, leur graisse, suivant le professeur Hallé, s'altère beaucoup plus vite dans l'estomac, et occasionne des rapports brûlants.

CHAPITRE IV.

ALIMENTS QUI ONT POUR BASE UNE MATIÈRE CASÉEUSE ET ALBUMINEUSE.

Du lait, du beurre, du fromage et des œufs.

Le lait est le premier aliment de l'homme et d'une grande partie des animaux; il est le plus convenable dans le premier âge, et surtout celui de la mère. C'est une émulsion animale, un liquide blanc, d'une saveur douce et sucrée, qui est formée de trois parties distinctes, savoir : du *sérum*, ou petit-lait, du fromage et du beurre. Le sérum est le véhicule des deux autres substances : il contient une matière sucrée appelée *sucre de lait*, du phosphate calcaire, qui est plus abondant, toute proportion gardée, que dans les autres humeurs animales. C'est ce phosphate de chaux qui forme la base des os ; c'est pourquoi la nature l'a placé si abondamment dans le lait, pour l'accroissement et le développement des os dans les premiers temps de la vie. Le fromage est une matière concrète, blanche, grenue, douceâtre, qui se sépare facilement du sérum et de la matière butyreuse par l'action des acides ; et le beurre une huile fixe concrète, d'un goût douceâtre agréable, dont la concrétion et la séparation d'avec les autres parties du lait, par le simple mouvement, sont dues à l'absorption et à la fixation de l'oxygène de l'atmosphère, lors de la formation de la crème (1). — Les proportions du sérum, du fromage et du beurre sont, à peu de chose près, les mêmes dans les laits de vache et de chèvre ; celui de chèvre contient néanmoins un peu plus de fromage, et celui de vache un peu plus de beurre ; ce dernier a un douzième ou un treizième de sucre de lait plus que l'autre. Leurs propriétés sont à peu près les mêmes : cependant celui de chèvre est moins relâchant et plus tonique ; quelquefois il passe lentement, et même constipe. Le lait de brebis contient un quart de fromage de plus, le double de beurre, et un tiers moins de sucre : son fromage est bien plus tenace, et par conséquent ce lait est moins aisé à digérer. Celui d'ânesse contient un tiers de sucre de lait de plus que celui de vache, mais très-peu de crème, dont on ne peut faire de beurre. Spielmann n'a retiré par livre de lait d'ânesse qu'un gros et demi de fromage, qui était très-délicat. Ces trois substances se séparent spontanément par le repos ; mais aucun coagulum ne peut trancher ce lait, qui est moins gras et moins riche en fromage que celui de femme. Spielmann a obtenu de deux livres de lait de femme une once et demie de crème, qui lui a donné six gros de beurre et une demi-once d'un fromage très-agréable. Le lait de jument a le plus grand rapport avec celui d'ânesse ; mais

---

(1) D'après M. Berzélius, 1000 parties de lait écrémé contiennent eau 928,75, matière caséeuse 28,00, sucre de lait 95,00, hydro-chlorate de potasse 1,70, phosphate de potasse avec un vestige de lactate de fer 6,00, phosphate séreux 0,5. La crème contient beurre 4,5, fromage 3,5, petit-lait 92,0, sucre de lait 4,4, et des sels. (I. B.)

ce qu'il est très-important de remarquer, c'est que les proportions variables, ainsi que les propriétés médicales du lait, tiennent à l'état actuel de la santé de l'animal, à la nature des aliments dont il se nourrit et aux passions qu'il éprouve.

Le lait est un aliment adapté aux forces digestives de l'enfant qui vient de naître ; c'est celui qui lui convient davantage, à raison de la facilité avec laquelle il se digère. Le lait de la mère est surtout le plus approprié, et aucun autre ne peut le remplacer : en effet, la meilleure nourriture pour l'enfant est celle même avec laquelle il a commencé d'être, et à laquelle la nature a donné graduellement la préparation la plus convenable à l'état et au développement de ses organes. L'allaitement a ses limites, et il y a des inconvénients à allaiter trop peu comme trop long-temps. En général, l'allaitement ne doit pas durer moins de sept mois, ni plus de douze ou quinze ; et l'usage de ne donner le sein que durant neuf mois est fondé sur l'expérience et l'observation. L'allaitement prolongé au-delà d'un an ou quinze mois favorise ou augmente la disposition au rachitis, surtout lorsque la dentition se fait lentement et avec difficulté. Il convient de ne donner aux enfants, durant les trois ou quatre premiers mois de la vie, que le lait pour toute nourriture. Ce n'est qu'au bout de ce temps qu'il faut y ajouter d'autres aliments, dont on augmente insensiblement la quantité, jusqu'à l'époque du sevrage ; de cette manière on n'est pas obligé de faire de grands changements ; et c'est un avantage réel, vu qu'ils n'ont jamais lieu sans occasionner des dérangements sensibles et quelquefois funestes. — Il est des signes auxquels on reconnaît les bonnes et les mauvaise qualités du lait. Galien en jugeait par le goût, l'odorat et la vue : il jugeait bon celui qui était d'une saveur douce et sans odeur, ou d'une odeur agréable ; il exigeait qu'il fût blanc, égal, et d'une consistance moyenne. Elle doit être telle que lorsqu'on en prend une petite goutte, elle conserve sa forme ronde sans couler. Il regardait comme pernicieux celui qui était trop consistant ou trop séreux, inégal, et surtout celui dont le goût approchait de l'amer ou du salé. Primerose essayait le lait en en imbibant un linge blanc, qu'il faisait ensuite sécher, et proscrivait avec raison celui qui donnait au linge une couleur quelconque, autre que celle qui est naturelle au lait.

Lorsque le lait ne jouit pas des qualités convenables, il se digère mal, et occasionne des aigreurs, des coliques, la diarrhée, des convulsions, des obstructions mésentériques, l'étisie, etc. Quand les mauvaises qualités du lait ne peuvent pas se corriger par le régime de la nourrice, il faut en choisir une autre. Souvent aussi les aigreurs et les autres affections dont je viens de parler reconnaissent pour cause l'usage excessif des végétaux, celui des bouillies, et d'autres fois l'extrême faiblesse des organes digestifs. Dans le premier cas, il faut changer la nourriture de l'enfant; dans le second, que désigne ordinairement le lait coagulé que l'on rencontre dans les selles, il convient de faire prendre à l'enfant quelques légers toniques, et surtout l'*infusum* aqueux de rhubarbe. Les terres absorbantes ont été préconisées par beaucoup de médecins comme des moyens efficaces dans les aigreurs auxquelles sont sujets les enfants; mais l'expérience et l'observation n'ont pas justifié cette pratique : au contraire, elles ont appris que l'usage de ces substances augmentait le plus souvent le mal, et donnait lieu à des accidents plus graves. — Le lait des animaux ruminants, qui est le plus caséeux de tous, peut suppléer à celui de la mère, jusqu'à un certain point; mais il n'est jamais aussi avantageux. Ce n'est que dans le cas où elle ne peut nourrir sans s'exposer à des dangers, ou lorsque le lait ne convient pas à l'enfant, ce qui est rare, qu'elle doit abandonner l'allaitement. Je préférerais dans ces circonstances le lait des animaux à celui d'une nourrice mercenaire; il y a trop de risques à courir avec la plupart de ces femmes qu'un intérêt sordide ou le besoin font renoncer à la qualité de mère, sans parler des passions déréglées auxquelles beaucoup d'entre elles se livrent, de leur mauvaise conduite, du défaut de soins, et de plusieurs autres causes semblables qui ont une grande influence sur la santé de leurs nourrissons. Combien n'y a-t-il pas de ces femmes qui leur transmettent avec le lait les maladies, les vices dont elles sont infectées, et qui leur préparent une existence misérable et pénible, si la mort ne la termine pas dans le premier âge! — Le lait est un aliment salutaire, préparé des mains de la nature, et, pour ainsi dire, à demi-digéré. Il est utile

spécialement aux personnes dont les organes digestifs sont très-affaiblis, de même que dans tous les cas d'épuisement, dans la plupart des phthisies, des étisies et des marasmes : on est même quelquefois parvenu à faire cesser les dispositions à ces maladies et à en arrêter les progrès, par l'usage du lait donné pour toute nourriture, réuni aux exercices convenables et proportionnés aux forces des malades. Il est néanmoins des cas où cet aliment ne convient pas dans ces mêmes maladies, comme l'avait déjà fort bien observé Hippocrate : *Lac dare capite dolentibus, malum; malum vero etiam febricitantibus et quibus hypochondria elevata sunt murmurantia, et siticulosis; malum autem et quibus dejectiones biliosæ et quæ in acutis sunt febribus, et quibus copiosi sanguinis facta est ejectio. Convenit vero tabidis non admodum valde febricitantibus lac dare, et in febribus longis et languidis, nullo ex supra dictis signis præsente, et præter rationem quidem extenuatis.* (Aph. 64, sect. V.)

Le lait ne convient pas dans la plupart des cas mentionnés dans cet aphorisme, parce qu'ils sont accompagnés ou produits par la présence des saburres gastriques ou intestinales : or, ces matières, en altérant le lait, augmentent le foyer d'irritation et de corruption, et la maladie s'aggrave; c'est pourquoi Hippocrate dit encore : *Impura corpora, quo magis nutriveris, eo magis lædes.* (Aph. 10, sect. II). Le lait ne convient pas non plus, d'après Hippocrate, aux personnes très-exténuées, parce que les sucs digestifs n'ont pas assez d'énergie, et les forces de l'estomac sont insuffisantes pour le digérer; il résulte de là, qu'il acquiert des qualités nuisibles, et qu'il donne lieu aux saburres nidoreuses ou acides, aux coliques et aux flux de ventre qui précipitent leurs jours. Une fièvre forte contre-indique aussi l'usage du lait, parce que le travail de la digestion ne pouvant se faire d'une manière convenable dans cette circonstance, le lait se digère mal et devient un nouveau stimulus morbifique. — La meilleure manière de prendre le lait dans les cas dont je viens de parler, c'est de téter l'animal, ou d'avaler son lait tout en sortant de ses mamelles, ou de le faire chauffer au degré de chaleur qu'il a lorsqu'il vient d'être trait; mais les deux premières manières sont préférables, parce que le lait a encore tout son arome, et que dans cet état il est bien p lus restaurant. Il ne fut jamais le faire bouillir, autrement il devient bien plus difficile à digérer, et perd son arôme. — La nourriture et la constitution de l'animal qui fournit le lait ne sont pas des objets indifférents : elles ont la plus grande influence sur ses qualités, et méritent la plus grande attention. Le lait des vaches en chaleur se coagule très-difficilement. Il est aussi beaucoup de végétaux qui, mangés en certaine quantité par ces animaux, changent la nature du lait et de ses parties constituantes : les cosses de pois surtout opèrent cet effet. Le lait conserve la couleur, l'odeur, le goût et la plupart des autres propriétés des aliments dont l'animal se nourrit : le safran lui donne la couleur jaune, et la garance le teint en rouge ; le thym lui communique son odeur, l'ail sa saveur, l'absinthe le rend amer, etc. Il serait donc à désirer que l'animal ne fît usage que des plantes qui conviennent à l'espèce de maladie pour la guérison de laquelle on emploie le lait. Il est certain que de cette manière on parviendrait plus sûrement à guérir et à prévenir les maladies auxquelles on n'oppose ordinairement que des armes faibles et impuissantes, parce qu'on n'apporte pas ces précautions dans son usage. — Quant à la constitution de l'animal, il faut qu'il soit fort et robuste, en bon âge et en bonne santé. Le lait des jeunes animaux est trop clair, celui des vieux est trop sec. Le lait d'un animal en chaleur n'est pas bon, non plus que celui de l'animal qui approche du terme de l'accouchement, ou qui a mis bas depuis peu de temps. Le lait est meilleur au mois de mai et pendant l'été que pendant l'hiver. Il est trop épais dans cette dernière saison.

Quoique le lait soit en général un aliment très-salutaire, son unique usage serait néanmoins très-nuisible aux hommes forts et robustes, à ceux qui se livrent habituellement à des travaux pénibles : il ne soutiendrait pas leurs forces d'une manière convenable; il les jetterait bientôt dans un état de faiblesse et d'épuisement pernicieux. Il est aussi des personnes chez lesquelles le lait ne passe pas ou passe mal, et à qui il est par conséquent nuisible : dans le premier cas il produit la constipation, et dans le second, un sentiment de pesanteur à l'estomac, des coliques et la diarrhée. On recommande, pour remédier à la constipation, d'associer au lait l'usage des doux laxatifs ou des lavements; et, lorsqu'il cause des douleurs et la diarrhée, de le couper avec l'eau, et de faire prendre en même temps quelques légers toniques. J'ai vu, dans ce cas, des bons effets de la rhubarbe en poudre, que je prescrivais à la dose de cinq à six grains, une ou deux fois par jour, avant que d'avaler le lait. Lorsque ces moyens sont inutiles, et que le lait continue à ne pas se digérer aisément, il faut absolument en cesser l'usage.

Le beurre possède les mêmes qualités que les autres huiles fixes ; il est nourrissant ; mais, de même que ces dernières, il ne se digère pas aisément dans les estomacs faibles. L'usage habituel de ces substances relâche les premières voies, les jette dans l'atonie, et favorise les hernies abdominales. Le beurre, en vieillissant, rancit, ainsi que les huiles fixes végétales, et devient amer, *bitercit.* Il doit être rejeté de l'usage. La crème n'est autre chose que le beurre qui est mêlé à une certaine quantité de fromage : elle se digère plus aisément que le beurre ; mais elle s'aigrit dans les estomacs qui abondent en acides, et alors elle peut produire des accidents très-graves.

La substance caséeuse, ou le fromage, est la principale partie nutritive du lait; elle est très-analogue au gluten, dont elle possède presque toutes les propriétés. Le fromage fait avec le lait écrémé est très-nourrissant, mais non bien soluble dans le suc gastrique. Il ne peut convenir qu'aux personnes robustes : c'est un aliment fort échauffant, mais nourrissant. *Caseus robustus est et æstuosus et alit* (Hipp., *de Diæta*, lib. ii). Celui qui est fait avec le lait entier n'est pas moins nourrissant, mais il est plus aisé à digérer ; il l'est encore davantage lorsqu'on y ajoute de la crème, car les parties de celle-ci, interposées entre celles du fromage, en diminuent la cohérence. Celui fait de crème seule est moins nourrissant, mais se digère aisément — On fait usage du fromage non-seulement lorsqu'il est frais, mais encore lorsqu'il a passé quelques degrés de fermentation putride. Dans ce dernier état, il est plus ou moins âcre et stimulant, selon le degré de putréfaction qu'il a éprouvé. Lorsque celle-ci est avancée, elle favorise le développement des germes que certains insectes y ont déposés. Quelques personnes font griller le fromage avant que de le manger ; mais ce procédé le

rend plus difficile à digérer. — En général, on ne doit user du fromage qu'en
petite quantité :

Caseus ille bonus, quem dat avara manus.

De cette manière il aide la digestion
parce qu'il favorise la dissolution des aliments dans le suc gastrique. Les fromages trop faits portent dans les premières voies un levain de putridité ; ceux
trop chargés de présure font tourner
les aliments à l'acidité ; ceux faits
de lait de brebis et de chèvre se digèrent plus aisément que ceux de lait
de vache. C'est avec le lait de brebis
qu'on fait les jonchées, fromage blanc, et
le fromage de Roquefort. Ceux dont le
lait n'a pas été cuit sont les meilleurs.
Enfin, les fromages de crème récents rafraîchissent et se digèrent très-facilement.

Le sérum ou petit-lait est la partie la
moins nourrissante du lait ; outre son
sucre, qui paraît être la base des acides
lactique, saccho-lactique et acéteux, que
la chimie moderne est parvenue à tirer
du petit-lait, et quelques sels qui y sont
tenus en solution, il contient encore
quelque portion de beurre et de fromage,
qu'on en sépare en le clarifiant avec le
blanc d'œuf ou la colle de poisson. On
ne s'en sert pas comme aliment, mais
uniquement comme médicament. — Les
Tartares et les Kalmoucks, depuis un
temps immémorial, font usage d'un vin
et d'une espèce d'eau-de-vie très-forte,
qu'ils retirent du lait de cavale, au moyen
de la simple agitation, qui est suffisante
pour faire passer le lait à la fermentation vineuse. Nicolas Oserotskowsky, de
Saint-Pétersbourg, a fait sur cet objet
plusieurs expériences, dont les principaux résultats sont : 1° que le lait écrémé
ne passe point à la fermentation vineuse,
ni seul, ni avec un ferment ; 2° que le
lait agité dans un vase clos contracte
cette fermentation et se convertit en vin ;
3° enfin, que le lait fermenté perd, par
l'effet de la chaleur, son alcool et se
change en vinaigre.

[Il importe de distinguer dans les *œufs*,
dont il a déjà été question à l'occasion
des oiseaux gallinacés, le blanc et le
jaune : le blanc, qui est de l'albumine
presque pure, doit être considéré : 1° à
l'état liquide et visqueux, c'est-à-dire tel
qu'il est lorsqu'il n'a éprouvé ni l'action
du feu, ni celle de l'air ; 2° à l'état laiteux, qu'il perd par une chaleur modérée ; 3° à l'état de coagulation entière,
qui est le résultat d'une forte chaleur.

Le blanc d'œuf, sans être cuit, que quelques personnes avalent dans des œufs
crus et frais pondus, se digère difficilement, et pèse sur l'estomac ; ce n'est
guère que par suite de l'habitude qu'on
peut en faire usage sans être incommodé.
Quand le blanc d'œuf est devenu laiteux
par une faible cuisson, il est plus facile
à digérer et d'un goût plus agréable ;
dans ces deux états, l'albumine fournit
une nourriture restaurante, d'une digestion facile, et qu'on croit très propre à
disposer aux combats de Vénus les hommes épuisés. Le blanc d'œuf durci par la
cuisson se digère avec beaucoup moins
de facilité, et a l'inconvénient de dégager de l'hydrogène sulfuré. — Dans le
jaune d'œuf, l'albumine se trouve associée
à une huile colorée en jaune ; délayé
dans l'eau chaude, il forme une espèce
d'émulsion connue sous le nom de *lait
de poule*, boisson agréable et adoucissante. Le jaune d'œuf est délicat et nourrissant ; on le mange sous différentes formes : réuni au blanc et battu avec lui, il
entre dans différentes préparations agréables de pâtisseries, etc. ; associé au lait,
on en compose encore divers aliments.
L'œuf frais, considéré en général, est un
aliment léger et réparateur, qui convient
aux estomacs faibles, aux convalescents ;
quand il est un peu vieux, il est d'une
qualité inférieure ; et il devient détestable quand il a éprouvé un commencement d'altération. — Les œufs de poisson, qui se durcissent par une simple
cuisson, sont, en grande partie, composés de jaune ; ils sont nourrissants, d'un
goût agréable. Les qualités malfaisantes
qu'on leur reproche ne sont pas suffisamment constatées (1)].

CHAPITRE V.

DES ALIMENTS QUI ONT POUR BASE UNE SUB-
STANCE MUCILAGINEUSE, GOMMEUSE, TAN-
TÔT SEULE, TANTÔT UNIE A DU SUCRE OU
A UN ACIDE.

§ Ier. *Des fruits* (2). — Les botanistes
donnent le nom de *fruit* à la substance

(1) Ces reproches sont principalemen[t]
relatifs aux œufs de barbeau, de broche
et de brème.

(2) Quoique les fruits et autres aliments mucilagineux soient des productions végétales, nous avons cru devoir,
à l'exemple du professeur Hallé, les séparer des aliments végétaux où prédo-

reproductive de l'arbre ou de la plante : ainsi le gland est le fruit du chêne, la poire celui du poirier, etc. Le nom de *fruit* s'étend également aux graines de toutes les espèces, soit nues, soit renfermées dans une enveloppe quelconque. Mais on ne considère dans l'hygiène que les fruits dont se nourrit l'homme. — On peut, en général, diviser les fruits, par rapport à leur saveur : 1° en fruits acides; 2° en fruits doux; 3° en fruits astringents ou acerbes.

A. *Des fruits acides.*

Les fruits, surtout ceux d'été, appelés par les Latins *fructus horæi*, sont en général rafraîchissants; ils apaisent la soif, et excitent, en vertu d'un léger stimulus, la sécrétion de la salive et du suc gastrique; ils jouissent aussi, mais non dans un degré éminent, de la vertu antizimique : c'est pourquoi ils sont très-utiles dans les maladies inflammatoires et bilieuses. — Les fruits possèdent aussi à un haut degré la qualité sédative, car ils diminuent d'une manière très-sensible l'action du système sanguin : ils produisent cet effet dès qu'ils sont reçus dans l'estomac. Il paraît que c'est à leur vertu sédative qu'ils doivent la propriété de diminuer la chaleur animale. — Les vertus sédative et rafraîchissante des fruits les rendent très-utiles dans les maladies où l'action des vaisseaux est très-augmentée, ainsi que dans les affections nerveuses qui dépendent d'un excès de force et de ton. Van-Swieten cite l'observation d'un maniaque qui fut entièrement guéri après avoir mangé une grande quantité de cerises. On trouve dans les écrits des médecins plusieurs guérisons de ce genre opérées par l'usage des fruits. Néanmoins l'excès peut en être très-préjudiciable à la santé, surtout lorsqu'ils sont récents; ils produisent la dyspepsie, la diarrhée et plusieurs autres affections analogues. L'expérience prouve aussi qu'ils peuvent déterminer le retour des fièvres intermittentes et des dysenteries : leur puissance débilitante favorise singulièrement l'action morbifère du miasme des marais, qui est le principe de ces maladies, et dispose éminemment le système à les contracter. — Les fruits

---

mine la fécule, parce qu'ils en diffèrent beaucoup sous le rapport de leur faculté nutritive. (I. B.)

contiennent une certaine quantité de matière sucrée qui les rend nourrissants. Ils fermentent dans l'estomac et y laissent dégager beaucoup d'air; ils sont diurétiques à raison de l'acide et de l'eau qu'ils contiennent. Leur usage est indiqué en été par la nature même; et c'est sans raison que quelques médecins des siècles précédents les regardaient comme pernicieux, et leur attribuaient des maladies qu'ils guérissent au contraire ou préviennent. L'auteur de la nature les a fait croître abondamment dans les pays chauds et dans les saisons chaudes, parce qu'ils étaient absolument utiles à l'homme : de là vient qu'une sorte d'instinct les lui fait rechercher de préférence aux autres aliments, dans ces pays et dans ces saisons, principalement lorsqu'il est attaqué de quelque affection bilieuse (1). Il convient néanmoins de n'en pas abuser, ainsi que je l'ai déjà dit, surtout dans la convalescence des fièvres d'accès et des dysenteries, et dans les pays où ces maladies sont endémiques. — Les fruits qui n'ont pas le degré de maturité convenable sont malsains et doivent être rejetés de l'usage. Leur tissu compacte les rend moins solubles; ce qui fait que, séjournant trop dans l'estomac, ils contractent une acidité nuisible, qui, lorsqu'elle n'est pas contenue dans de justes bornes, occasionne pour l'ordinaire du trouble et du désordre dans toute la machine. Les fruits, même parvenus à leur dernier point de maturité, et dont on use immodérément, donnent lieu à de semblables effets, en contractant cette même acidité artificielle, surtout ceux qui, dans l'état de maturité, contiennent beaucoup d'acide. — On met dans la classe des fruits acides, les baies d'épine-vinette, les cerises aigres, les citrons, les pommes et les groseilles rouges.

I. L'*épine-vinette*, *vinetier* (*berberis*; *berberis vulgaris*, Linn.), est un arbrisseau épineux qui croît dans toute l'Europe et en Amérique. Les étamines de ses fleurs donnent des signes d'irritabilité quand on les touche. Ses baies mû-

---

(1) « Creator eos (*fructus*) jussit abundare eo tempore, dum molesto calore æstuant sub æstivo sole homines, et disponitur sanguis ad atrabiliariam, nec non inflammatoriam cacochimiam; durant in autumnum usque, ut illorum usu solvi possit, et blanda vi alvum laxante expelli melancholica saburra æstatis tempore collecta. » Van-Swieten.

rissent en automne : elles contiennent de l'acide citrique, et ont un goût exquis lorsqu'elles ont éprouvé la gelée. On fait un très-grand usage de ce fruit en Egypte, où cet arbrisseau est très-multiplié, surtout dans les fièvres ardentes et pestilentielles. Prosper Alpin rapporte qu'ayant été lui-même attaqué d'une fièvre pestilentielle, avec diarrhée considérable, il n'avait dû son rétablissement qu'aux baies de l'épine-vinette. Simon Pauli en a obtenu le même succès, et fut guéri dans un cas semblable à celui d'Alpin. On fait avec ce fruit du sirop, de la gelée, et des confitures qui offrent une boisson et une nourriture aussi agréables qu'utiles dans tous les cas où la diète rafraîchissante est nécessaire.

II. Les *citrons* (*citreum malum; citrus medica*, L.), fruits à pépins d'un petit arbre toujours vert, qui a été apporté d'abord de l'Assyrie et de la Médie en Grèce, et de là dans les pays méridionaux de l'Europe : c'est pourquoi ses fruits sont appelés en latin *mala medica, mala assyria.* On ne mangeait point encore de citrons du temps de Pline ; l'usage en commença du temps de Galien et d'Apicius. Il contient une grande quantité d'acide citrique, et il jouit des mêmes vertus que les fruits précédents.

III. Les *pommes* (*poma, mala; pyrus malus*, L.), fruit à pépins d'un arbre qui est propre aux pays tempérés. Il est rare dans le milieu de l'Italie et des départements méridionaux de France, à cause de la chaleur du climat. Les pommes sont très-nourrissantes, et contiennent beaucoup d'acide malique et d'acide carbonique. Ce dernier rend ces fruits très-flatulents. Les pommes sauvages sont très-aigres ; on ne s'en sert guère que pour faire du cidre, dont la qualité est supérieure à celui qu'on obtient des fruits du pommier cultivé. Le cidre est la boisson ordinaire dans la ci-devant Normandie et dans plusieurs provinces d'Angleterre. L'usage immodéré des pommes n'est pas sans danger : il donne quelquefois lieu à des maladies graves, et surtout à des coliques plus ou moins graves ; la *colique végétale* en est souvent l'effet. Celle qui régna épidémiquement dans le Dévonshire, en 1724, et qui a été décrite par Huxham, était due à l'usage excessif qu'avait fait le peuple du cidre ainsi que des pommes, qui avaient été très-abondantes. Ce sont

sans doute de semblables accidents, occasionnés par les pommes, qui ont fait dire à Horace que les années fertiles en pommes étaient mauvaises : *Pomifero grave tempus anno* (1).

IV. Les *groseilles* (*ribesia*), fruits d'un arbuste dont on cultive deux espèces dans les jardins : la première est originaire des bois (*ribes rubrum*, LINN.) ; elle a deux variétés, l'une à baies rouges, l'autre à baies blanches, en grappes : la seconde est le cassis ou groseille noire, qui est bien moins aigre, et qui a une odeur nauséabonde (*ribes nigram*, L.). Elle est originaire des bois humides. On en fait un ratafia, en y ajoutant une poignée de ses feuilles ; il passe pour être stomachique et bon contre les indigestions : il est permis de douter de ces vertus. Les groseilles rouges sont les plus rafraîchissantes ; elles contiennent à peu près autant d'acide citrique que l'acide malique ; elles ont plus d'arome que les blanches, et le perdent quand elles ont atteint leur point de maturité parfaite. On mange les groseilles blanches et rouges encore attachées à leurs grappes et sans aucune préparation, ou bien on les en sépare, et on les mêle avec le sucre. Les enfants et surtout les jeunes filles qui sont affectées des pâles couleurs, les femmes enceintes et les fébricitants, les recherchent avec avidité, à cause de leur saveur acide, vineuse et agréable. On en fait avec le sucre des confitures qui fournissent un aliment léger et rafraîchissant, qui convient surtout dans les convalescences des maladies aiguës. On fait, avec le suc de ces fruits, un sirop qui ne diffère guère de celui de limons, et que son goût agréable a fait passer de la pharmacie à la boutique du limonadier. On peut faire du vin avec toutes les espèces de groseilles.

B. *Des fruits doux.*

Les fruits doux contiennent plus de sucre que d'acide : ils sont non-seulement très-agréables au goût, mais encore très-nourrissants et d'une digestion aisée, car ils sont très-solubles dans le suc gastrique. Cette classe comprend l'ananas, les abricots, les oranges, les cerises douces, les melons, les melons d'eau, les concombres, la courge, les dattes, les fi-

---

(1) Od. 25, lib. III.

gues, les fraises, les framboises, les fruits de grenade, les jujubes, les pommes douces, les mûres, les mûres du renard, les pêches, les prunes, les raisins et les groseilles à maquereau.

I. L'*ananas* (*bromelia ananas*, LINN.), plante originaire de l'Amérique méridionale. On la rencontre aussi dans l'île de Madagascar. On le cultive dans les jardins d'Europe ; mais sa culture exige beaucoup de soins. Son fruit a une saveur exquise, et qui surpasse celle de tous les fruits connus. Il se digère très-aisément, est très-nourrissant et provoque les urines. On en retire, par expression, un suc dont on fait une excellente liqueur, qui vaut presque le Malvoisie, et qui est enivrante. Ce fruit confit est propre à ressusciter les feux de l'amour. On le mange aussi cru ou par tranches, dans du vin et dans de l'eau-de-vie.

II. Les *abricots* (*mala armeniaca*; *prunus armeniaca*, LINN.), fruits à noyaux d'un arbre originaire d'Arménie, acclimaté dans les pays chauds et tempérés de l'Europe. Il en est de plusieurs espèces : on en distingue, entre autres, deux qui diffèrent, en ce que l'amande de l'une est douce, tandis que celle de l'autre est amère. La fleur hâtive de l'abricotier demande à être garantie, par des paillassons, de l'impression des froids tardifs qui la font tomber. Le fruit des abricotiers qui viennent en plein vent ont un goût et un parfum supérieurs à ceux d'espaliers, sans doute parce que les premiers profitent davantage des influences de l'atmosphère. Les abricots sont très-faciles à digérer et très-nourrissants, mais ils passent vite. Cullen les regarde comme les plus sains des fruits à noyau. Galien les préférait aux pêches. Ils font l'ornement des tables, soit crus, soit confits au sucre, ou préparés en marmelade, en compote, etc. Le noyau entier ou concassé entre dans le ratafia de noyaux : on peut retirer de l'huile de son amande, et en faire de l'orgeat. Il découle des abricotiers une gomme qui peut remplacer la gomme arabique. L'extravasion de cette gomme est pour les abricotiers une maladie qui fait périr les branches.

III. Les *oranges douces* (*aurantia*; *citrus aurantium*, LINN.), fruits à pépins de l'oranger, petit arbre originaire de la Chine, naturalisé dans le midi de la France. L'oranger est un des plus beaux arbres, par la blancheur et l'odeur suave de ses fleurs très-recherchées des abeilles, par ses feuilles d'un beau vert et dont il ne se dépouille pas, par ses fruits couleur d'or et par le spectacle agréable des boutons, des fleurs épanouies et des fruits qu'il réunit en même temps. Les oranges douces jouissent, dans un degré éminent, de la vertu sédative et rafraîchissante. Leur usage est très-utile dans les pays chauds et dans les saisons chaudes, pour prévenir des fièvres inflammatoires et les maladies bilieuses putrides. On distille les fleurs d'orange, et on en retire une huile volatile et une eau aromatique très-agréable, que l'on emploie dans les parfums et dans les assaisonnements. Son écorce donne aussi de l'huile volatile que le sucre rend miscible à l'eau. Le fruit se mange cru et confit. L'espèce d'orange la meilleure est celle dont la chair est rouge.

IV. Les *melons d'eau*, *pastèques* (*citrulli*; *angaria*; *cucurbita citrullus*, LINN.), plante cucurbitacée, annuelle, originaire de la Jamaïque. Quelques amateurs la cultivent en Europe. Ses fruits sont d'une grandeur énorme ; on en voit en Égypte qui ont plus de trois pieds de long sur deux de large. Ils sont très-nourrissants et rafraîchissants, et font la principale nourriture du peuple dans ce pays, durant une partie de l'été. Ils sont très-diurétiques ; mais, comme ils sont très froids et très fermentescibles, on ne doit en user qu'avec prudence. On les confit au sucre : dans cet état, ils sont moins à redouter.

V. Les *melons* (*melones*; *cucumis melo*, L.), plante cucurbitacée, rampante, annuelle, à fleurs mâles et femelles séparées sur le même pied, et originaire d'Afrique. Il existe un grand nombre de variétés de melons. Les meilleurs sont les *cantaloups*, remarquables surtout par leurs grosses galles : on estime surtout ceux de grosseur moyenne et à chair rougeâtre. Les melons ont une odeur aromatique et suave ; ils contiennent une certaine quantité de matière sucrée, et sous ce rapport ils sont nourrissants ; mais ils passent aisément à la fermentation, et produisent dans les estomacs faibles les effets qui résultent de l'acidité, la colique, les vents, la diarrhée, et quelquefois la dysenterie. Il convient d'en user modérément, surtout lorsque l'estomac ne digère pas aisément. On peut prévenir les effets et aider la digestion du melon, en l'assaisonnant avec le sucre, ou du sel et du poivre, et en buvant un peu de bon vin par-dessus.

Le melon diminue singulièrement la transpiration, d'après les expériences de Sanctorius ; mais il augmente ordinairement les urines, non-seulement en raison de la grande quantité d'eau qu'il contient, mais encore parce qu'il possède, comme diurétique, la faculté d'exciter le sentiment propre des organes urinaires, et par conséquent d'en augmenter l'action. Il jouit aussi de la vertu laxative dans un plus haut degré que la plupart des autres fruits ; et cette vertu est commune à tous les fruits de la classe des cucurbitacées. Le melon, encore vert et petit, se confit au vinaigre. On le mange cru quand il est mûr. Sa semence sert à faire des émulsions ; les anciens la mettaient au nombre des quatre semences froides majeures.

VI. Les *dattes* (*dactyli*), fruits à noyau, qui contiennent une très-grande quantité de matière sucrée, et qui sont très-nourrissants. Leur qualité nutritive est démontrée par l'usage de plusieurs nations qui en font leur unique nourriture : des familles entières dans l'Egypte, la Syrie, la Perse et la Turquie, ne vivent que de dattes. Elles sont légèrement astringentes ; c'est pourquoi Hippocrate les recommandait dans la diarrhée (1).

VII. Les *figues* (*ficus*; *ficus carica*, L.), fruit du figuier, arbrisseau d'Asie, très-cultivé dans le midi de la France, dans l'Europe méridionale et occidentale, et qui ne supporte pas les froids rigoureux. Les espèces principales sont la blanche, la longue, la ronde, l'angélique et la violette. — Les figues sont en général très adoucissantes et nourrissantes : elles contiennent beaucoup de sucre et de mucilage. Hippocrate les recommandait, à raison de leur qualité adoucissante et légèrement laxative, dans la constipation et les affections de poitrine et des reins. Les figues se mangent fraîches ou sèches ; on en retire de l'eau-de-vie par la fermentation. Les jujubes et les sébestes diffèrent peu des figues quant

aux qualités alimentaires : seulement ces fruits sont moins nourrissants et moins agréables au goût.

VIII. Les *fraises* (*fraga*; *fragaria vesca*, L.), fruits rouges ou blancs du fraisier, qui est une plante basse, traçante, des bois, et qu'on cultive dans les jardins, d'une saveur sucrée et légèrement acidule : elles portent leurs semences à la surface. Les fraises contiennent de l'acide citrique et de l'acide malique, à peu près en égale quantité ; elles sont tendres, très-solubles et nourrissantes. On rapporte que les habitants de l'Apennin les sèchent pour en faire usage en hiver. Celles qu'on cultive dans les jardins ont un goût plus exquis que celles des bois : cependant ces dernières ont plus de parfum et sont plus salutaires. En laissant fermenter leur suc, elles donnent du vin dont on peut retirer de l'alcool ; si la fermentation se prolonge trop, il s'aigrit et se corrompt. On fait avec le suc de fraises, le suc de limon et de l'eau, mêlés ensemble en quantité égale avec un peu de sucre, une boisson qui est fort agréable, et qu'on appelle *bavaroise à la grecque*. L'eau distillée de fraises est, dit-on, un excellent cosmétique, qui efface les rousseurs et les lentilles du visage : il est permis d'en douter. Au reste, elle est un moyen innocent dont les femmes peuvent user sans crainte ; car, si elle ne produit pas l'effet qu'on en attend, au moins elle ne saurait faire de mal.

IX. Les *framboises* (*rubus idaeus*, L.), fruits du framboisier, qui ont beaucoup de parfum et une saveur très-agréable. Ils jouissent, à peu de choses près, de toutes les qualités des fraises, et donnent à la distillation une eau chargée d'arôme, dont la saveur est délicieuse. On fait, en Russie et dans la Livonie polonaise, avec les framboises, un hydromel exquis, et qui ressemble au vin de Portugal. On mange ces fruits crus, mêlés avec des fraises et des groseilles ; on en fait des confitures, des gelées, des compotes, des conserves, des dragées, du sirop, du vinaigre : ils entrent dans la composition de plusieurs ratafias. On prépare avec les framboises, le sucre et l'eau, une boisson très-rafraîchissante, qui provoque les urines, et d'un goût très-agréable. Infusées dans le vin ou le vinaigre, elles leur communiquent une odeur et une saveur exquises. On ne peut les conserver quelques jours mûres sans être confites, parce qu'elles moisissent promp-

---

(1) Il en est des dattes comme du riz, de la gomme, etc., qu'on a regardés comme astringents, parce qu'ils modèrent la diarrhée ; ces médicaments ne sont doués que d'une propriété adoucissante, due au mucilage qu'ils renferment. Ils agissent en calmant l'irritation, non en fortifiant, excitant les membranes muqueuses, comme le font les astringents. (I. B.)

tement. En les faisant fermenter, elles fournissent du vin dont on peut retirer de l'alcool.

X. Les *mûres* (*mori*) sont les fruits d'un arbre indigène de l'Europe méridionale, et qui s'est très-bien acclimaté en France. C'est cet arbre dont les feuilles servent de nourriture aux vers à soie. Il y en a deux variétés principales, le mûrier blanc (*morus alba*, L.), et le mûrier noir (*morus nigra*, L.). On peut tirer de son écorce, qui est filamenteuse, le même parti que de l'ortie, pour faire de la toile et des cordes : on la détache du bois en le faisant rouir dans l'eau. On peut en faire aussi du papier. Ses fruits sont très-doux et très-sucrés ; ils n'ont rien d'astringent, ainsi que quelques médecins l'ont pensé ; ils sont au contraire laxatifs.

XI. Les *pêches* (*persica mala*; *amygdalus persica*, L.), fruits à noyaux du pêcher, arbre qu'on croit originaire de l'Asie et de l'Amérique. Il y en a un grand nombre de variétés. C'est sans fondement que quelques personnes, qui regardent comme infaillible l'autorité des anciens, leur attribuent des qualités nuisibles et malfaisantes ; les pêches fournissent une nourriture innocente, savoureuse, délicate, rafraîchissante et saine, quand on les mange mûres et en petite quantité. On les confit à l'eau-de-vie, au vinaigre, au sucre, et on en fait du vin.

XII. Les *raisins* (*uvæ vitis*), fruits à grappe de la vigne (*vitis vinifera*, L.), qui est un arbrisseau sarmenteux, originaire d'Asie, où on le cultivait de temps immémorial, car l'usage du vin doit être aussi ancien que le monde, puisque, dans les temps les plus reculés et chez presque tous les peuples, une des parties principales du culte consistait à offrir à l'Être suprême du pain et du vin. La vigne croît naturellement dans les bois de la Louisiane et du Canada, et s'y multiplie d'elle-même. — Il existe un grand nombre d'espèces et de variétés de raisins, qui diffèrent de forme, de grosseur, de couleur, de saveur, de précocité, et dont les uns sont préférables pour la table, et les autres pour le vin. On cultive la vigne dans les pays chauds et tempérés de l'Europe, et elle vient bien partout où les étés ne sont pas courts et où les pluies ne sont pas fréquentes, comme entre le trentième et le cinquante-unième degré de latitude nord : au-delà de ces termes la culture en est infructueuse.—

Les raisins possèdent dans un haut degré toutes les qualités des fruits doux et sucrés ; ils contiennent beaucoup de sucre : c'est pourquoi ils sont très-nourrissants. On y rencontre aussi de l'acide citrique tout formé, en différentes proportions, selon le degré de maturité et l'espèce de raisin. C'est la grande quantité de sucre et la présence de l'acide tartareux contenus dans le raisin, qui donnent au vin qu'on retire de ce fruit délicieux la supériorité dont il jouit sur les autres vins.

Les raisins récents fermentent aisément, et il est prudent de n'en pas manger de grandes quantités lorsqu'on a l'estomac faible : d'ailleurs leurs pellicules se digèrent très-difficilement, et il est des personnes qui, d'après le témoignage de Galien, de Kercking et de plusieurs autres, ont gardé dans leur estomac des grains de raisins entiers pendant plus de trois mois. Les pepins sont astringents et le moût très-fermentescible : il est dangereux d'en boire par rapport à la fermentation qu'il contracte bientôt dans les premières voies, et qui occasionne quelquefois les plus grands troubles dans la machine. *Musium inflat et subducit ac conturbat fervens in ventre, et alvo secedit.* (Hipp., lib. II *de Diætâ*.)

On mange les raisins frais, secs ou confits. On fait sécher principalement, comme les plus agréables au goût et les plus faciles à conserver, les *raisins de Corinthe* (*passulæ minores*), dont les grains sont plus petits que ceux des groseilles rouges, et les *raisins de Damas*, dont les grains ressemblent à de petites prunes par leur grosseur : ils sont très-nourrissants, et ceux de Corinthe plus laxatifs.

XIII. Les *prunes* (*pruna*; *prunus domestica*, L.), fruits à noyaux du prunier, arbre moyen, originaire de l'Europe méridionale, et dont il existe un grand nombre de variétés, qui diffèrent par la forme, la couleur, la saveur, le volume et l'époque de leur maturité. On mange les prunes crues ; on en fait aussi des pruneaux : la pulpe est laxative. On en prépare et on en fait sécher de grandes quantités dans la ci-devant Touraine. Les principales sont : 1° la *prune de Monsieur*, qui est très-belle et grosse, d'un jaune violet : elle est très-bonne, surtout dans les pays chauds, comme dans les départemens méridionaux de France. 2° La *prune de Sainte-Catherine*, qui est grosse, blanche, bonne à manger et à faire des pruneaux. 3° Le *damas* gris, ou *prune abricotée*, qui est grosse, ronde, blanche, un peu rouge, ce qui la fait ressembler à un petit abricot, et d'un goût exquis. 4° La *prune de Brugnole*, qui est petite, d'un rouge clair, d'une chair un peu ferme, légèrement acide et vineuse; elle est humectante et rafraîchissante. 5° La *reine-claude*, dont la peau est fine, verte, la chair succulente et très-sucrée; elle est la meilleure de toutes les prunes. 6° Enfin, la *mirabelle*, qui est estimée particulièrement en confitures. — Les prunes ont en général beaucoup d'analogie avec les abricots, par rapport à leurs effets sur l'économie animale. Celles qui sont les plus aqueuses fermentent aisément dans l'estomac; celles qui sont douces et qu'on a desséchées sont très-laxatives. En général, les pruneaux sont de tous les fruits secs ceux qui conservent le plus la qualité laxative. La dessiccation dépouille les fruits d'une grande partie de leur eau et de l'air qui y étaient contenus; elle concentre la matière sucrée, et les rend ainsi plus doux et plus nourrissants. Les prunes sont très-fermentescibles: on en retire par la distillation, lorsqu'elles ont fermenté, une liqueur forte qui approche de l'eau de cerises, et qu'on appelle *zwetschgen-wasser*. — Tous les fruits acides et doux jouissent plus ou moins de la vertu laxative, et sous ce rapport ils diminuent la transpiration.

C. *Des fruits astringents ou acerbes.*

On appelle fruits astringents ceux qui ont la propriété de rapprocher, de resserrer les tissus des solides, de les condenser et d'en augmenter la force de cohésion. Toutes les substances végétales astringentes ont une saveur âpre et acerbe; elles contiennent pour la plupart de l'acide gallique, dont on reconnaît aisément la présence par la précipitation du fer en noir qu'il opère des différentes dissolutions de ce métal par les autres acides. — Les principaux fruits qui ont la saveur âpre sont les cornouilles, les coings, les nèfles, les airelles, les olives, les poires et les sorbes.

I. Les *cornouilles* (*corna*; *cornus mas*, L.), fruits à noyaux d'un petit arbre originaire des bois, qui croît dans l'Europe tempérée, qu'on cultive, et dont il existe plusieurs espèces. Ils ont une saveur âpre et sont astringents. On s'en servait autrefois en médecine, et on les mange rarement crus; on les con-

fit comme l'épine-vinette, et au vinaigre, comme les olives. On les mêle aussi à d'autres fruits pour faire des boissons fermentées. On s'en sert encore pour perfectionner le cidre et le poiré. L'amande du noyau donne de l'huile.

II. Les *coings* (*cydonia*; *pyrus cydonia*, L.), fruits à pépin du cognassier, arbre moyen qui a été apporté de Crète en Italie, et qu'on cultive aujourd'hui dans toute l'Europe. Leur chair est très-odorante et un peu acide; ils sont astringents. On les mange rarement crus: cuits, ils sont plus amis de l'estomac. C'est avec leur pulpe qu'on fait la gelée appelée *cotignac*, ou rob de coing. On en fait aussi du vin, des liqueurs, et un sirop que l'on croit propre à évacuer ou à corriger la pituite. Leurs semences sont mucilagineuses et propres à faire des émulsions.

III. Les *nèfles* (*mespili*; *mespilus germanica*, L.), fruits du néflier, arbre moyen qui croît dans l'Europe tempérée. Ils ont une saveur âpre, mais ils acquièrent en vieillissant de la douceur et un goût vineux. Ils sont si astringents, que Wedel rapporte les avoir vus occasionner une constipation suivie de l'épilepsie.

IV. Les *olives* (*oleæ*; *olea europæa*, L.), fruits à noyaux de l'olivier, petit arbre qui croît naturellement dans l'Europe méridionale et dans l'Asie orientale. On recueille ces fruits vers le commencement d'octobre, non encore mûrs, et on les lessive avec des cendres pour les dépouiller de leur principe amer; on les assaisonne ensuite, et on les envoie ainsi dans des barriques par toute l'Europe. Les olives sont astringentes; elles contiennent une certaine quantité d'huile douce et agréable, qu'on en retire par expression, et qui est d'un usage très-étendu. Elles sont difficiles à digérer, et les personnes d'une constitution faible et délicate doivent s'abstenir d'en manger.

V. Les *poires* (*pyri*; *pyrus communis*, L.), fruits à pépin du poirier, grand arbre des forêts. Il en existe au moins cent cinquante variétés, différentes par la grosseur, la couleur et la saveur. C'est le poirier sauvage qui leur a donné naissance. Celui-ci donne des fruits extrêmement âpres, dont les habitants des Pyrénées font un cidre d'une mauvaise qualité. C'est la culture qui a adouci les fruits du poirier et qui les a rendus très-doux, pour la plupart; car il y en a qui retiennent de l'âpreté de la poire sauvage, et qui occasionnent, quand on les mange, un sentiment de strangulation. Le poirier se dépouille de ses épines par la culture ; mais, si on le multiplie en en semant les pépins, il reprend ses épines, et les fruits en sont âpres comme ceux de l'espèce des bois. Les poires des espèces cultivées ont à peu près les mêmes qualités que les pommes douces ; elles sont plus aqueuses, plus sucrées, et passent par conséquent plus aisément à la fermentation acide dans les premières voies ; elles sont aussi plus laxatives. — On ne doit point manger les poires avant leur parfaite maturité, parce qu'elles sont d'un mauvais suc et très-nuisibles. En général, les poires sont, pour la plupart, venteuses, et on corrige cette qualité par la coction. On les mange crues, séchées, tapées, cuites, confites au sucre, à l'eau-de-vie, et au vin cuit. Dans les pays où la vigne ne croît pas, on fait, en exprimant le suc des poires, une boisson appelée poiré. Le poiré nouveau est très-agréable ; il ressemble au vin blanc, mais il ne se conserve pas comme le cidre : on en tire une excellente eau-de-vie et du vinaigre.

§ II. *Des plantes dites potagères.* — Les plantes dites potagères, appelées en latin *olera*, sont douces et presque insipides ; elles ne contiennent qu'une modique quantité de mucilage ; de là vient qu'elles sont peu nourrissantes. Celles qui sont très-sapides sont employées plutôt comme assaisonnement que comme aliments. Elles ont la plupart un tissu tendre et sont très-solubles, mais très-acescentes : c'est pourquoi elles produisent très-souvent des aigreurs et des vents.

I. Le *concombre* (*cucumis* ; *cucumis sativus*, L.), fruit d'une plante cucurbitacée annuelle : on en connaît plusieurs variétés parmi lesquelles une plus hâtive que les autres est appelée *cornichon* : on est dans l'usage de la confire avec du vinaigre. Ses variétés sont le blanc, le jaune, celui à gros fruits. On fait usage du concombre avant qu'il ne soit bien mûr, et dans cet état il n'est que très-peu nourrissant. Il est aqueux, acescent et rafraîchissant. Ces qualités le font estimer en été ; mais, comme il n'est pas facile à digérer, et qu'il séjourne long-temps dans l'estomac, on n'en doit user que modérément, surtout lorsque ce viscère est faible et paresseux. Il con-

vient même d'y ajouter quelques assaisonnements : autrement on a à craindre des rapports aigres, des flatuosités, des coliques, la diarrhée ; en un mot, les symptômes qui accompagnent ordinairement les mauvaises digestions. On le mange cru ou cuit ; ses semences sont émulsives, donnent de l'huile et font partie des quatres semences froides.

II. La *courge* ou *calebasse* (*cucurbita* ; *cucurbita pepo*, L.), fruit d'une plante cucurbitacée annuelle. Sa chair ou pulpe est très-aqueuse, peu nourrissante, mais rafraîchissante et laxative. On ne la mange point crue, parce qu'elle est fade et insipide ; mais on la fait entrer dans les potages. En général, toutes les cucurbitacées jouissent des mêmes propriétés, mais elles sont laxatives, ainsi que l'avait remarqué Hippocrate. *Cucurbita frigefacit, et humectat, et alvum movet.* (Lib. II, *de Diæta.*) Leur usage habituel n'est point salubre ; elles affaiblissent, causent des tranchées, la diarrhée, et quelquefois le vomissement. La coloquinte, qui est de cette famille, ainsi que le concombre sauvage, sont de violents purgatifs.

III. Le *potiron* (*melopepo*; *cucurbita melopepo*, L.), fruit d'une plante annuelle du genre des cucurbitacées, qu'on cultive dans les jardins. Le potiron contient beaucoup plus de matière nutritive que les précédents ; il se convertit en une substance farineuse lorsqu'il a acquis le degré de maturité convenable ; et dans quelques pays on mêle une partie de cette farine avec deux de celle de froment, pour en faire du pain, qui est très-nourrissant. La semence du potiron est une des quatre grandes semences froides ; elle donne une huile très-douce et très-bonne par expression. — La *citrouille* ne diffère du potiron que parce qu'elle est oblongue, ses couleurs plus variées, sa chair moins abondante et moins délicate. Ce qui a été dit du potiron s'applique à la citrouille. On fait avec l'un et l'autre des potages, des fricassées, etc.

IV. L'*aubergine* ou *mayenne*, *melongène* (*melongena, fructu oblongo violaceo* ; T., Inst. 151), fruit d'une plante annuelle, originaire d'Asie, d'Afrique et d'Amérique, qu'on cultive dans les pays chauds de l'Europe, et notamment dans les départements méridionaux de la France. Il y en a de plusieurs espèces. Tournefort distingue cette plante de la morelle par son fruit, qui est solide, charnu et sans cavité, au lieu que celui de la morelle est mou et plein de suc. On mange l'aubergine en salade, ou cuite, comme le concombre. Les habitants des Antilles la font bouillir après l'avoir pelée, ensuite ils la coupent par quartiers, et la mangent avec de l'huile et du poivre. Ailleurs on la confit au vinaigre, comme les cornichons. En Egypte, on la cuit sous les cendres ou dans l'eau, et on la sert journellement sur les tables. On en mange aussi beaucoup aux Indes orientales. L'aubergine passe pour être insalubre; elle est froide, insipide, venteuse, et d'une digestion difficile.

V. La *chicorée* (*cichorium*; *cichorium intybus, indivia,* L.), plante vivace, laiteuse, amère et âcre, qui croît dans toute l'Europe. Celle qu'on cultive dans les jardins est moins amère et âcre que la chicorée sauvage, et devient plus grande. On n'en emploie que les feuilles dans l'usage alimentaire; elles se digèrent aisément et sont un peu toniques. On les prive de leur acrimonie en les faisant blanchir. On les mange souvent aussi en salade. Cette plante est très-salutaire en été et en automne, surtout aux constitutions bilieuses; elle convient dans les fièvres intermittentes. Geoffroi a vu de ces fièvres très-opiniâtres guérir par l'usage assidu des salades de feuilles de chicorée, sans le secours d'aucun autre remède. Le *taraxacum* ou *pissenlit* (*leontodon taraxacum,* L.) jouit des mêmes propriétés. Sa semence est une des quatre semences froides mineures.

VI. La *betterave, poirée rouge* (*beta vulgaris,* L.), plante bisannuelle. On en mange les racines, qui sont très-nourrissantes et rafraîchissantes. Margraff en a retiré du sucre (1). Elles se conservent dans le vinaigre et dans le sel. Réduites en pulpe, elles fermentent, deviennent acides et agréables au goût.

VII. La *laitue* (*lactuca; lactuca sativa,* L.), plante potagère annuelle, qui offre un grand nombre de variétés, qu'on cultive de temps immémorial dans les jardins et dont on ignore l'origine. Les laitues tiennent le premier rang parmi les plantes potagères. Elles sont excellentes crues et cuites. Elles rafraîchissent, humectent, relâchent, et ont bien moins d'acrimonie que les autres plantes de la classe des *demi-flosculeuses* (*semi-flosculosæ*), dont elles font partie, surtout lorsqu'elles sont jeunes. Elles ne contiennent qu'une petite quantité de mucilage, et sont peu nourrissantes : elles sont très-tendres et solubles, mais flatulentes. Leur usage, au rapport de Lanzonius et de Geoffroi, a guéri des hypochondriaques. On croit qu'elles ont la vertu de procurer le sommeil ; mais elles ne produisent cet effet qu'en modérant le mouvement du sang et la chaleur, et non par un principe narcotique qu'elles n'ont pas (1). — On a dit que l'usage des laitues produisait l'*éviration* chez les hommes et la stérilité chez les femmes. Il est présumable qu'elles tempèrent les feux de l'amour ; mais il est faux qu'elles les éteignent entièrement. Ainsi elles conviennent aux tempéraments ardents, et dans tous les cas où l'on a pour but de réprimer les désirs vénériens; mais les personnes mariées qui souhaitent remplir le but du mariage n'ont pas à en redouter l'effet. Leur semence est émulsive, et l'une des quatre semences froides mineures.

VIII. Le *pourpier* (*portulaca; portulaca oleracea,* L.), plante potagère qui croît dans les quatre parties du monde, même dans le Canada et la Jamaïque. Elle est succulente et rafraîchissante. Galien en recommandait l'usage dans le scorbut. Sa semence est une des quatre semences froides mineures.

IX. Les *épinards* (*spinachia; spinachia oleracea,* L.), plante annuelle, originaire d'Arabie, et cultivée depuis environ deux siècles. Les épinards sont tendres, solubles, mais peu nourrissants. Comme on les apprête ordinairement avec beaucoup de beurre, ils relâchent et affaiblissent les premières voies; c'est pourquoi ils occasionnent fréquemment

---

(1) On sait que plusieurs chimistes de nos jours ont confirmé la découverte de Margraff, qui est devenue un objet d'utilité publique pendant le blocus continental; aujourd'hui même encore, malgré le prix peu élevé du sucre de canne, on trouve encore de l'avantage à l'extraire de la betterave. (I. B.)

(1) Cette assertion est loin d'être prouvée; il paraît au contraire que, d'après les recherches du docteur Bidault-de-Villiers, la laitue contient un principe narcotique très-efficace qu'il a extrait, et auquel il donne le nom de *lactucarium.* (Voyez le *Journal complément. du Dictionn. des Scienc. médic.,* t. XIII. octobre 1822.) (I. B.)

le flux de ventre, et quelquefois des nausées, surtout chez les personnes qui ont naturellement l'estomac faible. Il est utile de leur mêler des assaisonnements.

XI. L'oseille (*acetosa*; *rumex acetosa*, L.), plante acide, vivace, originaire des bois, et qu'on cultive dans les jardins. Il en est plusieurs variétés, qui toutes contiennent de l'oxalate acidule de potasse. L'oseille est peu nourrissante : on en use plutôt comme assaisonnement que comme aliment. On la mêle avec d'autres plantes potagères, auxquelles elle communique sa saveur aigre. Elle excite l'appétit et aide la digestion. Elle est rafraîchissante et convient aux constitutions bilieuses. Les Groenlandais la mêlent avec le cochléaria, dans des bouillons d'avoine ou d'orge, contre le scorbut.

XII. Le *chou* (*brassica*; *brassica oleracea*, L.), plante de la famille des crucifères, qui présente un grand nombre d'espèces et de variétés, et qui était en telle vénération chez les anciens, qu'au témoignage de Pline, Pythagore et Caton avaient écrit plusieurs volumes sur ses merveilleuses propriétés. Sa culture remonte à l'antiquité la plus reculée. Le chou est, de toutes les plantes de la classe des tétradynames de Linné et des crucifères de Tournefort, la moins âcre et la plus nourrissante. Sa douceur et son goût sucré l'ont fait regarder avec raison comme un excellent aliment. L'eau dans laquelle on a fait cuire le chou exhale une odeur très-fétide ; elle précipite le mercure dissous dans l'acide nitrique, et à la distillation elle donne de l'ammoniac. Il en est de même des autres plantes de la même famille ; ce qui prouve qu'elles contiennent de l'azote, puisque l'ammoniac est un composé d'azote et d'hydrogène. Berthollet et d'autres chimistes ont trouvé du phosphore dans ces plantes, ainsi que dans quelques autres des marais. Le chou-fleur (*brassica botrytis*, L.) et le chou-brocolis (*brassica gongliodes*, L.) sont, de toutes les espèces de choux, les plus tendres, les moins flatulentes et les plus aisées à digérer. Le chou de Savoie (*brassica sabauda*), ou chou frisé, est très-sucré et très-tendre, surtout ses feuilles supérieures et centrales. Le chou pommé (*cabus, brassica capitata*) contient de la matière nutritive en grande quantité. — Les choux sont en général très-flatulents, et ils ont cela de commun avec toutes les plantes tétradynames, comme le prouvent les expériences de Macbride. Les jeunes choux, qui sont les plus tendres, sont aussi les moins venteux ; et, comme le chou pommé est plus long-temps à croître que les autres espèces, il acquiert aussi un tissu plus ferme et plus compacte ; c'est pourquoi il est plus flatulent et plus acescent que les autres. Il y a deux espèces de chou pommé, le blanc et le rouge : ce dernier est le plus sucré et le plus tendre.

Il est une préparation du chou très-commune dans les pays du Nord, ainsi que dans les départements du haut et du bas Rhin ; on la connaît sous le nom de *sauerkraut*, choucroute ; elle consiste à faire éprouver au chou la fermentation acide. Pour cela, on hache la plante par petits morceaux, et on la met dans un tonneau, en répandant sur chaque couche du genièvre et du sel, à la quantité d'une livre et demie de ce dernier, et de deux livres de genièvre, pour vingt-cinq choux entiers. On presse bien le tout, et après avoir rempli le tonneau, on le couvre d'un linge et de quelques planches, sur lesquelles on met des poids considérables pour que la fermentation ne puisse les soulever. Ces choux laissent couler une grande quantité d'eau au-dessus, entre les bords du tonneau et les planches. On y ajoute un peu d'eau tiède avec du sel et du poivre en grain, quand ils paraissent se dessécher. — Dans cette préparation, toute la substance du chou n'est pas acétifiée ; il reste encore une certaine quantité de matière sucrée qui rend la choucroute nourrissante. Elle est une des substances alimentaires les plus propres à prévenir le scorbut : il est très-utile d'en approvisionner les vaisseaux pour prévenir les marins de cette maladie, et de leur en distribuer fréquemment, surtout dans les voyages de long cours.

XIII. Le *cresson de fontaine* (*nasturtium aquaticum*; *sisymbrium nasturtium aquaticum*, L.), plante vivace aquatique, qui est moins employée comme aliment que comme assaisonnement. Le cresson est âcre, un peu amer et aromatique ; il contient peu de matière nutritive, et est un des anti-scorbutiques les plus puissants. Le cresson d'eau, mangé cru avec les volailles et sous les viandes rôties, est un assaisonnement aussi agréable que salutaire ; il excite l'appétit. On le mange aussi en salade, soit seul, soit avec d'autres herbes ; on le confit aussi au vinaigre. Son usage diététique est très-analogue à celui de la moutarde. Le *cresson alénois* ou *des jardins*, le *cresson des prés*, le *cresson sauvage*, et *la capucine* ou *nasturtium indicum* (*tropæolum minus*, L.), jouissent des mêmes qualités. Cette dernière espèce croît naturellement dans l'Amérique méridionale, d'où elle a été apportée en Europe ; et on la cultive aujourd'hui dans presque tous les jardins, dont elle fait un des principaux ornements. On mange la fleur en salade avec d'autres herbes, et on confit sa semence au vinaigre.

XIV. La *rave*, le *navet* (*rapa*), plante bisannuelle dont on distingue deux espèces principales, la *rave mâle* ou *vraie* (*rapa sativa rotunda* ; *brassica rapa*, L.), et la *rave femelle* ou *en navet* (*rapa sativa oblonga*, *seu fœmina* ; *brassica napus*, L.). Elles sont odorantes et ont une saveur amère lorsqu'elles sont encore jeunes ; mais elles la perdent entièrement, et deviennent très-douces quand elles ont atteint le point de maturité convenable. La rave du Limousin (*rapum*, ou *brassica rapa*) contient une pulpe douce, tendre, qui se digère aisément, et sans donner lieu aux flatuosités. Elle est un peu sucrée : néanmoins Marggraff n'en a pu retirer du sucre. C'est dans la partie corticale que réside l'acrimonie qui lui est propre. En général, les raves sont peu nourrissantes ; elles passent pour être diurétiques. On les mange crues, cuites à l'eau et sous la cendre. On en met dans les soupes, auxquelles elles donnent un très-bon goût. Il faut les choisir tendres, bien nourries, ayant peu de feuilles, et la racine longue. Coupées minces, on les fait aigrir dans de l'eau salée, et par des procédés à peu près pareils à ceux dont on se sert pour faire la *sauerkraut* (choucroute), on obtient une nourriture qui ne le cède en rien à celle-ci. — On peut faire venir en tout temps des raves de salade par le procédé suivant. On fait tremper de la graine de rave pendant vingt-quatre heures dans de l'eau, puis on la met dans un sac de toile bien lié qu'on expose à la plus forte chaleur du soleil pendant le même espace de temps ; la graine ne tarde pas à germer : on la sème alors dans une terre bien exposée au soleil, et on la couvre avec des baquets qui s'adaptent exactement sur d'autres qui contiennent la terre et la semence : au bout de trois jours on trouve des raves bonnes à manger en salade. En

hiver, il faut faire tiédir l'eau ; on chauffe aussi les baquets, on arrose la terre bien fumée avec de l'eau chaude, et on porte les baquets dans une bonne cave.

XV. La *rave*, le *radis* (*raphanus* ; *raphanus sativus*, L.), plante potagère annuelle, qui contient peu de matière nutritive. C'est dans sa partie corticale seule qu'est l'acrimonie dont le radis jouit, et pour laquelle on en fait principalement usage. Il n'est point flatulent et nourrit très-peu. Il jouit de la vertu diurétique. Le *raifort* (*raphanus sylvestris* ; *cochlearia armoracia*, L.) est plus âcre, et possède cette propriété dans un degré plus éminent.

XVI. La *scorsonère* (*scorzonera* ; *scorzonera hispanica*, L.), plante laiteuse, potagère, vivace, originaire d'Espagne, de la Sibérie et de l'île de Corse. On a commencé à l'employer en médecine au milieu du seizième siècle ; mais l'usage n'en est devenu commun que dans le dix-septième siècle. On ne se sert que de sa racine, dont le suc est laiteux, très-doux et un peu sucré. Elle n'est pas fort nourrissante, devient très-tendre quand on la fait bouillir, et est venteuse. On l'a recommandée comme spécifique dans les maladies malignes causées par des miasmes contagieux, par des poisons, de même que contre la piqûre des serpents ; mais l'expérience n'a pas justifié les magnifiques éloges qu'on lui a donnés pour ses prétendues vertus.

XVII. Le *salsifis*, *sersifis*, *barbe de bouc* (*tragopogon* ; *tragopogon porrifolium*, L.), plante laiteuse bisannuelle, qui croît spontanément dans l'Europe méridionale et en Angleterre : on la cultive dans nos jardins. Elle ressemble beaucoup à la scorsonère par ses qualités alimentaires et médicinales, et par le caractère botanique. La racine de salsifis, ainsi que celle de scorsonère, rôties et moulues, fournissent une décoction semblable au café, qui, à peu de chose près, a la même odeur, mais non les mêmes vertus.

XVIII. L'*ache* ou *céleri* (*apium dulce*), qui est une variété de l'*apium graveolens*, ou de l'*ache des marais*, plante bisannuelle, aromatique et âcre, qui croît naturellement dans les lieux humides, qui s'adoucit et s'attendrit par la culture et l'étiolement. Elle croît dans toute l'Europe, et surtout au nord. Les anciens en faisaient déjà usage, et les Grecs la cultivent encore aujourd'hui sous le nom de *selinum*. On ne fait guère

usage que de la racine, qui est naturellement âcre, mais qui s'adoucit par la
culture : néanmoins elle ne perd jamais
entièrement son âcreté, pas même lorsqu'on la fait blanchir. Elle contient une
certaine quantité de matière nutritive ;
et, lorsqu'elle a été cuite dans l'eau, elle
est tendre et soluble ; mais elle retient
encore de son arome, qui lui donne la
propriété d'exciter l'appétit et d'aider à
la digestion. On l'a regardée, depuis
Hippocrate, comme apéritive et diurétique : il en recommandait particulièrement l'usage dans les cas d'obstructions.

XIX. L'*asperge* (*asparagus*, *asparagus officinalis*, L.), plante vivace, qui
croît dans les lieux sablonneux par toute
l'Europe, excepté dans les pays dont la
température est extrême. Ce sont ses
jeunes pousses qu'on mange au printemps, après les avoir fait bouillir dans
l'eau. Elles sont très-tendres, légèrement
sucrées et nourrissantes ; elles imprègnent les urines d'une odeur particulière
et désagréable, et resserrent le ventre,
au rapport d'Hippocrate. *Asparagus siccus est, et alvum sistit.* Lib. II, *de
Diëta.*) Elles sont apéritives et diurétiques. On les compte au nombre des cinq
racines apéritives majeures, qui sont
l'*ache*, le *fenouil*, le *persil*, le *petit houx*
et l'*asperge* : mais leur usage excessif
n'est pas sans danger ; il a occasionné
quelquefois le pissement de sang. Boerhaave et Van-Swieten, son commentateur, rapportent que les asperges ont
quelquefois accéléré le retour des accès
de goutte.

XX. L'*artichaut* (*cinara*, *cinara sco-
lymus*, L.), plante vivace, de la famille
des chardons, qui croît en Arabie, en
Europe et dans l'Amérique méridionale,
et dont il existe plusieurs variétés. Les
seules parties alimentaires de cette plante
sont le réceptacle de la fleur et les portions de ce réceptacle que l'on enlève en
emportant les écailles séparées qui forment le calice. Tout ce réceptacle est
très peu âcre, et on l'adoucit parfaitement
en le faisant bouillir dans l'eau : il est
alors d'un tissu tendre, d'une digestion
facile, un peu sucré et mucilagineux, et
par conséquent nourrissant. L'usage habituel de l'artichaut empêche le sommeil.
On ne lui connaît aucune autre qualité
remarquable.

XXI. La *carotte* (*daucus*, *daucus ca-
rotta*, L.), plante bisannuelle, qui croît
naturellement dans les lieux sauvages et
arides par toute l'Europe, et que la cul-

ture a perfectionnée. Il y en a quelques
variétés, mais qui ont toutes les mêmes
qualités alimentaires et médicales. On ne
fait usage que de sa racine, qui est très-
douce et très-nourrissante en raison du
sucre qu'elle contient, et un peu aromatique. Elle fournit un aliment léger, non
flatulent et très-sain ; elle est adoucissante, béchique et diurétique.

XXII. Le *panais* (*pastinaca sativa*,
L.), plante bisannuelle, originairement
sauvage, et qu'on cultive dans les jardins. Sa racine est très-nourrissante, et
contient une fécule abondante : Marggraff en a retiré du sucre : aussi a-t-elle
une saveur sucrée. Elle a une odeur qui
lui est particulière et passe pour être diurétique. Elle acquiert des qualités nuisibles en vieillissant, et a occasionné quelquefois des vertiges et le délire. Willis
rapporte qu'une famille entière fut attaquée du délire pour avoir mangé des
racines de panais ; mais ce fait est douteux : il est bien plus probable que cet
effet avait été produit par des racines
de ciguë, qu'il est très-aisé de confondre
avec celles de panais, tant par rapport à
leur goût douceâtre qu'à cause de la ressemblance des deux plantes.

XXIII. Les *champignons* (*fungi*), famille de plantes qui comprend plusieurs
genres, un grand nombre d'espèces et de
variétés. Ils croissent dans la terre, à sa
surface, sur des végétaux vivants, et sur
des substances végétales et animales qui
se décomposent : on en rencontre dans
toute l'Europe, excepté dans les pays du
Nord. — Les champignons sont des végétaux, qui, quoique très-nourrissants et
très-agréables au goût, sont néanmoins
suspects. Les uns incommodent, d'autres
donnent la mort, et tous se digèrent difficilement. Les moins malsains sont ceux
qui viennent dans des lieux secs ; ils
sont dangereux dans les endroits humides, et le deviennent en se gâtant, ou
pour avoir été cueillis trop tard. Néanmoins la sensualité l'a toujours emporté
sur le danger, et les anciens étaient, à
cet égard, aussi gourmands que les modernes. Néron avait coutume d'appeler
les champignons le *ragoût des dieux*,
parce que Claude, auquel il succéda, empoisonné par des champignons, fut mis
après sa mort au rang des dieux. Bien
plus, on a fait un art d'élever les champignons sur des couches de fumier, et
même en pleine campagne, et on en fait
venir dans les jardins en toute saison.
Ce sont ces champignons qui croissent

sur couches, dont on fait le plus grand usage. Les *maîtres de la science de la gueule*, pour me servir des expressions de Montaigne, croient distinguer sans méprise les bons champignons des mauvais. Les bons, selon eux, sont ceux qui prennent leur accroissement dans la durée d'une nuit, qui sont d'une grosseur médiocre, à peu près comme celle d'une châtaigne, charnus, bien nourris, blancs en dessus, rougeâtres en dessous, d'une consistance ferme, moelleux intérieurement, d'un goût et d'une odeur agréables. Les champignons nuisibles sont ceux qui ont les qualités contraires, ou qui, ayant demeuré long-temps sur la terre, sont devenus bleus, rouges ou noirâtres. Mais ces marques générales sont très-incertaines, et ne suffisent pas pour rassurer; et l'on peut dire, d'après l'expérience, qu'en général tous les champignons sont suspects, si l'on en excepte la *morille (phallus esculentus, L.)*, qui n'est point dangereuse, à moins qu'elle n'ait été gâtée par les insectes; et le *champignon en forme de mitre (helvella mitra)* : les autres sont pour la plupart vénéneux. On prétend même qu'il y en a certaines espèces dont l'odeur a produit à quelques personnes l'épilepsie ou la folie; plusieurs autres ont été empoisonnées pour en avoir mangé. Ils ne donnent point d'acide à la distillation, mais de l'ammoniac; abandonnés à la fermentation, ils ne donnent aucune marque d'acidité, et pourrissent sur-le-champ. — Les effets des champignons vénéneux sont ordinairement lents; leur action ne se développe quelquefois qu'après douze et même vingt-quatre heures. Elle se manifeste par un violent choléra, l'oppression, des urines sanglantes, la tension de l'estomac et du bas-ventre, la cardialgie, les tranchées dans les entrailles, une soif ardente, le délire, le gonflement des hypochondres, des anxiétés et des angoisses inexprimables, la prostration des forces, les syncopes, le hoquet, le froid des extrémités, les sueurs froides, un tremblement universel, la gangrène; en un mot tous les symptômes d'une mort prochaine. Néanmoins tous ces funestes phénomènes n'ont pas lieu ensemble, ni au même degré, dans tous les individus; ce qu'on doit attribuer à la quantité plus ou moins considérable du poison qu'on a avalé, à la plus ou moins grande sensibilité du sujet, et à une foule d'autres circonstances. Le vomissement est très-salutaire lorsqu'il survient

de bonne heure; il entraîne dans ce cas une partie du poison, et il en reste quelquefois si peu dans les premières voies, après cette évacuation, que le malade paraît entièrement rétabli. Mais on n'en a pas moins à redouter les suites; et, de même qu'à l'occasion des autres poisons, il se manifeste presque toujours ensuite des crampes, des contractions dans les membres, des affections paralytiques, et un état de faiblesse et de langueur, qui amènent inévitablement la mort lorsqu'on n'a pas secouru à temps les malades.

XXIV. La *truffe (tuber; lycoperdon tuber*, L.) est de la nature des *champignons*, et croît sous terre sans racines, ni tige, ni feuilles; elle a une odeur fade et presque semblable à celle du sperme humain. Elle était en usage chez les anciens Romains. La nature la multiplie prodigieusement dans le département de la Dordogne. La truffe passe pour aphrodisiaque. On la pèle avant que de la manger, et on ne la sert sur les tables que lorsqu'elle est devenue noire; blanche elle est insipide. Les truffes d'Italie et des départements méridionaux de la France ont beaucoup plus de saveur et de parfum que celles des autres pays : elles exhalent même une odeur assez forte pour que les cochons et les chiens, exercés à les fouiller, puissent les découvrir par l'odorat et les tirer de terre. Quoique la truffe soit très-nourrissante, elle est néanmoins un aliment difficile à digérer. Elle est de la famille des *fungus*, dont la plupart sont pernicieux, et presque tous suspects : il est prudent de n'en pas faire usage, ou de n'en manger qu'en petite quantité. On la conserve dans l'huile, ou séchée en poudre; on la cuit et on l'assaisonne : elle parfume les viandes. On en rencontre une variété blanche dans les pays du Nord, mais qui n'a pas autant d'arome ni une saveur aussi agréable que celle des pays chauds.

CHAPITRE VI.

DE LA PRÉPARATION DES ALIMENTS.

La préparation des aliments consiste principalement dans l'application du calorique et dans le mélange de différentes substances auxquelles on les associe, soit pour en faciliter la digestion et les rendre plus agréables au goût, soit pour les conserver. — La coction a de très-grands avantages, même pour les aliments fournis par le règne végétal : elle les rend plus solubles ; ceux même qui se coagulent par la chaleur de l'eau bouillante, et qui deviennent par là insolubles dans ce fluide, se digèrent plus facilement ; d'ailleurs, l'action du calorique est telle qu'il sépare et dissipe les parties volatiles non-nutritives et dont quelques-unes sont nuisibles. L'application du calorique aux substances alimentaires a encore un autre avantage, celui de dégager l'air qui y est contenu, et de rompre par là la force cohésive qui retenait leurs parties unies entre elles, ce qui les rend plus solubles et simultanément moins flatulentes. — On applique aux aliments la chaleur de deux manières, ou plutôt on leur fait éprouver la coction par la voie humide et par la voie sèche. La première manière consiste à les faire bouillir dans un liquide, et à les cuire à l'*étuvée* ; la seconde, à les rôtir, griller et cuire en pâte. — La viande bouillie est celle qu'on a fait cuire dans l'eau pendant quelque temps, à peu près au degré de chaleur de l'eau bouillante. En réunissant la chaleur à l'humidité, on parvient à attendrir le tissu de la viande, et on la dispose à se dissoudre plus promptement, plus complètement, et on la rend par conséquent d'une digestion plus aisée. On peut, par ce même moyen, ramollir considérablement les parties tendineuses, ligamenteuses, membraneuses, et en extraire la gélatine.

Quant aux parties charnues dont le tissu est plus mou et plus tendre, les effets que produit sur elles la coction varient selon les différents degrés de chaleur qu'on leur applique. On rend leur tissu plus tendre et plus soluble, sans beaucoup diminuer leurs qualités nutritives, en les faisant cuire modérément ; mais, si on porte le degré de chaleur au point d'extraire de ces substances tout ce qu'elles ont de soluble, ce qui en reste après la coction ne contient que très-peu de matière nutritive, et se dissout moins bien dans l'estomac. Telle est la raison pour laquelle, lorsqu'on fait de bons bouillons en n'employant qu'une modique quantité de viande, celle-ci, après la coction, est sèche, dure, et peu nourrissante, vu qu'elle a fourni au bouillon la plus grande partie de ses principes nutritifs. — Les effets de la coction varient encore, selon qu'on fait cuire la viande dans des vaisseaux exposés à l'air, ou en vaisseaux clos. De cette dernière manière il ne se fait point ou

presque point d'évaporation, et la viande non-seulement devient plus tendre, mais conserve encore toutes ses qualités sapides et nutritives. — La quantité de liquide qu'on emploie à cuire la viande occasionne aussi des effets différents, selon qu'elle est plus ou moins grande. Lorsqu'on la fait cuire dans une petite quantité d'eau, à un degré de chaleur modéré et long-temps soutenu, la viande se ramollit considérablement, perd peu de parties solubles, et conserve plus de saveur et de matières nutritives : c'est cette manière qu'on appelle proprement *cuire à l'étuvée*. Mais si on se sert d'une grande quantité d'eau, et surtout si on applique une trop grande quantité de calorique, l'eau extrait presque toutes les matières nutritives, et la viande ainsi cuite n'est plus qu'un parenchyme dur, sec, coriace, maigre et difficile à digérer. — La voie sèche consiste dans l'application du calorique aux viandes, sans addition de liquide. Cette espèce de coction peut se pratiquer, de même que la précédente, ou en vaisseaux clos ou à l'air libre. Lorsqu'on fait cuire la viande en vaisseaux clos, comme lorsqu'on la met dans un four, recouverte d'une pâte, il ne se fait qu'une très-légère évaporation ; bien plus, les sucs, qui sont retenus, aident eux-mêmes à cuire la viande, à l'attendrir et à en développer la saveur.

Lorsqu'on fait griller la viande, il y a, à la vérité, de l'évaporation ; mais, comme le calorique agit immédiatement sur la surface extérieure, celle-ci se durcit jusqu'à un certain point, et l'évaporation cesse, ou ne se fait que bien légèrement, parce que les sucs sont retenus dans l'intérieur, et en ramollissent la substance. La friture présente à-peu-près les mêmes phénomènes ; mais, comme dans cette sorte de coction la viande est coupée par tranches minces, et que le feu n'agit pas immédiatement sur elles par rapport au vaisseau dans lequel on fait la friture, il s'applique plus également sur tous les morceaux ; d'ailleurs, pour empêcher que ceux qui touchent le fond ne durcissent brusquement par l'action du calorique, on y mêle pour l'ordinaire une huile fixe végétale, ou de la graisse. Il convient de ne pas appliquer à la friture un degré de chaleur trop grand ; autrement l'huile ou la graisse s'altère et devient empyreumatique, c'est-à-dire qu'elle acquiert une saveur et une odeur âcres et irritantes; et les substances qui ont été frites de cette manière sont difficiles à digérer. En général, cette préparation n'est point salutaire, et la friture ne se digère pas aisément : elle occasionne fréquemment, même dans les estomacs forts et robustes, des aigreurs et d'autres accidents. — Enfin, la dernière manière d'appliquer le calorique aux aliments consiste à les rôtir. Il convient que toutes les parties de la viande soient également soumises à l'action du feu, pour qu'elle cuise également dans tous ses points, et que la dissipation des sucs ne soit pas trop grande. Il ne faut pas que le feu soit trop violent, ni que la viande reste trop long-temps exposée à son action : autrement elle se dessèche, acquiert de la compacité, et devient par là très-difficile à digérer. Pour prévenir ces effets, il faut rôtir de grandes quantités de viande à la fois ; la condensation qu'éprouve leur surface extérieure par l'action du feu empêche l'évaporation des sucs contenus dans l'intérieur. C'est dans cette vue qu'on est dans l'usage d'arroser les viandes qu'on rôtit avec une substance grasse, qui a le double avantage de s'opposer à l'évaporation, et de prévenir le trop grand dessèchement de la surface.

Outre l'application du feu qu'on fait subir aux aliments, on ajoute à leurs qualités nutritives, ou on les rend plus agréables au goût, en y ajoutant des sauces. Celles-ci ont pour base des substances grasses ou huileuses, et des sucs des viandes mêmes, auxquels on ajoute différents assaisonnements. C'est là ce qui constitue proprement l'art de la cuisine, art que les Français ont porté peut être à son dernier point de perfection, mais qui est devenu bien funeste aux hommes, comme il arrive des meilleures choses lorsqu'on en fait abus (1).

— Il est une attention très-importante à porter sur les vaisseaux dans lesquels on prépare et sert les aliments, lorsqu'on veut conserver sa santé et ne pas s'exposer aux dangers de l'empoisonnement. Il serait à désirer, et le bien de l'humanité l'exigerait, qu'on proscrivit entièrement les instruments et les ustensiles de cuisine, ainsi que la vaisselle de cuivre, de plomb et d'étain, et qu'il fût défendu de s'en servir pour les usages domestiques. Une semblable loi préviendrait bien des malheurs auxquels exposent ces métaux. — Le cuivre, dans l'état d'oxide ou salin, est un véritable poison : il exerce une si grande attraction élective sur l'oxygène, qu'il décompose l'eau et s'oxide ; l'humidité la plus légère suffit pour le convertir en vert-de-gris ou verdet. C'est en vain qu'on opposera qu'on peut prévenir cet effet par l'étamage, car il est bien prouvé que ce moyen ne garantit pas toujours le cuivre de l'oxidation ; et d'ailleurs, c'est que l'étamage lui-même n'est pas sans danger, car il n'y a pas d'étain, même le plus fin, qui ne contienne de l'arsenic ; de plus, l'étain est soluble dans un grand nombre de substances, et pour peu que l'une d'elles séjourne dans un vaisseau de cuivre étamé, l'étain est bientôt dissous, et le cuivre reste à nu.

Les vaisseaux d'étain devraient être bannis de l'usage, puisque ce métal contient de l'arsenic, qui, comme on sait, est un des poisons les plus violents et les plus dangereux (1). On devrait également rejeter ceux de plomb, vu que celui-ci est très-soluble dans beaucoup de liquides, et qu'il est, dans l'état de sel ou d'oxide, un poison non moins perni-

---

(1) Les chairs des animaux subissent diverses préparations qui ont pour but de les conserver long-temps sans qu'elles éprouvent de décomposition : telles sont les salaisons, dans lesquelles les viandes se trouvent pénétrées d'une certaine quantité de sel marin ou hydro-chlorate de soude ; les marinades, qui, à l'aide des vinaigres, ont la propriété d'attendrir et de conserver intactes les chairs des animaux trop durs pour être servies sur nos tables sans avoir subi cette sorte de préparation. On conserve encore les viandes en les préservant du contact de l'air au moyen de la graisse : c'est ce qu'on appelle *viandes confites*. Enfin on prépare des extraits de viandes des tablettes de gélatine ou de bouillon fort utiles dans les voyages de long cours. (L. B.)

(1) Bayen et Charlard ont trouvé un expédient simple et facile pour reconnaître la présence de l'arsenic dans l'étain : c'est de dissoudre ce dernier dans l'acide muriatique. Cet acide n'attaque ni le cuivre ni l'arsenic ; ces métaux se précipitent sous la forme d'une poudre noire. Pour connaître la quantité d'arsenic, il suffit de faire chauffer cette poudre : l'arsenic se volatilise, et le cuivre reste ; la diminution qu'a éprouvée la poudre donne le poids de l'arsenic.

cieux que les deux autres (1) ; il produit cette affreuse colique connue sous le nom de *colique saturnine* ou *des plombiers*. La vapeur de ce métal suffit pour donner lieu à cette maladie , et ceux qui travaillent sur le plomb y sont très-exposés. J'observerai en passant qu'on a remarqué que ceux qui travaillent à ce métal , et dont la constitution est fortifiée et endurcie par l'habitude des exercices violents et des travaux pénibles , étaient moins sujets à cette colique , et résistaient davantage aux funestes impressions du plomb que les autres. Cette intéressante observation de Stoll est analogue à celle de Haen, qui voulait , avec raison, qu'on nourrît ces ouvriers avec du pain noir de seigle et du lard, qu'on leur ferait manger le matin avant que d'aller au travail; et c'est en effet un excellent prophylactique que de faire prendre à ces ouvriers des aliments lourds, qui , soutenant les forces digestives , donnent du ton aux organes et les empêchent de céder à l'impression délétère des miasmes de plomb. Ce conseil est applicable à tous ceux qui travaillent sur les autres métaux. — On pourrait substituer aux vaisseaux de cuivre ceux de fer battu étamé , ou de fer-blanc , mais dont l'étain aurait été purifié et entièrement privé d'arsenic. On a proposé de se servir du zinc au lieu de l'étain pour étamer : il résulte des travaux que Malouin a faits sur cet objet, que cet étamage a l'avantage de s'étendre plus également sur le cuivre et d'être plus dur que l'étain. On a objecté que les acides végétaux pourraient le dissoudre , et que les sels à base de zinc n'étaient pas exempts de danger. Mais, d'après un grand nombre d'expériences tentées par Laplanche, il paraît que les sels de zinc, pris à plus forte dose que n'en peuvent dissoudre les aliments préparés dans des vaisseaux ainsi étamés, ne sont pas dangereux. Quoi qu'il en soit , on pourrait se servir plus avantageusement encore de vaisseaux de grès ou de terre vernissée , bien cuits , mais dont la couverte ne serait point faite de matières dangereuses et nuisibles à la santé. Les ustensiles de terre dont se sert la classe indigente ne sont pas sans danger ; le vernis dont ils sont recouverts est fait avec le

____

(1) Le cuivre et le plomb sont du nombre des métaux qui s'oxident à l'air à toute température.

verre de plomb ; il se fond peu à peu dans les graisses, et, en se mêlant avec les aliments , les altère et les déprave. On pourrait lui substituer le vernis blanc, qui a pour base l'oxide d'étain , et qui n'a rien de dangereux.

Les poteries communes dont se servent les citoyens peu aisés sont d'une très-mauvaise qualité, et impriment aux mets qu'on y prépare la saveur et l'odeur les plus désagréables. Elles sont formées d'une terre poreuse et mal cuite , dont la densité, très-différente de celle de la couverte , permet une dilatation bien plus grande que celle-ci n'en peut éprouver, et fait fendiller cette dernière en plusieurs endroits , dès la première fois qu'on expose ces vases à l'action du feu ; il en résulte que ces fentes laissent ensuite passer les huiles et les graisses dans les pores de ces vaisseaux , et que, une fois imprégnés de ces matières , ils altèrent toutes les substances qu'on y fait cuire. D'ailleurs , cette espèce de poterie ne peut pas résister aux alternatives de chaud et de froid , et se casse le plus souvent dès qu'elle éprouve la première impression du feu. Il serait très-utile, je pense, de remplacer ces poteries par celle connue sous le nom de *porcelaine par dévitrification*, dont le célèbre Réaumur est l'inventeur. Le procédé est très-simple et bien peu dispendieux. Il consiste à placer dans un étui de terre cuite le vase de verre qu'on veut *porcelainiser* (le verre brun commun , celui des bouteilles à vin , sont ceux qui réussissent le mieux). On remplit le verre et son étui d'un ciment composé de sablon et de gypse ou plâtre en poudre , à parties égales ; on met le tout dans un four de potier, et on l'y laisse tout le temps que dure la cuite des autres poteries. Le verre se trouve transformé, après l'opération , en une sorte de porcelaine d'un blanc laiteux, demi-transparente , dure jusqu'à étinceler avec l'acier, infusible et d'un grain fibreux. On a beaucoup fait en France pour l'art de la porcelaine, qui est un objet de luxe chez les riches ; ne conviendrait-il pas de s'occuper des poteries à l'usage de la classe la plus nombreuse, et qui n'est pas la moins utile ? Ne serait-ce pas rendre un grand service à la société que de mettre tous les citoyens à portée de se procurer, à peu de frais , des vases et des ustensiles qui seraient exempts des dangers et des inconvénients des poteries dont on se sert journellement ? et ne

ourrait-on pas faire fabriquer, dans les
rreries à bouteilles, des ustensiles de
isine et de table en verre, qu'on re-
irait ensuite d'après le procédé de
éaumur? Ce nouvel art serait de la plus
ande utilité, et honorerait le gouver-
ment bienfaisant qui l'encouragerait.

CHAPITRE VII.

DES ASSAISONNEMENTS.

L'homme sortant des mains de la na-
ure n'eut que des goûts simples et purs;
u milieu des productions de la terre,
nt il était le maître, il ne choisissait
ue les aliments sains et naturels qu'elle
i offrait avec profusion, et ne connais-
it d'autre assaisonnement que l'appé-
t. Mais les sociétés humaines étant de-
nues nombreuses, la nécessité de s'ap-
ovisionner de comestibles et de con-
rver les viandes des animaux, fit recou-
r à divers assaisonnements qui excitè-
ent la gourmandise, et amenèrent in-
nsiblement cet art flatteur et perni-
eux d'altérer les aliments et de les dé-
aturer par le mélange des substances
s plus irritantes et les plus incendiai-
es, qu'un luxe corrupteur va chercher
ans les climats les plus éloignés, et qui
nt une source intarissable de maux. Je
e prétends pas néanmoins condamner
ute espèce d'assaisonnements; car, ou-
e qu'ils sont en quelque sorte devenus
écessaires dans nos mœurs actuelles, il
y est qui sont utiles à la santé, en ce
u'ils corrigent ce que certains aliments
nt de défectueux, et les améliorent.

Les assaisonnements proprement dits
e sont pas des substances alimentaires;
s sont âcres et irritants, et ne con-
ennent rien qui puisse se convertir en
otre substance. Mais l'usage a prévalu
appeler du nom d'assaisonnements tou-
es les matières qu'on mêle aux aliments,
oit pour en corriger les qualités, soit
our en relever le goût; et de ce nom-
re sont plusieurs substances alimentai-
es, telles que le beurre, la crème, l'hui-
e, le sucre, etc. — On peut diviser en
énéral les assaisonnements en exotiques
t en indigènes. Les premiers nous sont
pportés des pays éloignés, et les autres
oissent en Europe.

§Ier. *Assaisonnements exotiques.*—
es assaisonnements exotiques, connus
ous le nom d'*épices*, sont aromatiques
t croissent dans des climats très-chauds;
s contiennent tous une huile spécifiquement plus pesante que l'eau, un peu
volatile, et qui est très-âcre, même ru-
béfiante; car, lorsqu'on en applique à la
peau, et qu'on l'y laisse quelque temps,
elle la rougit et l'enflamme. — Ces assaisonnements sont très-stimulants, et
l'irritation qu'ils produisent dans l'estomac se propage dans tout le système.
Ils augmentent sensiblement les contractions du cœur et des artères, et la chaleur du corps. Leur usage n'est pas salutaire aux personnes sanguines, pléthoriques, bilieuses, atrabilaires, aux jeunes gens, aux constitutions nerveuses,
hystériques, non plus qu'aux individus
dont la poitrine est faible et délicate.
Pris modérément, ils sont utiles aux pituiteux et aux personnes étiolées, parce
que l'excitement leur est nécessaire. Ils
conviennent aussi dans les saisons chaudes prolongées, ainsi que dans les pays
chauds, et notamment dans ceux où la
nature les fait croître; le relâchement et
la faiblesse des organes, l'affaiblissement
des forces les rendent en quelque sorte
indispensables dans ces circonstances.
— Les autres épices sont fournies particulièrement par les *verticillées* ou *om-
bellifères* d'Europe. Leur huile est
moins pesante et moins âcre, mais plus
volatile. C'est en raison de leur huile
que les épices jouissent des qualités stimulante, aromatique et anti-septique
tonique. Ces substances, en excitant
l'action péristaltique des premières voies,
favorisent l'expulsion des vents. Leur
usage doit être très-modéré, autrement il
est dangereux. Elles portent spécialement
sur l'estomac, et augmentent d'une manière pernicieuse l'action de tout le
système, qu'elles finissent par détruire.

I. La *cannelle* (*cinnamomum*; *laurus
cinnamomum*, L.) est l'écorce du can-
nelier, petit arbre qui ressemble au laurier et qui est très-commun dans l'île
de Ceylan. Elle a une odeur suave et
aromatique, et une saveur amère, légèrement astringente. Cette écorce tient
un des premiers rangs parmi les assaisonnements agréables; elle est cordiale
et stomachique; mais son usage continué trop long-temps dispose, de même
que les autres assaisonnements de ce
genre, aux maladies sthéniques.

II. Le *gingembre* (*zingiber*), racine d'un
amomum de l'Inde (*amomum zinziber*,
L.), originaire de la Chine, du Malabar
et de l'île de Ceylan, d'une odeur très-
agréable et d'une saveur piquante. Le
gingembre de la Chine passe pour être

le meilleur ; mais nous n'usons que
de celui qu'on nous apporte sec des îles
Antilles, où il est présentement cultivé.
Cet assaisonnement est moins stimulant
que le poivre, d'après les observations
de Galien, et ne le cède en rien, par
rapport à ses qualités, à la cannelle. Les
Indiens mêlent le gingembre à tous leurs
aliments. Les Madagascariens, les Hottentots et les Philippiniens, le mangent
vert, en salade. On le sert à Cayenne,
comme les raves, après l'avoir bien lavé.
Les Brésiliens en usent comme mastica-
toire, et le confisent au sucre pour réveiller l'appétit. Le gingembre est un
stomachique chaud qui aide à la digestion. Il excite aussi puissamment à l'a-
mour ; on doit en éviter l'usage lorsqu'on
est échauffé, et que le sang est bouil-
lonnant ou trop abondant.

III. Les *clous de girofle* (*caryophylli
aromatici*) sont les boutons non épa-
nouis du giroflier (*caryophyllus aro-
maticus*, L.), qui est un arbre de l'Inde,
ressemblant au laurier, et qui croît dans
les îles Moluques, situées près de l'équateur. Les clous de girofle ont une odeur
aromatique très-agréable, et sont un
des assaisonnements les plus usités ; il
n'y a point de ragoût, point de sauce,
peu de mets, de liqueurs spiritueuses où
ils n'entrent. Ils jouissent des mêmes
vertus que les autres assaisonnements de
ce genre.

IV. Le *poivre* (*piper*), fruit du poi-
vrier, arbre qui croît dans l'Inde, et
dont il existe plusieurs espèces (*piper
longum*, L., *piper nigrum*, L.). Il est
l'assaisonnement le plus en usage dans
la cuisine des pauvres et dans celle des
riches. Il aide singulièrement la digestion ; mais il n'en faut user que modérément, car il est très-irritant et très-
échauffant. C'est surtout aux personnes
qui ont l'estomac faible et qui sont sujettes aux aigreurs, que le poivre convient. Celse lui attribue la vertu d'augmenter la sécrétion des urines et de
chasser les vers. Il est aphrodisiaque,
c'est-à-dire qu'il donne de l'ardeur pour
les plaisirs vénériens. Des observations
prouvent qu'il a guéri quelques fièvres
intermittentes.

V. La *muscade* (*nux moschata*; *mi-
ristica officinalis*, L.), fruit d'un arbre
des Indes orientales, qui est grand comme un poirier (elle est de la grosseur
d'une noix, et recouverte d'une enveloppe particulière, appelée *macis* ou
fleur de muscade). La muscade a une
odeur agréable et une saveur un peu
âcre, mais suave. Elle est un des assaisonnements les plus doux et les moins
irritants, et communique aux aliments
un goût fort agréable. On mange la muscade confite ; mais il n'en faut pas trop
user, ni habituellement, car on a observé qu'elle affectait les nerfs et causait des maladies soporeuses. Le macis a
une odeur plus pénétrante et une saveur
plus âcre que la muscade ; il jouit des
mêmes vertus, et n'est pas moins dangereux lorsqu'on en use immodérément.

Les Romains faisaient autrefois un
très-grand usage de l'assa-fœtida (*feru-
la asse fœtida*, L.) comme assaisonnement. Les Cyrénéens et les Grecs en
faisaient tellement leurs délices qu'ils
l'appelaient le *mets des dieux*. On en
use encore aujourd'hui dans les pays où
il croît. On prétend que son odeur n'
est pas aussi désagréable que lorsqu'on
l'a transporté dans nos climats. On ne
l'emploie en Europe que comme un médicament propre à dissiper les vapeurs
et à faire cesser les accès hystériques ;
et, en effet, cette substance est un des
médicaments de ce genre les plus efficaces, à raison de l'odeur forte et extrêmement fétide qu'elle répand.

VI. Le *sucre* (*saccharum*) est une
substance très abondamment répandue
dans le règne végétal. Marggraff en a
retiré en grande quantité des racines de
plusieurs plantes potagères, d'un grand
nombre de plantes farineuses encore
vertes, et même de quelques arbres. Son
procédé consiste à faire digérer les végétaux râpés et très-divisés dans l'alcool
qui a la propriété de dissoudre le sucre
et de l'enlever à l'extrait qui se précipite.

Les habitants du Canada extraient le
sucre d'une espèce d'*érable* (*acer sac-
charinum*, L.), par des incisions qu'ils
font dans le corps ligneux de l'arbre. Les
Indiens en retirent de la moelle du *bam-
bou*, et les Américains méridionaux de
la *canne à sucre* (*arundo saccharifera;
saccharum officinale*, L.). D'après des
expériences récentes, on en peut obtenir de très-grandes quantités, et à peu
de frais, de la *betterave*. Il paraît que les
anciens ont connu un sucre venant de
l'Arabie. Ce sucre est nommé par Ar-
chigène, *sel indien*. — Le sucre paraît
être la base de toutes les substances nutritives ; on le rencontre dans toutes celles qui nous servent d'aliments ; bien
plus, il sert presque uniquement d

...rriture à quelques peuples. Les Co-
chinois mangent du sucre au lieu de
pain, les Nègres marrons ne vivent le
plus souvent que du sucre de cannes.
On a des exemples de quelques personnes qui ont vécu presque entièrement
de du sucre durant plusieurs années.
Quoique le sucre soit une substance
très-nourrissante, on l'emploie néanmoins plus fréquemment comme assaisonnement. Il fait la base des sirops et
de la plupart des confitures; on le sert
sur les tables pour corriger l'aigreur des
fruits, des sucs et l'amertume du café;
il entre dans la composition d'un grand
nombre de préparations pharmaceutiques. Le sucre est formé de six parties
d'hydrogène, de quarante-deux de carbone et de cinquante d'oxygène. On le
convertit en acide oxalique, en le suroxy-
génant par le moyen de l'acide nitrique;
il se produit aussi dans cette opération
de l'acide malique, qui est un peu plus
oxygéné; enfin, en oxygénant encore davantage le sucre, on le convertit en acide acéteux (vinaigre). Le sucre est très-
fermentescible; c'est le seul corps qui soit
susceptible de se transformer en alcool.
Il aide singulièrement la digestion, à
raison de sa fermentescibilité et de la
solubilité qu'il communique aux aliments
auxquels on l'associe. On l'unit aux végétaux que l'on confit; mais l'ébullition
qu'on leur fait subir pour l'y incorporer
dissipe leurs parties volatiles et actives,
de sorte que la plupart des végétaux
ainsi confits sont entièrement privés de
leur arome. Ce sont particulièrement
les fruits dont on fait des confitures; le
sucre les conserve en les préservant de la
fermentation, mais il ne détruit pas leur
acescence; ce qui fait qu'ils restent disposés à contracter la fermentation acide
dans l'estomac. — Le sucre convient
particulièrement aux vieillards, soit
comme aliment, soit comme assaisonnement. Il est faux qu'il échauffe, comme
le pense le vulgaire. L'observation a appris que son usage habituel était nuisible aux constitutions bilieuses, aux asthmatiques, et aux enfants, chez lesquels
il favorise la génération des vers en
affaiblissant le ton des premières voies.

§ II. *Assaisonnements indigènes.* —
I. Le *sel commun* (*sal culinare*), *muriate
de soude*, est très-abondamment répandu
dans le règne minéral; on le retire des eaux
de la mer et de certaines fontaines salées.
Il en existe en divers lieux, comme en
Pologne, des mines connues sous le nom

de mines de *sel gemme*. Il paraît que la
nature a destiné cette substance à l'usage de l'homme, car il n'est aucun peuple qui n'en use et qui n'en mêle à ses
aliments. — Le sel est l'assaisonnement
le plus commun et le plus utile. Il excite l'action de l'estomac par son *stimulus*, donne de la saveur aux aliments fa-
des, favorise la digestion et augmente la
sécrétion des urines. Son abus est néanmoins très-dangereux; il occasionne la
soif et la sécheresse, produit des maladies cutanées, et dispose au scorbut. Les
chairs des quadrupèdes et des poissons,
auxquelles on mêle beaucoup de sel pour
les conserver, s'endurcissent, deviennent
plus difficiles à cuire, et ne se digèrent
qu'avec peine.

II. Le *vinaigre* (*acetum*) est le produit de la fermentation *acéteuse* ou *acide*,
ou plutôt l'oxygénation du vin (1). Il est
d'autant meilleur qu'il a été fait avec
de bon vin. Le vinaigre est un des assaisonnements les plus usités : il est un
des ingrédients les plus nécessaires aux
salades, et sert à confire beaucoup de
végétaux : on s'en sert aussi pour assaisonner les viandes. Le vinaigre est rafraîchissant et anti-septique, et on l'emploie
de diverses manières pour préserver la
chair des animaux de la putréfaction :
celle-ci, conservée dans cet acide, ne
s'en pénètre jamais au point de devenir
moins aisée à digérer, et de perdre beaucoup de ses qualités nutritives. Cet assaisonnement est très-convenable au régime animal et à la nature humaine; il est
surtout utile aux sanguins, aux bilieux et
à ceux qui ont beaucoup d'embonpoint,
est nuisible au contraire aux vieillards,
aux personnes maigres, à celles tourmen-
tées par la toux et aux femmes hystériques.
— Le vinaigre, ainsi que les autres acides végétaux, excite l'action de l'estomac,
augmente l'appétit et aide la digestion;
il paraît même qu'il empêche plutôt qu'il
ne favorise l'acescence des végétaux.
Il est essentiel d'observer que les acides
du règne végétal, pris avec excès, finissent par énerver l'estomac et le jeter
dans l'atonie; c'est pourquoi ils sont nuisibles aux personnes faibles, pituiteuses,
étiolées et cachectiques, et générale-

---

(1) Chacun sait qu'on fabrique aujour-
d'hui d'excellent vinaigre avec le produit
de la distillation du bois, et qu'en l'é-
tendant convenablement on s'en sert avec
avantage pour assaisonner les mets servis
sur nos tables. (I. B.)

ment dans tous les états dépendants de la faiblesse et de l'épuisement, qui sont caractérisés par la diminution de la chaleur animale et la lenteur des mouvemens.

III. Le *verjus* (*omphacium*) est le suc exprimé des raisins verts et dans l'état de crudité. Il diffère peu du vinaigre, il en a les avantages et les inconvéniens; seulement il est plus astringent, et on a moins à redouter son excès que celui du vinaigre.

IV. Les *limons* (*limones*). On s'en sert comme d'assaisonnement, ainsi que des citrons et des oranges. Leurs effets sur l'économie animale sont peu différents de ceux du vinaigre; seulement ils rafraîchissent et tempèrent davantage; car le vinaigre ne jouit pas de ces qualités à un degré éminent, vu qu'il contient une certaine quantité d'alcool que la fermentation n'a pas converti en acide.

V. Les *câpres* (*capparis*; *capparis spinosa*, L.). Ce sont les boutons d'une plante, le câprier, qui croît dans l'Asie, l'Afrique et l'Europe méridionale. On les confit au vinaigre; ils deviennent par ce moyen très-âcres; mais ils ne sont point nourrissants. — Aussi ne les emploie-t-on, de même que les cornichons, que comme assaisonnements et pour exciter l'appétit.

VI. Le *cumin* (*cuminum*; *cuminum cyminum*, L.), plante ombellifère, annuelle, originaire d'Egypte, et qu'on cultive en grand dans l'île de Malte, sous le nom d'*anis âcre*. On emploie sa graine, qui est très-chaude et aromatique, dans les fromages : les Allemands le mêlent avec le sel dans la pâte du pain, pour s'exciter à boire. Elle est, ainsi que le *carvi* (*carum carvi*, L.), carminative, et une des quatre grandes semences chaudes. Les pigeons l'aiment beaucoup; c'est pour eux un appât qui les attire dans les colombiers.

VII. Le *fenouil* (*fœniculum*; *anethum fœniculum*, L.), plante vivace et aromatique, dont on distingue deux espèces, le *fenouil commun*, ou *fenouil des vignes*, qui vient sans culture, et le *fenouil doux*, qui est le fenouil commun adouci par la culture. Les feuilles du fenouil sont employées dans les assaisonnements; ses jeunes tiges blanchies se mangent comme le céleri; sa graine contient, ainsi que le cumin, beaucoup d'huile volatile, et est une des quatre grandes semences chaudes; elle aide la digestion, dissipe les vents, et est, sous

ces rapports, très-utile aux asthmatiques.

VIII. Le *laurier franc* (*laurus vulgaris*; *laurus nobilis*, L.), petit arbre toujours vert, originaire d'Asie, et naturalisé en France. On emploie ses feuilles, ainsi que les autres plantes aromatiques, telles que le *serpolet* (*thymus serpillum*, L.), la *sauge* (*salvia officinalis*, L.), etc., comme assaisonnements, pour donner du goût aux viandes : elles sont odorantes, d'une saveur âcre, un peu amère et astringentes, et contiennent une huile volatile, qu'on obtient par la distillation.

IX. Les *tétradynames*. On emploie comme assaisonnements quelques plantes âcres de cette classe, surtout la moutarde et le raifort. Elles stimulent le canal alimentaire, et aident de cette manière la digestion, en faisant converger les forces vers les organes digestifs, et en favorisant la solution des aliments. Ces substances augmentent la sécrétion de l'humeur perspirable et des urines; elles sont antiscorbutiques, et leur usage modéré est très-utile avec les viandes, surtout celles qui sont très-animalisées.

X. Les *alliacées*. Les plantes de cette classe se rapprochent des précédentes par leur acrimonie et leurs autres qualités. Les plus douces, comme l'oignon et le poireau, contiennent une certaine quantité de matière nutritive. De même que les tétradynames, elles provoquent les urines, et décident la transpiration et la sueur; elles sont anti-scorbutiques, et il est avantageux de les associer aux viandes, et surtout aux poissons.

XI. La *graisse des animaux* et les *huiles fixes végétales*. Elles ne diffèrent qu'en ce que la graisse des animaux contient une certaine quantité de gélatine, et souvent du jus de viande; au lieu que, dans les huiles fixes, les principes constituants, l'hydrogène et le carbone, qui sont aussi ceux de la graisse animale, sont combinés avec le muqueux. Ces substances jouissent des mêmes propriétés, à cette différence près, que la graisse des animaux est plus nourrissante; mais nous ne les considérons ici que comme assaisonnements. Parmi les huiles fixes, c'est celle d'olives qui mérite la préférence sur toutes les autres, lorsqu'elle est bien choisie; savoir, quand elle est récente, douce et d'une saveur agréable. En général, les vieilles huiles, de même que les vieilles graisses, sont insalubres et d'un goût désagréable; celles qui ont éprouvé l'action du feu sont empyreumatiques, c'est-àire d'une odeur vive et pénétrante, et d'une saveur âcre et caustique; elles sont nuisibles aux personnes d'une constitution bilieuse, à celles qui ont la fibre sèche et irritable, qui éprouvent des affections de poitrine, ou qui ont des dispositions à la toux et de la difficulté à respirer.

XII. Le *beurre* et la *crème de lait*. Le beurre est la partie grasse et huileuse du lait, dont les molécules sont interpoées entre les parties séreuses et caséeues de ce fluide, auxquelles elles donnent le blanc mat qu'ont les émulsions. On le sépare de la crème par un mouvement rapide. La crème est un mélange de fromage et de beurre qui, étant spécifiquement plus léger que les autres parties du lait, s'en sépare spontanément par le repos, et se rassemble à sa surface, d'où on l'enlève pour en obtenir le beurre. — Les qualités d'un bon beurre sont, d'être récent, jaunâtre, d'une saveur agréable et douce, et d'une consistance ferme; c'est à la présence de l'oxygène qu'il doit sa forme concrète. Celui qui est salé est d'une qualité inférieure, et le vieux est malsain, de même que quand il est frit ou roussi; il acquiert, par l'effet de ces causes, de même que les huiles et les graisses animales, une acrimonie et une rancidité qui sont dues à la suroxygénation de ces substances, qui troublent la digestion, la rendent pénible, et occasionnent des rapports nitereux et brûlants. On peut néanmoins en séparer l'acide, qui est le produit de cette suroxygénation, et rétablir jusqu'à un certain point le beurre et les huiles rancies, en les tenant plongés durant quelque temps dans l'eau ou dans l'alcool, qui ont l'un et l'autre la propriété de s'emparer de cet acide et de le dissoudre. Quant à la crème, elle est un assaisonnement fort doux et fort agréable, on l'emploie comme tel dans plusieurs pays, surtout dans ceux où le laitage est commun, comme dans les montagnes. Pour être bonne, il faut qu'elle soit récente, blanche, d'une certaine consistance, douce et agréable au goût.

XIII. Le *miel* (*mel*) ne diffère pas essentiellement du sucre; ce sont les abeilles qui l'extraient du nectar des fleurs, d'où il suinte sous forme d'un fluide. — Le miel est très-nourrissant et relâche le ventre; il a servi presque seul de nourriture à beaucoup d'anachorètes, qui ont fourni la plus grande carrière.

Il était fréquemment employé par les anciens comme assaisonnement; il est aujourd'hui bien moins en usage depuis que le sucre est devenu plus commun. Le bon miel doit être récent, pesant, doux et blanc, d'une odeur suave, et cueilli au printemps. Lorsqu'il est vieux, il a une amertume désagréable. Sa saveur est relative à l'espèce de plante sur laquelle l'abeille le récolte : ce sont les plantes aromatiques qui fournissent le plus délicieux (1).

CHAPITRE VIII.

DES BOISSONS.

§ Ier. *De l'eau considérée comme la première et la plus simple de nos boissons, et la base de la plupart des autres.* — L'eau est un fluide diaphane, incolore, inodore, insipide, et que la nature a destiné à servir de boisson aux hommes et aux animaux. Elle est un des plus grands dissolvants; c'est pourquoi on ne la trouve jamais pure, mais toujours unie à des substances étrangères; elle dissout l'air, les gaz salins, les sels, etc. — La chimie démontre que ce fluide est un composé de quatre-vingt-six parties d'oxygène et de quatorze parties d'hydrogène. Elle est un des grands agents qui altèrent et modifient sans cesse la surface de notre planète : son action, ses courants, ses mouvements ont changé peu à peu la nature des minéraux, et ont créé en quelque sorte un monde nouveau sur l'ancien. — Il y a très-peu d'eaux qui ne contiennent du sulfate ou du carbonate de chaux; il en est qui tiennent en solution de l'acide carbonique, de l'alumine, du fer, des substances végétales et animales altérées par la putréfaction. Il y a dans presque toutes une certaine portion d'air vital ou atmosphérique, qu'on peut dégager par la distillation, ou par le moyen de la machine pneumatique. On croit, non sans fondement, que c'est à ce gaz qu'est due la faible saveur dont jouit l'eau. — Les eaux de neige et de glace récemment fondues sont généralement insalubres : ceux qui en font un

----

(1) Aux assaisonnements indiqués par l'auteur, on peut en ajouter plusieurs autres, comme le cerfeuil, l'estragon, les fleurs de capucines, les champignons, la civette, les olives, le persil, le piment, la tomate, le safran, la vanille, etc. (I. B.)

usage habituel sont exposés aux maladies du système glanduleux ; c'est pourquoi elles sont très-fréquentes dans les Pyrénées, les Alpes, la Suisse, le Tirol, etc. Ces eaux sont chargées de substances hétérogènes qui leur communiquent des qualités nuisibles. Je ne pense pas avec Hippocrate que leur salubrité soit uniquement due à la perte qu'elles éprouvent de leurs parties les plus subtiles et les plus ténues, lors de la congélation, ni qu'elles ne puissent recouvrer leur bonté : autrement toutes celles de fleuves, de rivières, etc., produiraient les mêmes effets, puisqu'elles proviennent elles-mêmes, pour la plupart, des neiges et des glaces des hautes montagnes, que le soleil liquéfie. D'après les observations de Pallas et de plusieurs autres physiciens, les maladies des glandes, et particulièrement les goîtres endémiques, viennent non de l'usage des eaux de neige fondue, mais de ce que les eaux contiennent de grandes quantités de sulfate et de carbonate de chaux. Peut-être aussi que ces maladies dépendent plus essentiellement de l'air de certains cantons, chargé de vapeurs, de brouillards, et pas assez souvent renouvelé par les vents salutaires. On voit en effet dans quelques vallons, au pied des hautes Alpes, des habitants pâles et peu développés, tandis qu'on rencontre dans les vallons supérieurs, ou dans les plaines entre ces montagnes, des hommes grands, bien faits et robustes ; ceux-ci boivent cependant de plus près les eaux de neiges fondues.

Les eaux de neige contiennent, d'après Bergmann, une petite quantité de muriate de chaux et d'acide nitreux. Celles de pluie, d'après ce chimiste, tiennent en solution les mêmes substances, mais plus abondantes. Boerhaave y a trouvé des semences d'algues fluviatiles, de mousses, des animalcules : c'est pourquoi il regardait les pluies comme des lessives chargées d'une infinité de corpuscules volatilisés et disséminés dans l'air. — Les eaux de fontaines les plus pures sont altérées par des matières hétérogènes, mais en petite quantité : on y rencontre du carbonate et du sulfate de chaux, quelquefois du muriate de chaux et de soude, très-rarement du carbonate de magnésie et de fer, du sulfate de magnésie et de fer. — Celles des pluies et des lacs contiennent les mêmes substances et surtout du carbonate de chaux, mais en plus grande quantité ; quelque-

fois aussi elles tiennent en solution des sels nitreux. Elles sont moins limpides et moins légères que les autres, peu propres à cuire les légumes et à dissoudre le savon. L'usage de ces eaux, nouvellement puisées, cause souvent des coliques d'estomac et d'entrailles, la diarrhée. Quelquefois elles sont encore viciées par des matières qui y pourrissent. Les plus insalubres sont celles des marais, des étangs, celles qui répandent de l'odeur et qui ont de la saveur, ainsi que l'avait déjà remarqué le père de la médecine. Comme il pourrit presque continuellement dans ces eaux des insectes et des végétaux, elles exhalent sans cesse de l'ammoniac et du gaz hydrogène azotisé : ce dernier paraît être le principe des fièvres rémittentes et intermittentes, et des dysenteries bilieuses putrides, qui règnent presque toujours dans les pays marécageux ou couverts en grande partie d'eaux stagnantes (1). — Les eaux courantes des fleuves et des rivières sont très-salubres : on y trouve moins de substances étrangères que dans les précédentes, seulement du carbonate de chaux, quelquefois du sulfate calcaire, mais en petite quantité, et rarement du muriate de soude ou du carbonate de potasse. Elles sont plus pures que celles des fontaines ; et elles le sont d'autant plus que leur cours est plus rapide, et qu'elles coulent sur un lit d'une plus grande étendue, et composé de substances peu solubles.

La bonne ou mauvaise qualité des eaux dépend principalement de la nature du terrain sur lequel elles coulent. Celles qui ont parcouru une grande étendue de sol calcaire charrient de grandes quantités de carbonate de chaux, et forment des dépôts de ce sel et des incrustations. Ce sont ces eaux qui donnent naissance aux concrétions, aux pétrifications et aux stalactites ; il est très-vrai

____

(1) Pour rendre potables les eaux des marais, des étangs, etc., il faut les faire bouillir : l'ébullition, en cuisant les matières organiques et dégageant les principes gazeux insalubres que ces eaux contiennent, les empêche de nuire ; il faut encore, lorsque le liquide est refroidi, l'agiter dans l'atmosphère pour lui rendre l'air qu'il a perdu ; enfin, il faut le filtrer à travers le sable ou le charbon. On pourrait aussi assainir les eaux en y versant un peu d'acide muriatique oxygéné (chlore.) (I. B.)

semblable que le carbonate de chaux n'y est dissous que par l'intermède de l'acide carbonique. Ces eaux, de même que celles qui contiennent une certaine quantité de sulfate calcaire, jouissent de qualités malsaines : elles sont pesantes, d'une saveur fade, terreuse et crue ; elles bouillent difficilement, ne fondent pas le savon, qu'elles caillebottent, et ne cuisent pas bien les légumes qu'elles endurcissent au lieu de les amollir. Ce sont des espèces d'eaux *minérales*, appelées *eaux dures*, *crues*, parce qu'elles font éprouver à l'estomac un sentiment incommode de pesanteur. — Les eaux de pluies, recueillies dans des temps non orageux et quand il a déjà plu quelque temps, en plein air, loin des habitations des hommes et des animaux, et reçues dans des vases de terre ou de grès, ou dans des citernes faites de ces matières ou d'autres insolubles (1), sont les meilleures et les plus pures de toutes, parce qu'elles ont été purifiées par une sorte de distillation naturelle. Les eaux qui coulent sur un terrain sablonneux ou quartzeux, et qui sont en contact avec l'air, sont encore très-bonnes : ces terres ne se laissent pas attaquer par l'eau. Au contraire, les eaux qui traversent des craies, des plâtres, des marbres ; celles qui séjournent sur des tourbes, des bitumes, des mines, dans des cavités souterraines, sont plus ou moins impures, et doivent être, en général, rejetées. — Il est important d'observer qu'il est dangereux de se servir, pour la conduite des eaux, de tuyaux de cuivre ou de plomb, parce que ces métaux s'oxident très-aisément par l'action de l'eau, et dans cet état, ils sont de vrais poisons. Il est plus sûr de conduire les eaux au moyen de tuyaux de pierres dures, de fer fondu, de bois ou de terre cuite ; ces matières ne leur communiquent rien de nuisible

---

(1) Les citernes sont des espèces de souterrains faits de pierres ou de cailloux liés avec un bon ciment. Pour que l'eau y entre purifiée, on pratique sur les côtés des citerneaux qui communiquent vers le fond avec la citerne, et qu'on remplit en partie de gros gravier et de sable. De cette manière, l'eau est conduite lentement dans ces citerneaux, où elle a le temps de filtrer à travers le sable avant que d'entrer dans la citerne, et l'eau en est très-pure. Le sable doit être renouvelé de temps à autre, ou au moins lavé, pour en séparer le limon qui s'y amasse.

Hygiène.

ni de pernicieux. Il n'est pas moins dangereux de laisser séjourner l'eau, et plus encore le vin et les acides, dans des vaisseaux de cuivre et de plomb ; on devrait les proscrire entièrement de l'usage domestique. On pourrait citer, en preuve des dangers auxquels ils exposent, une multitude d'empoisonnements mortels qu'ils ont occasionnés.

Rien ne contribue plus à la conservation de la santé que l'usage des bonnes eaux, comme rien n'est plus capable de l'altérer que celles qui possèdent de mauvaises qualités. Les Romains n'épargnaient ni dépenses ni peines pour se procurer des eaux saines : souvent même, lorsque le pays n'en possédait pas de semblables, ils en faisaient venir de fort loin, au moyen d'aqueducs qu'ils construisaient à grands frais, tant ils étaient persuadés de l'utilité et de l'importance de se procurer une boisson salutaire. Il est à désirer que le gouvernement français s'occupe de cet objet si digne de son attention, et que l'indigent, à qui la cherté du vin ne permet pas de réparer, par l'usage de cette liqueur, ses forces épuisées par des travaux pénibles et souvent forcés, ne rencontre pas, dans des eaux impures et malfaisantes, les germes de la destruction (1). — L'eau la plus convenable pour l'usage est celle qui est légère à l'aréomètre, et qui ne produit pas un sentiment de pesanteur dans l'estomac ; qui est claire, limpide, sans couleur, sans odeur, sans saveur, et agréable au goût ; qui s'échauffe promptement et se refroidit de même ; qui dissout aisément le savon, et qui cuit et amollit les légumes. Une eau qui possède ces qualités ne donne à l'analyse que très-peu de matières hétérogènes. — On reconnaît encore qu'une eau est bonne lorsque, sur les rives de la fontaine, du ruisseau, de la rivière, il ne croît ni jones, ni mousse, ni aucune plante aquatique ; lorsqu'elle sort de la fente d'un rocher, claire et limpide, et qu'elle coule sur un lit de sable, sans bourbe, sans sédiment, ou sur un cailloutage bien net. Enfin, sa salubrité se confirme par

---

(1) Depuis l'époque où l'auteur écrivait ce passage, des fontaines publiques et des aqueducs nouvellement établis dans diverses villes de France, et surtout dans la capitale, ont en partie exaucé les vœux qu'il formait pour la santé publique. (I. B.)

la bonne santé de ceux qui en font usage, par la force et la vigueur des animaux et des plantes du pays. Quand on voit les habitants d'un canton conserver les yeux sains, les dents blanches, et n'être pas sujets aux maladies de la peau, c'est un indice qui doit faire juger favorablement des eaux que l'on y boit. En général, leurs bonnes qualités attestent presque toujours la pureté de l'air; il est rare que celui-ci soit malsain dans un pays qui a l'avantage de posséder de bonnes eaux.

Les eaux de puits, et généralement toutes les eaux dures et crues, cessent de produire des coliques d'estomac et d'entrailles, lorsque, après les avoir fait cuire, on les expose pendant vingt-quatre à trente-six heures au grand air, dans des vaisseaux de terre amples et évasés; les sels qui y étaient tenus en solution se précipitent par l'évaporation, et les miasmes nuisibles, lorsqu'elles en contiennent, se volatilisent et s'en séparent. Elles ne conservent tout au plus, par ce moyen, qu'une vertu légèrement purgative, qui est due aux sels déliquescents non susceptibles de se précipiter; mais il est plus sûr de les filtrer ensuite dans le sable, avant que d'en faire usage (1). — Lind a proposé une méthode très-simple et très-facile, propre à remplir cet objet. Elle consiste à prendre un tonneau défoncé par un des bouts, et à placer dans le milieu un autre tonneau plus long et moins large, défoncé aux deux extrémités. On remplit de sable le premier, à un tiers de sa hauteur, et celui du milieu à environ la moitié. On met l'eau qu'on veut filtrer dans le dernier : elle passe à travers le sable des deux tonneaux, et vient s'élever au-dessus du tonneau extérieur, d'où on la tire par un robinet dans des vaisseaux propres à la recevoir. — Lorsque les circonstances ne permettent pas de faire usage de ce procédé, on conseille de mêler avec l'eau une petite quantité de vin, d'eau-de-vie ou de vinaigre : l'eau sera encore plus pure si l'on a eu soin de la faire bouillir auparavant. — La distillation est le moyen le plus sûr et le plus efficace pour débarrasser l'eau de toutes les matières étrangères qui l'altèrent : ce procédé est peut-

être le seul qui puisse rendre potable celle de la mer. On parvient à la dessaler complètement à l'alambic; mais on n'est pas toujours à portée de pratiquer cette opération, et l'on n'a pas toujours, en voyage, des vaisseaux distillatoires à sa disposition (1). — Les navigateurs éprouvent fréquemment les incommodités que cause à un équipage l'altération de l'eau douce qu'ils embarquent avec eux pour leur usage (2). — La nature a répandu les animaux avec tant de profusion, que l'air, la terre, les mers, les eaux des fleuves et des rivières, les corps animés, les cadavres, et même les liqueurs acides, sont remplis d'une multitude d'insectes; l'eau la plus pure en apparence n'en est pas exempte. Ce sont ces insectes et leurs œufs, imperceptibles à la vue, qui donnent naissance à la putréfaction momentanée qu'éprouvent les eaux douces renfermées dans les tonneaux qu'on charge sur les vaisseaux. L'eau devient épaisse, gluante, visqueuse, prend un mauvais goût et une mauvaise odeur, qui deviennent de plus en plus désagréables à mesure que la fermentation fait des progrès; celle-ci ayant cessé, les corps hétérogènes se précipitent au fond des tonneaux, et la même eau redevient douce et claire; ce qui a lieu fréquemment au bout de vingt-quatre heures. — Lowitz a découvert, il y a quelques années, un procédé de la plus grande utilité pour préserver l'eau de la corruption, et pour la rétablir quand elle est corrompue. Pour remplir le premier objet, il faut d'abord porter la plus grande attention sur la propreté des tonneaux, les bien nettoyer avec le sable, puis les frotter avec le charbon en poudre; on met ensuite, par chaque tonneau ordinaire et rempli, à peu près six

----

(1) On pourrait encore faire cesser l'insalubrité des eaux dites *séléniteuses*, en y versant un peu de carbonate de potasse, et séparant ensuite, au moyen du filtre, le carbonate de chaux précipité. (I. B.)

(1) On peut également rendre potable l'eau de mer par la congélation, qui n'atteint que l'eau qui n'est pas nécessaire à la dissolution des sels; la glace fondue fournit de l'eau saine et agréable lorsqu'on a eu soin de l'aérer. (I. B.)

(2) On parvient à conserver saine l'eau douce à l'aide d'un procédé imaginé par M. Berthollet : il consiste à charbonner fortement l'intérieur des tonneaux avant de les remplir : un amiral russe a conservé par ce moyen de l'eau potable (bonne à boire), pendant la durée d'un voyage de long cours. (Voyez *Annales de Chimie*, tome LIX.) (I. B.)

à huit livres de poudre de charbon, et une quantité suffisante d'acide sulfurique pour lui communiquer une légère acidité ; on agite de temps en temps le charbon pour le mêler avec l'eau. Lorsqu'on veut s'en servir, on la passe par une chausse de toile, dans laquelle on a mis un peu de poudre de charbon.

Lorsqu'on veut rétablir l'eau corrompue, on jette, par parties, dans le tonneau, de cette même poudre, jusqu'à ce qu'il ne s'en exhale plus de mauvaise odeur ; puis on en filtre une petite quantité à travers le papier ou la chausse de toile, pour voir si elle passe claire, et on y ajoute du charbon jusqu'à ce qu'elle ne soit plus trouble ; alors on la passe dans une grande chausse. Quand on a de l'acide sulfurique, on en met dans le tonneau, avant que d'y mêler le charbon, en suffisante quantité pour donner à l'eau une légère acidité. Si on destine cette eau à cuire des aliments, on peut substituer à l'acide le muriate de soude (sel marin). Toutes ces opérations peuvent s'exécuter dans l'espace de cinq à six minutes. — Il est nécessaire que le charbon qu'on emploie soit bien fait, qu'il ne contienne point de cendres ni de substances grasses, et qu'il ait été conservé à l'abri de la fumée et des vapeurs inflammables. On peut le faire servir plusieurs fois aux mêmes usages ; il ne s'agit pour cela que de le sécher, ou, ce qui vaut mieux, de le pousser à un grand feu en vaisseaux clos, et de le pulvériser ensuite de nouveau. On remarque que le charbon affaiblit considérablement la saveur de l'acide sulfurique, sans doute en le désoxygénant et en le réduisant en soufre. Deux gouttes de cet acide donnent à quatre onces d'eau une saveur aigre assez forte ; mais elle est presqu'entièrement détruite dès qu'on y mêle un peu de poudre de charbon (1). — L'eau pure et fraîche humecte, désaltère et rafraîchit ; elle donne du ton à l'estomac, et de là à tout l'organisme ; elle aide la digestion, fournit un véhicule nécessaire aux humeurs, dissout les matières excrémentitielles, et les entraîne avec elle hors du corps. Les buveurs d'eau mangent ordinairement beaucoup, digèrent bien, et parviennent à une grande vieillesse, exempts des infirmités auxquelles sont sujets les autres hommes. L'usage de cette boisson, que la nature a destinée aux besoins des hommes et des animaux, convient à tous les âges et à toutes les constitutions ; elle possède la plupart des vertus médicales, selon les divers degrés de température qu'on lui donne ; ce qui lui a mérité le nom de *panacée*, ou *remède universel*; et en effet, il est peu de maladies où on ne puisse l'employer utilement, et à la guérison desquelles elle ne contribue, conjointement avec une diète convenable ; elle fait la base de la plupart des boissons médicinales, des potions, des mixtures, des décoctions, des apozèmes et autres préparations pharmaceutiques (1).

Il en est de l'eau comme des autres choses les plus salutaires ; elle fait du bien tant qu'on en use sobrement et devient nuisible dès qu'on en abuse. *Omne quod nimium, naturæ inimicum.* L'eau bue avec excès en été, ainsi que l'a remarqué Hippocrate (2), occasionne quelquefois l'hydropisie. Elle produit des maladies aiguës de poitrine, telles que la pleurésie et la péripneumonie, lorsqu'on a l'imprudence d'en boire pendant que le corps est échauffé et en sueur, parce qu'elle détermine brusquement le refoulement des forces vers l'intérieur, qui, se changeant en spasme, empêche la résorption des fluides perspirables, ou cause un surcroît d'action dans la partie qui devient leur aboutissant : telle est la cause la plus ordinaire de la plupart des maladies qui exercent les plus grands ravages dans les armées, parmi les gens

---

(1) On a beaucoup perfectionné, dans ces derniers temps, les moyens de purifier l'eau, c'est-à-dire de la débarrasser des matières étrangères qui y sont plutôt suspendues que dissoutes. Les filtres dont on se sert pour cet objet sont ordinairement en sable de rivière, en charbon ou en pierres poreuses de nature calcaire, disposées, dans les fontaines, en couches plus ou moins épaisses, que l'eau est forcée de traverser. Les filtres en pierre sont préférables, parce qu'ils fournissent une eau constamment claire. Dans le bel établissement du quai des Célestins à Paris, où l'on clarifie des quantités énormes d'eau de rivière, on a la précaution de faire d'abord passer le liquide à travers des éponges avant qu'il traverse les couches de charbon en poudre. (I. B.)

(1) L'auteur de l'article *Hydropote* du Dictionnaire des Sciences médicales a fait de l'eau un éloge qui mérite d'être consulté. (I. B.)

(2) Lib. de Affect. intern.

des campagnes et les artisans. On les préviendrait aisément si on avait la sage précaution de ne se désaltérer qu'après quelques moments de repos, durant lesquels le corps se serait rafraîchi et aurait repris son état naturel. L'eau froide, dit Hippocrate, est nuisible dans la toux et les inflammations de poitrine ; elle ne convient pas dans la fièvre, quand le malade a les pieds froids. Elle est très-utile dans les affections bilieuses, dans les grandes douleurs de tête, et dans les spasmes. Il est préjudiciable à la digestion de boire beaucoup d'eau immédiatement ou peu de temps après le repas. Il est très-dangereux aussi de faire habituellement usage d'eau chaude ou des infusions théiformes, etc.

§ II. *Des Boissons fermentées.* — On appelle en général boissons fermentées tous les liquides qui ont la propriété d'enivrer, à raison de l'alcool qu'ils contiennent, alcool qui est le produit de la fermentation vineuse : tels sont le vin de raisins, la bière, le cidre, le poiré, l'hydromel vineux, l'eau-de-vie et l'alcool ou esprit-de-vin. On donne avec raison la préférence au vin de raisins; il est aux autres boissons fermentées ce que le pain fait de farine de froment est à celui qu'on fabrique avec les farines des autres graminées : il a la supériorité sur toutes, et par rapport au goût et par rapport aux autres qualités. — De toutes les substances le sucre est la seule qui puisse être convertie en alcool, et il n'y a que celles qui le contiennent qui soient susceptibles de passer à la fermentation vineuse; mais il faut, pour que cette fermentation s'excite, qu'il soit étendu dans une certaine quantité d'eau, et mêlé à une autre matière végétale ou animale quelconque, comme à l'extractif, à la fécule, à un sel, etc. (1). — Le sucre est si abondamment répandu dans les substances végétales et animales, qu'il y en a peu qui ne soient capables d'éprouver la fermentation vineuse et de donner de l'alcool. Tous les fruits sucrés, écrasés, la contractent bientôt, lorsqu'ils éprouvent un degré de chaleur au-dessus du quinzième du thermomètre de Réaumur. Les semences des graminées et surtout de l'orge, dont la germination a développé la matière sucrée, le miel et le

sucre étendu d'eau, passent aisément à cette espèce de fermentation lorsqu'ils sont soumis à l'action de cette cause : bien plus, le lait lui-même est susceptible de se transformer en vin ; et les Tartares n'ont guère d'autres boissons enivrantes que celles qu'ils font avec le lait de leurs juments, dont ils déterminent la fermentation par le procédé que j'ai indiqué en parlant du lait. — Le vin est un composé d'eau, d'alcool, de tartre, d'un arome qui diffère suivant l'espèce de vin, et d'une substance extracto-résineuse colorante (1). — On conçoit aisément que les vins diffèrent en qualités, non-seulement par rapport à l'espèce de raisins et à la nature du terroir, mais encore par rapport aux diverses proportions des principes, et par la manière dont on a conduit la fermentation.

Cette liqueur est une boisson connue de temps immémorial ; il n'est point même de nations sauvages qui n'aient trouvé les moyens de s'enivrer avec quelque breuvage. Les Moxes, nation la plus barbare de l'Amérique, font une liqueur très-forte avec des racines pourries qu'ils infusent dans l'eau. D'autres sauvages font avec le maïs une liqueur dégoûtante, appelée la *chicha*, qui est très-spiritueuse, et avec laquelle ils s'enivrent fréquemment. — Le vin est une boisson nourrissante (2), aussi agréable que salutaire, quand il est de bonne qualité et qu'on en use sobrement. Le bon vin est celui qui plaît également par sa couleur, sa limpidité, son odeur et sa saveur, et dont l'usage modéré ne cause aucune incommodité : celui qui est falsifié est très-dangereux, et un vrai poison qui abrège les jours. — Si on observe les effets que le vin produit sur les hommes, on verra qu'ils sont très-différents selon les diverses constitutions. Il y en a qui en boivent habituellement, même en grande quantité, sans en ressentir d'incommodité, et que son usage n'empêche pas de parvenir à un grand âge. Néanmoins le grand nombre des buveurs ne vivent pas long-temps et meurent de bonne heure accablés d'infirmités. Il est donc sage de ne prendre ha-

---

(1) Cette matière est ce que les chimistes modernes appellent le *ferment*.
(I. B.)

(1) On y trouve encore un peu de matière sucrée, de l'acide malique, de l'acide tartrique et acétique. (I. B.)
(2) La propriété nutritive du vin peut être contestée ; le vin stimule, mais il est douteux qu'il nourrisse. (I. B.)

bituellement qu'une modique quantité de vin, et même de le tremper d'eau. Ce conseil est surtout de rigueur pour ceux qui sont incommodés par cette boisson. — On peut être assuré que l'usage du vin est nuisible, et on doit se l'interdire absolument, lorsqu'il produit, après en avoir pris en petite quantité, une haleine vineuse, des rapports aigres, et de légères douleurs de tête ; et lorsqu'après en avoir bu une plus grande quantité que de coutume, il occasionne des étourdissements, des nausées, l'ivresse, surtout quand celle-ci est chagrine, sombre, querelleuse et colère. Les hommes sur lesquels le vin produit de semblables effets, et qui persistent dans son usage, périssent misérablement vers la cinquantième année de l'âge. — L'excès du vin prédispose à diverses maladies du système nerveux, et principalement aux affections mentales. Les ivrognes succombent souvent aux phlegmasies chroniques des voies digestives, aux hydropisies de l'abdomen, etc. — Les liqueurs spiritueuses faites à l'eau-de-vie et à l'esprit de-vin sont encore plus pernicieuses, et leurs effets sont bien plus délétères, lorsqu'on en fait usage habituellement et avec excès. Ces liqueurs, dont on abuse tant, sont de vrais poisons, qui ne contribuent pas peu à moissonner l'espèce humaine à la fleur de l'âge — Le premier effet du vin et des liqueurs fortes pris immodérément, est d'exciter une vive irritation dans les entrailles, d'y créer des spasmes violents et d'y concentrer les forces, au point que l'organe extérieur est presque entièrement privé de son action.

Si l'on considère un homme pris de vin, on voit que sa tête est affectée, qu'il est dans le délire et l'assoupissement ; il ne peut se soutenir, il est chancelant, et souvent l'habitude du corps est froide ; il a perdu toute sensibilité ; le froid et le chaud ne lui font aucune impression ; il est tourmenté de vents ; il a le hoquet, du tremblement, etc. — Ceux qui digèrent bien le vin n'éprouvent pas, ou du moins n'éprouvent que d'une manière peu sensible, les symptômes dont j'ai fait l'énumération plus haut. Leur ivresse est spirituelle, babillarde et gaie ; il est rare qu'ils périssent de l'hydropisie et des obstructions ; malgré cela, le vin produit quelquefois chez eux des effets nuisibles. Les buveurs de cette classe vivent plus que ceux dont je viens de parler, mais leur tempérament s'altère et

se déprave pour l'ordinaire vers l'âge de soixante ans, et ils ont en partage dans la vieillesse la paralysie, la démence, l'apoplexie et d'autres maux de ce genre. — En général, les liqueurs fortes prises habituellement en trop grande quantité consument les forces de la vie et amènent une vieillesse prématurée ; elles entretiennent dans l'économie animale une sorte de fièvre habituelle, qui épuise, enflamme et dispose à des maladies graves. On croit communément qu'elles aident à la digestion ; mais cela n'est vrai que dans certains cas, comme lorsque les organes digestifs sont dans un état de faiblesse et de relâchement tel qu'ils ne digèrent qu'avec peine, ou lorsque la force excentrique domine vicieusement et au point de laisser ces organes dans une inertie presque totale. Une petite quantité de liqueur, prise dans de semblabes circonstances, relève utilement le ton et fait converger les forces vers l'estomac : mais si on fait journellement usage de liqueurs, elles jettent à la longue les premières voies dans une énervation radicale. En général, tous les moyens qui font de l'estomac un centre permanent d'action finissent par détruire ses forces et son activité.

Tels sont en abrégé les maux que se prépare l'homme qui se livre avec passion à l'usage des boissons spiritueuses. On ne m'accusera pas sans doute de les avoir exagérés, car il est peu de personnes qui n'en aient été témoins. C'est sans doute le tableau de ces maux qui a fait penser à quelques philosophes que la vie abstème était la seule convenable à l'homme. Nos premiers pères, nous dit-on, vivaient plus long-temps, et ne connaissaient pas l'usage du vin. La nature a prodigué l'eau à tous les hommes et dans tous les pays : elle l'a rendue agréable pour tous les palais, tandis qu'elle n'a fait croître nulle part les liqueurs fermentées, qui sont un produit de l'art. Mais est-il démontré que la vie des premiers hommes n'a été si longue que parce qu'ils ne faisaient pas usage de ces boissons ? et n'existe-t-il pas une multitude d'autres causes qui ont appelé, ainsi que je l'ai dit au commencement de cet ouvrage, une foule de maux et d'infirmités sur l'homme, et qui ont abrégé la durée de son existence (1)? Ne peut-on pas op-

____

(1) La plupart des idées émises sur la longueur de la vie de ceux qu'on appelle

poser aux partisans de la vie abstème le goût naturel qu'ont tous les peuples pour les boissons vineuses? Un appétit universel n'est-il pas un effet de l'instinct qui porte l'homme à l'usage des choses utiles à sa conservation et à son bonheur? car la nature ne se trompe jamais. Il est bien vrai qu'elle ne produit nulle part des boissons fermentées; mais elle ne produit pas non plus du pain; et serait-ce une raison pour s'en interdire l'usage? D'ailleurs, en admettant que nos premiers aïeux ne connaissaient pas les boissons vineuses, n'est-il pas certain que, placés dans des circonstances bien différentes, et ayant dégénéré presque entièrement de leur force et de leur vigueur, ces boissons nous sont devenues nécessaires, d'après nos mœurs et la faible constitution dont nous jouissons? L'usage du vin est bon en lui-même, et il est trop utile aux hommes pour le condamner aussi sévèrement. On doit en user modérément: les enfants, les jeunes gens, les femmes, les sanguins, les bilieux, les atrabilaires en doivent peu boire, de même que les personnes dont le genre nerveux est très-irritable et sensible. Il peut être donné en plus grande quantité aux hommes qui fatiguent beaucoup, aux vieillards, aux pituiteux, aux infirmes, durant les temps humides et dans les lieux aquatiques et marécageux. Pris modérément, il nourrit, relève les forces, augmente l'énergie du principe vital, accélère le mouvement progressif du sang et des humeurs, détermine l'action du centre à la circonférence, et active la transpiration; en un mot, le vin possède toutes les qualités propres à maintenir la santé et à prévenir beaucoup de maladies.

Le corps n'est pas le seul objet des vertus salutaires du vin; l'esprit se ressent aussi de ses influences vivifiantes. Homère animait quelquefois ses chants immortels par l'usage de cette précieuse liqueur; Æschyle ne chaussait le cothurne que lorsqu'il était échauffé par le vin, et Lamprias ne montrait jamais plus de génie que lorsqu'il avait bu. Enfin, Ennius Caton, Rabelais et une in-

les *premiers hommes*, ne reposent que sur des notions vagues et incertaines. Les hommes dont on parle ne vivaient peut-être plus long-temps que nous, que parce qu'ils avaient des années plus courtes.

(J. B.)

finité d'autres trouvaient, dans cette boisson des dieux, cette gaîté et ce brillant qui déridant le front de la sagesse et électrisent l'imagination. C'est donc sans raison qu'on a blâmé l'usage du vin; je dis plus, c'est dans cette boisson qu'on trouve le vrai remède contre la tristesse et le chagrin. «Lorsqu'il arrive quelque malheur à un Européen, dit Montesquieu (1), il n'a d'autre ressource que la lecture d'un philosophe qu'on appelle Sénèque; mais les Asiatiques, plus sensés qu'eux et meilleurs physiciens en cela, prennent des breuvages capables de rendre l'homme gai, et de charmer le souvenir de ses peines... C'est se moquer de vouloir adoucir un mal par la considération que l'on est né misérable; il vaut bien mieux enlever l'esprit hors de ses réflexions, et traiter l'homme comme sensible, au lieu de le traiter comme raisonnable.» — On doit donc interdire seulement l'abus, et non l'usage du vin; il est permis d'en boire, mais non jusqu'à l'ivresse. Outre les maux physiques que produit l'ivrognerie, ce vice grossier et brutal, elle porte encore ses funestes effets sur le moral, et ôte à l'âme sa vigueur et son énergie. Elle est une infraction de la loi naturelle, qui défend à l'homme d'aliéner sa raison. L'excès du vin rend furieux dans les pays chauds, et occasionne la stupidité dans les pays froids. En général, l'usage du vin doit être tempéré par le cristal des fontaines, et, comme l'a dit le bon Plutarque, «il faut calmer les ardeurs de Bacchus par le commerce des Nymphes.»

Ce n'est pas seulement l'excès du vin qui rend cette boisson malfaisante et dangereuse; sa falsification, surtout celle par l'oxide de plomb demi-vitreux (la litharge), est encore plus nuisible et plus meurtrière. Quelques marchands s'en servent pour rétablir les vins qui tournent à l'aigre; et, en effet, cette substance a la propriété de neutraliser l'acide acéteux qui se développe par la fermentation, et de former avec lui un sel d'une saveur sucrée, que n'altère pas la couleur du vin, et qui empêche les progrès de l'acidification. Cette falsification est on ne peut pas plus pernicieuse: souvent elle donne lieu à des accidents très-graves, et notamment à cette colique terrible connue sous le nom de *colique sa-*

(1) Lettres Persannes, lettre XXXI.

turnine, colique de plomb ou *des plombiers.* — On reconnaît cette altération du vin au moyen du sulfure alcalin ou calcaire en liqueur, dont la préparation consiste à mêler parties égales de potasse ou de chaux et de soufre ; on met ce mélange dans un creuset, et on le fait fondre promptement, pour prévenir la dissipation et la combustion du soufre. Il n'est pas nécessaire d'appliquer une bien grande chaleur, parce que le soufre, qui est très-fusible, facilite la fusion de la potasse, en s'unissant à elle. Lorsque ce mélange est entièrement fondu, on le coule sur une pierre qu'on a eu soin de graisser avec de l'huile ; le sulfure se concrète en une matière brunâtre. Lorsqu'on veut le conserver sec et solide, il faut le rompre promptement en petits morceaux, et le mettre tout chaud dans une bouteille bien sèche, et qu'on ferme bien, parce qu'il est très-déliquescent. Quand on veut s'en servir pour essayer un vin dans lequel on soupçonne la présence du plomb, on fait dissoudre une petite quantité de ce sulfure dans l'eau, et l'on prend un verre bien net, qu'on remplit à moitié de vin, et dans lequel on verse quelques gouttes de cette solution ; lorsque le vin contient du plomb, il jaunit aussitôt, puis brunit en se troublant, et forme ensuite un précipité brun ou noirâtre. Le vin qui n'a pas été falsifié par l'oxide demi-vitreux de plomb pâlit, et ne prend pas une couleur foncée. — On peut se servir également de cette liqueur pour essayer d'autres substances, dans lesquelles on soupçonne une semblable falsification. Le beurre, dit Gaubius, qui a été altéré par la litharge, jaunit, puis noircit, et prend ensuite une couleur de boue. — Néanmoins, cet essai et plusieurs autres ne sont pas toujours fidèles, et peuvent induire en erreur. Le moyen le plus sûr pour découvrir l'altération des substances par le plomb, est de les faire évaporer, et de les pousser ensuite à un grand feu dans un creuset. Lorsqu'elles en contiennent, on trouve, après l'opération, un petit culot de ce métal au fond du creuset. — Les meilleurs remèdes aux accidents produits par le plomb sont les sulfures et les eaux thermales sulfureuses. — Quelques marchands de vins sont dans l'usage d'y faire dissoudre une certaine quantité d'alun, pour en aviver les couleurs, et empêcher qu'ils ne tournent à l'acidité. Cette méthode peut être très-dangereuse lorsque l'alun est employé à forte dose. Les principaux effets du vin aluné sont de resserrer le ventre, de causer des douleurs d'estomac, et de donner lieu, lorsqu'on en soutient quelque temps l'usage, aux obstructions et au marasme. On peut découvrir cette fraude en jetant dans le vin quelques gouttes de dissolution mercurielle par l'acide nitrique : lorsqu'il contient de l'alun, celui-ci est promptement décomposé ; il se forme du sulfate de mercure et du nitrate d'alumine. On peut encore employer d'autres moyens : les alcalis, la chaux, la baryte, etc., ont la propriété de décomposer l'alun. — Il y a de très-grandes différences parmi les vins, à raison de la couleur et de la consistance, de la saveur et du parfum, de l'âge et du sol.

1° Il y a des vins blancs, des vins rouges, des vins paillets et des vins jaunes. Les vins *blancs* sont, pour la plupart, faibles et ténus, moins échauffants et moins enivrants que les autres ; ils nourrissent moins aussi, et augmentent la sécrétion des urines : *Ad vesicam vina alba magis penetrant, urinasque provocant* (Hipp., *de Vict. rat. in acut.*) : c'est pourquoi ils conviennent de préférence aux sanguins, aux bilieux et aux hommes de lettres. Leur usage habituel nuit néanmoins aux organes de la digestion, et rappelle les accès de goutte chez ceux qui sont sujets à cette maladie. Ces vins sont très-peu nourrissants ; *vina alba exiguum præbent corpori alimentum* (Galen.) : c'est pourquoi on en recommande avec raison l'usage aux personnes qui ont beaucoup d'embonpoint. — Les vins *rouges* passent moins vite que les précédents ; ils contiennent plus de matière sucrée et de tartre : c'est pourquoi ils nourrissent et réparent davantage les forces. Ils sont stomachiques, et conviennent surtout aux hommes forts et robustes, ainsi qu'à ceux dont la texture du corps est rare, et qui suent aisément. — Les vins *paillets* ou *clairets* (*vina fulva* d'Hippocrate), de même que les vins *gris*, tiennent le milieu entre les vins blancs et les vins rouges ; ils sont très-salubres, se digèrent bien, et sont surtout utiles aux personnes faibles et à celles qui font peu d'exercice. Leur usage copieux occasionne des douleurs de tête et attaque les nerfs. — Les *jaunes* sont les plus chauds de tous : ils sont desséchants et ennemis du cerveau et des nerfs. Les vins de *Crète* ou de *Malvoisie*, ceux du *Rhin* et beaucoup de ceux de *France* sont de ce genre.

2° Les vins diffèrent quant à la consistance : il y en a qui sont épais, d'autres ténus et enfin de moyens. Les vins épais contiennent beaucoup de sucre et de tartre; ils sont très-nourrissants et toniques, mais ils ne se digèrent pas aisément, et ne conviennent qu'aux personnes vigoureuses et qui se livrent habituellement à des travaux pénibles. Les vins limpides, ou *ténus*, nourrissent moins, mais passent mieux : leur usage est plus avantageux aux hommes de cabinet et à ceux qui sont sédentaires. Les vins moyens participent des uns et des autres; ils sont le plus généralement en usage, et servent de boisson à la plupart des hommes riches ou aisés.

3° Les vins sont doux, acides, austères ou piquants. Les premiers sont connus sous le nom de *vins de liqueur*. Ils contiennent une grande quantité de sucre et d'alcool. Tout l'art de faire ces vins consiste à faire subir la fermentation vineuse au moût qui contient assez de sucre pour qu'il en reste encore beaucoup après une bonne et pleine fermentation. — Dans les pays assez chauds pour que les espèces de raisins très-sucrés, comme, par exemple, les muscats, parviennent à une entière maturité, le moût de ces raisins fait naturellement un vin de liqueur; mais, pour donner à ce même vin plus de force et de douceur, on expose les raisins au soleil, avant d'en exprimer le suc, afin de le concentrer. Dans certains endroits, on fait concentrer le moût des raisins sur le feu, immédiatement après la récolte et avant que la fermentation ne commence, jusqu'à ce qu'il acquière une consistance un peu sirupeuse; les vins de liqueur qui en résultent sont appelés *vins cuits* (*vina cocta*) : les anciens y mêlaient des aromates. On est fondé à croire que les vins qu'ils appelaient *vina myrrhina* étaient ceux aromatisés avec la myrrhe. Ces différents procédés, pourvu que la chaleur ne surpasse pas celle de l'eau bouillante, ne changent pas, ou au moins sensiblement, la combinaison des principes du vin; ils ne font que leur enlever l'eau surabondante de végétation, et rapprocher ainsi la matière sucrée. — Les vins *doux* sont très-nourrissants et fortifiants; ils tiennent le ventre libre, sont amis des poumons, et favorisent l'expectoration : ils conviennent par conséquent aux personnes maigres et à celles qui sont sujettes à la toux. — Les vins *acides* sont ceux qui contiennent une certaine quantité de vinaigre, qui se forme lorsque la fermentation est mal conduite et précipitée, ou quand elle a été trop prolongée ; car, lorsque la fermentation a parcouru ses périodes d'une manière convenable, le vin ne se convertit en vinaigre que par vétusté. Ces vins sont peu nourrissants, donnent des vents, irritent l'estomac et les intestins, et produisent des tranchées. Ceux qui tendent à l'acidité donnent des aigreurs et occasionnent des coliques et des flux de ventre.

Les vins âpres et acerbes, appelés aussi *vins verts*, sont faits de raisins qui n'ont pas acquis toute leur maturité, comme dans les années froides ou pluvieuses, ou dont la fermentation a été trop lente. Ces vins sont astringents et peu spiritueux ; ils sont désagréables au goût, se digèrent difficilement, nourrissent peu, constipent et donnent des vents et des tranchées ; en un mot, ils sont d'une très-mauvaise qualité. Maupin a proposé des moyens propres à améliorer ces vins et à en diminuer l'âpreté ; ils consistent, en général, ou à concentrer le moût par l'évaporation, ou à le faire fermenter plus rapidement et plus complètement, en faisant cuire dans des chaudières une partie du moût qu'on introduit bouillant au fond des cuves avec un entonnoir à long tuyau ; puis on enveloppe les cuves de couvertures, et on entretient, au moyen des poêles, un haut degré de chaleur dans le lieu où se fait la fermentation. L'expérience a prouvé la bonté de ces procédés ; néanmoins il en est un plus efficace et plus propre à améliorer les vins verts : il consiste à ajouter au moût qui est trop peu sucré la quantité de sucre qui lui manque. — Les vins *piquants* sont ceux dont l'alcool est uni à un principe un peu âcre, amer, et qui stimulent agréablement le palais et la langue. Ces vins sont très-enivrants et nuisibles aux sanguins, aux bilieux, aux jeunes gens et aux vieillards. Ils sont au contraire utiles aux pituiteux, qu'ils stimulent. Ils constipent, arrêtent l'expectoration, et occasionnent des rêves fâcheux et lugubres.

4° Les vins diffèrent par rapport à leur arome. Les bons vins ont un parfum suave et qui approche de la framboise. Ils réparent promptement les forces, aident la digestion des aliments, et, sous ce rapport, conviennent très-bien aux vieillards et aux personnes faibles et languissantes ; mais ils sont plus enivrants et plus échauffants que les autres, c'est pourquoi il en faut user très-modérément. Ceux qui exhalent une odeur désagréable, soit parce qu'ils sont altérés, soit parce que les tonneaux ou l'addition de quelques drogues la leur ont communiquée, sont nuisibles et doivent être rejetés. Les vins soufrés, qu'on reconnaît à l'odeur de soufre qu'ils répandent, sont malsains, par rapport à l'acide sulfureux qu'ils contiennent : tels sont la plupart des vins blancs d'Allemagne, qu'on soufre afin de les conserver. La fermentation est arrêtée par ce procédé, et le sucre ne s'*alcoolise* plus qu'à la longue et difficilement. Ils dessèchent et excitent la soif, sont ennemis de la poitrine, et agacent les nerfs. Les vins qui n'ont pas de parfum sont faibles, ne se digèrent pas aisément, et ne restaurent que légèrement.

5° Les vins ont des qualités différentes à raison de leur âge. On appelle vins nouveaux ceux qui, n'ayant que trois ou quatre mois, n'ont déposé qu'une petite portion de leur lie, et retiennent la plupart des qualités du moût. Ces vins contiennent encore beaucoup de sucre que la fermentation n'a pas converti en alcool ; c'est pourquoi ils sont très-nourrissants et peu spiritueux. Ils se digèrent difficilement, et laissent dégager dans les premières voies une grande quantité d'acide carbonique qui distend l'estomac et les intestins ; ils rendent le sommeil inquiet et agité. Il est faux qu'ils donnent naissance aux calculs des reins et de la vessie, ainsi qu'on le débite vulgairement. Lorsque les vins passent trois ou quatre mois, on les appelle vins de l'année ; ils sont plus faits que les précédents ; mais il faut qu'ils aient au moins un an pour être potables. Les vins vieux sont très-généreux, plus restaurants, mais nourrissent moins : ils fortifient l'estomac et relèvent promptement les forces ; mais ils sont plus enivrants et plus irritants : il est bon de n'en boire qu'en petite quantité, et même avec de l'eau. Souvent la vétusté les rend amers. Ceux-là sont plus salubres qui tiennent le milieu entre les vins nouveaux et les vieux, c'est-à-dire, ceux de deux, de trois ou de quatre ans, qu'on appelle *vins de deux, trois* ou *quatre feuilles.* La plupart des vins perdent, au bout de six à huit ans, leurs qualités et leur force ; ils se détériorent sensiblement, et quelques-uns deviennent insipides ; d'au-

tres, et c'est le plus grand nombre, prennent de l'amertume et de l'acidité, ou moisissent.

6° Le sol et le ciel ont aussi une très-grande influence sur les qualités des vins. Les anciens et les modernes ont toujours regardé le vin de *Chypre* (*vinum cyprium*) comme un des plus exquis et des plus délicieux. Il est très-tonique, et convient surtout aux personnes faibles ou infirmes. Il est très-salutaire, pourvu qu'on en use sobrement. Malheureusement ce vin, qu'on trouve dans tous les pays, est rarement naturel et pur. — Le vin de *Candie* (*vinum creticum*) a été justement célébré par les Grecs ; il est, en effet, un des plus excellents, surtout le muscat et le malvoisie : ce dernier n'est autre chose que du vin muscat cuit. Le vin de Candie n'est point inférieur en bonté au vin de Chypre, et possède les mêmes qualités. — Le vin de *Chio* (*vinum chium*) est très-estimé. Celui de *Métélin* (*vinum lesbium*) est comparable au nectar ; il est très-rare en France.

Les vins de Hongrie sont plus communs : le plus recherché est le vin de *Tokai* (*vinum tokaviense*), qui le dispute en bonté au vin des Canaries ; il est un peu plus sec que les autres vins de liqueur, et un peu moins doux. Ce n'est en quelque sorte qu'un demi-vin de liqueur, dont la saveur approche de celle du vin d'Espagne mêlé avec d'excellent vin de Champagne vieux et non mousseux. Il se fait avec une espèce de raisins très-riches en sucre et très-mûrs. Dans les années dont l'automne est beau et sec, on laisse ces raisins dans la vigne jusqu'en décembre ; mais, lorsque cette saison est humide, on les cueille de bonne heure, et on achève de les faire mûrir en les séchant au four : ils fournissent par ces procédés un moût très-sucré, que la fermentation, dirigée d'une manière convenable, convertit en un vin excellent. — On peut faire des vins semblables à celui de Tokai, dit le célèbre Macquer, dans les pays qui ont la température de la Hongrie, en y apportant les précautions nécessaires. La première consiste dans le choix et la culture de l'espèce de raisins la plus abondante en matière sucrée ; la seconde exige qu'on conserve ces raisins pour les mûrir complètement, et augmenter la proportion du sucre qui y est naturellement contenu, en diminuant celle de l'eau de végétation. Le temps de leur dernière maturation, après qu'ils ont été cueillis, ne s'étend guère au-delà de vingt-cinq à trente jours; mais on pourrait l'abréger en réduisant le moût par l'évaporation sur le feu, ou en y ajoutant assez de sucre pour lui donner la même saveur et la même consistance qu'à celui des raisins conservés quatre à cinq mois sur le pied dans la vigne, et vingt-cinq à trente jours après leur récolte. La troisième précaution, enfin, consiste à conduire la fermentation très-lentement. — Le vin d'*Albe* (*vinum albanum*) est sans contredit un des meilleurs vins d'Italie. Il était très-estimé des anciens, et ne le cédait en rien à celui de Falerne; mais il n'a pas la même force qu'autrefois, il est moins spiritueux, sa saveur est douce, il n'est presque pas capiteux, et passe aisément; il est nourrissant et tonique. Les vins d'Italie les plus renommés, et qui approchent le plus du vin d'Albe, sont ceux de *Verdée*, de *Moscadelle* et de *Monte-Fiascone*, dans la Toscane; les vins muscats de *Florence* *Pérousse*; celui de *Marciminien*, dans l'État de Venise; les vins de Naples, tels que le vin grec du *Mont-Vésuve* et le *lacryma-christi*; ceux de Tarente, de Falerne et de Syracuse. Il en est peut-être beaucoup d'autres d'une qualité supérieure, mais qui sont moins connus dans nos pays.

Les vins d'Espagne sont généralement estimés, surtout celui de *Malaga* (*vinum malaccense*), dans le voisinage de Gibraltar. Ce vin est onctueux et se conserve très-long-temps; il est nourrissant et fortifiant; il convient particulièrement aux vieillards, aux personnes faibles et aux convalescents. Il n'est pas inutile de faire remarquer qu'on débite beaucoup d'hydromel pour du vin de Malaga. — Le vin d'*Alicante* (*vinum alonense*) est rouge, un peu épais, mais agréable au goût, très-nourrissant et stomachique. Les vins de *Tinto*, de *Xérès*, de *Rota*, ne le cèdent point en qualité à celui d'Alicante. On peut ajouter aux vins d'Espagne celui des *Canaries*, qui est léger et de garde; il est fait du moût cuit d'une sorte de raisins muscats qui croissent dans ces îles; il a les mêmes vertus que les précédents. Celui qui est le plus estimé vient de l'île de Palme. Le vin de Madère, île qui est à l'entrée de l'Océan, ne lui est point inférieur en bonté. Le *Malvoisie* de l'île de *Candie*, et les autres vins grecs qu'on recueille à *Chio*, à *Ténédos*, et dans les autres

îles de l'Archipel, ainsi que celui de *Schiras* en Perse, sont de même nature. En général, tous ces vins, tant d'Espagne que des îles, sont des vins de liqueur, et se conservent très-long-temps. Ils sont agréables au goût, nourrissants et fortifiants. Leur usage ne convient pas aux constitutions chaudes, bilieuses et irritables; et, dans toutes les circonstances, on ne doit en prendre que rarement et en petite quantité. — Les vins d'*Allemagne* ont des qualités très-différentes de ceux dont nous venons de parler. Ceux du *Rhin*, ainsi appelés parce qu'ils croissent sur les bords de ce fleuve, sont doux avec une sorte d'acidité; ils passent bien et sont moins chauds que les autres; ils conviennent aux bilieux, aux sanguins et aux scorbutiques. Leur usage est salutaire aussi aux habitants des pays septentrionaux, chez lesquels il anime la circulation et réveille la fibre engourdie. Les vins de *Moselle* et du *Mein* ont à peu près les mêmes qualités. — Les vins de *Bourgogne* sont de tous les vins de France les plus exquis et les plus salutaires: ils sont âpres et tartareux durant les premiers mois; mais ils s'adoucissent beaucoup avec le temps. Ils sont nourrissants, toniques, amis de l'estomac, et non très-capiteux. Ce sont ceux du *Clos-Vougeot* et de *Chambertin* qui jouissent de la plus grande réputation, et ensuite ceux de *Nuits*, de *Beaune*, de *Pomard*, de *Vollenay*, de *Montrachet*, de la *Romanée*, de *Chassaigne*, de *Meursault*, de *Chablis* et de *Pouilly* — Les vins de *Champagne* vont de pair avec ceux de *Bourgogne*; il y a même beaucoup de personnes qui leur donnent la préférence. Il se trouve en effet de ces vins champenois qui réunissent la force des meilleurs vins de Bourgogne à une saveur piquante qui flatte et réjouit, et qu'on ne rencontre pas ailleurs. En général, ils sont légers et chauds, doux et un peu acides, et ont un parfum agréable; ils sont très-enivrants et font couler les urines. Leur usage doit être interdit aux personnes d'une constitution sensible et irritable, car ils excitent puissamment le genre nerveux. — Les vins de *Lyon*, et surtout ceux de *Condrieux*, sont aussi très-généreux et d'une excellente qualité; ils sont doux et se conservent très-long-temps. Les vins de *Bordeaux*, et principalement ceux de *Grave*, ont, ainsi que ceux de *Pontac*, un peu d'âpreté; mais ils flattent le goût, nourrissent, et ne sont pas très-capiteux. Ceux d'*Orléans* sont généreux, échauffants et enivrants ; mais ils n'atteignent leur point de maturité qu'à la seconde année, et peuvent se garder cinq à six ans. Les vins d'*Anjou*, et surtout les blancs, sont doux, spiritueux, nourrissants, et peuvent se garder long-temps.

On peut placer immédiatement après ces vins ceux de la Franche-Comté, dont plusieurs approchent beaucoup, et dont quelques-uns égalent la bonté de ceux de Bourgogne. Outre les excellents vins rouges que fournissent les départements du Jura et du Doobs, tels que ceux de *Salins*, de *Port-Léné*, des *Arsures*, de *Byans*, de *Mercureau*, de *Troichaté*, etc., etc., il en est une multitude d'autres qui ne sont pas moins agréables au goût, et qui sont très-salutaires. Les vins blancs de *Château-Châlons* et d'*Arbois* jouissent avec raison de la plus grande réputation. C'est ce dernier dont Henri IV faisait tant de cas, et dont il but deux bouteilles en signant son traité avec le duc de Mayenne. Les vins du département de la Haute-Saône sont aussi d'une excellente qualité, et surtout ceux de *Morey*, de *Saint Julien*, etc.— Les vins du ci-devant *Poitou* sont blancs et faibles, un peu acerbes, et même acides ; ils diffèrent peu de ceux du Rhin. Il croît quelques vins aux environs de *Paris* ; mais ils manquent de saveur et sont peu estimés : d'ailleurs la plupart sont mélangés et falsifiés par les marchands, dont l'insatiable cupidité ne connaît pas de bornes. — Les départements méridionaux de la France fournissent des vins généreux et d'un goût exquis. On estime surtout celui de l'*Hermitage* ; il a une couleur rouge, légère, une saveur très-agréable, quoique un peu âpre, et passe pour être très-stomachique. Celui de *Côte-Rôtie* ne lui cède pas en bonté. Ils croissent l'un et l'autre dans le ci-devant Dauphiné. On fait un grand cas des vins muscats de *Frontignan*, de *Lunel* et de *Tavel*. Les vins de *Perpignan*, soit rouges, soit blancs, sont de tous ceux du ci-devant Languedoc les meilleurs ; mais il en faut peu boire, car ils sont très-spiritueux et portent promptement à la tête. Ils conviennent aux personnes pituiteuses, à celles qui digèrent difficilement et qui ont l'estomac faible et paresseux. Les vins de Provence sont très-nourrissants et enivrants ; on ne doit en user que mêlés avec de l'eau. Les plus renommés

sont ceux de la *Marque* et de *Géménos*, près de Toulon ; ceux de *Barbantane* et de *Caux*, proche Arles ; ceux de *Riez*, de *Roquevaire*, d'*Aubagne* et de *Canteperdrix* ; les vins blancs de *Cassis*, de *Marignane* et de *Cannes* ; les vins muscats de *Saint-Laurent*, de la *Ciotat* et de *Cuers*. Tous ces vins ont la saveur la plus agréable et rétablissent promptement les forces ; mais on ne doit en user que très-modérément, car leur usage excessif ou habituel finit au contraire par les détruire : ils conviennent particulièrement aux vieillards, aux convalescents, aux personnes infirmes et valétudinaires.

En général, le vin le plus salutaire, et en même temps le plus agréable, est celui qui, par l'effet de la fermentation, s'est dépouillé de la plus grande partie de son tartre : c'est à cette cause qu'est due principalement la supériorité qu'a le vin vieux sur le nouveau ; et c'est de la manière de diriger la fermentation que dépend surtout la qualité du vin. Pour réussir dans la vinification, il faut savoir saisir l'instant où il convient de retirer le vin de la cuve, et de l'enfermer dans des tonneaux ; pour peu que la fermentation soit, ou trop avancée, ou trop ralentie, le vin ne peut être bon. — On doit distinguer deux temps dans la fermentation vineuse. Le premier est celui dans lequel elle se manifeste d'une manière tumultueuse et active : c'est alors que fermentent la plus grande quantité des matières fermentescibles. Cette première fermentation diminue insensiblement par rapport à l'alcool qui s'est formé, et il est nécessaire de l'arrêter à propos, surtout dans les vins secs. Le liquide devient alors tranquille, le mouvement n'est plus violent, mais il est insensible, quoiqu'il se continue ; le vin, qui était trouble auparavant, devient clair, et il se forme un premier dépôt, qu'on nomme la *lie*, *fæces*. Les substances qui se précipitent ne sont autre chose que les pépins et les pelures de raisins, mêlés avec un tartre épais et du sulfate de potasse. Elles contiennent aussi une certaine quantité d'alcool, et on en peut retirer de l'eau-de-vie par la distillation.

L'effet de la fermentation insensible ou secondaire est d'augmenter peu à peu la quantité d'alcool, et d'en séparer le tartre qui forme un second dépôt adhérent aux parois des tonneaux. Comme la saveur du tartre est dure et désagréable, il est évident que cette seconde fermentation, augmentant la quantité d'alcool, et séparant du vin la plus grande partie du tartre, le vin doit être bien plus généreux et bien plus agréable au goût. — Mais si la fermentation secondaire perfectionne le vin, et lui donne des qualités supérieures à celui qui est nouveau, ce n'est qu'autant que la première fermentation s'est faite d'une manière convenable, et qu'elle a été arrêtée à propos. Quand elle n'a pas parcouru entièrement sa première période, il ne se forme qu'une légère quantité d'alcool, et la plupart des parties fermentescibles n'ayant pas éprouvé la fermentation, celle-ci se continue après coup dans les vaisseaux où l'on a transvasé le vin, et elle devient d'autant plus tumultueuse que ses premiers progrès ont été suspendus de bonne heure. C'est pourquoi il arrive constamment que ces vins se troublent, bouillonnent, et, si on les met en bouteilles, ils en font casser un grand nombre, par rapport à l'acide carbonique qui se dégage abondamment durant la fermentation. On a un exemple de ces phénomènes dans les vins *mousseux*, tels que les vins blancs de Champagne, d'Arbois, etc. — C'est en interceptant la première fermentation, ou plutôt en l'arrêtant avant qu'une certaine quantité de matière sucrée ait été alcoolisée, qu'on donne à ces vins la qualité mousseuse. Dans cet état, ils font sauter avec bruit les bouchons des bouteilles qui les renferment, ils sont pétillants, remplissent les verres de mousse, et ont une saveur beaucoup plus vive et plus piquante que les autres vins. Tous ces effets sont dus au gaz acide carbonique qui s'est dégagé durant la fermentation qu'ils ont éprouvée dans les bouteilles fermées, et qui s'était interposé entre les parties du fluide. Lorsqu'il est entièrement dégagé, ces vins cessent d'être mousseux, et ils perdent tout leur piquant et toute leur vivacité. — Ces sortes de vins ne possèdent point les qualités que doivent avoir ceux dont on veut faire habituellement usage, et on n'en doit boire que rarement. Ils occasionnent fréquemment le *soda* et la colique ; mêlés avec les aliments végétaux, ils leur font souvent contracter la fermentation acide. Ils sont très-nourrissants, et possèdent d'ailleurs la vertu anti-septique et anti-scorbutique : sous ces rapports, ils conviennent aux grands mangeurs de viande, dans les fièvres putrides et dans le scorbut.

Le vin dont la première fermentation a été poussée trop loin est sujet à d'autres accidents plus considérables encore. Comme il est de la nature des corps fermentescibles dans lesquels l'acte de la fermentation est commencé, d'y persévérer d'une manière plus ou moins rapide et violente, selon les différentes circonstances, jusqu'à la putréfaction la plus complète, il arrive, lorsque la fermentation vineuse est finie, et quelquefois même auparavant, que le vin commence à tourner à l'aigre. Cette fermentation acéteuse est lente et insensible quand le vin est dans des vaisseaux bien clos et dans une cave fraîche ; mais elle se fait d'une manière très-sensible et sans interruption, de sorte qu'au bout de quelque temps le vin est presque totalement converti en vinaigre, lorsque les vaisseaux ne sont pas bien fermés et qu'ils sont dans un lieu chaud. Ce mal est sans remède, parce que la fermentation ne peut rétrograder. Il est bon d'observer encore que la chaleur et la communication avec l'air extérieur produisent cet effet, dès même que la première fermentation a été contenue dans de justes bornes, et que du vin qui se serait conservé très-long-temps s'il eût été gardé dans un lieu frais, s'aigrit quelquefois très-vite, surtout en été, dans une mauvaise cave et dans des tonneaux mal fermés ; et même, comme les meilleures caves sont, en hiver, bien plus chaudes que l'air atmosphérique, il convient, lorsqu'on veut conserver du vin très-fait et disposé à s'aigrir, de le sortir de la cave au commencement de l'hiver, et de le laisser exposé au froid durant toute cette saison. — Le vin est encore sujet à plusieurs autres altérations, comme de devenir filant et mucilagineux, ou de *tourner à la graisse*, etc., par l'effet de la fermentation qui se continue. Mais nous ne pouvons suivre tous ces détails dans un ouvrage de la nature de celui-ci, et nous sortirions, en traitant ces objets, des véritables limites de l'hygiène.

L'*eau-de-vie* (*aqua vitæ*) se retire, par la distillation à l'alambic, de toutes les substances qui ont subi la fermentation vineuse, du vin de raisins, de la bière, du cidre, de l'hydromel vineux, etc. Elle a une saveur forte et piquante, une odeur vive et suave ; elle est très-combustible, et s'enflamme dès qu'on l'approche d'un corps dans l'état d'ignition. Elle est composée d'eau, d'alcool et d'une petite portion d'huile qui trouble sa transparence dans la distillation et qui la teint en jaune avec le temps. De là vient que les vieilles eaux-de-vie ont cette couleur. Elles la doivent aussi en partie à une matière extractive du bois des tonneaux, qu'elles dissolvent à la longue.

On obtient l'*alcool* ou *esprit-de-vin* de l'eau-de-vie, par des distillations réitérées. Lorsqu'il est bien pur, il pèse six gros et quarante-huit grains dans une fiole propre à contenir une once d'eau distillée. L'alcool est un liquide blanc, transparent, léger et d'une extrême volatilité, d'une odeur vive et agréable, d'une saveur chaude et âcre, et très-combustible. Il prend l'état de gaz à soixante-quatre degrés de chaleur, s'enflamme à toutes les températures, donne, dans sa combustion, beaucoup d'eau et d'acide carbonique, et point de fumée; il brûle avec une flamme légère, qui est blanche au centre et bleue à la circonférence; il produit, dans la combustion, plus que son poids d'eau, ce qui prouve que l'hydrogène est son principe le plus abondant. Si on fait brûler de l'alcool mêlé avec une certaine quantité d'eau, le résidu précipite l'eau de chaux, ce qui indique qu'il contient du carbone. On conçoit aisément, d'après cela, pourquoi il se forme de l'acide carbonique dans la combustion de l'alcool. — L'eau-de-vie et l'alcool sont la base de toutes les liqueurs douces, qui ne sont autre chose que l'un ou l'autre de ces fluides chargés d'aromates et de sucre. Les eaux-de-vie, et surtout celles d'Orléans et du Languedoc, sont aujourd'hui très en usage; beaucoup de personnes les préfèrent aux liqueurs douces. — L'usage des liqueurs est en général très-préjudiciable, et c'est avec raison qu'on les a appelées des poisons lents : néanmoins, lorsqu'on n'en prend pas habituellement et avec excès, elles peuvent être utiles à la santé des personnes sujettes aux vents, et de celles dont l'estomac est paresseux et digère avec peine. Mais lorsqu'on en prend chaque jour, ou immodérément, elles produisent des effets terribles. Outre l'ivresse, elles donnent lieu à une multitude d'autres maux physiques et moraux dont j'ai déjà parlé, qui abrègent la durée de la vie et ravalent l'homme au-dessous de la brute. — On emploie encore l'eau-de-vie pour confire et conserver les fruits; mais, par le plus funeste de tous les abus, on s'en sert aussi fréquemment de nos jours comme assaisonnement alimentaire.

La *bière* (*cerevisia*) est une boisson vineuse qu'on fait avec l'orge ou une autre graminée, l'eau et le houblon. Elle est en usage dans le Nord, où la vigne ne croît pas; elle y tient lieu de vin. On en boit beaucoup aussi dans les autres pays, mais par désœuvrement plutôt que par nécessité. L'art de brasser consiste à mettre l'orge dans l'état de *malt*, c'est-à-dire qu'on la fait germer jusqu'à un certain point, pour y développer la matière sucrée, en faisant d'abord tremper les grains dans l'eau froide la plus douce et la plus légère, jusqu'à ce qu'ils renflent; après quoi on les expose en tas à la chaleur du soleil ou d'un four : la germination se manifeste bientôt, et dès que le germe, ou, comme l'appellent les brasseurs, la *plume*, commence à paraître, on l'arrête par une légère torréfaction qu'on pratique en faisant couler le grain dans un canal incliné et échauffé à un certain point. Cette torréfaction détruit en grande partie la viscosité de la fécule qui est unie au sucre dans les semences céréales qui ont germé. On moud ensuite et on réduit en farine ces semences : c'est cette farine qu'on nomme *malt* ou *drêche*, dont on extrait la matière sucrée, en la faisant dissoudre dans l'eau. On opère l'évaporation en faisant bouillir dans des chaudières, et on y ajoute quelque plante d'une amertume agréable, comme le houblon bien mûr (1), pour donner plus de saveur à la bière et pour la conserver. Enfin, on met le liquide dans des vaisseaux avec de la levure, et on laisse fermenter : la nature fait le reste : il ne s'agit que de l'aider par les mêmes moyens que l'on emploie pour celle du vin, et de retirer la liqueur du vaisseau dès que celui-ci se couvre de mousse, parce qu'alors la fermentation vineuse est complète. — On préfère l'orge aux autres grains pour faire

---

(1) Le houblon est une plante qui donne à la bière sa force et son principal agrément. On l'a appelé la *vigne du Nord*, parce que la bière y fait presque la seule boisson des habitants, et qu'on fait monter le houblon sur de hauts échalas. La bière dans laquelle on a fait infuser de l'absinthe au lieu de houblon est non-seulement très-désagréable au goût, mais encore très-insalubre : elle est beaucoup plus enivrante; l'odeur seule de cette plante met de la confusion dans les idées et enivre. L'ivresse produite par la bière *absinthée* est furieuse et violente.

la bière, parce qu'on en dirige plus aisément la germination, et qu'il s'y développe une plus grande quantité de matière sucrée.

La bière est plus ou moins forte, selon qu'il y a eu une plus ou moins grande quantité de matière sucrée dissoute par l'eau, et selon la manière dont a été conduite la fermentation. L'*infusum* du malt ne fermente pas aussi aisément que le suc des fruits ; c'est pourquoi il est nécessaire d'y ajouter de la levure (1). La fermentation de la bière présente les mêmes phénomènes que celle du vin : elle est d'abord active et tumultueuse, se ralentit ensuite et devient insensible. Mais jamais cette boisson n'atteint le point de perfection du vin ; elle contient toujours une certaine quantité de fécule qui la rend plus nourrissante que ce dernier : c'est pourquoi elle se garde moins et est bien plus sujette à s'aigrir dans l'estomac, surtout celle qui n'a pas assez fermenté ; d'ailleurs, la viscosité du malt n'est jamais entièrement détruite par la torréfaction et la fermentation.

La bière est une boisson dont on faisait déjà usage dans la plus haute antiquité ; on prétend qu'Osiris la fit connaître aux Égyptiens. Elle est salutaire, plus nourrissante et moins spiritueuse que le vin ; elle échauffe et irrite par conséquent bien moins : mais il en faut user sobrement, car elle enivre comme le vin, et l'ivresse qu'elle produit est plus dangereuse, ce qui a fait dire à Pline : « O admirable industrie des » hommes ! ils ont trouvé le moyen de » s'enivrer avec de l'eau (2). » Elle est beaucoup meilleure dans les pays du Nord que partout ailleurs. Les peuples qui en font usage sont en plus grand nombre que ceux qui boivent du vin ; ils sont beaux, bien faits, d'une taille avantageuse, forts et robustes. Mais ils doivent ces avantages au climat et non à l'usage de cette boisson, comme l'ont prétendu quelques partisans outrés de la bière. Les personnes qui en boivent habituellement prennent de l'embonpoint pour l'ordinaire ; mais elles sont lentes et peu actives : on peut citer pour

exemple les Flamands. En général, la bière est inférieure en qualités au vin, et ne convient guère aux tempéraments pituiteux et à ceux dont la fibre est molle, lâche, disposée à l'acescence, à la cachexie humide, enfin aux personnes étiolées. Elle est au contraire utile aux personnes bilieuses, et dans tous les cas où il y tendance à la pourriture, car elle jouit réellement de la vertu anti-septique, surtout celle qui est mousseuse, par rapport à l'acide carbonique qui s'en dégage abondamment. On l'emploie avantageusement dans les affections scorbutiques et les fièvres bilieuses putrides. — La bonne bière est limpide, d'une belle couleur et d'une saveur qui plaît au goût. La blanche est plus légère que la rouge, et par conséquent préférable. Il faut la choisir d'un moyen âge, car, trop vieille ou trop jeune, elle est nuisible à la santé : celle que l'on brasse en mars et en avril est la meilleure et se conserve plus long-temps. Il est des estomacs qui ne supportent pas cette boisson : dans ce cas, elle cause des flatuosités et des coliques, passe difficilement, et gonfle les hypochondres et le ventre. Quelquefois aussi, lorsqu'elle est trop nouvelle et qu'on en boit immodérément, elle occasionne une sorte de gonorrhée qu'on guérit aisément en avalant un peu d'eau-de-vie ou toute autre liqueur forte. On doit rejeter de l'usage la bière qui est aigre ou corrompue ; celle qui est de bonne qualité fournit à la distillation une eau-de-vie assez semblable à celle qu'on retire du vin, à cette différence près qu'elle est moins agréable au goût et à l'odorat.

L'hydromel. On fait trois sortes de boissons avec le miel : la première est un mélange de miel et d'eau, non fermenté, et qu'on nomme *eau miellée* (*aqua mulsa*). La seconde est l'*hydromel vineux*, qui est une solution de miel dans de l'eau à laquelle on a fait subir la fermentation vineuse : la troisième, enfin, se fait avec le miel et le vin, et s'appelle *hypocras*. — Pline fait un grand éloge de l'eau miellée, à laquelle il accorde des vertus nutritives, médicamenteuses et même alexipharmaques. — La seconde espèce d'hydromel est un véritable vin qui a des propriétés contraires. On prend, pour le faire, le miel le plus blanc et le meilleur ; on le met dans une chaudière avec un peu plus que son poids d'eau, et on l'y fait fondre ; ou en fait évaporer une partie par une légère ébul-

<hr>

(1) La levure est l'écume que la bière jette hors des vases où elle fermente. On en met ordinairement un seau par muid, et on laisse fermenter.

(2) Histoire naturelle, lib. XIV, cap. XXII.

lition, ayant soin d'en enlever les premières écumes. On reconnaît que l'évaporation est suffisante lorsqu'un œuf frais, qu'on met dans le liquide, se soutient à sa surface, en s'y enfonçant à peu près à moitié : alors on le passe à travers un tamis, et on l'entonne aussitôt dans un baril qui doit être presque plein et qu'on place dans un lieu dont la température soit depuis vingt jusqu'à vingt-huit degrés du thermomètre de Réaumur, en couvrant légèrement le trou du bondon. La fermentation ne tarde pas à se manifester, et dure deux ou trois mois, après quoi elle devient insensible. Il faut, pendant sa durée, remplir, de temps à autre, le baril avec de nouvel hydromel qu'on aura conservé pour cela, afin de remplacer celui que la fermentation fait extravaser sous forme d'écume. — Lorsque les phénomènes de la fermentation cessent, on transporte le baril à la cave, et on le bondonne exactement; un an après on enferme la liqueur dans des bouteilles (1). — L'hydromel vineux, bien fait, est une espèce de vin de liqueur très-agréable, et qui diffère peu du vin d'Espagne par sa saveur; il conserve néanmoins très-long-temps celle du miel, mais il la perd à la longue. — On pourrait accélérer la fermentation du miel, de même que celle du sucre, du moût très-sucré et des vins de liqueur, qui se fait très-lentement, en y mêlant de la levure de bière, surtout lorsqu'on ne destine pas ces liqueurs à être bues comme des vins, mais à être distillées pour en retirer l'eau-de-vie ou l'alcool.

L'hydromel a généralement toutes les qualités du vin, et est enivrant comme lui; il n'est point insalubre quand on en use modérément. On n'a presque pas d'autre boisson dans la Lithuanie, la Pologne et la Moscovie. On en a conseillé l'usage dans les phthisies pulmonaires, parce que le miel favorise l'expectoration : il convient surtout aux pituiteux. L'hydromel nouveau n'est pas exempt d'inconvénients; il occasionne des nausées, des coliques et des flux de ventre. — Malgré l'autorité de Pline, il est permis de croire que l'hypocras, pris pour toute nourriture, ne réussirait pas aussi bien au plus grand nombre. Cette liqueur est, à la vérité, tout à la fois nourrissante et

spiritueuse, mais est un aliment ténu qui ne pourrait convenir à la plupart des hommes, ni, à plus forte raison, prolonger la vie; elle n'a rien qui la doive faire préférer à un bon vin de liqueur, et ne possède pas des propriétés différentes.

Le *cidre* (*pomaceum*) est le suc des pommes qui a éprouvé la fermentation vineuse. Il a de la douceur et un certain piquant : ces qualités s'y trouvent dans un degré plus ou moins grand, suivant l'espèce de pommes dont on a exprimé le suc, et la manière dont on a dirigé la fermentation. Celui qu'on fait dans la ci-devant Normandie passe pour être le meilleur, et se conserve trois ou quatre ans. Le cidre produit les mêmes effets que le vin de raisins, et lorsqu'on en a bu avec excès, il occasionne une ivresse plus longue et plus dangereuse. Le cidre, quoique inférieur en qualité au vin, est une boisson saine et nourrissante, lorsqu'il a éprouvé la fermentation d'une manière convenable, et qu'on n'en abuse pas; mais il est nuisible lorsqu'il est encore récent et non suffisamment déféqué : dans cet état, il cause la colique végétale et d'autres maux de nature pituiteuse qui règnent fréquemment parmi ceux qui en font usage. Huxham conseille avec raison d'en approvisionner les vaisseaux de mer destinés à des voyages de long cours, pour prévenir le scorbut.

Le *poiré* (*pyraceum*) est un vin fait avec le suc des poires. On le prépare de la même manière que le cidre; il est plus spiritueux et possède d'ailleurs les mêmes qualités.

CHAPITRE IX.

DU CAFÉ ET DU THÉ.

Le *café* (*coffea*; *coffea arabica*, L.) est le fruit d'une espèce d'arbre, originaire de Moka, où il croît naturellement, ainsi que dans le reste de l'Arabie. On a cultivé le caféyer, depuis, dans les îles de Bourbon, de Saint-Domingue, de la Martinique et de Cayenne. Son usage est très-ancien dans l'Arabie, l'Éthiopie et la Turquie. On croit qu'un Mollack nommé Chadely fut le premier qui usa du café, dans la vue de se délivrer d'un assoupissement continuel qui ne lui permettait pas de vaquer convenablement à ses prières nocturnes. Ses derviches l'i-

---

(1) *Diction. de chimie*, de Macquer, art. *Hydromel*.

mitèrent, et leur exemple entraîna les gens de loi. On ne tarda pas à s'apercevoir, dit Raynal (*Histoire philosophique et politique*, liv. III), que cette boisson purifiait le sang par une douce agitation, dissipait les pesanteurs de l'estomac, égayait l'esprit; et ceux même qui n'avaient pas besoin de se tenir éveillés l'adoptèrent. Des bords de la mer Rouge il passa à Médine, à la Mecque, et, par les pèlerins, dans tous les pays mahométans. — On torréfiait beaucoup autrefois le café, et il contractait de la sorte un goût âcre et empyreumatique : on ne le brûle plus autant aujourd'hui, et on le fait aussi moins bouillir. On préfère, avec raison, le café fait par infusion à celui qui a cuit avec le marc : il est meilleur, plus fort et plus balsamique. La décoction fait évaporer les parties volatiles, auxquelles il doit ses principales qualités, et lui donne de l'amertume. Le marc du café, fait par ébullition, fournit encore une seconde boisson qui est âcre. On fait le café par infusion en versant par-dessus de l'eau bouillante, et en le filtrant ensuite ou le laissant reposer l'espace d'un quart d'heure. — Le café excite l'action de l'estomac et des nerfs, et porte son impression sur le système de la circulation, car il accélère le mouvement du sang et les sécrétions. Il éloigne le sommeil et favorise la dissolution des aliments dans le suc gastrique, et aide ainsi la digestion. Ses bons effets ne se bornent pas là; ils s'étendent à l'âme: en effet, il donne de la sérénité à l'esprit, et l'électrise; il excite les fonctions animales, met en jeu les ressorts de la mémoire, échauffe l'imagination et fait jaillir la pensée. Il convient surtout aux hommes de lettres, aux personnes qui ont beaucoup d'embonpoint, à celles qui mènent une vie oisive et sédentaire, aux constitutions pituiteuses, aux personnes affectées de l'asthme humide, dans tous les cas de relâchement et d'atonie, ainsi que dans l'ivresse, qu'il dissipe. Il est contraire aux jeunes gens, aux tempéraments sanguins, bilieux et atrabilaires, ainsi qu'aux personnes maigres et à celles dont la fibre est raide et irritable; aux femmes sujettes aux fausses couches, à celles qui ont des fleurs blanches, et aux hystériques. Il agace, irrite le genre nerveux et augmente sa mobilité; il est même des individus chez lesquels le café produit le tremblement des membres; on en a vu que son usage immodéré avait rendus paralytiques, et d'autres auxquels

il a occasionné des érysipèles et des efflorescences de la peau. Quelques médecins pensent que c'est en grande partie à l'usage du café, qui est général de nos jours, que sont dues la plupart des apoplexies et des affections soporeuses, qui sont plus fréquentes qu'autrefois. Quoi qu'il en soit, il est certain que son usage immodéré est pernicieux. Son huile amère et aromatique, en irritant vivement les fibres gastriques, détruit à la fin leur ton. Le lait ou la crème qu'on mêle à l'*infusum* du café diminue un peu sa qualité irritante, mais ne la détruit pas. Si on en croit un des grands médecins de ce siècle, le café à la crème et au lait est très-nuisible aux femmes; et depuis que le plus grand nombre en fait usage, les fleurs blanches, les ulcères de la matrice et plusieurs autres affections de cet organe, sont devenus bien plus communs qu'ils ne l'étaient dans les siècles précédents, sans doute parce qu'il énerve l'estomac et porte sympathiquement une impression d'atonie sur la matrice.

Le *thé* (*thea*; *thea bohea*, et *thea viridis*, L.) est un arbrisseau commun à la Chine et au Japon, dont les feuilles, après avoir été torréfiées, sont employées en infusion pour aider la digestion. Au Japon et à la Chine, on ne fait usage du thé qu'un an après qu'il a été cueilli. Les Chinois le font par infusion, et le prennent sans sucre ni miel. Les Japonais le réduisent en poussière, et mettent de l'eau chaude dans les tasses avec une petite quantité de poudre qu'ils remuent jusqu'à ce que la liqueur mousse; alors ils la hument pendant un moment, et la prennent ensuite. Le thé est la boisson ordinaire de tous les gens de travail en Chine. — Le thé réunit trois propriétés principales : il est sédatif, astringent, et a un goût fort agréable. Il paraît que ce ne fut pas un vain caprice qui introduisit son usage en Chine. Les eaux y sont très-malsaines, ferrugineuses et très-désagréables au goût. L'expérience a enseigné aux Chinois qu'elles devenaient meilleures par la coction et l'addition de quelques plantes astringentes, et rien ne leur a mieux réussi que le thé à corriger les eaux de leur pays et à en prévenir les mauvais effets. Le thé jouit aussi, en raison de sa vertu astringente et tonique, de la propriété d'aider la digestion et de favoriser la transpiration. Mais son usage habituel n'est pas exempt de danger; et, d'après les expériences de Smith, l'*infusum* du thé vert détruit la sensibilité nerveuse et l'irritabilité musculaire.

Le thé vert, distillé par le docteur Lettsom, a fourni une eau odorante fortement narcotique; c'est pourquoi les Chinois le font sécher à un degré de chaleur considérable, et le gardent un an au moins avant que d'en faire usage. L'observation prouve qu'il conserve sa vertu narcotique tant qu'il lui reste de l'odeur, ce qui fait présumer que cette vertu est attachée à son arome. Les Anglais et les Hollandais en font un très-grand usage; peut-être leur est-il avantageux, par rapport à la grande quantité de viandes qu'ils mangent à demi-cuites; néanmoins, quoique le pouvoir de l'habitude soit capable de rendre nulle l'action des *stimulus* les plus énergiques, ils sont très-sujets aux maux de nerfs. Le thé ne convient guère que dans les cas d'indigestion; il donne aussi de la gaîté comme tous les autres narcotiques, mais son usage immodéré ou habituel affaiblit les organes de la digestion, irrite le genre nerveux et occasionne le tremblement des membres. Le thé appelé *bohea* est plus narcotique, et par conséquent plus nuisible que le thé vert.

CHAPITRE X.

RÉGIME ALIMENTAIRE.

La mauvaise qualité des aliments et des boissons, ainsi que l'intempérance, sont les sources les plus fécondes des maladies. Le bon ou le mauvais état du corps, l'harmonie ou les discordances qui règnent dans les fonctions, dépendent en grande partie du régime. Il n'y a, à proprement parler, qu'un aliment; mais il en est une multitude d'espèces, comme l'a dit Hippocrate : *alimentum unum, et species ejus multæ* (lib. *de Alimento*); et il n'est pas facile de déterminer en particulier celles qui conviennent à chaque individu, car les hommes, quoique jouissant de la même constitution et placés dans des circonstances pareilles, ne sont pas également affectés, et n'éprouvent pas de semblables effets des mêmes substances alimentaires, en sorte qu'il n'y a guère que l'expérience qui puisse faire connaître celles qui sont utiles ou nuisibles à chacun. En effet, le sens gastrique et la puissance dissolvante des sucs digestifs sont très-variables dans les individus qui se rapprochent le plus par le tempérament, ce qui est un

Hygiène.

aliment convenable à l'un est en quelque sorte un poison pour un autre, comme l'avait fort bien remarqué Boerhaave : *Nullum alimentum universali titulo salubre dici potest ; et qui rogat, quodnam est salubre alimentum, idem facit, ac si quæreret, quisnam sit ventus secundus, non cognito itinere* (VAN-SWIETEN, *in Aph. Boerhaav.*, t. I, p. 55). D'ailleurs les circonstances n'étant pas toujours les mêmes, le sens de l'estomac et la qualité dissolvante du suc gastrique en sont modifiés. Il arrive fréquemment que tel homme qui digère bien aujourd'hui une substance alimentaire ne peut la supporter un autre jour, tandis qu'un aliment plus difficile à digérer, mais qu'il appétera, ne lui causera aucune incommodité. Il faut donc s'en rapporter aussi, dans le choix des aliments et des boissons, à l'appétit plus ou moins vif que l'on éprouve pour tels ou tels. On ne peut par conséquent établir que des règles générales dans cette matière, et il y a un grand nombre d'exceptions à faire, nonseulement par rapport aux divers états dans lesquels se trouve l'organisme, mais encore par rapport à l'habitude, qui rend nécessaire l'usage des aliments moins salubres, et doit les faire préférer aux autres (Aph. 38 et 50, sect. II). Enfin, il faut obtempérer jusqu'à un certain point à la nature, qui, dans les différents états du corps, semble dicter, par une espèce d'instinct ou d'appétit spontané, quelles sont les substances dont on doit user pour prévenir les maladies qui se préparent, ou remédier à celles qui existent. C'est cette même nature qui nous inspire, dans certaines maladies, du dégoût pour les aliments tirés du règne animal, et qui fait naître un penchant invincible pour les substances végétales, surtout celles qui sont acides. Dans d'autres cas, au contraire, elle excite un appétit violent pour les amers, les acerbes, les absorbants, etc.

Il n'est pas possible non plus de déterminer avec exactitude la quantité d'aliments qui convient à chacun. En général, comme l'a dit Hippocrate, il faut une plus grande quantité de nourriture aux enfants et aux jeunes gens, qu'aux hommes d'un âge moyen et aux vieillards. *Senes facillime jejunium ferunt, secundo ætate consistentes ; minime adolescentes, omnium minime pueri, ex his autem qui inter ipsos sunt alacriores.* (Aph. 13, sect. I). Les enfants et les jeunes gens supportent difficilement l'abstinence, parce que la force expansive domine et rayonne sans cesse du centre à la circonférence, et que les digestions sont d'autant plus actives que le corps prend plus d'accroissement. On mange plus aussi en hiver que dans les autres saisons (1), parce que le froid concentre l'action dans l'intérieur, et le courant des humeurs y est plus déterminé : d'où il suit qu'il faut une plus grande quantité d'aliments qui irritent l'estomac et les autres organes épigastriques, afin qu'ils puissent opposer une force de résistance suffisante, et renvoyer au dehors l'effort d'action sous le poids duquel ils succomberaient sans cela. Mais une scrupuleuse exactitude dans la quantité d'aliments qu'on doit prendre est une absurdité ridicule ; l'unique règle qu'on doive suivre consiste à éviter les extrêmes, c'est-à-dire à ne manger ni trop ni trop peu. Sans doute les hommes ne furent pas destinés à mener la vie de Sanctorius, et à manger, la balance et la mesure à la main (2). La nature dit à chacun quand il a assez mangé et bu ; la faim et la soif suffisent pour lui faire connaître quand il lui en faut davantage. Ces deux sensations doivent nous servir de guides dans les repas, mais il est malheureusement peu de personnes qui sachent distinguer la véritable faim d'avec la faim factice qu'excitent les assaisonnements dont on altère les mets, et qui excitent à des excès préjudiciables à la santé.

L'analogie qui existe, par rapport à la nutrition, entre les végétaux et les animaux suffirait pour démontrer les dangers de l'intempérance. L'humidité et l'engrais favorisent la végétation, et fournissent les matériaux nécessaires au développement des végétaux ; mais l'excès de l'une ou de l'autre leur est absolument nuisible et les tue. Il en est de même des boissons et des aliments par rapport à l'homme ; les choses les plus salutaires cessent de l'être, et se convertissent en poison lorsqu'on en abuse. La sagesse consiste à savoir régler ses appétits et ses passions, et à ne jamais passer les bornes : c'est cette modération, ou plutôt la tempérance, qui doit distinguer l'homme. ; car ceux qui sont esclaves de leur ventre sont la honte de l'humanité, et on ne peut enfreindre les lois de la nature sans en être puni. — La grande règle de tempérance consiste donc à ne point prendre d'aliment au-delà du besoin indiqué par la faim naturelle, et à ne faire usage que des plus simples. Tous les animaux, excepté l'homme, suivent cette règle, qui est dictée par l'instinct : l'homme, doué de la raison, se livre aux excès. Aussi ennemi de lui-même qu'il l'est de la société dans laquelle il vit, il fait servir sur sa table, à grands frais, les productions des deux hémisphères. Surchargé de nourriture, il ne quitte le repas que pour allumer de nouveaux feux dans ses entrailles : le café et les liqueurs fortes, pris avec profusion, font de son estomac un volcan qui embrase toute la machine, et qui consume rapidement la vie. Il se plaint bientôt de flatuosités, de gonflements, de douleurs ou de pesanteur de tête, d'assoupissement, d'oppression, et d'une multitude d'autres maux qui minent sourdement son existence, et préparent lentement sa ruine. « Lorsque je vois, » disait Addisson, ces tables à la mode, » couvertes de toutes les richesses des » quatre parties du monde, je m'imagine » voir la goutte, l'hydropisie, la fièvre, » la léthargie et la plupart des autres maladies cachées en embuscade sous cha- » que plat. »

L'intempérance nuit autant au moral qu'au physique, et lie en quelque sorte et déprave les facultés de l'âme. « Voyez les » visages pâles de ces hommes qui sortent » d'un grand repas. Il y a plus : le corps, » fatigué des excès de la veille, appesan- » tit l'esprit, et rend terrestre cette par- » celle de la divinité, ce souffle qui nous » anime ; au lieu que l'homme sobre se » couche, s'endort et se lève plein de » vigueur, pour reprendre ses fonc-

---

(1) « Ventres hyeme et vere naturâ sunt calidissimi, et somni longissimi. In his igitur temporibus etiam alimenta plura exhibenda ; innatum enim calorem majorem habent, nutrimento igitur copiosiore indigent. Judicium sunt ætates et athletæ. » (Aph. 15, sect. I.)

(2) Ceci est vrai pour les hommes bien portants ; mais un régime minutieux est, dans beaucoup de cas, indispensable aux individus maladifs pour atteindre une longue vieillesse ; témoin le célèbre Cornaro, dont il a été question plus haut, qui vécut au-delà de cent ans en réglant invariablement chaque jour la quantité des aliments qu'il devait prendre, et qui faillit périr un jour pour les avoir augmentés.   (I. B.)

» tions (1). » Pope a bien connu tout l'empire de la gourmandise, lorsqu'il dit: « Le grave Catius parle toujours de ver- » tu, et croit que qui souffre les vi- » cieux est vicieux lui-même. Ces beaux » sentiments durent jusqu'à l'heure du » dîner ; alors il préfère un scélérat » qui a une table délicate à un hon- » nête homme qui vit frugalement. » Elle est un vice grossier qui ouvre la porte à tous les autres. « La gourman- » dise, a dit avec raison J.-J. Rousseau, » est le vice des cœurs qui n'ont pas » d'étoffe. L'âme d'un gourmand est » tout entière dans son palais ; il n'est » fait que pour manger ; dans sa stupide » incapacité, il n'est à sa place qu'à ta- » ble, il ne sait juger que des plats. » La tempérance est non-seulement une des sources fécondes de la santé et de la lon- gévité, mais elle doit encore être regar- dée comme la mère et le *palladium* des autres vertus et de la bonne disposition de l'esprit. Elle épure les sens, donne de l'agilité au corps, rend l'entendement vif, la pensée prompte, la mémoire heu- reuse, les mouvements libres et les ac- tions faciles. Par elle, l'âme, comme dé- gagée de la matière qui l'entrave, jouit d'elle-même, et contemple les différents objets sous leurs véritables points de vue ; ce qui fait dire au sage Socrate qu'on approchait d'autant plus de la di- vinité, qu'on se contentait de moins de choses. Platon fut un exemple de so- briété et de sagesse. Tout le monde loue la tempérance de Caton, surnommé, par rapport à son éloquence, le *Démosthène romain*. Virgile et Cicéron étaient d'u- ne sobriété peu commune. Galien, quoi- que d'un très-faible tempérament, par- vint, au moyen de la tempérance, à une extrême vieillesse, exempt de maladies. Le fameux jurisconsulte Barthole pesait ses aliments et sa boisson. Louis Cor- naro, noble vénitien, écrivit, à l'âge de quatre-vingt-quinze ans, son ouvrage sur les avantages de la vie sobre, dont il donnait l'exemple (2). Léonard Les- sius, son traducteur, en adopta la prati- que pour lui-même avec le plus grand

avantage. Le célèbre Gassendi fut très- sobre ; et l'immortel Newton, qui est par- venu à un âge très-avancé, vécut dans la plus grande tempérance. Paul l'ermite, saint Antoine, Arsène, Epiphane, et une multitude d'autres solitaires vécu- rent tous au-delà d'un siècle, en ne se nourrissant que de pain, de dattes, de racines, de fruits et d'eau. Enfin, nos premiers aïeux ne sont parvenus sains de corps et d'esprit à un âge très-avan- cé, que parce qu'ils observaient la so- briété et la tempérance ; et ce n'est qu'à ces vertus que presque tous les cente- naires de nos jours doivent la longue carrière qu'ils ont parcourue, et les sa- vants, leurs succès et leur gloire. — La qualité des aliments ne mérite pas moins de fixer l'attention que la tempérance. Il est un grand nombre de causes qui peuvent les altérer, et les rendre plus ou moins salubres. L'irrégularité des saisons leur imprime quelquefois des qualités malfaisantes ; mais c'est un mal qu'il n'est pas au pouvoir de l'hom- me de prévenir. Il est des altérations qu'éprouvent les grains pour avoir été gardés trop long-temps par de coupables égoïstes, ennemis nés de la société, qui ne fondent leur bonheur que sur la mi- sère du peuple. Non-seulement le meil- leur grain, gardé trop long-temps, s'al- tère et devient pernicieux dans l'usage, mais encore celui qui a été lavé. C'est une méthode très-blâmable que celle de laver les grains ; et, quoiqu'ils restent peu de temps dans l'eau, celle-ci les pénètre, malgré leur partie corticale, et les gon- fle ; il s'y excite un mouvement intes- tin qui altère insensiblement le gluten. On a trouvé quelquefois de grands tas de blé entièrement gâtés, et dont l'altéra- tion dépendait de cette cause.

La viande conservée devient, de même que les graminées, très-malsaine et d'un usage très-nuisible, dans un plus court espace de temps. Toutes les substances animales tendent naturellement à la pu- tréfaction, et elles se corrompent bien vite dès qu'elles sont privées de la vie. Un léger degré de fermentation atten- drit les chairs des animaux et les rend plus solubles ; mais, dès que cette altéra- tion passe certaines bornes, elles sont re- poussées par le goût ; et, admises dans l'estomac, si la nature ne s'en débarrasse pas par le vomissement, elles portent un principe de septicité dans l'organis- me. — On doit bannir des tables les viandes des animaux malades, et surtout

---

(1) . . . . Vides ut pallidus omnis
Cena desurgat dubia ? Quin corpus onustum
Hesternis vitiis animum quoque praegravat una,
Atque affigit humo divinae particulam aurae.
Alter, ubi dicto citius curata sopori
Membra dedit, vegetus praescripta ad munia surgit.
              Horat., sat. 2, lib. II.

(2) Luigi Cornaro discorsi della vita sobria.

de ceux affectés de maladies épizootiques. La police ne saurait trop surveiller les boucheries, pour empêcher qu'on n'y distribue de semblables viandes dont l'usage est extrêmement dangereux. Amman rapporte que douze jeunes gens moururent pour avoir mangé de la chair d'une vache morte avec des abcès. Il est mille exemples de ce genre qui prouvent combien il est pernicieux d'user de semblables viandes. La contagion s'est répandue très-souvent sur les hommes par cette unique cause ; et, pour en citer quelques-uns, car je crois devoir insister sur un point d'hygiène aussi intéressant, je rapporterai les suivants (1).

Schenkius parle d'une dysenterie épidémique qui ravagea Venise et Padoue, en 1599, parce que les habitants de ces deux villes avaient fait usage des chairs de quelques bœufs malades que des bouchers avaient amenés de Hongrie (2). Kircher rapporte qu'en Italie les gens des campagnes furent attaqués, l'an 1617, d'un mal de gorge pour s'être nourris de chairs de bœufs affectés de cette même maladie (3).

On lit, dans la Chronique de Godefroy, qu'il régna, en 1655, une maladie pestilentielle qui fit périr un très-grand nombre d'hommes, qu'elle avait été produite par l'usage des poissons qu'on avait trouvés morts dans les lacs, et que tous les animaux qui s'étaient nourris des cadavres auxquels on n'avait pas donné la sépulture , devinrent enragés. — Cogrossi rapporte que deux paysans, ayant mangé de la chair de bœufs malades, furent attaqués d'une violente diarrhée (4). Valisnieri ajoute à ce fait une observation citée par Mercurialis, celle d'une épizootie pestilentielle qui fit de grands ravages en 1617, et qui se communiqua de cette manière aux hommes. — Jean

Meyer écrivait à Schroëkius, que des gens de campagne, ayant tué un bœuf affecté d'une maladie épizootique, furent attaqués de charbons aux bras avec fièvre aiguë, vomissement et diarrhée putride , et que deux chiens qui avaient mangé de la chair de ce bœuf périrent le même jour. — Jean Adam Geusel rapporte qu'il y eut, en 1712, une maladie meurtrière parmi les hommes et les animaux, dans la Basse-Hongrie, et que les chiens qui touchaient la chair des cadavres contractaient la rage (1). — Dans une épizootie qui ravagea les bœufs du ci-devant Vivarais, un boucher d'Anduze, ayant acheté à vil prix un de ces animaux malades, en distribua la viande aux soldats du régiment de Royal-Bavière ; tous ceux qui en mangèrent furent affectés de dysenterie putride. — Barberex rapporte qu'on conduisit des bœufs d'Auvergne dans l'île de Minorque, et que ces animaux y tombèrent malades ; il ajoute que ceux qui se nourrirent de leurs chairs furent attaqués d'une fièvre maligne, avec gangrène qui se manifestait, dès le second jour, aux coudes et aux talons.

Bertin, correspondant de l'Académie de Chirurgie, rapporte, entre autres accidents extraordinaires observés à la Guadeloupe sur les Nègres du quartier de la Capestre, que, le 22 janvier 1744, les animaux d'une habitation appelée la *Source* furent attaqués d'une épizootie très-meurtrière qui se répandit au loin, et que tous ceux qui avaient mangé de la chair de ces animaux eurent, après deux ou trois accès de fièvre, des coliques violentes, avec des faiblesses, qui donnaient la mort en très-peu de jours. — Tous ces exemples et une infinité d'autres que je passe sous silence devraient rendre la police attentive sur les dangers attachés à l'usage de la chair des animaux malades qu'on envoie dans les boucheries, et fixer toute son attention sur un objet qui intéresse de si près la vie et la santé des citoyens. Il ne devrait être permis de vendre d'autres viandes que celles des animaux dont la santé aurait été constatée par des vétérinaires experts et probes : on préviendrait par là bien des calamités publiques. — Le régime ne doit pas être uniforme, et il convient de ne pas user constamment

---

(1) M. Brasier en a fait mention dans un ouvrage intitulé : *Avis au peuple des campagnes sur les maladies contagieuses qui attaquent les hommes et les animaux*, imprimé à Besançon en 1794, et qui ne saurait être trop répandu. L'auteur, qui réunit aux vertus sociales les plus grands talents dans la zooiatrie, et connu dans la république des lettres par les excellents articles qu'il a fournis au *Dictionnaire d'Agriculture* de Rozier, a mis cet ouvrage à la portée de tout le monde.

(2) Hist. Hanov. gen., cap. xi.

(3) P. Kircheri scrutinium physico-medicum pestis, lib. c., pag. 97.

(4) Journal de Venise, tome X, p. 141.

(1) Constit. epidem. Hungariæ inferioris.

des mêmes aliments. L'estomac, habitué à leur impression, deviendrait paresseux à les digérer, et il est nécessaire qu'il soit aiguillonné de temps à autre par des stimulus insolites. D'ailleurs, on voit que la nature a répandu avec profusion une prodigieuse variété de substances alimentaires, et qu'elle inspire à l'homme des appétits pour toutes ces différentes substances, mais non pour en abuser. Il est utile à la santé de ne pas user d'une grande variété de mets à chaque repas. Il convient de se borner à un ou deux mets ; et l'expérience a constamment prouvé que le plus grand nombre de ceux qui étaient parvenus à un grand âge avaient vécu de cette manière. — Une règle diététique, non moins importante, est de mettre dans les aliments le moins d'apprêt possible. Les mets exquis ruinent les meilleurs tempéraments ; les aliments simples, pris avec modération et seulement pour satisfaire le besoin, tels que les viandes de bœuf, de veau, de mouton, de poule, de poulet, etc., bouillies, rôties ou grillées, les légumes, les fruits, un bon pain et un peu de vin vieux, sont préférables à tous les autres comestibles. Les assaisonnements de haut goût ne doivent être employés que rarement et avec parcimonie, si ce n'est dans quelques circonstances ; ils irritent les organes du goût, et portent ainsi à prendre de plus grandes quantités d'aliments et de boissons qu'il ne convient, outre que ces substances incendiaires et stimulantes amènent nécessairement, lorsqu'on en abuse habituellement ou avec excès, le trouble et le désordre dans tout le système. Ces assaisonnements ne conviennent qu'aux personnes dont la fibre est inerte et comme engourdie, et à celles dont les forces, trop éparpillées au dehors, ont besoin d'être rappelées au centre.

L'usage des vins et des liqueurs doit être modéré dans tous les cas ; mais cette modération doit être relative ; et il est certain que ces boissons peuvent être prises en plus grande quantité par les pituiteux que par les hommes sanguins et bilieux. Le vin généreux est convenable aux vieillards, et à tous ceux dont l'estomac ne digère pas faute de ton. Son usage est principalement utile dans les saisons humides, surtout lorsque les vents du sud et du sud-ouest soufflent, et dans les lieux humides ou marécageux.

— Il est salutaire de faire deux ou plusieurs repas dans la journée ; mais il ne faut pas prendre de nouveaux aliments que l'on n'ait digéré ceux qu'on a pris précédemment, c'est-à-dire, à peu près quatre heures après, pour que la digestion soit achevée. Cet espace de temps, nécessaire à la digestion, n'est pas néanmoins tellement fixe et invariable qu'elle ne puisse s'opérer plus ou moins vite ; cela est subordonné à l'âge, à la constitution et au genre de travaux auxquels on se livre habituellement. Les enfants et les jeunes gens doivent manger plus souvent que les hommes d'un âge moyen et les vieillards, parce qu'ils ont besoin d'une plus grande quantité de sucs nourriciers pour l'accroissement ; tandis que les autres ne mangent que pour réparer les pertes qu'ils font journellement, et maintenir la circulation des forces. — Quoique les vieillards soient dans le cas de mieux supporter l'abstinence que les individus qui croissent, il est cependant nécessaire qu'ils fassent plusieurs repas dans la journée, mais qu'ils ne prennent qu'une modique quantité de nourriture à la fois : de cette manière, la digestion se fera aisément, parce que les aliments n'excèderont pas les forces de l'estomac. Ceux qui se contentent d'un repas par jour s'exposent à de fréquentes indigestions. C'est surtout dans la vieillesse qu'il faut être tempérant ; les excès dans les aliments et les liqueurs fortes sont plus dangereux à cet âge que dans aucun autre. Il n'est pas rare de voir des vieillards périr d'apoplexie, d'indigestion, etc., pour s'être trop livrés aux plaisirs de la table.

En général, le repas du soir doit être léger, et surtout lorsqu'on se met au lit immédiatement après ; car, l'estomac étant surchargé d'aliments, les forces se concentrent trop dans l'épigastre, et la digestion se fait péniblement ; le cerveau, excité par l'action que l'épigastre lui fait partager, conserve trop de tension, et l'on est tourmenté d'insomnies et de rêves pénibles et inquiétants. Ce conseil est de la plus grande importance pour les hommes de lettres, les personnes qui ont beaucoup d'embonpoint, qui sont pléthoriques, et qui ont de la disposition à l'apoplexie. D'ailleurs, il arrive souvent que la digestion du dîner n'est pas achevée le soir ; il peut en résulter un conflit de directions entre les forces qui tendent à s'éloigner de l'estomac et celles qui y sont attirées par les nouveaux aliments, et de là, un déconcertement d'action dans les différents organes, qui

donne lieu à des déterminations vicieuses, des irritations morbifiques, des angoisses, des anxiétés, des indigestions, etc.
—Tout grand changement subit est dangereux. Des aliments peu sains conviennent davantage, lorsqu'on y est habitué,
que d'autres plus salutaires, mais dont
on n'a pas l'habitude. C'est pourquoi,
quand des circonstances impérieuses nécessitent un changement dans le régime,
il ne faut l'amener que graduellement et
à la longue ; autrement on a à redouter
un désordre total dans la machine et des
maladies mortelles, ainsi que le prouvent
l'expérience et l'observation. —En prescrivant ces règles diététiques, on n'a
pas entendu condamner les variations
dans le régime, et même quelques légers excès que déterminent souvent les
différentes circonstances de la vie sociale. La triste uniformité ne convient
qu'aux personnes faibles, infirmes et valétudinaires. Quant à celles qui jouissent
d'une bonne santé, il est bon que leur
régime soit varié : quelques écarts sont
même parfois nécessaires pour remonter
les ressorts de la machine et en affermir
les mouvements ; mais il ne faut pas que
ces écarts soient trop grands, ni fréquents, et ils ne doivent jamais dégénérer en orgies.

J'ai exposé les avantages de la sobriété et de la tempérance, décrit les funestes effets qui résultent de l'usage des
aliments de mauvaise qualité, et donné
quelques règles diététiques générales ; il
me reste à parler des conditions relatives aux forces digestives nécessaires à
une bonne coction des substances alimentaires et au maintien de la santé. —
Il est des signes communs qui établissent les bonnes digestions. Indépendamment de l'expérience particulière de
chaque individu, ceux qui annoncent
une bonne constitution indiquent aussi
pour l'ordinaire la force et la vigueur des
organes digestifs. Mais ne perdons pas
de vue qu'une bonne constitution se
maintient par une vie sobre, régulière et
exercée ; elle suppose de plus une santé
durable, la facilité à supporter les travaux et à résister aux vicissitudes des
saisons, aux intempéries de l'air et aux
légers excès dans les aliments et les
boissons. Un homme qui jouit d'une semblable constitution a un bon estomac,
digère bien, et n'éprouve aucune incommodité des aliments et des boissons qu'il
prend. —Il est encore des signes qui
font juger que la digestion s'opère d'une
manière convenable, et qui sont propres
aux premières voies ; mais ils n'existent
qu'*a posteriori* ; car, quoiqu'un individu
naturellement très-robuste soit réputé
avoir un estomac vigoureux, néanmoins
cela n'a pas toujours lieu ; et, en effet,
il est une foule prodigieuse de causes
étrangères qui peuvent agir sur l'estomac et les intestins, sans s'étendre sur les
voies de la circulation, et l'estomac peut
être affecté d'une faiblesse non commune aux autres viscères. — On reconnaît
que l'estomac est bon et qu'il jouit d'une
force suffisante pour la coction des aliments, lorsqu'on a de l'appétit, et que
l'on ne sent ni besoins irréguliers, ni de
l'aversion pour la nourriture. Ces besoins irréguliers indiquent sûrement
une sensibilité extraordinaire de l'estomac, et l'aversion des aliments marque
un état contraire, c'est-à-dire l'inactivité
et un état d'inertie de ce viscère. L'absence de ces deux signes et celle des coliques et des borborygmes, jointe à la facilité de respirer, font présumer que l'estomac est en état de bien digérer. — Les
autres signes qui démontrent que les aliments qu'on a pris se digèrent bien sont
de ne ressentir aucun poids dans la région épigastrique, de ne point avoir de
rapports, de flatuosités, de hoquets, ni
aucune difficulté de respirer ; enfin, on
éprouve une douce chaleur à la peau, un
peu d'élévation dans le pouls, un sentiment de plaisir qui se répand sur tous les
organes ; et les excréments, qui sont un
des produits de la coction dans les premières voies, sont mous, liés, roussâtres, peu fétides, et rendus à l'heure ac-
coutumée et dans une quantité proportionnée à celle des aliments qu'on a pris.
*Dejectio alvi est optima congmenata,
mollis subrufa, nec valde graveolens ;
ipsam vero transmitti oportet qua con-
suevit hora et ea copia quæ assumptæ
respondeat* (Ibm.).

§ 1er. *Régime des personnes robustes.*
— Le régime doit être analogue à la
constitution, et surtout aux forces de l'estomac : la nourriture de l'homme robuste
et vigoureux doit être bien différente de
celle de l'homme faible, infirme, ou valétudinaire ; il lui faut des aliments consistants, tenaces, et qui exercent fortement les organes de la digestion, pour
exciter et soutenir l'organisme. Des substances légères et trop faciles à digérer
ne feraient pas une impression assez
grande sur ce viscère : les autres organes, se montant à son ton, tomberaient

bientôt dans la langueur et l'inertie, et le corps, quoique également nourri, serait néanmoins beaucoup plus faible qu'il ne devrait l'être. — La diète doit être analogue aussi aux exercices et aux travaux auxquels on se livre. Les hommes de lettres, et ceux qui par état sont forcés de mener une vie sédentaire, doivent moins manger que ceux qui s'occupent constamment de travaux pénibles et fatigants; leur nourriture doit être plus délicate et plus légère. Les aliments grossiers, compactes et durs, que digèrent aisément l'homme des campagnes et l'artisan, occasionneraient des accidents graves au citadin mollement élevé, tandis que le régime de celui-ci jetterait dans une énervation radicale celui qui s'exerce fortement, et lui nuirait absolument. — Les hommes forts et robustes doivent varier leur régime, ou plutôt ne s'assujettir à aucun. Un genre de vie régulier et uniforme leur serait dangereux et nuisible; et, comme l'a très-bien dit Celse: « Celui qui jouit d'une bonne santé et » d'une forte constitution ne doit s'as- » treindre à aucun régime particulier; » il faut qu'il varie fréquemment sa ma- » nière de vivre, qu'il soit tantôt à la » ville et tantôt à la campagne, qu'il aille » à la chasse, qu'il navigue, qu'il se re- » pose quelquefois, mais qu'il s'exerce » souvent; car le repos appesantit le » corps, et le travail le fortifie; l'un hâ- » te la vieillesse, et l'autre prolonge la » jeunesse. Il convient qu'il se baigne » tantôt dans l'eau tiède, tantôt dans » l'eau froide; qu'il se fasse oindre le » corps quelquefois, et que d'autres il » néglige de le faire. Il ne doit s'abste- » nir d'aucune espèce d'aliments qu'on » sert sur les tables et dont le peuple » fait usage. Il faut qu'il mange quel- » quefois plus que de coutume, et d'au- » tres fois moins. Il convient qu'il assiste » aux festins, et que d'autres fois il les » évite. Il vaut mieux qu'il fasse deux » repas chaque jour, qu'un seul et tou- » jours copieux, pourvu que l'estomac » digère bien. » (Liv. I, ch. I.)

§ II. *Régime des personnes délicates et infirmes.* — Les personnes délicates, faibles et infirmes ont besoin d'un régime restaurant et analogue à la faiblesse des organes digestifs; elles doivent user des choses qui augmentent indirectement l'énergie du principe vital en rappelant la juste distribution des forces dans les divers organes, et qui donnent en même temps plus de stabilité à ces forces, en leur imprimant une activité habituelle et convenable à l'exercice des fonctions. — La nourriture la plus utile à ces sortes de personnes est une nourriture substantielle, légère, et prise en petite quantité, mais répétée plusieurs fois dans la journée. Les substances végétales, et surtout celles qui sont flatulentes, ne lui conviennent point: la diète lactée est la plus appropriée à leur état; mais il faut que rien ne la contre-indique d'ailleurs. Le lait et le bon pain de froment réunissent tout à la fois les avantages du régime végétal et du régime animal. La manière la plus avantageuse de faire usage du lait est de le faire prendre au sortir du pis de l'animal: dans cet état, il est encore pourvu de son arome, qui est très-restaurant; et l'expérience prouve qu'il répare davantage les forces. Gaubius a pensé avec raison que les bons effets qui résultent d'être allaité par une bonne nourrice tenaient non-seulement à l'arome du lait et aux émanations du corps, mais encore à l'excitation imparfaite des désirs vénériens. On sait que les anciens peuples de l'Orient, lorsque leurs rois étaient décrépits, les faisaient coucher avec de jeunes et belles filles pour réveiller leurs forces. Il est certain que l'excitation modérée des désirs vénériens est utile aux vieillards, ainsi qu'aux personnes infirmes, faibles et épuisées, pour soutenir et activer les forces du principe de la vie; mais il ne faut pas qu'ils soient satisfaits, parce qu'ils produiraient une trop grande déperdition de forces. La raison de ce phénomène tient à ce dogme, que le système radical universel des forces est augmenté toutes les fois que les fonctions corporelles et mentales sont excitées alternativement dans de justes proportions (1).

----

(1) Ces réflexions sont judicieuses, sans doute; mais les limites entre l'excitation et la jouissance vénérienne sont si fragiles, qu'elles seront presque toujours franchies par le malade ou le vieillard qui perdront trop souvent d'un côté ce qu'ils pourront gagner de l'autre. En faisant coucher un malade ou un homme affaibli avec une jeune fille ou une jeune nourrice, il est donc beaucoup à craindre qu'ils n'épuisent le reste de leurs forces et qu'il ne leur arrive ce que raconte Félix Plater d'un malade qui, après avoir recouvré un peu de ses forces, les employa à engrosser sa nourrice, comme s'il eût voulu, dit Plater, entretenir la

— Les personnes faibles, infirmes et valétudinaires doivent s'abstenir des substances grasses, visqueuses, pesantes et difficiles à digérer, et faire des exercices proportionnés à leurs forces. Les moyens excitants et sédatifs, combinés et modifiés suivant les circonstances, sont de la plus grande efficacité : il faut imprimer assidûment et pendant long-temps au principe vital des affections opposées entre elles, et qui se succèdent dans un ordre très-varié, pour changer l'habitude des aberrations des forces, et rétablir leur équilibre. On a réussi à produire ces effets par l'alternative fréquente des bains tièdes et des bains froids pris pendant l'espace de quelques minutes, par l'équitation ou le mouvement de la voiture; les frictions sèches ou avec des linges pénétrés de la vapeur du benjoin, du succin, de l'encens, et par l'usage des remèdes toniques, tels que les martiaux, surtout les eaux martiales, le quinquina et les autres amers, pris à différents intervalles, pour que la nature ne s'y habitue pas trop, et ne soit pas révoltée par l'action trop continue de ces moyens.

Quant au reste, il convient de suivre les conseils de Celse, qui s'exprime en ces termes : « Les personnes délicates, » dans la classe desquelles je mets, dit » cet auteur, la plus grande partie des » habitants des villes, et presque tous » les hommes de lettres, ont besoin d'u- » ser de beaucoup de précautions. Il faut » qu'elles regagnent par des soins assi- » dus à veiller sur elles-mêmes, ce que » leur faible constitution, leurs études et » la nature du lieu qu'elles habitent, » leur ont fait perdre du côté de la santé. » Ainsi, dans cette classe de personnes, » celles qui ont bien digéré peuvent se » lever matin; celles qui ont moins bien » digéré doivent rester plus long-temps » au lit; et, si on est forcé d'en sortir, il » faut se recoucher dans la journée. » Quand on a mal digéré, il convient de » garder le lit, de se tranquilliser, et ne » faire aucun exercice, ni se livrer à aucun » genre de travail. Lorsqu'on est sujet » à des rapports qui ne sont point ac- » compagnés de douleurs d'estomac, il » faut boire de temps en temps quelques » verres d'eau fraîche et se reposer; ha- » biter une maison bien éclairée, expo- » sée au vent en été, et qui ait le soleil » en hiver. On doit éviter le soleil de

» midi, le froid du matin et du soir, et » les vapeurs des rivières et des lacs. Il » ne faut pas s'exposer à un air nébuleux » et froid, ni à la chaleur du soleil, pour » ne point éprouver l'action alternative » du froid et du chaud, car rien n'est » plus propre à décider des rhumes, des » enrouements et des fluxions. C'est sur- » tout dans les lieux où l'air est altéré, » et où les choses dont nous venons de » parler produisent même quelquefois » la peste, qu'il est bon de prendre ces » précautions. On est certain de la santé » lorsque l'urine qu'on rend le matin est » d'abord blanche et ensuite jaunâtre. » Lorsqu'on est éveillé, il faut rester en- » core quelque temps au lit, et ensuite, » à moins que ce ne soit en hiver, se la- » ver la bouche avec de l'eau froide. » Dans les longs jours, il vaut mieux » faire la méridienne avant le repas, et » dans les jours courts, après. En hiver, » il est à propos de se reposer durant la » nuit; et, si l'on est forcé de travailler, » il ne faut pas le faire immédiatement » après le repas, mais lorsque la diges- » tion est faite. Celui qui a travaillé pen- » dant la journée, soit à ses affaires par- » ticulières, soit aux affaires publiques, » doit se délasser et se remettre de ses fa- » tigues pendant quelque temps. L'exer- » cice doit toujours précéder le repas; » cet exercice sera moindre pour celui » qui a peu travaillé et qui a bien digé- » ré, et plus considérable pour celui qui » en a l'habitude, et qui a moins bien » digéré. La lecture à haute voix, les » armes, la paume, la course, la prome- » nade sont des exercices salutaires. Il » ne faut pas se promener dans un lieu » absolument uni, il est bon qu'il y ait » des montées et des descentes; cela pro- » cure une variété de mouvements dont » le corps se trouve bien, à moins qu'il » ne soit très-faible. La promenade est » meilleure en plein air que sous un » portique; meilleure, si la tête le per- » met, au soleil qu'à l'ombre; meilleure à » l'ombre des murs ou des allées d'arbres, » qu'à celle des toits. On se trouve mieux » de se promener en ligne droite, que » d'aller en tournant. L'exercice doit finir » par la sueur, ou au moins par une las- » situde non accompagnée de fatigue. Il » faut s'exercer tantôt plus, tantôt moins. « On ne peut prescrire là-dessus, comme » aux athlètes, des règles fixes; il suffit » de dire que l'exercice ne doit pas être » immodéré. Après l'exercice, il est » quelquefois à propos de se faire parfu-

source du lait qui lui avait fait tant de bien. (I. B.)

» mer, ou à la chaleur du soleil, ou à
» celle du feu, et d'autres fois de se bai-
» gner ; mais il faut que ce soit toujours
» dans une salle fort élevée, spacieuse
» et bien éclairée. Il n'est cependant pas
» toujours nécessaire de s'oindre ou de
» se baigner ; mais il convient de faire
» souvent l'un et l'autre, selon que le
» corps est disposé, et de se reposer en-
» suite quelque temps. Quant aux ali-
» ments, il n'est jamais avantageux d'en
» prendre trop : il y a aussi du danger
» de n'en point prendre assez. L'excès
» dans les boissons est ordinairement
» moins nuisible que celui dans les ali-
» ments. On se trouve mieux de com-
» mencer le repas par des choses salées,
» les légumes et autres de cette nature, et
» ensuite d'en venir aux viandes. Les
» meilleures sont celles rôties ou bouil-
» lies. Tous les ragoûts sont nuisibles
» pour deux raisons : la première, parce
» qu'on en mange trop à cause de leur
» saveur qui irrite l'appétit ; la seconde,
» parce qu'ils se digèrent toujours moins
» bien, quand même on n'en prendrait
» que modérément. Le dessert ne nuit pas
» à un bon estomac, mais il s'aigrit dans
» les estomacs faibles. Ainsi, quand on
» n'a pas l'estomac bon, il vaut mieux
» manger des dattes, des pommes et autres
» fruits semblables. Lorsqu'on a bu au-de-
» là de la soif, il faut cesser de manger, et
» ne rien faire quand l'estomac est rem-
» pli. Lorsqu'on a mangé beaucoup, la di-
» gestion se fait plus aisément en buvant
» un verre d'eau froide, en veillant quel-
» que temps, et en dormant ensuite d'un
» sommeil plein et tranquille. Quand on
» a fait un grand dîner, on ne doit point
» s'exposer au froid ni au chaud, ni tra-
» vailler immédiatement après ; car le
» froid, le chaud et le travail nuisent
» bien davantage après avoir beaucoup
» mangé que lorsqu'on est à jeun. »

§ III. *Régime dans les divers climats et les différentes saisons.* — Le
régime doit varier selon les pays et les
saisons. La nourriture animale convient
dans les contrées du Nord et dans les
saisons froides ; l'usage des végétaux est
plus approprié aux habitants des climats
chauds et dans les saisons chaudes ;
mais, dans les climats et les temps tempérés, il est convenable d'observer un
régime mixte, et d'user à la fois de viandes, de légumes et de fruits : la nature
indique ces différentes sortes de régime
d'une manière bien sensible, par les divers
appétits qu'elle excite chez les hommes,

selon la température des climats et des
saisons. Les peuples septentrionaux supportent très-bien l'usage des viandes,
même de celles qui sont les plus difficiles
à digérer, parce qu'ils sont forts et robustes, et que d'ailleurs, le système humoral a chez eux une forte tendance à l'a-
cidité. La vigne ne croît pas dans le Nord ;
c'est le cidre, le poiré et surtout la bière
qui sont en usage. Ce genre d'aliments et
de boissons, joint à des exercices proportionnés à la vigueur et à la forte constitution des habitants, est nécessaire pour prévenir l'acidité et le défaut d'animalisation ;
il leur convient de plus d'exercer fortement l'estomac, pour entretenir la libre circulation des forces qui, sans cela,
se concentreraient dans l'intérieur, et s'y
convertiraient en un spasme dangereux.
Il n'en est pas de même des pays méridionaux, où le système humoral tend
éminemment à la *bilification*. Les forces y sont sans cesse attirées à l'organe
extérieur par l'action continuelle de la
chaleur, et l'épigastre en est presque dépourvu : il résulte de là que l'atonie et
le spasme se succèdent rapidement, si
rien ne s'oppose à la divergence habituelle des forces. Il était donc nécessaire
que l'homme y fît un plus grand usage
des végétaux qu'ailleurs, non-seulement
pour atténuer la sensibilité excessive des
organes du sentiment, mais encore pour
modérer l'effervescence du sang, et enrayer les progrès de la *bilescence*. Il
convenait qu'il bût du vin, et qu'il as-
saisonnât ses aliments pour exciter le
sens de la faim, et rappeler dans l'intérieur les forces qui tendent sans cesse à
s'en éloigner. Ainsi, la nature, dont le
plan principal a pour but la conservation
des êtres, a-t-elle fait croître dans ces
pays la vigne et les condiments âcres et
aromatiques. — Ce que je viens de dire
du régime, par rapport aux pays septentrionaux et méridionaux, doit s'appliquer
aux saisons froides et chaudes. Quant
aux contrées tempérées, c'est aux différentes saisons qui ont lieu, qu'il faut
avoir égard pour la diète.

C'est en général dans les saisons froides et humides, comme l'hiver, que convient l'usage des aliments forts ; et, pour
me servir de l'expression des anciens, des
substances chaudes et sèches, telles que
le gibier, le cochon, les viandes salées,
les rôtis, les fritures, les pâtisseries et
les assaisonnements âcres et excitants.
C'est aussi en hiver qu'il est plus utile
de boire, sans mélange d'eau, une plus

grande quantité de vin généreux. Les forces digestives jouissent, dans cette saison, de la plus grande énergie, et la puissance dissolvante du suc gastrique est considérablement augmentée; il est donc nécessaire d'exercer fortement l'estomac, pour qu'il monte la machine au ton qu'elle doit avoir pour résister aux impressions du froid humide de cette saison qui refoule l'action dans l'épigastre, et pour empêcher une concentration constante des forces qui serait funeste. L'hiver est aussi la saison des festins; mais il n'arrive que trop souvent que les fêtes des parents et des amis dégénèrent, surtout dans les campagnes, en orgies dégoûtantes, qui sont autant à la honte de l'humanité que préjudiciables à la santé. —On mange et on dort beaucoup plus en hiver que dans les autres saisons; aussi l'hiver amène ordinairement la pléthore, et souvent les premières chaleurs du printemps qui suit déterminent des maladies catarrhales et inflammatoires. Ces affections pourraient être prévenues, chez les pléthoriques, par un carême auquel ils s'assujettiraient pendant quelque temps, à la fin de l'hiver et au commencement du printemps. Cette institution, prescrite comme un acte de religion par l'église romaine, m'a toujours paru utile sous plusieurs rapports: elle prévient, en diminuant la pléthore, beaucoup de maladies du printemps; et d'ailleurs, c'est à l'époque où elle a été fixée que se renouvellent les races des animaux, dont les chairs sont alors moins bonnes et moins salubres. — Le printemps est une saison chaude et humide; il est fréquemment arrosé par des pluies qui sont nécessaires à la végétation. Cette saison favorise la production du sang dans les animaux et l'expansion de la force excentrique. Il convient, pour maintenir un juste équilibre d'action dans le système, et prévenir les maladies dépendantes de l'excès du sang, de diminuer la nourriture animale, et d'user de végétaux; il est à propos aussi de boire moins de vin qu'en hiver, de le choisir léger et même de le tremper. Les assaisonnements forts peuvent être très-nuisibles, surtout aux pléthoriques.

Ce sont les personnes d'un tempérament sanguin qui ont le plus à redouter les maladies catarrhales et inflammatoires de l'hiver et du printemps; elles doivent donc éviter l'usage des choses qui peuvent augmenter la masse du sang, et de celles qui s'opposent au libre développement de la force excentrique. C'est pourquoi il convient, outre le régime indiqué plus haut, qu'elles ne fassent pas trop d'exercice; qu'elles évitent le passage brusque du repos à l'exercice, de l'exercice au repos, et d'une température chaude à une température froide; et qu'elles ne quittent pas trop tôt les habits d'hiver. — Les moyens les plus appropriés aux maladies de l'hiver et du printemps sont, en général, les saignées répétées selon la pléthore et le degré de la fièvre; les vomitifs, lorsque la partie affectée est située au-dessus du diaphragme, et les purgatifs, lorsque le siège du mal est au-dessous de cet organe (1); les vésicatoires appliqués de bonne heure; enfin les antimoniaux, les ammoniacaux, les opiatiques et les diaphorétiques, sur la fin des affections catarrhales. On a moins à redouter l'usage des bouillons de viande et des substances animales dans les maladies de l'hiver que dans celles du printemps. Dans cette dernière saison, les jus d'orge, les crèmes de riz, les bouillons de pain, sont plus convenables, parce que les affections vernales sont plus décidément inflammatoires, ou tendent éminemment à le devenir. — Les saisons chaudes et sèches, comme l'été régulièrement constitué, exigent l'usage des aliments légers et faciles à digérer, mais surtout de ceux que fournit le règne végétal. Le système veineux est alors bien plus actif, et l'appareil biliaire plus fortement excité. Il résulte de là que, pour prévenir les maladies qui sont fréquemment déterminées par cette cause, il convient de faire usage des aliments mous (*molliores cibi*), dit Hippocrate, des chairs des jeunes animaux, des viandes blanches, de légumes et de fruits; de ne boire du vin qu'avec modération, de le mêler à l'eau fraîche et même après l'avoir rafraîchi à la glace. Il est utile aussi de mêler des assaisonnements aux aliments; mais ils ne doivent pas être prodigués, surtout aux personnes sanguines et pléthoriques. On doit s'abstenir en été des aliments durs, compactes, des viandes graisseuses et grasses, de la chair de cochon, du gibier, du fromage, etc., et éviter les violents exercices, surtout dans le temps de la journée où la chaleur est la plus

____

(1) Supra septum transversum affectiones quæ purgatione egent, sursum purganto opus esse indicant; quæ vero infra, deorsum. (Hipp., aph. 18, sect. iv.)

...ande. Les bains et les boissons à la glace sont de la plus grande utilité dans cette saison.

On a conseillé et on a blâmé trop généralement l'usage des fruits durant l'été : il est très-préjudiciable de s'en abstenir ; c'est une nourriture salutaire, mais dont il ne faut pas abuser. Beaucoup de maladies bilieuses très-graves, surtout les dysenteries, règnent épidémiquement dans les années où les fruits sont peu communs : elles sont rares et bénignes, au contraire, lorsqu'ils abondent et qu'ils sont de bonne qualité. J'ai déjà remarqué que, pris en trop grande quantité, ils donnaient lieu à des accidents dépendant de l'acidité. Il faut encore observer qu'ils ne conviennent pas aux convalescents de dysenteries et de fièvres intermittentes ; car, quoique leur usage corrige la tendance aux maladies des bilieuses et putrides, ils affaiblissent l'organisation en vertu de leur puissance atonique et sédative, et donneraient ainsi lieu aux rechutes. On conseille avec raison l'usage modéré des fruits pendant ces maladies; mais il convient de s'en abstenir durant la convalescence, ou du moins de n'en manger qu'en très-petite quantité. Les personnes qui jouissent d'une bonne santé doivent en user modérément aussi, lorsqu'elles habitent des pays humides et marécageux, parce qu'en affaiblissant l'organisation, ils le disposent à recevoir l'action morbifère des miasmes aqueux et des marais. — Les saisons anomales et marquées par les changements brusques de température de l'atmosphère, dans lesquelles les instruments météorologiques parcourent en très-peu de temps de grands espaces, comme l'automne, et qui décident des inversions subites de mouvements contraires dans l'économie animale, exigent un régime tonique et fortifiant, surtout lorsque le froid et la sécheresse dominent, et qu'on approche de l'hiver : c'est alors le cas d'user d'une plus grande quantité de viande et de vin pur. Néanmoins il convient de mêler des végétaux aux viandes ; ils sont d'autant plus utiles que les chaleurs de l'été ont été fortes et continues.

En général, les personnes d'un tempérament bilieux ou mélancolique ne doivent user, en été et durant la première partie de l'automne, que d'une quantité modérée d'aliments, ainsi que le recommande Hippocrate, lorsqu'il dit (aph. 18, sect. I) « qu'en été et en au-

« tomne les personnes bilieuses ne supportent pas aisément les aliments, mais « plus facilement en hiver et un peu « moins au printemps. » — Les remèdes les plus efficaces dans les maladies de l'été et de l'automne sont les vomitifs, les boissons acides, l'eau pure, fraîche ou à la glace, le camphre ; en un mot, tous les anti-septiques réfrigérants, dans les commencements ; et, dans le cours de ces maladies, lorsque les forces sont abattues, les toniques et les excitants, tels que le quinquina, la racine de serpentaire de Virginie, etc. Les saignées et l'application des vésicatoires ne sont pas aussi bien indiquées que dans les autres saisons : néanmoins il est des complications inflammatoires ou catarrhales qui en exigent l'usage. Quant aux aliments, ils doivent être puisés uniquement dans le règne végétal, et presque jamais dans le règne animal, si ce n'est quelquefois à la fin de l'automne et dans les convalescences. — Quant aux saisons irrégulières, le régime doit varier selon l'espèce de saisons et d'anomalies. La première irrégularité commune à l'hiver et au printemps est celle dans laquelle l'hiver est sec, froid et soufflé par les vents du nord, et le printemps pluvieux et dominé par les vents du sud (1). Dans la première saison, on a à redouter les maladies inflammatoires ; dans la seconde, les catarrhales-bilieuses gastriques ; enfin, dans l'été qui suit le printemps, les fièvres bilieuses-catarrhales. — Le régime prophylactique que les sanguins et les pléthoriques doivent observer durant l'hiver sec, froid et aquilonaire, ainsi que dans toutes les saisons qui lui ressemblent, consiste à user d'aliments doux, humectants, et surtout de végétaux dans lesquels entrent peu d'assaisonnements ; à boire moins de vin que de coutume, et à le mêler avec de l'eau ; à faire des exercices modérés ; à se livrer au sommeil plus long-temps que de coutume, et à éviter les impressions subites du froid, et les boissons froides lorsque le corps est échauffé. — La diète convenable dans les saisons pluvieuses, où dominent les vents du sud, consiste à fortifier les organes que la chaleur, jointe à l'humidité, jette dans le relâchement et la faiblesse, à favoriser l'expansion de la force excentrique, et à prévenir la tendance aux affections catarrhales, bilieuses, etc., que

______

(1) Hipp., aph. 11, sect. III.

favorise une semblable constitution. En conséquence, la nourriture doit être succulente et tonique : il est bon d'user d'assaisonnements et de vin plus que de coutume, ainsi que du café à l'eau, des amers, en un mot, des fortifiants ; de faire beaucoup d'exercice et des frictions sèches, de porter des habits chauds et idio-électriques ; enfin, de recourir de bonne heure aux évacuations, lorsqu'il se manifeste des signes de saburres existantes dans les premières voies.

Une autre irrégularité de l'hiver et du printemps (1) est lorsque la première saison est pluvieuse, tranquille et dominée par des vents méridionaux, et qu'à un semblable hiver succède un printemps sec et aquilonaire. On conçoit aisément, d'après ce que je viens de dire, que l'on doit se comporter, durant les hivers humides et austraux, comme dans les printemps qui sont constitués de même, et durant la constitution sèche et aquilonaire du printemps, comme dans les hivers d'une constitution semblable. La saignée est rarement utile dans les saisons humides pendant lesquelles les vents du sud ont soufflé : ce sont les vomitifs, les purgatifs, les vésicatoires, les ammoniacaux, les diaphoïques, en un mot les excitants et les toniques, qui sont les moyens les plus convenables dans les maladies qui règnent durant ces saisons : au lieu que dans celles qui sont sèches et dominées par les vents du nord, ce sont en général les saignées et les antiphlogistiques qui sont les plus propres à diminuer l'irritation inflammatoire et la concentration des forces. — La première irrégularité de l'été et de l'automne a été décrite par Hippocrate (aph. 13, sect. III) ; elle consiste en ce que l'été est sec et boréal, et l'automne suivant pluvieux et austral. Ce sont les tempéraments sanguins et bilieux qui sont les plus exposés aux maladies inflammatoires et bilieuses de la première saison. Ils doivent, par conséquent, mettre en usage les moyens anti-phlogistiques dont j'ai déjà parlé, et qui sont appropriés aux saisons sèches et boréales. Comme les constitutions lymphatiques faibles se trouvent bien de la température froide et sèche, et que les progrès de la constitution catarrhale sont enrayés par l'action de cette température, il suffit qu'ils mènent une vie sobre et régulière pour ne pas perdre

les avantages d'une semblable saison qui leur est extrêmement favorable. Quant à l'automne, il convient d'user des moyens sthéniques dont j'ai parlé en traitant du régime qu'il convient d'observer dans les saisons pluvieuses et australes, et de recourir aux vomitifs et aux purgatifs dès qu'il paraît le moindre indice d'humeurs saburrales.

Comme les maladies qu'enfantent ces deux saisons irrégulières se développent principalement durant l'hiver qui suit, et comme ces maladies sont bilieuses-catarrhales, ou catarrhales-bilieuses, on conçoit aisément que les moyens curatifs les plus efficaces sont en général les vomitifs, les purgatifs administrés dans le principe, les vésicatoires, les anti-septiques excitants et toniques, et souvent les vermifuges. — La seconde irrégularité de l'été et de l'automne est l'humidité et la dominance des vents du sud qui ont lieu durant ces deux saisons : on doit s'attendre, dit Hippocrate, à beaucoup de maladies durant l'hiver qui suit (1). Cette constitution australe, continuée pendant deux saisons, produit des maladies catarrhales chez les pituiteux, et des affections bilieuses ou catarrhales chez les hommes qui passent quarante ans. Le régime et les autres moyens prophylactiques et curatifs sont les mêmes que ceux indiqués plus haut en parlant des saisons pluvieuses et australes. — L'automne est irrégulièrement constitué lorsqu'il est sec et boréal. Cette constitution automnale est favorable aux personnes pituiteuses ; mais elle nuit aux sanguins (surtout lorsque l'été qui a précédé a été de même sec et dominé par les vents du nord), aux bilieux et aux mélancoliques. Les personnes pléthoriques et bilieuses doivent s'astreindre à un régime humectant, adoucissant, et surtout végétal et acescent ; elles doivent faire peu d'exercice, prolonger leur sommeil, en un mot, tout ce que j'ai dit être capable de prévenir le refoulement des forces et l'éréthisme inflammatoire.

§ IV. *Régime des constitutions et des âges.* — La diète végétale convient généralement aux tempéraments sanguins et bilieux ; ils ne doivent user de viandes qu'avec modération, parce qu'elles produisent la pléthore sanguine et bilieuse. Les sanguins néanmoins, pourvu que le sang ne soit pas surabondant, peuvent

---

(1) Hipp., aph. 19, sect. III.

(1) De Aere, Aquis et Locis.

ser librement de tous les genres d'aliments et de boissons ; il convient même que leur vie soit très-variée : c'est particulièrement à eux que s'applique le conseil de Celse, de ne s'astreindre à aucune règle particulière de régime, mais, au contraire, d'en suivre un très-varié. Il n'en est pas de même des pléthoriques : les aliments qui leur conviennent doivent être peu nourrissants, et leur boisson rafraichissante ; il est utile qu'ils fassent un exercice modéré et réglé d'après les différentes saisons, qu'ils s'abstiennent de café et de liqueurs, qu'ils boivent en petite quantité du vin pur ou mêlé d'eau ; la bière même est préférable. Les salades, les fruits, les herbes potagères, comme la laitue, la chicorée, le pourpier, les oseilles, les bouillons maigres, et les viandes blanches assaisonnées avec les acides, comme le vinaigre, le suc de limons, le verjus, sont les aliments qui leur conviennent le mieux. Les pléthoriques et ceux qui ont beaucoup d'embonpoint doivent encore plus éviter les aliments succulents : ils doivent s'abstenir surtout des substances grasses, huileuses, et des assaisonnements recherchés, qui, en augmentant la diathèse sanguine, ou la diathèse inflammatoire, décideraient nécessairement des maladies graves de ce genre. Par la même raison, ils doivent boire très-peu de vin et rarement pur, préférer la diète végétale et les viandes blanches, et s'interdire celles qui abondent en fibrine. — Ce même régime convient aux tempéraments bilieux ; il est propre à enrayer les progrès des affections bilieuses. Ils doivent, ainsi que les pléthoriques, n'user qu'avec beaucoup de modération des assaisonnements âcres et aromatiques, et généralement de toutes les substances irritantes et échauffantes. Leur nourriture, comme l'a fort bien dit Hippocrate, doit être humectante : *Biliosis ratio victus humectans adhibenda (de Affectionibus)*. Les acides leur conviennent particulièrement, *biliosis naturis acetam confert (de Vict. rat.)*, et ils doivent s'interdire le lait, le fromage, les graisses, les viandes noires et les aliments doux, sucrés, mielleux, qui, ainsi que l'avait déjà remarqué Hippocrate, augmentent la quantité de bile dont ils abondent. Il est utile aussi qu'ils ne boivent que peu de vin, et rarement. L'eau est la boisson qui leur est la plus avantageuse : outre qu'elle jouit réellement de la vertu anti-spasmodique, elle a encore celle de s'opposer au développement de l'état bilieux ; elle est par conséquent capable de prévenir les explosions gastriques auxquelles les chaleurs de l'été ou d'autres causes donnent souvent lieu. Hippocrate en recommandait l'usage dans la fièvre ardente, le choléra, et les autres affections dépendantes de la diathèse bilieuse. Les exercices des bilieux doivent être modérés, et leur sommeil prolongé. — Les mélancoliques doivent s'abstenir des aliments grossiers, visqueux, et entre autres des farineux non fermentés, des substances flatulentes et difficiles à digérer, ainsi que des forts assaisonnements, et généralement de tout ce qui peut exciter la sensibilité déjà trop exaltée, et augmenter les progrès de l'animalisation. Le pain bien fermenté et bien cuit ; les chairs des jeunes animaux, ou plutôt les viandes blanches et *gélatineuses*, comme celles de veau, d'agneau, de poule, de poulet ; les herbes potagères et les fruits ; les vins légers et trempés, la petite bière, le petit cidre, sont les aliments et les boissons les plus convenables à ce tempérament. Les viandes noires qui abondent en fibrine, comme celles des vieux animaux, ou de ceux dont la vie a été très-exercée, comme le bœuf, le pigeon, le gibier ; les poissons de mer, et surtout les cétacés, ceux d'étang ; les viandes enfumées et salées ; les légumes, le lait et le fromage, leur sont préjudiciables. Les crèmes d'orge, de riz, etc., leur sont très-utiles, parce qu'elles sont adoucissantes et qu'elles provoquent le sommeil. Il faut ajouter à ce régime de légers exercices en plein air, dans une atmosphère tempérée et un peu humide, et éviter trop de dissipation et trop d'oisiveté.

Les aliments et les boissons qui sont utiles aux tempéraments sanguins, bilieux et mélancoliques, ne conviennent point aux pituiteux ; ils leur seraient très-nuisibles : un régime opposé est celui qui leur est approprié. La laxité des solides, l'*aquosité* des humeurs, la domination d'action du système cellulaire et lymphatique, et l'imperfection de l'animalisation, contre-indiquent l'usage des substances relâchantes, adoucissantes et acescentes. Le régime de Pythagore est très-contraire aux pituiteux : ils ne doivent user que très-modérément des végétaux, et parmi ceux qui leur conviennent on trouve les plantes dites *animales*, parce qu'elles contiennent de l'azote ; les plantes âcres, qui provoquent les urines et la transpiration, comme les crucifères; les diurétiques chauds, tels que le persil, l'asperge et les aromatiques, qui excitent vivement l'action des solides. Les pituiteux doivent s'abstenir des aliments humectants, visqueux, gras, de la chair des jeunes animaux, des poissons, des farineux non fermentés, et des légumineux, surtout de ceux qui ont une gousse. Leur nourriture doit consister en viandes abondantes en fibrine, telles que le bœuf, le mouton, le pigeon, le gibier, etc.: ils n'ont pas à redouter les assaisonnements, ni l'usage des vins vieux, légers, mais généreux, purs ou mêlés d'un peu d'eau, non plus que du café et même des liqueurs fortes, mais pris modérément. Il n'est pas de constitution dans laquelle il soit plus nécessaire de prendre de l'exercice, et surtout dans un air sec et chaud: aussi voit-on rarement des pituiteux parmi les soldats, les laboureurs et les hommes de travail. Ce tempérament est souvent le produit de l'oisiveté, et le travail le fait disparaître insensiblement. Il convient aussi que les pituiteux dorment moins longtemps que les autres hommes. « Le sommeil, ainsi que l'a fort bien dit Hippocrate, humecte, et la veille dessèche. » Il est nécessaire que les adultes de cette constitution endurent quelquefois la faim, qui dessèche les corps, et qu'ils séjournent dans les pays montagneux exposés au nord ou à l'est. — Enfin, tout ce qui peut augmenter l'action et établir une juste répartition des forces dans toutes les parties, toutes les choses capables de favoriser l'animalisation et d'augmenter les sécrétions, sont ou ne peut pas plus avantageuses à cette constitution. L'engourdissement et l'apathie des organes du pituiteux, qui en font presque un automate, nécessitent l'usage des excitants et des toniques.

Le régime des différents âges de la vie doit avoir pour base celui des constitutions et des saisons qui leur sont analogues; car, comme je l'ai exposé plus haut, la constitution de l'enfance est la pituiteuse, celle de la jeunesse est la sanguine, celle de l'âge viril la bilieuse; enfin celle de la vieillesse la mélancolique ou la pituiteuse. Néanmoins, les enfants, quoique pituiteux, de même que les jeunes gens dont la constitution est sanguine, ne doivent faire usage que de peu de viandes: ce sont les légumes, les herbes potagères et les fruits dont il convient de faire leur principale nourriture: le vin et les liqueurs devraient leur être absolument interdits jusqu'à dix-huit et vingt ans. La nourriture purement animale serait extrêmement préjudiciable dans les premiers temps de la vie, en ce qu'elle nuirait au développement des organes. On voit par le caractère gélatineux des humeurs et les appétits de l'enfance pour les productions végétales que la nature a pour but de s'opposer à une trop grande *assimilation* des sucs nourriciers, afin que, plus éloignés de l'état albumineux et glutineux, ils durcissent moins, et forment des solides plus lâches, plus flexibles, et qui prêtent convenablement à l'extension et à l'accroissement du corps. Le vin et les liqueurs contrarieraient également le vœu de la nature, parce que ces boissons sont très-irritantes, et que l'irritabilité est très-grande à cet âge; mais à mesure que la vie fait des progrès, la diète animale devient plus nécessaire, de même que l'usage du vin, parce qu'il y a plus à réparer, et que l'*assimilation* doit être moins entravée pour que les humeurs, plus animalisées et plus concrescibles, puissent donner aux parties qu'elles réparent toute la solidité dont elles doivent jouir dans le solstice et le déclin de la vie. On conçoit aisément, d'après cela, pourquoi dans l'enfance l'action des systèmes cellulaire, lymphatique et gastrique est plus grande que dans les autres âges, et pourquoi la gélatine est plus abondante: mais à mesure que l'on avance dans le cercle étroit de l'existence animale, l'action de ces systèmes diminue, elle cesse presque entièrement dans la vieillesse, et les fluides acquièrent alors un excès d'*animalité*.

En général, les jeunes gens doivent fuir l'oisiveté, l'inaction, le trop long séjour au lit, les lits trop mous, les compagnies suspectes, les ouvrages licencieux, les plaisirs vénériens, s'abstenir des aliments succulents très-assaisonnés, des liqueurs fortes, et ne boire que modérément du vin trempé; en un mot, ils doivent éviter tout ce qui peut dépraver les mœurs et hâter la consomption du feu de la vie. Le régime, ainsi que je l'ai déjà dit, a une grande influence sur le moral de l'homme. « Le vin et les viandes, dit Plutarque, affaiblissent et énervent les ressorts de l'âme. » « Que ceux, dit Galien, qui ne pensent pas que la diversité du régime rend les uns tempérants, les autres dissolus; les uns chastes, les autres incontinents; les uns braves

» les autres lâches ; ceux-ci doux, ceux-
» là querelleurs ; les uns modestes, les
» autres présomptueux ; que ceux, dis-
» je, qui nient cette vérité viennent
» près de moi, et qu'ils suivent mes
» conseils pour les aliments et les bois-
» sons : je leur promets qu'ils en retire-
» ront de grands secours pour la philo-
» sophie morale ; ils sentiront augmenter
» les forces de leur âme ; ils acquerront
» plus de génie, de mémoire et de pru-
» dence. Je leur dirai aussi quels sont
» les boissons, les vents, la température
» qu'ils doivent choisir ou éviter (1). »
— Hippocrate, Platon, Aristote, et
beaucoup d'anciens philosophes, pen-
saient de même sur cet objet. Or, qu'y
a-t-il de plus essentiel, et néanmoins de
plus négligé, que les bonnes mœurs, soit
qu'on envisage l'utilité publique et la
prospérité d'une nation, soit qu'on ne
considère que la santé, le bienfait le plus
précieux de la nature ? — Quant aux autres âges, il suffit, pour maintenir l'harmonie des fonctions, de suivre les règles
générales et communes à tous les hommes, et d'observer le régime analogue
au climat, à la saison, au tempérament
et à la profession qu'on exerce. Je don-
nerai dans la section suivante les préceptes généraux qui concernent les différents états de la vie ; j'insisterai ici sur
la froide vieillesse : heureux si je puis
contribuer à adoucir les maux attachés à
cette dernière période de l'existence. —
Cette époque brillante de l'homme, dans
laquelle il a acquis le complément de
l'organisation et des forces, et où la vie
semble être stationnaire, n'est qu'un
point de temps, pour ainsi dire indivi-
sible ; un instant fugitif qui s'envole
d'une manière imperceptible, et que
rien ne saurait fixer. Dès que l'homme a
atteint son point de perfection, il marche nécessairement à la décadence ; et,
après avoir brillé de l'éclat de la jeunesse et joui de la souplesse et de la
flexibilité de ses organes, il voit insensiblement se faner les roses du printemps,
et son corps acquérir pas à pas cette rigidité et cette induration qui, entravant
l'énergie du feu vital, amènent lentement sa destruction. On pourrait aussi
faire remonter la première époque de la
vieillesse à celle où commence l'âge de
consistance, quoiqu'alors le dépérissement ne soit encore qu'insensible.

(1) Charterius, tome v, page 457.

La vieillesse est plus hâtive chez la
femme, mais aussi ses progrès sont plus
lents. Le mode d'existence dans les différents âges du sexe féminin n'est pas le
même que dans l'homme : la femme en
a un qui lui est propre dès qu'elle est
parvenue au moment où les organes de
la génération commencent à entrer en
action, et qui varie dans les autres périodes, d'après les lois de son organisation. « Tout s'anime dans la femme, dit
» Roussel, au temps de la puberté : ses
» yeux, auparavant muets, acquièrent
» de l'éclat et de l'expression ; tout ce
» que les grâces légères et naïves ont de
» piquant, tout ce que la jeunesse a de
» fraîcheur, brille dans sa personne. De
» ce nouvel état il résulte en elle une
» surabondance de vie qui cherche à se
» répandre et à se communiquer. Elle
» est avertie de ce besoin par de tendres
» inquiétudes et par des élans qui ne
» sont que la voix tyrannique et douce
» de la volupté. Pour intéresser puis-
» samment toute la nature à sa situation,
» elle semble appeler le plaisir à son se-
» cours. Lorsque le vœu de la nature
» est rempli, elle semble négliger les
» moyens par lesquels elle est parvenue
» à son but. La femme perd peu à peu
» de son éclat : cette fleur délicate du
» tempérament qui ne marche qu'avec
» la première jeunesse disparaît comme
» la rosée du matin. La force dont les
» organes tiraient leur coloris et leur
» force séduisante, diminue, se ralen-
» tit ; et une flaccidité désagréable suc-
» céderait à la souplesse et à la fermeté
» élastique dont ils étaient doués, si cet
» embonpoint qu'amène ordinairement
» l'âge adulte ne les soutenait, et n'en
» imposait par un certain air de frai-
» cheur. Si cette nouvelle modification
» est incompatible avec la légèreté, la
» finesse des traits et cette taille flexi-
» ble qui sont le partage de la puberté,
» elle admet au moins des grâces majes-
» tueuses, et des agréments qui, sans
» être aussi piquants, ne laissent pas
» quelquefois que de servir de piége à
» l'amour. La nature tâche cependant
» d'en tirer parti, et de le faire tirer au
» profit de l'espèce : elle ranime par in-
» tervalles l'éclat de la femme ; elle fait
» de temps en temps naître de nouvelles
» fleurs sous ses pas, pour en tirer de
» nouveaux fruits. Mais, enfin, ne pou-
» vant plus la défendre contre les im-
» pressions destructives du temps, et la
» tenant quitte de tout envers l'espèce,

» elle abandonne à son individu l'usage
» des derniers moments qui lui restent.
» — La vieillesse, qui est toujours plus
» hâtive pour la femme que pour l'hom-
» me, ne succède point immédiatement
» à l'époque où elle cesse d'engendrer.
» Il est encore un espace de temps, mais
» trop court sans doute, où elle inté-
» resse par un reste d'attraits qui rap-
» pelle le souvenir de ceux qu'elle n'a
» plus. Elle redouble d'efforts pour con-
» server ce reste précieux et inutile.
» Elle rassemble autour d'elle toutes ses
» machines pour arrêter les ravages du
» temps qui la dépouille tous les jours
» de quelque chose : mais si elle pousse
» ses soins plus loin que ne l'exige le dé-
» sir légitime de faire une retraite hono-
» rable ; si elle écoute trop cet instinct
» qui ne lui a jamais fait envisager d'au-
» tre bien que le bonheur de plaire, il
» est à craindre que la vieillesse, prête
» à fondre sur elle, ne vienne mettre
» dans un trop grand jour le contraste
» désavantageux de ses prétentions et de
» son impuissance.
» Lorsqu'enfin cet âge, qu'un auteur
» appelle *l'enfer des femmes*, est arrivé,
» l'impulsion vitale qui animait tous ses
» organes se concentre vers l'intérieur,
» et se fait à peine sentir aux parties ex-
» ternes ; l'embonpoint, qui leur servait
» de support, se dissipe et les abandonne
» à leur propre poids ; d'où résulte un
» affaissement général qui défigure la
» femme par les mêmes choses qui l'em-
» bellissaient autrefois. Parmi les débris
» dont elle est entourée, les cheveux,
» que l'homme perd de bonne heure, se
» montrent encore chez elle, et font
» voir que les organes de celle-ci ne per-
» dent jamais tout-à-fait la flexibilité qui
» faisait leur caractère, et qu'après avoir
» différé en tout de l'homme, elle dé-
» cline encore et vieillit à sa manière. »
(*Système physique et moral de la femme*, pages 82, 83, 84, 85 et 86.) — Il faut distinguer deux périodes dans la vieillesse : la vieillesse *verte, senectus cruda*, qui commence entre cinquante-cinq et soixante ans, et la vieillesse décrépite, qui se manifeste d'une manière non équivoque vers l'âge de soixante-dix ans. Le régime qui convient dans la première doit avoir pour objet de retarder ses progrès en ralentissant la concentration des forces, et en entretenant la souplesse et la flexibilité des fibres, sans diminuer l'énergie du principe vital. On doit donc s'interdire à cet âge

les liqueurs fortes, les assaisonnements stimulants, les exercices violents, et éviter tout ce qui peut exciter des passions vives. Il est bon de diminuer la nourriture, surtout au repas du soir, et de ne faire usage que de viandes peu abondantes en fibrine, légères, bien tendres, de pain bien fermenté et bien cuit, de végétaux nourrissants : les aliments farineux, visqueux, gras et pesants, doivent être entièrement bannis du régime de vieillards. Le vin, qui a été appelé avec raison le *lait des vieillards*, leur convient très-bien ; mais il faut qu'il soit d'un âge moyen, peu chargé de tartre, et pris avec modération. Les bains tièdes sont aussi de la plus grande efficacité pour retarder l'induration et faciliter les sécrétions, et surtout la perspiration qui est très-diminuée à cet âge : aussi ont-ils été recommandés dans tous les temps, et dans l'antiquité la plus reculée, comme le prouve l'exemple de Nestor dans Homère : ce héros, très-âgé, se baignait avant le repas et se livrait ensuite au sommeil. Hippocrate conseillait aussi le bain aux vieillards, et cette doctrine, adoptée par tous les célèbres médecins d'un âge inférieur, est conforme à celle des modernes.

Il convient aussi, à mesure qu'on avance dans la vieillesse, de mener une vie sobre, tempérante, et de mettre de la régularité dans les fonctions. Les repas, le sommeil, les exercices et le repos, les occupations, les excrétions, tout doit être réglé et se succéder constamment dans le même ordre. L'exercice passif, comme de monter à cheval, d'aller en voiture, est le plus utile ; les camisoles de laine, portées à nu sur la peau, et les frictions faites sur l'habitude extérieure, ne le sont pas moins. Enfin, il faut éviter dans la vieillesse les impressions du froid et les grandes évacuations, telles que les saignées, les purgatifs violents, les sueurs abondantes, à moins que des circonstances particulières n'en indiquent la nécessité : encore ne doit-on se les permettre, quand le cas l'exige, qu'avec prudence et modération, car elles épuisent le peu de forces qui restent, et augmentent la sécheresse. — La vieillesse décrépite doit être considérée comme une maladie dont la crise est la mort. A cette époque, le corps est courbé vers la terre, il est incapable d'aucune action, le sentiment physique et moral est presque éteint, les fonctions ne s'opèrent plus avec aisance, les humeurs sont âcres et mal élaborées, les solides racornis, et la sensibilité vitale presque entièrement retirée dans ses principaux foyers. Lorsque l'homme est parvenu à ce point de dégradation, il ne doit plus espérer de reculer bien loin le terme fatal ; la coupe de la vie est presque épuisée, et malgré tous les soins et toutes les précautions, une mort douce et paisible viendra bientôt le délivrer d'un fardeau pénible, et terminer ses maux et sa misère. On conseille, dans cette dernière période, le même régime que ci-devant; seulement il faut retrancher de la nourriture, augmenter le nombre des repas, user d'aliments fortifiants, toniques et mous, et s'abstenir entièrement des bains, qui, en augmentant la faiblesse, consumeraient plus rapidement la chaleur vitale. C'est à la vieillesse décrépite qu'est applicable l'aphorisme 14 de la première section : *Senibus autem paucus calor; propterea paucis fomitibus indigent, a multis enim extinguitur.* — L'amour de la vie, si naturel à l'homme, a fait imaginer dans tous les temps diverses méthodes propres à la prolonger au-delà du terme fixé par la nature. Celles-ci ont été l'objet des recherches d'orgueilleux adeptes qui, au moyen de leurs élixirs, de leurs teintures métalliques et autres compositions plus propres à abréger l'existence qu'à en reculer les bornes, promettaient à leurs prosélytes une vie de plusieurs siècles, et même l'immortalité. Il est inutile de réfuter de semblables absurdités. La mort prématurée de ces ridicules charlatans prouve assez combien peu on doit ajouter foi à leurs paroles. L'homme, de même que tous les êtres vivants, est né mortel ; et, s'il est un moyen d'allonger le cours de la vie, il consiste dans la sobriété et la tempérance, ainsi que dans le régime propre aux âges, aux constitutions et aux climats ; tout autre moyen quelconque est nul, plus souvent nuisible qu'utile, et doit être rejeté avec la pitié ou le mépris qu'inspirent les inventions des insensés et des fripons.

§ V. *Régime du sexe féminin.* — Les femmes ont une constitution très-analogue à celle de l'enfance. Une plus grande mollesse du tissu cellulaire que dans l'homme, et par conséquent un fonds inépuisable de sensibilité, que renforce l'excentricité des forces ; les sympathies extraordinaires qu'a la matrice avec tous les organes, surtout avec l'estomac, et la vie sédentaire qui est propre au sexe, établissent, ainsi que je l'ai déjà dit, des différences essentielles entre la femme et l'homme, tant au physique qu'au moral. Il en résulte que, pour prévenir les affections nerveuses auxquelles elles sont disposées par leur constitution, le régime des femmes doit être, à peu de chose près, le même que celui des enfants, et qu'elles doivent s'interdire l'usage des stimulants et des échauffants, tels que les assaisonnements forts, le café, les liqueurs, et n'user que d'aliments de facile digestion, surtout de viandes blanches et de végétaux, qui ne concentrent pas trop l'action et n'occasionnent pas des désordres nerveux. Il est nécessaire aussi qu'elles s'assujettissent aux règles diététiques relatives aux tempéraments, aux âges, aux saisons, etc. Quant aux différents états des femmes, qui exigent des précautions particulières, j'en parlerai dans la suite de cet ouvrage (1).

---

(1) Ce long chapitre sur le régime est loin d'être aussi précis et aussi complet qu'on pourrait le désirer ; néanmoins, si l'on considère la difficulté du sujet et le peu de développement qu'on lui a donné jusqu'à ce jour, on ne s'étonnera point que nous n'ayons pas entrepris de compléter cette partie du *Traité d'Hygiène* par des additions et des notes; il y avait d'ailleurs trop à faire pour atteindre ce but. Il n'entrait point dans notre plan de refaire les parties de cet ouvrage qu'on peut lire avec quelque fruit. (I. B.)

CLASSE QUATRIÈME.

DES ACTIONS ET EXERCICES DÉPENDANT DE LA VOLONTÉ

(GESTA).

CHAPITRE PREMIER.

DU MOUVEMENT ET DU REPOS.

Rien n'est plus utile à la santé que l'exercice. Cette vérité était connue des anciens, et c'est pourquoi ils firent de la gymnastique la base de l'éducation nationale. Les premiers habitants de la Grèce étaient persuadés que l'âme acquiert de l'énergie à proportion que le corps prend de la vigueur : ainsi le code de leurs mœurs dériva des besoins de l'homme physique ; la première génération donna des athlètes, et celle qui lui succéda produisit de grands hommes. — Les Grecs élevaient la jeunesse dans toutes sortes d'exercices. Les Romains, qui prirent presque toutes leurs institutions des premiers , avaient établi dans le Champ-de-Mars un gymnase où la jeunesse venait puiser la force et la santé. Tant que ce peuple ignora le luxe et la mollesse, il resta sain, vigoureux, et fut invincible. Ce furent, au rapport de Plutarque, les exercices du Champ-de-Mars et les fatigues de la guerre qui rendirent Jules-César, malgré sa constitution faible et délicate, le guerrier le plus robuste et le héros le plus intrépide. — La santé ne se soutient que par la libre circulation et la juste répartition des forces et des humeurs ; tout ce qui y fait obstacle dérange l'économie animale, et produit des aberrations dans les fonctions ; tout ce qui favorise la régularité et l'harmonie de celles - ci , en maintenant un juste équilibre dans les principaux foyers de la sensibilité, établit la santé. Or, tels sont les effets que produisent l'inaction et le mouvement. La première concentre l'action et les forces et affaiblit , au lieu que les exercices distribuent également l'une et les autres dans les organes, et donnent de la vigueur ; c'est pourquoi Celse a dit (lib. 1) : « L'inaction affaiblit le » corps, et le travail le fortifie ; la pre- » mière amène une vieillesse prématu- » rée, et le second prolonge l'adolescen- » ce. » — Le défaut d'exercice jette les organes dans l'inertie : c'est surtout l'organe extérieur qui en souffre ; il perd son activité ; la circulation se ralentit , les sécrétions diminuent , surtout celle de l'humeur perspirable ; les humeurs qui suivent le courant des oscillations nerveuses , sont refoulées dans l'intérieur ; il se forme des embarras, des obstructions dans les viscères ; le système nerveux acquiert une mobilité et une sensibilité extraordinaires. Qu'on ne soit donc plus étonné si les obstructions, surtout celles des glandes, sont si communes parmi les personnes qui mènent une vie oisive et casanière , et si les maux de nerfs, l'hypochondrie, l'hystérie, etc., sont le partage ordinaire des enfants, de l'abondance et de la mollesse. Celui qui croit se procurer de la santé en vivant dans l'inaction est aussi peu sensé, dit avec raison Plutarque, que celui qui se condamnerait au silence pour perfectionner sa voix.

La vie oisive ne produit pas seulement des maladies, mais elle rend encore l'homme inutile à la société, et donne naissance à tous les vices. L'inaction est la source fatale d'où découlent la plupart des calamités qui affligent l'espèce humaine. — Il est indubitable, comme le prouve l'histoire des nations, que le luxe et la mollesse, en énervant les corps et en corrompant les mœurs, ont amené la décadence et la chute des empires : ce sont ces deux causes qui ont produit les révolutions et opéré la dégénération de l'espèce humaine ; et ce ne sera qu'en prémunissant la génération future contre nos vices, et en établissant dès l'enfance les fondements d'une bonne constitution, que l'on parviendra à former des citoyens forts et vertueux, et à faire fleurir et prospérer un pays. L'expérience a prouvé jusqu'à quel point s'étend la puissance de l'éducation, car la plus mauvaise constitution peut être corrigée et même entièrement changée par l'effet d'une vie dure et austère, commencée dès le bas âge. Ce genre de vie rend les corps peu sensibles aux impressions de l'atmosphère et aux vicissitudes des saisons. Des enfants faibles et délicats, qu'on avait accoutumés dès leurs premières années à user d'aliments simples et grossiers, à s'exercer en plein air, et à supporter le grand chaud et le grand froid, sont devenus forts, robustes, et capables de résister à l'action des causes de maladies les plus puissantes (1). De même, on parvient à former le cœur et l'esprit et à donner une direction utile aux passions humaines, par de sages institutions et une morale basée sur la nature de l'homme. On a réussi par elles à changer les inclinations vicieuses les plus fortes, et à inspirer l'amour des vertus et des lois. L'exercice le plus salutaire est celui qu'on prend en plein air, qui met en action le plus grand nombre des parties, et qui est proportionné aux forces de l'individu : tels sont les promenades à pied dans les lieux agrestes, l'équitation, la voiture, la natation, la navigation, la course, la danse, l'escrime,

----

(1) Platon rapporte que, dans sa jeunesse, les enfants étaient élevés durement, et qu'on ne connaissait guère alors les rhumes et les catarrhes, mais que ces maladies étaient devenues très-communes depuis qu'on s'était relâché de la vie austère des anciens Grecs. Ce philosophe pensait même que l'influence des mœurs sur la santé est telle, que l'on peut juger de leur corruption, dans une ville, par le nombre des médecins. On remarque aussi que les hommes dont le genre de vie approche le plus de celui des peuples qui vivent dans la simplicité et l'innocence, sont bien moins sujets aux maladies et parviennent à un plus grand âge que ceux dont la civilisation est avancée.

la chasse, les jeux du volant, de la paume, du mail, etc. Non-seulement ces exercices et ces jeux favorisent l'égale répartition des forces dans tous les organes et donnent au corps de l'agilité et de la vigueur, mais encore ils récréent l'âme, et font naître des sentiments agréables. — Il est des médecins qui ont recommandé les exercices après le repas ; d'autres prétendent qu'ils troublent la digestion, et que le repos est préférable. Ne pourrait-on pas, dit Plutarque, concilier ces deux sentiments, et, pour garder un juste milieu, s'abstenir des exercices corporels immédiatement après le repas, mais y suppléer par celui d'une conversation amusante, qui fixe l'attention sans fatiguer, et qui occupe agréablement l'esprit ? Tels sont les entretiens qu'on a appelés le dessert des gens de lettres, et qui roulent sur ces sujets riches et agréables dont l'histoire, la poésie et la philosophie sont une source intarissable. Ce conseil est très-sage et mérite d'être suivi. Il est très-utile à la santé que l'exercice soit pris plutôt avant le repas qu'immédiatement après, à moins qu'il ne soit très-modéré ; autrement il pourrait troubler la digestion, au lieu que le repos, ou, ce qui vaut mieux encore, les conversations amusantes, et tout ce qui récrée et délasse l'âme, aident et facilitent cette fonction.

Les exercices ne doivent être ni violents, ni continués trop long-temps. La grande fatigue, loin de fortifier, affaiblit au contraire la machine, l'épuise, concentre le reste des forces dans l'intérieur, et, en accélérant ainsi les progrès de l'endurcissement, amène une vieillesse précoce. — Les exercices doivent être accommodés aux constitutions et aux saisons. Ce sont surtout les pituiteux, les enfants et ceux dont le genre nerveux est très irritable, auxquels ils sont indispensables, particulièrement dans les saisons humides. Les sanguins, les bilieux, les mélancoliques et les vieillards n'en ont pas autant besoin, et doivent en faire moins, surtout dans les saisons froides et sèches, de même que dans celles qui sont sèches et chaudes. — L'exercice le plus approprié à l'homme est celui de la promenade à pied. La nature lui a donné deux jambes, non pour se faire traîner en voiture, mais pour en faire usage et se transporter d'un lieu à un autre. La voiture, la litière et la chaise à porteur ne conviennent qu'aux personnes très-faibles et aux vieillards

décrépits. Elles peuvent encore convenir aux élégants et à ces êtres équivoques,
dont tout le mérite consiste dans l'opulence, et qui ne peuvent se faire remarquer dans la foule qu'à la faveur de leurs
chevaux, de leurs équipages ou de leurs
ridicules.— Il est très-avantageux aux
citadins de sortir tous les jours de la
ville, pour se promener dans la campagne. L'air pur qu'on y respire, le parfum
suave qu'exhalent les plantes et les arbres, lorsque la végétation est en pleine
activité, et les distractions agréables que
procure l'aspect de la simple nature,
répandent un sentiment de bien-être
dans tous les organes, et ne contribuent
pas peu à maintenir la santé. Outre cela,
on se familiarise avec le grand air, et on
s'aguerrit contre ses impressions et les
changements de temps. Enfin, l'organe
de la vue s'affermit et acquiert de l'é-
tendue dans la campagne. Il en est de ce
sens comme des autres ; il se perfectionne par l'usage. L'expérience prouve que
ce qui concourt le plus à affaiblir les
yeux, c'est de ne pas les exercer : on trouve beaucoup de vues courtes dans les villes, et presque pas dans les campagnes.
— L'équitation est une sorte d'exercice
aussi salutaire qu'agréable, qui convient
aux convalescents, aux personnes faibles,
valétudinaires ou cachectiques. Elle augmente les forces, et entretient ou rétablit l'équilibre entre l'intérieur et l'extérieur : c'est pourquoi elle a un succès
marqué dans quelques espèces de phthisies, et surtout dans les nerveuses, les
affections hystériques, l'hypochondria-
cisme, la goutte, etc. Sydenham regardait l'exercice du cheval comme un des
moyens les plus efficaces dans beaucoup
de maladies.

Les mouvements du cheval doivent
être proportionnés aux forces du cavalier. Les personnes très-faibles doivent
aller au pas ; elles doivent éviter le trot
et le galop ; ces allures ne peuvent être
utiles qu'à ceux qui conservent assez de
vigueur pour résister aux secousses plus
ou moins fortes qu'elles font éprouver.
— L'équitation habituelle n'est pas
exempte d'inconvénients ; elle donne lieu
à diverses incommodités : telles sont
entre autres les hémorrhoïdes (1). Ces

tumeurs sont l'effet de la pression et des
secousses auxquelles on est exposé sur la
selle ; souvent même, après une course
longue et précipitée, il survient au voisinage de l'anus des inflammations qui
se terminent fréquemment par des abcès
et des fistules. Les hernies sont très-
communes aussi chez les cavaliers ; les
mouvements de pression et les secousses
habituelles rendent les efforts des viscères abdominaux d'autant plus puissants
vers les aines, que les anneaux des muscles du bas-ventre présentent dans ces
cas moins de résistance. Ces ouvertures,
quoique très-serrées et presque fermées
par le péritoine, perdent peu à peu leur
ressort, et laissent échapper la portion des
viscères qui leur est contiguë. Le trot ne
contribue pas peu à la production des
hernies, et le cavalier cuirassé y est bien
plus sujet encore que les autres, parce
que la compression qu'exerce la cuirasse
sur l'épigastre repousse davantage les
viscères vers la région hypogastrique. —
Le trot fait souvent sauter et retomber
le cavalier sur la selle, ou se froisser
contre l'arçon : ainsi il court risque de se
blesser aux parties génitales : le gonflement et l'inflammation sont les accidents
qui en résultent ordinairement. — Le
mouvement continuel du cheval oblige
le tronc à une flexion et à une extension
successives, qui fatiguent considérablement et donnent lieu à des maux de
reins, à des pissements et quelquefois à
des crachements de sang. Aussi les postil-
lons, les courriers, et ceux qui courent
la poste, sont-ils exposés à ces sortes de
maladies. La cuirasse oblige par son
poids à une plus grande flexion, et l'effort que font les muscles pour l'extension
étant par conséquent plus grand, expose
davantage aux accidents dont je viens de
parler. Cette même cause donne fréquemment lieu à la fausse gastrite, ou à
l'inflammation des muscles qui recouvrent la partie de l'épigastre sous laquelle
sont situés l'estomac et le petit lobe du

---

(1) L'équitation habituelle peut donner
lieu à quelques maladies ; mais je doute
qu'on puisse dans ce nombre placer les
hémorrhoïdes : les secousses du cheval
sont plus propres à fortifier les parois des
vaisseaux hémorrhoïdaux qu'à les affaiblir ; et l'équitation me paraît être plutôt
un préservatif qu'une cause de cette maladie. C'est l'opinion de feu M. Montègre,
auteur du savant et profond article Hémorrhoïdes, du *Dictionnaire des sciences
médicales* ; c'est aussi celle de M. Larrey,
qui dit avoir vu des cavaliers débarrassés
de tumeurs hémorrhoïdales par la marche forcée d'un jour de bataille. (I. B.)

foie. On pourrait éviter les hernies en faisant porter aux cavaliers des culottes ou des pantalons dont les ceintures seraient fort hautes, toujours très serrées, et qui appuieraient un peu fortement sur les anneaux. Il serait à propos aussi qu'ils se servissent du suspensoir pour empêcher le mouvement du trot de blesser les parties de la génération. — La voiture est un genre d'exercice qui convient particulièrement aux personnes faibles et à celles d'un âge avancé ; mais il ne faut pas que cet exercice soit une course fatigante : il doit être réglé sur les forces de l'individu, et cesser dès qu'il éprouve de la lassitude. Il est à propos de changer fréquemment de position pour empêcher que les ébranlements que produit la voiture n'aient toujours la même direction.

La chasse est un amusement aussi sain qu'agréable, pourvu qu'il ne soit pas porté à l'excès. L'homme a un penchant naturel pour la chasse, il lui est commun avec les animaux ; le sauvage ne sait que combattre et chasser. C'est un exercice qui doit succéder aux travaux de la guerre, et qui doit même les précéder : savoir manier les chevaux et les armes sont des talents communs au chasseur et au guerrier. C'est l'école agréable d'un art malheureusement nécessaire ; elle fait une diversion entière aux affaires, elle offre un délassement sans mollesse, et donne un plaisir vif sans langueur, sans mélange et sans satiété. On trouve aussi de très-grands avantages dans les autres jeux qui, comme l'escrime, la paume, le ballon, l'escarpolette, la natation, le volant, le billard, la boule, les quilles, etc., donnent du plaisir à l'âme, en même temps qu'ils exercent le corps. — La danse est une sorte d'exercice très-ancien et en usage chez tous les peuples, même parmi les sauvages ; ce qui n'est pas étonnant, car les hommes ont une inclination naturelle à produire au dehors les affections et les sentiments qu'ils éprouvent, non-seulement par le moyen du langage articulé, mais encore par celui du geste et des mouvements du corps. Elle est l'expression de la nature, ou plutôt une *poésie muette*, comme l'appelait Simonide. Les Grecs estimaient beaucoup la danse, et se piquaient d'y exceller ; mais ils l'énervèrent par la mollesse et la volupté, et elle devint bientôt chez eux l'école du vice et des mauvaises mœurs. — Platon n'admettait que deux sortes de danse, celle appelée *or-*

chestrique, qui était caractérisée par des grâces tendres, un geste modéré, un corps bien dessiné et des pas justes ; et une autre, à laquelle on avait donné le nom de *palestrique*, qui consistait en des mouvements vifs, rapides et ondoyants. Celle-ci servait à assouplir et à fortifier les membres. Il y en avait encore une autre espèce chez les Grecs, la *cybistique*, qui était l'art de faire des sauts et des tours périlleux. — La danse française a, indépendamment des avantages des autres exercices, celui de bien placer le corps, de faire baisser les épaules et de les retirer en arrière, ce qui donne plus d'étendue et de jeu à la poitrine. La danse est de tous les exercices celui qui convient le mieux au sexe féminin : elle est pour lui ce que l'équitation est pour les hommes ; elle est le meilleur préservatif et le remède le plus efficace contre les pâles couleurs et les autres maladies de langueur qui surviennent à l'âge de puberté, et qui sont ordinairement l'effet de la vie casanière, à laquelle une éducation vicieuse oblige pour l'ordinaire les jeunes personnes.

CHAPITRE II.

EXERCICES INHÉRENTS AUX DIFFÉRENTES PROFESSIONS (1).

L'homme n'est pas né pour l'oisiveté ; la nature, dans sa bienfaisance, l'a voué au travail ; elle a voulu que, pour son plus grand avantage, il aidât ses semblables, et qu'il en fût aidé. La vie active est d'ailleurs le rempart le plus puissant de la vertu et l'égide de la santé ; bien plus, c'est que la machine animale, pour

---

(1) Tourtelle, dans ce qui concerne les exercices inhérents aux différentes professions, s'est attaché principalement à signaler les maladies que ces professions peuvent causer ; il s'occupe moins des moyens de les prévenir par l'usage bien entendu des agents hygiéniques. Je ferai en sorte de réparer cette omission par des notes dont quelques-unes seront tirées de l'utile ouvrage que mon ami le docteur Patissier vient de publier sur les maladies des artisans, et qui a pour titre : *Traité des maladies des artisans et de celles qui résultent des diverses professions, d'après Ramazzini ;* par Ph. Patissier, ancien élève interne de l'Hôtel-Dieu de Paris, médecin adjoint du troisième dispensaire, etc., in-8°, 1822. (F. B.)

bien aller, ne doit pas plus garder le repos que l'atmosphère, aux vicissitudes de laquelle nous sommes constamment exposés; et pour que notre vie soit durable, nous ne devons pas rester dans l'inaction et la mollesse. Il faut que l'homme se livre tour-à-tour au repos et au travail, et qu'il se fatigue même. C'est une opinion aussi absurde que ridicule de croire que, pour se bien porter et vivre long-temps, il faille mener une vie uniforme et garder toujours la même assiette, quand tous les êtres avec lesquels nous sommes en rapport sont dans des révolutions continuelles. Les changements sont absolument nécessaires pour nous préparer à ces violentes secousses qui ébranlent quelquefois les fondements de notre existence. Il en est des animaux comme des plantes, qui acquièrent de la force et de la vigueur au milieu des orages, et par le choc des vents contraires. — Les travaux sont aussi utiles à la santé et au bonheur qu'à la société. Considérez les habitants des campagnes : occupés toute la journée à des exercices pénibles et fatigants, ils n'en chantent pas moins au milieu des travaux champêtres; ils jouissent de la santé, tandis que les citadins, énervés par la mollesse, bâillent au sein des plaisirs. « La goutte est à la ville, » dit La Fontaine, et l'araignée est aux » champs. » Le travail, fils du besoin, est le père de la santé et du bonheur. Ne plaignons donc plus autant les heureux villageois : au milieu des fatigues et des peines, ils goûtent les douceurs de la santé, de la paix et de l'innocence; il n'y a de vrais malheureux que ceux qui, au sein de l'abondance, languissent dans le repos et la mollesse, qui leur ôtent les moyens de jouir.

Néanmoins, pour que les travaux entretiennent ou affermissent la santé, il faut qu'ils soient proportionnés à l'état des forces, car, lorsqu'ils sont portés à l'excès, ils ruinent la santé et font vieillir avant l'âge (1). Ces effets sont produits

(1) La profession d'agriculteur, si utile et si honorable, a été célébrée et justement honorée par les poètes; mais elle est moins fortunée et surtout beaucoup moins salubre qu'ils ne l'ont insinué et qu'on ne le croit encore communément. Souvent, dans un âge peu avancé, le cultivateur est assailli d'infirmités, fruit trop ordinaire d'un travail dur et pénible qui expose sans cesse aux intempéries de l'atmosphère et aux funestes influences

par une concentration forte et habituelle des forces. Celles-ci, retenues et comme fixées à l'intérieur par l'excès de la fatigue, les autres organes ne se rétablissent qu'incomplètement dans leur ordre naturel d'action et de réaction. Il suit de là que l'organe extérieur, privé de la portion d'action qui lui est nécessaire pour contrebalancer celle de l'intérieur, s'endurcit et acquiert de jour en jour la fermeté et la raideur qui caractérisent la vieillesse. Il est faux, ainsi que quelques égoïstes l'ont avancé, que les hommes qui sont obligés de se livrer à des travaux pénibles et excessifs vivent aussi long-temps que les riches, qui jouissent sans abuser. Une semblable opinion, dit avec raison Raynal, a été mise en avant pour consoler les misérables que la fortune a condamnés à traîner leur existence sous le poids des maux, en leur persuadant que leur état était le plus propre à maintenir la santé. Ce sophisme a été imaginé pour achever de détruire toute sensibilité dans le cœur du riche et le dispenser de la bienfaisance. Les hommes qui, par état, se livrent habituellement à des travaux rudes et accablants, sont très-vieux à l'âge de soixante ans, et passent rarement ce terme, au lieu que ceux qui usent avec sagesse des faveurs de la fortune atteignent fréquemment et passent même quatre-vingts ans. Il est néan-

de l'humidité. Fréquemment mal vêtu, mal nourri, plus mal logé encore, sa résistance vitale est peu en rapport avec la gigantesque apparence de sa force musculaire : aussi, peu de jours de maladie l'affaiblissent beaucoup, et son instinct lui demande sans cesse des fortifiants, qui sont moins nuisibles peut-être qu'on ne pourrait le supposer, même dans les maladies inflammatoires. C'est sans doute après avoir fait de semblables remarques que Ramazzini avait cru devoir s'élever avec énergie contre les saignées et les purgations dont on abusait si étrangement de son temps chez les habitants de la campagne.

Quoi qu'en aient pu dire des médecins lettrés et jaloux de faire des applications qui honorent plus leur esprit que leur jugement, le beau vers de Virgile,

O fortunatos nimium, sua si bona norint,
Agricolas!......

ne sera jamais un axiome de médecin aux yeux de l'observateur inaccessible aux illusions de l'enthousiasme. (J. B.)

moins quelques exemples d'hommes qui, s'étant livrés presque toute leur vie à des travaux durs et excessifs, sont parvenus à un âge très-avancé. On lit dans les Transactions philosophiques l'histoire de deux vieillards de ce genre, dont l'un mourut âgé de cent quarante-quatre, et l'autre de cent soixante-cinq ans. Mais que prouvent de semblables exemples, sinon qu'ils sont fort rares et extraordinaires, puisqu'il est vérifié par l'observation que les trois quarts et demi de ces hommes meurent avant le terme ordinaire (1)?

On peut distinguer en général trois sortes de travaux : 1° les travaux pénibles et qui mettent en action tout le corps; 2° ceux qui exigent la vie sédentaire, et qui la plupart n'exercent que quelques membres; 3° enfin, les travaux de l'esprit. Quant à ces derniers, je remets à en parler lorsque je traiterai de l'influence du moral sur le physique. — Les travaux pénibles sont ceux qui demandent un emploi considérable des forces : ils ne peuvent être exercés que par des hommes forts et robustes; ces travaux leur sont même nécessaires pour entretenir la libre circulation de l'action dans toutes les parties : mais, comme je l'ai dit plus haut, ils ne doivent jamais être excessifs, ni trop long-temps soutenus; c'est la principale règle qu'il faut suivre pour conserver sa santé. — Ceux qui, par état, se livrent à des travaux pénibles en plein air, comme les cultivateurs, sont exposés à toutes ses vicissitudes, aux brusques variations du chaud et du froid, et par conséquent à toutes les affections dépendantes de l'influence des saisons et des changements extrêmes de température, telles que les maladies inflammatoires, catarrhales, rhumatismales, les fièvres bilieuses, les dysenteries, les fièvres d'accès, etc. Ces causes sont inévitables, et il n'y a qu'une éducation conforme à ce genre de travaux qui puisse préserver

des maladies auxquelles ils donnent lieu; seulement on peut affaiblir l'action de ces causes par un régime analogue au tempérament, à la saison et à l'état de l'atmosphère.

Les hommes dont les occupations sont de porter des fardeaux pesants, comme les crocheteurs, et tous ceux dont les travaux exigent de longues inspirations et une tension soutenue du diaphragme, sont exposés à l'hémoptysie, aux inflammations de poitrine et du bas-ventre, aux hernies, etc. On ne peut que recommander à ces artisans de ne pas abuser de leurs forces. Il en est qui, par paresse ou par gageure, portent en une fois de lourds fardeaux qu'ils ne devraient porter qu'en deux ou trois reprises, et qui s'exposent ainsi aux plus grands dangers. — En général, les hommes dont les travaux exigent une grande dépense de forces, tels que ceux dont je viens de parler, les forgerons, les charpentiers, les charrons, etc., ne doivent jamais travailler long-temps de suite; il est nécessaire qu'ils se reposent de temps à autre, pour rendre aux organes la portion d'action dont le travail les a privés. — Les travaux sédentaires auxquels on emploie les hommes, tels que les métiers de tisserand, de tailleur, etc., sont non moins préjudiciables à la santé que contraires au vœu de la nature (1). La plupart des ouvriers sédentaires sont habitués à ces travaux dès l'enfance, ce qui fait qu'ils n'acquièrent jamais la force et la vigueur nécessaires au métier de la guerre et à la culture des champs. On remarque qu'ils ont plus d'adresse et de force dans les parties agissantes, et plus de délicatesse et de faiblesse dans celles qui sont passives, courbées ou comprimées. Ces hommes ont un air faible, les jambes souvent cagneuses, la taille mal proportionnée, et affectent dans leur contenance la posture qui est propre à leurs travaux. Ils sont souvent malades, et vieillissent pour

---

(1) Dans un travail sur la statistique de Paris, M. le docteur Villermé a prouvé que les quartiers les plus pauvres, ceux où les ouvriers abondent, fournissent annuellement plus de décès que les autres, sans tenir compte même des individus qui meurent en si grand nombre dans les hôpitaux, qui sont peuplés par la classe indigente. (Voyez les *Bulletins de la Société médicale d'Émulation*, janvier 1822.) (I. B.)

(1) « Jamais garçon, dit J.-J. Rousseau, n'aspira de lui-même à être *tailleur* : il faut de l'art pour porter à ce métier de femme le sexe pour lequel il n'est pas fait. L'épée et l'aiguille ne sauraient être maniées par la même main. Si j'étais souverain, je ne permettrais la couture et les métiers à l'aiguille qu'aux femmes, aux boiteux et aux autres hommes incommodés, réduits à vivre comme elles. » (*Émile.*)

l'ordinaire de très-bonne heure. — Les travaux sédentaires devraient être uniquement le partage des femmes, qui, par un renversement de l'ordre, s'occupent dans les campagnes des travaux les plus pénibles. Le sexe féminin supporte mieux les occupations sédentaires auxquelles il paraît être spécialement destiné. Les femmes sont plus susceptibles de sensations agréables, et ont pour l'ordinaire un plus grand fonds de gaîté. Elles parlent davantage, et leur babil continuel est une sorte d'exercice proportionné à leur état. Elles ont moins besoin d'aliments, et ne s'épuisent point par de profondes réflexions. Elles sont d'ailleurs attentives à mille petits événements de la société, qui suffisent pour exciter leurs passions et les monter au point nécessaire pour entretenir la circulation des forces (1). Si l'on trouve des hommes qui vieillissent dans l'inaction, exempts des infirmités qui en sont le produit, c'est qu'ils ont joui des avantages dont je viens de parler, et qui sont propres au sexe féminin.

Il serait utile à la santé de ceux qui se livrent à des travaux sédentaires, qu'ils y joignissent des travaux plus actifs, ou des exercices qui missent en action tous les membres, car rien ne nuit plus que la vie sédentaire. Outre qu'elle étiole ceux qui s'y livrent, elle s'oppose encore à la libre circulation des forces, qui, retenues habituellement dans l'intérieur,

donnent lieu aux affections hystériques et mélancoliques. On a observé que c'était principalement dans les pays de manufactures que les affections nerveuses régnaient parmi les gens du peuple. Une cause non moins nuisible à la santé de ces sortes d'ouvriers, c'est leur rassemblement dans un même lieu non assez vaste et souvent peu aéré ; il conviendrait au contraire qu'ils travaillassent en petit nombre dans de grands locaux où l'air circulât librement. La plupart, tels que les tailleurs, les cordonniers, etc., sont forcés, dans leurs travaux, d'avoir le corps courbé en avant ; cette position est extrêmement défavorable ; outre qu'elle nuit singulièrement à la digestion, et qu'en tenant assidûment pliée l'épine dorsale, elle lui fait prendre la forme voûtée, c'est qu'elle gêne l'action des poumons et expose ces organes à des affections fort graves. Stoll a remarqué que les grandes et mortelles inflammations des poumons étaient très-fréquentes chez les hommes qui ont habituellement le corps penché en avant, comme les cordonniers, les tailleurs, etc. ; cette attitude soutenue retient tout le système musculaire dans un état de faiblesse relative, gêne la distribution des humeurs dans les viscères du bas-ventre, et les détermine à refluer vers la poitrine, qui est, par l'effet de ces causes, dans un état permanent de pléthore et de congestion. L'ouverture des cadavres démontre que

____

(1) Il s'est écoulé bien des siècles avant que quelqu'un se soit avisé de rougir du travail des mains, et de se faire de l'oisiveté un titre de noblesse et de grandeur. Les femmes surtout ne languissaient pas dans une stupide inaction ; elles ne passaient pas leur vie, comme font les nôtres, à jouer, à médire dans les cercles qu'on appelle très-improprement du nom de *bonne société*, et à faire et à rendre des visites de cérémonie ; aussi ne connaissaient-elles ni l'ennui, ni les vapeurs, ni les autres affections qu'il est aujourd'hui du *bon ton* d'avoir, et sans lesquelles une jolie femme cesserait d'être aimable. Après avoir vaqué aux soins domestiques, la principale occupation des femmes, même des reines et des princesses, était de filer la laine et de la travailler sur le métier : telle était celle d'Hélène, de Pénélope, de Calypso, de Circé, et de beaucoup d'autres dont parle Homère. La femme forte de Salomon maniait le lin et la laine, tournait le fuseau et donnait

deux paires d'habits à ses domestiques. C'est ce qu'on trouve aussi dans tous les anciens auteurs, et notamment dans Théocrite, Térence, Virgile et Ovide. Rien de plus beau que la peinture que fait ce dernier de Lucrèce travaillant avec toutes ses esclaves à une *lacerne*, sorte de vêtement qu'elle faisait pour son mari. Ces mœurs anciennes ont subsisté long-temps chez les Romains, qui les avaient consacrées dans les épousailles par une cérémonie qui consistait à faire porter devant la mariée une quenouille et un fuseau. Elles subsistaient encore dans des temps de corruption, puisqu'Auguste portait ordinairement des habits faits par sa femme, sa sœur et ses filles. Tous ces ouvrages se font à couvert dans les maisons, et ne demandent pas l'emploi de beaucoup de forces. C'est pourquoi les anciens ne les trouvaient pas dignes d'occuper les hommes, et les laissaient aux femmes, naturellement sédentaires, plus propres et plus attachées aux petites choses.

les poumons sont généralement plus ou moins affectés chez ceux que leur profession oblige à rester constamment dans une position si peu naturelle.

Il convient donc que ces ouvriers changent souvent de situation, et qu'au lieu de fréquenter les tavernes, les cafés et les maisons de jeu, ainsi qu'ils le font ordinairement pour la plupart, dans leurs moments de loisir, ils aillent se promener et faire de l'exercice au grand air; qu'ils n'usent que d'aliments fortifiants, de viande, de pain bien cuit, de bon vin pris modérément, ainsi que de plantes âcres, qui donnent de l'action aux solides et aux fluides; qu'ils s'abstiennent des substances difficiles à digérer, des liqueurs fortes, et généralement de toutes les espèces de débauches (1). — Il est des travaux qui exposent ceux qui s'y livrent à l'action du feu; d'autres à celles des miasmes délétères; plusieurs, à celles de l'eau; et d'autres enfin à celle de quelques-unes de ces causes réunies. Ils exigent des précautions particulières pour se préserver des maladies qui en sont la suite. — Les chimistes, les distillateurs, les fondeurs, les verriers, etc., éprouvent tout à la fois les effets de la chaleur et des exhalaisons nuisibles : il en résulte souvent des rhumatismes, des affections graves des poumons, et principalement la toux, l'asthme et la consomption.

Les moyens les plus efficaces pour prévenir ces affections consistent, 1° dans la construction des laboratoires et des ateliers; il faut qu'ils soient disposés de manière que l'air puisse s'y renouveler aisément, et que la fumée et les exhalaisons n'y puissent séjourner long-temps; 2° il convient que ces artistes ne continuent pas trop long-temps de suite leurs travaux; 3° qu'ils ne se rafraîchissent que par degrés, et qu'ils se couvrent de leurs habits avant que de prendre le grand air, lorsqu'ils ont le corps très-échauffé. — Les boulangers sont sujets aux mêmes maladies : outre qu'ils prolongent la veille fort avant dans la nuit, ils sont sans cesse exposés à la chaleur de leur four ; et s'ils viennent ensuite à respirer un air froid, ils contractent des rhumes et d'autres affections de poitrine. Ils respirent aussi de la farine, ce qui, à la longue, leur cause la dyspnée, l'asthme, etc. Il convient qu'ils évitent les variations subites du chaud et du froid, et qu'ils se couvrent la tête avec un linge, pour empêcher l'impression de la farine répandue dans l'air sur les poumons. Ils sont aussi très-sujets aux maladies des paupières par l'effet de ces causes. On leur conseille de les laver fréquemment avec de l'eau fraîche (1). Les meuniers sont exposés aux mêmes inconvénients, et doivent prendre les mêmes précautions. — Les mineurs, et tous ceux qui travaillent sous terre, sont exposés aux accidents qu'occasionne la présence des gaz non respirables. Les mineurs doivent en redouter trois espèces, qu'ils appellent *feu brison*, *feu sauvage* ou *terou*, le *ballon* et la *mofette* ou *pousse*.

Le *feu brison* paraît n'être autre chose que du gaz hydrogène : il s'échappe des souterrains avec sifflement, et se manifeste sous la forme de toiles d'araignée. Lorsque cette vapeur est rencontrée par les lampes des mineurs, elle s'allume avec une explosion très-violente. Pour prévenir cet accident, on fait descendre dans la mine un ouvrier couvert de linges mouillés et armé d'une longue perche, au bout de laquelle est une lumière ; il se couche le ventre contre terre, et met le feu à la vapeur. Dès que l'inflammation a eu lieu, il n'y a plus de dangers à courir, et on peut descendre dans la mine.

Le *ballon* paraît sous la forme d'une poche arrondie qui est suspendue en l'air. Lorsque les ouvriers l'aperçoivent, ils n'ont de ressource que dans une prompte fuite ; car, si le ballon crève sur eux, ils sont à l'instant suffoqués. On présume qu'il n'est, ainsi que le précédent, que du gaz hydrogène.

---

(1) Buchan, dans sa *Médecine domestique*, dit que l'attitude dans laquelle travaillent beaucoup d'ouvriers, comme les tailleurs, par exemple, paraît plutôt l'effet de l'habitude que de la nécessité. On pourrait, ajoute-t-il, avoir une table sur laquelle pourraient s'asseoir en rond dix ou douze ouvriers dont les jambes auraient la liberté d'être ou pendantes ou appuyées sur un marche pied, à leur choix. *Ouvrage cité*. (I. B.)

(1) Ramazzini conseille aux boulangers, pour remédier aux fâcheux effets des vapeurs amilacées, de se laver souvent le visage avec de l'eau tiède, de se gargariser la bouche avec de l'oxycrat, de faire usage d'oxymel, et de se purger de temps en temps, ou de se faire vomir quand ils éprouvent de la difficulté à respirer. (I. B.)

La *mofette* est une vapeur épaisse qui se forme surtout en été, et qui se dégage lorsqu'on ouvre des fosses profondes, des mines riches en minerai, et surtout de celles qui se sont fermées depuis long-temps avec les déblais. Cette vapeur est mortelle et tue sur-le-champ ceux qui la respirent (1). Elle paraît être composée en grande partie de gaz azote, et ne fait point varier sensiblement le mercure dans le baromètre ni dans le thermomètre. Les mineurs sont avertis de sa présence lorsque la lumière de leurs lampes diminue; instruits par l'expérience, ils fuient le plus vite qu'il leur est possible. Cette vapeur les frappe d'asphyxie, et le moindre mal qu'elle occasionne est une toux convulsive qui dégénère ordinairement en phthisie. Ceux qui se sont trouvés dans un espace où cette vapeur s'était répandue à un degré supportable, dit don Ulloa, ont éprouvé un sentiment de formication considérable par tout le corps, surtout aux extrémités, à la face, à la tête; de la surdité, des tintements d'oreilles, une bouffissure aux yeux, qui semblaient leur sortir des orbites; en un mot, les mêmes effets qu'on remarque chez les animaux soumis à l'expérience du vide, ou plongés dans des gaz non respirables. — Pour prévenir les accidents de la mofette, il est prudent, avant de faire descendre les ouvriers dans la mine, d'y porter, au moyen d'une corde, un flambeau allumé : s'il brûle, comme dans l'atmosphère, avec une flamme vive, il n'y a rien à craindre, l'air n'est point méphitique; mais si elle diminue et s'éteint, c'est un indice certain que l'air n'est point respirable : il faut alors le corriger par le feu et le ventilateur. — Les mineurs sont encore exposés aux affections graves qui dépendent des vapeurs métalliques : tels sont les paralysies, les vertiges, les tremblements, les coliques, etc.; à celles que produit l'étiolement ou la privation de la lumière, et enfin aux maladies occasionnées par le refoulement des forces et la suppression de la transpiration. — On doit en général favoriser la libre circulation de l'air atmosphérique dans les mines par le moyen des ventilateurs, des galeries, des puits, etc., pour prévenir les malheurs dont sont constamment menacés les infortunés qui sont obligés d'y travailler.

(1) Mémoires philos. histor. phys., par don Ulloa, tome I, pages 343-54.

Ce sont surtout les puits de respiration qui sont les plus avantageux et qu'il convient de multiplier. Pour cela, il faut considérer les mines qu'on exploite sous deux aspects différents : ou elles sont creusées dans une montagne au-dessous d'un plan incliné, ou sous un plan horizontal. Dans le premier cas, la colonne d'air du puits diffère, quant à la pesanteur, de celle de l'entrée de la mine, à moins que la température de l'air intérieur de la mine ne soit entièrement la même que celle de l'air extérieur. À mesure que l'on avance dans l'exploitation de la mine, il serait sans doute utile d'ouvrir de nouveaux puits; mais ce travail serait considérable et trop dispendieux. M. Jars a proposé de construire dans la galerie, et de conduire jusqu'au fond de la mine, un plancher sous lequel l'air s'introduit, pénètre jusqu'au fond de la mine, et revient s'échapper par le puits, la communication de la partie antérieure de la galerie avec le puits étant interceptée par une porte. — Dans le second cas, quand la mine est creusée sous un plan horizontal, on peut rendre les colonnes d'air inégales en pesanteur, en construisant sur l'une des bouches de la mine une cheminée en maçonnerie épaisse. Lorsque l'air extérieur est à la même température que celui des mines, on construit à leur entrée ou à l'embouchure d'un des puits un fourneau dont la cheminée soit très-élevée. Le feu de ce fourneau pompe l'air de la mine par le moyen d'un tuyau de communication, et en établissant ainsi une inégalité de pesanteur entre les colonnes d'air, il en procure la libre circulation (1).

(1) Les Anglais et les Saxons, livrés par besoin à l'extraction des produits minéraux depuis plusieurs siècles, ont imaginé une foule de moyens ingénieux pour rendre moins périlleux le métier de mineur auquel les Romains condamnaient leurs esclaves. « Il faut visiter, dit M. Patissier, les mines de houille de Newcastle, en Angleterre, pour connaître jusqu'où peut aller l'industrie humaine, cherchant à concilier le maintien de la santé avec les avantages du gain. On y voit, à droite et à gauche, un grand nombre de puits ouverts qui conduisent à des galeries souterraines, larges, hautes, pavées en fer, fondu pour la facilité des roulages. Elles sont ventilées de tous côtés, non-seule-

Il conviendrait de n'employer aux travaux des mines que des hommes robustes et dont la constitution fût fortifiée par l'habitude des exercices durs et pénibles : ce sont ces hommes là qui résistent le mieux aux funestes impressions des vapeurs métalliques. Aussi de Haën recommandait-il avec raison de ne nourrir ces ouvriers que d'aliments forts et difficiles à digérer, et de ne point les laisser aller au travail à jeun. C'est en effet un des moyens les plus puissants pour conserver leur santé, que de leur faire prendre une nourriture qui exerce fortement les puissances digestives, et qui, en montant à leur ton les autres organes, les fait résister à l'action délétère des vapeurs minérales. C'est par la même raison que les boissons fermentées et les liqueurs fortes leur conviennent particulièrement, et plus qu'aux autres ouvriers qui se livrent à des travaux forts et rudes. Il leur est aussi très-avantageux de se laver souvent et de changer d'habits en quittant l'ouvrage. — Les hommes qui travaillent dans les mines de mercure, et surtout de celui qui est *vierge*, de même que les artistes qui emploient ce métal dans leurs travaux, sont très-sujets à la salivation et aux tremblements. Le remède qu'on met en usage dans le Pérou, pour faire cesser ces accidents, est de faire passer l'individu qui en est attaqué, et qui, pour l'ordinaire, est extrêmement maigre et épuisé, dans une température chaude, et on l'emploie à la culture de la terre d'une manière proportionnée à ses forces. Par ce moyen il sue beaucoup ; la sueur entraîne avec elle le mercure dont son corps est imprégné, et il ne tarde pas à se rétablir (1). Néanmoins ceux qui travaillent dans les mines de mercure, d'après l'observation de Fallope, vivent rarement au delà de quarante ans. — Les ouvriers qui travaillent dans les mines de plomb ont, d'après l'observation de Stoll, une figure qui leur est propre, et qui les fait aisément reconnaître ; leur physionomie est celle de la tristesse et d'une profonde mélancolie, et a quelque chose de sinistre et de menaçant. Ces hommes, ainsi que ceux qui emploient les préparations de ce métal, tels que les potiers, les barbouilleurs, etc., sont sujets à la paralysie, aux tremblements et à la colique saturnine. Les doreurs en or moulu et en vermeil sont exposés à tous les accidents des ouvriers qui travaillent dans les mines de mercure, parce qu'en faisant évaporer sur le feu ce dernier amalgamé avec l'or, ils en respirent et en avalent les vapeurs. On peut prévenir ou au moins affaiblir les maux qui dépendent de cette cause, au moyen des ateliers vastes et disposés de manière à y entretenir la libre circulation de l'air. Ces sortes d'artistes ne doivent y séjourner que durant le travail, qu'il convient d'interrompre de temps à autre pour aller respirer le grand air. Il leur sera très-avantageux aussi de placer la forge ou le fourneau vis-à-vis la porte ou la fenêtre, et d'y adapter un large tuyau dont l'extrémité inférieure, évasée en forme de pavillon, soit assez grande pour couvrir le foyer, et dont l'autre bout recourbé entre dans le tuyau d'une cheminée voisine, ou sorte par un carreau de la fenêtre (1).

---

ment par les ouvertures, mais encore par un grand nombre de machines à vapeur, qui servent en même temps à l'épuisement des eaux, à monter la houille, même les ouvriers, et à charrier la fumée au dehors. Un chimiste anglais, sir Humphry-Davy, a inventé une lampe de sûreté, perfectionnée par un Français, qui met les mineurs à même de voir ce qui se passe dans les mines, sans craindre l'explosion des gaz délétères. Cet instrument est décrit et gravé dans le cinquième volume des *Annales de chimie*, page 315. Il serait à désirer que chaque mineur en fût pourvu pour sa sûreté. »

(I. B.)

(1) Mémoires philos. hist. natur., par don Ulloa, tome I, page 349.

---

(1) Ce n'est que dans ces derniers temps qu'on est parvenu à préserver les ouvriers qui emploient le mercure, et principalement les doreurs, des vapeurs meurtrières de ce métal. Le moyen le plus efficace, qui a été imaginé par M. Darcet, consiste à établir dans l'atelier un courant d'air à l'aide d'un vasistas placé convenablement, et d'un fourneau d'appel qui va se rendre dans la cheminée de l'atelier. De cette manière on entraîne à chaque instant les vapeurs qui s'élèvent de la matière que l'on met en œuvre, et dès lors l'ouvrier n'en peut être que faiblement affecté. Ce procédé, véritablement précieux pour la conservation d'une foule d'ouvriers qu'une dure nécessité contraint à ruiner leur santé pour alimenter les besoins du luxe, est décrit dans un ouvrage de l'inventeur, intitulé : *Mémoire sur l'art de dorer le bronze* (1818).

(I. B.)

Les chaudronniers, les graveurs, et généralement tous ceux qui travaillent sur le cuivre, en respirent la vapeur, qui leur occasionne la dyspnée, la toux, l'asthme, etc. Ils doivent prendre les précautions que je viens d'indiquer. Ils sont exposés aussi à la surdité, de même que les canonniers, les forgerons, par rapport au bruit qu'ils font continuellement, et qui détruit le ressort du tympan : cette affection est irrémédiable (1). — Les fabricants de chandelles, ceux qui préparent les huiles, de même que ceux qui travaillent sur les substances animales, comme les corroyeurs, les tanneurs, les chamoiseurs, les poissonniers, les cuisiniers, les bouchers, les charcutiers, les anatomistes, etc., sont exposés aux miasmes fétides et putrides qui s'exhalent de ces matières, et aux maladies graves qui en sont le produit (2). Les anatomistes sont très-sujets au scorbut et aux fièvres putrides occasionnés par les miasmes septiques qui s'exhalent des cadavres qu'ils dissèquent. De Haller n'attribue qu'à cette cause les fréquentes maladies bilieuses dont il fut affecté à Gottingue, pendant tout le temps qu'il démontra les parties du corps humain dans le théâtre anatomique de cette ville. Les anatomistes ont moins à craindre,

aujourd'hui que l'on connaît la propriété qu'à l'acide muriatique oxygéné de désinfecter et de détruire les miasmes putrides et les odeurs fétides. On ne saurait trop en recommander l'usage dans ces sortes de cas, ainsi que dans plusieurs autres dont j'aurai encore occasion de parler. Le sang et les humeurs des cadavres, dont les mains des anatomistes sont continuellement baignées, rendent quelquefois mortelle la plus légère excoriation qu'ils se font dans ces parties. Un célèbre chirurgien anglais, qui avait une légère égratignure au doigt médius de la main gauche, l'envenima tellement en disséquant une matrice putréfiée, qu'on fut obligé d'amputer promptement ce doigt pour éviter la perte du bras.

On ne saurait trop conseiller à tous ceux qui, par leur état, sont exposés à l'action des miasmes délétères, de renouveler fréquemment l'air dans leurs ateliers, et d'y maintenir la plus grande propreté. Il serait à désirer, pour leur propre avantage et celui de la société, qu'ils exerçassent leurs travaux hors des villes, surtout en été, par rapport à la putréfaction qui est accélérée par les chaleurs de cette saison. Il est très-important aussi qu'ils fassent souvent usage des acides végétaux, et qu'ils emploient des moyens de sanification, surtout l'acide muriatique oxygéné, pour éloigner tout germe de corruption et en détruire le foyer. — Les fossoyeurs sont encore plus exposés que les précédents à l'action des effluves putrides et aux maladies mortelles auxquelles ils donnent lieu. Les hommes que la misère réduit à la triste nécessité de vivre des ravages de la mort vieillissent rarement. Ils sont presque toujours pâles : leurs yeux ternes, leur face hâve et lugubre, annoncent leur mauvaise santé et le profond sentiment de leur misère ; car leur pâleur n'est pas seulement l'effet de l'impression des miasmes septiques, elle est aussi, à mon avis, celui de l'influence du moral sur le physique. Comment des hommes dont le dégoûtant spectacle des débris de l'humanité ne cesse de contrister l'âme, et qui n'exercent qu'à contre-cœur un état dont les fonctions sont aussi pénibles que tristes, porteraient-ils sur leur physionomie l'empreinte de la joie et le coloris de la santé ? Ce n'est que dans l'aisance et le contentement que l'une et l'autre fleurissent, et non dans un état funèbre, parmi des ossements, des cadavres et des exhalaisons sépulcrales. Ramazzini ob-

---

(1) Les canonniers sont de plus exposés aux hémorrhagies du conduit auditif et à une céphalalgie très-grave, décrite par Percy, à l'article DÉTONATION du *Dictionnaire des Sciences médicales*. Afin de préserver les jeunes artilleurs de cette céphalalgie, on leur permet de s'*étouper*, c'est-à-dire de se remplir l'extérieur du conduit auditif avec du coton. (I. B.)

(2) Ces maladies sont très-rares ; car c'est une vérité digne de remarque que les artisans qui se trouvent en contact avec les substances animales, en respirent et absorbent les émanations, jouissent d'une santé florissante, et ont la peau d'une fraîcheur et d'une finesse remarquables. On serait dans l'erreur si l'on croyait qu'il n'y a que les bouchers, les charcutiers et les cuisiniers qui jouissent de ces avantages. Des médecins se sont convaincus, en visitant les tanneries, les boyauderies et même la voirie de Montfaucon, que les ouvriers de ces usines ne courent point les dangers que les matières qu'ils travaillent leur ont fait supposer. S'ils contractent des maladies, elles sont le plus souvent le résultat de l'humidité à laquelle ils sont exposés.
(I. B)

serve que le sang des fossoyeurs est aussi cadavéreux que leur figure, et qu'on ne doit prescrire la saignée dans leurs maladies qu'avec la plus grande circonspection : les évacuants leur conviennent davantage.

Les fossoyeurs sont encore sujets à l'asphyxie produite par les gaz non respirables. Plusieurs en ont été les victimes, en ouvrant des fosses ou en descendant dans des caveaux de sépulture. Ramazzini rapporte qu'un fossoyeur étant descendu pendant la nuit dans un charnier, pour dépouiller le cadavre d'un jeune homme qui y avait été déposé avec tous ses habits, il y fut suffoqué, et tomba mort sur le cadavre dont il violait la sépulture. Il est beaucoup d'exemples de ce genre qui prouvent combien il est dangereux de visiter le séjour des morts. Mais ces dangers sont aujourd'hui bien diminués en France, depuis que l'on a proscrit les inhumations dans les églises, et que les morts ne jouissent plus du droit d'infecter les vivants. On ne peut que recommander aux fossoyeurs d'entretenir sur eux la plus grande propreté; de respirer fréquemment, lorsqu'ils remplissent les devoirs de leur état, des eaux odorantes, le vinaigre, etc.; de changer d'habits et de linge aussitôt qu'ils sont de retour dans leur domicile, de n'ouvrir des fosses et de ne descendre dans les caveaux qu'avec précaution et après s'être assurés qu'ils n'ont point de méphitisme à craindre. Quant à l'asphyxie produite par cette cause, on doit recourir aux moyens que j'ai indiqués en parlant de l'air atmosphérique. Les ouvriers qui curent les égouts, les puits et les cloaques, et principalement ceux qui nettoient les latrines, ont cela de commun avec les fossoyeurs, qu'ils respirent, tout le temps de leurs travaux, qui sont plus longs, beaucoup de miasmes qui portent dans leur sang le germe de la corruption et la mort. Ils sont sujets à une sorte d'asphyxie et à des maux d'yeux qui leur sont propres (1).

L'asphyxie qui attaque les vidangeurs est appelée *plombagineuse*, *plomb*, et est occasionnée par des vapeurs qui s'élèvent des latrines, lorsque les ouvriers cassent une espèce de croûte qui se forme à la surface des excréments. Ces vapeurs sont très-septiques et produisent rapidement la putréfaction dans les corps qui les ont reçues; elles sont plus légères que l'air, un peu inflammables, et l'eau ne les absorbe pas. — Les symptômes de l'asphyxie plombagineuse sont les mêmes que ceux des autres asphyxies; mais lorsque ceux qui en sont affectés donnent des signes de vie, leur ventre se tuméfie prodigieusement, et la bouche se remplit d'une écume sanguinolente; la respiration et la parole ne reviennent que lentement, par degrés, après des vomissements et des flux de ventre. Ceux qui n'ont cette asphyxie que dans un faible degré éprouvent seulement la dyspnée, qui ne se dissipe qu'après de grands efforts, qui sont comme convulsifs. — Ceux qui sont attaqués de cette asphyxie exhalent des miasmes putrides morbifères qui décident une maladie septique nervale très-grave chez ceux dans lesquels ils se sont introduits par la voie de la contagion : le corps de ces derniers répand une puanteur horrible, et est frappé de spasmes et de mouvements convulsifs qui approchent souvent du tétanos et de l'épilepsie, et qui continuent jusqu'à ce qu'il survienne des vomissements spontanés de matières noires et fétides. A ces symptômes succèdent des douleurs qui durent plusieurs jours, et qui ne diminuent que lorsqu'il se fait une éruption de taches élevées, dures, rouges, et très-prurigineuses. Quand cette éruption vient à disparaître tout-à-coup, il se manifeste une toux violente, convulsive et analogue à la toux férine des enfants, avec des douleurs aiguës d'estomac et des extrémités d'un côté, et leur immobilité. Les sinapismes seuls ont procuré du soulagement dans ce cas; les émollients, les narcotiques, les sudorifiques et les acides, pris intérieurement, n'ont produit aucun effet, et les ammoniacaux ont paru nuisibles. Le célèbre Hallé rapporte l'observation d'un homme qui fut attaqué de cette espèce d'asphyxie, et qui eut à

---

(1) Les conseils que donne ici l'auteur, d'après Ramazzini, aux hommes chargés d'inhumer les morts, sont aujourd'hui en partie superflus; les progrès de la civilisation et de l'hygiène publique ont fait presque totalement disparaître les causes d'insalubrité inséparables de l'entassement des cadavres dans des lieux étroits, dépourvus des moyens d'assainissement que fournissent la libre circulation de l'air et la végétation de nos vastes cimetières, d'ailleurs éloignés des habitations. (I. B.)

sa suite, pendant plusieurs mois, une angine opiniâtre, avec une éruption de taches rouges, mais moins élevées et moins dures que celles qui étaient survenues dans le cours de la maladie.

Il est une autre affection qui dépend de la même cause, et qui est familière aux vidangeurs, la *mite*. C'est une inflammation particulière des yeux, et qui est souvent suivie de la cécité. On en distingue trois sortes, la *mite coulante* ou *humide*, la *mite grasse*, et la *mite grasse tardive*. La première espèce est caractérisée par la tumeur, la rougeur des yeux, et un écoulement aqueux qui guérit bientôt la maladie. — La *mite grasse* ou sèche présente les mêmes symptômes que la précédente, à cette différence près qu'il n'y a point d'écoulement et que la tumeur et la rougeur sont bien plus considérables ; les douleurs sont augmentées par la chaleur externe, par le vin et le régime échauffant. Il est nécessaire que le malade s'expose à l'air frais, qu'il emploie des lotions et des fomentations froides ; qu'il use de boissons réfrigérantes et d'un régime analogue. On parvient à rendre humide cette espèce de *mite*, et à en hâter la guérison, au moyen des sternutatoires administrés dès le principe.

La mite sèche tardive débute, la nuit suivante du travail des vidangeurs, par une douleur au front, que ces ouvriers appellent le *fronton*, et qui éveille le malade ; l'inflammation des yeux ne tarde pas à paraître, et ne s'accompagne d'aucune espèce d'écoulement. Les mites sont fréquentes, et toutes les fosses d'aisances y donnent lieu : il n'en est pas de même de l'asphyxie plombagineuse. Il paraît qu'il n'y a que les latrines où pourrissent des substances animales qui exposent les vidangeurs. On a observé aussi que ceux-ci sont moins sujets que les autres hommes à quelques maladies de la peau ; mais leur vie est de moitié plus courte, et s'ils ont le malheur d'être infectés du virus vénérien, et qu'ils ne cessent pas aussitôt leurs travaux, le mal s'aggrave tellement dans l'espace de quinze jours, qu'il devient entièrement incurable (1). Les moyens les plus propres

à préserver ces malheureux ouvriers des maux graves attachés à leur profession, sont d'entretenir la libre circulation de l'air dans les fosses où ils travaillent ; de n'y descendre qu'après s'être assurés, au moyen des lumières, qu'il n'y a pas de méphitisme à craindre ; de ne casser la croûte formée à la surface des excréments qu'avec précaution, et à une distance telle que la vapeur qui s'en exhale ne puisse les atteindre ; de quitter leurs habits dès qu'ils sont de retour chez eux, et de se laver tout le corps, et surtout les yeux, avec de l'eau fraîche et du vinaigre (1).

Les foulons travaillent à demi nus sur des matières puantes putréfiées ; il en résulte que les vapeurs fétides qui s'en exhalent et les crasses huileuses des draps et des laines qu'ils foulent, portent leur impression sur les poumons et la peau : c'est pourquoi ces ouvriers sont sujets aux maux de tête, de poitrine et d'estomac, aux maladies cutanées, aux boursouflures, et à l'œdématie des extrémités inférieures. — Les précautions à prendre pour garantir les ouvriers de ces affections con-

---

(1) Le plomb est produit par une vapeur qui contient de l'hydrogène sulfuré, de l'hydro-sulfure d'ammoniac ou de l'azote. La mite est simplement causée par des émanations ammoniacales. (I. B.)

(1) Les travaux de MM. Hallé, Dupuytren, Thénard, sur les dangers que couraient les vidangeurs, en dévoilant la nature du gaz délétère des fosses d'aisances, ont en même temps fourni les moyens d'en préserver les ouvriers qui sont obligés d'y descendre. Ces précautions sont les suivantes : 1° choisir un temps froid et sec pour vider les fosses ; 2° ouvrir la fosse douze heures avant de commencer à la vider, ne pas approcher la chandelle trop près de l'ouverture, de peur d'enflammer la vapeur ; 3° boucher tous les sièges de la fosse, excepté le plus élevé, où l'on place un fourneau ouvert par son fond, rempli de charbons ardents ; 4° casser la croûte des matières en détournant la tête, et la remuer avec de longues perches pour faire dégager les exhalaisons méphitiques ; 5° ne point descendre dans la fosse avant de s'être assuré qu'une chandelle ne s'y éteint pas ; 6° ceux qui travaillent dans la fosse doivent détourner constamment la tête et quitter le travail aussitôt qu'ils se sentent incommodés.

L'établissement des fosses mobiles inodores rend la plupart de ces précautions inutiles ; il préservera les malheureux ouvriers de bien des accidents et d'une infinité de manœuvres dégoûtantes, s'il se multiplie, comme on doit l'espérer.

(I. B.)

sistent à bien aérer les lieux où ils travaillent, à y faire évaporer continuellement du vinaigre ou d'autres acides, mais surtout l'acide muriatique oxygéné; à interrompre de temps à autre leurs travaux, et à s'exposer au grand air le plus fréquemment qu'il leur sera possible. On leur recommande aussi de se laver matin et soir avec de l'eau et du vinaigre. — Les brasseurs et les marchands de vin sont exposés à l'asphyxie causée par l'acide carbonique qui se dégage de la bière et du moût de raisins en fermentation. Pour prévenir cet accident, il convient de tenir fréquemment ouvertes les portes des celliers, de manière à y établir un courant d'air qui entraine la vapeur des corps en fermentation. Les liqueurs qui ont déjà fermenté exhalent aussi des vapeurs qui sont très nuisibles, et quand on les respire quelque temps, on risque de s'enivrer : c'est surtout la vapeur du vin nouveau qui est le plus à craindre. On remédie aisément à cet état en prenant l'air, et en faisant usage d'un *infusum* léger de café ou d'autres diaphorétiques. — Les teinturiers respirent dans leurs travaux les vapeurs fortes qui s'exhalent des différents mordants qu'ils emploient. Il est à propos que ces ouvriers évitent d'avoir le nez et la bouche sur ces vapeurs, et qu'ils prennent aussi le grand air le plus souvent possible. Ils sont encore exposés à la colique saturnine, lorsqu'ils se servent des préparations de plomb.

Les amidoniers pétrissent la farine avec les pieds, après l'avoir fait macérer dans l'eau, pour en retirer ensuite la fécule qu'on sèche au soleil. Il s'élève de cette masse battue une vapeur tirant sur l'aigre, et qui, par son action sur les organes de la respiration, produit des toux et des oppressions si violentes aux ouvriers qui pétrissent l'amidon, qu'ils se trouvent très-fréquemment obligés d'interrompre leurs travaux, pour ne pas étouffer sur-le-champ. — On conseille aux amidoniers de travailler dans des lieux très-spacieux, d'y entretenir un courant d'air, et de se placer autour du cou une espèce d'entonnoir de carton ou de papier dont l'extrémité la plus large soit tournée vers la tête, pour briser la direction de la vapeur. Ils pourraient aussi faire dégager de temps à autre de l'ammoniac, pour neutraliser la vapeur acide qui s'exhale de l'amidon. Les huileux et les mucilagineux conviennent dans l'espèce de toux et d'oppression

dont ils se trouvent surpris dans leurs travaux. — Les chaufourniers respirent fréquemment une vapeur qui est un mélange de chaux, d'eau et d'acide carbonique qui se dégage du carbonate de chaux qu'ils convertissent en chaux. Ces sortes d'ouvriers sont sujets aux tremblements, à l'asthme et à la phthisie. On leur recommande de prendre l'air de temps en temps, mais de ne point s'exposer subitement à l'air froid, en sortant de leur four. — Les gypseurs, et tous ceux qui emploient journellement le gypse (sélénite, sulfate de chaux), sont non-seulement exposés à la chaleur très-vive des fourneaux, mais encore à la vapeur du gypse, qui est très-malfaisante, surtout lorsqu'il est nouvellement préparé : aussi la plupart de ces ouvriers meurent-ils de bonne heure de phthisie, d'asthme, etc. Ils doivent prendre les mêmes précautions que les précédents. — Les marbriers, les statuaires et les tailleurs de pierres respirent dans leurs travaux une poussière fine et impalpable, qui se détache des pierres et du marbre; ce qui forme quelquefois à la longue, dans les poumons et même dans l'estomac, des concrétions pierreuses qui occasionnent des crachements de sang, la dyspnée et la phthisie pulmonaire. Ils devraient avoir la précaution, ainsi que les statuaires qui travaillent sur le gypse, de s'envelopper le cou d'une espèce d'entonnoir, comme il a été conseillé aux amidoniers, pour détourner du nez et de la bouche cette poussière nuisible aux poumons, ou de s'envelopper, ainsi que les boulangers, le visage d'un linge ou d'un mouchoir, pour ne pas la respirer.

Les bateliers, les pêcheurs, les tanneurs, les lavandières, etc., vivent habituellement dans un air froid et humide, et ont fréquemment les mains, les pieds et quelquefois tout le corps dans l'eau. C'est pourquoi ils sont très-sujets aux maladies cutanées, aux érysipèles, aux pleurésies, aux catarrhes et aux rhumatismes. — Les précautions que doivent prendre ces sortes d'ouvriers consistent à se tenir bien vêtus, à ne marcher dans l'eau, lorsque le cas l'exige, qu'avec des bottes ou des bottines, et de porter sur le dos une capote de toile cirée qui couvre la nuque, les épaules et toute l'épine dorsale, afin de ne pas être continuellement mouillés. Ils doivent quitter ce vêtement à la fin de leurs travaux, changer de linge, et se sécher au lit ou auprès du feu. C'est à eux qu'il convient particulièrement de boire du vin et même de l'eau-de-vie, surtout quand ils se sentent saisis par le froid. — Les baigneurs et les étuvistes sont forcés par leur état d'être souvent renfermés dans des lieux chauds, humides et chargés de vapeurs méphitiques : c'est pourquoi on en voit quelquefois qui sont frappés d'asphyxie. Lorsque cet accident a lieu, il faut à l'instant les exposer à l'air libre, les arroser d'eau froide, les frotter avec de la glace ou de la neige, jusqu'à ce qu'elle soit fondue, et quand ces moyens sont insuffisants, recourir aux autres que j'ai indiqués en parlant de l'air. Les baigneurs doivent avoir l'attention, pour prévenir cette affection mortelle, de sortir des étuves dès qu'ils éprouvent de l'oppression, et de ne point s'exposer brusquement à l'air froid. — Ces mêmes hommes, ainsi que les lingères, les chanteurs, les joueurs d'instruments à vent, les écrivains, etc., sont sujets à une hémoptysie dépendante de la rupture des vaisseaux pulmonaires devenus variqueux. On peut consulter, à ce sujet, les *Éléments de Médecine théorique et pratique*, tome II, *Nosologie*, classe 2e; les *Flux*, espèce 2e. On ne peut se préserver de cette maladie grave qu'en restant le moins possible exposé à l'action des causes qui la produisent.

CHAPITRE III.

DU SOMMEIL ET DE LA VEILLE.

La veille consiste dans l'exercice des sens et des mouvements dépendants de la volonté. Dans cet état, le cerveau jouit de toute son activité : il reçoit les impressions que chaque sens lui transmet; il les conserve ou les prolonge. C'est à la faculté dont il jouit de retenir les sensations, que nous sommes redevables de celle de les comparer et de former des jugements. — Le sommeil est le repos des sens et des mouvements volontaires; il est un des grands bienfaits de la nature; il nous procure en quelque sorte le bonheur de renaître chaque jour, et de jouir, pour ainsi dire, d'une vie nouvelle. Sans le sommeil, combien la vie aurait peu de charmes! comme la sensibilité s'émousserait rapidement! « Otez à l'homme, a dit un philosophe de » ce siècle, le sommeil et l'espérance, et » il sera l'être le plus malheureux. »

[On s'est épuisé en conjectures sur les causes qui produisent le sommeil. Empédocle, chez les Grecs, explique son retour périodique par le refroidissement gradué de la chaleur animale; d'autres philosophes de son temps l'attribuaient à la compression du cervelet par ses lames auxquelles ils donnaient, on ne sait comment, la faculté de se redresser. L'épuisement du fluide nerveux fut à son tour considéré comme la cause déterminante du sommeil; on le fit consister enfin dans la congestion des humeurs vers la tête. Il serait facile de mentionner plusieurs autres hypothèses au moins inutiles et aussi invraisemblables que les précédentes (1). Nous nous contenterons de dire que les physiologistes modernes regardent le sommeil comme une conséquence naturelle à la fatigue des organes de la vie de relation, qui ont besoin de se reposer pendant un certain temps, pour mettre en exercice et établir les relations propres à la veille (2).]

La propension au sommeil qu'éprouvent tous les animaux après le repas dépend de ce que les forces, déterminées vers l'épigastre, pour le travail de la digestion, s'exercent moins dans les autres parties de l'économie. Si elle était due, comme le prétendent les mécaniciens, à la compression de l'aorte placée derrière l'estomac, il s'ensuivrait presque toujours des apoplexies mortelles ou des hémoptysies graves; mais il est prouvé que l'on n'a pas à redouter cette compression dans l'état naturel; car l'esto-

---

(1) Barthez, par exemple, regardait comme causes du sommeil : 1° un affaiblissement direct du système des forces sensitives, qui fait tomber l'excitation des forces motrices; 2° un ordre constant, mais diversement modifié par l'habitude, qui veut que le sommeil alterne avec la veille; 3° l'influence sympathique qu'a sur tous les organes une succession immédiate de la chute à l'excitation des forces sensitives d'un organe particulier. *Qui capere capiat.* (I. B.)

(2) Ce paragraphe a été substitué à quelques considérations purement hypothétiques qui avaient pour objet d'établir que le sommeil avait son siège dans le diaphragme et les organes épigastriques. On peut dire qu'en général l'épigastre était pour Tourtelle une sorte de pivot physiologique autour duquel il tournait sans cesse. J'ai cru devoir faire disparaître partout les traces de cette idée bizarre. (I. B.)

mac remonte en s'avançant vers la ligne blanche, à mesure qu'il se remplit, et laisse en arrière, vers sa petite courbure, un espace plus grand et plus libre qu'auparavant.

Le froid produit le sommeil ; et un homme qui s'endort en plein air, quand le thermomètre est à huit ou neuf degrés au-dessous du terme de la congélation, y meurt pour l'ordinaire, au lieu que celui qui est en action peut supporter impunément un froid de plus de soixante-dix degrés. Le froid cause la mort en concentrant entièrement les forces au centre, au détriment des autres parties, et en convertissant l'action en un spasme violent, qui la détruit. Spallanzani a produit, par le moyen du froid, un sommeil artificiel sur des grenouilles qu'il avait recouvertes de neige et de glace, et le sommeil eut lieu pour celles dont il avait épuisé les vaisseaux, comme pour les autres auxquelles il avait laissé tout leur sang. On sait que ces animaux peuvent vivre quelques heures encore après que la circulation a cessé. Ces expériences démontrent clairement que le froid n'occasionne pas le sommeil en donnant lieu à la compression du cerveau. — L'action du cerveau est singulièrement diminuée durant le sommeil profond ; il ne lui en reste que ce qui lui est nécessaire pour la vie, et il est entièrement insensible aux impressions externes. Ce n'est que dans le sommeil léger, et quand le cerveau conserve un certain degré d'action, que l'on a des songes : il se retrace alors, d'une manière ordinairement confuse, les sensations de la veille : aussi sont-elles vagues et sans ordre, agréables ou désagréables, suivant les dispositions individuelles, l'état des fonctions nutritives, etc. Les irritations qu'éprouvent les organes intérieurs, et qui aboutissent au cerveau, y déterminent aussi des sensations de douleur et de plaisir analogues aux désirs et aux inquiétudes qu'on a éprouvés durant la veille, et souvent aussi à la nature des fonctions de l'organe qui porte son irritation au cerveau. C'est ainsi, par exemple, que l'irritation des parties de la génération, renvoyée sympathiquement au cerveau durant le sommeil, fait naître de douces illusions et des plaisirs qui, quoique imaginaires, n'en sont pas moins sentis. Voyez ce jeune homme en qui la vie surabonde, et qu'une imagination ardente a fait voltiger, durant la veille, de beautés en beautés : il dort entre les bras des amours et au sein de la volupté ; il croit donner de tendres baisers à celle qui a le plus excité ses désirs amoureux ; ses membres éprouvent le trémoussement du plaisir, et il en épuise la coupe, comme s'il jouissait réellement ; les marques en sont certaines, et il ne peut les méconnaître à son réveil. C'est ainsi que le silence de la nuit rappelle à l'imagination les objets qui l'ont frappée vivement pendant la veille. Le chasseur croit errer dans les forêts et poursuivre le gibier, le juge rêve aux procès, le cocher à son équipage, etc.

> « Omnia quæ sensu volvuntur vota diurno,
> » Tempore nocturno reddit amica quies :
> » Venator defessa toro cum membra reponit,
> » Mens tamen ad sylvas et sua lustra redit.
> » Judicibus lites, aurigæ somnia currus, etc. »

Lorsque le sommeil est l'effet des causes naturelles, et que sa durée est proportionnée aux besoins du corps, il le restaure et le rend plus agile et plus dispos. Cet état suspend l'exercice des sens externes et des mouvements volontaires ; le pouls est plus lent, la respiration moins fréquente, le mouvement péristaltique de l'estomac et des intestins plus faible ; le cours du sang et des humeurs est ralenti, les sécrétions et les excrétions diminuées, et surtout la transpiration. Insensiblement les forces, concentrées dans un point, se distribuent à toutes les parties dans des proportions convenables : les nerfs et les muscles reprennent leur activité, et la veille revient. Lorsque le sommeil est porté à l'excès, ou produit par des causes vicieuses, il débilite le corps et le rend pesant ; il diminue l'activité des sens et les forces de la vie ; la sensibilité s'émousse de plus en plus, et le corps tombe dans le relâchement ; il s'amollit, engraisse, et devient ainsi moins propre à remplir ses fonctions. Il est également nuisible aux opérations de l'âme, et surtout à la mémoire, parce qu'il détend et affaisse les fibres cérébrales, et brise leur ressort. — 1° Le sommeil, pour être salutaire, ne doit pas excéder certaines bornes ; il ne doit pas durer moins de six heures pour un adulte bien constitué et menant une vie réglée, et jamais plus de huit ou neuf au plus. — 2° La chambre à coucher doit être retirée et éloignée de toute espèce de bruit. Moins le corps est exposé à l'action des impressions externes, mieux on goûte le repos. C'est une mauvaise méthode de conserver dans les dortoirs de la lumière pendant la nuit. 3° L'appartement où l'on se couche doit être vaste et bien aéré. L'air doit y être fréquemment renouvelé, et il convient d'y entretenir constamment les fenêtres ouvertes, excepté durant le temps qu'on s'y livre au sommeil. — 4° Il faut n'éprouver aucune gêne dans le lit, et que le corps soit dans une position presque horizontale, excepté la tête, qu'il est bon d'avoir un peu élevée. Il est nuisible de dormir à moitié assis, de manière que le corps fasse un angle avec les extrémités inférieures. Cette situation rend difficile la circulation du sang et des humeurs dans les viscères du bas-ventre, et produit des difformités dans l'enfance et la jeunesse. — Il paraît, d'après la forme et la situation de l'estomac, que la position la plus favorable à la digestion, surtout lorsqu'on se couche peu de temps après avoir pris beaucoup d'aliments, est sur le côté droit. Dans la situation contraire, les aliments ont une pente qui rend difficile leur passage dans les intestins, et ils gênent nécessairement par leur volume les mouvements alternatifs du diaphragme, et par communication ceux du cœur. Lorsqu'on est couché sur le dos, ils déterminent assez souvent le cauchemar ou des pollutions nocturnes. La position de l'homme couché sur la droite n'expose pas aux mêmes inconvénients; on n'a pas à redouter la chute précipitée des aliments dans le duodénum, vu que la partie inférieure de l'estomac se recourbe obliquement, de devant en arrière, vers l'orifice supérieur, mais un peu plus bas, et que d'ailleurs l'estomac, d'après l'observation de Galien, éprouvant, durant la digestion, un mouvement de *péristase*, ce mouvement retient les aliments dans l'estomac, et ne diminue qu'à proportion que la coction se fait jusqu'à ce qu'étant achevée, il soit remplacé par le mouvement péristaltique. Ce n'est que lorsque la digestion se fait mal, que l'on change naturellement à chaque instant de situation, que l'on se couche tantôt sur la droite, tantôt sur la gauche, puis sur le dos ou sur le ventre : la nature, inquiète dans cette circonstance, s'aide elle-même par ce changement de position. — 5° Les veilles prolongées ne sont pas moins préjudiciables à la santé que le sommeil porté à l'excès ; elles dérangent l'ordre des fonctions ; elles déterminent des efforts trop long-temps soutenus dans les organes qui ont besoin de repos, et les mettent dans une sorte de tension nui-

sible. Ces organes sont surtout ceux situés dans la région épigastrique, dans lesquels elles entretiennent un spasme habituel. En un mot, les veilles forcées abrègent la vie et la remplissent de maux. Le sommeil est indispensable, et plus encore après les travaux de l'esprit qu'après ceux du corps : c'était sans doute d'après sa nécessité bien reconnue, que les Trésséniens sacrifiaient sur le même autel au Sommeil et aux Muses (1).

On a souvent agité la question de savoir si la digestion se faisait mieux durant le sommeil que pendant la veille, et s'il était plus salubre de dormir que de veiller après le repas. Pour résoudre ce problème, il faut d'abord avoir égard à l'habitude et au climat. En général, l'habitude de se livrer au sommeil après le repas est, toutes choses égales d'ailleurs, moins dangereuse pour les personnes qui font habituellement des exercices violents, ou dont les travaux journaliers sont durs et pénibles, et qui dorment peu la nuit, tels que les gens des campagnes, les vignerons, etc. Les habitants des pays chauds sont aussi dans l'usage de dormir après leur dîner. Loin de blâmer cette coutume, je pense au contraire qu'elle est très-avantageuse, par rapport à la chaleur excessive du milieu du jour, qui détourne de l'estomac les forces nécessaires à la digestion. Mais il n'en doit pas être de même dans les climats froids et tempérés, au moins pour la plupart des individus. — Il faut distinguer deux classes de personnes. Les unes ont les nerfs si délicats que l'excitement le plus léger suffit pour déranger l'ordre des mouvements et les rendre irréguliers, ou, comme l'a très-bien dit Bordeu, elles se sont fait une telle habitude de méditer, qu'elles s'épuisent sans cesse en réflexions. D'autres ont des nerfs dont l'action est forte et constante, et dont rien ne peut en quelque sorte troubler l'accord et l'ensemble des mouvements.

Les choses considérées sous ce point de vue, on peut assurer que les enfants, les femmes d'une constitution délicate, la plupart des gens de lettres, et généralement toutes les personnes dont le genre nerveux est très-mobile, ont besoin de dormir pour bien digérer. La nature, durant le sommeil, est plus maîtresse d'elle-même ; elle emploie utile-

(1) Pausanias, lib. II, Corinth.

ment une somme de forces nécessaire pour le travail de la digestion ; la veille, au contraire, peut exciter l'action des nerfs, qui est plus lente et plus difficile dans l'état contraire, parce que les causes d'irritation se renouvellent presqu'à chaque instant pendant la veille. — Dans les pays chauds, la méridienne est utile, non pas seulement pour se soustraire à la chaleur excessive du milieu du jour, mais encore parce que le sommeil ramène vers la région épigastrique une partie des forces nécessaires à la digestion, que la chaleur fait diverger à l'organe extérieur. — Le sommeil engraisse certains animaux qui digèrent en dormant. Il ne faut pas néanmoins conclure de là que le sommeil soit absolument nécessaire à la digestion des aliments ; car l'impinguation n'est pas toujours un signe certain que cette fonction s'opère d'une manière convenable. Il est beaucoup de personnes qui, avec un grand embonpoint, digèrent difficilement et péniblement. — La nature a destiné la nuit au sommeil ; rien n'est plus contraire à l'ordre des choses qu'elle a établi, et par conséquent à la santé, que de veiller la nuit.

C'est particulièrement sur l'économie animale que le mouvement diurne de la terre fait remarquer son influence d'une manière bien sensible. On observe dans chaque individu, et principalement chez ceux qui ont le système nerveux très-mobile, des changements qui correspondent aux quatre points cardinaux : mais le plus marqué est celui qui arrive le soir, et qui consiste dans une petite fièvre caractérisée par la précipitation du pouls, la lassitude et la propension au sommeil, qui augmentent insensiblement jusqu'après minuit. Cette fièvre est utile, en ce qu'elle tend à opérer la dépuration des humeurs, et à élaborer complètement la matière des sécrétions : aussi se termine-t-elle d'une manière vraiment critique, par d'abondantes excrétions, et surtout par celle de l'humeur perspirable. Il résulte de là que celui qui, au lieu de se livrer au repos nocturne, veille durant l'accès fébrile destiné à séparer et à épurer les humeurs, trouble et déconcerte l'appareil des mouvements qui doivent opérer d'aussi salutaires effets, et se prépare une foule de maux inévitables. — Les vapeurs des matières qu'on brûle pour s'éclairer aug-

mentent encore le danger des veilles, en altérant l'air, et en le rendant également nuisible aux yeux, aux nerfs et aux poumons. C'est au grand travail de nuit que le poète Milton dut la perte de la vue.

Enfin les veilles nocturnes ruinent promptement les tempéraments les plus robustes, comme le prouvent la débilité dans laquelle tombent bientôt ceux qui, selon l'expression vulgaire, *font du jour la nuit et de la nuit le jour* ; leur visage pâle et blême dénote les affections graves auxquelles ils ne tardent pas à être sujets. On ne s'écarte pas impunément de la nature, et on n'enfreint pas ses lois sans s'exposer à des maux réels. C'est elle-même qui, par la qualité de l'air, plus frais et plus humide la nuit que durant le jour, par les ténèbres, par le silence, par l'exemple de presque tous les êtres vivants, indique à l'homme le temps où il doit se livrer au repos. Le sommeil est alors bien plus tranquille, plus profond et répare bien davantage ; tout est calme, et les organes des sens ne sont pas exposés à autant de causes d'irritation que durant le jour, où ils sont sans cesse frappés par la lumière, le calorique, le froid, le bruit et plusieurs autres causes inévitables, qui mettent obstacle au sommeil, et l'empêchent d'être tranquille et restaurant. — Il n'est pas possible de prescrire d'une manière fixe et précise à chaque individu le temps qu'il doit donner au sommeil : il est une foule de circonstances qui rendent variable la nécessité de dormir plus ou moins d'heures. Les enfants, les jeunes gens et les femmes doivent dormir davantage que les hommes d'un âge moyen et les vieillards. Les pituiteux doivent prolonger la veille plus que les bilieux, les mélancoliques et les personnes qui ont beaucoup d'embonpoint ; celles-ci doivent moins dormir que celles qui sont maigres et d'une constitution sèche. On dort davantage en hiver, qui est la saison du repos, et au commencement du printemps, que durant l'été et la première partie de l'automne. Il convient en général de faire moins d'exercice et de se livrer plus longtemps au sommeil durant les constitutions chaudes et sèches, et moins dans celles qui sont chaudes et humides ; car, comme l'avait observé le vieillard de Cos, « le sommeil humecte et relâche le » corps, et la veille le dessèche. »

CLASSE CINQUIÈME.

DES CHOSES QUI DOIVENT ÊTRE EXCRÉTÉES, ET DE CELLES QUI DOIVENT ÊTRE RETENUES (EXCERNENDA ET RETENTA).

L'homme jouit de la santé lorsque chaque organe exerce, dans l'ordre convenable à l'âge, au sexe et au tempérament, les fonctions qu'il a à remplir. Les sécrétions et les excrétions sont des fonctions des plus importantes au maintien de la santé ; leur dérangement annonce un désordre plus ou moins grand dans les mouvements et les actions, et, entre les principaux foyers de la sensibilité, un défaut d'harmonie qui établit la maladie. — L'ordre des sécrétions et des excrétions dépend spécialement de celui de l'action générale du corps ; et c'est une vérité généralement reçue, que les humeurs obéissent aux déterminations du mouvement des organes, et que par conséquent ces mêmes humeurs doivent toujours affluer vers les régions du corps où l'action est plus fortement déterminée. On voit aussi, en examinant attentivement les mouvements qui s'opèrent dans la plupart des organes sécrétoires, que ces mouvements dépendent de la marche générale et progressive des forces qui se répandent successivement sur toutes les parties. C'est pourquoi la plupart des sécrétions et des excrétions qui se font intérieurement s'exécutent dans les premiers temps de la digestion, c'est-à-dire lorsque les forces convergent vers l'estomac ; et, lorsque ce travail est avancé, elles se déploient vers le canal intestinal, et successivement dans toutes les parties du système. — Les sécrétions et les excrétions tiennent à la sensibilité, et sont de son domaine. Les organes qui exercent ces fonctions jouissent d'un sentiment propre, en vertu duquel ils n'admettent, dans l'état naturel, que des matières analogues à leur goût et à leur appétit, et refusent tout ce qui leur répugne. Mais, lorsqu'il règne un désaccord dans l'action générale, lorsque le sentiment de ces organes est vicié ou détruit, alors ils remplissent mal leurs fonctions, ou ils les cessent, et les matières qui doivent être sécrétées ou excrétées étant retenues, altèrent la masse du sang et des humeurs, dépravent de plus en plus l'action, et pervertissent entièrement l'ordre des mouvements ; quelquefois elles se déposent sur une partie, l'irritent, font naître des irradiations sympathiques sur d'autres organes, et donnent ainsi lieu à différentes maladies.

Les excrétions excessives sont l'effet d'une détermination vicieusement augmentée des forces vers les organes excrétoires, et le plus souvent le produit d'une matière morbifique ; mais elles deviennent presque toujours elles-mêmes des causes de maladies, pour peu que dure leur action. Le maintien de la santé exige donc que les sécrétions et les excrétions s'exercent librement, et qu'elles soient circonscrites dans de justes bornes. — La salive est une humeur sécrétée dans la bouche par les glandes salivaires, et qui est extrêmement utile à la digestion, ainsi que je l'ai déjà dit en parlant de la digestion des aliments. — Le crachement trop fréquent de la salive nuit à la digestion, et la rend difficile et pénible ; il occasionne la sécheresse et la soif ; l'animalisation et l'assimilation se font mal ; les aliments, mal digérés, ne réparent pas les forces : de là la cacochymie, la cachexie, etc. — Le mucus nasal et celui des bronches sont composés de matière muqueuse et d'eau, de soude, de muriate de potasse, de lactate et de phosphate de soude ; ils s'épaississent par le contact de l'air et par la fixation de l'oxygène. Il paraît que les autres humeurs muqueuses qui tapissent tout le canal alimentaire, la vessie, l'urètre, etc., sont de même nature que celle qui est sécrétée dans la membrane de Schneider et dans les bronches. Ces fluides muqueux se forment surabondamment chez les personnes pituiteuses : de là vient que, pour l'ordinaire, elles se mouchent et crachent beaucoup ; il est même nécessaire de favoriser ces excrétions dans ces sortes de personnes. On leur conseille un régime sec et tonique, le vin, les exercices, et l'abstinence de toutes les choses qui peuvent faire dominer l'action des systèmes cellulaire et lymphatique. On a recommandé aux pituiteux l'usage du tabac, pour favoriser l'excrétion muqueuse par la bouche et le nez ; mais son usage n'est pas sans inconvénients, ni même sans dangers. — Outre qu'il attaque l'émail des dents et qu'il les gâte, l'irritation que produit le tabac qu'on mâche ou dont on use en fumigation, dérange les digestions en faisant évacuer de grandes quantités de salive, dont une partie, portée à l'estomac, cause, chez les personnes qui n'y sont pas encore habituées, le vomissement et la diarrhée. Le trop fréquent picotement qu'occasionne le tabac à l'estomac et aux intestins en détruit le ton ; l'appétit devient languissant ; les organes digestifs perdent leur activité, et les grands fumeurs sont sujets aux mêmes maux que les ivrognes. Outre cela, le tabac cause la soif et oblige à boire beaucoup, et cet excès de boisson devient une nouvelle source de maux, plus ou moins dangereux, selon l'espèce de boisson à laquelle on se livre.

Le principe narcotique que contient le tabac produit d'autres désordres non moins fâcheux ; il occasionne des vertiges, des étourdissements, des angoisses, quelquefois l'ivresse, la léthargie et l'apoplexie. C'est donc à tort que l'on emploie la fumée de tabac comme un moyen de se préserver de l'apoplexie : De Heyde, Van-Helmont, Tulp, etc., ont vu cette maladie décidée par cette cause. Les médecins de Breslaw parlent de deux frères Silésiens qui, après un défi à qui fumerait le plus long-temps de suite, moururent apoplectiques. On lit, dans les Mémoires des Curieux de la nature, l'observation d'un homme que la pipe rendit épileptique. De Heyde et Tulp citent des affections de poitrine très-gra-

ves produites par son usage ; Van-Swieten en a vu naître des maladies du foie très-graves ; Haller, l'étisie, etc. — Je ne prétends pas néanmoins condamner absolument la pipe ; elle peut, dans quelques circonstances, être un remède utile. La fumée du tabac, dirigée à travers un tuyau long et mince, à la manière des Perses et des Turcs, aux parois duquel s'attache la matière qui contient le principe narcotique, peut être utile aux personnes d'une constitution lâche et humide ; elle stimule les glandes salivaires et augmente leur action, ainsi que celle de l'estomac et des intestins ; mais il faut en user modérément. C'est de cette manière que l'on conçoit qu'elle a dissipé quelquefois des maladies dont le principe était une surabondance de sérosités. Elle a diminué aussi quelquefois des salivations considérables, quand elles étaient produites par un relâchement extrême sur les organes salivaires ; elle a soulagé quelques asthmatiques, en aidant l'expectoration de la pituite visqueuse qui obstrue leurs bronches. — Il n'est pas plus salutaire de prendre du tabac en poudre par le nez. Il fait moucher, dit-on : cela est vrai ; mais aussi c'est une sorte de cautère habituel qu'il est dangereux de supprimer dès qu'une fois on en a contracté l'habitude. D'ailleurs, on ne doit pas se moucher sans cesse, puisque la nature a établi d'autres voies d'excrétion. L'usage du tabac en poudre, pris modérément et rarement, peut être utile aux personnes pituiteuses ; mais, si on en abuse, la nature se plie à l'habitude ; celle-ci devient un besoin, et le remède cesse d'en être un. L'exemple de Mithridate prouve que les poisons même perdent leur qualité délétère lorsqu'on s'est familiarisé avec eux. Les Turcs font journellement usage de l'opium, et le portent à des doses considérables, et telles qu'il en faudrait de bien moindres pour donner la mort à ceux qui n'y sont pas habitués. — Un autre inconvénient non moins grand du tabac pris habituellement en poudre, c'est d'altérer et d'affaiblir le sens de l'odorat, par les ébranlements continus qu'il fait éprouver au cerveau, et par la qualité stupéfiante dont il jouit dans un degré marqué ; car « le tabac, comme le » disait très-bien le chancelier Bacon, » est une espèce de jusquiame qui trou- » ble le cerveau comme l'opium. » L'affaiblissement des autres sens, la perte de la mémoire et la lenteur des fonctions intellectuelles, ont été fréquemment la suite de son usage immodéré; il est surtout nuisible aux tempéraments secs, nerveux, bilieux et atrabilaires. Il est pernicieux de coucher dans des magasins de tabac. Buchoz rapporte qu'une petite fille d'environ cinq ans eut des vomissements affreux, et périt en très-peu de temps par cette cause. — Les matières fécales sont le résidu des digestions; elles ne doivent pas séjourner trop long-temps dans les intestins: autrement elles s'endurcissent et ne peuvent en être ensuite expulsées qu'avec la plus grande difficulté. La compression qu'elles exercent sur les vaisseaux abdominaux, dont elles gênent la circulation, occasionne souvent des embarras dans le système de la veine porte. Le spasme habituel dans lequel la constipation entretient les intestins s'étend aux viscères abdominaux, dont il bride l'action, et quelquefois aussi sur les parties supérieures, et y produit la pesanteur, la douleur, des vertiges, l'insomnie, et d'autres affections de ce genre.

La fréquence des selles et la promptitude avec laquelle elles sont évacuées annoncent de mauvaises digestions, et affaiblissent considérablement le système. Le juste milieu entre ces deux extrêmes, la constipation et les évacuations alvines trop fréquentes et trop promptes, est l'état le plus favorable à la conservation de la santé. Cet état tient beaucoup au régime, au sommeil et à l'exercice. — Ceux qui n'observent aucune règle et qui se livrent habituellement aux excès de la table digèrent mal: il n'est donc pas étonnant qu'ils aient le ventre plus relâché qu'il ne convient. Ceux qui prennent de trop petites quantités d'aliments, de même que ceux qui se livrent trop long-temps au sommeil, et qui mènent une vie sédentaire et oisive, sont ordinairement constipés, parce que les forces, sans cesse divergentes à la peau, ou fixées dans les entrailles, font naître dans ces dernières une sorte de spasme, soit tonique, soit atonique, qui s'oppose à l'établissement des mouvements péristaltiques nécessaires aux évacuations alvines. — Dans l'état de santé, les excréments doivent avoir une certaine consistance, ni trop dure ni trop molle; il faut qu'ils soient bien moulés, c'est-à-dire qu'ils aient la forme des gros intestins dans lesquels ils séjournent quelque temps. Les excréments très-durs et rendus en petite quantité

sont ordinairement l'effet des travaux excessifs du corps ou de l'âme, et quelquefois des excès dans le vin et les liqueurs. Les aliments pris en trop petite quantité produisent souvent aussi de semblables selles. Ceux dont les excréments sont mous et copieux usent d'une nourriture trop succulente ou trop abondante, ou d'aliments qui jouissent de la qualité laxative. On remédie aisément à ces indispositions en changeant de manière de vivre.

Il n'est pas possible de fixer le nombre des selles qu'on doit avoir chaque jour pour se bien porter, parce que ces évacuations varient nécessairement à raison de l'âge, du tempérament, du régime, des exercices, des passions, et de beaucoup d'autres circonstances de la vie. Néanmoins on peut dire, en général, que les enfants du premier âge doivent avoir le ventre relâché et se salir plusieurs fois par jour, au lieu qu'une selle ou deux suffisent pour l'ordinaire aux adultes. Cependant ceci souffre quelques exceptions, et le nombre des personnes en santé qui ne vont qu'une fois à la garde-robe tous les sept ou huit jours n'est pas bien rare; mais une semblable constipation n'est pas exempte de dangers; à la longue elle entraîne ordinairement des maladies. — Les moyens les plus efficaces et les plus naturels pour se procurer chaque jour des évacuations convenables consistent à se lever de bonne heure et à s'exercer en plein air. La chaleur du lit et la situation horizontale qu'on y garde rendent les selles irrégulières. Loke conseille de solliciter tous les matins la nature à cette excrétion, soit qu'on en éprouve ou non le besoin; et cette habitude devient avec le temps une seconde nature: ce conseil est de la plus grande utilité. C'est une très mauvaise méthode que celle de recourir fréquemment aux purgatifs et aux lavements pour prévenir la constipation ou y remédier; car, outre que la nature ayant une fois contracté l'habitude de ces moyens, leur action devient nulle, c'est qu'ils affaiblissent les intestins et dérangent les digestions. Ceux qui ont naturellement le ventre resserré doivent s'habiller légèrement, et éviter l'usage des substances échauffantes et astringentes. — Les personnes qui ont le ventre mou et liquide doivent changer de régime lorsque c'est à une nourriture trop succulente ou trop copieuse qu'est due cette incommodité. Les aliments toniques, restaurants et astringents, l'usage d'un bon vin vieux, et même du café, conviennent dans le cas contraire, c'est-à-dire lorsque la mollesse du ventre dépend de la faiblesse des premières voies, ce qui a fréquemment lieu aussi. Il faut observer que l'action concentrée dans les intestins, et qui y dégénère en spasme, produit, selon l'espèce de ce dernier, des effets opposés, la constipation ou la diarrhée. La première a lieu lorsque le spasme est fixe, et la diarrhée s'établit quand le spasme est mobile et qu'il précipite les mouvements péristaltiques naturels. Le plus souvent le relâchement du ventre est dû au refoulement des forces du dehors au dedans. Dans ce cas, il faut employer les moyens propres à favoriser leur expansion, tels qu'un exercice modéré, les bains tièdes, les frictions et autres ; il convient surtout d'entretenir la chaleur des pieds et celle de toute l'habitude du corps, au moyen des chaussons, des camisoles de laine, etc.

Urines. Les urines des personnes en santé se troublent légèrement vers le milieu, cinq ou six heures après avoir été rendues, et déposent bientôt un sédiment qui s'élève en cône du centre du fluide. Ce dépôt, d'abord en petite quantité, augmente jusqu'à ce que la putréfaction trouble toute l'urine. Ce sédiment est blanc, uniforme et égal, et est un signe de coction parfaite. La chimie n'a pas encore porté son flambeau sur la nature et les qualités des sédiments urinaires. Il est vraisemblable que celui des urines *cuites* est gélatineux. Il est plus ou moins abondant, selon que l'on prend plus ou moins de nourriture ; ce qui a fait dire à Galien : *Parcius inesse urinis sedimentum, quando strictiori diæta utimur ; mediocre, ubi mediocriter vivitur ; largum vero et plenius, ubi largiori cibo utimur.* Le sédiment urinaire est proportionné à la quantité de matière que le corps assimile ; ainsi il est plus copieux après les maladies, dans les temps de rémission, et quand elles approchent d'une crise salutaire. — L'excrétion des urines, qui sont une sorte de lessive animale, est absolument nécessaire pour le maintien de la santé. Lorsqu'elles sont retenues trop long-temps dans la vessie, celle-ci se tuméfie, et l'hypogastre, ainsi que les lombes, deviennent douloureux ; la vessie perd bientôt son ressort ; d'autres fois elle s'enflamme et tombe en gangrène. L'urine ainsi retenue dans la vessie ou dans

le sang, faute de sécrétion rénale, décide les affections les plus graves, des anxiétés, la soif, les nausées, les vomissements, les frissons, la fièvre, le délire, les convulsions, l'assoupissement, l'apoplexie et la mort. Toutes les humeurs excrémentitielles, comme la salive, les sueurs, la transpiration, etc., ont dans ces circonstances la saveur et l'odeur urineuses. — Il est donc essentiel de ne point retenir ses urines, et d'obéir au besoin de les rendre dès qu'il se fait sentir. Tout ce qui peut en retarder l'excrétion ou la supprimer est extrêmement dangereux. Il convient, pour favoriser la sécrétion de ce fluide, de faire de l'exercice, de ne point rester trop long-temps au lit, et surtout dans des lits mous et chauds. — Les urines rendues en trop grande quantité disposent aux maladies, et quelquefois en sont l'effet, comme dans le diabètes. Leur excrétion excessive peut être le produit d'un usage immodéré de boissons aqueuses, de substances salines, alcalines ou diurétiques, qui excitent habituellement l'action des reins. Cette indisposition, pour peu qu'elle dure, ne tarde pas d'affaiblir le corps et de le faire tomber dans la consomption. On peut y remédier par l'abstinence des choses qui y ont donné lieu, et en même temps par un régime tonique et astringent.

Transpiration. La transpiration est plus abondante le jour que la nuit (1), et quand la digestion est achevée que dans les autres temps, c'est-à-dire lorsque les humeurs se dirigent plus abondamment vers la circonférence du corps, par la détermination de l'action générale vers l'organe extérieur. La peau se tuméfie alors et rougit ; ce qui prouve clairement qu'elle entre en action, ou plutôt que celle-ci augmente à son tour, comme cela a lieu successivement pour les autres organes sécrétoires.

----

(1) Les expériences de Sanctorius prouvent que la transpiration est plus considérable le jour que la nuit. Il y a en apparence une erreur dans ses écrits, qui consiste en ce que, dans les aphorismes 270, 307, 308 et 324, il parle de la transpiration du matin, qu'il a comprise avec celle de la nuit ; car il dit, dans l'aphorisme 550, que les parties intérieures sont humectées pendant le sommeil, comme l'avait déjà dit Hippocrate avant lui.

On observe qu'il y a un rapport constant entre les urines et l'humeur perspirable, et tel que, lorsque les premières sont abondantes, la transpiration diminue; et, réciproquement, celle-ci augmente à proportion de la diminution des urines, à moins qu'il ne survienne des obstacles à cette vicissitude. — Les affections de l'âme ont une grande influence sur la transpiration; celle-ci est plus ou moins abondante, selon que ces affections sont agréables ou désagréables. Les premières déterminent les forces du centre à la circonférence, et les secondes font dominer la force concentrique. Cette fonction varie encore d'après un grand nombre de circonstances. Les exercices, l'électricité et la chaleur de l'atmosphère l'augmentent; l'air froid et l'eau froide produisent le même effet chez les hommes dont le système est capable d'une forte réaction. Il n'en est pas de même chez les personnes faibles; leur faiblesse s'opposant à la réaction, les forces sont refoulées dans l'intérieur, et y sont retenues par l'action de ces causes. Rien ne s'oppose plus à la transpiration que la vie sédentaire, les variations de l'atmosphère et le froid humide. Il résulte des expériences de Sanctorius, que les substances alimentaires font varier aussi la quantité de cette excrétion. La chair de porc, par exemple, les champignons, les melons, les raisins, les figues fraîches, le concombre, le poisson, surtout l'anguille, les substances grasses et huileuses, les boissons prises dans le temps de la digestion, et en général tous les aliments d'une coction difficile, retardent ou diminuent la transpiration. Au contraire, le pain bien fermenté et bien cuit, le mouton, le poulet, les oiseaux, les alliacées, etc., l'augmentent d'une manière sensible.

La température du pays qu'on habite contribue beaucoup à la transpiration. D'après les expériences de Sanctorius, on transpire en Italie les cinq huitièmes des aliments; d'après celles de Keil, les trois huitièmes en Angleterre, et, d'après Gorter, on perd par jour, sur huit livres d'aliments, à peu près trois livres et demie d'humeur perspirable, en Hollande. Dodart a trouvé que la transpiration variait beaucoup en France, mais qu'en général elle n'égalait jamais la quantité désignée par Sanctorius pour l'Italie, et qu'elle n'était pas moindre qu'en Angleterre. — Les grandes sueurs jettent le corps dans la faiblesse et l'épuisement.

La transpiration diminuée ou supprimée n'est pas moins à craindre, et donne lieu à diverses maladies graves, qui affectent particulièrement les organes sécrétoires du mucus, probablement parce que l'humeur perspirable a quelque affinité avec lui. Ce que je viens de dire de la diminution et de la suppression de la transpiration, doit s'appliquer aussi aux sueurs habituelles, périodiques ou critiques; leur cessation est extrêmement dommageable, et occasionne une foule de maladies graves et souvent mortelles. — Les moyens propres à rétablir la transpiration dérangée consistent dans l'usage des frictions, des bains tièdes, des couvertures chaudes et sèches, et des boissons diaphorétiques et sudorifiques. Mais on ne doit les employer que dans le temps de l'imminence de la fièvre; dès qu'une fois celle-ci s'est déclarée, ils ne pourraient que l'exaspérer et augmenter les accidents. — L'exercice modéré est un des moyens les plus propres à favoriser la transpiration, mais pour qu'il puisse être plus utile, il faut le prendre dans le temps que la matière qui doit la former est disposée à l'excrétion, lorsque la coction est achevée, c'est-à-dire six à sept heures après le repas, ou le matin, en sortant du sommeil, ainsi que le pratiquaient les anciens. — La semence est une humeur sécrétée dans les testicules pour la génération, et qui, d'après l'analyse qu'on en a faite, est composée, de mucilage animal, 60,0; de soude, 00,4; de phosphate de chaux, 00,3; et d'eau, 0,90. Le phosphate de chaux s'y rencontre cristallisé; on ignore la cause de ce phénomène, qui n'a pas encore été observé ailleurs. Quelques physiciens pensent que c'est dans le mucilage séminal que réside la vertu génératrice, parce qu'on trouve constamment ce mucilage dans le sperme des animaux, au lieu que le phosphate de chaux et la soude n'y existent pas toujours. — La sécrétion de la liqueur séminale ne commence qu'à l'âge de puberté, et lorsque l'accroissement du corps est déjà très-avancé. Avant cette époque, les testicules chez les hommes, et la matrice chez les femmes, sont dans une sorte de sommeil, duquel ces organes ne sortent que lorsque les autres sont presque entièrement développés. L'action sécrétoire des testicules commence à cette époque, et s'accroît par l'effet des désirs vénériens et des stimulus physiques; la semence qui en résulte est portée ensuite, par les canaux déférents aux vésicules séminales, où elle se concentre et se perfectionne ; elle est repompée de là en partie dans la masse du sang, et le reste évacué dans l'acte vénérien. — L'évacuation trop fréquente de la semence est nuisible, non-seulement par rapport à la perte de cette humeur, qui doit rentrer en partie dans la masse commune, mais encore par rapport à l'inégalité d'action qui en résulte pour les forces organiques, et qui est telle que, durant le coït, elles se partagent presque entièrement entre les parties génitales et l'organe extérieur, tandis que l'épigastre s'en trouve dépourvu. Le diaphragme, dans cette circonstance, éprouve, de la part de ces parties agissantes, un surcroît de résistance qui va jusqu'à intercepter son action ; aussi la respiration devient-elle plus courte et plus fréquente, ce qui prouve que les oscillations du diaphragme ont diminué. Cet obstacle produit dans cet organe un degré proportionné d'irritation, qui fait dégénérer en mouvement convulsif l'action qui s'y renouvelle à chaque instant par l'effort de la respiration, et par la forte réaction de toutes les parties organiques.—Les personnes jeunes et bien constituées se rétablissent aisément de tout le désordre produit par l'acte vénérien, et les mouvements ne tardent pas à rentrer dans l'ordre naturel ; mais, lorsqu'on se livre avec excès, ou le corps étant faible, aux plaisirs de l'amour, on manque de l'activité nécessaire pour fournir toute la suite de l'action qu'exige l'exercice de cette fonction et les changements qui doivent ensuite s'effectuer pour rétablir les forces dans leur véritable rapport ; et il en naît un *désaccord* dans le système des forces et une irrégularité dans les mouvements, d'où résultent une infinité de maux. L'abus des plaisirs vénériens produit des lassitudes et la faiblesse ; il flétrit la beauté et les graces ; et, lorsque leur excès est soutenu, il ne tarde pas à occasionner des affections spasmodiques et convulsives, l'affaiblissement de tous les sens, et surtout de celui de la vue, la dépravation des fonctions mentales, la folie, la perte de la mémoire, la phthisie pulmonaire, la consomption dorsale et la mort. Ces maux augmentent insensiblement et deviennent presque toujours incurables, par rapport à l'habitude des désirs qu'on éprouve continuellement pour de nouvelles jouissances, et qui, une fois contractée, est telle que, durant

le sommeil même, l'imagination est presque sans cesse occupée par des objets obscènes ; il en résulte des pollutions qui jettent de plus en plus dans l'épuisement ; car les organes de la génération, dont l'irritabilité est très-augmentée dans ces circonstances, étant sollicités par des images voluptueuses, la semence s'en échappe avant qu'elle ait été suffisamment élaborée. — Les plaisirs solitaires sont bien plus préjudiciables encore ; car ils ruinent plus promptement les tempéraments les plus robustes, et les maux qui en sont la suite sont bien plus terribles ; ils se terminent presque toujours par une mort qui a lieu dans les convulsions du désespoir. Les médecins ne sauraient trop s'élever contre ces jouissances obscures, aussi injurieuses à la nature qu'à la pudeur. Un être vertueux et sensible ne peut consentir à être heureux seul, et il n'y a de jouissances réelles que celles qui sont partagées. — Le vrai plaisir, le seul que puisse goûter l'honnête homme, ne subsiste qu'avec le suffrage de sa conscience : or, chacune de ces jouissances est marquée par un homicide (1). *Miseri, quorum gaudia crimen habent.* « Foin des plaisirs que le » remords doit suivre. »

Il est très-rare que la continence soit nuisible à la santé : elle a été néanmoins quelquefois préjudiciable, et même elle a conduit au tombeau des personnes dont le tempérament était ardent, et qui, par état ou par l'effet d'un délire fanatique, n'osaient remplir le vœu de la nature et de la société, en s'engageant dans les liens du mariage. — La continence donne lieu, chez les personnes portées aux plaisirs de l'amour, à des pollutions nocturnes qui, fréquemment répétées, ne tardent pas à jeter le système dans une énervation radicale, et qui conduisent au marasme ou à la consomption. D'autres fois elle occasionne l'inflammation des organes générateurs, le spermatocèle, etc. ; et, lorsque les fortes irritations que souffrent ces organes se transmettent sympathiquement au cerveau, il s'ensuit des spasmes, des convulsions, le satyriasis, l'aliénation d'es-

---

(1) Il y a plus d'esprit que de jugement à dire que celui qui sacrifie aux plaisirs solitaires commet un homicide : l'amour de l'honnête et de la vertu ne doit jamais nous entraîner au-delà de la vérité. (I. B.)

prit et la mélancolie érotique. C'est de l'excessive continence que dépendent souvent chez les femmes la langueur, les fleurs blanches, les pâles couleurs, les vapeurs et la fureur utérine. — Les plaisirs de l'amour sont utiles lorsqu'ils sont pris avec modération. L'art d'assaisonner les plaisirs, en général, consiste à en être avare. S'abstenir pour jouir est la philosophie du sage et l'épicurisme de la raison : on double non-seulement ses jouissances par ce moyen, mais on affermit encore sa santé.

> « Le plaisir sied très-bien au sage.
> « Il ressemble aux vins délicats ;
> « On peut s'en permettre l'usage :
> « Buvez, ne vous enivrez pas. »

Le coït, quand on en use avec sagesse, favorise la transpiration ; il rend le corps plus léger et plus agile ; il augmente l'appétit et aiguise l'esprit. On reconnaît qu'il est utile à la santé lorsqu'il n'est suivi ni de langueur ni de douleur. *Scire licet eum (concubitum) non inutilem esse ; quem corporis, neque languor, neque dolor sequitur.* (Celsus, lib. I, cap. 1.)

C'est surtout dans l'usage des plaisirs vénériens qu'il convient de consulter l'âge, les forces et le tempérament. Les jeunes gens qui s'y livrent avant que le corps ait pris tout son accroissement se creusent un abîme de maux. Il est contraire au vœu de la nature et au bien de la société de marier les enfants trop jeunes, comme le font inconsidérément bien des parents, qui ne consultent que l'intérêt et l'ambition; car les plaisirs de l'amour les énervent bientôt et les frappent de stérilité, ou, s'ils laissent de la progéniture, ce ne sont que des êtres informes, faibles, mal constitués qui ne connaissent l'existence que par la douleur, et qui ne peuvent être d'aucune utilité à la société. — Les filles qu'on marie dans un âge tendre deviennent la proie d'une multitude de maux. Elles ne peuvent supporter les accidents de la grossesse, ni les douleurs de l'enfantement, et sont très-sujettes à faire des fausses couches. Les mariages précoces sont une source féconde de maladies, ils amènent la dépopulation et la dégradation de l'espèce. « Les excès de la jeu-» nesse, disait le chancelier Bacon, sont » autant de conjurations contre la vieil-» lesse »; on pourrait ajouter, et contre la postérité; car il est impossible que des enfants nés de parents énervés soient robustes et bien portants : aussi sont-ils pour la plupart affectés de maux de nerfs, de scrofules, de rachitis, etc. Une autre raison qui devrait engager les parents à ne point marier leurs enfants de si bonne heure, c'est que ceux-ci, après s'être livrés dans les premiers temps de l'hyménée aux plaisirs de l'amour avec tous les transports de leur âge, se dégoûtent bientôt l'un de l'autre. L'habitude des plaisirs, ainsi que leur excès, en émousse le sentiment, et les époux inconstants vont chercher bientôt ailleurs des jouissances nouvelles; et la foi conjugale une fois méprisée, il en résulte une dépravation de mœurs qui, faisant chaque jour de nouveaux progrès, traîne à sa suite la ruine des familles, le crime et le désespoir.

— L'âge du mariage avait été fixé par Platon à trente ans pour les hommes : c'est celui en effet où le tempérament est formé. A Lacédémone, le mariage n'était permis qu'à vingt-cinq ans pour les deux sexes. Tacite loue les anciens Germains de ce qu'ils ne se mariaient pas avant d'avoir atteint l'âge de la pleine vigueur : cet âge est pour les hommes entre vingt-cinq et trente, et pour les femmes entre vingt et vingt-cinq ans. Chez les mêmes Germains, un jeune homme qui perdait sa virginité avant vingt ans était diffamé. Les anciens Gaulois avaient à peu près la même manière de voir sur le mariage et la pureté des mœurs. Mais, sans avoir besoin de remonter bien avant dans l'antiquité pour montrer combien nous avons changé sur ces points, il suffira de rapporter un exemple connu : c'est celui du père du célèbre Montaigne, qui vivait au commencement du seizième siècle. Il s'était marié vierge à l'âge de trente-trois ans, après avoir porté long-temps les armes. On peut, d'après cela, juger de la révolution qui s'est faite dans les mœurs des Français dans l'espace de deux siècles, et de la dégénération de l'espèce qui en a été la suite (1). — Il n'est pas moins

(1) « C'est le physique de l'éducation, « ce sont les exercices vigoureux de la « gymnastique, c'est l'éloignement de « toute jouissance prématurée, qui mettent un si grand intervalle entre nos « vieillards de vingt ans, et le héros qui, « le jour, étouffe des lions entre ses bras, « et, la nuit, force cinquante vierges à « devenir mères. »

(*Philosoph. de la Nat.*, tome II, pages 14 et 15.)

nuisible et dangereux de faire des mariages mal assortis, comme d'unir une jeune femme avec un vieillard, une femme
déjà avancée en âge avec un homme jeune et robuste, et de ne consulter en aucune manière l'inclination des époux.
Ces sortes de mariages sont aussi opposées aux vues de la nature qu'au bonheur. Il serait à désirer, et ce serait un
des grands moyens de perfectionner l'espèce humaine, que le mariage ne fût
permis qu'aux personnes bien conformées, exemptes de tous défauts corporels, de toutes maladies et infirmités,
et qui éprouveraient mutuellement de
l'affection l'une pour l'autre. Un autre
moyen, non moins propre à remplir le
même objet, serait le croisement des
races humaines : l'exemple des animaux
prouve l'avantage qu'il y aurait de s'allier avec les étrangers. L'expérience a
appris les désavantages qui résultaient
des alliances du même sang. Chez les
peuples les moins policés, il a rarement
été permis au frère d'épouser sa sœur,
et cet usage est fondé sur ce qu'on a observé que l'espèce humaine dégénérait
toutes les fois qu'on voulait la conserver
sans mélange dans une même famille :
dès lors on a regardé avec raison, comme
une loi de la nature celle de l'alliance
avec les familles étrangères. Mais si de
semblables unions préviennent l'abâtardissement de l'espèce, combien celles
avec des personnes de différents pays ne
contribueraient-elles pas, en contrastant
les figures et en opposant les climats, à
produire de nouvelles races d'hommes
plus beaux et plus parfaits ! Ne voit-on
pas que c'est dans les grandes villes, où
les étrangers affluent et se fixent, que
l'on rencontre plus de personnes spirituelles, d'une belle figure et d'une taille élégante ? C'est pour cela sans doute
que le peuple juif, auquel la loi interdit
toute alliance avec ceux qui ne sont pas
de sa secte, est si laid, au lieu que les
souverains de l'Europe, par exemple,
ont ordinairement de fort beaux traits,
parce qu'ils s'allient hors de leur pays.
— Les vieillards doivent renoncer aux
plaisirs de l'amour, ou au moins n'en
user que très-rarement. Il est dangereux
de se livrer au goût de la jeunesse quand
on n'en a plus la vigueur : les fibres se
montent nécessairement au-delà de leur
ton naturel, et font des efforts extraordinaires. Il s'ensuit une inégalité d'action et un désordre dans les mouvements,
qui ne se rétablissent pas aisément, et

qui donnent fréquemment lieu à des spasmes violents, et à une énervation qui
précipite dans le tombeau. Plus d'un
vieillard a accéléré le terme de ses jours
en voulant ceindre le myrte réservé à la
jeunesse, et sacrifier à Cypris.

L'été et la première partie de l'automne sont les saisons les moins propres
aux plaisirs vénériens ; il ne faut, dans
ces saisons, s'y livrer que rarement,
parce que les corps sont affaiblis et desséchés par les chaleurs : l'hiver, mais
principalement le printemps, sont plus
favorables. *Venus hieme non perniciosa, vere tutissima : neque æstate vero
neque autumno utilis est : tolerabilior
tamen per autumnum est. Æstate in
totum, si fieri possit, abstinendum.*
(Celsus, lib. I, cap. III) (1). C'est durant le printemps que la nature renaît, et
qu'un nouveau feu se glisse dans tous les
corps et en pénètre les éléments : tout s'anime, tout s'embellit ; tout ce qui respire
célèbre, par les plus doux transports, le
pouvoir de l'amour. Ce dieu, l'âme universelle du monde, verse dans le sein de
tous les êtres sentants la fécondité et la
vie. — Les personnes faibles et valétudinaires, surtout celles qui ont la poitrine délicate, doivent être très-sobres
dans les plaisirs, et réprimer les mouvements fougueux de la chair : il n'y a
pas d'écueil plus dangereux pour elles
que les jouissances de l'amour ; c'est à
elles particulièrement que s'adressent
ces vers latins :

« Principium dulce est, sed finis amoris amarus ;
   Læta venire Venus, tristis abire solet. »

Quant aux personnes fortes et bien
constituées, « elles ne doivent pas, dit
» Celse, s'y livrer avec trop d'ardeur, ni
» s'en abstenir avec trop de scrupule.
» Ces plaisirs, pris avec modération,
» donnent de l'activité et de la légèreté
» au corps, au lieu que l'excès affaiblit et
» énerve (2). » Lorsque la matrice a atteint
son dernier degré d'accroissement, elle

---

(1) Le précepte que donne ici l'auteur,
d'après Celse, est basé en partie sur ce
que nous avons dit, à l'article Saisons, de
l'influence débilitante de l'été et de l'automne. Ce serait un sujet curieux d'expériences que de chercher à déterminer
jusqu'à quel point les enfants conçus en
automne sont plus faibles que ceux qui
sont engendrés dans l'hiver et le printemps. (L. B.)

(2) Lib. I, cap. I.

demeure surchargée de la portion d'action qui était nécessaire à son développement, et elle devient un nouveau centre de sensibilité, qui a la plus intime correspondance avec l'encéphale et la plus grande influence sur tout l'organisme, que le plus souvent elle domine. Mais cet organe, vraiment excrétoire, n'emploie pas journellement l'action qu'il reçoit pour excréter; il la laisse s'accumuler peu à peu, jusqu'à ce qu'étant parvenue à un certain degré, cet organe, qui est très-spongieux, entre en érection, et s'imbibe d'une certaine portion de sang qui y afflue en plus grande quantité qu'à l'ordinaire, et qu'il laisse transsuder. — Cette évacuation périodique, qui a ordinairement lieu une fois chaque mois, et qui dure depuis trois jusqu'à six ou sept jours, s'établit à l'âge de puberté, et cesse entre quarante-cinq et cinquante-cinq ans, quelquefois plus tôt, mais rarement plus tard. Nous avons observé que le développement des organes sexuels opérait chez les hommes une révolution qui, en faisant dominer l'action du système artériel et pulmonaire, dissipait les maladies pituiteuses de l'enfance. Il se fait aussi à cet âge, dans le sexe, une révolution à peu près semblable : la matrice acquiert une nouvelle vie, et son irradiation, qui est universelle, augmente le ton et la tension de tout le système. Lorsque le développement de cet organe s'est fait d'une manière convenable, et que son jeu est régulier, il opère la solution des maladies de l'enfance; mais, lorsqu'il est entravé par quelques obstacles, et que les règles ne s'établissent pas, il en résulte une fièvre abdominale (1), qui tient le milieu entre les maladies aiguës et les chroniques, et qui est connue sous le nom de *chlorose* ou *pâles couleurs*. Je la considère comme le produit de la constitution pituiteuse de l'enfance, qui s'étend au-delà du temps fixé par la nature, et que celle-ci s'efforce de réprimer.

L'unique moyen de prévenir cette maladie, celui sur lequel on doit le plus compter pour sa guérison, consiste à faire prendre aux jeunes filles de l'exercice,

____

(1) *Fièvre abdominale* me parait une expression singulière que n'explique même pas l'opinion hasardée que Tourtelle émet ici sur la nature de la chlorose. (I. B.)

et à les laisser se livrer à la dissipation et aux amusements de leur âge. On ne voit guère que les filles qui restent enfermées dans la chambre, et presque toujours assises, être attaquées de pâles couleurs et d'affections hystériques; au lieu que celles qui ont la liberté de jouer et de courir en plein air, et qui entretiennent ainsi la vivacité et la gaité propres au jeune âge, ne connaissent pas ces maladies. Il convient donc que les conseils sévères de l'âge froid et sérieux ne viennent pas s'opposer aux jeux bruyants auxquels la nature porte la jeunesse, et qu'ils ne répandent pas leur sombre tristesse sur le printemps de la vie, destiné aux jeux, aux ris et aux plaisirs innocents. — Lorsqu'une fille a atteint l'âge de douze à quatorze ans, époque à laquelle les règles commencent ordinairement à paraître, et que, loin que celles-ci se manifestent, on voit au contraire la santé se déranger; au lieu de la laisser s'abandonner à l'indolence et à l'inaction, et de l'accabler de drogues, comme on le fait communément, il faut au contraire la forcer en quelque sorte à vaincre la paresse qui est une suite de cet état, et lui faire prendre beaucoup d'exercice au grand air. Il est utile de lui procurer des amusements et une nourriture saine, tonique et de facile digestion. Ces secours, aussi simples que faciles à employer, ne manquent guère de rendre la santé, en favorisant l'éruption menstruelle : les emménagogues, qu'on administre dans ces cas, déconcertent le plus souvent la nature et aggravent presque toujours l'état des malades. — Dès que les règles sont établies, on doit éviter, pendant leur durée, toutes les causes qui pourraient en opérer la suppression. Le sexe, dans le temps de la menstruation, doit user d'aliments sains et faciles à digérer, et surtout se garantir du froid, qui est pour les femmes délicates une des causes les plus fréquentes de suppression : un degré de froid qui, dans tout autre temps, serait incapable de nuire, suffit le plus souvent, quand les règles coulent, pour les arrêter et altérer la santé. Les passions ont aussi la plus grande influence sur cette évacuation; la colère, la peur, le chagrin, etc., produisent souvent des suppressions opiniâtres, et une multitude de maux qui en sont la suite : c'est pourquoi les femmes doivent éviter, dans les temps critiques, les causes qui peuvent troubler la tranquillité de l'âme, et se livrer à la gaité.

Quand les règles ont une fois paru, elles reviennent tous les mois, à peu près à la même époque, si ce n'est dans les cas de grossesse et d'allaitement. La matrice emploie environ vingt à trente jours pour faire sa révolution; mais lorsque cette évacuation manque, ou n'a pas lieu dans une quantité convenable, il en résulte des maladies graves, qui sont occasionnées par des engorgements et des congestions humorales dans des organes différents, selon les progrès de l'âge. Il en est de même de toute évacuation périodique habituelle quelconque, et c'est une vérité établie par l'observation, que la suppression d'une hémorrhagie nasale, du flux hémorrhoïdal, etc., dérange sensiblement les fonctions, et souvent donne la mort (1). — Il arrive quelquefois aussi que les femmes, au lieu d'avoir leurs règles par les voies ordinaires, les ont par d'autres parties : c'est ce qu'on appelle *règles dévoyées*. Dans ce cas, elles ont lieu par la peau, les poumons, l'estomac, le nez, les oreilles, etc. On réussit souvent, dans le commencement, à les rappeler aux parties sexuelles; mais on y parvient rarement quand elles sont décidément déviées. Au reste, lorsque la santé n'en est pas altérée, et que les autres fonctions s'exercent d'une manière convenable, il vaut mieux rester tranquille et laisser agir la nature, que d'administrer des remèdes qui, dans ces cas, sont ordinairement nuisibles ou inutiles. — Lorsque l'évacuation menstruelle est

excessive, elle produit des affections très-dangereuses. Les effets des grandes hémorrhagies sont la prostration des forces, la lenteur de la circulation et de toutes les actions, l'extinction de la chaleur, la décoloration, la laxité et la cachexie. — L'époque de la vie où les règles cessent est critique pour la plupart des femmes, comme celle où elles commencent à s'établir. L'action dont la matrice n'est plus susceptible par rapport à l'âge, se dirige vers d'autres parties, et produit des accidents plus ou moins graves, selon la disposition du corps, et selon que telle ou telle partie est plus ou moins propre à l'emploi critique de ce reflux d'action. C'est aussi le temps où l'on voit le plus grand nombre de femmes être affectées de maladies chroniques et mourir. Mais aussi celles qui franchissent cette période, et chez lesquelles l'action que recevait la matrice s'est répartie à peu près également sur toutes les parties organiques, acquièrent souvent une santé meilleure et parviennent à un âge très-avancé. La tempérance et l'exercice sont les moyens les plus efficaces pour prévenir la menstruation excessive et les accidents qui accompagnent la cessation du flux menstruel. Les règles et leur cessation sont dans l'ordre de la nature, et ne sont point des maladies; elles ne le deviennent que par les excès, la violence des passions et la vie molle et oisive. On ne voit guère de paysannes ni de femmes du peuple affectées des maladies dépendantes de l'irrégularité, de la suppression et de la cessation des règles, si ce n'est celles qui mènent une vie sédentaire et semblable à celles des citadines, ou dont les mœurs sont déréglées. Les moyens de remédier à ces maux ne sont pas du ressort de l'hygiène, et en en parlant, j'outre-passerais les bornes de ce traité.

---

(1) Cela est quelquefois vrai; mais il ne l'est pas moins de dire que l'on attribue souvent à la suppression des écoulements périodiques des accidents qui dépendent de toute autre cause dont la suppression elle-même est une conséquence. C'est un point curieux de pathologie générale à éclaircir. (I. B.)

CLASSE SIXIÈME.

IMPRESSIONS ET PERCEPTIONS REÇUES PAR LES SENS

(PERCEPTA).

CHAPITRE PREMIER.

DES SENSATIONS.

L'âme a la plus grande influence sur le corps de l'homme. Les diverses affections qu'elle éprouve font naître dans l'organisme des changements utiles ou nuisibles, selon qu'elles opèrent la concentration ou l'expansion des forces, selon qu'elles favorisent leur libre circulation, ou qu'elles la gênent. Ce sont ces mêmes affections qui déterminent la volonté : celle-ci naît du sentiment qui nous attache aux objets qui agissent sur nos sens ou qui nous en éloigne, selon que leur impression est agréable ou pénible. Néanmoins le moral est dans une plus étroite dépendance du physique ; car toutes nos idées et nos affections viennent des sens, et doivent leur origine aux ébranlements des cordes nerveuses, qui, se propageant au cerveau, produisent le plaisir et la douleur. — Les sensations sont absolument nécessaires à la vie physique autant qu'à la vie morale : ce sont elles qui mettent en activité les différents foyers de la sensibilité, et qui établissent en quelque sorte leur contre-balancement réciproque ; elles apprennent à connaître les objets qui sont hors de nous, et qui peuvent contribuer ou nuire à notre conservation. Le fœtus partage celles de sa mère lorsqu'il est encore renfermé dans son sein ; ce n'est qu'à l'époque de sa naissance qu'il commence à éprouver les siennes propres d'une manière marquée. Les agitations et les vagissements de l'enfant qui vient de naître sont autant d'effets qui décèlent ses besoins et ses rapports avec les objets extérieurs ; ses sens sont affectés d'impressions pénibles dans les premiers instants ; mais insensiblement ils s'habituent à ces impressions, et dans la suite ils n'en sont pas trop irrités. Il n'y a que le tact et le sens gastrique qui soient agissants les premiers jours ; mais à mesure que la vie fait des progrès, les autres sens se développent et deviennent actifs, et l'on voit l'enfant se montrer sensible aux impressions des sons et de la lumière. Peu à peu le principe sensitif déploie son énergie, le cerveau acquiert la faculté de retenir les sensations qui lui sont transmises, et de se les retracer ; l'âme compare des idées, en saisit les rapports et forme des jugements. C'est à cette époque que commence la vie morale ; l'homme a la conscience de son existence et des êtres qui ne sont pas lui ; il montre du penchant pour les objets que l'expérience lui a appris être propres à renouveler l'activité de ses sens et à lui procurer des sensations agréables, et de l'aversion pour ceux qui nuisent à son existence. — La sensibilité, qui, comme je l'ai déjà dit, est l'élément de la vie, se développe donc avec les organes ; il en est de même de l'entendement.

« Præterea gigni pariter cum corpore et una
« Crescere sentimus, pariterque senescere mentem. »

Les facultés intellectuelles ne seraient-elles donc autre chose que la sensibilité elle-même ou la puissance de recevoir les impressions des objets extérieurs ? A la vérité, les opérations mentales semblent croître et s'étendre en même temps que le système organique ; la pensée s'active à un certain âge, se plie à tous les états du corps, languit avec lui durant la maladie et la vieillesse, et faiblit avec la machine. Néanmoins il ne paraît pas vraisemblable que l'intelligence soit une propriété de la matière organisée ; car la sensation n'est pas la pensée, quoi qu'en disent certains philosophes modernes, et il n'existe aucun rapport entre la nature du principe sensitif et celle de l'entendement. Il est bien plus probable que les facultés mentales sont exercées par un être réel, une émanation de la divinité, qui ne descend point dans l'abîme du tombeau, mais qui retourne vers son auteur (1).

Ce principe, dont la nature nous est entièrement inconnue, contient sans doute *virtuellement*, dès son origine, toutes les idées possibles. Il a besoin, tant qu'il est enchaîné à la matière, du secours des sens pour les mettre en *acte* et les percevoir. Telle est la raison pour laquelle il partage toutes les vicissitudes et les affections du corps ; mais lorsqu'il est dégagé de la matière et qu'il a recouvré sa pureté et sa liberté, il a la faculté de réaliser seul et de reproduire toutes les idées par l'acte unique de sa volonté. Soit qu'on regarde les sensations comme le développement des idées dont l'existence antérieure précède toute impression des objets qui sont hors de nous, soit qu'on les considère comme un pur effet de ces impressions qui font éclore la pensée (2), il est au moins très-certain que, durant notre course passagère, nous ne pouvons acquérir des idées, et communiquer avec le système des êtres physiques et intellectuels que par le moyen des sens : plus ces sens sont parfaits, plus la sphère des connaissances s'augmente et s'étend. Il est donc utile de les exercer, et de les appliquer aux objets d'une manière convenable. — Il ne faut pas confondre les sensations avec le sentiment. J'entends ici par sensations des affections du corps causées par les impressions des objets extérieurs sur les sens externes, et par sentiment, l'impression excitée dans l'âme par les sensations. D'après cela, toute sensation suivie du sentiment produit nécessairement le plaisir ou la douleur. Tout ce qui agit doucement sur les sens fait naître le plaisir, et toutes les causes qui les ébranlent violemment occasionnent la douleur. Le plaisir et la douleur sont donc, en dernière analyse, les effets des sensations, et appartiennent proprement au sentiment. Ces deux produits de la sensibilité ne diffèrent que par le degré d'intensité, et un grand plaisir est très-voisin de la douleur.

On appelle *plaisir* toute sensation qui donne lieu à un sentiment agréable qu'on désire de retenir et de conserver ; et *douleur*, celle pénible qu'on cherche à éloigner. — L'effet moral du plaisir est de déterminer dans l'âme un sentiment flatteur qui lui en fait désirer la continuité. L'effet moral de la douleur est, au contraire, un sentiment pénible qui s'accompagne du désir d'en écarter la cause. L'effet physique du plaisir, dit Desèze, est de produire dans l'organe sentant une érection, une dilatation et une intumescence, comme s'il voulait absorber cette sensation et se l'incorporer. L'effet physique de la douleur est, au contraire, de contracter, de resserrer la partie souffrante, comme si, en offrant une moindre surface, elle voulait se dérober à la sensation désagréable qu'elle éprouve, ou la supporter dans le plus petit nombre de points possible. Néanmoins la douleur n'est pas sans utilité : elle est le signal des dangers qui menacent l'existence, et souvent elle relève la vie quand elle s'affaiblit, et résiste aux causes qui tendent à l'altérer. C'est dans ce sens que Sydenham a dit : *Dolor amarissimum naturæ pharmacum ægro de vita prospicit.* La cessation de la douleur a quelquefois lieu lorsque la vie est le plus menacée, comme dans les cas de gangrène à la suite des inflammations : c'est qu'alors la sensibilité est éteinte dans la partie affectée, et que le principe sensitif n'oppose que des efforts impuissants à l'action de la cause morbifique qui tend à la destruction.

Dans les sensations accompagnées de plaisir, la sensibilité semble vouloir s'é-

---

(1) Le principe sensitif et le principe intelligent ne sont pas les mêmes, car ils sont souvent en contradiction. « Il n'est » personne qui, dans la vie, dit Desèze, » page 62, n'ait été dans le même temps » entraîné par un désir violent, et retenu » par une raison supérieure, qui n'ait » flotté entre ces deux volontés contra- » dictoires, au moins quelques instants ; » qui, par conséquent, n'ait senti au de- » dans de lui-même deux puissances op- » posées qui faisaient effort pour le sé- » duire, et dont l'une ne cédait que lors- » qu'elle était vaincue par une force » étrangère. C'est là l'*homo duplex* de » Buffon, et dont l'apôtre S. Paul parlait » dans son épître aux Romains : *Video* » *aliam legem in membris meis, repugnan-* » *tem legi mentis meæ.* »

(2) « Notre âme est au-delà de toute connaissance :
» Elle, qui connaît tout, ignore son essence.
» L'esprit à l'esprit même est un profond secret ;
» Il se sent, il se touche, et ne sait ce qu'il est. »

tendre, et en quelque sorte le répandre sur tous les organes ; de ses principaux foyers elle rayonne sur tous les points de l'organisme, et détermine de nombreux courants d'oscillations et d'humeurs vers la circonférence. Dans les sensations douloureuses, le principe sensitif, loin de se répandre, se concentre au contraire dans ses foyers, et y entraîne les mouvements et les humeurs. — Il ne faut pas croire, comme les médecins mécaniciens, que les sensations soient purement *passives* de la part des organes sentants, ou plutôt que ceux-ci se bornent à recevoir l'impression que font sur eux les objets sensibles : non-seulement ils éprouvent l'ébranlement que les corps leur communiquent, mais encore ils y mêlent un mouvement particulier ; ils réagissent sur eux, et ne souffrent pas simplement leur action. Ainsi la sensation s'accompagne d'une véritable action du principe sensitif, et elle n'aurait pas lieu si ce principe restait dans l'inaction. Cette vérité n'a pas échappé à Van-Helmont, lorsqu'il dit : *Sensus autem in scholis passive dicitur fieri, prout motus active; ego vero jam ostendi sensum a potestate, sive primario ante sensitivo, fieri per actionem, quamquam membra subjective patiuntur per objectorum sensibilium applicationem* (*De Lithiasi*, cap. iv.). Ainsi, le plaisir et la douleur sont évidemment des actions de ce principe conservateur, qui tend sans cesse à maintenir et à prolonger la vie des êtres animés.

Le sentiment de l'existence est le point central auquel se rapportent toutes les sensations, dans les premiers temps de la vie comme dans les âges subséquents. Les sens sont continuellement affectés par les objets qui sont hors de nous ; et, selon qu'ils éprouvent du plaisir ou de la douleur, il se forme des penchants et des aversions pour ces objets : mais, comme les sensations attachées aux premiers besoins de la vie sont celles qui affectent le plus et qui se répètent le plus souvent, il suit de là, et c'est une vérité d'expérience, qu'elles se gravent plus profondément dans le cerveau, et qu'elles donnent aux forces et aux humeurs des directions différentes, pour nous attacher aux objets de nos besoins, et nous faire éviter ceux de notre aversion ou de nos craintes. Telle est l'origine des habitudes qui dérivent uniquement du penchant inné qu'ont tous les êtres pour leur conservation.

Nos premières mœurs ne sont dans le fond que les premières habitudes du sentiment, c'est-à-dire des déterminations d'action, produites par le désir de jouir de ce qui est agréable, et d'écarter tout ce qui nous fait craindre des sensations contraires. A mesure que nous avançons dans la carrière de la vie, il naît d'autres besoins qui émanent de la société, et qui ont de même pour objet la jouissance des choses qui attachent, et l'aversion de celles qui paraissent s'opposer au bonheur. Il en résulte des actions, des habitudes et des mœurs qui, selon qu'elles sont utiles ou nuisibles au bien général et à celui de l'individu, sont réputées *vertus*, *vices* ou *crimes* — L'homme qui veut perfectionner son être et être heureux doit contracter trois genres d'habitudes : 1° celles qui tendent à conserver le ressort des sens ; 2° celles qui peuvent avancer et étendre les progrès de la raison ; 3° enfin celles de plier de bonne heure son âme à l'amour de l'ordre. Faire prendre aux sens, à l'entendement et à la volonté ces heureuses habitudes, voilà le précis de la morale et la base sur laquelle pose l'éducation sociale.

CHAPITRE II.

DES SENS EXTERNES (1).

Les sens sont les premiers maîtres et les premiers guides de l'homme ; ils lient son âme à tous les objets sensibles, la

---

(1) Tourtelle et la plupart de ceux qui ont écrit sur l'hygiène se sont évidemment mépris sur la nature des considérations physiologiques qui sont du ressort de cette branche de la science médicale ; ils ont perpétuellement confondu l'histoire physiologique des fonctions organiques et de leur mécanisme, avec l'action qu'exercent sur nous les agents hygiéniques qui viennent du dehors. C'est la principale cause des réclamations des physiologistes qui ont accusé l'hygiène de n'être, dans beaucoup de ses parties, qu'une extension de la physiologie. Mais ces réclamations ne sont fondées que sur une marche fautive qui a fait confondre cette partie de la physiologie qui a trait aux fonctions de l'économie animale, avec celle qui a pour objet la connaissance des modifications que les agents de l'hygiène impriment à nos organes. (T. B.)

modifient au point de lui faire connaître les qualités externes des corps, font naître sa pensée, et, comme autant de sentinelles, veillent à la sûreté et à la conservation du corps. — Tous les organes des sens ont une structure qui les met en rapport avec les êtres physiques sur lesquels ils doivent s'exercer, et qui en favorise la perception de la manière la plus avantageuse. Cette structure varie selon les différents organes, et la nature des sensations qu'ils sont chargés de transmettre au cerveau. L'ouïe porte à l'âme celle du son ; la vue lui imprime le sentiment de la lumière et des couleurs, et les images des objets ; l'odorat lui donne la perception des odeurs, et le goût celle des saveurs ; enfin le tact, ce sens universellement répandu sur toute l'habitude du corps, lui fait apercevoir et juger les qualités *tactiles*, telles que la chaleur, le froid, la dureté, la mollesse, le poli, l'âpre, etc. C'est à ce sens qu'appartient le plaisir de l'amour, cette sensation vive et ravissante, cette volupté indicible, qui transporte l'âme et fait goûter dans un court instant les plus parfaites délices. — On peut ranger les sens externes dans deux ordres : 1° ceux qui reçoivent immédiatement les impressions des objets ; 2° ceux qui ne les reçoivent que médiatement. Les premiers ont des houppes nerveuses plus ou moins avancées et recouvertes de l'épiderme ; tels sont les organes du tact, du goût et de l'odorat. Les autres, tels que les yeux et les oreilles, ne reçoivent d'impression que par l'intermède de l'air, et ont des membranes lisses et polies, qui ne sont que des expansions nerveuses.

§ 1er. *Du toucher.* — Le toucher ou tact est le sens le plus général et le plus simple. Son domaine est le plus étendu ; tous les animaux en jouissent, depuis l'homme jusqu'au polype. Toute la surface extérieure du corps est l'organe de ce sens, qui a pour élément un nombre prodigieux de mamelons mous, formés par la pulpe des nerfs, qui se ramifient à l'infini et se terminent à la peau recouverte de l'épiderme. Les impressions qu'ils reçoivent des objets du dehors, et qu'ils transmettent au cerveau, donnent l'idée des qualités tactiles. Le toucher apprend à connaître la résistance des corps, leur impénétrabilité, leur figure, leur étendue ; c'est par lui que nous recevons les premières notions des distances et du mouvement. C'est de lui

que nous viennent ces premières perceptions dont le résultat est de nous faire éviter machinalement certains objets et en désirer d'autres, pour notre conservation. — Le toucher n'est proprement qu'un contact de surface. Les corps froids, en contractant les fibrilles nerveuses de la peau, produisent la sensation du froid ; le calorique, en les dilatant, excite la sensation de la chaleur. Une impression douce fait naître la volupté ; plus forte, elle produit la douleur ou un état voisin de la douleur. — L'homme est l'être le plus sensible aux impressions tactiles ; il jouit du tact dans un plus haut degré, et l'a plus parfait que les autres animaux, à raison de la finesse de sa peau et de l'abondance des nerfs qui s'y ramifient. C'est à ce sens qu'il doit en grande partie la supériorité qu'il a sur eux. Buffon observe avec raison qu'il est plus immédiatement le sens de l'âme : au moins il est le premier qui l'avertit de son union au corps ; il est de tous les sens le plus fréquemment exercé, le plus sûr et le plus propre à corriger les erreurs des autres. À la vérité, les idées acquises par le tact sont faibles, confuses, et se gravent difficilement dans la mémoire ; mais on peut l'augmenter, l'étendre et lui donner un très-grand degré de perfection. On a vu des bijoutiers l'avoir tellement exquis qu'ils connaissaient la qualité des pierres précieuses par la seule impression qu'elles font sur la langue ; il y a eu parmi les aveugles d'habiles sculpteurs et de grands géomètres. C'est particulièrement la main, et surtout l'extrémité des doigts, qui jouit du toucher le plus exquis, parce que l'organisation de cette partie est telle, qu'elle est composée de parties très-flexibles et très-mobiles ; qu'elle peut ainsi s'ajuster sur la surface des corps, les embrasser par un plus grand nombre de points, et nous donner de justes idées sur leur forme, leur figure, etc. On voit, d'après cela, que la sensation du tact doit être affaiblie et émoussée chez les animaux dont l'épiderme est couvert de poils, et la patte enveloppée d'une substance cornée ou d'écailles épaisses, et que ceux qui n'ont aucun organe analogue à la main de l'homme ont un cercle de perceptions très-borné. — On ne saurait trop s'appliquer à perfectionner l'organe du tact, que les femmes, naturellement plus sensibles que les hommes, ont plus fin et plus exquis, car c'est ce sens qui est le plus propre à agrandir la sphère des connaissances humaines, et à rectifier les illusions dans lesquelles peuvent nous faire tomber les autres sens. L'usage des bains et des lotions, un travail modéré, et surtout la propreté, sont les moyens les plus efficaces pour remplir ce but. L'organe du toucher devient calleux par des vices particuliers de la peau, et par les travaux rudes et habituels de la main.

§ II. *De l'odorat.* — L'odorat est dans l'homme le moins parfait des sens; il est beaucoup plus fin chez certains animaux. Le singe reconnaît une femme au moyen de ce sens, sous quelque forme qu'elle se déguise. Le chien suit le gibier à une très-grande distance, quoiqu'il ne le voie pas, par les seules émanations qui frappent son odorat; et c'est peut-être ce sens qui est le principe de sa fidélité. L'odorat ne jouit pas d'une grande énergie dans l'homme, et il paraît que si le tact lui donne de la supériorité sur tous les animaux, c'est qu'il a moins besoin d'appéter que de connaître. Néanmoins il est des exemples qui prouvent que ce sens peut atteindre dans l'homme la perfection de celui des animaux. L'histoire fait mention d'un philosophe de la Grèce qui distinguait, par l'odorat, une vierge de la fille qui s'était livrée aux plaisirs de l'amour. Un religieux de Prague, dont il est parlé dans le *Journal des Savants*, de 1684, distinguait de même, en les flairant, une fille d'une femme, et une personne chaste de celle qui ne l'était pas. Aux Antilles, on a vu des nègres qui suivaient les hommes à la piste, et qui distinguaient très-bien les traces d'un blanc de celles d'un Africain. Le chevalier Digby parle d'un enfant élevé dans les bois, dont l'odorat avait acquis tant de finesse qu'il s'apercevait de l'approche de l'ennemi; mais ayant changé dans la suite sa manière de vivre, l'énergie de ce sens diminua considérablement: cependant il distinguait encore très-bien sa femme d'une autre en la flairant. Son nez, pendant la nuit, lui tenait lieu de la vue. Il paraîtrait, d'après cela, que la perfection de l'odorat dépend non-seulement de l'organe, mais encore du genre de vie, et surtout de la privation des odeurs fortes dont l'homme abuse sans cesse, et qui usent l'organe odorant. — Le nez est le principal organe de l'odorat; il est tapissé intérieurement par la membrane pituitaire. Les narines, qui sont partagées par l'os vomer, sont recouvertes par cette membrane, qui est composée de deux lames qui concourent à la perfection de l'odorat. En effet, on observe que plus cette membrane a d'étendue, plus l'odorat est exquis, comme chez certains animaux dont les cornets inférieurs du nez sont plus considérables que chez l'homme. La première lame de la membrane pituitaire, qui est l'interne, peut être considérée comme le périoste du nez et de ses cornets. La seconde, qui est l'externe, est parsemée, dans toute son étendue, de glandes muqueuses qui excrètent la pituite, et de mamelons nerveux sur lesquels agissent les miasmes qui émanent des corps odorans. C'est dans le temps de l'inspiration que les odeurs se développent sur la membrane pituitaire: ce qui le prouve, c'est que ceux qui ne peuvent respirer par le nez, comme il arrive dans le *coryza* (enchifrènement), ou lorsque cette partie est obstruée par des polypes, ne peuvent pas percevoir les odeurs. Une observation de La Hire fils vient à l'appui de ce que j'avance: il rapporte avoir vu un homme qui évitait la sensation des mauvaises odeurs en remontant la luette, et en rompant ainsi la communication qui a lieu entre la bouche et le nez.

Il paraît que la nature a placé l'odorat près de l'organe du goût pour en prévenir les erreurs. C'est pourquoi Lecat et Duhamel l'ont regardé non comme un sens particulier, mais comme un supplément de celui du goût. En effet, nous sommes avertis par l'odorat des qualités bonnes ou mauvaises de la plupart des substances alimentaires. L'aveugle n'a pas d'autre moyen pour s'assurer de ces qualités, avant que de porter les aliments à sa bouche; il obéit au vœu de la nature qui a attaché le sentiment du plaisir à tout ce qui peut conserver la vie, et un sentiment désagréable à tout ce qui est nuisible. C'est ainsi que toutes les plantes qui répandent une odeur suave sont analeptiques, et que celles dont l'odeur est vireuse sont des poisons. Cardan pensait qu'un odorat exquis était un indice d'esprit, parce que, disait-il, la température chaude et sèche du cerveau aiguise ce sens, et que cette température rend l'imagination plus vive et plus féconde. Il paraît que les Romains étaient dans cette même opinion: ils appelaient un homme d'esprit *vir emunctæ naris*, et Martial leur donne la finesse de l'odorat du rhinocéros. Néanmoins cela ne se trouve pas toujours vrai: on voit quelquefois des imbéciles avoir le sens de l'odorat très-exquis.

La sensibilité de l'odorat s'émousse et se perd par l'usage des odeurs fortes et des parfums inventés par le luxe. Le tabac en poudre pris par le nez dessèche et atonise les nerfs olfactifs. « Notre odo» rat, dit l'auteur de la Philosophie de » la Nature, deviendrait peut-être égal » à celui des animaux, sans la manie des » parfums factices, et l'usage de cette » poudre ammoniacale et corrosive que » l'Europe entière, depuis un siècle, » semble avoir adoptée, et qui, comme » les liqueurs fortes, ne donne un mo» ment de ressort à l'entendement que » pour le conduire par degrés à la stu» pidité. » Ainsi, ceux qui veulent conserver et perfectionner ce sens doivent fuir les odeurs fortes et s'abstenir du tabac. — Les odeurs ont une action puissante sur le système nerveux; elles excitent des sensations voluptueuses, d'autres fois des évanouissements et d'autres accidents; elles sont quelquefois aussi des remèdes héroïques, lorsque les substances qui les fournissent sont administrées par une main sage et prudente. Leur action est d'autant plus grande qu'elles sont plus développées. Avant que de parler de leur influence sur l'économie animale, il ne sera pas hors de propos de donner une idée succincte des causes qui opèrent le développement de l'arome ou principe odorant, appelé par Boerhaave *esprit recteur*, et qui sont l'air, le calorique, la lumière et le fluide électrique. — L'air, ce fluide invisible, est, comme véhicule des odeurs, une des causes essentielles de leurs effluves, ainsi que le prouve l'expérience. Si on place une substance très-odorante sous le récipient de la machine pneumatique, et qu'on fasse le vide, on s'aperçoit bientôt que l'odeur de cette substance diminue à mesure qu'on extrait l'air du récipient. — Le calorique est un des agents qui concourent le plus au développement des odeurs; il favorise l'expansion du principe odorant, qu'il sépare des autres parties constituantes des corps, et le force, en quelque sorte, à manifester sa présence par l'impression qu'il porte sur l'organe de l'odorat. Si on chauffe une substance inodore, elle ne tarde pas à répandre de l'odeur; c'est ce qui arrive à certains bois dans les mains du tourneur, par les frottements qui excitent la chaleur dans ces corps. Si, au contraire, on prive de chaleur une matière odorante

quelconque, si l'on met des fleurs très-odorantes, par exemple, dans un lieu très-humide, leur odeur diminue sensiblement.

La lumière concourt puissamment au développement de l'arome dans la plupart des plantes. Leur odeur diminue à mesure qu'on les prive de la lumière. M. Gouan, professeur dans la très-justement célèbre école de médecine de Montpellier, a observé que les végétaux les plus odorants, privés du contact de la lumière, perdent entièrement leurs odeurs dans les serres, malgré la chaleur qu'on y soutient à plus de vingt-cinq degrés. — Le fluide électrique influe aussi sur le développement des odeurs, comme le prouvent les belles expériences de Bertholon. « J'ai placé, » dit-il, plusieurs ognons de jacinthe et » de jonquille dans divers vases. Lorsque » les fleurs furent nées et eurent pris un » commencement d'accroissement un peu » marqué, et avant que l'odeur naturelle » de la plante se fît sentir, j'électrisai la » moitié du nombre de ces vases de fleurs. » Je répétai l'électrisation pendant quel» ques jours, chaque jour demi-heure le » matin et autant le soir, et j'observai, » après l'électrisation, que les fleurs » électrisées avaient acquis leur odeur » propre, ce que n'avaient pas fait les » autres plantes non soumises à l'élec» tricité : le fluide électrique accélère » donc l'époque de l'émanation des vé» gétaux. J'ai encore observé, ajoute-t» il, que les fleurs électrisées expri» maient plus fortement la nature de » leur odeur propre que les fleurs non » électrisées, celles-ci étant examinées à » des distances correspondantes à celles » des premières, et dans le temps » où les fleurs avaient acquis naturelle» ment tout l'accroissement et la perfec» tion nécessaires pour exhaler leur » odeur. » Il suit de là que plus l'électricité atmosphérique est considérable, plus l'odeur des plantes est forte et accélérée; et c'est ce que confirme l'observation. — Les effluves odorants sont donc une sorte d'évaporation qui est due aux causes que je viens d'énoncer; mais un phénomène bien singulier, c'est que, quoique la matière odorante se résolve continuellement en vapeurs, on n'observe néanmoins aucune diminution sensible dans son volume ni dans son poids. Le principe odorant est donc d'une nature extrêmement déliée, subtile et volatile. — L'influence des odeurs sur l'économie animale varie selon le degré de sensibilité, de l'idiosyncrasie propre à chaque individu, ainsi que des principes dont sont composées les substances odorantes. Lorry les a réduites à cinq classes principales : les odeurs camphrées, narcotiques, éthérées, acides et alcalines volatiles (1).

Les odeurs les plus suaves ne sont pas innocentes. Les matières odorantes qui les exhalent laissent dégager beaucoup d'air méphitique, et renferment pour l'ordinaire un principe vireux délétère. Les fleurs de rose, de jasmin, de violette, etc., répandent une odeur vireuse à laquelle on doit rapporter principalement un grand nombre d'accidents funestes produits par ces fleurs renfermées dans un petit appartement. Des anxiétés, des douleurs de tête, des convulsions, des évanouissements, sont souvent la suite de ces exhalaisons odorantes. Les personnes qui ont le genre nerveux très-irritable doivent les fuir avec le plus grand soin : ce sont elles qui, par leur constitution, sont le plus exposées à ressentir leurs malignes influences. On a vu même quelquefois la mort produite par cette seule cause. Ingenhousz cite l'exemple d'une fille morte à Londres en 1719, par l'odeur des lis. Triller a donné l'histoire tragique d'une jeune fille morte par l'odeur des violettes, et l'observation d'une autre qu'on rendit à la vie en enlevant les fleurs qui l'avaient asphyxiée. Tout le monde connaît l'effet du musc et du safran sur quelques personnes. L'exhalaison du noyer passe pour être très-dangereuse. Le principe vireux est inaltérable; l'opium, où il existe en grande quantité, ne perd jamais son odeur ni sa vertu narcotique, quelque changement qu'on lui fasse subir. L'ambre, le musc, le castoréum, exhalent une odeur vireuse. Il en est de même des huiles animales, qui, d'après les expériences de Lorry, ne doivent leurs propriétés anti-spasmodiques qu'au principe vireux.— Les odeurs éthérées, telles que celles qu'exhalent la menthe poivrée,

l'anis étoilé, etc., font sur le genre nerveux une impression très-vive et qui est aussi prompte que leur volatilisation. Leur principe existe dans un grand nombre de végétaux; il n'est dû dans la plupart qu'à la fermentation qui a lieu dans le temps de leur accroissement. Le premier degré de putréfaction qu'éprouvent certains fruits y développe une odeur d'éther très-caractérisée. Les substances qui l'exhalent jouissent de la vertu antispasmodique et carminative. — L'arome acide se trouve presque toujours uni aux substances aromatiques; il se rencontre aussi dans beaucoup de fruits aigrelets. Toutes ces substances éveillent les sens, égaient, et sont amies de l'homme, — Toutes les odeurs qui, par une acrimonie qui leur est propre, picotent les yeux et font couler les larmes, sont *alcalines volatiles* ou *ammoniacales*: les crucifères et surtout les ognons appartiennent à cette classe. Les substances qui contiennent un principe âcre et volatil sont très-excitantes et peuvent être employées avantageusement dans bien des cas. Telles sont les cinq classes d'odeurs auxquelles on peut rapporter le plus grand nombre de variétés que nous offrent la nature et l'art.

§ III. *Du goût.* — Le goût a son siége principal dans la langue et le palais : ces organes ont, de même que la peau, des papilles nerveuses, mais qui sont plus saillantes et plus épanouies. Ce sens est une sorte de tact, mais il diffère beaucoup de celui de la peau quant à la manière dont il reçoit les impressions des corps. Celles-ci sont purement physiques et mécaniques pour le toucher, et elles sont vraiment chimiques pour l'organe du goût. L'action des substances sapides ne diffère pas essentiellement de la causticité, mais seulement par le degré d'énergie; car les matières les plus caustiques sont celles dont la saveur est la plus forte, et celles qui sont dépourvues de toute causticité sont absolument insipides. La saveur, qui n'est que la causticité affaiblie, n'est autre chose qu'un effet de l'attraction que les substances savoureuses et caustiques exercent sur l'organe du goût, en sorte qu'on peut le considérer comme un sens chimique qui est diversement affecté par les substances sapides, selon qu'elles tendent plus ou moins à se combiner avec l'organe, selon qu'elles s'y appliquent avec plus ou moins de force, et que peuvent le permettre aux molécules de ces

---

(1) Fourcroy divisait les odeurs en cinq genres :

1er *Genre*, odeurs extractives.
2e *Genre*, odeurs huileuses fugaces.
3e *Genre*, odeurs huileuses volatiles.
4e *Genre*, odeurs aromatiques et acides.
5e *Genre*, odeurs hydro-sulfureuses.

(I B.)

substances leur masse et leur figure. Il n'y a par conséquent de corps sapides que ceux dont les parties sont disposées, les unes à l'égard des autres, de manière que leur tendance à l'union ne soit pas entièrement satisfaite, et qu'il en reste assez pour produire sur l'organe du goût une action plus ou moins forte. — On voit, d'après cela, le cas que l'on doit faire de ces vaines théories dans lesquelles on prétend réduire les goûts primitifs au nombre de sept, de même qu'il n'y a que sept couleurs et sept tons. Il n'y a point de saveurs primitives, mais un nombre prodigieux de degrés de causticité, depuis celui qui altère et détruit l'organe du goût, jusqu'au dernier terme voisin de l'insipidité. Poncelet a prétendu que les saveurs consistaient dans les vibrations plus ou moins fortes des sels, qui agissent sur le sens du goût, comme les sons consistent dans les vibrations de l'air, qui agit sur l'ouïe : selon lui, de même que les corps sonores, les saveurs ont leurs tons générateurs, dominants, majeurs, mineurs, graves, aigus, leurs *comma* mêmes, et tout ce qui en dépend, par conséquent leurs consonnances et leurs dissonnances. Sept tons pleins font la base de la musique sonore : les saveurs primitives sont aussi au nombre de sept ; ce sont l'*acide*, la *fade*, la *douce*, l'*amère*, l'*aigre-douce*, l'*austère* et la *piquante*. Mais il est faux que les sels qui agissent sur l'organe du goût éprouvent des vibrations ; il est des saveurs qui n'appartiennent à aucune de celles que l'auteur désigne comme primitives, et qui ne participent d'aucune d'elles. D'ailleurs, on ne voit ni progression ni proportion harmoniques dans les saveurs, à moins qu'on ne veuille en voir dans toutes les combinaisons et dans toutes les compositions des corps. — Le sens du goût est sujet à plusieurs erreurs : l'état de la salive le vicie dans la maladie, et les qualités de l'air en font varier la force ; il est plus obtus le matin, immédiatement après le lever ; le froid et le chaud excessifs des substances sapides en diminuent l'énergie. Il est des corps qui, seuls, ne produisent aucune impression sur le goût, et qui deviennent sapides par leur mixtion ou leur union avec d'autres. — Le goût est un des sens auxquels la nature a attaché les plus grandes jouissances ; mais plus les voluptés qui en naissent sont douces, plus il est facile d'en abuser. L'homme qui est esclave des sens épuise la coupe du plaisir, et celui-ci se transforme en douleur ; bientôt, blasé à force de jouir, il ne trouve plus de moyens pour exciter son palais que dans les stimulus les plus violents ; il accélère ainsi le terme de ses jours, en avalant les poisons lents de la cuisine d'Apicius. L'homme qui veut jouir longtemps et conserver le sens du goût doit peu jouir, ne jamais excéder le besoin, et se contenter des aliments les plus simples et qui ont subi le moins d'apprêts.

§ IV. *De l'ouïe*. — L'ouïe a pour objet les sons : elle est un sens précieux qui nous met en rapport avec le monde moral, parce qu'il est essentiellement lié à la parole. Ce n'est que par son secours que l'homme peut apprendre à imiter les sons, au moyen desquels il peut communiquer par la pensée avec ses semblables, et étendre son existence morale. Ce sens est le fondement de toutes les institutions sociales ; sa privation est un des plus grands obstacles qui s'opposent à ce que les animaux puissent étendre la sphère de leurs connaissances. « Dans » l'impuissance, dit Condillac, où sont » les bêtes de se communiquer leurs découvertes et leurs méprises particulières, elles recommencent à chaque génération les mêmes études ; elles s'arrêtent après avoir fait les mêmes progrès. » — Le sens de l'ouïe réside dans l'intérieur de l'oreille, qui est une vraie machine acoustique, qu'il est important de connaître. — L'oreille est composée de trois cavités. La première, qui est externe, et que l'on voit sans le secours de la dissection, est une sorte de conque ou d'entonnoir. La seconde, ou la cavité moyenne, a une forme tubulaire, et se nomme la *caisse*. Enfin la troisième, ou celle qui est plus avancée dans l'intérieur, a été appelée le *labyrinthe*. La conque est l'embouchure du méat auditif, qui est en partie cartilagineux et en partie osseux. C'est au fond de ce conduit que l'on rencontre cette membrane fine qui porte le nom de *tympan* ou de *tambour*. Elle est située obliquement ; cette disposition la met à l'abri des fortes commotions de l'air, et se tend ou se relâche au moyen d'un petit muscle qui est couché sur sa face postérieure. — La caisse renferme trois osselets, que leur figure a fait nommer le *marteau*, l'*enclume* et l'*étrier*. Le manche du marteau adhère au tympan par le petit muscle dont je viens de parler ; sa tête s'articule avec l'enclume ; celle-ci, qui a deux jambes inégales, appuie par la plus longue sur la tête de l'étrier. La trompe d'Eustache, qui est un conduit communiquant de la bouche à la caisse, renouvelle l'air de cette dernière. — La cavité intérieure, que ses routes tortueuses ont fait appeler le labyrinthe, présente une espèce de *vestibule*, trois *canaux demi-circulaires*, et un canal tourné en spirale, nommé le *limaçon*, divisé en deux rampes, dont l'une est supérieure et l'autre inférieure. Toutes ces parties sont d'une consistance dure et tapissées intérieurement de filets nerveux qui viennent du nerf auditif. — L'oreille interne reçoit tous ses nerfs de la septième paire. Chacun des nerfs de cette paire est double, et se distingue en portion molle et en portion dure. Le tronc, appelé *portion molle*, qui est inférieur et postérieur à la portion dure, se distribue dans le limaçon, le vestibule et les canaux demi-circulaires. La *portion dure* fournit une branche à la caisse et à plusieurs autres parties circonvoisines.

Le son consiste dans les vibrations des molécules du corps sonore. L'air, véhicule du son rassemblé par la conque, frappe le tympan et lui communique les ébranlements qu'il a reçus du corps sonore. Ces ébranlements sont transmis par deux voies au labyrinthe. L'une est la portion d'air renfermée dans la caisse, qui, frappée par la membrane du tympan, transmet ses propres ébranlements à une membrane fine appliquée à une petite ouverture appelée *fenêtre ronde*, qui répond à la rampe inférieure du limaçon; les filets nerveux dont cette rampe est tapissée portent les ébranlements jusqu'au nerf auditif. L'autre voie est dans les osselets. Le marteau, mû par le petit muscle du tympan, frappe l'enclume, et celle-ci l'étrier. La base de ce dernier communique l'ébranlement dans le vestibule, par le moyen d'une membrane sur laquelle elle repose, et qui ferme une petite ouverture nommée la *fenêtre ovale*. Celle-ci, qui s'ouvre dans le vestibule, forme la communication avec les canaux demi-circulaires et la rampe supérieure du limaçon. Les filets nerveux qui recouvrent cette rampe et ces canaux portent les impressions phoniques au tronc principal, et par lui jusqu'au siège de l'âme. Il est probable que chacun des filets nerveux dont est composé l'organe acoustique a son ton propre relativement à sa grosseur et à sa longueur, et qu'il ne résonne que lors-

qu'il est à l'unisson des corps sonores, à peu près de la même manière qu'une corde de violon vibre sans être touchée, quand on en frappe une autre qui est montée au même ton. C'est particulièrement dans le limaçon que se trouvent les filets nerveux résonnants; il en est de toute grosseur et de toute longueur, puisque le limaçon va en s'élargissant depuis son sommet jusqu'à sa base. Ainsi les fibres qui tapissent la base de la pyramide sont appropriées aux sons graves; celles du sommet le sont aux tons aigus, etc. — On ne connaît pas encore le degré d'importance de chacune des pièces dont est composée l'oreille de l'homme; mais on ne peut douter que la perfection de l'organe ne dépende de leur ensemble. Si les osselets ne sont pas absolument essentiels, ils sont au moins d'une grande utilité pour la perception des sons; car on les retrouve, d'après l'observation du célèbre Vicq-d'Azir, dans tous les animaux, depuis le reptile jusqu'à l'homme, à cette différence près qu'un seul suffit aux reptiles et aux oiseaux. Il résulte encore des observations de cet anatomiste, que les canaux demi-circulaires sont absolument essentiels à l'organe de l'ouïe, puisqu'on les rencontre dans tous les animaux qui jouissent de la faculté de percevoir les sons. Le limaçon est propre à l'homme et aux quadrupèdes; les oiseaux, qui ont néanmoins le sens de l'ouïe très-fin, en sont entièrement dépourvus.

On connaît en général les sons sous le nom de *tons*, qu'on divise en tons graves et en tons aigus; mais ces deux espèces de tons ne sont que relatifs les uns aux autres, et le ton qu'on regarde comme grave est aigu comparé à un autre plus grave. Il en est de même des tons aigus, qui sont graves par rapport à d'autres plus aigus. Ce qui rend le son aigu ou grave est le plus ou moins grand nombre de vibrations que fait le corps sonore dans un temps donné. Plus les vibrations sont nombreuses, plus le son est aigu; moins il s'exécute de vibrations dans le même espace de temps, plus le son est grave. Ainsi, de deux cordes de violon également tendues, celle qui sera la plus courte rendra des tons plus aigus, parce que ses vibrations s'achèveront en moins de temps. Par la même raison, de deux cordes égales longues, mais inégalement tendues, la plus lâche donnera les tons les plus graves; et de deux cordes de même longueur, également tendues, mais d'un diamètre inégal, celle qui aura le plus grand diamètre rendra le ton le plus grave. Une corde dont le diamètre, tout le reste étant égal, est double de celui d'une autre, sonne à l'octave basse de celle-ci. On observe encore que dans, les cordes de même longueur, de même diamètre, et qui sont également tendues, la gravité du son est comme la flexibilité de la matière dont sont faites les cordes. Ainsi, une corde d'or donne, tout étant égal d'ailleurs, la quinte basse de celle de fer. Enfin, le son le plus grave que l'oreille humaine puisse percevoir est celui qui est rendu par un corps faisant trente vibrations dans une seconde; et le plus aigu, par celui qui fait, dans le même espace de temps, sept mille sept cent vingt vibrations. Au-dessous du premier terme, et au-dessus du second, on n'entend aucun son. — Sauveur prétend que l'homme peut distinguer et éprouver avec plaisir les différentes sensations auxquelles donnent lieu tous les tons qui sont compris en dix octaves. Euler borne ce dernier nombre à huit. On peut juger d'après cela de la prodigieuse quantité de tons différents que l'on peut distinguer; car, une oreille faite pour l'harmonie distingue sans peine, dans chaque octave, quarante-trois différences ou *mérides*. — On ne compte que sept tons primitifs dans une octave; car on doit regarder le huitième comme le premier de la seconde octave. On nomme *octave* l'intervalle entre deux cordes dont l'une fait deux fois plus de vibrations que l'autre dans le même temps. On l'appelle *quinte*, quand la proportion est de 3 à 2; *quarte*, quand elle est de 4 à 3; *tierce majeure*, lorsqu'elle est de 5 à 4; *tierce mineure*, quand elle est de 6 à 5; *sixte majeure*, celle de 5 à 3; et enfin, *sixte mineure*, celle de 8 à 5. Ce que je viens de dire des cordes s'applique également à tous les autres corps sonores, et est le fondement de la musique, qui a une si grande influence sur l'homme.

Les anciens connaissaient bien le pouvoir de la musique. Les législateurs firent entrer les préceptes de cet art dans les codes qu'ils donnèrent aux nations; on en faisait usage dans les fêtes religieuses, dans les festins et même dans les combats. Mais, dans la suite, cet art, dont l'objet n'avait été dans le principe que de célébrer les dieux et les héros, et d'adoucir les mœurs, dégénéra : les acteurs le profanèrent, et le firent servir aux plus honteuses débauches. — La musique exerce un grand pouvoir sur l'économie animale, et tyrannise en quelque sorte les cœurs sensibles. Elle inspire le courage aux soldats, elle déride le front de la sagesse austère, elle charme les cœurs tendres, et exprime les plaintes et les soupirs des amants. La connaissance des sons bien proportionnés excite à la joie et à l'allégresse. Les dissonnances non préparées et réitérées peignent la surprise, la fureur, le désespoir. Le mode chromatique, qui procède par plusieurs semi-tons consécutifs, exprime la douleur et la tristesse. Les différents mouvements des airs ne contribuent pas peu à remuer l'âme et à la calmer. Une mesure vive et animée inspire la gaité. Est-elle précipitée, elle produit le dépit et la colère : c'est ainsi que la tempête et l'orage annoncent le courroux de la nature. Est-elle grave, elle élève les sentiments. Lente, elle dispose à la mollesse et au repos. Enfin, est-elle languissante, elle peint l'affliction, émeut la pitié, et porte dans le cœur le germe de la mélancolie et de la tristesse. — Les médecins se sont servis, dès la plus haute antiquité, de la musique comme d'un moyen préservatif et propre à calmer les douleurs. On la prescrivit à Ulysse pour le guérir d'une plaie faite par la morsure d'un sanglier; et, en effet, elle possède la vertu de rétablir le calme et la sérénité, d'émousser et d'affaiblir le sentiment de la douleur; et comme une situation agréable de l'âme favorise l'expansion des forces et leur divergence vers l'organe extérieur, elle peut être très-utile dans tous les cas d'irritation, de spasme et de douleur : aussi l'a-t-on employée quelquefois avec succès dans ces affections. Albert, duc de Bavière, fils de Frédéric, éprouvait un soulagement marqué dans les douleurs cruelles de goutte à laquelle il était sujet, au moyen d'une musique douce et soutenue. Gessner cite un Italien tourmenté d'une violente sciatique depuis un an, et dont il fut guéri par la musique dansante.

Cette dernière espèce de musique a un avantage qui lui est propre, celui de diminuer la fatigue. Lorry remarque que les mouvements peuvent être continués très-long-temps lorsqu'ils sont aidés du rhythme. En effet, il est beaucoup de jeunes personnes qui sont fatiguées du plus léger exercice, et qui passent des nuits entières à danser au son des instruments, sans en éprouver beaucoup de lassitude. Le maréchal de Saxe avait observé que les troupes en marche se fatiguaient bien moins lorsqu'on battait la caisse que lorsqu'elles marchaient en silence. — C'est sur les passions et les affections nerveuses que la musique a la plus grande action : de là vient qu'on la divise en *incitative* et en *calmante*. Son influence sur le moral est connue depuis bien long-temps. Lorsque Achille entrait en fureur, Chiron l'apaisait avec la guitare : Saül, affecté d'une mélancolie nerveuse, fut guéri par la harpe de David. Asclépiade regardait la musique comme le remède le plus efficace dans les délires furieux : Arétée la recommandait dans la mélancolie religieuse. — Cet art ne jouit pas seulement de la vertu de calmer les passions, il a encore celui de les exciter. « Un musicien, dit Platon » (Republ., liv. III.), enseigne quels » sont les sons capables d'exciter l'au- » dace et la modestie, la bassesse de l'âme » et la magnanimité. » Mais un exemple frappant que l'antiquité nous a laissé du pouvoir de la musique pour animer les passions, est celui d'Alexandre, que Timothée pouvait jeter dans les transports de la fureur la plus violente, et qu'il calmait à son gré en changeant de mode. L'histoire moderne fait mention d'Eric-le-Bon, roi de Danemarck, qu'un musicien jeta, avec toute sa cour, dans une profonde tristesse, puis dans la joie la plus vive, et enfin, dans un emportement si violent que le roi qui, prévenu de la magie de l'art de ce musicien, avait fait éloigner toutes les armes, enfonça une porte pour s'en procurer, et tua quatre personnes. Amurat IV, qui venait de massacrer ses frères, fut tellement adouci par un autre musicien, non moins habile, qui était condamné à mourir, que celui-ci arracha des larmes à ce tigre empereur, et qu'il en obtint, non-seulement sa vie, mais celle de ses amis qui devaient subir le même sort (1).

La musique n'opère plus de nos jours les mêmes prodiges : c'est que celle des anciens, plus expressive et plus mélodieuse que la nôtre, avait quatre modes principaux très-pathétiques : le *dorien*, qui était destiné aux chants graves et religieux ; le *phrygien*, qui excitait les transports de la colère et de la fureur ; le

lydien, qui exprimait les plaintes et les regrets ; et enfin l'*éolien*, qui disposait à l'amour et au plaisir. — Quoique la musique moderne n'ait pas sur le moral la même influence que l'ancienne, elle est néanmoins capable de produire des effets médicaux ; et l'observation prouve qu'elle a été utile dans plusieurs maladies. — Peu de personnes ignorent qu'elle guérit souvent une sorte de mélancolie qui est particulière à la partie méridionale du royaume de Naples, qui règne en été surtout, et qui revient quelquefois plusieurs années de suite à la même époque. On a attribué pendant long-temps cette affection à la morsure de la tarentule, espèce d'araignée de ce pays ; mais il est bien prouvé aujourd'hui que cet insecte n'y a aucune part. Pour guérir cette sorte de délire, un joueur de violon ou d'un autre instrument essaie plusieurs airs dansants, jusqu'à ce qu'il en ait trouvé un qui fasse impression sur le malade : dès-lors celui-ci s'anime peu à peu, et bientôt après se met à danser ; il danse quelquefois plusieurs heures de suite. Cet exercice, répété plus ou moins souvent, ne manque jamais de produire l'effet qu'on en attend, et guérit pour l'ordinaire, soit dans une première attaque, soit dans les suivantes, lorsqu'elles se répètent. — Il est une multitude d'observations qui prouvent l'efficacité de la musique dans d'autres maladies. Les Américains s'en servent dans presque toutes, pour dissiper la crainte, ranimer le courage et relever les forces. Un organiste qui était dans un délire violent fut calmé par un concert qu'on exécuta chez lui. J'ai vu les mêmes effets produits par la musique sur un organiste de Besançon, affecté d'une fièvre bilieuse putride avec un délire furieux : rien ne pouvait le calmer qu'un concert que ses amis venaient exécuter dans sa chambre, pendant une grande partie de la journée. — Dodart rapporte (*Hist. de l'Acad. des Sciences*, 1707, page 8) qu'un célèbre musicien et grand compositeur fut attaqué d'une fièvre continue avec redoublements, qui le fit tomber au septième jour dans un délire très-violent, accompagné de cris, de larmes, de terreurs et d'insomnie. Le troisième jour de ce délire, il témoigna le désir d'entendre un concert dans sa chambre ; le médecin ignorant n'y consentit qu'avec peine : néanmoins on exécuta les cantates de Bernier. Dès les premiers accords qui

<hr>

(1) Haller, Element. physiol., tom. v, pag. 504.

frappèrent ses oreilles, son visage prit un air calme et serein, et les convulsions cessèrent ; il versa des larmes de plaisir, et montra pour la musique une sensibilité qu'il n'avait jamais eue, et qu'il ne conserva pas après sa guérison. Il fut sans fièvre durant tout le concert ; mais dès qu'on l'eut achevé, il retomba dans son premier état. Le remède fut continué : la fièvre et le délire étaient toujours suspendus durant le concert, et la musique était tellement devenue nécessaire à ce malade, qu'il faisait chanter et même danser, pendant la nuit, une parente qui le veillait. Enfin, il fut guéri au bout de dix jours, sans autre secours que celui de la musique et de deux saignées au pied.

Un maître à danser d'Alais, ayant éprouvé des fatigues excessives durant le carnaval de 1708, fut attaqué d'une fièvre violente, avec léthargie profonde qui se manifesta le quatrième ou le cinquième jour, et qui se changea bientôt en un délire furieux et menaçant. Le médecin imagina, pour le calmer, de faire jouer dans la chambre du malade les airs qui lui étaient le plus familiers ; ce qui réussit parfaitement. Dès que le malade entendit la musique, il se mit à figurer avec ses bras les mouvements des airs ; enfin, au bout d'un quart-d'heure, il eut un sommeil profond, durant lequel il se fit une crise qui le tira entièrement d'affaire. (Acad. des sciences, année 1708, p. 172, art. 6.)— Sauvages (*tarantismus, Nosol. méthod.*, tome II, pag. 231) rapporte avoir vu un homme qui, dans chaque paroxysme d'une fièvre intermittente, éprouvait une douleur de tête de la plus grande violence, et qui était soulagé par le bruit d'une caisse de tambour qu'on battait à côté de son lit. Enfin, plus récemment encore, Pomme a employé avec le plus grand succès le violon pour calmer de violents accès hystériques auxquels était sujette une jeune personne. Il résulte de ces faits, et d'une multitude d'autres du même genre, qu'il serait trop long de rapporter, que la musique agit sur le système nerveux, et que ses impressions sont trop frappantes pour qu'on puisse douter de son influence sur l'économie humaine et sur la guérison des affections nerveuses. Il serait à désirer qu'on employât plus souvent ce moyen, de préférence aux drogues auxquelles la nature répugne, et qui nuisent plus souvent qu'elles ne font du bien, dans les maladies nerveuses, et

surtout dans l'hypochondrie et diverses autres espèces de délire. — La musique faisait partie de l'éducation de la jeunesse chez les anciens. Elle ne contribuait pas peu à perfectionner l'organe de l'ouïe, à conserver ou à rétablir le calme de l'âme, et à bannir l'ennui, qui, pour des êtres pensants, est un mal égal à la douleur. Elle est un talent agréable et une source de plaisir. On ne saurait trop la recommander aux jeunes gens qui ont besoin d'amusements. La culture des beaux arts adoucit les mœurs et donne de la politesse.

> ...... Ingenuas didicisse fideliter artes
> Emollit mores, nec sinit esse feros.
> Ovid., ex Ponto, lib. II.

Il existe un rapport essentiel entre l'organe auditif et l'organe vocal ; les langues n'ont été dans leur principe qu'une imitation des divers sons de la nature, et on ne peut les apprendre qu'en les entendant parler. La surdité de naissance entraîne avec soi la privation de la parole. Ainsi, selon les différents climats où vinrent s'établir les hommes, l'oreille perdit ou acquit de la délicatesse, et les langues se ressentirent de ces changements. Dans les pays froids, arides et sauvages, où l'on entend par intervalle le sourd mugissement des vents irréguliers et impétueux, où roulent souvent avec fracas, le long des rocs et au fond des vallons, d'énormes avalanches, où le soleil venant à fondre les glaces qui y règnent constamment, produit d'affreux torrents, l'oreille contracta l'habitude de la rudesse et de l'âpreté de ces sons. Mais, sous un ciel riant, tempéré, où soufflent des vents réguliers et constants, l'oreille s'accoutuma à des sons doux et gracieux. — C'est un principe incontestable que la laxité de la membrane du tympan rend difficile l'affluence des rayons phoniques au limaçon. Il est de même reconnu que la chaleur dilate les corps, et que le froid les resserre et les contracte. Il résulte de là que le tympan doit être plus tendu dans les pays froids et plus lâche dans les contrées chaudes ; on doit, par conséquent, entendre plus aisément dans les pays du Nord que dans ceux du Midi. Mais si, dans ces derniers, l'ouïe a perdu de sa délicatesse, en même temps l'organe vocal y gagne, en ce qu'il y rend des sons plus entiers et plus pleins. Si, au contraire, l'organe de la voix est plus rauque et plus sourd dans les régions froides, l'oreille y est plus propre à saisir les sons.

Ainsi, dans deux climats opposés, il y a équilibre entre l'organe de l'ouïe et celui de la parole. Les sons pleins et étendus des langues méridionales frappent le tympan avec plus d'éclat, et suppléent par leur intensité à la laxité de la membrane. Au Nord, les sons âpres arrivent plus grêles au fond du conduit auditif; mais celui-ci, étant plus sensible, saisit plus facilement les sons. — Il semble au premier coup d'œil que les habitants des climats chauds devraient avoir une voix plus forte, qui ébranlât vivement le tympan; mais, lorsque celui-ci est peu tendu, il s'agit moins, pour lui faire éprouver les ébranlements nécessaires à la perception des sons, qu'il soit frappé fortement sur un seul point que sur plusieurs à la fois. La simple agitation de l'air ambiant suffit pour faire frémir une corde tendue; si elle l'est peu, il faut la presser sur une large surface; et tel est l'effet des mots qui sortent pleins et entiers de la bouche. D'ailleurs, comme l'air est très-raréfié dans les régions chaudes, il était nécessaire que la parole ne nuisît pas à la respiration. Or, des syllabes pleines ne la gênent pas, puisqu'on peut, sans perdre haleine, les étendre et les prolonger; ce qu'on ne peut faire sur des syllabes rudes et aiguës.

On voit, d'après ce je viens de dire, que les langues sont en rapport avec l'ouïe, et que celle-ci est singulièrement modifiée par l'air et le climat. Ainsi les langues les plus harmonieuses existent dans les lieux où l'air n'est point trop rare, où le tympan n'est ni excessivement tendu ni trop relâché, et où l'organe vocal réunit la souplesse et la force propres à former des sons doux, sans exclure néanmoins tous les sons durs, qui servent à former un contraste satisfaisant et à peindre des objets d'effroi et de terreur. C'est dans les pays dont la température est douce qu'on parle les langues qui jouissent de ces avantages, et encore de celui d'être entendu à une grande distance par un grand nombre d'auditeurs. Les Grecs et les Romains avaient une langue sonore et harmonieuse; elle n'était pas hérissée, comme la plupart des modernes, de nasales et de syllabes rauques et barbares, originaires du Nord; ils vivaient sous un beau ciel; et l'on sait que leurs orateurs et leurs généraux d'armées se faisaient entendre au loin. Aujourd'hui même, en Italie, les acteurs se font entendre facilement dans des salles de théâtre beaucoup plus vastes que les nô-

tres. L'ouïe a une très-grande influence sur les facultés intellectuelles; celles-ci ne se développent pas d'une manière bien étendue, mais restent circonscrites dans des bornes étroites, chez l'homme qui est privé de ce sens dès sa naissance. Il ne faut pas croire néanmoins, ainsi que le prétend l'illustre Sicard, que le sourd-muet sans instruction est un automate vivant, dont il faut ouvrir, l'un après l'autre, tous les sens, et qu'il n'a pas même l'instinct des animaux. Il ne peut, selon cet écrivain, exercer aucune faculté intellectuelle, ni combiner deux idées, parce qu'il manque des signes nécessaires pour les retenir, ni, par conséquent, parvenir au plus simple raisonnement. Bien plus, selon lui, les douces étreintes de la tendresse maternelle et les sentiments de la piété filiale ne parviennent point jusqu'au cœur de l'enfant sourd-muet.

Mais qu'on fasse attention que, si l'enfant sourd-muet est privé de l'ouïe et du langage articulé, ses yeux suppléent, jusqu'à un certain point, à la première, et le langage d'action au second. Il donne constamment toute son attention aux signes visibles, qui sont sa langue naturelle, et l'usage le perfectionne dans celle-ci. De même que l'enfant qui entend et parle, il est sensible dès le berceau aux caresses de sa mère et de sa nourrice; et, loin de les méconnaître en grandissant, comme font les animaux, il conserve pour elles l'attachement le plus inviolable et le plus tendre. — D'ailleurs, les sourds-muets s'entendent non-seulement très-bien entre eux, mais ils se font encore entendre des personnes avec lesquelles ils vivent habituellement. Les animaux mêmes comprennent parfaitement leur langage. « Le laboureur Beaud, » dit M. Bouvier des Mortiers (*Mémoires ou Considérations sur les Sourds-Muets de naissance*, etc.), passe les » trois-quarts de sa vie avec ses bœufs, » il façonne habilement au joug les plus » indomptés; et ces animaux, plus dociles à son aiguillon, semblent faire leur » travail avec lui de préférence à tout » autre conducteur. » — L'estimable auteur que je viens de citer, et qui est parvenu à rendre l'ouïe et la parole à quelques sourds-muets de naissance, au moyen de l'électricité, rapporte un autre exemple de société animale dont il a été témoin, et qui mérite de trouver ici une place.

« Dans l'automne de 1770, dit-il, je

» parcourais les cantons du Marilais et de
» Saint - Florent - le - Vieux, situés sur
» la rive gauche de la Loire, où régnait
» une épidémie causée par la mauvaise
» qualité du blé nouveau. En entrant
» dans la cour d'une grosse ferme, je vis
» un mouton remarquable par la bigar-
» rure de sa toison, et par la manière
» dont il bondissait et cherchait à gravir
» le long des murs. Cet animal était
» sourd de naissance. Les fermiers, qui
» venaient de vendre leurs troupeaux de
» moutons à la foire de Marilais, avaient
» réservé celui-ci pour amuser un en-
» fant de huit ans, qui était aussi né
» sourd. Ces deux êtres, que des priva-
» tions égales rapprochaient dans l'ordre
» de la nature, s'étaient unis par des ha-
» bitudes si fortes, qu'ils ne pouvaient
» plus se passer l'un de l'autre. Leur so-
» ciété était si intime, leurs goûts si pa-
» reils et si concordants, qu'il n'y a peut-
» être jamais eu dans la société humaine
» d'accord aussi parfait. — Après avoir
» diverti l'enfant toute la journée, le
» mouton dormait la nuit à côté de son
» lit, et il n'eût pas été facile de l'en éloi-
» gner : de même l'enfant n'aurait pas
» dormi sans le voisinage de son cama-
» rade. Celui-ci aimait beaucoup le grain
» nouveau, dont le goût piquant le met-
» tait en gaîté, et le faisait bondir plus
» qu'à l'ordinaire. L'enfant ne lui épar-
» gnait pas la denrée, moins encore pour
» le satisfaire que pour s'amuser lui-mê-
» me de ses folies. Mais la ration avait
» été ce jour-là plus forte que de cou-
» tume, et son action si violente, que
» l'animal, devenu frénétique, renver-
» sait et brisait tout dans la maison ; en
» sorte qu'on avait été obligé de le relé-
» guer dans la cour : c'était le moment où
» j'y entrai. Les fermiers, à qui je témoi-
» gnai ma surprise, m'apprirent toutes les
» particularités dont je viens de rendre
» compte. Si l'enfant, me dirent-ils, pa-
» raissait seulement dans la cour, le mou-
» ton se calmerait aussitôt. Je les priai de
» satisfaire sur cela ma curiosité. L'en-
» fant paraît ; il s'avance avec des gestes
» vers son cher mouton ; il lui parle à sa
» manière, en tirant de son gosier des
» sons fort bizarres. L'animal le voit,
» accourt en bêlant, incline doucement
» la tête, et sa frénésie expire sous la
» main caressante de son ami. » — Les
sourds-muets ont les pieds extrêmement
sensibles aux impressions du bruit et du
mouvement ; celles - ci se portent rapidement à l'épigastre, et les avertissent
dans bien des circonstances où des oreilles délicates seraient insuffisantes. Ce
sens, propre aux sourds-muets, n'est autre chose que le toucher dans sa perfection ; il appartient aussi aux poissons à
écailles, qui fuient au moindre bruit,
quoiqu'ils n'aient point d'oreilles et qu'ils
n'aient rien pu apercevoir. — Condillac,
dans son Essai sur l'origine des connaissances humaines, prétend aussi que les
sourds-muets de naissance sont sans mémoire, comme les animaux, faute de signes artificiels ou d'institution pour se
rappeler leurs idées, et qu'ils ne sont pas
capables de raisonnement. « Raisonner,
» dit ce philosophe, c'est former des ju-
» gements et les lier, en observant la dé-
» pendance où ils sont les uns des au-
» tres. Or, cela ne peut avoir lieu qu'en
» faisant usage des conjonctions et des
» particules, qui expriment les rapports
» des différentes parties du discours. —
Mais il est faux que les animaux soient
sans mémoire ; ils raisonnent puisqu'ils
comparent, jugent, qu'ils sont susceptibles d'instruction, et que, parmi eux,
comme chez les hommes, il en est chez
qui ces facultés se développent plus tôt
et s'exercent d'une manière plus parfaite : or, s'ils raisonnent, ils ont de la mémoire. Dire que le raisonnement est impossible *sans l'usage des conjonctions
et des particules qui expriment les rapports des différentes parties du discours*, c'est dire que les idées sont
précédées du langage, tandis qu'il n'en
est que l'expression, les termes n'étant
en quelque sorte que les signes et les formes des idées. Pour établir ces signes
et en varier la forme, il a fallu connaître tous les rapports entre les idées, afin
de donner à chacune d'elles le signe le
plus convenable. Avant la formation des
langues, on ne connaissait ni les conjonctions ni les particules ; cependant
les hommes raisonnaient ; et ce n'est
qu'en raisonnant d'après les idées que
faisaient naître les impressions des objets qu'on a trouvé des signes, et que
des langues se sont formées. Mais les conjonctions et les particules ont dû être
trouvées les dernières, parce qu'avant
d'apercevoir les rapports des différentes
parties du discours, il a fallu que ces
parties fussent déjà dans un certain ordre. Ainsi l'expérience et la raison rejettent également cette proposition de
Condillac, qu'on ne peut raisonner sans
l'usage de ces signes. Au reste, ce méta-
physicien est tombé en contradiction

avec lui-même, car il dit (*Traité des Animaux*) : « L'animal a de la mémoire, » car, pour contracter l'habitude de ju- » ger à l'odorat, à la vue, etc., avec tant » de précision et de sûreté, il faut qu'il » ait comparé les jugements qu'il a por- » tés dans une circonstance avec ceux » qu'il a portés dans une autre. » — Mais ce qui prouve bien mieux que tous les raisonnements que les sourds-muets ne sont pas privés de l'exercice des facultés intellectuelles, c'est l'histoire du sourd de Chartres.

Un jeune homme, fils d'un artisan, sourd et muet de naissance, commença tout d'un coup à parler, au grand éton- nement de toute la ville. On sut de lui que, trois ou quatre mois auparavant, il avait entendu le son des cloches, et avait été extrêmement surpris de cette sensa- tion nouvelle et inconnue. Ensuite il était sorti une sorte de liquide, ressem- blant à de l'eau, de l'oreille gauche, et il avait entendu parfaitement des deux oreilles. Il resta trois ou quatre mois à écouter sans rien dire, s'accoutumant à répéter tout bas les paroles qu'il enten- dait, et s'affermissant dans la prononcia- tion et dans la connaissance des idées at- tachées aux mots. Enfin, au bout de ce temps, il se crut en état de rompre le si- lence, et parla, quoique ce ne fût enco- re qu'imparfaitement. — On voit que ce sourd-muet avait l'habitude de raison- ner avant d'avoir recouvré l'ouïe. Ce nouvel homme, pour lequel s'ouvre un vaste cercle de sensations neuves, s'ar- rête sur lui-même malgré l'extrême sur- prise dont il est saisi ; il entrevoit des rapports, inconnus jusqu'alors, entre lui, ses semblables et la nature entière. Mais, humilié par le sentiment de son ignorance dans la nouveauté de ses sen- sations, il écoute l'amour-propre, qui lui dit de s'arrêter jusqu'à ce que ses oreil- les lui aient appris à parler, et que sa langue puisse prononcer les mots qu'elles auront entendus. Il suivit fidèlement le plan qu'il venait de se tracer, ce qui ne pouvait venir que d'un être pensant et d'un esprit déjà exercé. — Mais la pa- role est-elle donc si nécessaire qu'on ne puisse sans elle communiquer ses idées, et ne pourrait-elle être suppléée par la langue des signes ? La solution de ce problème se trouve dans les institutions des sourds-muets de naissance. Willis en Angleterre, Bonnet en Espagne, Am- man, médecin suisse, en Hollande ; Pe- reire, Vanin, puis de l'Epée et ensuite Sicard, en France ; ces hommes recom- mandables, que l'antiquité eût placés au rang des demi-dieux, et qui, pour la plupart, sont morts ignorés de leurs contemporains, ont inventé des métho- des au moyen desquelles les sourds-muets peuvent s'entendre et parvenir aux plus sublimes conceptions. Pourquoi, adop- tées par les autres hommes, ne forme- raient-elles pas une langue intelligible pour tous, et qui remplaçât les langues articulées, dont la confusion et l'abus sont souvent si funestes ? Isaac Vossius pensait que le genre humain ne pourrait qu'y gagner, et que la condition des ani- maux est en cela bien meilleure que la nôtre, puisque, sans interprètes, ils s'ex- priment plus vite et s'entendent peut- être mieux que nous ne faisons, surtout quand nous parlons une langue étran- gère (1). Le langage d'action a été celui des premiers hommes. « Les gestes, dit » Condillac, les mouvements du visage » et les accents inarticulés, voilà les pre- » miers moyens que les hommes ont eus » pour se communiquer leurs pensées. » On pourrait l'étendre et le perfection- ner. — On peut conclure, d'après ce que j'ai dit de l'ouïe, que c'est un des plus grands avantages que d'avoir l'or- gane de ce sens sensible et fin ; et on observe presque toujours que les fa- cultés intellectuelles s'exercent d'une manière plus active et plus étendue chez ceux qui ont l'oreille délicate. Les enfants qui possèdent cet avantage ont pour l'ordinaire plus d'esprit que les autres. « On aurait pu augurer, dit Ca- » mus (*Médecine de l'Esprit*), que cet » homme dont parle Pétrarque, qui était » moins charmé du chant des rossignols » que du croassement des grenouilles, » avait le jugement faux. » Il est donc très-intéressant de maintenir ce sens dans son intégrité, et de ne point s'ex- poser aux grands bruits qui l'altèrent et le détruisent.

§ V. *De la vue.* — La vue a son siè- ge dans l'œil, qui est tout à la fois un in- strument d'optique et un organe de sen- sation. De tous les sens, elle est celui qui donne à l'âme les perceptions les plus promptes, les plus variées et les plus étendues ; les idées du *beau* et les plus riches trésors de l'imagination.

Les yeux sont situés dans deux cavités

---

(1) De Poematum cantu et viribus rhythmi, page 66.

osseuses appelées *orbites*, et recouverts chacun de deux paupières, qui sont des prolongements de la peau, mues par des muscles qui leur sont propres, et destinées à prémunir les organes de la vue du contact des corps étrangers, et de la trop grande vivacité de la lumière, qui pourrait les blesser. — Les paupières sont revêtues intérieurement d'une membrane fine et polie, qui, par sa réflexion, couvre une partie du globe de l'œil. C'est cette membrane à laquelle on a donné le nom de *conjonctive*, d'*albuginée* et de *blanc de l'œil*. Chaque paupière est bordée par un petit cartilage appelé *tarse*, lequel est garni de poils connus sous le nom de *cils*. Ceux-ci défendent les yeux des corpuscules qui voltigent dans l'air, et modèrent l'action des rayons lumineux. A la racine des cils il se rencontre des organes sécrétoires qui fournissent une humeur gluante et visqueuse, qui maintient la souplesse des cartilages et empêche leur froissement dans les clignotements que nous faisons fréquemment. Lorsque cette humeur est plus épaisse et plus abondante que de coutume, elle forme ce qu'on nomme la *chassie*. Le bord supérieur des orbites, qui sont en forme d'arcs, est garni de poils appelés *sourcils*, qui arrêtent la sueur qui découle du front et les corpuscules qui nagent dans l'air, et qui pourraient par leur contact blesser la cornée. — Chaque œil est mu en tout sens par six muscles, dont quatre appelés droits, et deux nommés obliques. A la partie supérieure de l'orbite, vers l'angle externe, est située la glande lacrymale, qui sécrète les larmes : celles-ci, dans l'état naturel, sont poussées par le mouvement de l'œil et le clignotement des paupières vers l'angle interne, où elles sont pompées par deux petits conduits dont les orifices portent le nom de *points lacrymaux*. Ces deux conduits se réunissent en un canal commun, qui se termine au sac lacrymal; il part de ce sac un canal appelé *canal nasal*, qui se rend à la partie supérieure du nez et y décharge l'humeur lacrymale.

L'œil est d'une figure ovale, et est composé de trois membranes, trois cavités et trois espèces d'humeurs. La membrane extérieure, qui enveloppe tout le globe, se nomme *cornée*, la seconde *choroïde*, et la troisième ou interne, *rétine*. — La cornée se distingue en cornée opaque ou *sclérotique* : c'est la portion blanche et postérieure; et en cornée transparente :

c'est la portion antérieure. La choroïde est formée de deux lames, dont l'externe, qui touche à la cornée, retient le nom de choroïde, et l'interne porte celui de *ruyschienne*. Cette lame, vis-à-vis le ligament ciliaire, se prolonge en avançant sur la portion antérieure de l'humeur vitrée. On nomme ce prolongement *productions ciliaires*. La choroïde est teinte d'une matière noire, et s'étend depuis le tronc du nerf optique, ou la partie la plus enfoncée de l'œil, jusqu'au bord de la cornée transparente, où elle s'attache, et, se portant de là dans l'intérieur de l'œil, elle y forme un plan circulaire percé dans son milieu. On donne à cette portion le nom d'*uvée*, à son bord, qui est diversi-colore, celui d'*iris*, et le trou se nomme la *pupille* ou la *prunelle*, au-delà de laquelle est une ligne blanche circulaire, que l'on nomme *ligament ciliaire*. L'uvée a des fibres disposées en rayons, qui se portent de la pupille à la cornée, où elles ont leur attache, et d'autres circulaires. Toutes ces fibres sont de nature musculaire, et susceptibles de contraction et de relâchement. Lorsque les fibres radiées se contractent, elles augmentent le diamètre de la pupille; et les circulaires, au contraire, la resserrent par leur contraction. La membrane interne, ou rétine, est une expansion de la portion médullaire du nerf optique; elle tapisse l'œil postérieurement jusqu'au bord du cristallin. — L'œil renferme trois humeurs, de densité différente, dans trois cavités ou capsules qui leur sont propres. Ces humeurs sont l'humeur *vitrée*, le *cristallin* et l'humeur *aqueuse*. — L'humeur vitrée, qui occupe la partie postérieure du globe, est transparente, et est contenue dans une multitude de cellules qui communiquent entre elles, et qui sont enveloppées d'une membrane commune extrêmement fine. Cette humeur tire son nom de la ressemblance qu'elle a avec du verre fondu. — Le cristallin est un corps ferme, transparent, de la figure d'une lentille, qui occupe le milieu de l'œil ; il est aussi revêtu d'une membrane fine et transparente.

L'humeur aqueuse est renfermée entre le cristallin et la partie antérieure de la cornée. La cavité qui contient cette humeur est divisée en deux chambres, dont l'une est antérieure et l'autre postérieure. Ces deux chambres, qui communiquent ensemble par la pupille, ne sont distinguées que par l'uvée. L'humeur aqueuse peut se réparer : il n'en est pas de même des autres. Ces trois humeurs n'ont pas la même densité. L'humeur aqueuse, qui a à peu près celle de l'eau, est la moins dense de toutes. Le cristallin est le plus dense ; l'humeur vitrée l'est plus que l'humeur aqueuse et moins que le cristallin. — La lumière vient en ligne droite des corps lumineux ; mais ses rayons se courbent ou se plient, selon que les milieux qu'ils traversent sont plus ou moins denses. Si le milieu est plus dense, les rayons se courbent en s'approchant de la perpendiculaire. Ils s'éloignent au contraire de celle-ci lorsque le milieu est plus rare. C'est ce qu'on nomme la *réfraction* de la lumière, qui a lieu toutes les fois que le rayon lumineux passe obliquement d'un milieu dans un autre de différente densité ; car il ne se rompt point et ne change point de direction lorsqu'il tombe perpendiculairement d'un milieu dans un autre — Les rayons lumineux souffrent dans l'œil trois réfractions : la première, en passant de l'air dans l'humeur aqueuse, c'est-à-dire, d'un milieu plus rare dans un plus dense ; la seconde, en passant de l'humeur aqueuse dans le cristallin, qui est plus dense que la première ; et la troisième, en passant du cristallin dans l'humeur vitrée, qui est plus rare que le cristallin. Ainsi, d'après les lois de la réfraction de la lumière, la première et la seconde réfraction qu'elle souffre dans l'œil font approcher les rayons de la perpendiculaire, et la troisième les en éloigne.

La lumière jouit non-seulement de la propriété de se réfracter, elle a encore celle de se réfléchir des corps sur lesquels elle tombe. Il part, de tous les points des objets, des traits lumineux qui portent l'image de ces points. Ces traits tendent à s'écarter les uns des autres, mais ils convergent quand ils rencontrent des milieux plus denses ou plus convexes, et leur réunion est d'autant plus accélérée que ces milieux ont plus de densité ou de convexité. Si on place une lentille de verre à une ouverture ménagée dans le volet d'une chambre obscure, et qu'on présente un carton à cette lentille, on aura à l'instant un tableau où tous les objets du dehors viendront se peindre dans une position renversée, avec la plus grande précision, et d'après toutes les règles de la perspective la plus exacte : ce tableau même sera mouvant si les objets sont en mouvement. Si l'on substitue à la lentille un œil de bœuf dépouillé récemment de ses enveloppes, on verra, sur la toile qui en couvre le fond, le même tableau que le précédent, mais en miniature. On pourra voir par ce moyen une campagne de plusieurs lieues peinte sur un vélin de quelques lignes. — La structure de l'œil de bœuf est la même que celle de l'œil de l'homme, ainsi on conçoit déjà le mécanisme de la vision. Les humeurs de l'œil sont la lentille de la chambre obscure ; la toile ou la rétine en sont le carton. La couleur noire de l'intérieur du globe fait l'office du volet qui écarte le jour ; elle absorbe les rayons dont la réflexion rendrait l'image confuse. La pupille, en se contractant et en se dilatant selon que la lumière est plus ou moins forte, modère l'action des rayons qui se croisent, et qui vont peindre sur la rétine les images des objets renversés, de sorte que les dimensions de ces images sont à peu près proportionnées aux angles formés à l'entrée de la prunelle par deux rayons qui partent des deux extrémités de l'objet, ou, ce qui est la même chose, la grandeur de l'image est en raison inverse de la distance de l'objet. L'ébranlement des fibres de la rétine produit par l'image, transmis au cerveau, fait naître la perception des objets avec leurs formes et leurs couleurs. Il est très-probable que chacun des faisceaux de la rétine est composé de fibrilles analogues aux sept couleurs primitives de la lumière, et que c'est de l'action spécifique des sept rayons colorés sur les fibres qui leur répondent que dépend la perception des couleurs. — La rétine est donc le principal organe de la vision. Ceux qui prétendent que c'est la choroïde sont dans l'erreur, car l'image des objets ne s'y peint point, au lieu qu'ils se peignent sur la rétine ; et d'ailleurs il n'y a que la substance médullaire des nerfs qui puisse transmettre les impressions sensibles. L'expérience de Mariotte ne prouve autre chose, sinon l'utilité de l'insertion latérale du nerf optique pour que l'image se peigne à sa partie extérieure, et pour que l'axe optique ne se rencontre pas à l'entrée du nerf.

Les images des objets se peignent sur la rétine dans une situation renversée. Comment peut-il se faire que nous les voyons dans une situation droite ? C'est que nous rapportons toujours l'objet et ses diverses parties aux extrémités des rayons visuels, et dans la direction qu'affectent les rayons qui tombent sur la rétine ; ainsi les rayons qui tombent sur la partie inférieure de cette membrane se terminent à la partie supérieure de l'objet, et ceux qui atteignent la partie supérieure de la rétine aboutissent à celle inférieure du corps que l'on regarde. On doit donc voir les objets dans leur véritable position, et non dans une situation renversée, ainsi qu'ils se peignent sur la rétine. — On peut distinguer en général deux sortes de vue, celle qui est distincte, et celle qui est confuse. Nous voyons distinctement les objets lorsque la rétine reçoit précisément dans le point de leur réunion les rayons de lumière qu'ils envoient ; nous les voyons au contraire confusément quand la rétine reçoit ces rayons ou avant leur réunion ou après : aussi, chez les personnes qui ont l'organe de la vue bon, le cristallin, au moyen des ligaments ciliaires, devient-il tantôt plus, tantôt moins convexe. Il devient moins convexe lorsqu'on regarde les objets éloignés ; et il devient plus convexe lorsqu'on fixe un objet qui est près de l'œil. Plus un objet est éloigné, plus tôt les rayons de lumière qu'il envoie se réunissent, après avoir subi dans l'œil les trois réfractions ; et c'est pour retarder cette réunion que le cristallin perd dans ce cas de sa convexité. C'est par la raison contraire que la convexité du cristallin augmente lorsqu'on veut voir distinctement un objet qui n'est qu'à quelques pas.

On conçoit aisément d'après cela la théorie de la myopie et du presbytisme. Les myopes, ou ceux qui ont la vue courte, ne voient bien que les objets qu'ils ont presque sous les yeux ; les presbytes, tels que sont la plupart des vieillards, ne voient distinctement que les objets éloignés. On remédie au presbytisme au moyen des verres convexes, et à la myopie avec les verres concaves. En voici la raison : avec l'âge, le cristallin s'aplatit et perd presque toute sa convexité ; mais les lunettes convexes réfractent les rayons de lumière, comme le fait le cristallin dans l'état naturel, et par conséquent lui suppléent. Quant aux myopes, leur cristallin est trop convexe ; il réunit presque à l'instant les rayons de lumière qu'il a réfractés : ils ont donc besoin d'un verre concave qui retarde cette réunion. — Il est un autre vice des yeux qui déforme le plus beau visage, c'est le strabisme ou le regard louche. Cette affection vient de l'inégalité de force dans les yeux, soit que l'ha-

bitude l'ait produite, soit qu'on l'ait apportée en naissant, ou que quelque accident l'ait fait naître. Lorsque cette inégalité n'est pas bien forte ni l'habitude ancienne, on peut rectifier ce défaut. — Les expériences de Buffon prouvent d'une manière incontestable que le strabisme ne dépend que de l'inégalité de force dans les yeux. Il a présenté à des enfants qui ne savaient pas encore lire des points ronds, triangulaires et carrés, en leur fermant alternativement l'un des deux yeux : les uns distinguaient, de plus ou moins loin, la forme de l'objet, mais tous avaient les yeux inégaux en force, au point qu'il y en avait qui ne voyaient avec l'œil faible qu'au tiers de la distance à laquelle ils voyaient avec l'œil fort, et celui des yeux qui était le plus difforme était aussi le plus faible. Bien plus, lorsqu'on couvrait le bon œil de ces enfants, le faible, obligé alors de travailler, changeait de direction, et se relevait pour pointer vers l'objet, comme l'autre œil était accoutumé de le faire. Il suit de là que le strabisme consiste dans une disposition vicieuse de l'organe, qui est telle que quand l'un des deux yeux se dirige vers l'objet, l'autre s'en écarte, parce qu'il est trop faible pour le pointer directement, et qu'en voulant considérer l'objet il rendrait l'image confuse : l'œil faible est donc inutile à ceux qui louchent, et ne leur sert à rien. — Les louches, dont les yeux sont les plus inégaux en force, ont l'œil le plus faible tourné du côté du nez ; ceux-là sont incurables. Ceux qui ont l'œil faible tourné vers les tempes peuvent guérir : tels sont les enfants au berceau. Lorsque la lumière leur vient de côté, l'œil cherche cette direction et se tourne du côté des tempes. Le remède consiste à diriger le berceau vers la lumière, de manière que l'enfant ait le jour en face. Malgré ce soin, il arrive quelquefois que les yeux des enfants se dérangent, à raison d'une grande inégalité naturelle de force. Pour y remédier, on couvre le bon œil avec un bandeau d'étoffe noire : l'œil faible étant alors contraint d'agir, il se tourne directement vers les objets et fait un exercice qui le fortifie. Ce moyen réussit pour l'ordinaire lorsque l'inégalité des yeux n'est pas trop grande. On fait aussi usage, dans les mêmes vues, d'instruments que l'on nomme *besicles*.

L'organe de la vue a d'autant plus besoin d'être perfectionné, qu'il est susceptible par lui-même de nous égarer. Ce n'est qu'autant qu'il est rectifié par le toucher et par l'habitude de bien juger qu'il ne nous induit pas en erreur : autrement il trompe sur l'étendue, la figure, la vitesse, la distance et les propriétés des corps. On connaît l'histoire de cet aveugle âgé de quatorze ans, auquel Cheselden fit l'opération de la cataracte. Il ne vit d'abord qu'une lumière colorée, sans pouvoir distinguer un globe d'un cube, et sans avoir aucune idée d'étendue, de distance, de figure, etc. Il croyait tous les objets près de son œil, et ce ne fut que par le tact et l'expérience qu'il apprit à juger des objets qu'il voyait. — L'exercice de l'organe de la vue contribue beaucoup à l'excellence de ce sens. L'animal sauvage l'a très-bon, parce qu'ayant sans cesse de grandes distances à parcourir, il se fortifie par l'exercice et par le besoin toujours renaissant de mesurer et d'apprécier ces distances. Il en est de même de l'homme sauvage, que son genre de vie oblige à le développer sur des perspectives très-étendues. Telle est la raison pour laquelle les chasseurs, les habitants de la campagne, et surtout les montagnards, ont généralement la vue meilleure que les citadins. — Le sens de la vue a avec le cerveau des rapports plus intimes que les autres. Le nerf optique est un prolongement immédiat de la substance médullaire : aussi la sphère d'activité de l'œil est-elle bien plus étendue, et cet organe retient-il bien plus long-temps les impressions qu'il a reçues; mais il est celui des sens qui est le premier affecté des lésions du cerveau. On conçoit aisément, d'après cela, pourquoi les grandes villes d'Europe sont peuplées de jeunes aveugles dont la sensibilité du cerveau a été altérée par l'usage prématuré des plaisirs. Ajoutez à cela que les perspectives des citadins étant très-bornées, ils ont beaucoup moins d'occasions de développer le sens de la vue, et que tout ce qui les entoure, comme les réverbères, les lumières multipliées, etc., fatigue en pure perte leur vue sans l'étendre.

CHAPITRE III.

DES PASSIONS.

L'illustre Pope a dit avec raison (*Essai sur l'homme*), que les passions étaient les modifications de l'amour-propre. En effet, la conservation de l'homme est le centre vers lequel convergent toutes ses affections et toutes ses actions : il tend fortement vers le plaisir, qui maintient ou augmente la quantité de vie dont il jouit, et il fuit tout ce qui peut lui nuire. Le plaisir et la douleur sont donc les éléments générateurs de toutes les passions, qui, en dernière analyse, peuvent se réduire à deux, l'amour et la haine. — Le plaisir n'est que momentané ; on le juge par son intensité ; sa durée établit le bonheur. — Le premier degré du plaisir est la gaîté. Si cette sensation est plus vive, c'est la joie; si elle est portée à son *maximum*, c'est la volupté : l'intervalle qui sépare celle-ci de la douleur est presque insensible ; ces deux sensations se touchent en quelque sorte. — Plus le plaisir qu'on a éprouvé est grand, plus l'âme appréhende d'en être privée : telle est l'origine de la crainte, qui s'accompagne ordinairement de l'espérance, parce que ces deux affections ont une source commune, la probabilité du bien et du mal. La crainte est remplacée par la tristesse quand l'espérance est détruite ; mais si l'homme ne voit dans l'avenir qu'une série de malheurs sans terme, sa tristesse alors se change en désespoir, et son existence lui devient odieuse. — C'est l'amour de soi qui fait parcourir avidement à l'homme les objets qui peuvent ajouter à sa félicité : de là la curiosité. Naturellement inconstant, il veut varier ses sensations agréables ; et sa curiosité une fois satisfaite par un nouveau plaisir, il éprouve pour celui-ci le sentiment d'admiration, qui, chez l'homme de talents, se convertit en enthousiasme : ce sentiment est l'admiration des grandes âmes. Il n'en est pas de même des âmes faibles ; elles envient dans les autres les biens qu'elles ne possèdent pas. Cette passion, l'envie, est le plus grand fléau dans l'ordre social. Je ne suivrai pas plus loin les développements de l'amour de soi ; il me suffit d'avoir esquissé la manière dont se forment les passions.

Nous avons vu quelle était l'influence physique des sensations sur l'économie animale, selon qu'elles sont agréables ou pénibles : elle est la même pour les passions. Lorsque l'âme jouit, elle opère une expansion, une intumescence des fibres; elle dilate l'épigastre; elle porte les forces et les humeurs à la circonférence. Lorsqu'elle souffre, elle condense l'organe extérieur ; elle resserre l'épigastre et y concentre l'action. Les passions font donc éprouver les mêmes effets qu'une chaleur douce et un froid âpre et vif : aussi la transpiration est-elle diminuée dans la haine et la tristesse, et augmentée dans le plaisir. On observe aussi que la diminution de cette excrétion, occasionnée par l'action des causes physiques, comme par les aliments, le froid humide, rend triste et mélancolique, au lieu que les causes qui favorisent cette fonction disposent à la gaîté, à la joie, aux voluptés. On remarque encore que la concentration habituelle des forces dans l'épigastre, produite par les impressions douloureuses ou d'autres causes soutenues, rend le caractère sombre et haineux, au lieu que la liberté des fonctions et l'expansion des forces disposent aux sentiments agréables, et donnent cette gaîté de tempérament propre à certains individus, qui ne respirent que la volupté, et dont les mains ne s'occupent qu'à cueillir des fleurs. *Florida Antoniorum, facies*, disait César, *neminem terret; flores intertexunt, et sicas nunquam acuunt : vultus illos macilentos et adustos reformido.* — C'est à tort que quelques froids moralistes ont blâmé les passions, et ont voulu faire de l'homme un être impassible, un automate, pour le conduire à la perfection. Il est aussi impossible à l'homme de vivre sans passions que d'exister sans sentiment ; elles sont nécessaires à la vie : le cœur de l'homme, dit Juvénal, a le vide en horreur. Il n'y a que l'abus des passions qui soit condamnable. Les fonctions du corps ne peuvent s'exercer d'une manière convenable qu'autant que le cerveau reçoit et renvoie librement l'action : or, les affections de l'âme empêchent la concentration des forces et favorisent leur libre circulation, et sous ce rapport elles sont absolument utiles à la vie. Je n'entends parler ici que des affections modérées, et non des passions extrêmes, qui sont très-dangereuses, et qui, portées à un haut degré de violence, peuvent donner la mort au même instant qu'on les éprouve. — Les passions agréables, portées à l'excès, ne sont pas exemptes de dangers. La joie extrême peut opérer sur le cerveau les mêmes effets, même dans un degré plus intense, que la douleur, et produire tout-à-coup un spasme qui, interceptant toute irradiation vitale, frappe de mort avec la promptitude de la foudre. Diagore expira de joie en voyant revenir ses trois fils vainqueurs des

jeux olympiques. Sophocle mourut de plaisir en recevant une couronne à laquelle il était bien éloigné de prétendre. Polycrate, Chilon le Lacédémonien, Philipide, Denys, périrent d'un excès de joie. Le pape Léon X eut le même sort, et mourut subitement de plaisir en apprenant la nouvelle d'un malheur qui était arrivé à la France.

Il faut remarquer que la plupart des morts subites produites par les passions appartiennent à la vieillesse ; ce qui ne paraîtra pas étonnant, si l'on fait attention qu'à cet âge la vigueur du corps est considérablement diminuée, et que les forces et les humeurs se dirigent naturellement vers l'épigastre : or, l'effet des passions vives est de les attirer fortement vers ce foyer de la sensibilité ; il résulte de là, que, l'épigastre retenant toute l'action, celle-ci dégénère en un spasme qui met le plus grand désaccord dans les mouvements, et qui arrête quelquefois, tout-à-coup, les mouvements de la vie. Les mêmes passions sont moins à craindre dans la jeunesse : elles ne font qu'ébranler le corps, et les forces sensitives sont plus capables de supporter les chocs violents des vives affections. L'épigastre, qui, à cet âge, réfléchit aisément les forces vers la circonférence, est moins disposé à les retenir, et par conséquent à favoriser les dangereux effets des passions. Il n'y a en général que les affections modérées qui soient exemptes de danger : encore faut-il qu'elles ne soient pas long-temps soutenues, surtout si elles sont du genre des pénibles : autrement elles donnent lieu à des maux physiques très-graves, si par leur violence elles ne font pas mourir subitement. Leur effet, comme nous l'avons dit, est de déterminer les humeurs vers les organes épigastriques. Lorsque cette détermination est constante, comme cela a lieu quand les passions pénibles, telles que la haine, la tristesse, la crainte, les inquiétudes, etc., sont prolongées pendant un certain espace de temps, il se forme des embarras dans les viscères, et surtout dans le système de la veine porte, qui, comme l'ont très-bien dit les anciens, est la source de la plupart des maux, *porta malorum*; les humeurs qui y stagnent s'altèrent, et forment, dans ces organes affectés du spasme, des foyers d'irritation qui jettent des irradiations dans différentes parties du système, et donnent ainsi lieu à la plupart des maladies graves, telles que les fièvres aiguës, la goutte, la mélancolie, etc.; et ces maladies se manifestent avec d'autant plus de promptitude et dans un degré d'autant plus intense, que les affections de l'âme ont été plus contraintes, ou plus long-temps renfermées et retenues (1), et que leur action est renforcée par d'autres causes, telles que les erreurs dans le régime, les veilles prolongées, les saisons, les promptes variations de température dans l'atmosphère, le progrès de l'âge, etc., qui favorisent le refoulement des forces et leur concentration dans l'épigastre.

N'oublions pas une considération importante, celle du passage subit d'une affection à une autre. Lorsque ce passage se fait successivement et par degrés, il trouble et déconcerte moins les mouvements, il n'est pas aussi dangereux; mais lorsqu'on passe rapidement, et comme par surprise, d'une affection forte à une autre aussi forte, mais opposée, il en résulte une plus forte concentration de l'action dans l'épigastre, et souvent un spasme mortel. On connaît l'histoire de ces deux femmes qui, voyant revenir de la fameuse bataille donnée près du lac de Trasimène, où l'armée romaine fut taillée en pièces, leurs fils qu'elles croyaient morts, passèrent brusquement de la douleur la plus vive à une joie excessive, et périrent sur-le-champ. Il résulte de là un corollaire très-utile; c'est que, lorsqu'on veut guérir une personne d'une passion, il faut éviter les passages rapides et les changements subits. La joie n'est pas le remède de la douleur, ni l'amour celui de la haine. Pour calmer les passions fortes, il faut d'abord paraître les partager : en les partageant on les affaiblit, et en les affaiblissant on parvient à les éteindre. — Quoique les passions se ressemblent en général par l'identité d'action, savoir, la concentration plus ou moins forte des forces dans l'épigastre ou leur expansion, elles ont néan-

moins chacune des effets qui leur sont propres, et qui leur donnent un caractère distinctif et une sorte de physionomie. — Les affections douces et paisibles, comme la *gaîté*, la *joie modérée*, l'*espérance* et l'*amitié*, jettent de nombreuses irradiations vitales dans tous les organes, et déterminent le courant des oscillations et des humeurs vers la circonférence; elles accélèrent la circulation, mais par un mouvement doux, égal et aisé : le pouls est plein, mais avec un caractère de mollesse; toutes les fonctions s'exercent avec facilité et avec un sentiment de plaisir; le visage se colore et devient vermeil; les yeux acquièrent de la vivacité; tous les traits s'épanouissent et annoncent l'heureux état de l'âme. Il n'en est pas de même dans la joie excessive : elle accélère à la vérité la circulation, mais par secousses, et s'exprime souvent par des sanglots de même que le chagrin violent; on ressent dans l'épigastre un resserrement plus ou moins grand, et qui annonce assez le spasme du diaphragme; le visage pâlit, les mains tremblent, et les jambes se dérobent sous le corps; il survient des défaillances, et quelquefois, comme nous l'avons dit, la mort. — La *tristesse*, le *chagrin lent*, la *mélancolie morale*, font éprouver à l'épigastre un resserrement douloureux qu'on désigne par cette expression vulgaire, et qui est exacte : le *serrement du cœur*. Cette constriction spasmodique, qui est l'effet de la concentration des forces, gêne l'action des poumons et fait pousser des soupirs. On dirait que toutes les forces ont abandonné l'organe extérieur, tant le corps est abattu : le pouls est serré, petit, quelquefois lent, et d'autres fois fréquent, mais toujours inégal; les sécrétions et les excrétions sont diminuées, et surtout la transpiration; les traits de la figure se décomposent et peignent l'état pénible de l'âme, qui, pour peu qu'il dure, décide bientôt l'hypochondrie, la fièvre nerveuse et autres maux semblables, dépendants du désaccord dans les mouvements et de l'irrégularité de l'action. On a vu quelquefois des personnes mourir en très-peu de temps par l'effet d'un chagrin violent. Le médecin Fernel périt, dans un espace de temps très-court, du regret d'avoir perdu son épouse. Le pape Clément VII périt de même, à l'occasion d'une lettre vive que lui avait adressée l'université de Paris. Racine et le marquis de Louvois ne vécurent pas long-temps, après être tombés dans la

---

(1) Dans les affections contraintes, le spasme semble combattre le spasme. Si on les compare avec celles où l'homme se livre librement à tous les sentiments de la douleur, et exhale ses peines par des plaintes, des gémissements et des pleurs, on verra quelle gêne et quel spasme violent doit éprouver le diaphragme chez les personnes affligées et obligées de cacher le trait qui les a blessées, souvent même de feindre un sentiment contraire.

disgrâce de Louis XIV. Marcellus Donatus et Paul Jove rapportent que, dans la guerre de Ferdinand contre les Turcs, il y eut un jeune homme qui combattait avec tant de valeur qu'il excitait l'admiration des deux partis. Il succomba enfin sous le nombre des ennemis. On désira savoir qui il était, et lorsqu'on eut levé la visière de son casque, il fut reconnu par son père, qui demeura immobile, les yeux fixés sur lui, et tomba mort sans dire une parole.

La *colère* est une passion forte, qui résulte de l'union de la haine et de la soif de la vengeance. L'*inimitié* en diffère par un moindre degré de violence; elle est la colère affaiblie, et un désir prolongé de la vengeance. Elle trouble l'esprit, et déforme d'une manière horrible les traits du visage; elle précipite la circulation, et pousse avec force le sang vers la face, qu'elle rougit et enflamme. D'autres fois le spasme est général, et si violent que le visage pâlit; la bouche est écumante et les yeux étincelants; le pouls est grand, fort et fréquent; quelquefois aussi petit et serré, mais toujours inégal; les membres tremblent, la respiration est gênée et interrompue par de fréquents soupirs. On voit, par les symptômes qui se manifestent dans la colère, combien cette passion est dangereuse et nuisible. Elle porte particulièrement son action sur le système hépatique, et produit souvent la jaunisse. Elle donne quelquefois lieu à des hémorrhagies mortelles, à la rupture des cicatrices, aux inflammations, aux fièvres ardentes et aux apoplexies. On l'a vue souvent jeter ceux qui en étaient attaqués dans l'épilepsie, les convulsions, et d'autres affections nerveuses non moins graves. Bien plus, les exemples de ceux qui ont perdu la vie dans des mouvements de colère ne sont pas rares. Valentinien premier, reprochant en face aux députés de Bohême leur ingratitude, entra dans une si violente fureur qu'il perdit à l'instant la parole et la vie. Le roi Wenceslas fut frappé d'une attaque d'apoplexie dont il périt quelques jours après, pour s'être violemment emporté contre un homme qui ne l'avait pas averti des troubles excités à Prague par Ziscon. L'empereur Nerva périt de même dans un accès de colère. J'ai vu mourir deux femmes, l'une dans les convulsions et au bout de six heures, et l'autre de suffocation, dans l'espace d'un jour, pour s'être livrées à des transports furieux.

La colère est une passion qui ne peut être prévenue que par une bonne éducation et une saine morale. Elle produit, ainsi que nous l'avons vu, les effets les plus terribles; elle a néanmoins quelquefois été utile, et elle a guéri plusieurs paralytiques. Hippocrate dit qu'elle n'est pas nuisible aux pituiteux, et qu'elle peut même leur être avantageuse. Il en est de même de toutes les passions fortes, pourvu qu'elles ne soient pas immodérées, parce qu'en augmentant les mouvements, qui sont naturellement lents dans ces constitutions, elles favorisent la libre circulation des forces. Au reste, on a moins à redouter l'effet des affections vives dans les pituiteux, car ils ne jouissent pas d'une grande sensibilité, et sont très-difficiles à émouvoir. — La *peur* et la *crainte* produisent un resserrement subit dans l'épigastre; la respiration est gênée et entrecoupée de soupirs; le cœur palpite, tout le sang et les humeurs sont refoulés avec les forces dans l'intérieur; le visage pâlit, tout le corps devient tremblant, les jambes se dérobent sous le corps; le pouls est petit, serré, fréquent et irrégulier; enfin le spasme est si violent et si général qu'il occupe même le système veineux, et que le sang ne sort pas de la veine qu'on a incisée. Toutes les évacuations sont supprimées par l'effet de ces passions, excepté celles du ventre, car, pour l'ordinaire, celles-ci sont augmentées, et presque toujours la peur et la crainte donnent la diarrhée. Elles ont très-souvent produit des affections nerveuses incurables, comme la paralysie, l'aphonie, la mélancolie, la démence, l'épilepsie; elles disposent singulièrement le corps à recevoir l'impression des miasmes contagieux. — La peur et la crainte ont souvent donné subitement la mort. Marcellus Donatus rapporte qu'un enfant tomba mort au milieu d'un champ, pour avoir vu de grand matin, le ciel étant encore obscur, deux personnes vêtues de noir à côté de lui. Il est beaucoup d'exemples de ce genre qui prouvent combien il est dangereux d'effrayer les enfants par des contes absurdes de revenants et de diables; les moindres inconvénients qui en résultent sont de détruire l'énergie de l'âme, et de rendre les hommes pusillanimes pour le reste de la vie. Zacutus le Portugais rapporte qu'un enfant qui se baignait dans la mer fut tellement effrayé d'un coup de canon que tira un vaisseau qui partait, qu'il mourut dans un quart-d'heure d'une attaque d'épilepsie.—Il ne faut pas confondre la *terreur* avec la crainte. Celle-ci paraît agir en diminuant considérablement les forces vitales; l'autre les augmente, au contraire, et décide les mouvements les plus forts et les plus violents. On a vu des muets acquérir l'usage de la parole, des paralytiques reprendre l'usage de leurs membres, et des personnes affectées de fièvre, d'accès opiniâtres de délire, d'épilepsie, de convulsions, guérir par l'effet de la terreur. — Van-Helmont rapporte qu'on a guéri plusieurs hydrophobes en les plongeant, par surprise, dans l'eau froide. Nous avons plusieurs exemples de manie guérie par ce même moyen. Salmuth dit (1) qu'un goutteux, ayant le pied couvert d'un cataplasme de navet, fut tellement effrayé par un cochon qui entra dans sa chambre et qui se mit à manger le cataplasme, qu'il se mit à sauter et à courir, et que ses douleurs cessèrent à l'instant. Au siége de Sienne, en 1555, un boulet qui passa très-près du marquis de Morignac, lui causa une telle frayeur qu'il fut guéri de la goutte dont il était tourmenté. Boerhaave mit en jeu cette passion avec le plus grand succès, dans l'hôpital de Harlem, pour guérir des enfants des deux sexes attaqués d'épilepsie *imitative* (2). Il fit por-

(1) Centur. 1, obs. 48.

(2) La plupart des actions humaines dépendent des dispositions qu'ont les hommes à l'imitation. La cause de cette tendance naturelle à l'imitation est inexplicable. On bâille, on vomit, on rit, etc., en voyant bâiller, vomir, rire, pleurer: chez les femmes, l'envie de pisser se communique lorsqu'une d'elles manifeste qu'elle en éprouve le besoin. Nous sommes gais, tristes, silencieux, etc., selon la disposition des personnes que nous fréquentons. Il paraît que cette tendance machinale à l'imitation est plus développée chez certains peuples, et qu'elle est généralement plus grande chez les enfants, les femmes et les personnes qui ont l'esprit faible. Il n'est donc pas étonnant qu'elles contractent plus aisément l'habitude des mouvements qu'elles voient s'opérer chez les autres. On lit, dans les *Transactions philosophiques*, qu'il y avait en Ecosse un vieillard petit, maigre, faible, qui était porté, dès sa première jeunesse, à imiter, même malgré lui, tout ce qu'il voyait faire. Pantomime excellent, il imitait exactement tous les gestes qu'on faisait devant lui, de la tête, des yeux, des lèvres, des

ter au milieu de ces enfants un réchaud rempli de brasiers ardents, où l'on avait mis rougir des fers, et ordonna de brûler jusqu'aux os ceux de ces enfants qui auraient l'accès épileptique. La crainte du tourment fut telle qu'ils résistèrent de

mains, des bras, des pieds. Il couvrait et découvrait sa tête lorsqu'il le voyait faire à quelqu'un, et tout cela dans l'instant, avec la plus grande promptitude. Si on lui tenait les mains pendant que quelqu'un gesticulait devant lui, il faisait tous ses efforts pour se mettre en liberté. On lui demanda pourquoi: il répondit qu'il souffrait du cœur et de la tête: c'est pourquoi il paraissait toujours en public les yeux fermés, et dans la société il était obligé de tourner le dos à la compagnie.

Boerhaave rapporte qu'il y avait auprès de Leyde un maître d'école qui était louche. Les parents des enfants qui fréquentaient cette école ne tardèrent pas à s'apercevoir que ceux-ci avaient acquis le même défaut dans la vue.

Salmuth dit (Centur. III, observ. 56) que, deux amants passant dans un jardin, la jeune fille fut prise d'une violente hémorrhagie nasale; son amant en fut si effrayé qu'il eut à l'instant la même hémorrhagie.

C'est par cette faculté imitative que l'on voit souvent une femme hystérique communiquer son accès aux femmes qui l'entourent.

Plutarque rapporte, dans son *Traité des vertus des femmes*, qu'à Milet, ville de Carie, il y eut dans l'air une telle influence, que toutes les filles se donnaient la mort sans aucune cause: il paraît que celles qui se tuèrent les premières servirent de modèle et d'exemple au plus grand nombre de celles qui furent ensuite victimes de cette épidémie.

(Les exemples de suicides épidémiques sont assez communs, et ces épidémies extraordinaires dépendent véritablement de l'état atmosphérique. Suivant M. le docteur Falret, les villes de Rouen et de Copenhague, situées à des latitudes bien différentes, ont été en 1806 le théâtre d'un grand nombre de suicides pendant les mois de juin, juillet et août; et il remarque que, pendant cette courte période, la constitution atmosphérique fut la même dans ces deux cités, si éloignées l'une de l'autre. On peut consulter d'autres faits analogues consignés par l'auteur que nous venons de citer dans son ouvrage remarquable sur l'*hypochondrie et le suicide*, 1 volume in-8°. Paris, 1822.)

(L. B.)

toutes leurs forces à l'accès, et qu'ils furent radicalement guéris.

De sombres misanthropes ont fait un crime de l'amour, et se sont efforcés de vouloir l'anéantir dans le cœur des hommes qu'ils dominaient par l'opinion. Cette doctrine, aussi absurde qu'extravagante, ne tendait à rien moins qu'à détruire l'espèce humaine, si la nature n'eût pas été plus forte que ces docteurs : elle dit à tous les êtres de se propager, et il n'y a que les apôtres du néant qui méritent d'être anéantis. — L'*amour* est propre à la jeunesse ; l'instant où il commence à se développer est celui où les organes ont acquis tout leur accroissement, à moins que l'embrasement des sens n'ait été prématuré. Cette passion, que les poëtes ont divinisée, est le principe et l'âme du monde physique ; son empire est celui de la nature ; tous les êtres animés sont soumis à ses lois ; elle est la source du bonheur, mais souvent aussi celle des maux les plus cruels. L'amour heureux embellit non-seulement la vie et répand la sérénité sur son horizon, mais il entretient la santé et multiplie l'existence ; bien plus, tel est son pouvoir, qu'il opère souvent la guérison de bien des maladies auxquelles l'art n'oppose que des moyens impuissants. La seule espérance de posséder l'objet de ses vœux a opéré quelquefois de semblables prodiges. Mais l'amour malheureux remplit la vie d'amertume et de regrets, et donne naissance à des affections nerveuses cruelles, telles que la mélancolie, l'hystérie, la catalepsie, la consomption, la nymphomanie, etc.

L'amour se compose de plusieurs passions différentes : le désir, l'espérance, le plaisir, les chagrins, la jalousie, et quelquefois le désespoir, sont le nombreux cortége dont il est accompagné. Il produit donc sur l'économie animale différents effets, et dans des degrés plus ou moins grands, selon que l'une de ces passions est dominante, ou qu'elle est contre-balancée par une ou plusieurs autres. L'amour bien réglé est, sous les rapports physiques, utile et même nécessaire à la jeunesse, en ce que les différentes passions qu'il enfante occasionnent des ébranlements vifs et passagers dans l'épigastre, et de là dans les autres organes, et que les successions rapides de spasme et d'atonie qu'elles déterminent dans le diaphragme, favorisent la circulation des forces toniques, qui entretient l'harmonie des fonctions et par conséquent la santé. — En général, l'amour heureux produit l'expansion des forces ; il augmente l'énergie vitale, et rend le pouls fort, fréquent et développé. Il n'en est pas de même lorsqu'il se complique de la crainte ou de la jalousie : ces passions produisent un resserrement spasmodique dans l'épigastre, répandent une sorte de sensation douloureuse sur tous les organes, et rendent le pouls inégal. Ce fut par le pouls qu'Hippocrate découvrit l'amour de Perdica pour Philas, et Erasistrate la passion qu'avait conçue Antiochus pour sa belle-mère Stratonice. — L'amour violent et celui qui est voisin de la jouissance augmentent l'action, les forces et la chaleur ; ils colorent le visage et l'enflamment, les yeux deviennent brillants, la respiration éprouve de légères interruptions, le cœur palpite, et les membres sont affectés de tremblement ; mais, immédiatement après que la passion est satisfaite, tout le corps tombe dans une sorte d'affaissement, et tous les mouvements et les actions ne tardent pas à rentrer dans l'ordre et à reprendre leur état naturel. L'amour violent est peu susceptible d'être réprimé et de céder aux impulsions de la raison ; sans cesse occupé de l'objet de ses désirs et de la crainte de le perdre, il donne naissance à tous les phénomènes que produisent les contentions fortes et assidues de l'âme, jointes à la crainte. L'amour violent a quelquefois causé la mort. Un soldat amoureux d'une fille lui avait donné un rendez-vous la nuit : comme elle tardait à venir, il se lève à la hâte pour aller à sa rencontre. Du moment qu'il l'aperçoit, il se précipite vers elle, et, l'embrassant avec transport, il jette un cri de douleur et expire (1). On connaît l'aventure de ce jeune homme qui, étant épris d'une violente passion pour mademoiselle Gaussin, vint un jour se jeter à ses pieds, et y expira d'amour, de plaisir et de fureur. Borsiuius (2) rapporte qu'une demoiselle de Sienne, appelée la Vénus par excellence, mourut subitement au départ du comte Curiale, son amant. L'amour fit tant d'impression sur un jeune homme qui était assis à table auprès d'une jeune veuve aimable, que le sang lui sortit avec impétuosité d'une des veines du front.

L'*amitié* est un sentiment doux, et qui diffère entièrement de l'amour en ce que

(1) Ephémérides d'Allemagne, décade 3, ann. 9, page 293.

(2) Histoire de Hongrie, liv. 3, déc. 3.

celui-ci est toujours guidé par l'appétit matériel des sens, tandis que l'autre est l'union qui existe, indépendamment des sens, entre deux personnes sensibles et vertueuses. L'amitié a aussi ses martyrs. Au siége de la Chapelle, un Espagnol mourut en tenant embrassé le cadavre de son ami. Horace ne survécut que neuf jours à la perte de Mécène.

De même que l'amour est le ressort du monde physique, l'*ambition* est le principe du monde moral. Mais il y a cette différence entre ces deux passions, que l'amour a pour objet des jouissances physiques, et que l'ambition aspire à un bonheur de préjugé. Le premier s'éteint ou languit par la jouissance, et l'autre en est alimentée. Les désirs de l'ambitieux s'irritent davantage à mesure qu'ils sont satisfaits, et il va toujours au-delà du plaisir qu'il goûte : c'est ce qui l'empêche d'en jouir. L'ambition vit dans le cœur de l'homme, et s'y modifie de mille façons différentes, selon son caractère et les circonstances dans lesquelles le hasard l'a placé. Elle se compose de plusieurs autres passions, et produit sur l'économie animale des actions différentes, selon les diverses affections auxquelles elle se trouve réunie. L'âme de l'ambitieux, toujours fixée sur les événements, flotte sans cesse entre la crainte et l'espérance, et fait éprouver au corps non-seulement les effets de la passion dominante, mais encore ceux des contentions fortes et soutenues. Lorsque l'ambition est excessive et que le succès ne répond pas à son attente, les chagrins et l'envie amènent souvent un fatal désespoir, ou minent et consument lentement le corps. — De toutes les affections qui accompagnent l'ambition, il n'en est point de plus funeste que l'envie : on l'a vue quelquefois donner la mort, à l'instant même où l'ambitieux rencontrait l'objet de sa passion. Tissot rapporte l'histoire d'un magistrat suisse qui tomba mort aux pieds de son heureux concurrent, au moment où il s'approchait pour le féliciter de l'avoir emporté sur lui dans une élection populaire. On connaît tous les maux que cette passion, composée du désir, de la douleur et de la haine, occasionne dans l'enfance. On voit fréquemment des enfants être affectés d'obstruction, de fièvres lentes, de consomptions, de convulsions et d'autres maladies non moins dangereuses, parce que des parents ou des instituteurs, souvent injustes, leur témoignent moins d'amitié et leur font moins

de caresses qu'aux autres. — On peut rapporter à l'ambition l'amour effréné des richesses et la passion du jeu. L'amour des richesses n'est pas une passion criminelle par elle-même, puisqu'elles sont les instruments de nos besoins et de nos plaisirs. Mais il blesse l'ordre social, et il devient un crime lorsque, porté à l'excès, il fait employer des moyens obliques et illégitimes pour s'enrichir, ou qu'il dégénère en avarice, espèce de monstre qui tourmente cruellement ses victimes, pour rendre malheureux tout ce qui l'environne.

La passion du jeu dérive de la soif des richesses et du désœuvrement. Elle est aussi nuisible à la société que préjudiciable à la santé : elle prive la première de la portion de travail, d'industrie et de talents que chaque individu lui doit, et elle donne lieu à tous les maux qui dépendent de la vie sédentaire, de la contention excessive de l'esprit, et des passions qui en sont inséparables. Souvent elle corrompt le cœur au point de faire commettre des injustices, et, comme l'a très-bien dit madame Deshoulières,

> Le désir de gagner, qui nuit et jour nous ronge,
> Est un dangereux aiguillon.
> Souvent, quoique l'esprit, quoique le cœur soit bon,
> On commence par être dupe,
> On finit par être fripon.

Quoique l'ambition produise des effets funestes, elle n'est pas néanmoins, par elle-même, plus mauvaise que l'amour, lorsqu'elle est contenue dans de justes bornes, car la nature nous dit d'agrandir notre être aussi bien que de le multiplier. Cette passion, dirigée vers une bonne fin, mérite les plus grands éloges : elle crée les savants, les artistes et les héros, dont les efforts, animés par l'espérance de la gloire, tendent au bien général, et illustrent le pays qui leur donna le jour. Le désir de se survivre en faisant du bien aux hommes est l'ambition la plus noble et la plus louable ; et après elle c'est l'ambition de la gloire littéraire. Ces deux passions étendent l'âme, et font oser les plus grandes choses comme les plus difficiles et les plus utiles aux hommes. — On a vu quels étaient les dangers qui résultaient de l'abus des passions : il n'est pas aussi aisé de les prévenir. Une éducation sage est la seule digue qu'on puisse leur opposer, et souvent elle est impuissante. Il faut s'habituer de bonne heure à les contenir dans de justes bornes, car, pour peu qu'on leur laisse faire de progrès, elles deviennent de cruels tyrans, qui détruisent la santé et déchirent impitoyablement leurs victimes. — Il n'est pas en notre pouvoir d'empêcher les excès subits de joie et de tristesse qui mettent le désaccord dans les mouvements de la machine, et quelquefois donnent la mort. Néanmoins, en s'accoutumant à ne voir qu'avec quelque indifférence les événements de la vie, on peut parvenir à être moins sensible à ceux qui sont extraordinaires et inattendus : c'est le moyen le plus sûr de diminuer cette grande vivacité avec laquelle on se laisse aller au premier mouvement des passions. — Les personnes qui sont nées avec un tempérament porté à la volupté doivent s'interdire l'usage des aliments succulents et échauffants, ainsi que celui du vin et des liqueurs, *sine Cerere et Baccho friget Venus.* Il convient qu'elles ne restent pas trop long-temps au lit, et surtout lorsqu'elles ne dorment plus. Elles doivent fuir les conversations et les pensées libertines, les peintures lascives et les livres obscènes, mais surtout les personnes avec lesquelles elles ont eu des liaisons tendres ; elles ne doivent pas rester oisives, et même il est indispensable qu'elles fassent des exercices fatigants, car la source de l'amour est dans l'oisiveté. On demanda à Théophraste ce que c'était que l'amour : il répondit que c'était une maladie de l'âme oisive. C'est ce qui a fait dire à Ovide :

> Otia si tollas, periere Copidinis arcus,
> Despectæque jacent et sine luce faces.

Le travail est l'antidote de cette passion, a dit avec raison le philosophe de Genève ; et en effet, quand les bras sont exercés, l'imagination se repose, et quand le corps est bien las, le cœur ne s'échauffe pas. C'est pourquoi on a conseillé la chasse pour écarter l'amour ; on a fait Diane son ennemie, et l'allégorie est très-juste.

Il est bien plus difficile d'éviter les passions tristes et haineuses ; mais on peut diminuer les dangers auxquels elles exposent par un régime doux et délayant ; et, comme la digestion ne peut se faire d'une manière convenable dans ces circonstances, par rapport au spasme dont est affecté l'épigastre, il faut ne manger qu'en très-petite quantité, faire de l'exercice pour rappeler les forces à la circonférence, et chercher à se distraire par des sociétés agréables, les spectacles, les lectures amusantes et les voyages, qui ont le triple avantage de procurer de l'exercice, de faire changer d'air et de distraire l'esprit ; trois puissantes causes qui opèrent les changements les plus avantageux. — La passion du jeu est difficile à réprimer quand on en a une fois contracté l'habitude ; elle entraîne souvent, avec l'altération de la santé, la perte de la fortune. On ne devrait jouer que pour procurer du délassement à l'esprit. La fuite totale du jeu est le seul moyen qu'on ait à employer pour prévenir ses funestes effets.

La peur et la crainte sont des passions dont il n'est pas en notre pouvoir de détruire le germe. Il convient d'éloigner des enfants, dans la première éducation, les vieilles femmes et les domestiques, qui leur font ordinairement des contes de revenants, de fantômes, de sorciers et de quantité d'autres absurdités, dont les impressions subsistent toute la vie, ôtent à l'âme toute son énergie et exposent à une infinité de maux. Tout ce qu'on peut recommander pour s'aguerrir et diminuer la disposition à la crainte et à la peur, c'est de secouer le joug des préjugés, en réfléchissant mûrement sur les objets de nos craintes. — L'ambition des richesses et des honneurs exige trop de soins et trop d'inquiétudes pour qu'un homme sensé s'y livre à l'excès ; les espérances flatteuses, et le plus souvent vaines, dont cette passion nous berce, ne valent pas, lors même qu'elles se réalisent, les peines et les dangers auxquels elle expose. Ses fruits ne sauraient entrer en compensation avec la bassesse et l'infamie dont le plus souvent se couvrent ses sectateurs. L'homme sage, au sein de l'abondance et au faîte des honneurs, est moins occupé à monter plus haut et à amasser davantage, qu'à jouir et à répandre le bonheur ; il fait consister sa félicité dans la bienfaisance et dans la sérénité d'une âme pure, et il est digne d'en goûter long-temps les douceurs. Heureux celui qui se persuade que tout excès dans les passions est un vice, et dans les plaisirs une maladie ! Jouir des avantages et des agréments de la vie sans les rechercher avec trop de peines, régler selon la raison les mouvements de la nature, sacrifier les faveurs de la fortune et les honneurs aux délices de la liberté, et vivre au sein de sa famille et de l'amitié, voilà en quoi consiste le bonheur d'ici bas.

Il y a long-temps qu'on agite cette question, savoir : lequel est le plus avantageux à l'homme d'être sensible ou indifférent. L'indifférence rend incapable de goûter les douceurs de la tendresse et de l'amitié ; elle paralyse le cœur, et en ferme l'avenue à toutes les passions. La sensibilité, au contraire, fait éprouver vivement toutes les affections ; elle ouvre l'âme aux plus douces impressions, et nous fait partager les maux de nos semblables. L'homme insensible ne connait point les plaisirs, et son cœur glacé est étranger aux voluptés de l'amour. Sans sentiment comme sans désir, il est presqu'un automate. L'homme, au contraire, dont l'âme est électrisée par le sentiment, trouve sa félicité dans tout ce qui l'environne ; il s'intéresse au sort de ses semblables ; l'humanité est pour lui un lien sacré, et quels délices ne trouve-t-il pas à partager avec l'infortune et l'amitié ses biens et ses plaisirs ! L'homme sensible connait donc la vie et en jouit déli-

cieusement, tandis que celui à qui a été refusé le sentiment est né sous un astre sinistre. Ce dernier ne connait point les pures jouissances de l'âme ; son cœur, cuirassé d'un triple airain, repousse loin de lui les plus douces impressions, il ne sacrifie jamais ni aux plaisirs ni aux grâces, et sa vie n'est qu'un long sommeil (1).

---

(1) Les dernières pages de ce chapitre sont remarquables par une grande justesse d'idées, et une philosophie aussi sage, aussi vraie qu'elle est désirable pour tous les hommes qui veulent vivre heureux. Il est difficile de ne pas chérir la mémoire d'un homme de talent, qui, maître de ses passions, indique avec tant de simplicité les sources du bonheur, et qui, pendant sa vie, joignit l'exemple au précepte. (I. B.)

APPENDICE.

DE L'ÉDUCATION.

C'est dans l'enfance que s'établissent les fondements d'une bonne et d'une mauvaise santé ; et la source la plus féconde des infirmités qui rendent l'existence malheureuse se trouve non-seulement dans les erreurs des auteurs de nos jours, mais plus particulièrement encore dans les vices de l'éducation. En effet, l'enfant le mieux constitué dégénère bientôt, par l'effet de ces dernières causes, et devient faible, languissant et en proie à la douleur pour la vie, s'il ne succombe pas dès le principe. En général, l'éducation des Européens est défectueuse, et ne tend que trop souvent à affaiblir le corps, à le rendre valétudinaire, à énerver toutes les facultés morales ; et l'on accuse la nature de tous ces désordres, elle dont tous les efforts tendent à la conservation et au bonheur des êtres auxquels elle donne le sentiment et la vie.

Les principales erreurs qui se commettent dans l'éducation de l'enfance consistent dans le grand nombre de couvertures et d'habits dont on l'enveloppe, dans l'usage nuisible des maillots, dans la grande quantité d'aliments dont on la surcharge, dans les médicaments qu'on fait prendre aux enfants, presque toujours mal à propos, dans la mollesse à laquelle les habituent la plupart des parents opulents, dans les passions nuisibles qu'on fait naître ou qu'on fomente en eux, et dans des études prématurées. — Le vulgaire imagine qu'un enfant nouveau-né ne peut être trop couvert ; et, pour le préserver des intempéries de l'air, on l'enveloppe de flanelles, de langes, de têtières, et on le tient constamment dans des appartements très-chauds : il en résulte qu'au bout de très-peu de temps l'enfant ne peut plus supporter l'air, et que, pour peu qu'on l'y expose, il s'enrhume et gagne une fluxion. Cette coutume est, comme on voit, très-préjudiciable, et rend incapable de supporter sans danger, durant le reste de la vie, les changements brusques de l'atmosphère, qui sont si fréquents dans nos pays. On n'a pas néanmoins à redouter beaucoup du froid pour les enfants, et l'expérience prouve que, toutes proportions gardées, ils peuvent mieux l'endurer que les adultes ; ils ont par conséquent moins besoin de couvertures et d'habillements chauds. Mais on ne se borne pas à les en surcharger : à peine voient-ils le jour, qu'on leur lie pieds et mains et qu'on les traite en coupables, quoiqu'ils n'aient commis d'autre faute que celle d'être venus au monde (1) ; on les garrotte, on les serre, on enveloppe leurs corps de liens, de manière qu'ils ne peuvent se mouvoir. Or, rien ne s'oppose plus au développement des membres et à ce qu'ils acquièrent des forces, que le défaut d'action auquel on les condamne ; il n'est donc pas étonnant que de tels enfants soient faibles et sans vigueur. — Un autre inconvénient qui résulte de la compression qu'exercent les bandes et les maillots est la difformité qu'elle occasionne. Les os sont, à cet âge, très-mous et très-flexibles : semblables à la cire, ils cèdent aisément, et prennent une mauvaise tournure, à laquelle il est bien difficile de remédier dans la suite. Telle est la raison pour laquelle un grand nombre de personnes, nées sans aucun vice de conformation, ont les épaules élevées, l'épine voûtée et la poitrine aplatie, et périssent pour la plupart d'affections pulmoniques. Ajoutez à cela que l'enfant, ainsi garrotté, cherche à se débarrasser de ses liens, et qu'à force de crier et de s'agiter, il prend des attitudes forcées, qui déterminent non-seulement des difformités, mais souvent encore des hernies. D'ailleurs, les compressions qu'é-

---

(1) Itaque feliciter natus jacet, manibus pedibusque devinctis, flens animal, cæteris imperaturum, et a suppliciis vitam auspicatur, unam tantum ob culpam quia natum est.

PLIN., lib. VIII, *in Proœmio*.

prouve le corps nuisent à la respiration et à la digestion. Aussi n'est-il pas rare d'en voir mourir beaucoup par cette cause dans l'étisie ou les convulsions. Ce que je viens de dire des maillots doit aussi s'appliquer aux corps de baleine que l'on fait porter dans la suite aux enfants pour leur faire une belle taille ; ils produisent les mêmes effets et sont aussi funestes. Mais qu'importe, surtout pour les filles, que ce soit aux dépens de la santé ou de la vie, pourvu qu'elles puissent plaire ? On se trompe néanmoins : tous ces prétendus moyens, imaginés pour former la taille et donner des grâces, produisent pour l'ordinaire, ainsi que je l'ai déjà dit, des difformités plus grandes et plus dangereuses que celles qu'on se propose de prévenir. Bien plus, les machines inventées par les orthopédistes pour remédier aux difformités des enfants, effets très-ordinaires des maillots et des corps, en occasionnent souvent de nouvelles, sans faire cesser celles pour lesquelles on les emploie (1). L'unique moyen de prévenir ces vices de conformation est d'imiter les peuples sauvages, qui ne connaissent ni maillots ni corps de baleine, et chez lesquels on ne rencontre presque point d'individus contrefaits ni mutilés. Rapportons-nous-en à la nature : les animaux n'ont qu'elle pour guide, et l'on en voit peu d'estropiés ou de défigurés dans les différentes espèces. — Il serait fastidieux d'entrer dans des détails minulieux sur la manière d'habiller les enfants, et sur les différentes sortes de vêtements qui leur conviennent ; ils doi-

(1) Cela peut être vrai lorsque les machines sont mal confectionnées et employées par d'ignorants mécaniciens, des hommes étrangers à l'art de guérir; mais lorsque ces machines sont construites avec discernement, et appliquées dans la vue d'établir un équilibre nécessaire dans l'action musculaire, ou de rétablir dans leur rectitude ou leur position ordinaire des os déviés de leurs rapports naturels, elles produisent des effets salutaires encore trop peu connus des hommes de l'art. Les succès nombreux que nous avons obtenus, M. d'Ivernois et moi, dans un établissement de la capitale destiné aux maladies des enfants atteints de difformités, sont de nature, je crois, à faire changer beaucoup de médecins d'opinion sur l'emploi des appareils mécaniques dans un bon nombre de maladies de l'enfance. (F. B.)

vent être variés selon les pays et les saisons. Quant à la forme qu'on leur donne, et qui se règle pour l'ordinaire sur les caprices de la mode ou sur le goût des parents, elle n'influe en rien sur la santé. La seule règle à suivre, c'est qu'il faut que les habillements de l'enfance ne soient pas bien chauds, et qu'ils soient façonnés de manière à ce qu'il n'y ait rien de trop juste, rien qui colle au corps, nulle ligature, et que tous les mouvements soient libres. On doit proscrire les cols, les jarretières, les ceintures, les boucles, et généralement tout ce qui peut serrer ou comprimer, et par conséquent gêner la circulation, rendre les humeurs stagnantes, et déterminer l'affluence du sang vers la tête et la poitrine. La tête doit être légèrement couverte; et à mesure que les cheveux croissent, il faut accoutumer l'enfant à se passer de bonnet, de sorte qu'au bout d'un an il puisse aller tête nue. « Les anciens Égyptiens, dit J.-J. Rous- » seau (*Émile*), d'après Montaigne (1), » avaient toujours la tête nue ; les Perses » la couvraient de grosses tiares, et la » couvrent encore de gros turbans, dont, » selon Chardin, l'air du pays leur rend » l'usage nécessaire. Or, on sait la dis- » tinction faite jadis sur le champ de » bataille entre les crânes des Perses et » ceux des Égyptiens. Comme donc il » importe que les os de la tête devien- » nent plus durs, plus compactes, moins » fragiles et moins vaporeux, pour mieux » armer le cerveau, non-seulement con- » tre les blessures, mais contre les rhu- » mes, les fluxions et toutes les impres- » sions de l'air ; accoutumez vos enfants » à demeurer, été comme hiver, jour et » nuit, toujours tête nue. Que si, pour la » propreté et pour tenir leurs cheveux » en ordre, vous leur voulez donner » une coiffure durant la nuit, que ce » soit un bonnet mince, à claire voie, » et semblable au réseau dans lequel les » Basques enveloppent leurs cheveux. »

« Tant que l'enfant ne marche pas, il est inutile de lui donner une chaussure ; ce n'est que lorsqu'il commence à faire usage de ses jambes qu'elle lui devient nécessaire. On peut lui faire porter alors des souliers à cordons, ou, ce qui vaudrait encore mieux, des sabots de bois léger.

Il convient de placer l'enfant, durant

(1) Essais de Michel Montaigne, page 194.

son sommeil, dans un berceau, avec la seule chemise, sans bandes et sans liens, sur des linges bien secs, qu'on change dès qu'ils sont salis, car la propreté est un des moyens les plus efficaces pour conserver la santé, et de le couvrir légèrement.

La nourriture des enfants n'est pas moins importante que leur habillement; on doit prendre en cela, comme en toute autre chose, la nature pour guide, et ne leur en jamais accorder au-delà du besoin. La mère doit présenter le sein à son enfant dès qu'il montre de la disposition à téter. Le premier lait que sécrètent les mamelles peu de temps après l'accouchement est un *sérum* clair, acidule, appelé *colostrum*, qui purge l'enfant et favorise l'expulsion du *méconium* qui s'est ramassé dans les intestins du fœtus pendant tout le temps de la grossesse. On conçoit aisément que, lorsqu'il est privé de ce premier lait, il est exposé à des maladies mortelles que le *colostrum* a la propriété de prévenir. Ainsi cette substance est un remède préparé par la nature même; mais si l'enfant en naissant reçoit ce bienfait de sa mère, il le lui paie à l'instant en la délivrant à son tour d'une humeur laiteuse surabondante, et dont l'affluence soutenue vers les mamelles les tend, les gonfle, et produit souvent de très-vives douleurs et d'autres accidents fâcheux.

Beaucoup de femmes sont dans l'usage pernicieux de faire avaler à l'enfant, immédiatement après sa naissance, des cordiaux et surtout du vin, pour remédier à sa faiblesse. Rien n'est plus nuisible que cette méthode; et ce n'est que dans le cas où l'enfant naît avec les symptômes d'une mort apparente qu'il est utile d'employer ces moyens pour exciter les forces de la vie et ranimer la circulation. Il est également dangereux de leur faire prendre des purgatifs, qui ne peuvent que mettre le trouble et le désordre dans les fonctions. La nature a pourvu aux moyens de faire rendre à l'enfant le *méconium*; le premier lait de la mère est suffisant pour cela, et lorsqu'il en est privé, un peu d'eau miellée est plus convenable et remplit mieux les vues de la nature que des drogues auxquelles elle répugne. Une autre erreur non moins préjudiciable aux enfants est celle de leur donner des narcotiques, comme le laudanum, le sirop de pavot ou de diacode, pour les faire dormir. Ces médicaments sont de vrais poisons qui brident le jeu des nerfs, émoussent la sensibilité, troublent l'ordre des fonctions, déterminent le sang à se porter à la tête, et laissent souvent des impressions funestes et permanentes sur les organes du sentiment. Ils ne peuvent être utiles que dans un petit nombre de cas, et c'est au médecin à les prescrire (1).

Le lait de la mère, lorsqu'elle est bien constituée, suffit pour l'ordinaire à l'enfant durant les trois ou quatre premiers mois, et il est rare qu'on soit obligé de lui donner d'autres aliments. Avant ce terme l'estomac n'est pas en état d'en digérer d'autres que le lait, qui est destiné par la nature à la nourriture des nouveau-nés; il est un aliment proportionné à la faiblesse des organes digestifs de l'enfant, au degré d'action que la di-

---

(1) Les vrais médecins n'ont pas une grande confiance dans les drogues, et ne sont pas polypharmaques. Malheureusement pour l'humanité, le nombre de ces médecins n'est pas grand, surtout dans les pays allemands : les préjugés y sont tels, qu'on ne croit pouvoir guérir qu'avec les remèdes qui se préparent dans les boutiques des apothicaires, et le peuple n'y mesure le savoir du médecin qu'à la toise de ses ordonnances. D'un autre côté, beaucoup d'officiers de santé sont dans la persuasion que la nature est impuissante, qu'elle n'est capable que d'écarts dans les maladies, et que c'est à eux à rectifier ses erreurs et à lui commander. Ces sublimes docteurs accablent en conséquence les malades de remèdes. Deux ou trois potions de jalap, un ou deux picotins de pilules par jour, et par-dessus tout cela une demi-douzaine de lavements, sans parler des saignées et des purgatifs, qu'ils donnent indistinctement durant tout le cours de la maladie; telle est la médecine de ces jongleurs, dont le bonnet doctoral ne sert qu'à cacher les oreilles de Midas. *Saignare*, *purgare et clysterium donare*, telle est la base de leur traitement dans toutes les maladies : aussi peut-on presque toujours compter le nombre de leurs malades par celui des morts, et ceux dont le tempérament a résisté à la maladie et au médecin sont sujets aux rechutes, et ont des convalescences longues et difficiles.

Insensés qui voulez commander à la nature et lui dicter des lois, commandez aussi aux éléments et aux saisons! faites donc la pluie et le beau temps : cela est moins difficile que de maîtriser la nature vivante, et que de régner despotiquement sur elle avec des drogues! *Risum teneatis amici!*

gestion doit exciter dans tout le système, et propre à fournir la quantité de
sucs nourriciers convenables à l'accroissement. Il en faut peu dans les premiers
mois, et les mères, ainsi que les nourrices, pèchent communément à cet
égard : s'imaginant qu'un nourrisson a
faim toutes les fois qu'il crie, elles lui
présentent le sein dix à douze fois par
jour. Cette erreur est des plus dangereuses, car un enfant ne crie jamais que
quand il souffre, ou lorsque quelque
chose le blesse. La faim, dans son principe, ne produit pas la douleur, et lorsqu'il éprouve le besoin de téter, il le
témoigne par des signes non équivoques,
avant que de crier. — Ce n'est pas seulement par la trop grande quantité d'a-
liments, mais encore par leur mauvaise
qualité, qu'on pèche dans le régime des
enfants. Les bouillies faites avec les farineux non fermentés, les panades assaisonnées avec le sucre et les épiceries,
les confitures, les pâtisseries, etc., devraient leur être entièrement interdites.
Les premières donnent lieu aux aigreurs,
aux coliques, aux diarrhées et aux convulsions, et toutes les excitent à prendre
au-delà du besoin ; ils en deviennent
trop gras et bouffis, ce qui n'est pas,
ainsi que le croit le vulgaire, un signe
de santé, car les enfants qui ont beaucoup d'embonpoint sont plus que les autres sujets aux affections spasmodiques et
convulsives, aux catarrhes suffocants, etc.
Les aliments simples, mais légers et faciles à digérer, sont les seuls qui conviennent à cet âge, par rapport à la débilité des organes qui servent à la digestion. Le pain bien levé et bien cuit est
l'aliment le plus convenable : on peut y
ajouter le lait de vache. On fait cuire
le pain dans l'eau, et, après en avoir séparé celle-ci, on verse sur le pain une
suffisante quantité de lait frais ou tiède,
mais qui n'ait pas bouilli. Lorsque l'enfant a environ six ou huit mois, il lui
faut une nourriture plus substantielle ;
il est bon alors de lui donner le pain
dans du bouillon de viande, deux ou
trois fois par jour ; mais on ne doit lui
permettre l'usage de la viande qu'après
le sevrage et lorsqu'il a des dents pour
broyer, et encore ne faut-il lui en donner qu'en très-petite quantité. Le régime végéto-animal devient nécessaire
à cette époque ; car si l'enfant faisait
uniquement usage des végétaux, ainsi que
le conseillent quelques auteurs qui ont
plus consulté leur imagination que la nature et l'expérience, il serait exposé aux aigreurs et aux accidents qui en dépendent.

A mesure que l'enfant croit, il a besoin d'une plus grande quantité de nourriture. Lorsqu'il est sevré, il faut lui en
donner quatre ou cinq fois par jour,
mais jamais pendant la nuit. La quantité doit être relative au besoin ; et lorsque les aliments sont simples, il est rare
qu'il en prenne au-delà de ce qui lui
est nécessaire. Il ne faut pas cependant
lui en donner trop peu, comme le pratiquent quelques parents imbéciles, qui
craignent que leurs enfants ne deviennent stupides : cet excès est plus dangereux encore que l'excès contraire, car
le dépérissement qui en est la suite est
presque toujours mortel, au lieu que la
nature remédie plus facilement aux maladies qui dépendent de la réplétion.

Les fruits sont très-utiles aux enfants ;
la nature leur en inspire l'appétit : aussi
les recherchent-ils avec avidité, et les
préfèrent-ils à toute autre substance :
seulement il ne leur en faut permettre
que de mûrs, et veiller à ce qu'ils n'en
mangent pas trop : autrement ils leur
sont nuisibles, et surtout les fruits verts,
en ce qu'ils affaiblissent les forces digestives, causent des aigreurs, des vents,
et engendrent des vers. — Dès que l'enfant a atteint l'âge de trois ans, s'il jouit
d'une bonne constitution, il convient de
l'habituer à user de toute espèce d'aliments végétaux, mais avec modération,
et augmenter insensiblement la quantité
de viandes, surtout de celles qui sont gélatineuses. Il faut que le régime des enfants soit très-varié, mais simple, et ne
point les assujettir à un seul genre de
nourriture. On leur a conseillé l'abstinence des légumes, des farineux, des
racines, et d'autres substances acescentes : ce conseil ne concerne que les enfants faibles et valétudinaires, car l'expérience prouve que ces aliments sont
au contraire très-utiles aux enfants bien
constitués, par rapport à l'impression
tonique qu'ils portent sur l'estomac, et
qui se répète utilement dans tout le système. La diète très-relâchante et aqueuse
produit un effet opposé, et jette tout le
corps dans une énervation radicale ; elle
dispose au rachitis, aux écrouelles et aux
autres maladies de ce genre ; elle doit
être généralement rejetée.

La poussée des dents est souvent une
époque critique qui s'accompagne de
diarrhée, de coliques, de convulsions,
de fièvre aiguë, et qui est funeste à beau-

coup d'enfants. Néanmoins elle n'est pas une maladie dans l'ordre de la nature ; car on voit des enfants qui n'éprouvent aucun de ces accidents, et chez lesquels l'éruption des dents a lieu sans qu'ils en soient dérangés, au moins d'une manière bien sensible ; ce qui démontre que ces affections morbifiques ne sont point nécessaires ; elles dépendent en effet pour l'ordinaire de la pléthore, de l'acidité des sucs digestifs, et surtout de la grande mobilité du genre nerveux. On peut les prévenir efficacement en assujettissant les enfants au régime que je viens d'indiquer, et que l'expérience a prouvé être le plus conforme aux vues de la nature. — J'ai déjà exposé la manière dont on devait nourrir les enfants lorsque les mères sont dans la malheureuse impuissance de le faire elles-mêmes, et j'ai dit qu'il y avait moins de dangers à courir en leur donnant le lait des animaux qu'en les confiant à des nourrices mercenaires, à moins qu'on ne leur reconnaisse des mœurs, qu'elles ne soient dociles à suivre les intentions des parents, et que ceux-ci ne les aient constamment sous les yeux. J'ai dit quelles étaient les précautions qu'on devait apporter dans leur choix, ainsi je ne reviendrai pas sur cet objet : je me bornerai seulement à observer, en dernière analyse, que celle-là doit être préférée qui a des mœurs, qui jouit d'une bonne santé, qui a du lait, et qui est propre et soigneuse : si à ces qualités elle réunit l'âge, le caractère et la constitution physique de la mère ; si son lait est récent et analogue à celui de la mère, cette nourrice est la plus convenable. J'observerai encore qu'elle ne doit jamais donner le sein à l'enfant après une émotion vive, telle qu'un accès de colère, une frayeur, un vif transport de joie ; car l'expérience a prouvé que plusieurs enfants ont été attaqués d'affections spasmodiques, convulsives ou autres, pour avoir pris le sein dans des circonstances qui altèrent et corrompent le lait.

Ce serait en vain qu'on mettrait en pratique tous ces préceptes : la constitution de l'enfant ne s'affermirait pas, et il resterait constamment faible, si l'on négligeait les exercices, dont le désir est né avec l'homme. Le rachitis et les écrouelles dépendent le plus souvent de l'inaction et de l'état de contrainte dans lequel on tient les enfants, qui sont tous naturellement portés au mouvement ; mais, comme dans les premiers mois ils ne peuvent s'exercer eux-mêmes, il est nécessaire de charger de ce soin les nourrices. — L'exercice le plus convenable aux enfants qui ne marchent pas encore est de les faire transporter en plein air, en recommandant que la nourrice ou la personne qui les porte les change souvent de bras, afin qu'ils ne contractent pas l'habitude de se pencher plus d'un côté que de l'autre, ce qui peut dans la suite produire une difformité dans la colonne vertébrale et dans le côté qui a été habituellement penché. La manière dont la plupart des nourrices portent les enfants est très-vicieuse : le plus souvent il n'y a qu'une fesse qui pose sur le bras, et la cuisse ainsi que la jambe de l'autre côté étant abandonnées, celles-ci prennent une mauvaise tournure, et le pied rentre en dedans. D'autres rapprochent trop de la poitrine le bras qui porte : il en résulte que le genou de l'enfant est pressé par la poitrine, et que la cuisse de ce côté, descendant davantage, contracte l'habitude d'une position vicieuse. La meilleure manière de porter un enfant est de le tenir sur le bras, de sorte que son dos appuie sur la poitrine de la personne qui le porte, comme sur un dossier : l'enfant a, dans cette attitude, un point d'appui en arrière, et aucun de ses membres ne prend de fausse position.

Un autre genre d'exercice non moins utile dans les premiers mois de la naissance, quoi qu'en disent les frondeurs de tous les usages populaires, est le *bercement*. Le renouvellement fréquent de l'air, les secousses modérées de toutes les parties, et l'action réciproque des viscères les uns sur les autres, font nécessairement sur les organes de l'enfant des impressions salutaires. Ajoutez que le bercement est un puissant moyen de distraire l'enfant qui souffre, vu que ses douleurs ne sont que senties mais non raisonnées. Il émousse l'excessive sensibilité des nerfs, mais ne les rend point calleux ; et, comme le dit Desèze, « en » procurant une sensation douce, con- » tinue et uniforme, il provoque l'en- » fant au sommeil, et change par là sa » situation inquiète en une situation d'i- » nertie et d'indifférence (1) (2). » — On

______

(1) Recherches sur la sensibilité, page 187.

(2) Voici l'opinion d'un des médecins

ne doit pas se presser de faire marcher les enfants ; ce n'est qu'après le sevrage, vers le neuvième ou le dixième mois, et lorsque les extrémités inférieures ont assez de forces pour soutenir le poids du corps, qu'on doit les y exercer. La meilleure méthode est de les soutenir par la main. On doit proscrire l'usage des lisières attachées par derrière, qui fait pencher l'enfant en devant et le rend voûté, parce que dans cette attitude la poitrine devient le centre sur lequel porte le poids du corps : il en résulte que la poitrine rentre en dedans, et que la respiration devient gênée. Ce qui vaut le mieux, c'est de leur laisser recevoir des leçons de la nature même, de l'expérience : on les laisse se rouler par terre. Cet exercice non-seulement les fortifie, mais leur apprend encore à faire usage de leurs membres ; ils commencent ainsi à marcher seuls de bonne heure, sans avoir eu besoin de guides ni de maîtres.

accoucheurs les plus célèbres de la capitale sur le bercement (M. Gardien) : « Si le mouvement qu'on imprime au berceau est léger, il ne peut résulter aucun inconvénient de ce doux balancement : on observe même que ce mouvement ondulatoire est une source de plaisir pour l'enfant. Celui qui y est habitué ne peut pas s'endormir sans ce moyen ; et on est obligé de continuer long-temps cette pratique. Mais bientôt un balancement léger du berceau ne fait plus d'impression sur lui, et il crie de nouveau dès qu'on le suspend ; alors on recommence la même manœuvre ; mais pour réussir à apaiser, à endormir l'enfant, on est forcé de l'agiter violemment. L'expérience a appris aux nourrices que dans ce cas il s'endort plus promptement ; et, comme elles désirent se livrer à d'autres occupations, elles manquent rarement de recourir à ce mouvement brusque d'oscillation imprimé au berceau, pour endormir les enfants. Il est évident que cette violente agitation leur est nuisible : c'est moins un vrai sommeil que l'on procure qu'un état comateux déterminé par la grande quantité de sang qui se porte au cerveau. Un mouvement considérable imprimé au berceau serait plus dangereux dans le temps de la dentition : il exposerait encore davantage les enfants aux convulsions et aux affections comateuses, en augmentant la congestion du sang vers le cerveau, où il est déjà naturellement attiré pendant cette crise. » (L. B.)

Dès que l'enfant peut marcher, il faut le laisser s'y exercer lui-même au grand air, et ne point l'empêcher de se livrer aux mouvements et aux jeux de son âge. Les courses, les sauts et autres exercices, sont absolument nécessaires, et le corps n'acquiert des forces que par ce moyen. Il faut néanmoins leur en faire éviter l'excès, qui épuise les forces et cause des maladies graves. Il produit sur le corps les mêmes effets que le travail immodéré ou prématuré opère sur les paysans et les artisans : les organes durcissent, le corps vieillit de bonne heure, et par conséquent ne se développe pas entièrement, et ne prend pas tout son accroissement. — Les frictions sèches sur la peau des enfants sont un moyen efficace et propre à les rendre robustes et vigoureux : elles produisent les mêmes effets que les exercices, en favorisant la libre circulation des forces. Ce moyen employé dans les siècles les plus reculés, et trop négligé de nos jours, donne du jeu et du ressort aux organes, seconde leur développement, affermit la santé, et préserve des maladies qui dépendent de la trop-grande laxité des solides : on ne saurait trop en recommander l'usage. — Les lotions et les bains froids sont de la plus grande utilité dans les pays septentrionaux, ainsi que dans les nôtres, où les corps ont à supporter fréquemment de brusques variations de l'atmosphère. Rien n'est plus propre à donner aux organes la vigueur nécessaire pour résister à ces impressions soudaines qui déterminent des directions contraires de mouvements qui se croisent et se succèdent rapidement : il est donc très-avantageux d'y habituer de bonne heure les enfants (1). On les familiarise avec les lotions et le bain, en lavant d'abord, avec une éponge imbibée d'eau froide, les parties qui sont constamment exposées à l'air, comme les mains, les pieds, le visage, puis les bras, les cuisses et les jambes, et insensiblement tout le corps. On réitère ces lotions deux ou trois fois par jour, et enfin on plonge tout le corps dans l'eau froide (2).

____

(1) Cette pratique, très-salutaire dans le Nord et dans nos pays, serait nuisible, ainsi que je l'ai déjà dit, dans les pays chauds.

(2) Il est effectivement dans nos climats des constitutions fortes qui supportent très-bien les lotions et le bain froid,

Le sommeil est l'état presque continuel de l'enfant qui vient de naître : il était nécessaire pour disposer le corps à la nutrition et au développement. Presque tous les premiers instants de l'enfance sont marqués par le besoin de dormir. Mais, à mesure que l'homme s'éloigne de son origine, ce besoin diminue, en sorte que dans le dernier âge il l'invoque en vain : dans la vieillesse il est tourmenté d'insomnies, et il est peu d'hommes qui, à cet âge, ne se plaignent de ne pouvoir dormir. — Les lits ou berceaux dans lesquels on met reposer les enfants doivent être, ainsi que leurs appartements, très-aérés. Il n'y a rien de plus pernicieux qu'un air non renouvelé et corrompu : c'est une méthode très-nuisible que celle d'établir leurs couchettes dans des cabinets, des alcôves, et des chambres petites et étroites. Il est très-utile, au contraire, qu'ils dorment exposés au grand air, et dans des appartements où il circule librement. — On couche ordinairement les enfants sur le dos et la face tournée en haut. Cette situation n'est pas la plus favorable, et ils la prennent rarement quand ils sont livrés à eux-mêmes ; c'est sur un côté qu'ils se couchent naturellement, les jambes et les bras un peu pliés : cette position est la plus avantageuse, en ce qu'elle favorise le plus le libre mouvement des viscères, au lieu que quand on repose sur le dos, l'action et le cours des humeurs sont gênés dans la tête, la poitrine et le ventre.

Il convient que les enfants soient couchés durement, sur un matelas, et même sur une paillasse, plutôt que sur un lit de plume ou de laine. Un lit dur donne de la force et de la vigueur, un lit mollet affaiblit et énerve. On n'a pas à craindre qu'ils ne dorment pas sur un lit dur ; car, comme l'a très-bien dit le bon La Fontaine : « tout est couchette et mate-

» las pour les enfants (1). » — En général, il est très-essentiel d'habituer les enfants à une vie dure et active ; il serait même à désirer qu'on leur fît éprouver quelquefois des privations, et qu'ils connussent la faim, la soif, et surtout la fatigue. Il est bon qu'ils apprennent de bonne heure que l'appétit est le meilleur cuisinier, et le seul qu'on doive estimer. Ces moyens ne contribuent pas peu à fortifier les organes, à affermir la santé et à allonger le cours de la vie. L'éducation molle et délicate produit des effets absolument contraires. Rien ne débilite plus la machine, ne prépare un plus grand nombre de maux et d'infirmités, et n'abrège plus la durée de l'existence, que de vouloir garantir les enfants du plus petit vent, de les tenir ensevelis dans la plume, de les surcharger d'aliments délicats, et de leur permettre l'usage du vin, du café, du chocolat et des assaisonnements échauffants. Outre que ce régime pernicieux donne lieu à une infinité d'accidents et de maladies, il hâte, avec une rapidité contre nature, le développement des organes, qui reste imparfait ; il produit l'effet d'une serre chaude, qui fait naître des fleurs et des fruits au milieu de l'hiver, mais qui fait bientôt périr l'arbre ou la plante qui les porte ; car, comme je l'ai déjà dit, la durée de la vie est en raison du temps que le corps met à croître, en sorte qu'elle est d'autant plus longue que le développement est plus lent, et d'autant plus courte que la crue se fait plus promptement et d'une manière incomplète. — La gourmandise, la jalousie et la frayeur sont des passions extrêmement nuisibles à la santé, et les plus ordinaires dans le premier âge. Je ne parlerai point ici de leurs effets directs et immédiats sur l'économie animale ; il en a été fait mention dans la sixième classe de la matière de l'hygiène ; je me bornerai

---

et acquièrent par ces moyens beaucoup de force ; mais cette méthode est meurtrière pour les enfants faibles. Quand ils résistent à l'action du froid, ils ne sont que trop souvent faibles, languissants, attaqués de maladies nerveuses, d'inflammations chroniques. J'ai donné, pendant plusieurs années, des soins à la fille d'un des hommes les plus illustres de la révolution française, qui était atteinte d'accidents nerveux très-graves par suite de cette méthode employée d'une manière irréfléchie. (I. B.)

(1) Rousseau a dit : « Il importe de s'accoutumer à être mal couché ; c'est le moyen de ne plus trouver de mauvais lit. En général, la vie dure, une fois tournée en habitude, multiplie les sensations agréables : la vie molle en prépare une infinité de déplaisantes. Les gens élevés trop délicatement ne trouvent plus de sommeil que sur le duvet ; les gens accoutumés à dormir sur les planches le trouvent partout. Il n'y a point de lit dur pour qui s'endort en se couchant. » (*Émile*, liv, II.) (F. B.)

seulement à donner quelques réflexions fondées sur l'observation, et qui serviront à prouver combien ces passions sont dangereuses dans l'enfance, et combien il importe de les prévenir ou d'en arrêter les progrès.

La gourmandise est le fléau de l'enfance ; elle est le principe d'une multitude de maladies : l'estomac, surchargé d'aliments souvent de mauvaise qualité, par cela même qu'ils sont recherchés, ne peut exécuter ses fonctions digestives qu'avec peine, et élabore mal les sucs qui doivent nourrir le corps ; il en résulte des digestions pénibles et vicieuses, des affections gastriques qui mettent le désordre dans la machine, et causent des altérations plus ou moins profondes et délétères dans l'organisme : aussi la gourmandise moissonne-t-elle beaucoup d'enfants en bas âge. Il est donc absolument nécessaire de mettre des bornes à leur appétit désordonné, et de ne leur distribuer qu'avec une sage économie une nourriture simple et peu assaisonnée, pour ne pas exciter en eux le sentiment de la faim au-delà du besoin naturel. Malheureusement les parents sont presque toujours les auteurs des maux de leurs enfants, en cédant avec trop d'indulgence à leur avidité, ou en les nourrissant des mêmes mets dont ils se nourrissent eux-mêmes. Il en résulte que cette nourriture fait de trop vives impressions sur des organes délicats, qu'elle émousse le sentiment du goût, et fait contracter à l'enfant des habitudes vicieuses qui, en le privant des charmes les plus doux de la vie, le conduisent rapidement à sa destruction. — Il arrive souvent que les enfants maigrissent sensiblement, quoique le visage reste plein et charnu, et que toute l'épine dorsale et toutes les côtes se décharnent, de manière que la taille s'allonge et s'amincit. Lorsque cette espèce de marasme a lieu sans cause sensible, on peut être certain que la jalousie en est le principe, et, en y faisant attention, on ne tarde pas à s'apercevoir que c'est que dans la maison on témoigne plus d'amitié à quelque autre enfant. — Les parents et les instituteurs ne sauraient trop apporter de précautions pour éloigner du cœur de leurs élèves les tourments secrets qui les dévorent, et que font naître les préférences marquées. On n'imagine pas jusqu'à quel point un enfant y est sensible, et combien il dissimule le chagrin qui le mine : il faut souvent le deviner. L'unique moyen d'y réussir est de faire moins de caresses aux autres, et de lui témoigner plus d'amitié que de coutume. Qu'on observe alors attentivement ses yeux, et on connaît bientôt s'il est tourmenté de la jalousie ; car, si cette passion a trouvé accès dans son âme, ses yeux se montrent plus sereins et il cesse d'être triste et rêveur. Dans ce cas, il faut prendre le parti de retrancher, en sa présence, les caresses qu'on faisait aux autres, et les redoubler envers lui, mais de manière qu'il ne s'aperçoive pas de la ruse, car les enfants sont plus pénétrants qu'on ne le croit communément : ils lisent dans l'âme de ceux qui les approchent, et là-dessus nous sommes souvent leurs dupes (1). — Que les enfants soient susceptibles de jalousie, c'est ce dont on ne peut douter : ils le sont même étant encore à la mamelle. « J'ai vu, dit Augustin, un enfant ja» loux : il ne savait pas encore pronon» cer une parole, et regardait déjà un » autre enfant qui tétait avec lui avec un » visage pâle et des yeux irrités (2). »

L'être faible et sensible est naturellement timide et craintif ; la peur s'empare facilement de son âme : aussi cette passion est-elle propre à l'enfance et au sexe féminin. Malheureusement on ne prémunit pas assez les enfants contre cette passion et ses dangereux effets, qui subsistent quelquefois durant toute la vie, et rendent celle-ci misérable et pleine d'angoisses. Souvent une femme, entraînée par le tourbillon des plaisirs, confie le soin de ses enfants à des domestiques qui les effraient de contes absurdes de revenants, de diables et de sorciers ; il en résulte les accidents les plus funestes. L'enfant, naturellement curieux, se repaît avidement de ces contes, et bientôt son imagination exaltée ne lui offre plus que des spectres et des fantômes terribles ; il n'ose plus se confier aux ténèbres de la nuit ; le moindre bruit l'épouvante ; ce sont des palpitations, des défaillances, des convulsions, et quelquefois des morts subites. Enfin, telle est l'influence de cette cause sur l'esprit des enfants, qu'elle détruit l'énergie de l'âme, et les rend faibles et pusillanimes pour la vie. On voit, d'après cela, qu'il n'est pas indifférent de

____

(1) Orthopédie, par Andry, page 157.
(2) Éducation des Enfants, par Fénelon.

laisser approcher indistinctement les enfants par toutes sortes de personnes. Leur caractère dépend beaucoup des premières impressions qu'ils reçoivent dans un âge où le cerveau est une cire molle qui prend toutes les formes qu'on lui donne, et se dispose à les retenir dans un âge avancé. On sait que l'humeur des personnes avec lesquelles on vit influe beaucoup sur la nôtre, et que l'on est gai, triste, taciturne, etc., selon la compagnie que l'on fréquente. Il en est de même, et à plus forte raison, pour les enfants : il est à désirer qu'ils ne soient jamais entourés que de personnes gaies, instruites, et qui sachent mêler l'agréable à l'utile, afin qu'ils en prennent le caractère et que l'instruction germe dans leur âme.

L'étude des langues et des sciences abstraites ne devrait jamais commencer qu'un peu tard, et quand l'enfant a déjà acquis de la vigueur. On ne doit pas former l'esprit aux dépens du corps; et l'intention de la nature est que celui-ci se fortifie avant que l'esprit s'exerce, comme l'a très-bien dit le philosophe de Genève. L'application prématurée énerve l'un et l'autre. On a souvent vu, dans le bas âge, des prodiges de mémoire et même d'érudition, être à quinze ou vingt ans des imbéciles, et rester tels toute leur vie. On a vu d'autres enfants que les études précoces avaient affaiblis à tel point qu'ils finissaient dans les maux les plus cruels leur misérable carrière, à l'époque où ils auraient dû commencer seulement leurs études. Vouloir que les enfants soient des docteurs, comme le dit Fleury, c'est vouloir qu'une jeune plante ait, du jour au lendemain, un tronc solide et de profondes racines. — On ne devrait envoyer les enfants dans les écoles qu'à l'âge de dix ou douze ans, et jamais auparavant. Les premières études doivent avoir pour objet les choses qui tombent sous les sens, et qui, en fixant l'attention, fassent naître des idées et exercent la mémoire. La méditation et le raisonnement appartiennent à un âge plus avancé. La contention qu'exigent ces opérations de l'âme est un état violent auquel on ne peut la plier que peu à peu, et auquel il faut par conséquent la préparer par degrés. Le dessin, la musique, la géographie, l'arithmétique, l'histoire naturelle et la physique expérimentale sont propres à remplir vos vues, et doivent uniquement occuper les enfants de dix à douze ans; la chronologie, l'his-

toire ancienne et moderne, les langues et la littérature viendront ensuite; et enfin, après avoir suivi la gradation des idées et de l'âge, on finira par les sciences abstraites, telles que les mathématiques, la grammaire générale, la législation, etc., etc. Tel est le plan d'études qui me paraît le plus conforme à la nature, et le plus propre à former des hommes vraiment instruits et utiles (1).

Quel que soit l'âge auquel on fasse commencer les études, il faut avoir soin que l'enfant ne s'applique pas trop longtemps de suite : une ou deux heures par jour, dans le principe, et, à mesure que le corps croît et acquiert de la force, trois, quatre ou cinq heures, mais en plusieurs reprises, suffisent; le reste de la journée doit être consacré aux jeux, aux amusements et aux exercices. Il est utile surtout de leur faire éviter l'ennui dans les études, et la passion dans les jeux. Il arrive presque toujours, comme l'a fort bien dit Fénelon, que dans l'éducation on met ordinairement tout l'ennui d'un côté et tout le plaisir de l'autre. Il faut, au contraire, que les exercices du corps et les travaux de l'esprit se servent réciproquement de récréations et de délassements, non pas à des heures fixes, mais d'après les dispositions du corps et de l'âme. — Tels sont en général les préceptes essentiels concernant l'éducation, dont le but est de former des corps robustes, des esprits éclairés et des âmes vertueuses; ils sont basés sur la nature et justifiés par l'expérience. Ce n'est que de leur fidèle observation qu'on peut espérer une régénération dans l'espèce humaine, et une nouvelle race d'hommes qui vaillent mieux que leurs pères. Mais malheureusement le flambeau de la philosophie ne luit que sur le plus petit nombre, et sa lumière ne s'étend guère au-delà de la classe de ceux dont la raison a été cultivée par les études; les au-

______

(1) Il serait à désirer qu'on suivît cette marche philosophique dans l'instruction de la jeunesse. Commencez par occuper les enfants d'objets simples, positifs, qui tombent promptement sous les sens : c'est le moyen de créer des esprits justes et des jugements sains. Si au contraire vous embarrassez le cerveau d'études abstraites, compliquées ou métaphysiques, vous fausserez le jugement et ferez infailliblement des esprits faux en les formant de bonne heure à des opinions hasardées et conjecturales. (I. B.)

tres, pour la plupart, restent éternellement asservis aux préjugés, à l'erreur et à l'habitude.

___

DES TRAVAUX DE L'ESPRIT, ET DU RÉGIME DES GENS DE LETTRES.

Les études sont à l'âme ce que les exercices et les travaux sont au corps : elles sont utiles à la vie lorsqu'elles sont modérées ; elles produisent les mêmes effets que les passions et entretiennent la libre circulation des forces. Le plaisir qui accompagne l'exercice de la pensée et du sentiment se répand en quelque sorte sur tous les organes, et ne contribue pas peu à maintenir le juste équilibre d'action dans les différents foyers de la sensibilité, et l'harmonie des fonctions, desquels résulte la santé. Il n'est même pas rare de voir des hommes habitués à donner une partie de leur temps à l'étude, qui, de même que ceux qui mènent une vie active, sont bientôt affectés de maladies graves lorsqu'ils interrompent ou cessent les travaux dont ils ont contracté l'habitude. Les exercices de l'esprit, contenus dans de justes bornes, n'abrègent point les jours, ainsi que l'ont avancé quelques détracteurs des sciences, dont le cœur désavouait la plume ; et on voit la plupart des savants parvenir au plus grand âge. Homère Parmenide, Hippocrate, Platon, Pythagore, Plutarque, sont morts dans une très-grande vieillesse ; Solon, Thalès et Pittacus, trois sages de la Grèce, vécurent chacun cent ans ; Zénon en vécut quatre-vingt-dix-huit, Démocrite cent quatre ; Cornaro à Venise, et Fontenelle à Paris, ont augmenté le nombre des centenaires. Qui ne sait que Galilée, Boyle, Locke, Leibnitz, Newton, Boerhaave, et, de nos jours, Voltaire, Buffon, etc., etc., ont poussé fort loin leur carrière, et ont vécu près d'un siècle ? On serait tenté de croire que les médecins, qui fournissent aux autres les moyens de prolonger leur vie et de conserver leur santé, occupent un rang distingué parmi les hommes parvenus à un âge avancé : mais l'expérience démontre le contraire ; c'est surtout à eux que s'appliquent ces mots : *Aliis inserviendo consumuntur, aliis medendo moriuntur* (1).

Les travaux excessifs de l'âme sont très-nuisibles et détruisent bientôt la constitution la plus forte. Outre les mauvais effets que produit la vie sédentaire à laquelle ils astreignent, ils sont encore nuisibles par rapport à l'application trop forte, qui suscite une foule d'affections nerveuses rarement curables. Il faut du relâche à l'esprit comme au corps ; et l'homme n'est pas plus fait pour les contentions continuelles que pour une action perpétuelle : il serait aussitôt détruit par l'une que par l'autre (1). C'est principalement sur le cerveau que l'application forte et constante produit sa funeste action. On a vu les plus beaux génies s'éclipser bientôt et délirer, parce qu'ils n'avaient pas usé sobrement de l'étude. Tissot rapporte l'exemple de quelques enfants nés avec de grandes dispositions, que les instituteurs insensés forçaient à des études immodérées, et qui en contractèrent l'épilepsie pour le reste de leur vie. Van-Swieten dit avoir observé la même chose. Hoffmann parle d'un jeune homme qui éprouvait des accès épileptiques toutes les fois qu'il s'était appliqué à l'étude plus que de coutume. Pétrarque paya tout aussi chèrement son penchant pour l'étude. Pascal voyait sans cesse à ses pieds un gouffre de feu ; Jurieu, célèbre par ses disputes théologiques et par un commentaire de l'Apocalypse, était fréquemment tourmenté de coliques, qu'il attribuait à sept cavaliers qui se battaient dans ses entrailles. Il existe une multitude de faits semblables qui prouvent combien il est dangereux de se livrer avec excès et sans ménagements à la culture des sciences. Je ne doute pas même que les affections nerveuses, si communes de nos jours, ne dépendent en grande partie de cette espèce de fureur que la plupart des jeunes personnes ont pour la lecture des romans, qui non-seulement corrompent le cœur et le disposent aux passions, mais encore jettent le système nerveux dans une mobilité extrême, de laquelle résultent le désordre et l'irrégularité des mouvements, source d'une infinité de maux.

___

seul médecin. S'il en est qui parviennent à un âge assez avancé, ce sont, à proprement parler, des *praticiens*; quant à ceux qui font marcher ensemble la pratique de l'art et les travaux du cabinet, leur vie est d'ordinaire de courte durée. (I. B.)

(1) Voltaire a remarqué que, parmi les centenaires, on ne comptait pas un

(1) Morbus est etiam aliquis per sapientiam mori. PUIS.

Les organes situés dans la région épigastrique participent aux travaux de l'esprit. C'est dans ces parties que sont réfléchies les forces, qu'elles se fixent et se concentrent lors des profondes méditations comme les grands efforts corporels : les poumons semblent, dans ces circonstances, être refoulés vers les parties supérieures ; c'est pourquoi la respiration se ralentit ; quelquefois elle est suspendue et mêlée de soupirs. On éprouve dans cette région un resserrement semblable à celui qu'opèrent les affections pénibles. On conçoit aisément, d'après cela, que les travaux immodérés de l'esprit altèrent les forces digestives, et disposent à la mélancolie, qui reconnaît pour cause l'habitude qu'ont prise les forces et les humeurs de se diriger constamment vers l'épigastre, et d'y former des embarras. Le mécanisme des opérations intellectuelles est intimement lié à l'action des organes épigastriques, dont la tension accompagne presque toujours les profondes méditations. Ces organes sont en quelque sorte les excitateurs du cerveau ; ce sont eux qui l'électrisent et qui en font jaillir la pensée : mais si leur action constante favorise les élans du génie, ils sont très-préjudiciables à la santé et abrègent la durée de la vie. « Que l'on considère, dit Robert (1), » un homme fortement occupé de son ob- » jet : il semble qu'il soit devenu insen- » sible. Rien d'extérieur ne peut remuer » son âme : on lui parle, il n'entend pas; » si on le touche, il ne le sent pas; il » n'aperçoit pas même les objets qui sont » sous ses yeux. Les organes de ses di- » vers sens semblent être privés d'ac- » tion. Pourquoi donc cette singularité » d'effets ? N'est-ce pas parce que l'action » se trouve partagée entre le centre phré- » nique et le cerveau? Ou bien, c'est que » tout l'effort se porte à l'intérieur, d'où » il naît une nouvelle détermination dans » le courant des humeurs; elles se por- » tent plus au ventre, et donnent lieu à » la mélancolie, quand le travail est long » et se répète souvent. » On voit en effet que lorsque cette direction des oscillations nerveuses et des humeurs est habituelle et constante, il doit en résulter un surcroît d'action pour les organes de l'intelligence, et l'affaiblissement des autres ; les forces étant si inégalement réparties, il n'y a plus d'harmonie dans les

mouvements : les fonctions, surtout celles des viscères abdominaux, se dépravent, et c'est de là que dérivent une multitude de maux, qui se développent surtout dans l'âge viril, parce que c'est à cet âge que les forces, qui étaient expansives dans la jeunesse, prennent une direction contraire et convergent vers l'intérieur.

Les jeunes gens sont moins exposés aux dangers qu'entraînent après elles les études excessives, parce que, comme je l'ai dit en parlant des passions, les mouvements et l'action se dirigent naturellement vers l'organe extérieur, et que les organes épigastriques sont moins disposés à s'affecter. Cependant cet âge n'est pas tout-à-fait exempt des suites fâcheuses qu'entraînent les études immodérées, surtout prolongées dans la nuit. Le somnambulisme d'un étudiant en médecine, rapporté par Bohn (1), une catalepsie complète arrivée à un autre, d'après le rapport de Fernel (2), en sont une preuve non équivoque, de même qu'une observation de Wepfer (3) relative à un jeune homme de vingt-deux ans qui, à force d'étudier, contracta une manie si violente qu'il blessa plusieurs personnes et tua son garde.

Quoique les effets des passions diffèrent peu de ceux que produisent les travaux immodérés de l'âme, l'action de ceux-ci est cependant moins violente sur le centre phrénique, mais bien plus forte sur le cerveau. De là vient que les grandes contentions produisent plutôt des affections cérébrales, et les passions des maladies qui ont leur foyer primitif et immédiat dans les entrailles, telles que les fièvres nerveuses, la mélancolie *cum materie*, etc. Il est très-commun de voir la migraine, la surdité, la cécité, l'apoplexie, la paralysie, mais surtout l'imbécillité, etc., être le triste partage des hommes de lettres et des génies qui ont le plus illustré leur siècle. Ils sont punis, a dit Tissot, par la partie qui a péché. Le cerveau, trop long-temps ébranlé, perd enfin la faculté de l'être ; il tombe dans l'affaissement, et devient incapable de l'érection nécessaire, non pas seulement pour de nouvelles conceptions, mais encore pour se retracer les idées acquises : aussi voit-on pour l'ordinaire

---

(1) Traité de Médecine, t. II, p. 51.

(1) Haller, Thes. med. pract., tome VII, pag. 439.
(2) Pathol., l. v, chap. II.
(3) Obs. de Affe   cap., obs. 85.

la mémoire s'affaiblir la première, et bientôt après les facultés intellectuelles restent privées entièrement de leur ressort, et de leur action. — Il est donc très-dangereux de se livrer immodérément à l'étude, et il est absolument nécessaire à la santé des gens de lettres qu'ils soulagent leur esprit par des récréations capables de les égayer et de leur faire oublier les affaires du cabinet, qu'ils fassent au grand air des exercices proportionnés à leurs forces, et qu'ils observent un régime analogue à la nature de leurs travaux.

On leur a conseillé avec raison les amusements, les spectacles, la musique, la société, et surtout la fréquentation de personnes gaies et enjouées, dont une sorte de mépris les éloigne souvent pour leur malheur; en un mot, tout ce qui peut procurer à l'esprit fatigué des distractions agréables et lui rendre des forces. L'exercice du corps au grand air est absolument indispensable aux gens de lettres, pour reporter à l'organe extérieur les forces que les études ont concentrées dans l'épigastre, et ainsi en favoriser la circulation. Les promenades à pied, à cheval, les jeux qui mettent en action tous les membres, et la culture de la terre, leur sont de la plus grande utilité, la dernière surtout, qui a l'avantage d'exercer non-seulement toutes les parties, mais encore de porter dans l'organisme l'arome suave et vivifiant des plantes. Les voyages ou promenades sur l'eau sont un excellent moyen de prévenir et de dissiper les obstructions du bas-ventre, de délayer la bile, de rétablir la perspiration, et en général de favoriser toutes les excrétions : les hommes de lettres qui ont l'occasion de se procurer ce mouvement avantageux ne devraient pas la négliger. Les anciens étaient déjà convaincus de son utilité. L'empereur Auguste, qui était lui-même un homme lettré et sujet à toutes les incommodités de cet état, préférait cet exercice à tous les autres (1). La natation procure les mêmes avantages. — Les médecins mécaniciens ont prétendu que les travaux de l'âme, comme ceux du corps, épuisaient les esprits animaux, et que de cette cause dépendaient la langueur des organes et la faiblesse qu'on ressent dans tous les membres. Cette

erreur, ainsi que l'a très-bien observé Desèze, est d'autant plus dangereuse qu'elle éloigne des secours les plus efficaces pour prévenir ou soulager les maux qu'entraînent les fortes contentions, secours qui consistent dans les exercices du corps. Si en effet ces esprits sont épuisés, l'exercice doit nécessairement nuire, puisqu'il augmente la débilité en évaporant une plus grande quantité d'esprits. Mais une multitude d'observations prouvent le contraire; et, pour en citer une bien convaincante, je rapporterai celle d'un homme âgé de trente ans, dont parle Robert (1).

« Cet homme, plein de sagacité, et » doué d'une imagination vive, a eu l'en- » fance et la jeunesse les plus orageuses. » Depuis l'âge de vingt ans son tempé- » rament s'est fortifié, et sa santé, quoi- » que délicate, est beaucoup meilleure. » Cet homme aime beaucoup le travail; » quelquefois il lui arrive de s'y livrer » avec trop d'ardeur et d'opiniâtreté. » Les suites de ces excès sont un trem- » blement de tous les membres et une » faiblesse extrême, qui, à la vérité, ne » sont que passagers. Ce qui lui réussit » le mieux pour sortir de cet état d'a- » néantissement sont des promenades » longues et forcées : quoiqu'il les fasse » immédiatement après son travail, il » n'en est pas moins assuré de recouvrer » toutes ses forces. » — Cette seule observation est suffisante pour prouver que l'effet du travail de l'esprit n'est pas de causer un épuisement réel, mais bien de diriger toute l'action vers un même foyer, qui la retient au lieu de la réfléchir; qu'il en prive les autres parties, et produit ainsi une faiblesse, non d'épuisement, mais de concentration, que l'exercice dissipe. — Le régime des gens de lettres doit être analogue aux forces, et on ne voit pas qu'ils doivent s'abstenir d'aucune espèce d'aliments sains, pourvu qu'ils en usent modérément. Il convient seulement qu'ils évitent ceux de difficile digestion, et surtout ceux qui sont gras, visqueux, les fritures, la pâtisserie, les légumes venteux, les viandes dures, fumées, salées, etc. Ces sortes d'aliments ne sauraient convenir à la plupart des gens de lettres, chez lesquels l'action vitale, concentrée dans le cerveau, influe sympathiquement d'une manière fâcheuse sur les fonctions de l'es-

____

(1) Si quo mari pervenire posset, potius navigabat. SUÉTONE.

(1) Traité de Médecine, t. II, p. 225.

tomac. Quant à ceux mêmes qui sont plus forts et dont les facultés digestives ont plus d'énergie, il est aussi prudent qu'ils s'en abstiennent.

On a recommandé aux gens de lettres l'usage de l'eau pour toute boisson. Ce précepte sévère, et réfuté par l'exemple des médecins hommes de lettres qui l'ont donné, peut être utile dans quelques circonstances particulières; mais on ne voit pas qu'une petite quantité d'un vin généreux et léger, pur ou trempé d'eau, puisse être nuisible. L'expérience prouve d'ailleurs le contraire : si l'on cite les exemples de Démosthène, de Locke et de Haller, etc., qui n'ont jamais bu de vin, on y peut opposer une foule de savants et d'artistes qui en ont fait usage sans inconvénient; et il n'y a que ceux qui ne se sont pas contenus dans les bornes que prescrivent la raison et le désir de se conserver, auxquels cette boisson ait été préjudiciable. En général, la vie abstème n'est guère convenable qu'à ceux qui en ont contracté l'habitude de bonne heure. Le vin est le premier des toniques et des cordiaux : il convient donc aux hommes de lettres, dont les forces ont besoin d'être réparées et l'esprit égayé. Il aide le travail de la digestion ; et, sans contredit, il vaut bien la rhubarbe, l'aloès, et autres drogues semblables que, par une des contradictions les plus bizarres, l'on a conseillées aux gens de lettres, comme toniques et fortifiants.— Ce que je viens de dire du vin doit s'étendre au café, qui, pris modérément et non habituellement, ne peut être qu'avantageux aux hommes de lettres ; il n'y a que ceux qui ont des nerfs d'une extrême mobilité, ou ceux auxquels il cause des insomnies, le tremblement, etc., ou d'autres symptômes nerveux, qui doivent absolument s'en interdire l'usage. L'exemple de Fontenelle, de l'immortel Voltaire, et de tant d'autres grands hommes qui faisaient leurs délices de cette boisson excitante, et qui néanmoins sont parvenus à un grand âge, réfute victorieusement tous les vains arguments de ces docteurs qui, de leur cabinet, dictent au genre humain des leçons qu'on ne suit guère, et qu'eux-mêmes ne mettent pas en pratique. Il y a d'ailleurs des hommes de lettres auxquels l'usage du café est indispensable. — Un conseil plus utile aux gens de lettres est celui de ne pas se livrer à l'étude immédiatement après le repas, parce que les forces se trouvant partagées entre le cerveau et l'estomac, ils n'en ont pas assez l'un et l'autre pour remplir leurs fonctions; l'étude devient, dans ce cas, pénible et infructueuse, et la digestion en est troublée. Il faut, pour travailler utilement et conserver sa santé, ne se mettre à l'ouvrage qu'une heure au plus tôt après le repas (1).

Il n'est guère possible d'assigner les heures les plus convenables à l'étude : cela dépend beaucoup des dispositions dans lesquelles on se trouve et de l'habitude qu'on a contractée. Il n'y a qu'une règle à suivre sur ce point : c'est de se livrer au travail quand il est aisé, et de le fuir lorsqu'on n'a pas la conception facile et les idées nettes. Il est des personnes qui travaillent mieux l'après-midi ou la nuit que dans les autres parties du jour : mais assez généralement c'est le travail du matin qui est le plus profitable, et, comme l'ont très-bien dit les poètes, l'aurore est l'amie des muses: outre qu'on est moins distrait, c'est qu'on a les idées plus heureuses et l'imagination plus vive, surtout lorsque le souper de la veille a été léger et pris de bonne heure. — Il est utile aussi que les gens de lettres établissent leur muséum dans la partie la plus élevée de la maison; qu'il soit vaste, bien éclairé, aéré, et, autant qu'il est possible, exposé à l'est, et plutôt à la campagne que dans les villes. Le choix d'un bon air est de la plus grande importance; il influe sur l'âme aussi bien que sur le corps. Un air sain, dit Hippocrate, donne de l'esprit; un air épais le rend lourd :

« Bœotum in crasso jurares aëre natum. »

Il faut de même, pour bien vaquer aux études, un air tempéré, qui ne soit ni trop chaud ni trop froid. Dodart (2) parle d'un jeune homme d'un esprit précoce qui perdait entièrement la mémoire pen-

---

(1) Il est difficile d'assigner absolument le temps qui doit s'écouler entre le repas et la reprise du travail : pour beaucoup d'individus une heure sera insuffisante. On rencontre des hommes fort laborieux qui ne peuvent se livrer au travail que deux ou trois heures après le dîner; d'autres qui s'y remettent sans inconvénient presqu'en sortant de table; il en est même qui ne cessent pas d'occuper leur cerveau pendant le repas.

(J. B.)

(2) Histoire de l'Académie royale des Sciences, 1705, page 72.

dant les jours caniculaires, et qui la ré-
cupérait aussitôt que l'air était un peu
rafraîchi ; et Lancisi, médecin des papes
Innocent XI et Clément XII, écrit à
Cocchi que pendant les grandes chaleurs
de l'été il était incapable de méditer et
d'écrire. — Les gens de lettres doivent
se livrer rarement aux plaisirs de l'a-
mour, qui non-seulement sont préjudiciables à leur santé, mais qui affaiblissent l'énergie du cerveau nécessaire à la
production de la pensée : Minerve fréquente rarement les jardins d'Idalie, —
Ils doivent dormir au moins sept à huit
heures par jour, et ne point prolonger
leurs veilles trop avant dans la nuit ;
celles-ci renforcent la tension et le spasme des organes épigastriques, qui rendent dans la suite le sommeil presque
impossible, et qui occasionnent l'irrégularité dans les mouvements ; elles portent le trouble dans les fonctions, et
augmentent les causes des maladies attachées à l'amour excessif des lettres.

« Pervigiles meditabundus ne ducito noctes ;
« Ordo placet Musis et amant alterna Camenæ.
« Si delectari pariter vireque lucrari
« Inde cupis, seria meditari desine nocte. »

                    CÆL., de Hom. sano et ægroto

FIN DE L'HYGIÈNE.

TABLE DES MATIÈRES

CONTENUES

DANS CE VOLUME.

HYGIÈNE D'ET. TOURTELLE. 85

FIN DE LA TABLE.